# Kontakte Zahn-zu-Zahn-Beziehung

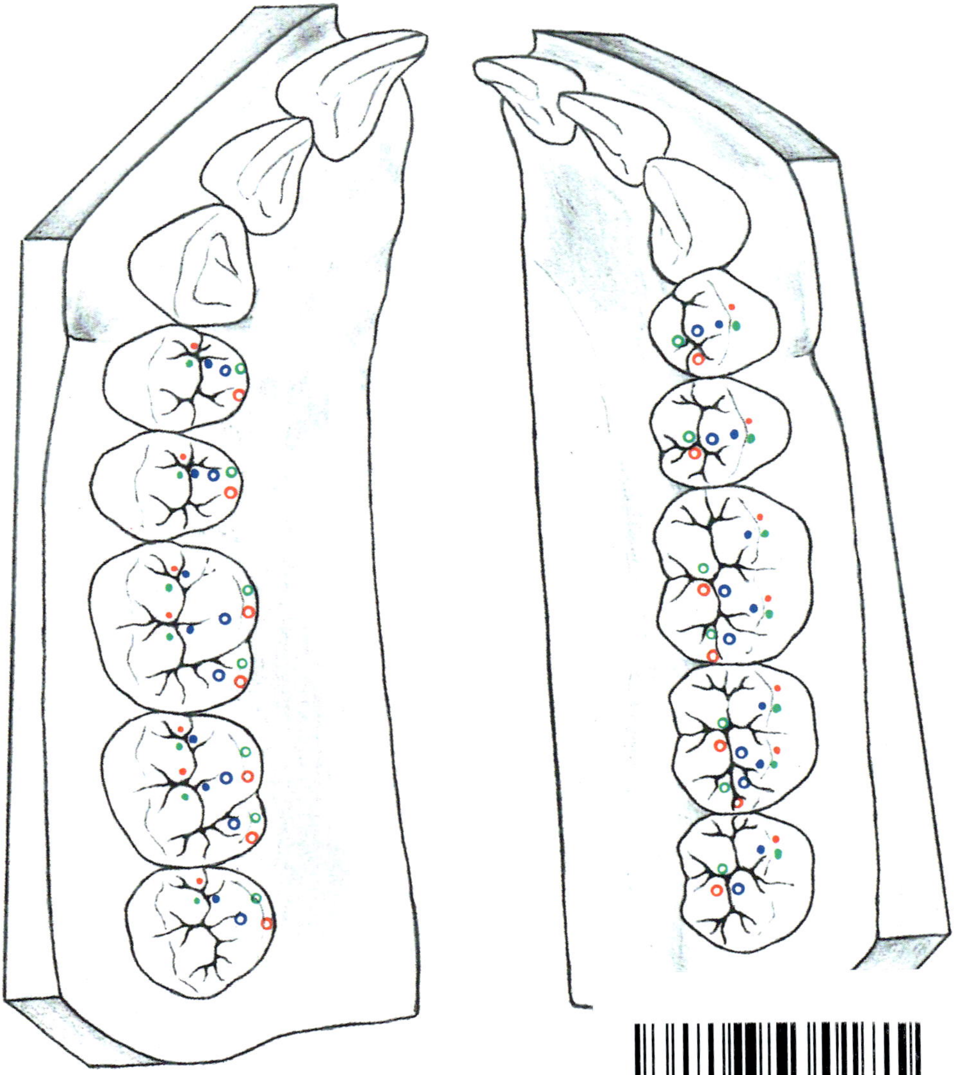

AF827825

Schließstopper
Ausgleicher
B-Kontakte

# Anatomie

Grundwissen für Zahntechniker

Wolfgang Gühring
Joachim Barth

# Anatomie

Spezielle Biologie des Kausystems

mit Zeichnungen von David Horak

7. Auflage 2018

Verlag Neuer Merkur GmbH

Bibliografische Informationen der Deutschen Nationalbibliothek
Die Deutsche Nationalbibliothek verzeichnet diese Publikation in der Deutschen Nationalbibliografie; detaillierte bibliografische Daten sind im Internet über http://dnb.ddb.de abrufbar.


Verlagsort: Postfach 12 53, D-82141 Planegg



Grundwissen für Zahntechniker Band III
Wolfgang Gühring/Joachim Barth
Anatomie
7. Auflage 2018 – ISBN 978-3-95409-052-5

Titelgestaltung: Peter Hänssler
Layout: Dagmar Papic/Peter Hänssler; Überarbeitung: Martina Stolzmann

Druck: mediaprint solutions GmbH, Paderborn

# Vorwort

Der Beruf des Zahntechnikers verlangt neben dem rein handwerklichen Können ein umfangreiches, fachtheoretisches Wissen aus den unterschiedlichsten Bereichen. Nicht zuletzt aber benötigt er fundierte Kenntnisse aus den Bereichen der Biologie und der Zahnmedizin, die eine unabdingbare Voraussetzung für das Verständnis prothetischer Maßnahmen sind: Jede prothetische Versorgung, an der der Zahntechniker durch seine Tätigkeit direkt beteiligt ist, bedeutet stets einen Eingriff in das Kausystem, bei dem es zu tiefgreifenden und dauerhaften Schäden kommen kann, wenn funktionelle Zusammenhänge missachtet werden.

Verständnis für die funktionellen Zusammenhänge im Kausystem zu vermitteln, die ihrerseits Grundvoraussetzungen für das Verständnis physiologischer wie auch pathologischer Vorgänge sind, ist Hauptziel des vorliegenden Buches. Es wurde zwar in erster Linie als Lehrbuch für die schulische Ausbildung an Zahntechniker-Fachklassen konzipiert, wendet sich aber ebenso an den berufserfahrenen Techniker, dem es zur persönlichen Weiterbildung, als Nachschlagewerk oder zur Vorbereitung auf die Meisterprüfung dienen kann. Nicht zuletzt kann es auch für den Studienanfänger der Fachrichtung Zahnmedizin die Möglichkeit bieten, sich in leichtverständlicher Form einen ersten Überblick über die Biologie des Kausystems zu verschaffen.

Mit Erscheinen dieses Buches hatte auch die Digitalisierung Einzug in die Zahnarztpraxis und das zahntechnische Labor gehalten. Geräte zur elektronischen Registrierung der Kieferbewegungen gab es zwar auch schon in den 1990er Jahren, sie waren aber noch zu teuer und die Speicherkapazität der Rechner war zu gering. Inzwischen hat sich das Bild stark gewandelt: CAD-CAM wird seit Jahren schon für die Gestaltung von Kronen, Brücken, Gerüsten und Implantaten verwendet. Verfahren wie digitale Abformung, virtuelle Artikulatoren und digitales Wachsmesser, Programme wie Ceramill Artex von Amann Girrbach, der DentalDesigner der Firma Wieland, das SensAble Dental Lab System von Heraeus oder das Lava System von 3MEspe ermöglichen die Gestaltung von Zahnersatz am PC, das Rapid Prototyping z. B. für die Anfertigung von Modellen oder Modellgussbasen haben in das Labor Einzug gehalten – um nur einige Anwendungsbereiche zu nennen. Zwar wird es nach Aussagen von Fachleuten noch einige Zeit dauern, bis diese Systeme das Qualitätsniveau guter Zahntechniker/innen erreicht haben, der Weg in diese Richtung aber ist vorgezeichnet.

Dennoch werden Zahntechnikerinnen und Zahntechniker auch in der Zukunft weder Einzelkronen noch größere okklusale Restaurationen gestalten können, sei es nach der herkömmlichen Methode mit Artikulator und Modellierinstrumenten oder mithilfe eines PCs, digitalen Modellierwerkzeugen, virtuellen Kieferbewegungssimulatoren, Modellscannern und mehrachsigen, digital gesteuerten Fräsmaschinen – wenn sie nicht die anatomischen, morphologischen und funktionellen Zusammenhänge des Kausystems verstanden haben und deren zahntechnische Umsetzung in funktionellen Zahnersatz beherrschen.

Deshalb ist für uns – auch im Zeitalter von E-learning, webbasiertem Lernen mithilfe von Yahoo, Google und Wikipedia – das klassische Lehrbuch noch nicht völlig überholt; wohin der Weg geht, wird die Zukunft zeigen. Auch wenn in den kommenden Jahren der Computer noch weiter in den zahntechnischen Alltag eindringen wird: Ohne ein grundlegendes anatomisches Wissen kommt auch in den kommenden Jahren niemand aus.

Wir haben uns bei der thematischen Gliederung des Buches an wissenschaftlichen Lehrbüchern orientiert und es nach Teilgebieten gegliedert, die den einzelnen Wissenschaftsdisziplinen entsprechen. Bei der Gewichtung der einzelnen Stoffgebiete haben wir versucht, Schwerpunkte zu setzen: Je nach Bedeutung für die Zahntechnik wurden einzelne Themen auf das notwendige Maß reduziert (so die Themen *Blut* und *Kreislauf*) oder ganz weggelassen (Thema *Herz*).

Themen wie *Die funktionellen Zusammenhänge der Okklusion, Die Funktion der Kaufläche* und *Die Morphologie der Zähne* sowie *Die Aufzeichnung und Simulation von Kieferbewegungen* sind auch im Zeitalter der fortschreitenden Digitalisierung für die tägliche Praxis von zentraler Bedeutung, weshalb wir diesen Themenkomplexen nach wie vor zwei Kapitel widmen und insbesondere Kapitel 6 aktualisiert und erweitert haben. Da elektronische Registrierverfahren von Scharnierachse und Unterkieferbewegungen prinzipiell genau so ablaufen wie die mechanische Registrierung mit Schreibstiften und Schreibplatten, hat die Beschreibung des analogen Verfahrens nichts an Aktualität verloren – dasselbe gilt für den virtuellen Artikulator und das digitale Modellierinstrument. Wer ihre theoretischen Hintergründe und Techniken nicht in der realen Welt verstanden und gelernt hat, wird sie auch in der virtuellen nicht anwenden können!

Durch die Zunahme von Fernreisen – sowohl des medizinischen Personals der Praxen, der Zahntechniker/innen wie auch der Patienten – hat das Problem der Keimverschleppung und die daraus resultierende Gesundheitsgefährdung am Arbeitsplatz massiv zugenommen. Aufklärung zu diesem Thema ist unserer Meinung nach noch immer dringend notwendig, wurde auf einen aktuellen Stand gebracht und hat deswegen auch an Umfang zugenommen.

Wir haben uns bemüht, Fachbegriffe immer deutsch und lateinisch anzugeben, denn zum einen gibt es nicht für jede anatomische Gegebenheit eine deutsche Bezeichnung, zum anderen ist der deutsche Begriff nicht immer eindeutig. Dagegen existiert stets ein lateinischer Fachterminus, und seine Bedeutung ist international eindeutig festgelegt. In diesem Buch wurden nur die derzeit gültigen lateinischen Fachbegriffe verwendet, gemäß der aktuellen *Nomina anatomica* von 2008. Noch nicht berücksichtigt wurde die mit den letzten Nomenklaturvorschlägen begonnene Anpassung an die englische Schreibweise: Vorsilben wie prae- sollen durch pre-, Oe- durch E- ersetzt werden. Da auch Prof. Dauber – wie er im Vorwort des anatomischen Bildwörterbuches schreibt, nur mit Zögern diesem Wunsch des Thieme Verlags nachkam – halten wir uns zunächst noch an diese bekannte Schreibweise der Fachtermini. Hinweise für den korrekten Umgang mit den Fachtermini sind im Anhang des Buches zu finden. Trotz alledem sollte den lateinischen Fachbegriffen keine zu große Bedeutung zugemessen werden. Abgesehen von einigen wenigen Fachtermini, die jeder Zahntechniker einfach kennen muss, reichen für den Laboralltag sehr wohl deutsche Fachbegriffe aus.

In diesem Buch fehlen bewusst Arbeitsanweisungen und Verständnisfragen sowie Zusammenfassungen, da dies nach Meinung von Kollegen Gegenstand des individuellen Unterrichts sein sollte. Wenn hier Änderungen gewünscht sind, so sollten Sie uns dies wissen lassen.

Allen, die uns bei der Erstellung der ersten Ausgabe mit Rat und Tat zur Seite standen, sei an dieser Stelle recht herzlich gedankt, insbesondere Frau I. Mössner und Frau K. Stockburger, Prof. Dr. W. Freesmeyer, Prof. Dr. E. Körber, ZTM H. H. Caesar, ZTM R. Semsch und vor allem bei Dr. Schmierer für die Durchsicht und Korrektur des Kapitels 6. Unser ganz besonderer Dank gilt noch stets unserem ehemaligen Schüler, Meisterschüler und Freund, ZTM

David Horak für die Anfertigung der notwendigen Zeichnungen. Wir haben ihm nicht nur für die mit bewundernswertem Talent und Einfühlungsvermögen gestalteten Abbildungen zu danken, sondern vor allem auch für die viele Geduld, die er im Laufe der langen Zeit mit uns hatte.

Dank sagen für die Unterstützung bei dieser überarbeiteten Auflage möchten wir ZTM P. Guttenbacher für die kritische und gründliche Durchsicht des Kapitels 6 und ergänzenden Hinweisen, ZTM O. Hofsäss, der kurzfristig fehlende Zeichnungen in vergleichbarer Qualität anfertigte. Herrn W. Lang von der Firma KaVo, Herrn H. Mack, Firma SAM, Herrn Germann, Firma Zebris, und Herrn ZTM R. Riquier danken wir für die ausführlichen Gespräche, die uns offene Fragen beantworten und den *digitalen Horizont* klären und erweitern halfen.

Nicht zuletzt aber möchten wir uns beim Verlag Neuer Merkur bedanken – und hier vor allem bei Herrn Dr. Lingenberg, der die erste Auflage begleitete und Herrn Hänssler für die aktuelle Betreuung dieser Auflage – beide hatten viel Geduld und Ausdauer mit uns, schließlich und endlich bei allen Ungenannten, die in irgendeiner Form dazu beitrugen, dass dieses Buch entstehen konnte.

Allen Lesern, die uns in den vergangenen Jahren kritische Anmerkungen zu unserem Buch zukommen ließen, sei an dieser Stelle herzlich gedankt. Für kritische Anmerkungen sind wir weiterhin dankbar und offen für konstruktive Kritik.

Stuttgart, Mai 2011
Wolfgang Gühring und Joachim Barth

# Inhaltsverzeichnis


**Vorwort** 7

**Inhaltsverzeichnis** 11

**Kapitel 1**
**Einführung** 17
1.1 Bedeutung der Anatomie für Zahntechniker 18
1.2 Orientierungsbegriffe 19
1.2.1 Flächenbezeichnungen am Körper 19
1.2.2 Richtungsbezeichnungen am Körper 21
1.2.3 Richtungsbezeichnungen für Zahnflächen und Zahnteile 21
1.3 Bezugspunkte, Bezugslinien und Bezugsebenen am Gesichtsschädel 23
1.3.1 Bezugspunkte 23
1.3.2 Bezugslinien 23
1.3.3 Bezugsebenen 24
1.4 Zahnarten und Zahnzahl im Milch- und bleibenden Gebiss 24
1.4.1 Milchgebiss 25
1.4.2 Bleibendes Gebiss 25
1.5 Zahnschemata 26
1.5.1 Schema nach Zsigmondy 28
1.5.2 Schema nach Haderup 28
1.5.3 F.D.I.-Schema 29
1.6 Das Kausystem 30
1.6.1 Begriff Kausystem 30
1.6.2 Funktionen des Kausystems 30

**Kapitel 2**
**Histologie des Kausystems** 31
2.1 Zelle 32
2.1.1 Bau einer Zelle 32
2.1.2 Stoffwechselleistungen einer Zelle 34
2.1.3 Zellteilung und Zelldifferenzierung 36
2.2 Gewebe 38
2.2.1 Grundgewebe 38
2.2.2 Untergliederungsmöglichkeiten der Grundgewebe 38

**Kapitel 3**
**Entwicklung des Kausystems** 47
3.1 Embryonalentwicklung des Kausystems 48
3.2 Entwicklung der Kieferknochen 52
3.3 Entwicklung der Zähne und des Parodonts 54
3.3.1 Frühe Zahnentwicklung 54
3.3.2 Glockenstadium 55
3.3.3 Schmelz- und Dentinbildung 58
3.3.4 Entwicklung der Pulpa 61
3.3.5 Wurzelbildung 61
3.3.6 Bildung von Zahnzement und Wurzelhaut 62
3.3.7 Zahndurchbruch 64
3.4 Dentitionen 64
3.4.1 Milchgebissperiode 65
3.4.2 Nutz- und Gebrauchsperiode 65
3.4.3 Wechselgebissperiode 67

**Kapitel 4**
**Funktionelle Anatomie des Kausystems** 71
4.1 Anatomie des Kopfes 73
4.1.1 Anatomische Kurzbeschreibung des Kopfes 73
4.1.2 Anatomie ausgewählter Schädelknochen 76
4.1.2.1 Bau und Funktion eines Knochens 76
4.1.2.2 Bau des knöchernen Schädels 78
4.1.2.3 Unterkiefer 81
4.1.2.4 Oberkiefer 85
4.1.2.5 Gaumenbein 88
4.1.2.6 Keilbein 89
4.1.2.7 Schläfenbein 91
4.1.2.8 Zungenbein 92
4.1.3 Anatomie ausgewählter Kopf- und Halsmuskeln 93
4.1.3.1 Bau und Funktion eines Skelettmuskels 93
4.1.3.2 Muskeln für Kiefer- und Schluckbewegungen 96
4.1.3.3 Gesichtsmuskeln (Mimische Muskeln) 100

4.1.3.4 Sonstige Muskeln des Kausystems 102
4.1.4 Anatomie der Speicheldrüsen 104
4.1.4.1 Bau und Funktion einer Speicheldrüse 104
4.1.4.2 Speichelarten 105
4.1.4.3 Speichelbestandteile und ihre Funktionen 105
4.1.4.4 Die großen Speicheldrüsen 106
4.1.4.5 Die kleinen Speicheldrüsen 107
4.1.5 Anatomie des Kiefergelenks 108
4.1.5.1 Bau des Kiefergelenks 108
4.1.5.2 Funktion des Kiefergelenks 110
4.1.5.3 Besonderheiten des Kiefergelenks 112
4.1.6 Anatomie der Haut und Mundschleimhaut 113
4.1.6.1 Bau und Funktion der Haut 113
4.1.6.2 Unterschiede zwischen Mundschleimhaut und Haut 115
4.1.7 Anatomie der Blutgefäße 116
4.1.7.1 Bau und Funktionen von Blutgefäßen 116
4.1.7.2 Blutgefäße im Kausystem 117
4.1.8 Anatomie des Gehirns, der Nerven und der Sinnesorgane 118
4.1.8.1 Bau und Funktion des Gehirns 118
4.1.8.2 Bau und Funktion der Nerven 119
4.1.8.3 Bau und Funktion der Sinnesorgane 120
4.2 Anatomie des Mundes 125
4.2.1 Der vollbezahnte Mund 125
4.2.1.1 Äußerer Mund 125
4.2.1.2 Lippen und Wangen 127
4.2.1.3 Kieferkämme 128
4.2.1.4 Gaumen und Gaumenbögen 128
4.2.1.5 Mundboden und Zunge 131
4.2.2 Der zahnlose Mund 133
4.2.2.1 Durch Zahnverlust und Alter bedingte Veränderungen 133
4.2.2.2 Totalprothetisch bedeutsame anatomische Gegebenheiten 136
4.3 Anatomie des Gebisses 142
4.3.1 Begriff Eugnathie 142
4.3.2 Orientierung der Zähne im eugnathen Gebiss 142
4.3.3 Orientierung der Zähne im Bezug zur Horizontalebene 142
4.3.4 Orientierung der Zähne im Bezug zur Sagittalebene 143
4.3.5 Orientierung der Zähne im Bezug zur Frontalebene 145
4.3.6 Räumliche Orientierung des Gebisses im Schädel 147
4.4 Anatomie der Zähne und des Zahnhalteapparats 150
4.4.1 Bau der Zähne und des Zahnhalteapparats 150
4.4.2 Funktionen der Zähne und des Zahnhalteapparats 152
4.5 Feinbau der Zähne 155
4.5.1 Schmelz 155
4.5.2 Dentin 157
4.5.3 Wurzelzement 160
4.5.4 Pulpa 161
4.6 Feinbau des Zahnhalteapparats 162
4.6.1 Zahnfleisch 162
4.6.2 Wurzelhaut 167
4.6.3 Wurzelzement 169
4.6.4 Alveolarknochen 169

**Kapitel 5**
**Morphologie der Zähne 171**
5.1 Allgemeine Morphologie der Zähne 172
5.1.1 Merkmale zur Unterscheidung einzelner Zähne 172
5.1.2 Flächen der Zahnkronen 173
5.1.3 Anatomische und physiologische Kaufläche 174
5.1.4 Scherhöcker und Stampfhöcker 175
5.1.5 Kauflächenelemente 176
5.1.6 Anatomischer und prothetischer Äquator 178
5.1.7 Wurzelform und Wurzelanzahl 180
5.1.8 Farbe der Zähne 181
5.2 Spezielle Morphologie der bleibenden Zähne 181
5.2.1 Die Schneidezähne 183
5.2.2 Der obere mittlere Schneidezahn 184
5.2.3 Der obere seitliche Schneidezahn 185
5.2.4 Der untere mittlere Schneidezahn 186
5.2.5 Der untere seitliche Schneidezahn 187

5.2.6 Eckzähne 188
5.2.7 Der obere Eckzahn 188
5.2.8 Der untere Eckzahn 190
5.2.9 Die Prämolaren 191
5.2.10 Der obere erste Prämolar 191
5.2.11 Der obere zweite Prämolar 192
5.2.12 Der untere erste Prämolar 193
5.2.13 Der untere zweite Prämolar 195
5.2.14 Die Molaren 196
5.2.15 Der obere erste Molar 196
5.2.16 Der obere zweite Molar 199
5.2.17 Der obere dritte Molar 199
5.2.18 Der untere erste Molar 199
5.2.19 Der untere zweite Molar 202
5.2.20 Der untere dritte Molar 203
5.3 Spezielle Morphologie der Milchzähne 203
5.4 Approximale und okklusale Kontaktbeziehungen der Zähne 204
5.4.1 Die Funktion der approximalen Kontaktbeziehungen 204
5.4.2 Lage und Form der Approximalkontakte 206
5.4.3 Okklusale Kontaktbeziehungen 208
5.4.3.1 Die Zahn-zu-zwei-Zahn-Beziehung 208
5.4.3.2 Die Zahn-zu-Zahn-Beziehung 214

**Kapitel 6**
**Physiologie des Kausystems 215**
6.1 Funktionen des Kausystems 217
6.1.1 Funktionen im Rahmen des Verdauungssystems 217
6.1.1.1 Kauen 218
6.1.1.2 Schlucken 220
6.1.2 Funktionen im Rahmen des Atmungssystems 220
6.1.2.1 Atmen 221
6.1.2.2 Sprechen 222
6.1.3 Funktionen des Nervensystems 223
6.1.3.1 Bau, Einteilung und Funktionen des Nervensystems 224
6.1.3.2 Bau und Funktion von Leitungsbögen 225
6.2 Die Bewegungen des Unterkiefers, ihre Aufzeichnung und Simulation in Artikulatoren 227
6.2.1 Grundbewegungen der Kiefergelenke 227
6.2.2 Grundbewegungen des Unterkiefers 227
6.2.3 Grenzbewegungen und funktionelle Bewegungen 228
6.2.4 Rotationsachsen des Unterkiefers bei Kieferbewegungen 231
6.2.5 Die Scharnierachse des Unterkiefers und die zentrische Scharnierachse 232
6.2.6 Individuelle und arbiträre Scharnierachsenlokalisation 234
6.3 Unterkieferpositionen und Kondylenposition 237
6.3.1 Ruhelage 237
6.3.2 Habituelle Interkuspidation (Interkuspidationsposition = IKP) 238
6.3.3 Zentrische Relation, zentrische Kondylenposition und der Begriff *Zentrik* 239
6.3.4 Retrale Kontaktposition (= RKP) 241
6.3.5 Habituelle Interkuspidation in zentraler Relation (IKP = RKP) 242
6.4 Gründe für die Aufzeichnung von Kieferbewegungen 243
6.5 Verfahren für die Aufzeichnung von Kieferbewegungen 245
6.5.1 Intraorale Aufzeichnungsverfahren 247
6.5.2 Extraorale Aufzeichnungsverfahren 249
6.6 Die Bewegungen der Kondylen 252
6.6.1 Bewegungsbahnen in der Sagittalebene 252
6.6.2 Bewegungsbahnen in der Horizontal- und Frontalebene 255
6.6.3 Formen der Bennett-Bewegung und ihre Ursachen 258
6.7 Bewegungen des Inzisalpunkts 260
6.7.1 Bewegungen in der Sagittalebene 260
6.7.2 Bewegungen in der Horizontalebene 262

6.7.3 Bewegungen in der Frontalebene 263
6.8 Bestimmungsfaktoren des okklusalen Reliefs 263
6.8.1 Kondylenbahn und Frontzahnführung 263
6.8.2 Bennett-Bewegung 264
6.8.3 Interkondylarabstand 268
6.8.4 Die Lage der Okklusionsebene im Verhältnis zur Kondylenbahn 268
6.8.5 Der Verlauf von Spee-Kurve und Wilson-Kurve 269
6.8.6 Überbissverhältnisse in der Front 271
6.9 Die Simulation von Bewegungen in Artikulatoren 271
6.9.1 Die Anwendungsbereiche von Artikulatoren in der Zahnheilkunde 271
6.9.2 Arcon- und Non-Arcon-Artikulatoren 274
6.9.3 Artikulatorenarten und ihre Einsatzbereiche 277
6.9.3.1 Mittelwertartikulatoren 278
6.9.3.2 Teiljustierbare Artikulatoren 279
6.9.3.3 Volljustierbare Artikulatoren 284
6.10 Die Modellmontage in Artikulatoren und ihre Auswirkung auf die Simulation der Kieferbewegungen 288
6.10.1 Die Modellmontage in Mittelwertartikulatoren 289
6.10.2 Die Modellmontage in teiljustierbaren Artikulatoren 290
6.10.2.1 Die Bedeutung der Scharnierachse und des anterioren Referenzpunkts für die schädel- und achsenbezügliche Modellmontage 290
6.10.2.2 Die Übertragung des Oberkiefermodells mithilfe des Übertragungsbogens und der individuellen Scharnierachse 292
6.10.2.3 Die Übertragung des Oberkiefermodells mithilfe des Schnellübertragungsbogens und der arbiträren Scharnierachse 296
6.10.2.4 Die Zuordnung des Unterkiefers zum Oberkiefer 303
6.11 Die neuronale Steuerung der Kaubewegungen 304

**Kapitel 7**
**Veränderungen im Kausystem 307**
7.1 Entwicklungsgestörte Veränderungen 308
7.1.1 Gesichts- und Kieferspalten 308
7.1.2 Gebiss- und Kieferanomalien 312
7.1.3 Anomalien der Zähne 321
7.1.4 Durchbruchsstörungen 323
7.2 Krankhafte Veränderungen 324
7.2.1 Karies 324
7.2.2 Parodontopathien 330
7.2.3 Muskel- und Gelenkserkrankungen (Myoarthropathien) 336
7.3 Kariesprophylaxe und Parodontalhygiene 338

**Kapitel 8**
**Gesundheitsgefährdung am Arbeitsplatz 351**
8.1 Infektionskrankheiten 352
8.1.1 Möglichkeiten der Ansteckung 352
8.1.2 Krankheitsbilder von Infektionskrankheiten 353
8.1.2.1 Virus-Hepatitis 353
8.1.2.2 Tuberkulose 363
8.1.2.3 HIV-Infektion und AIDS 366
8.1.3 Krankheitserreger und ihre Lebensweise 373
8.2 Pneumokoniosen 375
8.2.1 Krankheitsbild einer Pneumokoniose 375
8.2.2 Einflussfaktoren von Pneumokoniosen 376
8.3 Allergien 377
8.4 Hygienemaßnahmen für das zahntechnische Labor 378

**Anhang**
**Einführung in die Fachterminologie 379**
A.1 Herkunft der Fachbegriffe 380
A.2 Schreibweise, Aussprache und Betonung 381
A.3 Zusammensetzung der Fachbegriffe 382
A.4 Die Deklination von Substantiven 384
A.4.1 Deklination von Wörtern, die auf -a enden 384
A.4.2 Deklination von Wörtern, die auf -us enden 384
A.4.3 Deklination von Wörtern, die auf -um enden 384
A.4.4 Deklination von Worten mit verschiedenen Endungen und Geschlechtern 386
A.5 Die Deklination von Eigenschaftswörtern (Adjektiven) und Verhältniswörtern (Präpositionen) 386
A.5.1 Adjektive, die auf -us, -a, -um enden 386
A.5.2 Adjektive, die auf -i, -is, -e enden 387
A.6 Die Deklination von gesteigerten Adjektiven und Präpositionen (Komparativen) 388
A.7 Zahlwörter (Numeralia) 388

**Literaturverzeichnis 389**

**Stichwortverzeichnis 393**

# Kapitel 1
# Einführung

**Der Inhalt auf einen Blick**


| | | |
|---|---|---|
| 1.1 | Bedeutung der Anatomie für Zahntechniker | 18 |
| 1.2 | Orientierungsbegriffe | 19 |
| 1.2.1 | Flächenbezeichnungen am Körper | 19 |
| 1.2.2 | Richtungsbezeichnungen am Körper | 21 |
| 1.2.3 | Richtungsbezeichnungen für Zahnflächen und Zahnteile | 21 |
| 1.3 | Bezugspunkte, Bezugslinien und Bezugsebenen am Gesichtsschädel | 23 |
| 1.3.1 | Bezugspunkte | 23 |
| 1.3.2 | Bezugslinien | 23 |
| 1.3.3 | Bezugsebenen | 24 |
| 1.4 | Zahnarten und Zahnzahl im Milch- und bleibenden Gebiss | 24 |
| 1.4.1 | Milchgebiss | 25 |
| 1.4.2 | Bleibendes Gebiss | 25 |
| 1.5 | Zahnschemata | 26 |
| 1.5.1 | Schema nach Zsigmondy | 28 |
| 1.5.2 | Schema nach Haderup | 28 |
| 1.5.3 | F.D.I.-Schema | 29 |
| 1.6 | Das Kausystem | 30 |
| 1.6.1 | Begriff Kausystem | 30 |
| 1.6.2 | Funktionen des Kausystems | 30 |

Dieses Kapitel soll den Berufsanfänger mit all den Grundkenntnissen vertraut machen, die schon zu Ausbildungsbeginn benötigt werden.

## 1.1 Bedeutung der Anatomie für Zahntechniker

Der Beruf des Zahntechnikers gehört zu den Berufen des Gesundheitsdienstes, seine Arbeit dient dem Wohle des Patienten!

Ziel aller zahnärztlichen und zahntechnischen Maßnahmen ist die Wiederherstellung des teilweise oder völlig gestörten Kausystems.

Diese Aufgabe kann der Zahnarzt nur unter Mitwirkung des Zahntechnikers bewältigen, denn der liefert ihm den benötigten Zahnersatz. Der Zahntechniker trägt dabei ein hohes Maß an Verantwortung, denn seine Arbeit soll nicht nur das Aussehen, sondern auch die Funktion des gestörten Kausystems des Patienten wiederherstellen.

Um dies leisten zu können, benötigt der Zahntechniker ein sehr großes Fachwissen, insbesondere auch aus dem Bereich des Unterrichtsfaches *Anatomie*. Denn wenn man das Aussehen und die Funktion des Kausystems wiederherstellen will, muss man wissen, wie das gesunde Kausystem aussieht, wie es funktioniert und was seine Funktionen stören kann.

Das große Vorbild für den Zahntechniker ist das harmonische, normal entwickelte Kausystem des Menschen, das er bei seinen Arbeiten möglichst vorbildgetreu nachzuahmen versucht.

Und das aus gutem Grund: Die Form eines Organs oder Organteils hängt nämlich in der Natur von dessen Funktion ab. So hat sich die meißelartige Form der Schneidezahnkronen im Laufe der Entwicklungsgeschichte des Menschen deswegen entwickelt, weil dieser Zahn im Rahmen der Nahrungsaufnahme Nahrungsbrocken von einem größeren Nahrungsstück abtrennen (abscheren) können muss. Überhaupt hat sich das natürliche Kausystem des Menschen im Laufe der Entwicklungsgeschichte optimal an die Lebens- und Ernährungsbedingungen des Menschen angepasst. Dies geschah, indem die Natur schon ältere, bestehende Entwicklungsstadien im Tierreich verfeinerte und verbesserte.

Die Abhängigkeit der Form von der Funktion nennt man in der Biologie das **Form-Funktions-Prinzip**.

Das Aussehen und der Aufbau des menschlichen Kausystems stellen gegenwärtig die beste *Konstruktionslösung* dar, um die vielen Einzelfunktionen des Kausystems optimal zu ermöglichen.

Um Zahnersatz anfertigen zu können, der das Kausystem des Patienten nicht schädigt, sondern wirklich dem Wohle des Patienten dient, sind umfassende Kenntnisse aus folgenden Teilgebieten notwendig:

1. **Histologie**
   Lehre vom Bau der Gewebe
2. **Embryologie**
   Lehre vom werdenden Leben
3. **Anatomie**
   Lehre vom Körper- und Organbau
4. **Morphologie**
   Lehre von der Form der Lebewesen und ihrer Organe
5. **Physiologie**
   Lehre von den normalen Lebensvorgängen
6. **Pathologie**
   Lehre von den Krankheiten

Besonders anatomische Kenntnisse sind die Grundlage für das Verstehen prothetischer Maßnahmen. So sind z. B. die Forderungen, eine Totalprothese im Oberkiefer mit ihrem hinteren Rand nicht über die A-Linie auszudehnen oder sie im Bereich des Gaumenwulstes hohlzulegen, ohne anatomische Kenntnisse nicht verständlich.

Im Unterrichtsfach Anatomie werden alle für den Zahntechniker notwendigen Kenntnisse aus den genannten Teilgebieten der Zahnmedizin vermittelt. Wie aus der Liste der Teilgebiete der Zahnmedizin entnommen werden kann, stellt die Vermittlung anatomischer Kenntnisse nur einen Teil dieses Unterrichtsfachs dar. So gesehen ist die Fachbezeichnung *Anatomie* eigentlich falsch. Treffender wären die Bezeichnungen *Spezielle Zahnmedizin für Zahntechniker* oder *Zahnmedizinisches Grundwissen für Zahntechniker*. Aus historischen Gründen wird dieses Unterrichtsfach aber in allen Bundesländern *Anatomie* genannt.

## 1.2 Orientierungsbegriffe

Im vorliegenden Buch wird der äußere und innere Bau des Körpers in vielen Abbildungen dargestellt. In vielen Bildunterschriften werden lateinische Fachbegriffe für die Betrachtungsebene bzw. die Betrachtungsrichtung gebraucht. Hierbei handelt es sich um sogenannte Orientierungsbegriffe, die auch in der Zahntechnik gebräuchlich sind und deshalb im Folgenden erläutert werden sollen. Damit der Betrachter sich vorstellen kann, welcher Teil der Körperoberfläche dargestellt ist (wichtig bei kleinen Ausschnittabbildungen), muss er wissen, aus welcher Richtung, von welcher Seite aus der Zeichner die Körperoberfläche betrachtet hat.

Auch den inneren Bau des Körpers kann man abbilden. Dies ist heute mit Bildern möglich, wie sie z. B. Röntgengeräte, Ultraschallgeräte, Computertomografen, die Kernspintomografie (Magnetresonanztomografie – abgekürzt MRT) oder Endoskope liefern. Bei der Betrachtung dieser Bilder muss man allerdings berücksichtigen, dass sie aus ganz bestimmten Richtungen und in ganz bestimmten Betrachtungsebenen aufgenommen wurden. Sind Betrachtungsrichtungen und -ebenen dem Betrachter nicht bekannt, so wird er den abgebildeten Teil des Körperinneren räumlich nicht einordnen können und damit den inneren Körperbau nicht verstehen.

Anatomische Abbildungen, wie wir sie in Anatomieatlanten finden, sind Zeichnungen vom Körperinneren, wie Wissenschaftler dies bei aufgeschnittenen (sezierten) Leichen aus einer ganz bestimmten Richtung und einer bestimmten Schnittebene gesehen haben. Genauso verhält es sich auch mit den vielen Abbildungen in Histologielehrbüchern. Zur Erforschung der Feinstruktur von Körpergeweben werden Gewebeproben in einer ganz bestimmten Ebene in dünne Scheiben geschnitten, auf einen Glasträger aufgebracht und durch das Mikroskop betrachtet. Die beobachtete Feinstruktur wird dann meist in Form von Zeichnungen oder Mikrofotos dargestellt. Will man verstehen, wie die anatomische oder histologische Abbildung räumlich einzuordnen ist, braucht man Angaben über die Betrachtungsrichtung und Betrachtungsebene des Dargestellten.

### *1.2.1 Flächenbezeichnungen am Körper*

> Fachbegriffe für die Betrachtungsrichtungen und für die Betrachtungsebenen sollen dem Betrachter die räumliche Einordnung des Betrachteten ermöglichen.

In der Biologie, Medizin und Zahnmedizin ist es üblich, die Betrachtungsebene anzugeben, in der eine gezeichnete Schnittfläche oder Ansicht liegt. Die folgenden Fachbegriffe bezeichnen die Hauptebenen des Körpers **(Abb. 1.1)**.

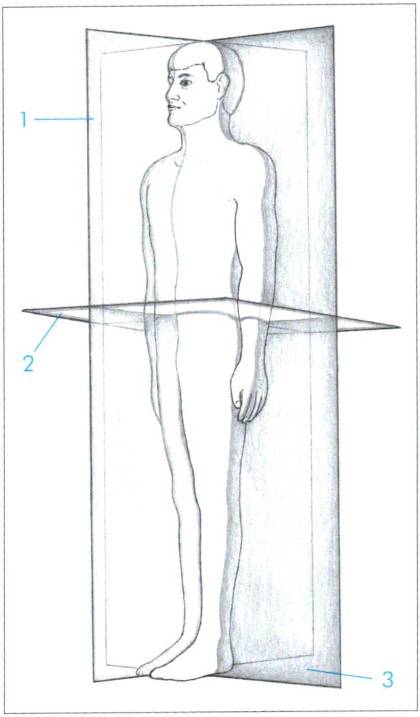


Abb. 1.1 Hauptebenen des menschlichen Körpers (Ansicht von links und vorn): 1 Sagittalebene, 2 Horizontalebene, 3 Frontalebene.

**Sagittalebene**
eine senkrecht und in Blickrichtung verlaufende Ebene

**Frontalebene**
eine senkrecht, aber quer zur Blickrichtung verlaufende Ebene

**Horizontalebene**
eine waagerecht verlaufende Ebene; hierfür wird auch die Bezeichnung **Transversalebene** verwendet.

Die Fachbegriffe lassen sich selbstverständlich auch auf Teile des Körpers anwenden – etwa den Kopf **(Abb. 1.2)**:

**Medianebene**
die Sagittalebene, die genau durch die Körpermitte verläuft

**Paramedianebene**
eine Sagittalebene, die neben der Körpermitte verläuft (Anm.: Es gibt somit nur eine Medianebene, aber beliebig viele Paramedianebenen).

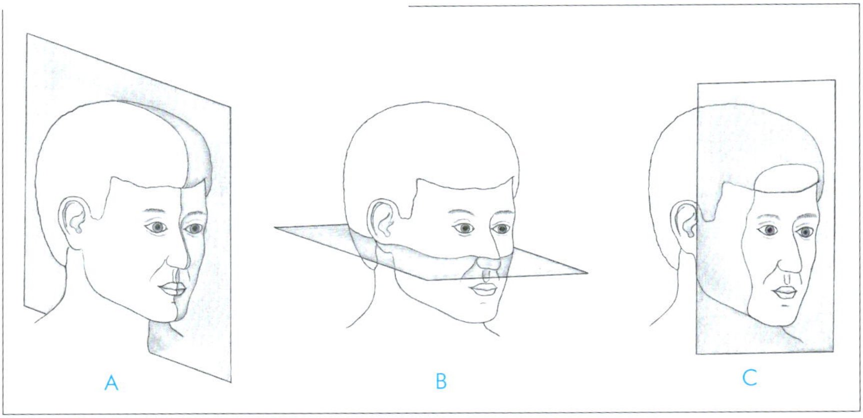


Abb. 1.2 Die Hauptebenen am menschlichen Kopf: A Sagittalebene (Medianebene), B Horizontalebene, C Frontalebene.

### 1.2.2 Richtungsbezeichnungen am Körper

Will man angeben, in welcher Richtung ein Körper- oder Organteil liegt, so wählt man als Bezugspunkt die Körpermitte **(Abb. 1.3)**. Liegt das Organ, z. B. das Herz, von der Körpermitte aus gesehen, mehr in Richtung zum Schädel hin, so sagt man: *Das Herz liegt zum Schädel hin, es liegt schädelwärts oder cranial.*

Es bedeuten:

| | |
|---|---|
| **cranial** | zum Schädel hin |
| **kaudal** | nach unten |
| **medial** | zur Mitte hin |
| **lateral** | zur Seite hin |
| **ventral** | zum Bauch hin |
| **dorsal** | zum Rücken hin |
| **proximal** | dem Rumpf näherliegend |
| **distal** | vom Rumpf entfernt liegend |

Weitere, mehr allgemein gehaltene Lagebezeichnungen für Organe oder anatomische Gegebenheiten, die gern als Bestandteile lateinischer Fachbegriffe verwendet werden, sind:

| | |
|---|---|
| **superior** | weiter oben gelegen |
| **inferior** | weiter unten gelegen |
| **anterior** | weiter vorn gelegen |
| **posterior** | weiter hinten gelegen |
| **zentral** | in der Mitte gelegen |
| **peripher** | am Rande gelegen |

Beispiel:
Es gibt zwei sogenannte Nasendorne, einen vorderen und einen hinteren. *Nasendorn* heißt lateinisch Spina nasalis, und daher nennt man den weiter vorn gelegenen Nasendorn den vorderen Nasendorn – lateinisch Spina nasalis anterior.

### 1.2.3 Richtungsbezeichnungen für Zahnflächen und Zahnteile

Für die zweifelsfreie Kennzeichnung von Zahnflächen und Zahnteilen wurden besondere Richtungsbezeichnungen festgelegt.

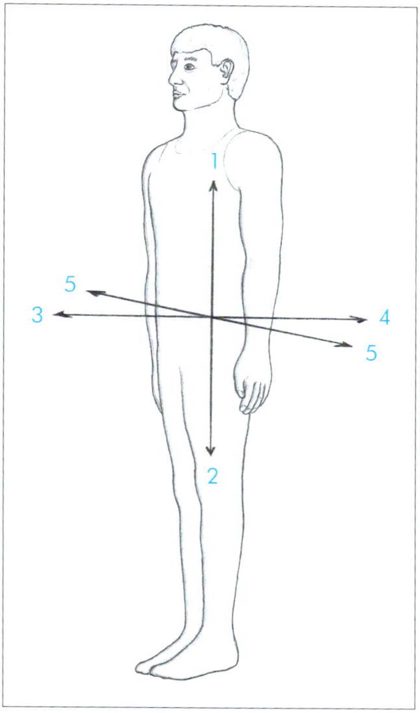


Abb. 1.3 Richtungsbezeichnungen am menschlichen Körper (Ansicht von links und vorn): 1 cranial, 2 kaudal, 3 ventral, 4 dorsal, 5 lateral.

Für die Zahnflächen verwendet man **(Abb. 1.4 bis 1.6)**:

| | |
|---|---|
| **vestibulär** | zum Mundvorhof hin |
| **labial** | zur Lippe hin |
| **bukkal** | zur Wange hin |
| **oral** | zur Mundhöhle hin |
| **palatinal** | zum Gaumen hin |
| **lingual** | zur Zunge hin |
| **approximal** | zu den Nachbarzähnen hin |
| **mesial** | zur Mitte hin |
| **distal** | zum Zahnbogenende hin |
| **inzisal** | zur Schneidekante hin |
| **okklusal** | zur Kaufläche hin |

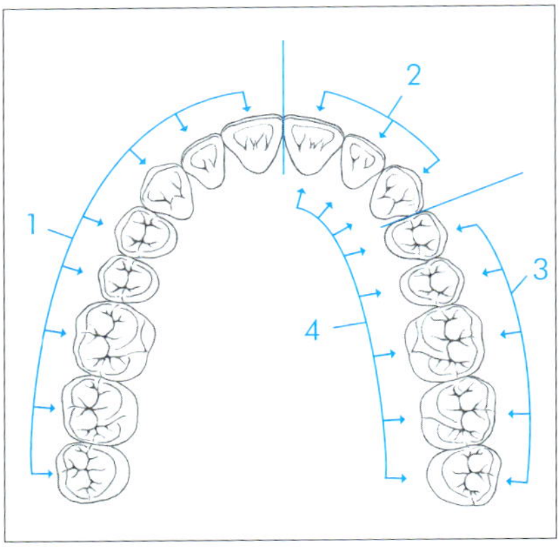


Abb. 1.4 Richtungsbezeichnungen für Zahnflächen im Oberkiefer (Blick von unten auf die Okklusalflächen der Oberkieferzähne): 1 vestibulär, 2 labial, 3 bukkal, 4 palatinal (oral).

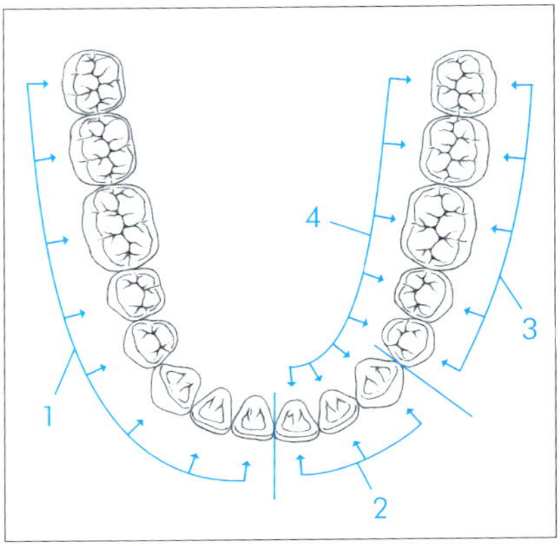


Abb. 1.5 Richtungsbezeichnungen für Zahnflächen im Unterkiefer (Blick von oben auf die Okklusalflächen der Unterkieferzähne): 1 vestibulär, 2 labial, 3 bukkal, 4 lingual (oral).

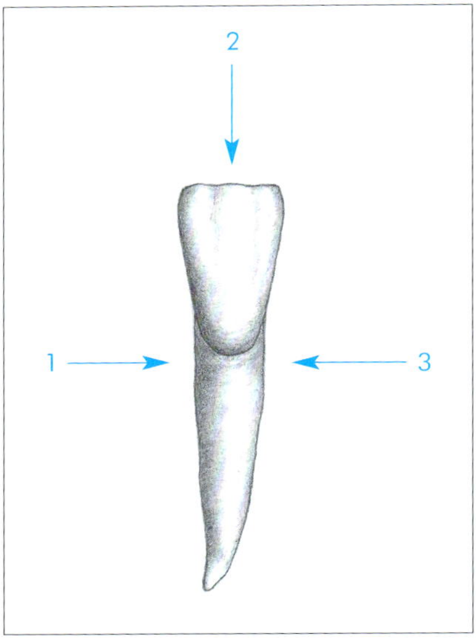


Abb. 1.6 Richtungsbezeichnungen für die Zahnflächen (Blick von vorn auf die Labialfläche eines unteren Schneidezahns): 1 distal (approximal), 2 inzisal, 3 mesial (approximal).

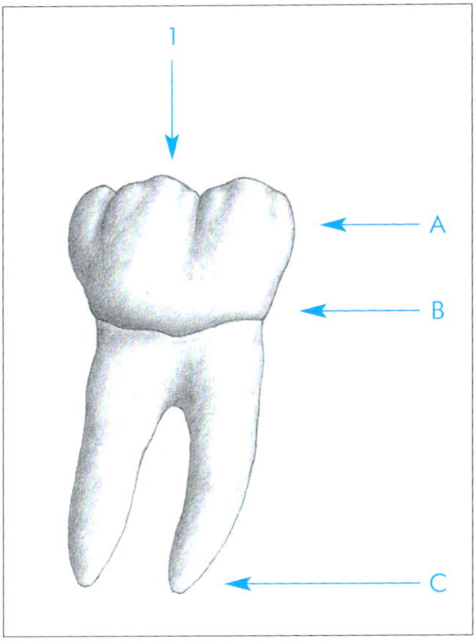


Abb. 1.7 Richtungsbezeichnungen für Zahnflächen und Zahnteile (Blick von der Seite auf die Bukkalfläche eines unteren großen Backenzahns): 1 okklusal A kornonal, B zervikal, C apikal.

Für die Richtungsbezeichnungen, die Zahnteile ansprechen, gelten folgende Begriffe (**Abb. 1.7**):

| | |
|---|---|
| **inzisal** | zur Schneidekante hin |
| **okklusal** | zur Kaufläche hin |
| **koranal** | zur Zahnkrone hin |
| **zervikal** | zum Zahnhals hin |
| **apikal** | zur Wurzelspitze hin |

## 1.3 Bezugspunkte, Bezugslinien und Bezugsebenen am Gesichtsschädel

In der **Zahnheilkunde** werden Bezugsebenen oder Bezugslinien benötigt, um beispielsweise die Modelle entsprechend der Schädelgeometrie des Patienten auf den Artikulator übertragen zu können oder um den individuellen Kondylenbahnwinkel des Patienten ausmessen und einstellen zu können. Die Bezugsebenen und Bezugslinien sind durch Bezugspunkte am Schädel festgelegt.
In der **Kieferorthopädie** dienen Bezugspunkte, Bezugslinien und Bezugsebenen zur Definition des idealen Gebisszustands, der Eugnathie und zur Klassifizierung von Abweichungen von der Eugnathie, den Dysgnathien.

Synonyme Begriffe für die Bezeichnung Bezugslinien am Gesichtsschädel sind auch **Gesichtslinien** oder **Linien am Schädel**.

### *1.3.1 Bezugspunkte*

Als Bezugspunkte verwendet man eindeutig bestimmbare Stellen an Knochen (Knochenpunkte) und auf der Haut (Weichteilpunkte).

**a) Knochenpunkte**

- Der **Infraorbitalpunkt** bezeichnet die Stelle, wo der untere, knöcherne Augenhöhlenrand von einer senkrechten Linie geschnitten wird, die durch die Mitte der Augenpupille verläuft.
- Der vordere **Nasendorn** ist eine Knochenspitze, die in der Gesichtsmitte am vorderen unteren Rand der vorderen Nasenöffnung liegt.
- **Gehöreingangspunkte** sind zwei Punkte am Rand des knöchernen äußeren Gehöreingangs. Der eine Punkt befindet sich am oberen Rand des äußeren Gehöreingangs, der andere am unteren Rand des äußeren Gehöreingangs.
- Der **Inzisalpunkt** ist die Stelle, wo sich die Schneidekanten der unteren mittleren Schneidezähne in der Medianebene berühren.

**b) Weichteilpunkte**

- Der **Subnasalpunkt** liegt in der Gesichtsmitte am unteren Rand der Nase, am Übergang zur Oberlippe.
- Als **Tragus** bezeichnet man einen Punkt auf der knorpelig versteiften Hautklappe vor dem Gehöreingang, die diesen zum Teil verdeckt.

### *1.3.2 Bezugslinien*

- Die **Simonsche Orbitale** ist eine vertikale Bezugslinie, die vom Infraorbitalpunkt aus im rechten Winkel zur Frankfurter Horizontalen nach unten verläuft (**Abb. 1.8 und 1.9**).
- Die **Bipupillarlinie** ist eine quer verlaufende Bezugslinie, die die Mitten der beiden Augenpupillen miteinander verbindet.
- Als **Lippenschlusslinie** bezeichnet man die parallel zur Bipupillarlinie verlaufende horizontale Linie, die auf Bissschablonen bei leichtem Lippenschluss markiert wird.

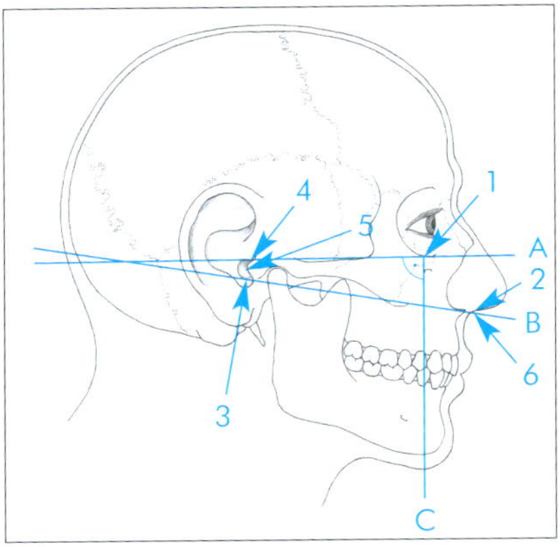


Abb. 1.8 Bezugspunkte, -linien und -ebenen in der Lateralansicht: A Frankfurter Horizontale, B Campersche Ebene, C Simonsche Orbitale
1 Infraorbitalpunkt, 2 Vorderer Nasendorn, 3 Unterer Gehöreingangspunkt, 4 Oberer Gehöreingangspunkt, 5 Tragus, 6 Subnasalpunkt.

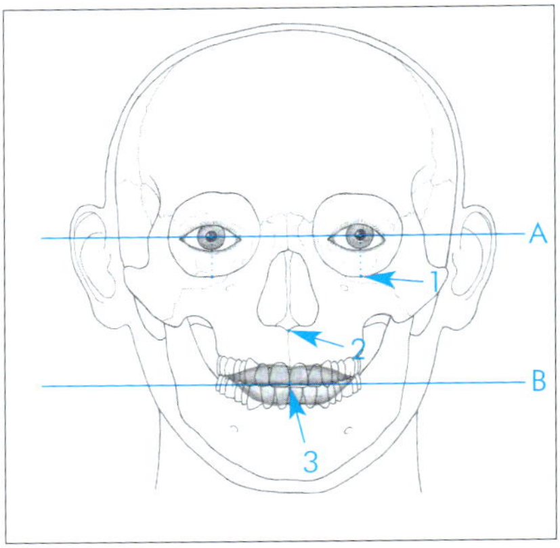


Abb. 1.9 Bezugspunkte, -linien und -ebenen in der Frontalansicht: A Bipupillarlinie, B Lippenschlusslinie
1 Infraorbitalpunkt, 2 Vorderer Nasendorn, 3 Inzisalpunkt

### *1.3.3 Bezugsebenen*

Die **Campersche Ebene** wurde vom Amsterdamer Anatomen Camper im 18. Jahrhundert als schräg nach vorn und unten geneigte Schädelbezugsebene festgelegt. Sie führt durch folgende drei Punkte:

1. den vorderen Nasendorn
2. den unteren Rand des linken und rechten äußeren Gehöreingangs

Die **Frankfurter Horizontale** ist, wie der Name sagt, eine in der Horizontalebene liegende Messebene. Sie wurde 1884 auf dem Frankfurter Anthropologenkongress als international gültige Bezugsebene festgelegt und geht durch folgende Punkte:

1. durch den linken und rechten Infraorbitalpunkt und
2. durch den oberen Rand des linken und rechten äußeren Gehöreingangs.

Als **Okklusionsebene** bezeichnet man eine Ebene, in der sich beim bezahnten Kiefer die Kauflächen und Schneidekanten aller Zähne treffen. Sie wird im Unterkiefer durch folgende Punkte bestimmt:

1. den Inzisalpunkt und
2. die distobukkalen Höckerspitzen der linken und rechten unteren zweiten Molaren.

## 1.4 Zahnarten und Zahnanzahl im Milch- und bleibenden Gebiss

Das menschliche Gebiss wechselt wie bei allen Säugetieren im Laufe des Lebens einmal seine Zähne aus. Das Gebiss vor dem Zahnwechsel wird als Milchgebiss oder temporäres Gebiss, das nach dem Wechsel als bleibendes Gebiss oder permanentes Gebiss bezeichnet. Im Zusammenhang mit dem Zahnwechsel ändert sich die Anzahl der Zähne und teilweise auch die Art der Zähne. Aufgrund ihrer Form lassen sich im

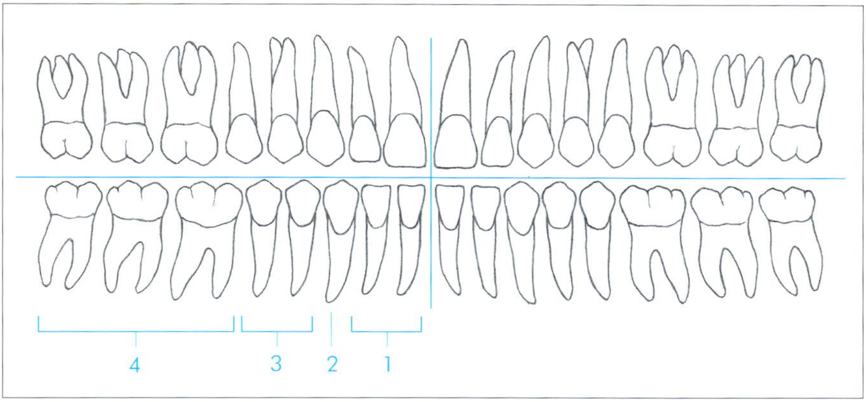


Abb. 1.10 Zähne eines Erwachsenen: 1 Schneidezähne, 2 Eckzahn, 3 Prämolaren, 4 Molaren

menschlichen Gebiss vier Arten von Zähnen unterscheiden **(Abb. 1.10)**:

- **Schneidezähne** sind an ihrer keilförmigen Zahnkrone und einer geraden Schneidekante erkennbar.
- **Eckzähne** sind Zähne, die *an der Ecke* zwischen Front- und Seitenzähnen stehen. Sie haben ebenfalls Keilform, aber eine abgewinkelte Schneidekante, sodass die ganze Zahnkrone als Zahnhöcker wirkt.
- **Prämolaren**, auch kleine Backenzähne genannt, zeichnen sich durch eine kleine, aus zwei, selten aus drei Höckern bestehende Kaufläche aus.
- **Molaren**, die großen Backenzähne, sind die größten Zähne des Gebisses und haben eine aus drei bis fünf Höckern bestehende Kaufläche.

Im normal entwickelten, gesunden Gebiss sind die Zähne symmetrisch angeordnet. Betrachtet man die Zähne der rechten und linken Kieferhälften sowohl im Oberkiefer als auch im Unterkiefer, so fällt auf, dass die Anzahl der Zähne und die Anordnung der Zahnarten, von mesial nach distal gesehen, gleich sind. Die erwähnten Kieferhälften des Gebisses werden auch als **Quadranten** bezeichnet (demnach gibt es einen rechten oberen, einen linken oberen, einen linken unteren und einen rechten unteren Quadranten).

### *1.4.1 Milchgebiss*

Die Milchzähne verdanken ihren Namen ihrem bläulich-weißlichen Farbton, der dem der Milch ähnlich ist, und entsprechen in Kronenform, Höckerzahl und Anzahl der Zahnwurzeln den bleibenden Zähnen. In jedem Quadranten des Milchgebisses folgen, von mesial nach distal betrachtet, auf die zwei Schneidezähne ein Eckzahn und danach zwei Molaren (sogenannte *Milchmolaren*) **(Abb. 1.11)**. Bei manchen Menschen kommt es vor, dass im Verlauf des Zahnwechsels nicht alle Milchzähne verloren gehen. In diesen Fällen werden die übriggebliebenen Zähne, die *persistierenden Milchzähne*, in das bleibende Gebiss integriert **(Tab. 1.1)**.

### *1.4.2 Bleibendes Gebiss*

Das Bleibende Gebiss wird auch als **permanentes Gebiss, Dauergebiss oder Erwachsenengebiss** bezeichnet. In jedem Quadranten des bleibenden Gebisses folgen –

Abb. 1.11 Zähne des Milchgebisses: 1 Schneidezähne, 2 Eckzahn, 3 Milchmolaren.

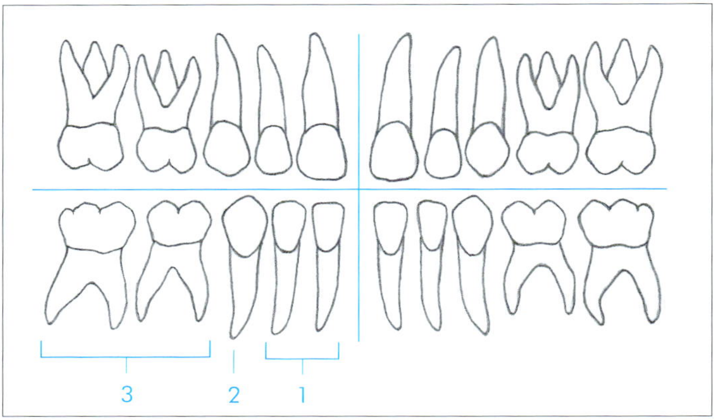


| Anzahl | Deutsche Bezeichnung | Lateinische Bezeichnung | Kurzbezeichnung |
|---|---|---|---|
| 8 | Schneidezähne | Dentes incisivi | Inzisiven |
| 4 | Eckzähne | Dentes canini | Canini |
| 8 | Große Backenzähne | Dentes molares | Milchmolaren |
| 20 | Zähne insgesamt | | |

Tab. 1.1 Die Zähne des Milchgebisses

von mesial nach distal betrachtet – auf die zwei Schneidezähne ein Eckzahn, zwei Prämolaren und zwei bis drei Molaren.

Vergleicht man die Reihenfolge der Zahnarten im Milch- und im bleibenden Gebiss, so fällt auf, dass dort, wo sich im bleibenden Gebiss Prämolaren befinden, im Milchgebiss Molaren zu finden sind. Zähne, die die Milchschneidezähne, Milcheckzähne und Milchmolaren ersetzen, werden auch **Ersatzzähne** genannt. Zähne, die hinter den Milchmolaren dem bleibenden Gebiss hinzugefügt werden, bezeichnet man dagegen als **Zuwachszähne (Abb. 1.12)**.

Ob ein Mensch acht, neun, zehn, elf oder zwölf Molaren hat, hängt davon ab, ob der letzte Molar in jedem Quadranten, der sogenannte **Weisheitszahn**, angelegt ist und durchbricht. Aufgrund veränderter Ernährungsgewohnheiten (weniger kauzwingende Nahrung sind die Weisheitszähne des menschlichen Gebisses nicht mehr notwendig und somit funktionslos geworden. Da die Natur häufig überflüssige Körperteile im Verlauf der Weiterentwicklung zurückbildet, ist es auch nicht verwunderlich, wenn sie dies ebenso mit den Weisheitszähnen tut. Vorhandene Weisheitszähne werden als entwicklungsgeschichtliches Überbleibsel, als *Rudiment* betrachtet **(Tab. 1.2)**.

## 1.5 Zahnschemata

Ein Zahnarzt muss den Gebisszustand seines Patienten schriftlich festhalten. Das bedeutet: Er muss sich merken, welche Zähne an welchen Stellen kariös sind, welche Zähne fehlen, welche Zähne früher behandelt und eventuell mit welcher Art Zahnersatz versorgt wurden. Normalerweise müsste er dazu seiner Helferin einen ziemlich umfangreichen Text diktieren, was nicht nur zeitaufwändig, sondern auch unpraktisch

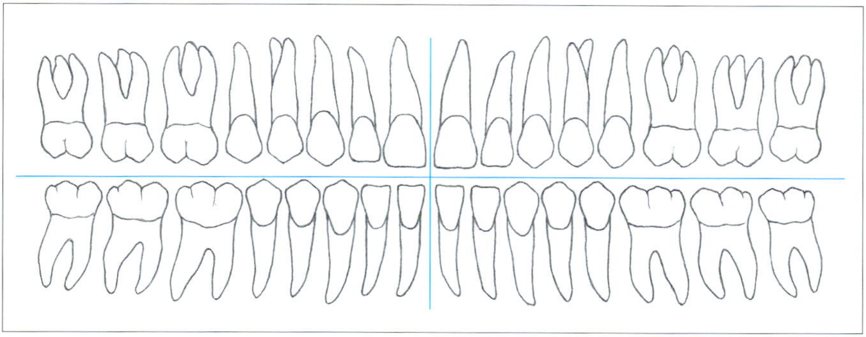

Abb. 1.12 Zähne des bleibenden Gebisses

| Anzahl | Deutsche Bezeichnung | Lateinische Bezeichnung | Kurzbezeichnung |
|---|---|---|---|
| 8 | Schneidezähne | Dentes incisivi | Inzisiven |
| 4 | Eckzähne | Dentes canini | Canini |
| 8 | Kleine Backenzähne | Dentes praemolares | Prämolaren |
| 8 – 12 | Große Backenzähne | Dentes molares | Molaren |
| 28 – 32 | Zähne insgesamt | | |

Tab. 1.2 Die Zähne des bleibenden Gebisses

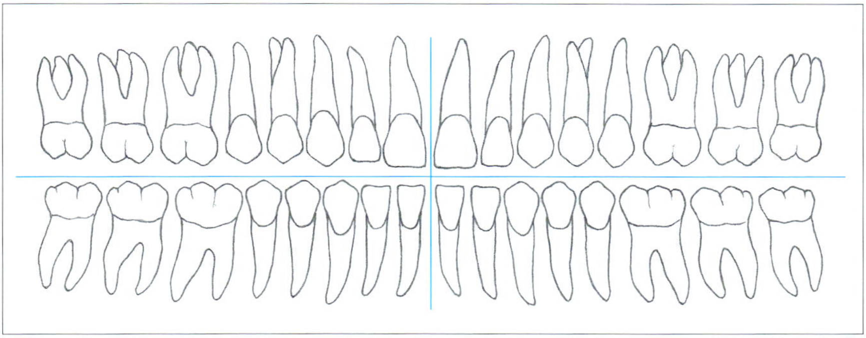

Abb. 1.13 Abbildung der vestibulären Zahnflächen in einer Ebene

wäre. Daher haben sich schon im letzten Jahrhundert Zahnärzte Gedanken gemacht, wie sich der Gebisszustand eines Patienten auf kurze, aber trotzdem unmissverständliche Weise aufschreiben lässt. Dabei hat man sich an den sogenannten Gebissformeln aus der Tierkunde orientiert.

In der Tierkunde, wie denn auch in der Zahnheilkunde, stellt man sich die Labial- und Bukkalflächen der Zähne eines Gebisses in einer Ebene abgebildet vor **(Abb. 1.13)**. Ober- und Unterkieferzähne werden dabei durch eine horizontale Linie getrennt, während eine senkrechte Linie in der Mitte die Zähne der rechten Seite von denen der linken Seite abgrenzt. Die beiden sich überkreuzenden Linien bilden das sogenannte Gebisskreuz. Auf diese Weise wird das Gebiss in vier Teilbereiche, die schon erwähnten Quadranten, aufgeteilt. In den folgenden Schemazeichnungen stellen die Teilbereiche immer folgende Quadranten dar:

| | |
|---|---|
| rechter oberer Quadrant | linker oberer Quadrant |
| rechter unterer Quadrant | linker unterer Quadrant |

In den Schemazeichnungen werden die Zähne aber nicht bildlich dargestellt, sondern durch Symbole, wie z. B. durch Zahlen, Rechenzeichen oder Winkelzeichen. Am häufigsten symbolisiert man die Zähne durch Zahlen. Dabei steht die Zahl für die Positionsnummer des Zahns auf dem Kieferkamm, wenn man, von mesial aus nach distal gehend, die Zähne durchnummeriert.

> Darstellungen eines Gebisszustands nennt man in der Zahnheilkunde **Gebissschemata** und sind auch in der Zahntechnik gebräuchlich.

Um einen Zahn eindeutig zu kennzeichnen, müssen die Symbole eines Gebissschemas darüber informieren, ob es sich bei dem Zahn

1. um einen oberen oder unteren Zahn,
2. um einen linken oder rechten Zahn,
3. um einen Milch- oder bleibenden Zahn und
4. um den wievielten Zahn eines Quadranten es sich handelt.

Seit Anfang des letzten Jahrhunderts sind mehrere Gebissschemata entwickelt worden. Die bekanntesten sind die Schemata nach Zsigmondy und Haderup, das amerikanische und französische System und das F.D.I.-Schema. Auf das amerikanische und französische System braucht nicht eingegangen zu werden, da diese Gebissschemata bei uns keine Rolle spielen. Das gebräuchlichste Schema ist gegenwärtig das F.D.I.-Schema. Die Schemata nach Zsigmondy und Haderup sind zwar bei uns auch nicht mehr in Gebrauch, sollen aber im Folgenden kurz erklärt werden.

### *1.5.1 Schema nach Zsigmondy*

Dieses auch als deutsches System bezeichnete Schema ist das älteste. Es wurde 1861 vom Wiener Zahnarzt Adolph Zsigmondy eingeführt.

**Merkmale**

1. Zahlen mit Winkelzeichen
2. Arabische Zahlen bedeuten bleibendes Gebiss
3. Römische Zahlen bedeuten Milchgebiss
4. Zahl über einem Winkelbalken
   = oberer Zahn
   Zahl unter einem Winkelbalken
   = unterer Zahn
   Winkelbalken rechts der Zahl
   = rechter Zahn
   Winkelbalken links der Zahl
   = linker Zahn

(**Tab. 1.3** Schema bleibendes Gebiss und **Tab. 1.4** Schema Milchgebiss).

**Beispiele**

$\underline{6|}$ = oberer, rechter, bleibender, erster Molar

$\overline{|\text{III}}$ = unterer, linker Eckzahn im Milchgebiss

### *1.5.2 Schema nach Haderup*

Das auch *Skandinavisches System* genannte Schema wurde 1887 von dem Zahnarzt Victor Haderup aus Kopenhagen eingeführt.

| | | | | | | | | | | | | | | | |
|---|---|---|---|---|---|---|---|---|---|---|---|---|---|---|---|
| 8⌋ | 7⌋ | 6⌋ | 5⌋ | 4⌋ | 3⌋ | 2⌋ | 1⌋ | ⌊1 | ⌊2 | ⌊3 | ⌊4 | ⌊5 | ⌊6 | ⌊7 | ⌊8 |
| 8⌉ | 7⌉ | 6⌉ | 5⌉ | 4⌉ | 3⌉ | 2⌉ | 1⌉ | ⌈1 | ⌈2 | ⌈3 | ⌈4 | ⌈5 | ⌈6 | ⌈7 | ⌈8 |

Tab. 1.3 Schema bleibendes Gebiss

| | | | | | | | | | |
|---|---|---|---|---|---|---|---|---|---|
| V⌋ | IV⌋ | III⌋ | II⌋ | I⌋ | ⌊I | ⌊II | ⌊III | ⌊IV | ⌊V |
| V⌉ | IV⌉ | III⌉ | II⌉ | I⌉ | ⌈I | ⌈II | ⌈III | ⌈IV | ⌈V |

Tab. 1.4 Schema Milchgebiss

| | | | | | | | | | | | | | | | |
|---|---|---|---|---|---|---|---|---|---|---|---|---|---|---|---|
| 8+ | 7+ | 6+ | 5+ | 4+ | 3+ | 2+ | 1+ | +1 | +2 | +3 | +4 | +5 | +6 | +7 | +8 |
| 8– | 7– | 6– | 5– | 4– | 3– | 2– | 1– | –1 | –2 | –3 | –4 | –5 | –6 | –7 | –8 |

Tab. 1.5 Schema bleibendes Gebiss

| | | | | | | | | | |
|---|---|---|---|---|---|---|---|---|---|
| 05+ | 04+ | 03+ | 02+ | 01+ | +01 | +02 | +03 | +04 | +05 |
| 05– | 04– | 03– | 02– | 01– | –01 | –02 | –03 | –04 | –05 |

Tab. 1.6 Schema Milchgebiss

**Merkmale**

1. Zahlen mit Rechenzeichen + und –
2. Zahl, die mit 0 beginnt
   = Milchgebiss
   Zahl ohne 0
   = bleibendes Gebiss
3. Rechenzeichen +
   = Zahn im Oberkiefer
   Rechenzeichen –
   = Zahn im Unterkiefer
4. Rechenzeichen rechts neben der Zahl
   = rechter Zahn
   Rechenzeichen links neben der Zahl
   = linker Zahn

(**Tab. 1.5** Schema Bleibendes Gebiss und **Tab. 1.6** Schema Milchgebiss)

**Beispiele**

+2 = oberer, linker, bleibender, zweiter Schneidezahn

04– = unterer, rechter, erster Milchmolar

### *1.5.3 F.D.I.-Schema*

Das von der Fédération Dentaire International 1970 empfohlene, computergerechte Schema ist gegenwärtig am gebräuchlichsten und weltweit verbreitet.

**Merkmale**

1. Reiner Ziffferncode, bestehend aus zwei Ziffern
2. Die erste Ziffer (die sogenannte *Vorzahl*) gibt an, ob es sich um einen oberen oder unteren, einen rechten oder linken, oder um einen Milch- oder bleibenden Zahn handelt
3. Es bedeuten die ersten Ziffern:
   1 = oberer rechter bleibender Zahn
   2 = oberer linker bleibender Zahn
   3 = unterer linker bleibender Zahn
   4 = unterer rechter bleibender Zahn
   5 = oberer rechter Milchzahn
   6 = oberer linker Milchzahn
   7 = unterer linker Milchzahn
   8 = unterer rechter Milchzahn

| | | | | | | | | | | | | | | | |
|---|---|---|---|---|---|---|---|---|---|---|---|---|---|---|---|
| 18 | 17 | 16 | 15 | 14 | 13 | 12 | 11 | 21 | 22 | 23 | 24 | 25 | 26 | 27 | 28 |
| 48 | 47 | 46 | 45 | 44 | 43 | 42 | 41 | 31 | 32 | 33 | 34 | 35 | 36 | 37 | 38 |

Tab. 1.7 Schema bleibendes Gebiss. Beispiel: 27 = oberer, linker, bleibender, zweiter Molar.

| | | | | | | | | | |
|---|---|---|---|---|---|---|---|---|---|
| 55 | 54 | 53 | 52 | 51 | 61 | 62 | 63 | 64 | 65 |
| 85 | 84 | 83 | 82 | 81 | 81 | 82 | 83 | 84 | 85 |

Tab. 1.8 Schema Milchgebiss. Beispiel: 85 = unterer, rechter, zweiter Milchmolar.

4. Die zweite Ziffer ist die bereits erwähnte Positionsnummer des Zahns auf dem Kieferkamm

(**Tab. 1.7** Schema Bleibendes Gebiss und **Tab. 1.8** Schema Milchgebiss).

# 1.6 Das Kausystem

## *1.6.1 Begriff Kausystem*

Darunter versteht man ein Organsystem, das von verschiedenen Organen gebildet wird, die in Bezug auf die Kaufunktionen zusammenarbeiten.

In der Zahnheilkunde sind neben dem Begriff Kausystem noch eine ganze Reihe weiterer gleichbedeutender (synonymer) Begriffe gebräuchlich, die aber meist nur einen Teil der Funktionen oder eine Funktion ausdrücken. Synonyme sind:

- Kauapparat
- Kauorgan
- Stomatognathes System
- Orofaziales System
- Mastikatorisches System
- Maxillofaziales System
- Maxillomandibulärer Apparat
- Craniomandibuläres System

## *1.6.2 Funktionen des Kausystems*

Die Organe des Kausystems erfüllen gemeinsam die folgenden Funktionen:

**Kaufunktion**
Nahrungsaufnahme, Nahrungszerkleinerung, Nahrungsverarbeitung und Nahrungstransport (z. B. Beißen, Kauen, Saugen, Lecken, Schlucken, Rülpsen, Spucken, Würgen, Erbrechen).

**Wahrnehmungsfunktion**
Wahrnehmung von Tastempfindungen (z. B. Berührung, Druck, Stellung, Bewegung), Schmerz-, Temperatur-, Geschmacks- und erotisierender Empfindungen (Küssen).

**Lautbildungsfunktion**
Sprechen, Singen, Zischen, Pfeifen und Geräusche nachahmen.

**Ästhetisch-physiognomische Funktion**
Veränderungen des Gesichtsausdrucks (Lachen, Weinen).

**Atmungsfunktion**
Atmen, Schnarchen, Blasen, Husten, Niesen, Schnupfen.

# Kapitel 2
# Histologie des Kausystems

**Der Inhalt auf einen Blick**


| | | |
|---|---|---|
| 2.1 | Zelle | 32 |
| 2.1.1 | Bau einer Zelle | 32 |
| 2.1.2 | Stoffwechselleistungen einer Zelle | 34 |
| 2.1.3 | Zellteilung und Zelldifferenzierung | 36 |
| 2.2 | Gewebe | 38 |
| 2.2.1 | Grundgewebe | 38 |
| 2.2.2 | Untergliederungsmöglichkeiten der Grundgewebe | 38 |

**Organisationsstufen**

Der Aufbau des menschlichen Körpers ist hierarchisch organisiert. Das bedeutet, dass sich der Organismus stufenweise in immer kleinere Baueinheiten zerlegen lässt. Die kleinsten Baueinheiten sind die Körperzellen. Betrachtet man sie z. B. durch ein Mikroskop, so betrachtet man den Körper auf seiner untersten Organisationsstufe, der Organisationsstufe der *Zelle*. Viele dicht beieinanderliegende, gleichartige Zellen bilden die nächsthöhere Organisationsstufe der *Gewebe*. Mehrere Gewebe wiederum bilden die *Organe* des Körpers. Alle Organe, die in Bezug auf eine bestimmte Funktion zusammenarbeiten, bilden die Organisationsstufe der *Organsysteme*, alle Organsysteme zusammen den menschlichen *Organismus* **(Abb. 2.1)**.

Dieser Aufbau wird verständlich, wenn man weiß, wie die vielzelligen Organismen sich im Laufe der jahrmillionenlangen Entwicklungsgeschichte aus einzelligen Lebewesen entwickelt haben. Die **Einzeller** lebten ursprünglich jeder für sich allein, lagerten sich dann später zu **Zellkolonien** zusammen, die mit der Zeit immer größer wurden. Dabei entdeckten sie den Vorteil der Arbeitsteilung. Die Spezialisierung auf eine bestimmte Arbeit war allerdings noch sehr schwach ausgeprägt. Jede Koloniezelle war für sich allein noch voll lebensfähig. Im Zuge der weiteren Entwicklung bildeten sich immer größere Kolonien, deren Einzelzellen sich immer mehr spezialisierten, um sich besser in die Aufgaben teilen zu können. Dabei wurden die Zellen zunehmend voneinander abhängig. Gingen viele wichtige Zellen zugrunde, so hatte das den Tod des ganzen *Gebildes* zur Folge. Diese *Gebilde* waren die ersten vielzelligen Individuen. Während der nachfolgenden Entwicklungsabschnitte wurden die Individuen immer größer und vereinigten in ihrem Körper immer mehr Zellen. Im Zuge der fortschreitenden Spezialisierung bildeten sich erst einfache, später dann kompliziert gebaute Organe heraus, die in wohl koordinierter Zusammenarbeit die vielfältigen Funktionen des Organismus ausführten **(Abb. 2.2)**.

Während der Entwicklung des Menschen wird, wie bei allen hoch entwickelten, vielzelligen Lebewesen, die eben geschilderte Entwicklungsgeschichte des Tierreichs in einem *Schnelldurchlauf* wiederholt. Das heißt, der Mensch entwickelt sich in seiner Embryonalentwicklung vom Einzellerstadium der befruchteten Eizelle bis hin zum hoch differenzierten Vielzellerstadium eines menschlichen Lebewesens auf ähnliche Art und Weise wie das Tierreich.

## 2.1 Zelle

Am Anfang seiner Entwicklung besteht der Mensch nur aus einer Zelle, der befruchteten Eizelle. Aus ihr entwickelt sich, wie bereits geschildert, der vielzellige Organismus. Zellen stellen also die **Grundbausteine** unseres Körpers dar, sie sind die kleinsten, noch lebensfähigen Einheiten unseres Körpers. Sie sind ganz im Gegensatz zu ihren Bestandteilen, den Fett-, Eiweiß- und Zuckermolekülen oder Atomen, die tote Materie darstellen, lebende Gebilde.

Obwohl die unzähligen Zellen unseres Körpers durch ihre unterschiedlichen Funktionen ein sehr verschiedenartiges Aussehen haben, zeigen sie in ihrem Zellaufbau zahlreiche übereinstimmende Merkmale. Auch die Lebensvorgänge in den Zellen laufen alle nach demselben Grundmuster ab, da alle Zellen im Prinzip gleich gebaute Zellbestandteile haben.

### *2.1.1 Bau einer Zelle*

Betrachtet man eine Zelle im Lichtmikroskop, so kann man fast immer in ihrem Inneren einen größeren rundlichen Fleck erkennen, den **Zellkern**. Er ist von einer durchsichtigen, wässrigen Flüssigkeit umgeben, das man **Cytoplasma** nennt. Gegen ihre Umgebung ist die Zelle durch ein hauchdünnes Häutchen, die **Zellmembran** abgegrenzt. Die körnige Struktur und auch das farbige Schaffen des Cytoplasmas lassen vermuten, dass noch weitere Zellbestandteile vorhanden sind.

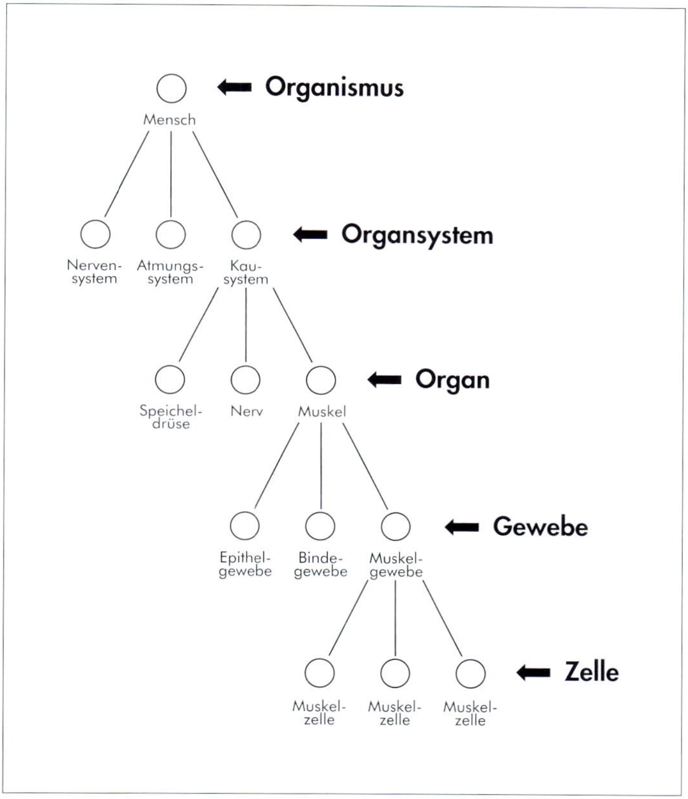


Abb. 2.1
Organisationsstufen

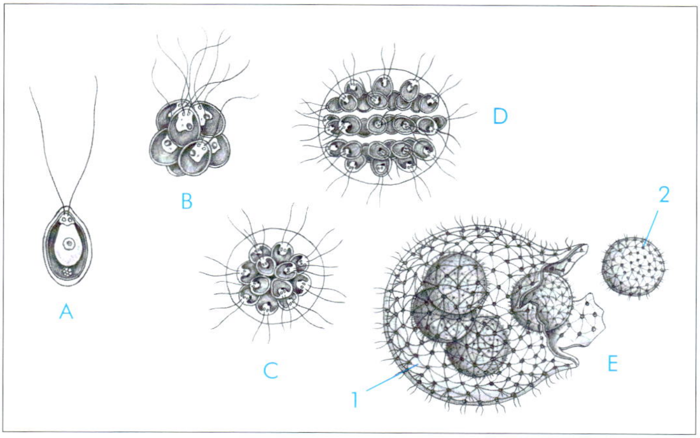


Abb. 2.2
Einzeller, Zellkolonien und einfache Vielzeller. Dargestellt sind verschiedene Grünalgen: A Chlamydomonas (Einzeller), B Chlamydobotrys (Zellkolonie), C Pandorina (Zellkolonie), D Eudorina (Zellkolonie), E Volvox (einfacher Vielzeller), 1 *Mutterkugel*, 2 *Tochterkugel*

Will man aber Näheres über die weiteren vermuteten Zellbestandteile, die im Cytoplasma schwimmen erfahren, so muss man eine Zelle mithilfe eines stark vergrößernden Elektronenmikroskops betrachten. Dabei zeigt sich, dass im Cytoplasma tatsächlich noch einige teils schlauchartig, teils blasenartig geformte, teils auch körnchenförmige Zellbestandteile vorhanden sind.

Da ist zum einen das **Endoplasmatische Retikulum** (kurz ER genannt), ein riesiges Schlauchsystem, das mit seinen vielen Verzweigungen das gesamte Cytoplasma durchzieht. In seiner Nähe kann man häufig flach gepresste, übereinandergestapelte Blasen sehen, den sogenannten **Golgi-Apparat**.

Außerdem findet man noch viele größere und kleinere runde Bläschen. Die größeren nennt man **Cytosomen**, die kleineren **Vesikel**.

Nicht zu übersehen sind die **Mitochondrien**, große, linsenförmige Gebilde, die man an ihrer stark gefalteten, inneren, zweiten Membranhülle erkennt.

Bei sehr starker Vergrößerung sieht man außerdem noch viele kleine schwarze Körnchen und ganz dünne Stäbchen. Bei den Körnchen handelt es sich um die sogenannten **Ribosomen**. Die dünnen Stäbchen nennt man **Mikrotubuli**. Aus ihnen bestehen auch die zwei sternförmigen Gebilde, die **Centriolen**.

Mit dem Elektronenmikroskop lässt sich im Zellkern ein Knäuel dünner, fadenförmiger Strukturen wahrnehmen, die **Chromatinfäden**. Sie stellen das Erbgut des Menschen dar. Während des Zellteilungsvorgangs verkürzen und verdicken sich die Chromatinfäden und sind für kurze Zeit auch bei schwächerer Vergrößerung im Lichtmikroskop als wurmförmige Gebilde innerhalb des Zellkerns zu sehen. Man nennt diese wurmförmigen Gebilde dann **Chromosomen (Abb. 2.3)**.

### *2.1.2 Stoffwechselleistungen einer Zelle*

Die vielen Stoffwechselleistungen unseres Körpers beruhen alle auf den Stoffwechselleistungen jeder einzelnen Körperzelle: Die Körperzelle nimmt Stoffe aus der Umgebung auf und baut diese dann im Inneren der Zelle entweder zum Zwecke der Energiegewinnung ab, oder sie baut aus ihnen neue Zellstrukturen auf. Andere Stoffe aus ihrem Stoffwechsel gibt die Zelle an die Umgebung ab **(Abb. 2.4)**.

Die Aufnahme meist energiereicher Stoffe durch die Zellmembran hindurch ins Innere der Zelle geschieht folgendermaßen:

Sehr kleine Stoffe wie Wassermoleküle diffundieren durch die Zellmembran. Größere Stoffe wie beispielsweise Zuckermoleküle oder Aminosäuren, gelangen mithilfe von Eiweißmolekülen, die in die Zellmembran eingebaut sind, in das Cytoplasma. Diesen Vorgang nennt man aktiven Transport durch die Zellmembran. Sehr viele flüssige und feste Stoffe werden aber in Form der **Endozytose** in die Zelle aufgenommen. In diesem Fall werden die Stoffe von der Zellmembran bläschenartig umschlossen. Die Bläschen lösen sich später von der Zellmembran ab und wandern mit ihrem Inhalt in das Zellinnere. Den Bläschentransport flüssiger Stoffe nennt man **Pinozytose**, den fester Stoffe **Phagozytose**. Die aufgenommenen Stoffe werden im Verlauf vieler kleiner, aufeinanderfolgender, chemischer Reaktionsschritte entweder zu Zellaufbaustoffen, Speicherstoffen oder Ausscheidungsprodukten (Sekrete) auf- oder umgebaut oder zum Zweck der Energiegewinnung abgebaut.

Stoffe, die aus der Zelle herausgelangen sollen, werden in Form von Diffusion, aktivem Transport oder der Exocytose durch die Zellmembran nach außen transportiert. Bei der **Exozytose** werden Stoffe, die sich im Inneren von Vehikeln befinden, von diesen zur Zellmembran transportiert und, während die Vesikelmembran mit der Zellmembran verschmilzt, nach außen abgegeben. Bei den abgegebenen Stoffen handelt es

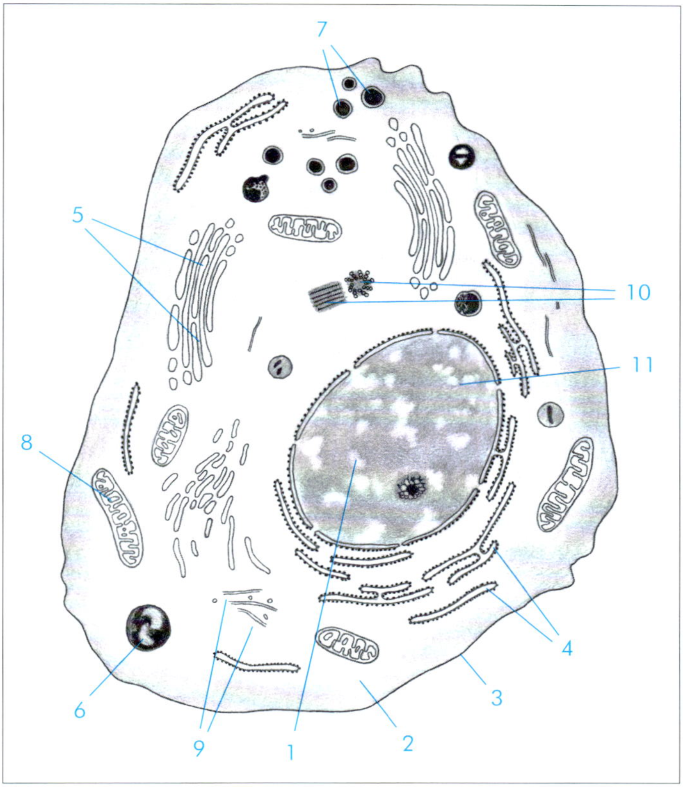


Abb. 2.3
Schematischer Bau einer Zelle:
1 Zellkern,
2 Cytoplasma,
3 Zellmembran,
4 Endoplasmatisches Retikulum (an seiner Oberfläche mit Ribosomen besetzt),
5 Golgi-Apparat,
6 Cytosom,
7 Vesikel,
8 Mitochondrium,
9 Mikrotubuli,
10 Centriolen,
11 Chromatinfäden

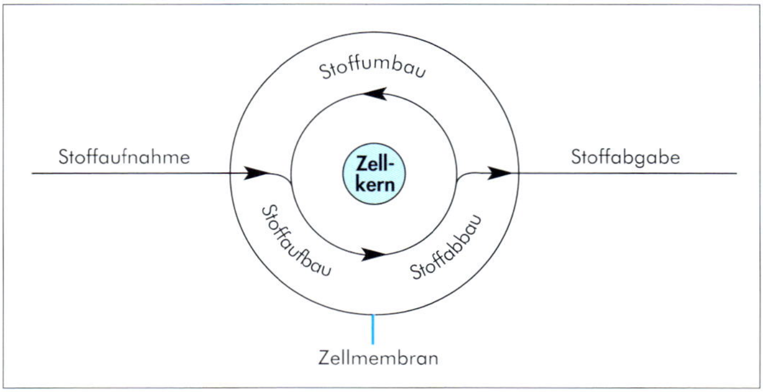


Abb. 2.4
Stoffwechselschema

sich entweder um Abfallstoffe (Stoffwechselschlacken), die für die Zelle giftig sein können, um Drüsensekrete oder um Baustoffe für die Zwischenzellsubstanzen, die den Raum zwischen benachbarten Zellen ausfüllen **(Abb. 2.5)**.

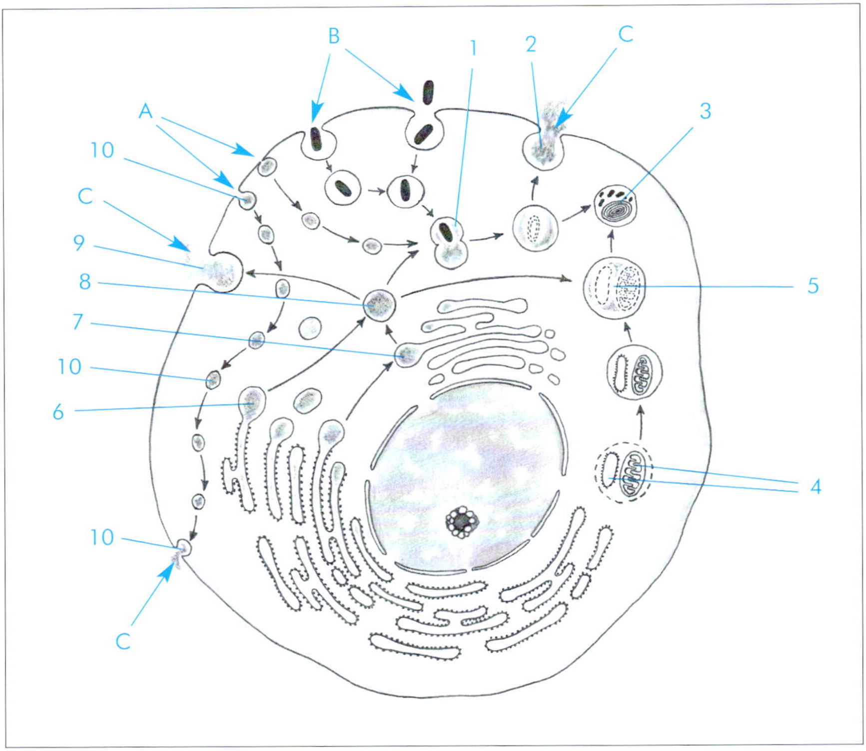


Abb. 2.5
Endo- und Exocytose: A Pinocytose, B Phagocytose, C Exocytose
Flüssige (A) und feste (B) Stoffe werden in kleine Bläschen (Vesikel) aufgenommen und in das Cytoplasma transportiert. Die Vesikel verschmelzen mit größeren Bläschen (1), die Verdauungsenzyme enthalten. Die aufgenommenen Stoffe werden verdaut, die unverdaulichen Reste entweder ausgeschieden (2) oder in speziellen Bläschen (3) deponiert. Auf ähnliche Weise *entsorgt* die Zelle alte und defekte Zellstrukturen (4). Sie werden ebenfalls in Bläschen aufgenommen und verdaut (5). Im ER (6) und im Golgi-Apparat (7) findet die Synthese neuer Zellsubstanzen (z. B. Verdauungsenzyme oder Sekrete) statt. Die neusynthetisierten Substanzen werden in speziellen größeren Bläschen (Cytosomen 8) bis zur Verwertung (1 und 5) gespeichert. Sekrete, wie beispielsweise der Speichel, scheidet die Zelle bei Bedarf aus (9). Viele Stoffe, die an anderer Stelle benötigt werden, müssen durch Zellen *durchgeschleust* werden (10).

### 2.1.3 *Zellteilung und Zelldifferenzierung*

Durch mehrfache Zellteilung der befruchteten Eizelle und ihrer Tochterzellen während der menschlichen Embryonalentwicklung entsteht eine Zellanhäufung, die große Ähnlichkeit mit einer Maulbeere hat und daher **Maulbeerkeim** (= Morula) genannt wird. Die Zellen sehen nicht nur alle gleich aus, aus Experimenten weiß man zudem, dass sie sich in diesem Stadium auch alle noch gleichartig verhalten. Der Definition nach stellt der Maulbeerkeim schon ein Gewebe dar.

Tatsächlich entstehen Gewebe im Zuge der Entwicklung durch Zellteilungen.

Im weiteren Verlauf der Entwicklung bildet sich aus dem Maulbeerkeim ein blasenartiges Gebilde, der **Blasenkeim** (= Blastozyste). Seine Zellen unterscheiden sich in ihrer Form schon deutlich von denen des Maulbeerkeims. Während der Weiterentwicklung bildet sich an einer bestimmten Stelle der Blasenkeimwand die zweischichtige **Keimscheibe**. Die Zellen des Blasenkeims sehen in diesem Stadium schon recht verschieden aus und entwickeln sich auch im weiteren Verlauf unterschiedlich. Die Ausbildung verschiedenartiger Zellen nennt man **Zelldifferenzierung**.

Im Zuge der Weiterentwicklung teilen sich nun diese verschiedenartigen Zellen und lassen auf diese Weise verschiedenartige Gewebe entstehen. Das unterschiedliche Erscheinungsbild der Zellen deutet auf eine beginnende Spezialisierung hin. Die Aufgaben, welche die Zellen des Blasenkeims im Verlauf ihrer Weiterentwicklung zu bewältigen haben, sind sehr zahlreich und können nicht mehr von jeder Zelle in gleichem Maße bewältigt werden; zur Erfüllung dieser vielfältigen Aufgaben sind spezialisierte, differenzierte Zellen nötig.

Im weiteren Verlauf bildet sich die zweischichtige (zweiblättrige) Keimscheibe in eine dreischichtige (dreiblättrige) Keimscheibe um. Das oberste **Keimblatt** – wie die oberste Schicht der Keimscheibe auch genannt wird – ist das Ektoderm, das mittlere das Mesoderm und das unterste das Entoderm. Aus den Zellen dieser drei Keimblätter differenzieren sich nach und nach alle Gewebe und Organe des menschlichen Embryos. Welche Gewebe sich dabei aus welchen Keimblättern bilden zeigt **Abbildung 2.6**.

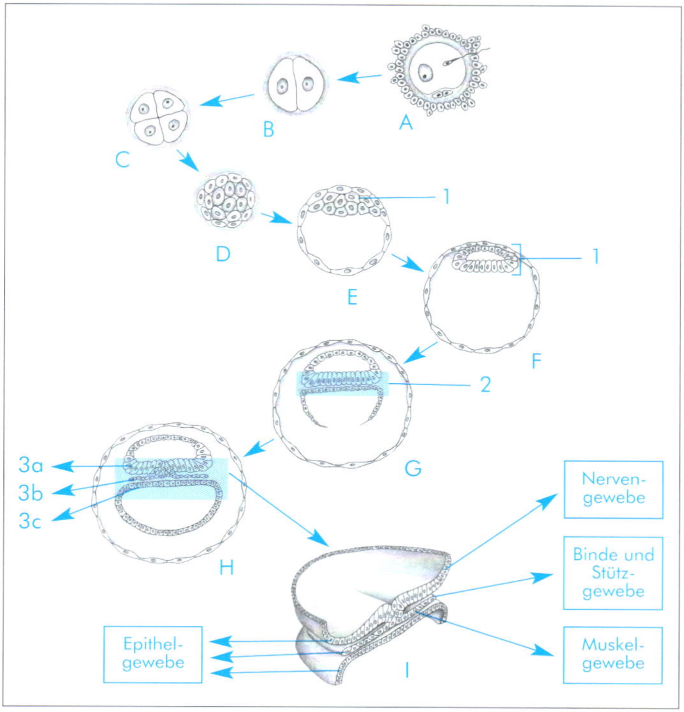


Abb. 2.6
Entstehung der drei Keimblätter:
A befruchtete Eizelle,
B Zweizellstadium,
C Vierzellstadium,
D Maulbeerkeim,
E – H verschiedene Entwicklungsstadien des Blasenkeims,
I vordere Hälfte der dreiblättrigen Keimscheibe,
1 Embryoblast (dunkelgetönte Zellen), aus dessen hochprismatischen Zellen sich die Keimscheibe entwickelt,
2 zweiblättrige (zweischichtige) Keimscheibe, 3 dreiblättrige Keimscheibe, a oberes Keimblatt = Ektoderm, b mittleres Keimblatt = Mesoderm, c unteres Keimblatt = Entoderm

# 2.2 Gewebe

Eine spezifische Körperfunktion wird meist von gleichartigen Zellen, die räumlich mehr oder weniger dicht beieinanderliegen, wahrgenommen.

Einen solchen Verband gleichartiger Zellen und deren Abkömmlinge bezeichnet man als **Gewebe**.

Abkömmlinge sind z. B. beim Bindegewebe die Zwischenzellsubstanzen wie eiweißreiche Grundsubstanz, Fasern und Kalk.

### *2.2.1 Grundgewebe*

Es gibt unter den verschiedenen Geweben Ähnlichkeiten im Erscheinungsbild, die zum einen auf eine gemeinsame Herkunft, zum anderen auf eine ähnliche Funktion zurückzuführen sind. Man ordnet die Gewebe üblicherweise in vier Grundgewebe: Epithel-, Binde- und Stütz-, Muskel- und Nervengewebe **(Tab. 2.1)**.

### *2.2.2 Untergliederungsmöglichkeiten der Grundgewebe*

Die Grundgewebe lassen sich nach verschiedenen Kriterien noch weiter untergliedern.

**1. Untergliederung der Epithelgewebe**

a) Untergliederung nach der **Anzahl der Zellschichten**:
Einschichtig sind alle Epithelien, die die inneren Körperoberflächen auskleiden (z. B. die Ausführgänge der Speicheldrüsen), mehrschichtig sind die Epithelien der Haut und der Mundschleimhaut.

b) Untergliederung nach der **Form der Zellen**:
Man unterscheidet dabei: Plattenepithel, isoprismatisches (= kubisches) Epithel und hochprismatisches (= Zylinder-) Epithel **(Abb. 2.7)**.

c) Untergliederung nach der **Funktion der Zellen**:
**Oberflächenbildendes Epithel** ist überall zu finden, wo die äußere und innere Körperoberfläche abgedeckt werden muss

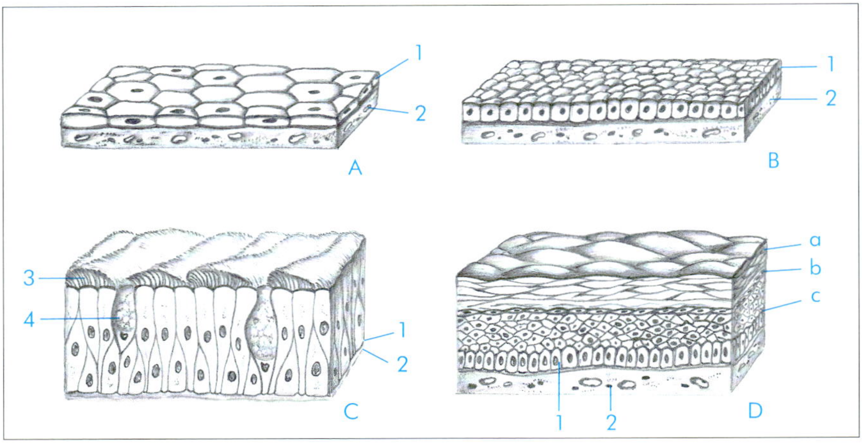


Abb. 2.7
Verschiedene Epithelgewebearten:
A einschichtiges Plattenepithel (oberflächenbildendes Epithel)
B einschichtiges, isoprismatisches Epithel (oberflächenbildendes Epithel)
C zweireihiges, hochprismatisches Epithel (Drüsenepithel bzw. Flimmerepithel)
D mehrschichtiges, oberflächenbildendes Epithel
a Plattenepithel, b isoprismatisches Epithel, c hochprismatisches Epithel,
1 Basalmembran, 2 angrenzendes Bindegewebe, 3 *Flimmerhaare*, 4 Drüsenzelle (Becherzelle)

| Grundgewebe | Gemeinsame Merkmale | Funktionen | Vorkommen im Kausystem |
|---|---|---|---|
| **Epthilgewebe** | Die Zellen liegen in einer oder auch mehreren Schichten eng aneinandergerückt einer sogenannten Basalmembran auf. Sie haben meist eine mehr oder weniger ausgeprägte prismatische Form. | Schutz der äußeren und inneren Körperoberflächen. Setzen Körper mit Umwelt in Verbindung durch Stoffaufnahme und Stoffabgabe und durch Vermittlung von Sinnesempfindungen. | • Haut, Mund-, Nasen- und Rachenschleimhaut (oberste Schicht)<br>• Speicheldrüsen<br>• Blutgefäßwand (innerste Schicht) |
| **Binde- und Stützgewebe** | Die meist rundlichen Zellen sind in einem weitmaschigen Verband angeordnet. Die Zwischenräume zwischen den fixen (ortsfesten) oder freien Zellen (z. B. Blutzellen) sind mit verschiedenen Zwischenzellsubstanzen (Interzellularsubstanzen) ausgefüllt, in denen mehr oder weniger viel Fasern enthalten sind. | Bindegewebe:<br>• Versorgungsfunktion<br>• Abwehrfunktion<br>• Füllfunktion<br>• Umhüllen von Organen (Organkapsel)<br>• Ausbildung mechanisch stark beanspruchbarer Strukturen (Sehnen und Bänder)<br>Stützgewebe:<br>• Stützfunktion | • Haut, Mund-, Nasen- und Rachenschleimhaut (mittlere und unterste Schicht)<br>• Zahnmark und Wurzelhaut<br>• Knochen- und Muskelhaut<br>• Bändchen und Sehnen<br>• Kiefergelenk<br>• Schädelknochen<br>• Blut |
| **Muskelgewebe** | Die länglichen Zellen enthalten mehr oder weniger viele fadenförmige Strukturen (Myofibrillen), welche die Fähigkeit zum Zusammenziehen (Kontraktion) haben. | • Bewegungsfunktion<br>• Wärmeproduktion | • Kaumuskeln<br>• Zungenbeinmuskeln<br>• Halsmuskeln<br>• Mimische Muskeln<br>• Zungen-, Gaumen- und Rachenwandmuskeln<br>• Blutgefäßmuskeln |
| **Nervengewebe** | Ein Netzwerk von Zellen mit vielen stark verzweigten, teilweise sehr langen Zellfortsätzen. Ein Großteil der Zellen hat die Fähigkeit zur Aufnahme, Verarbeitung und Leitung von Reizen. | Nervenzellgewebe:<br>• Reizaufnahme-, Reizverarbeitungs- und Reizleitungsfunktion<br>Gliazellgewebe:<br>• Hüll- und Stützfunktion<br>• Transport- und Versorgungsfunktion<br>• Isolierfunktion<br>• Abwehrfunktion | • Verschiedene Sinnesorgane in<br>· Haut und Schleimhäuten<br>· Zahnmark und Wurzelhaut<br>· Schädelknochen<br>· Muskeln<br>· Kiefergelenk<br>• Gehirnnerven |

Tab. 2.1 Grundgewebe

(beispielsweise in der Haut, der Mundschleimhaut und in den Drüsenausführgängen). Diese Epithelien können verhornt (z. B. in der Haut und Mundschleimhaut) oder unverhornt (z. B. im inneren Saumepithel des Zahnfleisches) sein **(Abb. 2.8)**.

**Drüsenepithelien** enthalten besondere Epithelzellen, die ein Drüsensekret ausscheiden (sezernieren) können. Meistens ballen sich diese Zellen im unter dem Epithel liegenden Bindegewebe zusammen und bilden so Drüsen (z. B. die Speicheldrüsen). Die Drüsen sind dann über einen oder mehrere Ausführgänge mit dem oberflächenbildenden Epithel verbunden. Es können aber auch einzelne sezernierende Epithelzellen (sogenannte Becherzellen) in das oberflächenbildende Epithel eingefügt sein, wie dies in der Nasenschleimhaut der Fall ist.

**Sinnesepithelien** sind Epithelien mit darin eingelagerten Sinneszellen (Nervenzellen); Beispiele hierfür sind die Zungenschleimhaut, die Riechschleimhaut der Nase und die Netzhaut des Auges.

**2. Untergliederung des Binde- und Stützgewebes.**

Man unterscheidet nach der Beschaffenheit der Zwischenzellsubstanz (= Interzellularsubstanz):

- **Bindegewebe:** mit flüssiger und faseriger Zwischenzellsubstanz
- **Knorpelgewebe:** mit gallertartiger (= knorpeliger) und faseriger Zwischenzellsubstanz
- **Knochengewebe:** mit Kalksalzen und Fasern verfestigte Zwischenzellsubstanz

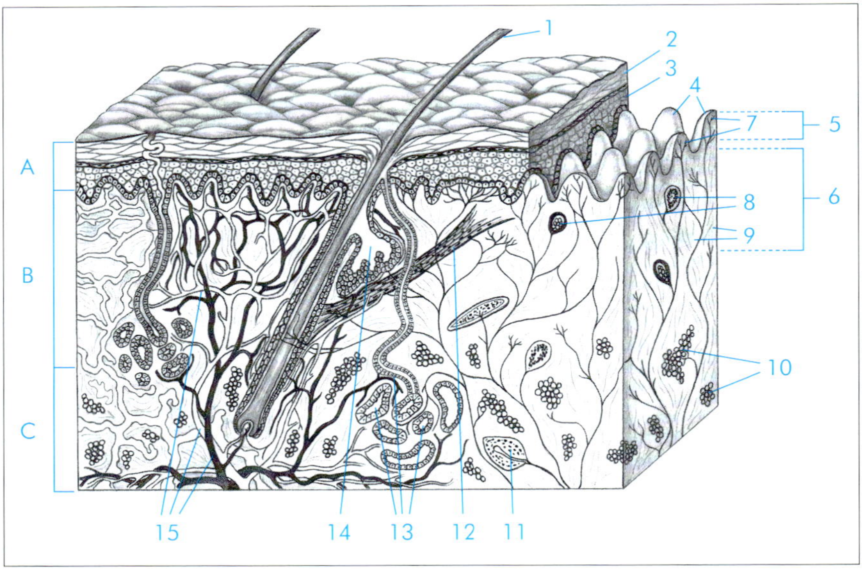


Abb. 2.8 Ausschnitt aus der Haut (räumliche Darstellung):
A Oberhaut, B Lederhaut, C Unterhaut
1 Haar, 2 verhorntes Epithel, 3 Keimschicht, 4 Bindegewebspapillen, 5 Papillarschicht, 6 Geflechtschicht, 7 freie Nervenendigungen, 8 Meissnersche Tastkörperchen, 9 Kollagenfasergeflecht, 10 Fettgewebe, 11 Vater-Pacinisches Lamellenkörperchen, 12 Haarmuskel, 13 Schweißdrüse, 14 Talgdrüse, 15 Blutkapillaren

Knorpel- und Knochengewebe werden unter dem Begriff Stützgewebe zusammengefasst.

**a) Bindegewebe:**

Hier unterscheidet man weiter in:

**Embryonales Bindegewebe**, das als einzige Bindegewebsart keine Fasern enthält und aus dem sich während der Embryonalentwicklung die verschiedenen anderen Binde- und Stützgewebearten entwickeln **(Abb. 2.9)**.

**Retikuläres Bindegewebe** unterscheidet sich vom embryonalen Bindegewebe nur durch Vorhandensein von Fasern, die das Gewebe versteifen. Es kommt z. B. in Lymphknoten und im Knochenmark vor **(Abb. 2.10)**.

**Fettgewebe** stellt eine Sonderform des retikulären Bindegewebes dar, das der Speicherung des Nährstoffes Fett und der Polsterung von Körperteilen dient. Typisch für sein Erscheinungsbild ist zum einen die runde Form der Fettzellen, zum anderen die Anordnung des Cytoplasmas, das wie ein Ring das gespeicherte Fett umgibt. Je nach eingelagerter Fettmenge sind die Fettzellen größer oder kleiner. Fettgewebe finden wir überall im Körper in der Unterhaut und im Unterschleimhautbindegewebe vor, Fettpolster befinden sich beispielsweise in der Wange als sogenannter *Wangenfettpfropf* und in der *Fettpolsterzone* der Gaumenschleimhaut **(Abb. 2.11)**.

**Kollagenfaseriges Bindegewebe** zeichnet sich durch einen mehr oder weniger hohen Faseranteil aus. Man unterscheidet:

**Lockeres Bindegewebe** ist arm an Fasern und dient zum Ausfüllen von Gewebehohlräumen, dem Verschieben von Geweben gegeneinander (z. B. in den Muskelhäuten) und dem Stoffwechselaustausch **(Abb. 2.12)**.

**Straffes Bindegewebe** ist überreich mit Kollagenfasern ausgestattet. Diese Fasern sind sehr zugfest und dienen dem Aufnehmen und Übertragen von Zugkräften und dem Zusammenhalt von Gewebe- und Organteilen. Man findet diese Gewebeart z. B. in der Lederhaut der Haut und dem Schleimhautbindegewebe der Mundschleimhaut, in verschiedenen Bändern bzw. Bändchen, Sehnen und in der Gelenkkapsel des Kiefergelenks **(Abb. 2.13)**.

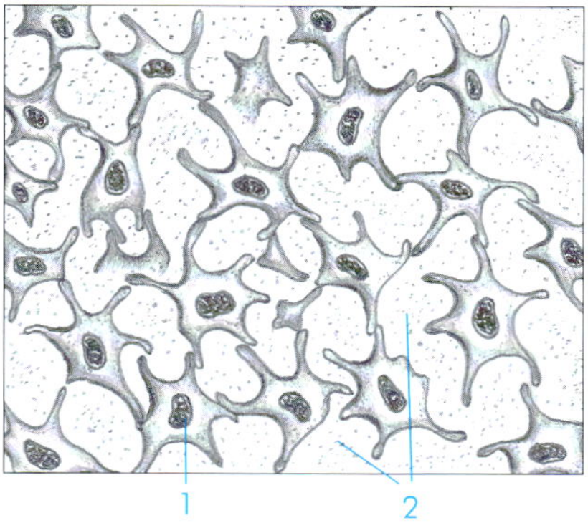


Abb. 2.9 Embryonales Bindegewebe: 1 Bindegewebszelle, 2 Zwischenzellsubstanz

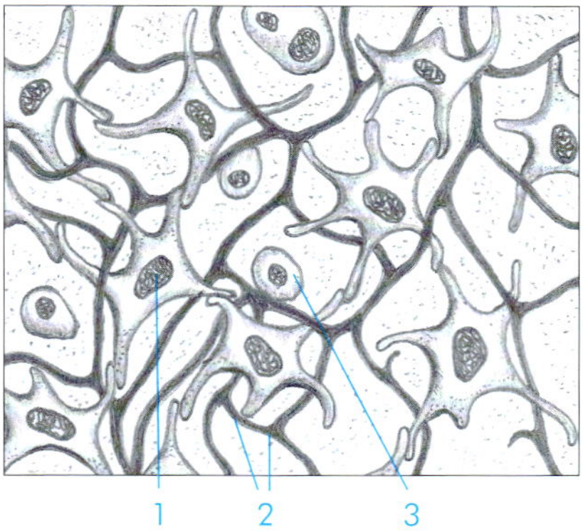


Abb. 2.10 Retikuläres Bindegewebe: 1 Bindegewebszelle, 2 Retikulinfasern, 3 Blutzelle (z. B. Lymphozyt)

**Blut** wird ebenfalls als Gewebe angesehen und dem Bindegewebe zugeordnet. Die Blutzellen, vor allem rote und weiße Blutkörperchen, werden als Bindegewebszellen, das Blutplasma (= Blutflüssigkeit) als Zwischenzellsubstanz betrachtet. Das

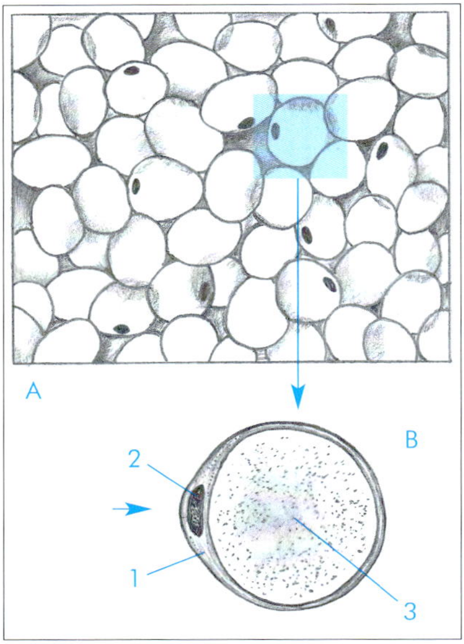


Abb. 2.11 Fettgewebe: A Ausschnitt aus einem Fettpolster. Die Fettzellen liegen dicht gedrängt und werden durch Retikulinfasern zusammengehalten.
B Schnittdarstellung einer Fettzelle. Das Cytoplasma (1) und der Zellkern (2) werden durch das gespeicherte Fett (3) an die Zellmembran gedrängt.

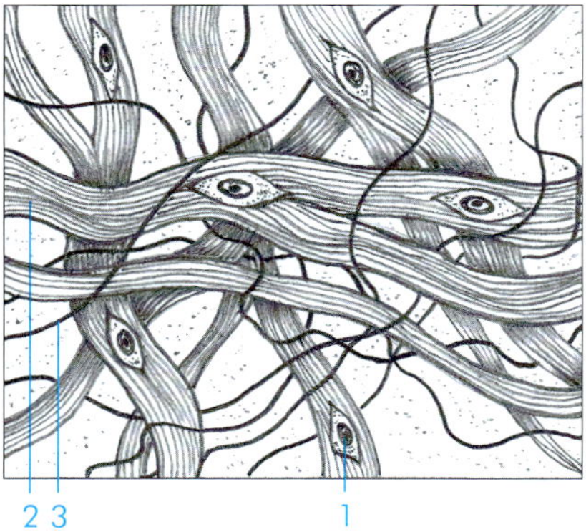


Abb. 2.12 Lockeres Bindegewebe: 1 Fibroblast (faserbildende Bindegewebszelle), 2 Kollagenfaserbündel, 3 elastische Fasern.

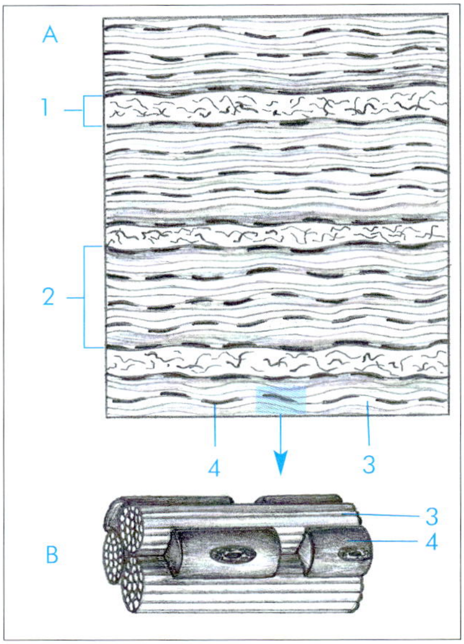


Abb. 2.13 Straffes Bindegewebe: A Längsschnitt durch ein Sehnenstück. 1 Lockeres Bindegewebe, 2 Bündel straff parallel verlaufender Sehnenfasern,
B Ausschnitt aus einem Sehnenfaserbündel,
3 Kollagenfaserbündel (= Sehnenfaser),
4 Fibroblast (faserbildende Bindegewebszelle).

Blut ist fast überall im Körper vorzufinden und erfüllt folgende Funktionen:

- Transport von Nährstoffen, Sauerstoff, Mineralsalzen und Hormonen zu den Körperzellen
- Abtransport von Kohlendioxid und Stoffwechselabfallprodukten von den Körperzellen
- Pufferung des pH-Werts im Körper
- Wärmetransport und Mithilfe bei der Wärmeregulation im Körper
- Abwehr von Krankheitserregern und körperfremden Stoffen **(Abb. 2.14)**.

**b) Knorpelgewebe:**
Man unterscheidet je nach Art der Zwischenzellsubstanz folgende Knorpelarten:

**Hyaliner Knorpel** hat eine milchig-blaugraue Farbe. Die Zwischenzellsubstanz, welche die Zellreihen der Knorpelzellen umgibt, besteht aus Wasser und miteinander verklebten Kollagenfasern und ist daher ausgesprochen druckelastisch. Hyaliner Knorpel überzieht bei allen Gelenken, außer beim Kiefergelenk, die beiden Gelenkflächen.

**Elastischer Knorpel** hat eine gelbliche Farbe, seine Zwischenzellsubstanz enthält reichlich elastische Fasernetze, und er ist deshalb sehr biegeelastisch. Aus ihm bestehen die knorpeligen Ohrmuscheln und die knorpelige Nase.

**Faserknorpel** besteht aus einem Geflecht kollagener Faserbündel und enthält nur wenig Knorpelzellen. Er ist dadurch sehr zugfest und überzieht im Kiefergelenk die beiden Gelenkflächen.

c) **Knochengewebe:**
Man unterscheidet:

**Geflechtartiger Knochen** ist sozusagen die *Primitivform*, die zuerst bei der Knochenbildung entsteht und deren Reste man beim erwachsenen Menschen in den Schädelknochen nahe den Schädelnähten findet.

**Lamellenknochen** stellt den ausdifferenzierten, strukturierten Knochen dar, der sich aus dem geflechtartigen Knochen entwickelt hat. Er entsteht durch Ablagerung von Schichten kalkhaltiger Zwischenzellsubstanz (den sogenannten Lamellen) in konzentrischen Kreisen um feine Blutgefäße; der ständige Wechsel von Knochenzelllagen mit Lagen der kalkhaltigen Zwischenzellsubstanz verleiht ihm eine große Zug- und Druckfestigkeit. Sie ist nötig, um die teilweise enorm hohen Zug- und Druckkräfte aufnehmen zu können, die auf unser *Stützgerüst* einwirken. Seine zeitlebens intakten Knochenzellen ermöglichen ihm, sich veränderten statischen Verhältnissen durch Umbau anzupassen **(Abb. 2.15)**.

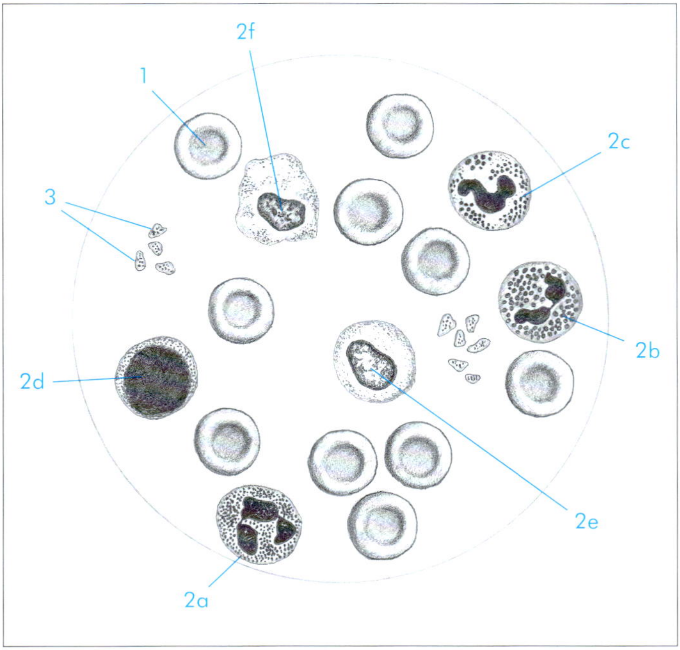


Abb. 2.14
Blutzellen:
1 rote Blutzellen (Erythrozyten), 2 weiße Blutzellen (Leukozyten): 2a – 2c verschiedene Arten von Granulozyten, 2d Lymphozyt, 2e Monozyt,
2f *Fresszelle* (Makrophage),
3 Blutplättchen (Thrombozyten)

### 3. Untergliederung des Muskelgewebes

Man unterscheidet aufgrund des Feinbaus und des physiologischen Verhaltens drei Muskelgewebearten:

a) Skelettmuskulatur
b) Eingeweidemuskulatur
c) Herzmuskulatur

Wegen ihres bei mikroskopischer Betrachtung deutlich erkennbaren Querstreifenmusters nennt man die Skelett- und Herzmuskulatur auch **Quergestreifte Muskulatur**, die Eingeweidemuskulatur zeigt unter dem Mikroskop keine Querstreifung und wird daher als **Glatte Muskulatur** bezeich-

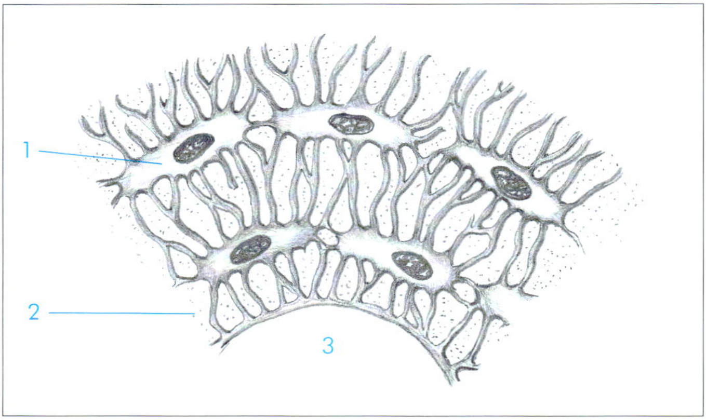


Abb. 2.15 Ausschnitt aus einem Querschnitt durch ein Knochensäulchen (Osteon): 1 Knochenzelle (Osteozyt), 2 kalkhaltige Zwischenzellsubstanz, 3 benachbartes Blutgefäß (Gewebe ist nicht dargestellt) (Siehe auch Abb. 4.4).

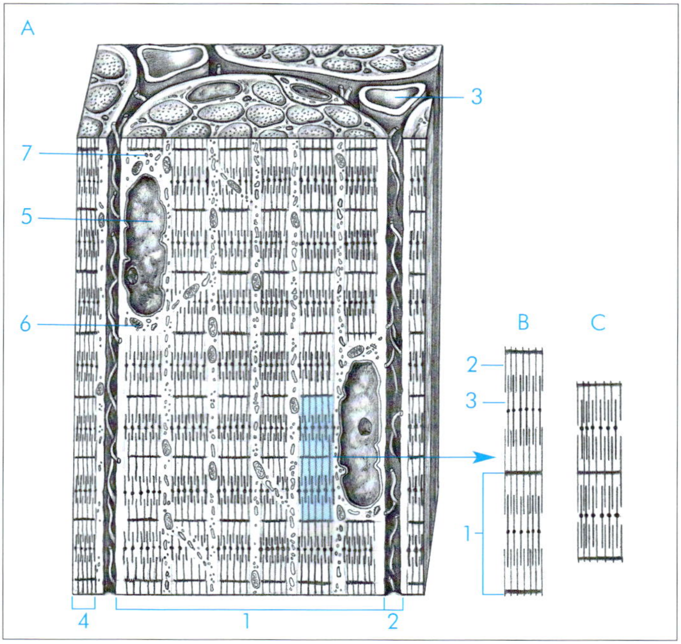


Abb. 2.16 Skelettmuskulatur: A Ausschnitt aus einer Skelettmuskelfaser: 1 Skelettmuskelfaser (Muskelzelle), 2 Bindegewebe mit eingelagerten Nervenfasern, 3 im Bindegewebe liegendes Blutgefäß, 4 Muskelfibrille, 5 Zellkern, 6 Mitochondrium, 7 Cytoplasma, B + C Ausschnitt aus einer Muskelfibrille, (B) in nicht kontrahiertem, (C) in kontrahiertem Zustand: 1 Funktionseinheit (Sarkomer), 2 Aktin-Faden, 3 Myosin-Faden (die Myosin-Fäden ziehen sich bei der Kontraktion tiefer zwischen die Aktin-Fäden hinein).

net. Da die Herzmuskulatur für das Kausystem keine Bedeutung hat, wird im weiteren Verlauf nicht näher auf ihren Feinbau und ihr physiologisches Verhalten eingegangen **(Abb. 2.16 und 2.17)**.

Wie der Name schon andeutet, bewegt die Skelettmuskulatur unsere Gliedmaßen, Kopf und Rumpf, die Eingeweidemuskulatur ist für die vielfältigen Bewegungen unserer Eingeweide zuständig. Die Bewegung von Skeletteilen stellt aber an die Muskulatur andere Anforderungen als die Bewegung von Eingeweiden; die beiden Muskelarten sind deshalb in ihrem Feinbau nicht nur verschieden, sondern in ihrem physiologischen Verhalten sogar gegensätzlich **(Tab. 2.2)**.

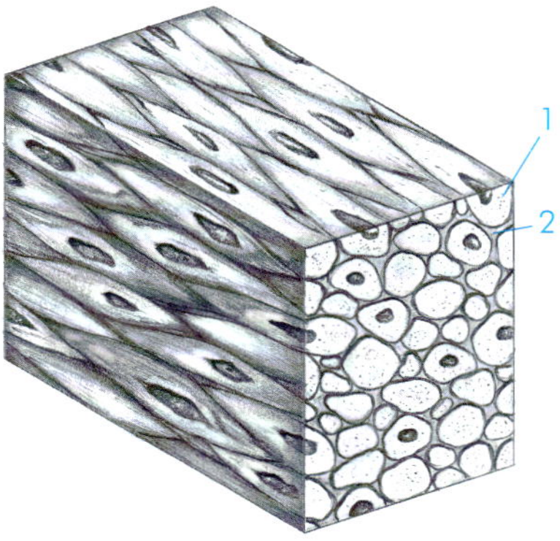


Abb. 2.17 Ausschnitt aus einem Eingeweidemuskelgewebe: 1 *Glatte* (streifenlose) Muskelzelle, 2 Bindegewebe mit eingelagerten Blutgefäßen und Nervenfasern.

**4. Untergliederung des Nervengewebes**

Man unterscheidet nach der Funktion das Nervenzellgewebe und Gliazellgewebe.

| | **Skelettmuskulatur** | **Eingeweidemuskulatur** |
|---|---|---|
| **Feinbau** | Muskelfasern parallelliegend zylindrisch und lang<br>Länge: 15 cm<br>Dicke: 10 – 100 $\mu$m<br>Querstreifung sichtbar<br>Viele randständige Zellkerne pro Faser | Einzelne Muskelzellen mit Spindelform<br>Länge: 20 – 30 $\mu$m<br>Dicke: 5 – 10 $\mu$m<br>Keine Querstreifung sichtbar<br>Ein Zellkern pro Zelle in zentraler Lage |
| **Physiologisches Verhalten** | Große Kraftentfaltung bei sehr schneller Kontraktion möglich, aber rasch ermüdend<br><br>Durch den Willen beeinflussbar<br><br>Steuerung durch das Zentrale Nervensystem | Mäßige Kraftentfaltung bei langsamer Kontraktion, aber sehr ausdauernd<br><br>Bis auf wenige Ausnahmen durch den Willen beeinflussbar<br><br>Steuerung durch das Vegetative Nervensystem |
| **Vorkommen im Kausystem** | Kaumuskeln<br>Zungenbeinmuskeln<br>Halsmuskeln<br>Mimische Muskeln<br>Zungen-, Gaumen- und Rachenwandmuskeln | Blutgefäßwände<br>Wände der Speicheldrüsenausführgänge |

Tab. 2.2 Gegenüberstellung von Feinbau, physiologischem Verhalten und Vorkommen von Skelett- und Eingeweidemuskulatur

**a) Nervenzellgewebe:**

Im Kausystem finden wir Nervenzellen in den sogenannten Gehirnnerven und in den Sinnesorganen. Sie können vielfältige Formen und Größenverhältnisse haben. Das Nervenzellgewebe besteht aus Zellen, von deren Zellkörper viele stark verzweigte Zellfortsätze wegführen; über diese Zellfortsätze stehen die Nervenzellen untereinander in Verbindung. Die Zellen haben erregungserzeugende, erregungsverarbeitende und erregungsleitende Funktion.

Die bäumchenartigen Verzweigungen werden **Dendriten** genannt und übernehmen die Erzeugung bzw. Aufnahme von Erregungen. Ein einzelner, langer und meist nur an seinem Ende verzweigter Fortsatz, der **Neurit** (auch Axon oder Nervenfaser genannt), leitet die Erregung vom Zellkörper weg zu einer oder mehreren Nachbarzellen. Mit seinen knopfartigen Enden, den **Endknöpfchen**, sorgt er für die Übertragung der Erregung auf die Nachbarzellen. Die Erregungsverarbeitung spielt sich in den verschiedenen Nervenzellgewebszentren des Gehirns ab **(Abb. 2.18)**.

**b) Gliazellgewebe:**

Gliazellgewebe besteht aus Zellen, die sich immer in der Nachbarschaft von Nervenzellen befinden. Sie sind in ihrer Form den Nervenzellen sehr ähnlich, haben aber andere, vielfältige Aufgaben: Sie haben Hüll- und Stützfunktion, Transport- und Ernährungsfunktion, Isolierfunktion und bei bestimmten Erkrankungen im Gehirn dienen sie als *Abräumzellen*.

Abb. 2.18 Schematischer Bau einer Nervenzelle:

A Markhaltige Nervenzelle (markhaltig bedeutet, die Nervenfaser ist durch eine umhüllende Gliazelle [Schwannsche Zelle] elektrisch isoliert): 1 Zellkörper, 2 Zellkern, 3 Dendriten, 4 Nervenfaser (= Neurit, = Axon), 5 abzweigende Nervenfaser, 6 Endknöpfchen, 7 Motorische Endplatte, 8 Muskelfaser, 9 Schwannsche Zelle, 10 Dendrit einer nachgeschalteten Nervenzelle

B Vergrößertes Darstellung des Ortes der Reizübertragung (Synapse) 11 Endknöpfchen der vorgeschalteten Nervenzelle, 12 Präsynaptische Membran (hier wird der chemische Überträgerstoff [Transmitter] freigesetzt) 13 Synaptischer Spalt (Überträgerstoff diffundiert durch Gewebsflüssigkeit des Spalts), 14 Postsynaptische Membran (der nachfolgenden Nervenzelle; hier ruft der Überträgerstoff die Bildung eines neuen elektrochemischen Impulses hervor), 15 Mitochondrium, 16 mit Überträgerstoff gefüllte Vesikel

C Der Ausschnitt zeigt, wie eine Nervenfaser (17) von einer Schwannschen Zelle (18) umwickelt wird.

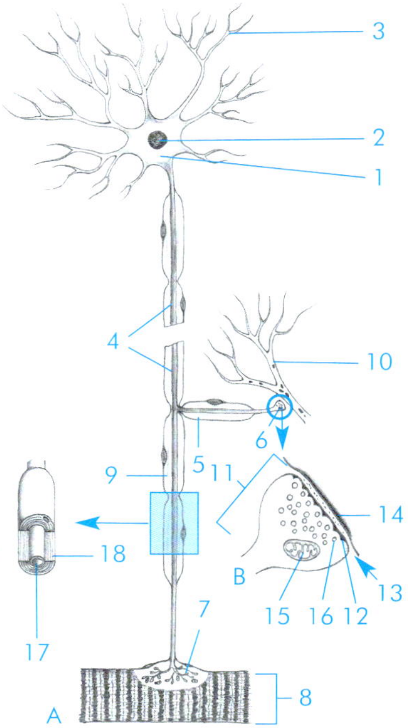

# Kapitel 3
# Entwicklung des Kausystems

**Der Inhalt auf einen Blick**


| | | |
|---|---|---|
| 3.1 | Embryonalentwicklung des Kausystems | 48 |
| 3.2 | Entwicklung der Kieferknochen | 52 |
| 3.3 | Entwicklung der Zähne und des Parodonts | 54 |
| 3.3.1 | Frühe Zahnentwicklung | 54 |
| 3.3.2 | Glockenstadium | 55 |
| 3.3.3 | Schmelz- und Dentinbildung | 58 |
| 3.3.4 | Entwicklung der Pulpa | 61 |
| 3.3.5 | Wurzelbildung | 61 |
| 3.3.6 | Bildung von Zahnzement und Wurzelhaut | 62 |
| 3.3.7 | Zahndurchbruch | 64 |
| 3.4 | Dentitionen | 64 |
| 3.4.1 | Milchgebissperiode | 65 |
| 3.4.2 | Nutz- und Gebrauchsperiode | 65 |
| 3.4.3 | Wechselgebissperiode | 67 |

## 3.1 Embryonalentwicklung des Kausystems

Durch mehrfache Zellteilung der befruchteten Eizelle und ihrer Tochterzellen während der menschlichen Embryonalentwicklung entsteht eine Zellanhäufung, die große Ähnlichkeit mit einer Maulbeere hat und daher Maulbeerkeim (lat. Morula) genannt wird. Im weiteren Verlauf der Entwicklung bildet sich aus dem Maulbeerkeim ein blasenartiges Gebilde, der Blasenkeim (lat. Blastozyste), an dessen Blasenkeimwand sich an einer bestimmten Stelle aus einem Zellhaufen die zweischichtige Keimscheibe ausformt. Diese wandelt sich wenig später in eine dreischichtige (dreiblättrige) Keimscheibe um. Die **Keimscheibe** wird schon als Embryo bezeichnet und hat eine Länge von etwa 1,5 Millimetern **(Abb. 3.1)**. Die Darstellung der weiteren Entwicklung beschränkt sich bewusst nur auf die für das Kausystem wichtige Entwicklung der Kopfregion des Embryos.

Noch während der dritten Woche bildet die Keimscheibe das **Neuralrohr**, aus dem sich später das Rückenmark und das Gehirn entwickeln, sowie die Herzanlage. Im

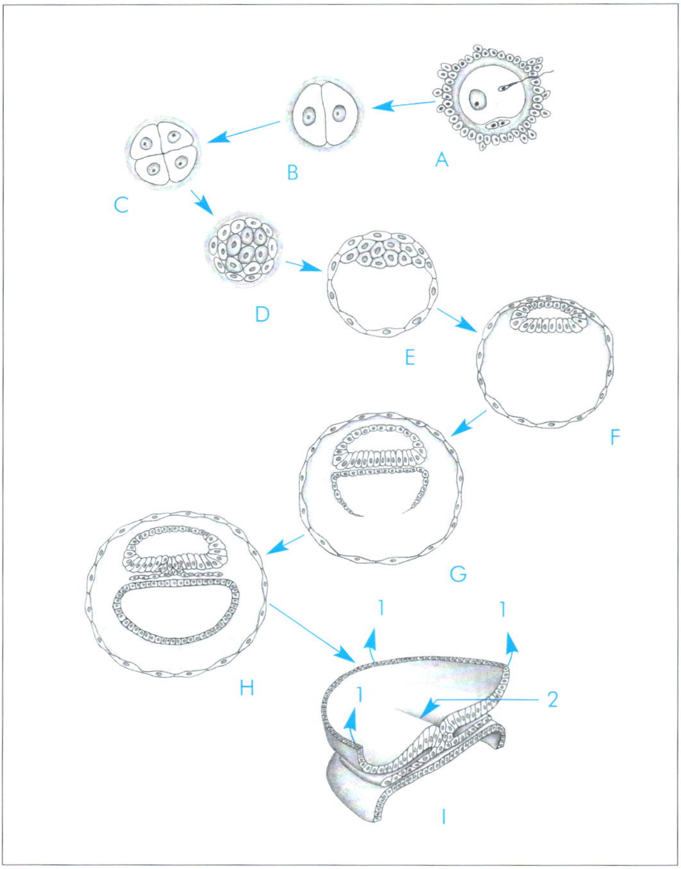


Abb. 3.1 Entstehung der Keimscheibe (Embryo): A Eizelle, B + C Zellteilungsstadien, D Maulbeerkeim, E–H Entwicklungsstadien des Blasenkeims, I räumliche Darstellung der vorderen Keimscheibenhälfte, 1 sich abfaltende Ränder der Keimscheibe, 2 Neuralrinne, aus der sich das Neuralrohr entwickelt.

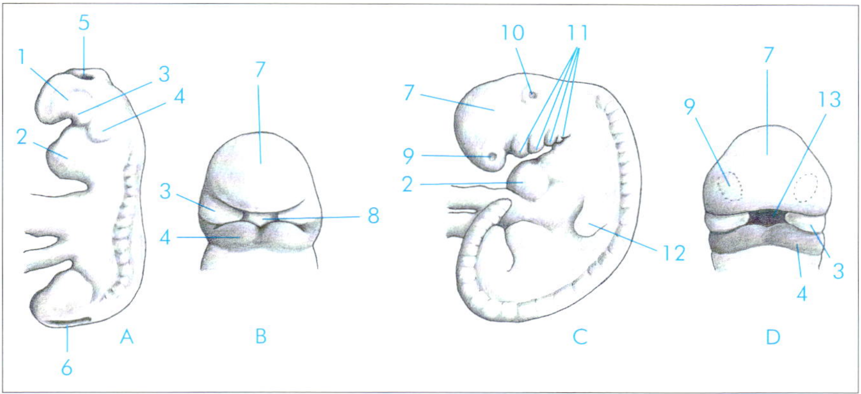


Abb. 3.2 Embryoentwicklung in der 3. und 4. Woche:
A weitgehend abgeschlossene Abfaltung der Keimscheibe (3. Woche), B Frontalansicht der Kopfregion zwei Tage später, C Seitenansicht und D Frontalansicht eines vier Wochen alten Embryos: 1 Hirnbläschen, 2 Herzwulst, 3 1. Kiemenbogen (entwickelt sich zum Oberkieferfortsatz), 4 2. Kiemenbogen (entwickelt sich zum Unterkieferfortsatz), 5 obere Öffnung des Neuralrohrs, 6 untere Öffnung des Neuralrohrs, 7 Vorderhirnwulst (entwickelt sich zum Stirnfortsatz), 8 Mundbucht, 9 Riechplatte, 10 Ohranlage, 11 Kiemenbögen, 12 Armknospe, 13 Primäre Mundhöhle.

Zuge dieser Prozesse beginnt sich die flache Keimscheibe längs und quer abzufalten, wodurch der Embryo nach und nach eine dreidimensionale, körperliche Gestalt bekommt **(Abb. 3.2)**. In der vierten Woche schließt sich das Neuralrohr an seinem vorderen und hinteren Ende. Am vorderen Ende, der Kopfregion, haben sich schon das Vorderhirn und sogenannte Kiemenbögen gebildet. Der Embryo misst vom Scheitel bis zum Steiß drei bis fünf Millimeter (SSL = Scheitel-Steiß-Länge).

Im weiteren Verlauf werden insgesamt sechs Kiemenbögen gebildet, die für die Entwicklung des Kausystems eine wichtige Rolle spielen.

Während des zweiten Monats verändert sich das Aussehen des Kopfs durch dessen Wachstum und durch die Ausformung des Gesichts. Zwischen der vierten und achten Woche werden alle größeren Organe und Organsysteme angelegt, so auch die Organe des Kausystems. In diesem Zeitabschnitt ist der Embryo gegen schädigende Faktoren besonders anfällig. Mit diesem Abschnitt endet zugleich auch die Embryonalperiode. Der Kopf zeigt zu diesem Zeitpunkt schon deutlich menschliche Züge.

Mit Beginn des dritten Monats wird der sich entwickelnde Keim als **Fetus** (oder Fötus) bezeichnet, die Fetalperiode reicht bis zur Geburt. Die Veränderungen in dieser Periode sind nicht so eindrucksvoll wie in der Embryonalperiode. Während der Fetalperiode wächst der Fetus sehr stark und die meisten Organe und Organsysteme differenzieren sich aus. Im Folgenden soll die weitere Entwicklung von Teilen des Kausystems seit Beginn des zweiten Monats dargestellt werden.

Die Organe des Kausystems bilden sich fast alle aus Gewebestrukturen der Kiemenbögen. Kiemenbögen sind seitliche Wülste, die zwischen Vorderhirn und Herzanlage gelegen und durch Kiemenfurchen voneinander getrennt sind. Sie stellen nur eine vorübergehende Erscheinung dar und verschwinden im weiteren Verlauf der Entwicklung. Die Kiemenbögen enthalten außer embryonalem Bindegewebe je eine Knorpelspange und Muskelanlage sowie einen Nerv und eine Arterie. Aus dem embryonalen Bindegewebe können sich eine Reihe von speziellen Zellformen differenzieren, beispielsweise Faser-, Knorpel-, Knochen- und Muskelbildnerzellen, deren Tochterzellen im weiteren Verlauf die entsprechenden Gewebe ausbilden.

Aus den Muskelanlagen entsteht die Muskulatur des Kausystems, aus den Nerven, die vom Gehirn in die Kiemenbögen einwanderten, bilden sich die Hirnnerven, und aus den Kiemenbogenarterien entwickelt sich das Blutgefäßsystem des Kopfes. Die Knorpelspangen spielen bei der Ausbildung knorpeliger und knöcherner Skelettelemente eine wichtige Rolle.

Interessant ist, dass sich immer ganz bestimmte Teile und Gebiete des Kausystems aus einem ganz bestimmten Kiemenbogen entwickelt haben. **Tabelle 3.1** zeigt, welche Organe des Kausystems von welchen Kiemenbögen abstammen.

### Entwicklung des Gesichts

Eine Frontalansicht des Kopfes **(Abb. 3.3)** zu Anfang der fünften Woche zeigt, wie die fünf Gesichtsfortsätze – der Stirnnasenfortsatz, die beiden Oberkieferfortsätze und die beiden Unterkieferfortsätze – einen Hohlraum umgeben, der als Primäre Mundhöhle bezeichnet wird. Ober- und Unterkieferfortsätze sind Ausbildungen des ersten Kiemenbogens.

Ebenfalls zu Anfang der fünften Woche tritt im unteren Bereich des Stirnnasenfortsatzes beiderseits eine sogenannte Riechplatte auf. An deren Rand bildet sich jeweils ein hufeisenförmiger Wulst aus, der sich in einen medialen und lateralen Nasenwulst aufteilt. Während dieses Vorgangs verlagern sich die Riechplatten in die Tiefe und formen sich zu sogenannten Primären Nasenhöhlen um. Die Entwicklung des Gesichts schreitet mit dem Wachstum der Oberkieferfortsätze zur Gesichtsmitte hin fort, bis diese sich endlich berühren und mit den Nasenwülsten verschmelzen. Durch Verschmelzung der beiden medialen Nasenwülste entstehen der mittlere Anteil der Nase und der Oberlippe, der vordere Anteil des Oberkiefers und der Zwischenkiefer. Die Unterlippe entsteht durch Verschmelzung der Unterkieferfortsätze.

| **Kiemenbögen** | **Nerven** | **Muskeln** | **Skelettelemente** |
|---|---|---|---|
| **1. Kiemenbogen** | N. trigeminus | Kaumuskeln<br>Kieferzungenbein-muskel<br>Vorderer Bauch des Zweibauchmuskels<br>Gaumensegelspanner | Hammer<br>Amboss |
| **2. Kiemenbogen** | N. facialis | Hinterer Bauch des Zweibauchmuskels<br>Griffelzungenbein-muskel<br>Mimische Muskeln | Steigbügel<br>Griffelfortsatz<br>Kleines Zungenbein-horn<br>Oberer Teil des Zun-genbeinkörpers |
| **3. Kiemenbogen** | N. glosso-pharyngeus | Griffelschlundmuskel<br>Obere Schlundmuskeln | Großes Zungenbein-horn<br>Unterer Teil des Zun-genbeinkörpers |
| **4. – 6. Bogen** | N. vagus<br>N. accessorius | Untere Rachen- und Kehlkopfmuskeln | Kehlkopfknorpel |

Tab. 3.1 Abstammung einiger Organe des Kausystems von den Kiemenbögen

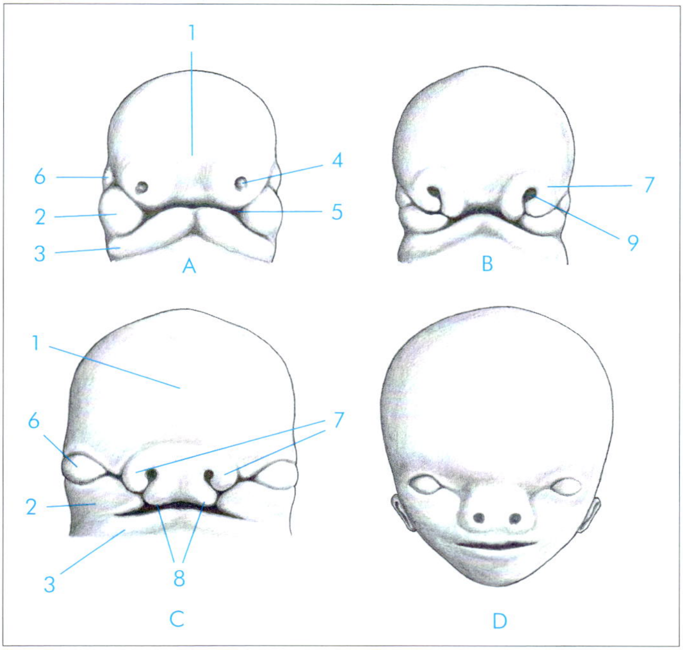


Abb. 3.3
Entwicklung des Gesichts in der 5. – 8. Woche:
A – D Frontalansichten des Embryokopfes während verschiedener Entwicklungsstadien:
A = Anfang 5. Woche
B = Anfang 6. Woche
C = Ende 7. Woche
D = Ende 8. Woche

1 Stirnfortsatz,
2 Oberkieferfortsatz,
3 Unterkieferfortsatz,
4 Riechplatte,
5 Primäre Mundhöhle,
6 Augenanlage,
7 Lateraler Nasenwulst,
8 Medialer Nasenwulst,
9 Primäre Nasenhöhle

Während der frühen Fetalperiode ist die Nase noch sehr flach und der Unterkiefer kaum entwickelt. Durch die Vergrößerung des Endhirns wölbt sich die Stirn mehr und mehr vor, die Augen wandern nach medial und die Ohren nach oben. Bei der Geburt ist das Gesicht noch sehr klein, weil sich die beiden Kiefer noch nicht voll entwickelt haben.

**Entwicklung der Nasenhöhle, der Mundhöhle und des Gaumens**
In der sechsten Woche (SSL = 8 mm) entstehen unterhalb des Gehirns mehrere Knorpelstückchen, die sich nach und nach miteinander verbinden und die knorpelige Schädelbasis bilden. Im vorderen Teil der Schädelbasis weitet sich die Primäre Nasenhöhle nach hinten und unten aus. Innerhalb der Primären Mundhöhle entwickeln sich ab der sechsten Woche am Oberkieferfortsatz seitlich zwei Gaumenfortsätze, die aufeinander zuwachsen und sich in der Mitte vereinigen. Diesen Teil des Gaumens bezeichnet man als Sekundären Gaumen. Während dieses Vorgangs vereinigen sich die Gaumenfortsätze auch mit dem davor gelegenen Zwischenkiefer und dem unteren Rand der Nasenscheidewand. Dadurch wird die Primäre Mundhöhle durch den Gaumen in zwei Stockwerke unterteilt. Das obere bildet die endgültige Nasenhöhle, das untere die endgültige Mundhöhle **(Abb. 3.4)**.

**Entwicklung der Zunge und der Speicheldrüsen**
Die Zunge entsteht ab der vierten Woche aus verschiedenen Wülsten im Bereich der Kiemenbögen auf dem Boden der Primären Mundhöhle. Die vorderen zwei Drittel der Zunge werden vom ersten Kiemenbogen, das hintere Drittel vom zweiten und dritten Kiemenbogen gebildet. Die Muskulatur der Zunge entwickelt sich aus Muskelanlagen, die von der Hinterkopfregion nach vorn gewandert sind.

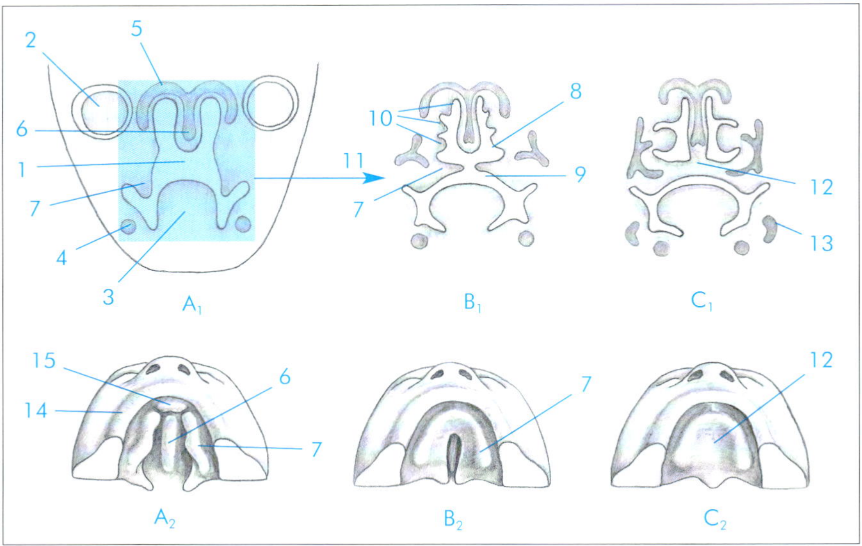


Abb. 3.4 Entwicklung des Gaumens in der 6. – 8. Woche: Die Abbildungen in der oberen Reihe stellen Frontalschnitte durch den Gesichtsschädel des Embryos in drei verschiedenen Entwicklungsstadien dar. Die dem jeweiligen Entwicklungsstadium entsprechende Horizontalansicht (Okklusalansicht) des Gaumens ist in der unteren Reihe abgebildet. Die Entwicklungsvorgänge sind im vorangestellten Text beschrieben.
1 Primäre Mundhöhle, 2 Augenanlage, 3 Zunge, 4 Meckel-Knorpel, 5 knorpelige Schädelbasis, 6 Nasenseptum (-scheidewand), 7 Gaumenfortsatz, 8 (Sekundäre) Nasenhöhle, 9 (Sekundäre) Mundhöhle, 10 Anlagen der Nasenmuscheln, 11 Knochenbildungszentrum des Oberkiefers, 12 (Sekundärer) Gaumen, 13 Knochenbildungszentrum des Unterkiefers, 14 Oberlippe, 15 Zwischenkiefer.

Die Speicheldrüsen entstehen während der sechsten und siebten Woche durch Einwachsen von Epithel der Primären Mundhöhle in das angrenzende embryonale Bindegewebe. Dieses Epithel zweigt sich immer weiter auf und bildet an den Enden der Verzweigungen sekretproduzierende Endstücke. Der eingewachsene Epithelstrang bildet sich im weiteren Verlauf zum Ausführgang der Speicheldrüse um.

## 3.2 Entwicklung der Kieferknochen

Die Bildung der Kieferknochen setzt mit der siebten Woche ein. Dabei wird embryonales Bindegewebe direkt in Knochengewebe umgewandelt. Diese Verknöcherung des Bindegewebes beginnt immer an einem Bildungszentrum und setzt sich im angrenzenden Gewebe fort.

### Oberkiefer

Die Entstehung des Oberkieferknochens geht von zwei Knochenbildungszentren aus. Das eine entwickelt das eigentliche Oberkieferbein, das andere Bildungszentrum den Zwischenkieferknochen (Os incisivum), der im

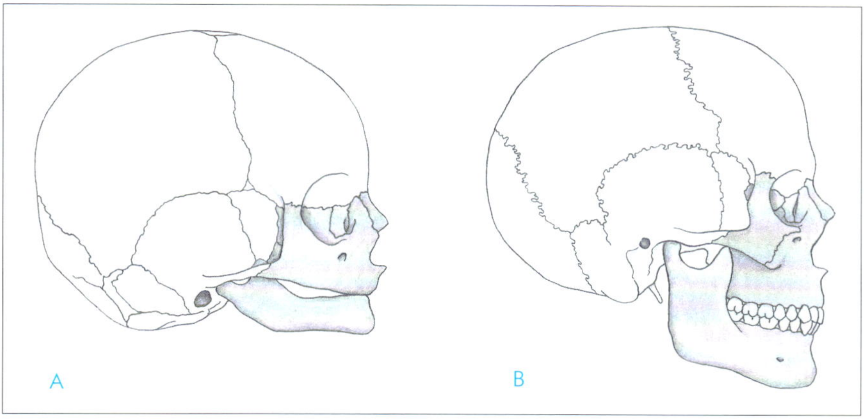


Abb. 3.5 Größenverhältnisse von Hirnschädel (hell) und Gesichtsschädel (dunkel) beim Neugeborenen (A) und beim Erwachsen (B). (Um die veränderten Größenverhältnisse deutlich zu machen, wurde der Hirnschädel des Neugeborenen genauso groß gezeichnet, wie der des Erwachsenen.)

weiteren Verlauf mit den verknöchernden Gaumenfortsätzen verschmilzt. Auf diese Weise erhält der vordere Abschnitt im Gaumen (Harter Gaumen) eine geschlossene knöcherne Grundlage, der hintere Abschnitt (Weicher Gaumen) verknöchert nicht.

Der Oberkiefer ist zunächst ganz niedrig, da fast der ganze, später als Oberkieferkörper bezeichnete Teil noch nicht entfaltet ist **(Abb. 3.5)**. Erst mit dem Wachstum der Zahnanlagen und der damit verbundenen Entwicklung des Alveolarfortsatzes streckt sich der Oberkiefer in die Höhe und bildet zugleich im Innern die Kieferhöhle aus. Von der Geburt bis zum siebten Lebensjahr wächst der Oberkiefer durch Knochenwachstumsvorgänge an seinen Knochennähten, danach durch Knochenabbau (z. B. an der Nasenfläche der Gaumenfortsätze) und Knochenanbau (z. B. an der Gaumenfläche der Gaumenfortsätze) an seiner Oberfläche.

### Unterkiefer

Der Unterkieferfortsatz sowohl des linken wie des rechten ersten Kiemenbogens enthält eine **Knorpelspange**, die Meckelscher Knorpel genannt wird. Seitlich neben beiden Knorpelspangen liegt ein Knochenbildungszentrum, von dem die Entwicklung des knöchernen Unterkiefers ausgeht.

Durch Wachstum an beiden Enden entsteht auf beiden Seiten nach und nach ein Knochenstück. Während sich der vordere Teil des Meckelschen Knorpels zurückbildet, entstehen aus dem hinteren Teil zwei Gehörknöchelchen. Die beiden Knochenstücke sind einer knöchernen Rinne vergleichbar, in der die Zahnkeime liegen. Die vorderen Enden der Knochenstücke werden in der späteren Kinnregion durch Knorpelgewebe miteinander verbunden, das in den ersten Monaten nach der Geburt zu verknöchern beginnt.

Im Verlauf der nach hinten gerichteten Knochenbildung des den Unterkieferkörper bildenden Knochenstücks entsteht der Unterkieferast. An dessen hinterem Ende sorgt ein neu gebildeter Knorpel, der sogenannte Kondylenknorpel, für eine Verlängerung des Unterkieferastes nach hinten oben. Dies und der gleichzeitige Knochenanbau am Kieferwinkel führen während der weiteren Entwicklung des Unterkiefers zur Verkleinerung des Kieferwinkels. Er beträgt beim Neugeborenen ca. 140°, beim Erwachsenen dagegen nur noch 120° **(Abb. 3.6)**. Durch Knochenabbau an der Vorderkante des Unterkieferastes und Knochenanbau an seiner hinteren Kante sowie durch die Ausbildung des Kinnvorsprungs wird der Unterkiefer nach vorn verschoben. Die Ausbildung des Alveolarteils bewirkt eine Verschiebung nach unten. Der Gelenkfortsatz bildet sich unter der Funktion des Kiefergelenks weiter aus, ebenso der Muskelfortsatz, der sich unter der Zugwirkung des Schläfenmuskels ausformt. Ebenfalls durch den Zug des großen Kaumuskels und des mittleren Flügelmuskels tritt der Unterkieferwinkel stärker hervor.

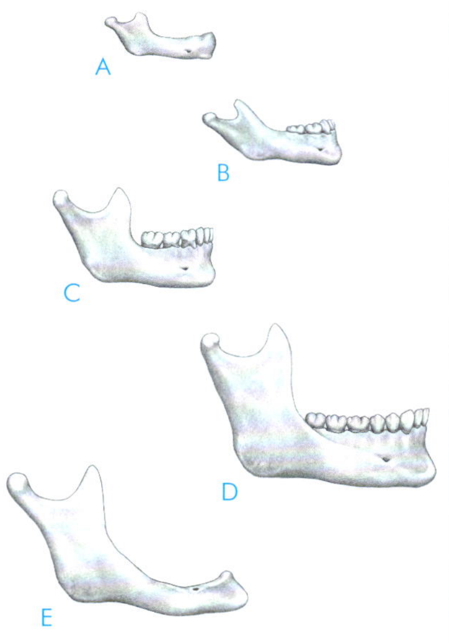


Abb. 3.6 Der knöcherne Unterkiefer in verschiedenen Altersstufen: A Neugeborenes, B dreijähriges Kleinkind, C sechsjähriges Kind, D Erwachsener, E zahnloser Greis
Deutlich sind die Größenänderungen und die Veränderungen besonders im Bereich von Alveolarteil, Muskel- und Gelenkfortsatz, sowie am Unterkieferwinkel erkennbar.

## 3.3 Entwicklung der Zähne und des Parodonts

Die Zahnentwicklung beginnt beim menschlichen Embryo in der fünften Schwangerschaftswoche (etwa um den 30. bis 40. Tag nach der Befruchtung. Zu dieser Zeit hat der Embryo eine Scheitel-Steiß-Länge von ca. acht bis zehn Millimetern.

### *3.3.1 Frühe Zahnentwicklung*

**Bildung der Zahnleiste**

Zunächst verdichtet sich das Epithel der embryonalen Mundhöhle (der sogenannten Mundbucht) und senkt sich dann in das darunter liegende embryonale Bindegewebe ein. Es wächst zu einem bogenförmigen, dem Verlauf des Zahnbogens entsprechenden Epithelband zusammen und wird als **Zahnleiste** bezeichnet. Zu dieser Zeit ist der Unterkieferbogen bereits gut entwickelt; der Boden der embryonalen Mundhöhle ist geschlossen, die Zunge hat eine beachtliche Größe erreicht und der Gaumen bereits Gestalt angenommen **(Abb. 3.7)**.

**Zahnknospen- und Kappenstadium**

Das Stadium der Zahnknospen erreichen die Frontzahnkeime am Ende der siebten Schwangerschaftswoche, die der ersten Milchmolaren in der achten Woche. Am unteren Rand der Zahnleiste, dem Mundschleimhautepithel entgegengesetzt, bilden sich durch verstärkte Zellteilung zehn knotenartige Verdickungen (entsprechend der Anzahl der Milchzähne), in die Bindegewebezellen eingeschlossen werden. Diese epithelialen Verdickungen, in deren Inneres Bindegewebezellen des umgebenden embryonalen Bindegewebes oder Mesenchyms eingeschlossen werden, werden **Zahnknospen** genannt. Da aus den Epithelzellen zu einem späteren Zeitpunkt durch Zelldifferenzierung schmelzbildende Zellen entstehen, bezeichnet man diese in die Tiefe des embryonalen Bindegewebes eingesenkte Ge-

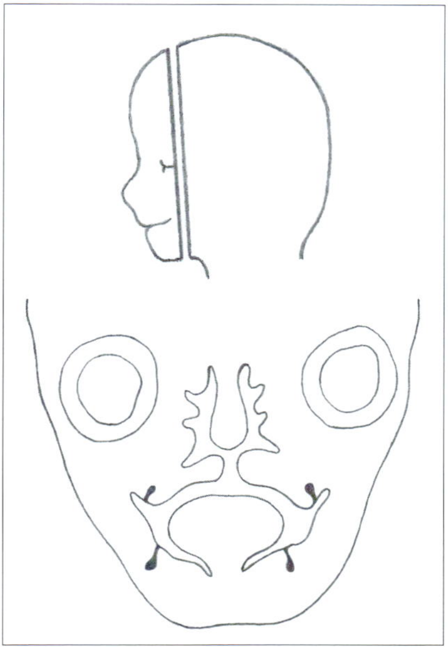

Abb. 3.7 Frontalschnitt durch einen embryonalen Schädel, etwa in Höhe der Milchmolaren. Erkennbar sind die eingestülpten Zahnleisten, die sich an ihrem unteren Ende verdickt haben (= Zahnknospen).

webestruktur auch als **Schmelzorgan (Abb. 3.8)**.

### *3.3.2 Glockenstadium*

Etwa um die zehnte Schwangerschaftswoche stülpt sich die untere Fläche der Zahnknospe in Richtung Mundhöhle ein. Das unter ihr gelegene embryonale Bindegewebe, später Zahnpapille genannt, verdichtet sich und wird von der sich aufbauchenden Zahnknospe wie von einer Kappe oder Glocke bedeckt; man spricht deshalb vom **Kappenstadium** (= frühes Glockenstadium) **(Abb. 3.9)**. Die äußere Epithelschicht der Kappe bezeichnet man als Äußeres Schmelzepithel, während das im Bereich der Einstülpung gelegene Epithel Inneres Schmelzepithel genannt wird. Inneres und Äußeres Schmelzepithel umschließen das bindegewebige Schmelzretikulum, früher Schmelzpulpa genannt.

In diesem Stadium erfolgt zum ersten Mal eine Zelldifferenzierung des Schmelzorgans: Während die Zellen des Äußeren Schmelzepithels unverändert bleiben, beginnen die Zellen des Inneren Schmelzepithels am höchsten Punkt leichte Säulenform

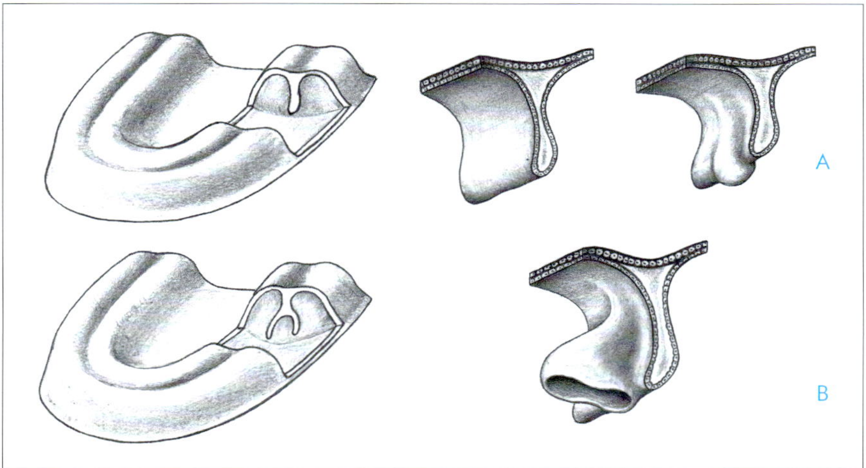


Abb. 3.8 A Zahnleiste und Zahnknospe, B Kappenstadium (frühes Glockenstadium)

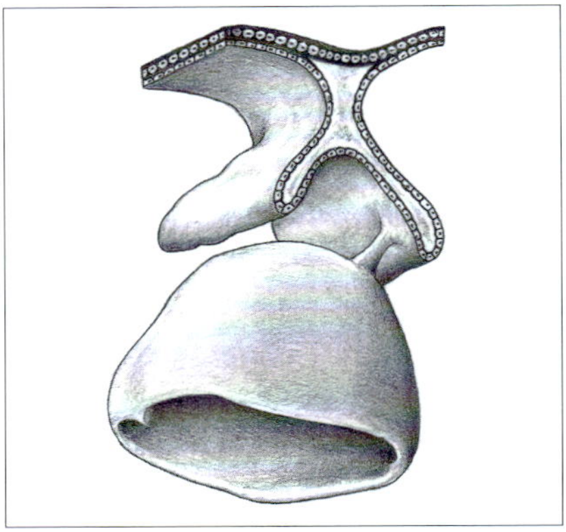

Abb. 3.9 Zahnkeim im späten Glockenstadium

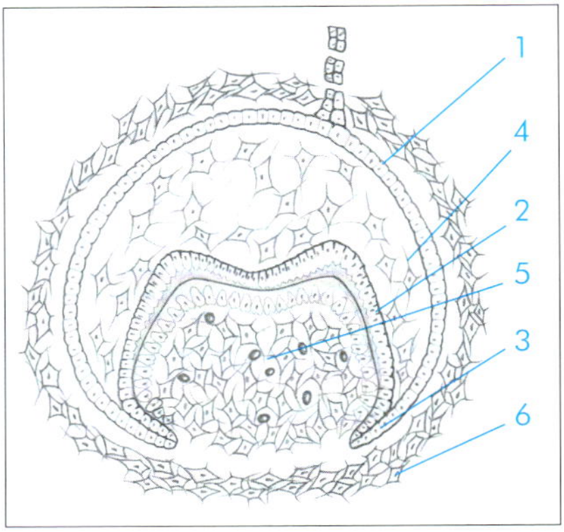


Abb. 3.10 Längsschnitt durch den Zahnkeim: 1 Äußeres Schmelzepithel, 2 Inneres Schmelzepithel, 3 Wurzelscheide (Hertwigsche Epithelscheide), 4 Schmelzretikulum (Schmelzpulpa), 5 Zahnpapille, 6 Zahnsäckchen.

anzunehmen. Dies ist der erste Hinweis auf ihre nun beginnende morphologische Umgestaltung zu Schmelzbildnerzellen.

Die Frontzahnkeime erreichen um die 14. Schwangerschaftswoche als Erste das Glockenstadium, die Keime der Milchmolaren erreichen dieses Stadium etwa drei Wochen später. In diesem Entwicklungsstadium hat sich die im frühen Glockenstadium gebildete Kappe durch Wachstum weiter vergrößert und der Zahnkeim nimmt eine der späteren Zahnkrone ähnelnde Form an. Ferner setzt eine weitere Zelldifferenzierung ein, welche die Zellen des Inneren Schmelzepithels und der Zahnpapille auf ihre zukünftigen Aufgaben vorbereitet. Den für alle Zähne geltenden histologischen und morphologischen Aufbau des Zahnkeims im späten Glockenstadium verdeutlicht folgende Skizze **(Abb. 3.9 und 3.10)**:

### 1. Äußeres Schmelzepithel

Die äußere, zur Mundhöhle hin liegende Begrenzung des Schmelzorgans wird als Äußeres Schmelzepithel bezeichnet. Man nimmt an, dass es vor allem dem Austausch von Substanzen zwischen dem Schmelzorgan und der Umgebung dient.

### 2. Inneres Schmelzepithel

Es geht am Glockenrand in das Innere Schmelzepithel über; dabei entspricht die Zellschicht des Inneren Schmelzepithels am Ende des Glockenstadiums, also unmittelbar vor Beginn der Zahnhartsubstanzbildung, in Größe und Form dem äußeren Umriss des zukünftigen Dentinkerns der entsprechenden Krone. Das Innere Schmelzepithel stellt damit auch durch seine Form eine Art *Gussform* dar, die das okklusale Muster des Zahns grob vorzeichnet. Man kann sich die Zellschicht des Inneren Schmelzepithels wie ein vom Zahnstumpf abgehobenes Wachskäppchen vorstellen, dessen Innenkontur in Form und Dimension mit der des Stumpfes völlig übereinstimmt.

### 3. Wurzelscheide

Der von Innerem und Äußerem Schmelzepithel gebildete Glockenrand wird als Wurzelscheide oder nach seinem Entdecker auch als **Hertwigsche Epithelscheide** bezeichnet. Von ihr geht, wenn die Krone ein bestimmtes Entwicklungsstadium erreicht hat, die Wurzelbildung aus.

### 4. Schmelzretikulum

Zwischen Innerem und Äußerem Schmelzepithel befindet sich das Schmelzretikulum

(Stratum reticulare), früher als Schmelzpulpa bezeichnet. Es besteht aus einem weitmaschigen Netz sternförmiger Bindegewebszellen, die über Zellfortsätze untereinander verbunden sind; die Zellzwischenräume sind mit eiweißreicher Zwischenzellsubstanz gefüllt. Dem Schmelzretikulum werden zwei Aufgaben zugeschrieben: Zum einen dient es als Platzhalter und Schutz des darunter gebildeten Schmelzes, zum anderen stellt es alle Stoffe für die erhöhte Stoffwechseltätigkeit der Schmelzbildnerzellen bereit.

### 5. Zahnpapille

Das unter dem Inneren Schmelzepithel liegende Bindegewebe verdichtet sich und wird von zahlreichen Nerven und Blutgefäßen durchzogen. Man bezeichnet diese zapfenartige Einstülpung unter dem Inneren Schmelzepithel als Zahnpapille (Papilla = Zäpfchen).

### 6. Bindegewebe

Sobald das glockenförmige Schmelzorgan und die Zahnpapille entstanden sind, verdichtet sich das den Zahnkeim umgebende Bindegewebe zum Zahnsäckchen. Es wird ebenfalls von zahlreichen Blutgefäßen durchzogen und dient der Versorgung des Zahnkeims.

Kurz vor Beginn der nun einsetzenden Zahnhartsubstanzbildung besteht der Zahnkeim aus dem glockenförmigen, aus Epithel- und Bindegewebszellen bestehenden Schmelzorgan, der von Bindegewebezellen gebildeten Zahnpapille und dem bindegewebigen Zahnsäckchen.

## Entwicklung der Ersatzzähne und Zuwachszähne

Im späten Glockenstadium erfolgt auch die Bildung der Zahnkeime für die Ersatzzähne und der Zuwachszähne. Als **Ersatzzähne** werden diejenigen Zähne des bleibenden Gebisses bezeichnet, die in der zweiten Dentition Milchzähne ersetzen müssen; im Einzelnen sind dies: die mittleren und seitlichen Schneidezähne, die Eckzähne sowie die ersten und zweiten Prämolaren. Ihre Anlagen entstehen aus der sogenannten **Ersatzzahnleiste**: Die ursprüngliche oder Primäre Zahnleiste, welche zur Bildung der Milchzahnkeime geführt hat, löst sich auf und nur ihr zur Mundhöhle hin liegender Rand bleibt erhalten. Dieser formt sich durch Zellteilung zur sogenannten Ersatzzahnleiste und bildet an den entsprechenden Stellen je Kiefer zehn Zahnknospen aus. Aus diesem Grund liegen auch die Zahnkeime der bleibenden Zähne lingual bzw. palatinal der Wurzeln der Milchzähne **(Abb. 3.11)**.

Als **Zuwachszähne** bezeichnet man die drei bleibenden Molaren jedes Kieferquadranten. Ihre Anlagen entstehen, indem sich die ursprüngliche Zahnleiste für die Milchmolaren nach distal verlängert und jeweils an der Stelle Verdickungen bildet, an der später bleibende Molaren entstehen sollen.

Der weitere Ablauf der Zahnentwicklung entspricht dem der Milchzähne. Die Zahnkeime der bleibenden Frontzähne verlagern sich dabei direkt unter die Wurzelspitzen der Milchzähne, die Keime der späteren Prämolaren verlagern sich unter die Gabelungsstelle (= Bifurkation und Trifurkation) der Milchzahnwurzeln.

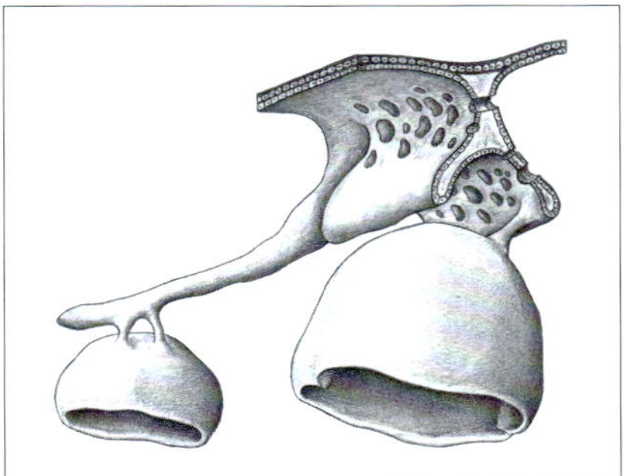

Abb. 3.11 Zahnkeim für den letzten linken unteren Milchmolaren im Glockenstadium mit lingual liegender Ersatzzahnleiste und in Auflösung befindlicher Zahnleiste. Die ursprüngliche Zahnleiste hat sich nach dorsal verlängert, der Zahnkeim des ersten Zuwachszahnes befindet sich im Kappenstadium.

### 3.3.3 *Schmelz- und Dentinbildung*

**Die Umwandlung zu Schmelz- und Dentinbildnerzellen**
An der Spitze der zukünftigen Zahnkrone, bei mehrhöckerigen Zähnen an den einzelnen Spitzen, beginnt bei den Milchzahnkeimen um die 15. Schwangerschaftswoche die Bildung der Zahnhartsubstanz: Bevor aber Schmelz und Dentin entstehen kann, müssen Zellen durch die Veränderung ihrer Zellorganellen und durch einen Gestaltwandel die Fähigkeit zur Produktion von mineralischen Substanzen erlangen.

Zunächst verlieren die Bindegewebszellen der Zahnpapille, die unmittelbar an das Innere Schmelzepithel grenzen, ihre typische Gestalt und wandeln sich zu **Dentinbildnerzellen** oder **Odontoblasten** um. Ihre Umwandlung ist mit einem völligen Gestaltwandel verbunden: Aus kleinen, sternförmigen Bindegewebszellen werden längliche, säulenförmige Zellen, die sich epithelartig gegenüber dem inneren Schmelzepithel anordnen. Sie scheiden zunächst auf die Grenzfläche zum Inneren Schmelzepithel, der späteren Schmelz-Dentin-Grenze, eine dünne Schicht sogenannter **Dentinmatrix** aus. Unter Dentinmatrix versteht man kollagenfaseriges Bindegewebe, das mit Kalkkristallen durchsetzt ist. Durch diese ersten Schichten aus Dentinmatrix, **Prädentin** genannt, wird die von den Epithelzellen des inneren Schmelzepithels vormodellierte, organische Formschablone des späteren Zahns in eine, feste, unveränderliche *Gussform* umgewandelt.

Nun erst erfolgt die Umwandlung der Zellen des inneren Schmelzepithels zu **Schmelzbildnerzellen** oder **Ameloblasten**: Die Epithelzellen des Inneren Schmelzepithels, die nun den ersten Schichten der Dentinmatrix aufliegen, nehmen längliche, säulenartige Gestalt an.

**Bildung des Zahnschmelzes**
Nach erfolgtem Gestaltwandel beginnen die Schmelzbildnerzellen mit der Schmelzbildung. Diese Schmelzbildung ist ein äußerst kompliziertes, biochemisches Geschehen, dessen tatsächliche Zusammenhänge noch nicht völlig geklärt sind. Drei unterschiedliche Vorgänge laufen dabei gleichzeitig ab: Zunächst scheiden die Ameloblasten eine organische Schmelzmatrix aus, unmittelbar im Anschluss daran erfolgt die Mineralisation der Schmelzmatrix und in den nachfolgenden Monaten und Jahren die Reifung des kristallinen Gefüges zum Endprodukt Zahnschmelz.

**Bildung von Schmelzmatrix und deren Mineralisation**
Die organische **Schmelzmatrix** hat die Beschaffenheit eines Gels, dessen Hauptbestandteile Eiweiße, geringe Mengen an Kohlenhydraten und Fette sind. Die Mineralisation des Zahnschmelzes beginnt unmittelbar nach der Ausscheidung der Schmelzmatrix und erfolgt in zwei Phasen: Zunächst entstehen in der Schmelzmatrix unregelmäßig angeordnete, nadelspitze Apatitkristallkeime, im Anschluss daran erfolgt unter dem Einfluss der Tomesschen Fortsätze der Ameloblasten die Zusammenfassung der Apatitkristalle zu Schmelzprismen.

Wie die **Abbildung 3.12** zeigt, sind an der Bildung eines im Querschnitt schlüssellochförmigen Schmelzprismas mehrere Ameloblastenzellen beteiligt: Eines bildet den Kopf, die beiden benachbarten Prismen bilden den Bart.

Unter Sekretion von Schmelzmatrix und deren Mineralisation bewegen sich die Ameloblastenzellen von der Schmelz-Dentin-Grenze weg in Richtung des äußeren Schmelzepithels, sodass die Schmelzprismen des fertigen Zahnschmelzes von der Schmelz-Zement-Grenze bis direkt unter die Zahnoberfläche reichen. Dieser Rückzug der Ameloblasten erfolgt nicht geradlinig, sondern verläuft in komplizierten, wellen- und spiralförmigen Bewegungen, d. h., zahlreiche Prismen sind wie Kordeln verdrillt und gleichzeitig auch noch in wellenförmigem Verlauf angeordnet (**Abb. 3.13** zeigt Schema und den Verlauf eines Schmelzprismas).

Eine weitere, auch auf das Dentin zutreffende Besonderheit bei der Mineralisation

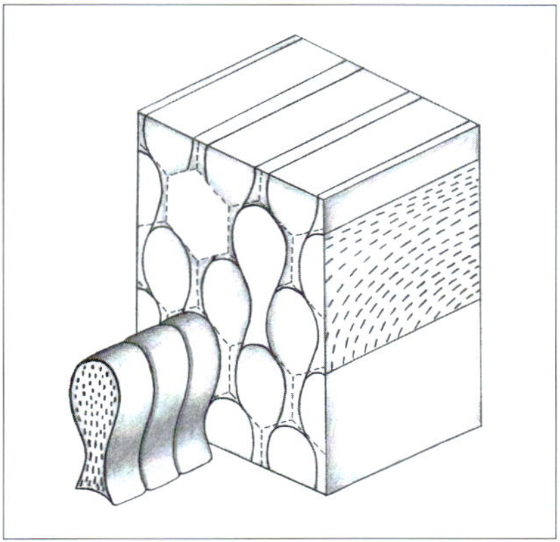

Abb. 3.12 Ausschnitt aus dem Zahnschmelz. Eingezeichnet ist die sechskantige Form der einstigen Schmelzbildnerzelle. An jedem schlüssellochförmigen Schmelzprisma sind mehrere Ameloblastenzellen beteiligt: Eine bildet den Kopf, die benachbarten Ameloblastenzellen bilden den Bart.

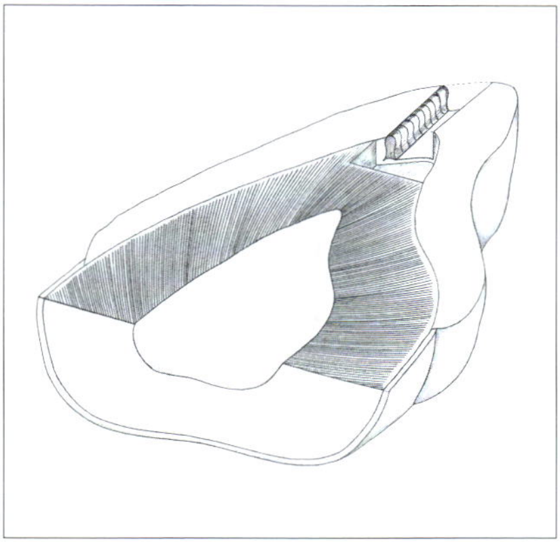

Abb. 3.13 Das Schmelzprisma zieht sich als lang gestreckter Profilstab mit schlüssellochförmigem Querschnitt von der Schmelz-Dentin-Grenze bis dicht unter die Oberfläche.

ist, dass die Bildung der Kristalle nicht gleichmäßig, sondern in rhythmischen Schüben erfolgt. Dieser Wechsel zwischen Phasen aktiver Mineralisation und Ruhephase zeigt sich bei Schmelzschliffen – Jahresringen von Bäumen vergleichbar – in Form sogenannter Wachstumslinien. Die äußersten, etwa 30 $\mu$m dicken Schmelzschichten besitzen keine Schmelzprismen und werden deswegen **Prismenfreier Schmelz** genannt.

Vor dem Durchbruch des Zahns verwandeln sich die Ameloblastenzellen in Plattenepithelzellen und werden zu einem Bestandteil des Inneren Saumepithels; hierdurch wird eine Verbindung der marginalen Gingiva mit der Schmelzoberfläche ermöglicht.

Der prismenfreie Schmelz überzieht aber den Zahn nicht in einer glatten Oberfläche, sondern läuft in dachziegelartigen Schuppen aus. Da die Schmelzbildung an der höchsten Stelle des Inneren Schmelzepithels beginnt und sich, wie die **Abbildung 3.13** zeigt, in Richtung Schmelz-Dentin-Grenze fortsetzt, entsteht durch die ständige Auflagerung weiterer Schichten an der Oberfläche die typische wellenförmige Struktur.

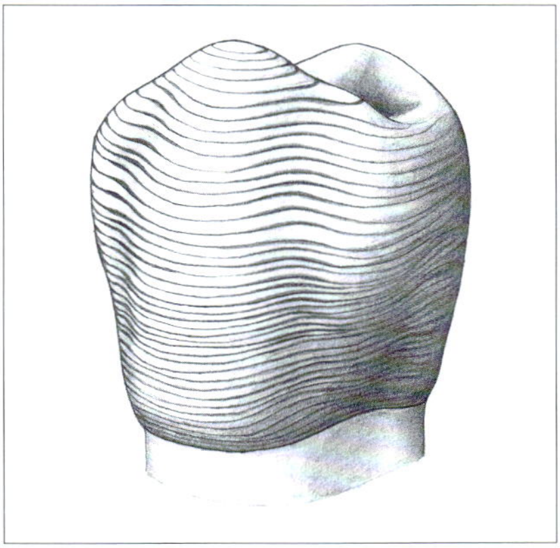

Abb. 3.14 Wellenförmiges Auslaufen der Schichten an der Oberfläche (*Perikymatien*). Stark ausgeprägte Perikymatien auf der Oberfläche eines Prämolaren.

Wenn eine Schicht auf die Oberfläche trifft, entsteht eine Furche, die **Perikymatie** genannt wird. Die Perikymatien werden im Laufe der Jahre durch die Nahrung und die Lippen- und Wangenaktivität allmählich eingeebnet **(Abb. 3.14)**.

**Schmelzreifung**

Unter Schmelzreifung versteht man die Umwandlung der Schmelzmatrix zu einem kristallinen Gefüge. Der Reifungsprozess ist vor allem durch ein Kristallwachstum gekennzeichnet, bei dem die ursprünglich kleinen und schmalen Schmelzkristallite an Größe zunehmen. Der für das Kristallwachstum benötigte Raum wird durch Resorption von wässrigen und organischen Bestandteilen der Schmelzmatrix geschaffen. Die Resorption hat zur Folge, dass nur etwa 2 % organische Bestandteile im kristallinen Gefüge des Zahnschmelzes verbleiben. Schmelz besteht somit im Gegensatz zu allen anderen Hartsubstanzen des menschlichen Organismus fast ausschließlich aus mineralischer Substanz.

Von entscheidendem Einfluss auf die spätere Härte des Zahnschmelzes ist neben der Schmelzreifung vor Durchbruch des Zahns – der **präeruptiven Schmelzreifung** – vor allem die Reifung des Schmelzes durch den Speichel in der Zeit unmittelbar nach Durchtritt des Zahns in die Mundhöhle; sie wird **posteruptive Schmelzreifung** genannt. Die Härte des Zahnschmelzes und damit seine Widerstandsfähigkeit gegenüber Säuren hängt entscheidend von der Umwandlung von Hydroxylapatit in Fluorapatit ab. Der Vorgang der Einlagerung von Fluoridionen soll im Folgenden näher beschrieben werden.

Das Schmelzkristall des Zahnschmelzes besteht in erster Linie aus Kalziumhydroxylapatit, kurz **Hydroxylapatit** genannt. Bei einem erhöhten Fluoridangebot werden vor allem in die äußeren Schmelzschichten vermehrt F-Ionen in das Kristallgitter des Zahnschmelzes eingelagert und ersetzen dort OH-Ionen. Die entstandene Verbindung Kalziumhydroxylfluorapatit – kurz **Fluorapatit** genannt – wird dadurch schwerer löslich, sodass die Umkehrreaktion wesentlich langsamer erfolgt. Dies ist der Grund, warum mit Fluor angereicherter Zahnschmelz wesentlich widerstandsfähiger gegenüber Säuren ist.

Nach neueren Erkenntnissen vollzieht sich die Bildung von Fluorapatit größtenteils erst nach dem Abschluss der eigentlichen Schmelzbildung. Sie erfolgt durch eine von Schmelzpulpa und Zahnsäckchen abgesonderte, fluoridreiche Gewebeflüssigkeit, welche die Zahnkronen bis zu ihrem Durchbruch umspült und durch Diffusion von Fluoridionen einen Teil der Hydroxylapatitkristalle in Fluorapatitkristalle umwandelt. Man findet deshalb in den äußeren Schmelzschichten wesentlich mehr Fluorapatit als in den tiefer gelegenen Schmelzschichten **(Abb. 3.15)**.

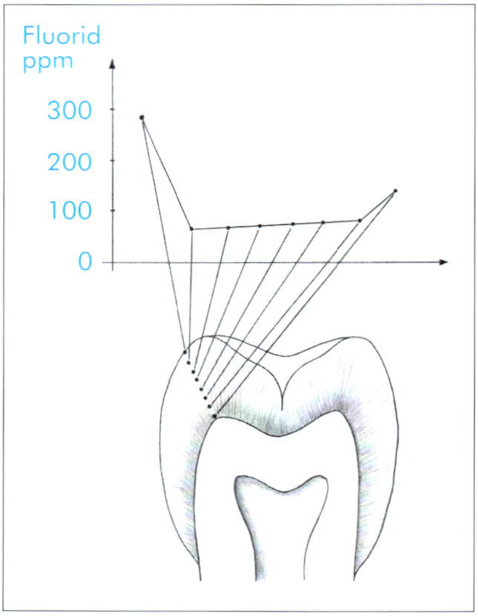


Abb. 3.15 Fluoridverteilung im Zahnschmelz

Dieser Prozess setzt sich auch nach Durchbruch des Zahns in den ersten Lebensjahren fort: Der durchbrechende Zahn gibt weiteres Kristallwasser ab und nimmt dafür aus dem umspülenden Speichel weitere Kalzium-, Phosphat- und vor allem Fluoridionen auf – das Kristallgefüge des Oberflächenschmelzes wird noch dichter. Verschiedene Faktoren können zudem den Fluorgehalt der Zähne stark beeinflussen: so z. B. der Fluorgehalt des Trinkwassers, vermehrte Fluoraufnahme mit der Nahrung und der Zahnpasta, Zahnfüllungen und Ähnliches.

**Dentinbildung**
Wie die Entwicklung aller Zahnhartgewebe, so vollzieht sich auch die Dentinbildung in zwei Phasen: Zuerst erfolgt die Ausscheidung einer organischen Dentinmatrix, anschließend deren Mineralisation. Die von den Odontoblasten ausgeschiedene organische Matrix wird **Prädentin** genannt. Im Gegensatz zum Zahnschmelz enthält das Prädentin aber zahlreiche Kollagenfasern, die bei der Mineralisation des Prädentins in das Dentin eingelagert werden. Mit der Mineralisation des Dentins ziehen sich die Odontoblastenzellen in Richtung Zahnpapille zurück.

Das Kennzeichen der Odontoblastenzellen ist ihr zunehmend länger werdender Zellfortsatz, **Odontoblastenfortsatz** oder Tomesscher Fortsatz genannt. Von den Tomes-Fasern aus erfolgt die Ausscheidung und Mineralisation des Prädentins. Dies hat zur Folge, dass sich die Tomes Fasern in das Dentin einmauern – die Dentinkanälchen entstehen. Auch die Bildung des Dentins erfolgt in rhythmischen Schüben, deshalb sind auch im Dentin die Ruhephasen als Wachstumslinien erkennbar.

Die Mineralisation des Dentins setzt erst ein, wenn das Prädentin eine bestimmte Schichtdicke erreicht hat (etwa 20 $\mu$m). Wie beim Schmelz entstehen einzelne Kristalle vom Apatittyp, die anfänglich sehr klein sind und auch in ausgereiftem Zustand wesentlich kleiner sind als die Apatitkristalle des Zahnschmelzes (siehe **Abb. 4.91** auf S. 157). Die Mineralisation erfolgt Schicht um Schicht, wobei die Apatitkristalle die Räume zwischen den zahlreichen Kollagenfasern völlig ausfüllen. Stets verbleibt eine nicht mineralisierte Schicht Prädentin zwischen den Odontoblastenzellen und der Mineralisationsgrenze (= Mineralisationsfront). Die Wände der Dentinkanälchen werden von einer dichter mineralisierten Dentinschicht ausgekleidet.

### *3.3.4 Entwicklung der Pulpa*

Mit Beginn der Wurzelbildung im späten Glockenstadium beginnt auch die Umwandlung der Zahnpapille in die Pulpa. Es wurde bereits ausführlich dargestellt, wie sich die an der Grenzschicht zum inneren Schmelzepithel gelegenen Zellen der Zahnpapille zu Odontoblastenzellen umwandelten und mit der Dentinbildung begannen. Etwa gleichzeitig beginnt sich auch der zentrale Teil der Zahnpapille in Pulpagewebe umzuwandeln: Der größte Teil der kleinen, sternförmigen, embryonalen Bindegewebszellen wandelt sich in Kollagenfasern bildende Fibroblasten um, und aus dem sehr dichten Papillengewebe entwickelt sich das dem lockeren Bindegewebe vergleichbare Pulpagewebe.

Mit Beginn der Dentinbildung erreichen Arterien aus dem sich bildenden Alveolarknochen die Zahnpapille und bilden ein dichtes Gefäßnetz. Auch Nervenfasern beginnen nun in das Gewebe einzuwandern, ein dichtes Geflecht sich verästelnder Nervenfasern findet man jedoch erst gegen Ende der Wurzelbildung. Solange diese noch andauert, ist die apikale Öffnung der Papille sehr weit. Erst mit der Wurzelspitzenbildung wird der weit offene Pulpaeingang zum Wurzelloch umgebildet.

### *3.3.5 Wurzelbildung*

Die Wurzelbildung nimmt ihren Ausgang an der Stelle, wo Inneres und Äußeres Schmelzepithel zusammentreffen, also am bereits erwähnten Glockenrand des Zahnkeims. Sie setzt ein, sobald der Prozess der Umwandlung von Zellen der Zahnpapille zu Odontoblasten und von Zellen des inneren Schmelzepithels zu Ameloblasten den Glockenrand erreicht hat. Diese Stelle entspricht beim fertig entwickelten Zahn der Schmelz-Zement-Grenze. Nach ihrem Entdecker wird diese Stelle als **Hertwigsche Epithelscheide** oder **Wurzelscheide** bezeichnet.

Wie die **Abbildung 3.16** zeigt, werden die beiden Epithelzellschichten der Wurzelscheide zwischen den außen liegenden Bindegewebezellen des Zahnsäckchens und den innen liegenden Bindegewebezellen der Zahnpapille eingeschlossen. Diese Anordnung ist für den nun einsetzenden Prozess der Wurzelbildung von Bedeutung: Die innere Zelllage der Epithelscheide löst nämlich die Umwandlung angrenzender Zellen der Zahnpapille zu Odontoblastenzellen aus, die nach vollzogener Umwandlung mit der Anlagerung von Dentin gegen diese Zellschicht beginnt.

Unmittelbar nach Beginn der Dentinbildung löst sich die geschlossene Zellschicht der Wurzelscheide auf. Es bleiben nur inselartige Zellhaufen zurück, die in das lockere Bindegewebe des Zahnsäckchens eingelagert werden. Als sogenannte **Malassezsche Epithelreste** verbleiben sie zeitlebens in der sich aus dem Zahnsäckchen bildenden Wurzelhaut. Sie sind an der Entstehung von Zysten beteiligt, wenn im Bereich der Wurzelhaut entzündliche Prozesse auftreten.

### *3.3.6 Bildung von Zahnzement und Wurzelhaut*

#### Zahnzementbildung

Kurz nach Bildung der ersten Schichten Wurzeldentin setzt auch die Zementbildung ein: Bindegewebszellen der inneren Schicht des Zahnsäckchens, die mit der Oberfläche des Wurzeldentins in Kontakt treten, wandeln sich zu **Zementoblasten** um und sondern wie die Odontoblasten eine organische Matrix ab. Sie besteht aus einem Netz feiner Kollagenfasern, die parallel zur Dentinoberfläche angeordnet werden und einer gelartigen Grundsubstanz, **Präzement** genannt.

Die ersten, dem Wurzeldentin aufgelagerten Zementschichten sind zellfrei, da sich die Zementoblasten zunächst nicht in das von ihnen ausgeschiedene Zement einmauern, sondern wie die schmelzbildenden Ameloblasten als geschlossene Mineralisationsfront weiter nach außen zurückziehen. Man bezeichnet deshalb die dem Wurzeldentin aufliegende, tiefste Schicht des Wurzelzements als **Zellfreies** oder **Azelluläres Zement**.

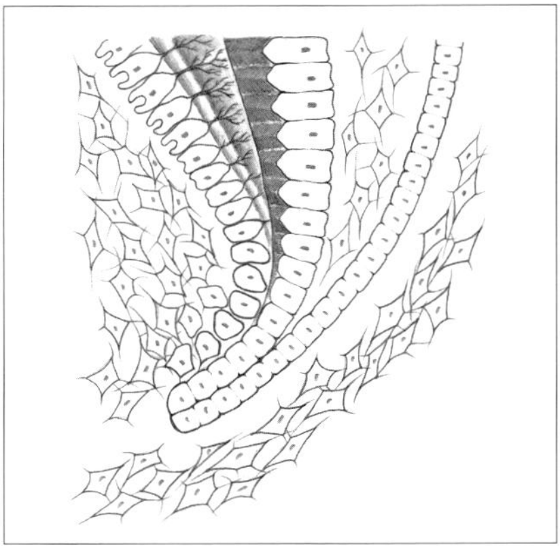

Abb. 3.16 Zahnkeim im Bereich der Wurzelscheide

Während sich die Fasern der Wurzelhaut zu entwickeln und der Zahn durchzubrechen beginnen, werden dieser ersten Schicht zellfreien Zements weitere Zementschichten aufgelagert. Nun aber mauern sich die Zementoblasten – dem Knochengewebe vergleichbar – in das von ihnen gebildete Zement ein und werden jetzt als **Zementozyten** bezeichnet. Sie sind wie die Osteozyten des Knochengewebes untereinander durch zahlreiche Zellfortsätze verbunden, außerdem stehen sie über diese Fortsätze auch mit den Zementoblasten an der Zementoberfläche in Verbindung. Sie ermöglichen den Transport von Nährstoffen im Inneren des Zements, können Kollagenfibrillen und Grundsubstanz bilden sowie Zementstrukturen auflösen. Diese mit Zellen und Kollagenfasern durchsetzte Auflagerung auf das Zellfreie Zement bezeichnet man deshalb als **Zellhaltiges** oder **Zelluläres Zement**. Zement ist wie der Knochen ein Gewebe, das sich zeitlebens durch Ab- und Umbauvorgänge den funktionellen Gegebenheiten anpasst.

**Bildung der Wurzelhaut**

Die Zellen der Wurzelhaut sind, wie die Zellen des Zahnzements und auch des Alveolarknochens, Bildungen des Zahnsäckchens. Die von Fibroblasten gebildeten kollagenen Faserbündel werden in das sich bildende Wurzelzement und weiter kronenwärts in den entstehenden Alveolarknochen eingelagert. Dadurch erfolgt zunächst eine Ausrichtung der desmodontalen Faserbündel fast parallel zur Wurzeloberfläche **(Abb. 3.17)**. Die Entstehung der desmodontalen Faserstrukturen zeigt die **Abbildung 3.18**.

Auf Wurzeloberfläche und sich bildender Alveoleninnenwand entstehen kurze, dünne Bündel kollagener Fasern, die durch die weitere Mineralisation von Knochen und Wurzelzement fest in die Oberfläche eingemauert werden. Diese Faserbündel richten sich senkrecht zur Oberfläche aus, beginnen aufeinander zuzuwachsen und gabeln sich am einander zugewandten Ende stark auf. Etwa in der Mitte des **Periodontalspalts** treffen sie zusammen und beginnen, sich gitterartig zu verflechten. Erst mit Durchbruch des Zahns und seiner funktionellen Einstellung in der Okklusionsebene wird dieses Fasergeflecht dichter, die einzelnen Faserbündel verdicken sich und richten entsprechend ihrer Lage aus.

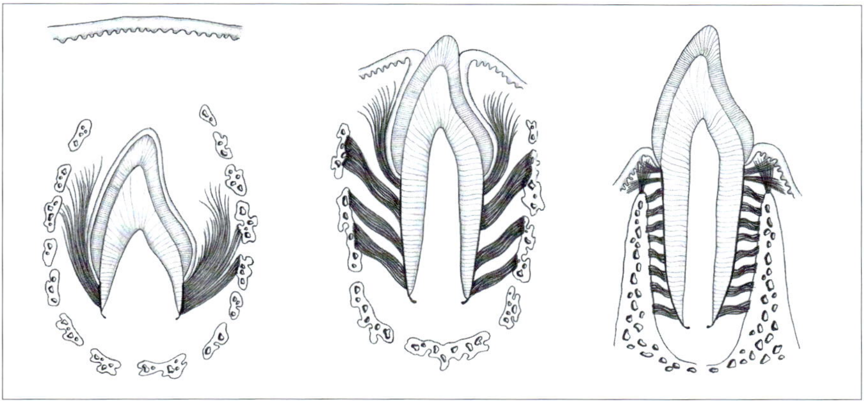

Abb. 3.17 Ausrichtung der Fasern während der Wurzelbildung

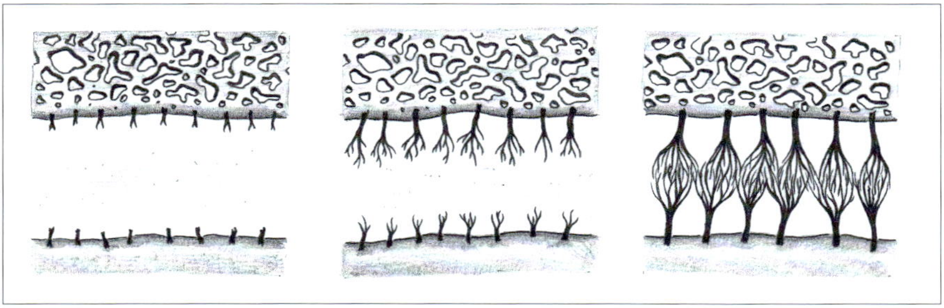

Abb. 3.18 Entstehung der desmodontalen Fasern

Die Anteile der Kollagenfaserbündel, die in den Alveolarknochen und das Zahnzement eingelagert sind, werden als **Sharpeysche Fasern** bezeichnet, die dazwischen liegenden, sich überkreuzenden und miteinander verbundenen Kollagenfasern werden *Primäre Kollagenfaserbündel* oder *principal fibers* genannt. Den Hauptanteil des desmodontalen Gewebes machen mit etwa 75 Volumen-% die Kollagenfasern aus, 1 bis 2 % beträgt der Anteil von Blutgefäßen, die sich während der Wurzel- und Wurzelhautbildung einlagerten, und den Rest bilden Nerven und freie Bindegewebszellen.

### *3.3.7 Zahndurchbruch*

Der Durchbruch der Zähne ist zeitlich auf das allgemeine Körperwachstum und die Größenverhältnisse von Kiefer und Gesichtsschädel abgestimmt. Die Zähne des Milchgebisses benötigen bis zur vollständigen Entwicklung etwa zwei bis vier Jahre, die Zähne des bleibenden Gebisses durchschnittlich zwölf Jahre. Einwurzelige Zähne wie die Front- und vor allem die Eckzähne sind zu Beginn der Wurzelbildung sehr tief im Kieferknochen eingelagert, mehrwurzelige Zähne liegen weniger tief in den Alveolen.

Die Resorptionsvorgänge der Zahnwurzeln beginnen bei Milchzähnen schon unmittelbar nach Abschluss ihrer Wurzelbildung. Der eigentlichen Auflösung der Milchzahnwurzeln geht dabei immer die Auflösung des umgebenden Alveolarknochens und des Zahnhalteapparats voraus. Die Hartsubstanzen werden von sogenannten **Osteoklasten** und **Dentoklasten** abgebaut, die Gewebestrukturen der Wurzelhaut von Fibroblasten und Fresszellen aufgelöst. Bedingt durch die linguale Lage der Zahnkeime der Ersatzzähne beginnt der Abbau bei den Schneide- und Eckzähnen von lingual und der Ersatzzahn bricht lingual des noch labial verankerten Milchzahns durch. Die Zahnkeime der Prämolaren befinden sich zwischen den Wurzeln der Milchmolaren und brechen deshalb unter den Milchzähnen durch.

Am Ende der Schmelzbildung haben die Ameloblasten ihre Funktion erfüllt, Schmelzmatrix auszuscheiden. Ihre Zellkörper verkleinern sich und nehmen die Gestalt von Epithelzellen an. Man bezeichnet deshalb die Gewebeschicht aus verkleinerten (= reduzierten) Ameloblasten als **Reduziertes Schmelzepithel**. Dieses vereinigt sich beim weiteren Durchbruch des Zahns mit dem den Kieferkamm bedeckenden Epithel, wird nun als **Inneres Saumepithel** oder Verbindungsepithel bezeichnet und ermöglicht die Verbindung des Zahnfleischepithels mit der Schmelzoberfläche. Deshalb geht die epitheliale Verbindung während der gesamten Durchbruchsperiode niemals verloren und dichtet auch beim vollständig durchgebrochenen, in Okklusion befindlichen Zahn als **Dentogingivale Verbindung** den Zahn gegen die Mundhöhle ab **(Abb. 3.19)**.

## 3.4 Dentitionen

Als **Dentition** bezeichnet man den Durchbruch oder Durchtritt von Zähnen in die Mundhöhle. Gemeint ist damit der Prozess, bei dem der Zahn aus dem Inneren des Alveolarknochens heraus in die Okklusionsebene bewegt wird; der auffällige Durchtritt durch die Mundschleimhaut ist nur eine Etappe auf dem Wege der Einstellung des Zahns in seine Okklusionsposition. Entsprechend unserer Zugehörigkeit zur Klasse der Säugetiere hat der Mensch zwei Dentitionen.

Die erste Dentition hat als Ergebnis die Ausbildung zum **Milchgebiss**. Da es nach einer bestimmten Anzahl von Jahren durch das bleibende Gebiss ersetzt wird, seine Zeitdauer also begrenzt ist, wird es auch als **Temporäres Gebiss** bezeichnet. Die zweite Dentition erfolgt zwischen dem 6. und 18. Lebensjahr und liefert das **Bleibende Gebiss** oder **Permanente Gebiss**.

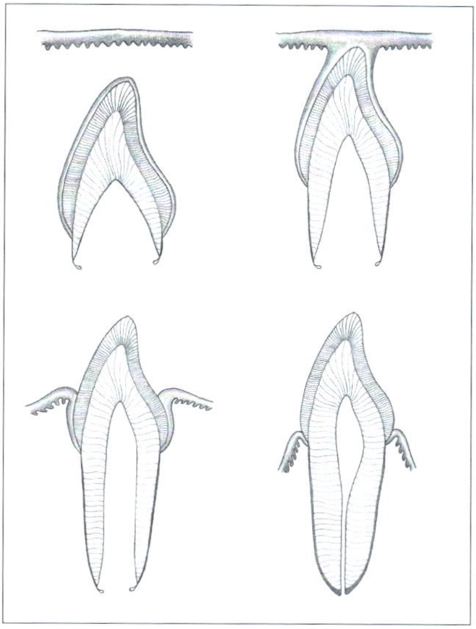

Abb. 3.19 Vereinigung des reduzierten Schmelzepithels mit dem Epithel des Zahnfleisches

### 3.4.1 *Milchgebissperiode*

Der Zahndurchbruch der Milchzähne beginnt im Alter von sechs Monaten mit den unteren mittleren Schneidezähnen, der weitere Ablauf normalerweise in der Reihenfolge wie in **Tabelle 3.2**.

Diese Zeitangaben stellen mittlere Werte für etwa 80 % der Kinder dar; man bezeichnet sie deshalb als **Normalzahner**. Je 10 % sind **Früh-** oder **Spätzahner**, wobei es keine auffälligen Unterschiede zwischen den Geschlechtern gibt, weder in Bezug auf die Durchbruchszeiten noch auf die Durchbruchsfolge. Somit ist in der Regel der Milchzahndurchbruch im Alter von zweieinhalb bis drei Jahren beendet und alle 20 Milchzähne des oberen und unteren Zahnbogens eingestellt.

Auch nach vollständigem Durchbruch der Milchschneidezähne bleiben die unbezahnten Alveolarfortsätze vorerst noch in Kontakt. Im Frontzahnbereich liegt anfänglich ein starker Überbiss vor, d. h., die oberen Frontzähne überragen die unteren in vertikaler Richtung um etwa $^4/_5$ der Kronenlänge. Im Alter von 14 bis 18 Monaten erfolgt mit dem Durchbruch der ersten Milchmolaren die **Erste physiologische Bisshebung**. Der frontale Überbiss verringert sich dabei auf etwa zwei Millimeter und durch die ausgeprägten Höcker der ersten Milchmolaren erfolgt gleichzeitig auch eine Festlegung der Okklusion in sagittaler Richtung **(Abb. 3.20)**.

### 3.4.2 *Nutz- und Gebrauchsperiode*

Als Nutz- oder Gebrauchsperiode bezeichnet man die Zeit zwischen dem vollständig ausgebildeten Milchgebiss und dem Beginn der zweiten Dentition, die etwa mit fünfeinhalb Jahren beginnt. Die Zähne unterliegen in diesem Zeitraum einer deutlichen Abra-

| Reihenfolge | Zahn | Durchschnittsmonat |
|---|---|---|
| 1 | Mittlerer Milchschneidezahn | 6. – 8. Monat |
| 2 | Seitlicher Milchschneidezahn | 8. – 10. Monat |
| 3 | 1. Milchmolar | 12. – 18. Monat |
| 4 | Milcheckzahn | 18. – 25. Monat |
| 5 | 2. Milchmolar | 24. – 30. Monat |

Tab. 3.2 Zeitlicher Ablauf und Reihenfolge des Durchbruchs der Milchzähne

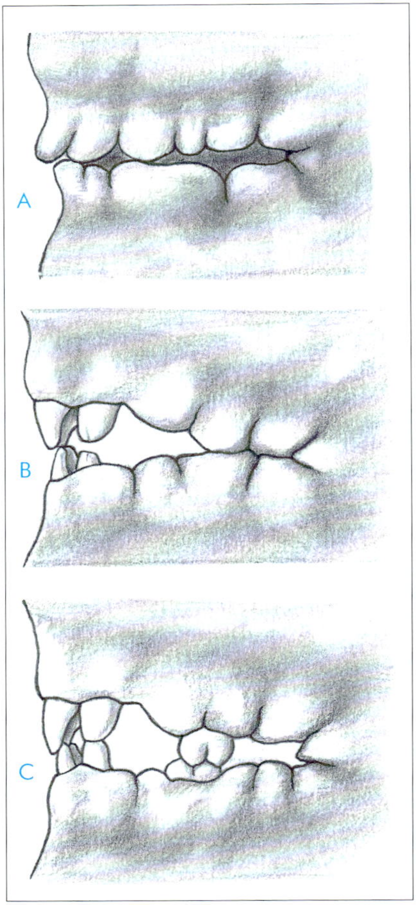


Abb. 3.20
Erste Physiologische Bisshebung:
A = Stellung beim Neugeborenen
B = nach Durchbruch der Milchschneidezähne
C = Bisshebung nach Durchbruch der ersten Milchmolaren

sion, die durch die Kaufunktion und einer wesentlich schwächeren Mineralisation der Milchzähne bedingt ist. Die Anordnung der Milchzähne weist dabei zwei unterschiedliche Formen auf: das lückige Milchgebiss und das lückenlose Milchgebiss.

**Beim Lückigen Milchgebiss** findet man Lücken zwischen bestimmten Zahngruppen oder allen Zähnen. Lücken, die sehr konstant anzutreffen sind, befinden sich im Oberkiefer zwischen dem seitlichen Milchschneidezahn und dem Milcheckzahn, im Unterkiefer zwischen dem Milcheckzahn und dem ersten Milchmolaren; sie werden als Affen- oder **Primatenlücken** bezeichnet. Die untere Lücke, die kleiner und weniger häufig anzutreffen ist als die obere, dient der korrekten Einstellung der Sechsjahrmolaren, die obere als Platzreserve für den oberen bleibenden seitlichen Schneidezahn.

Das **Lückenlose Milchgebiss** weist selbst kurz vor dem Zahnwechsel keinerlei Lücken auf. Deshalb besteht die Gefahr, dass sich durch den Platzmangel für die nachrückenden bleibenden Zähne ein Engstand ergibt **(Abb. 3.21)**.

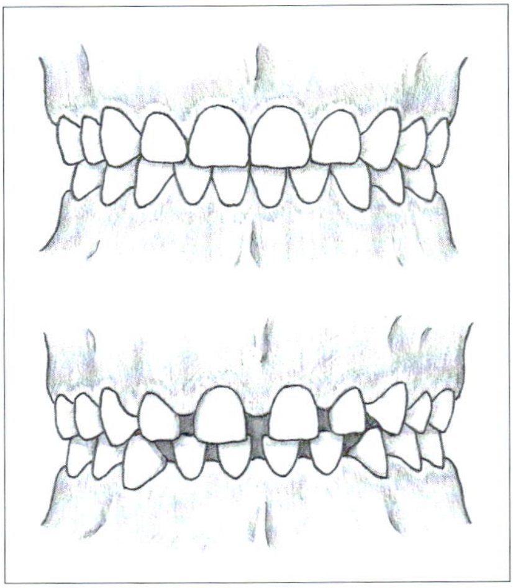

Abb. 3.21 Lückenloses und lückiges Milchgebiss

Als Voraussetzung für die korrekte Einstellung der ersten bleibenden Molaren muss am distalen Ende der Milchzahnreihe durch Knochenumbauprozesse Platz für den Durchbruch der Molaren geschaffen werden. Bleibt die Ausbildung dieser sogenannten **Molarenfelder** aus, so ist der Durchbruch der

Zähne stark behindert und es kommt zur Verlagerung oder zur Retention des betreffenden Zahns. Von dieser Durchbruchsstörung sind vor allem die dritten Molaren (= Weisheitszähne) häufig betroffen.

### 3.4.3 *Wechselgebissperiode*

Als Wechselgebissperiode bezeichnet man den Zeitabschnitt, der mit dem Verlust der Milchzähne beginnt und mit dem Durchbruch des zweiten bleibenden Molaren endet. Sie ist ein ziemlich regelmäßig verlaufender Prozess, bei dem drei Zeitabschnitte unterschieden werden können:

**Erster Zeitabschnitt (6. bis 9. Lebensjahr)**
Der erste Zeitabschnitt beginnt mit dem Durchbruch der ersten bleibenden Molaren im 6. Lebensjahr **(= Sechsjahrmolaren)**. Im Allgemeinen sind es die unteren ersten Molaren, die als erste bleibende Zähne den Kieferkamm durchbrechen, die oberen ersten Molaren folgen in kurzem Abstand.

Die Einstellung der ersten Molaren sollte in **Regelverzahnung** erfolgen, d. h. in **Neutralbisslage**. Sie liegt dann vor, wenn der mesiobukkale Höcker des oberen ersten Molaren in die bukkale Querfissur des unteren ersten Molaren eingreift.

Es gibt verschiedene Theorien über das Zustandekommen der Regelverzahnung der ersten Molaren, die für die weitere Entwicklung sowie die Funktion des Gebisses von großer Bedeutung sind. Entscheidend jedoch ist, dass durch die Einstellung der ersten Molaren die sagittale Lagebeziehung zwischen Ober- und Unterkiefer festgelegt wird. Gleichzeitig kommt es während des Durchbruchs der Sechsjahrmolaren zur **zweiten physiologischen Bisshebung**.

Normalerweise schließt sich an die Zweite Physiologische Bisshebung etwa zwei Monate später der Verlust der unteren mittleren Schneidezähne an. Die oberen mittleren und die unteren seitlichen Schneidezähne brechen erst etwa ein Jahr später durch, und nach etwa einem weiteren Jahr erfolgt der Durchbruch der oberen seitlichen Schneidezähne. Es gibt nur selten Variationen in der Reihenfolge des Zahndurchtritts, dagegen beträchtliche Abweichungen vom normalen Zeitpunkt des Zahndurchbruchs. *Selbst Abweichungen von bis zu vier Jahren sind noch als normal zu betrachten.* Allgemein lässt sich jedoch sagen, dass bei Mädchen die Zähne im Durchschnitt etwa zwei bis vier Monate früher durchbrechen als bei Jungen.

**Die Folgen vorzeitigen Zahnverlusts**
Eine wichtige Funktion haben in der Wechselgebissperiode der Milcheckzahn und die Milchmolaren, die zusammen nicht ohne Grund als **Stützzonen** bezeichnet werden: Ihre Aufgabe ist es, den Sechsjahrmolaren gegen dessen Mesialschub abzustützen und in vertikaler Richtung die Bisshöhe zu erhalten, da sonst während des Schneidezahnwechsels und des Durchbruchs des ersten Molaren eine Bisssenkung erfolgen und das Gebiss *in sich zusammenstürzen könnte*.

Der vorzeitige Verlust von Zähnen ist eine häufige Ursache für die Entstehung von Gebissanomalien. Geht ein Milchmolar während der Gebissentwicklung verloren, dann verkleinert sich der Platz für den nachfolgenden bleibenden Prämolaren. Die Folgen vorzeitigen Milchzahnverlusts sind Kippungen und Wanderungen von Zähnen mesial und distal der Lücke sowie das Wachstum der Antagonisten im Gegenkiefer über die Okklusionsebene hinaus. Besondere Bedeutung kommt vor allem dem Verlust des Sechsjahrmolaren zu, der wie bei den Milchmolaren das gesamte Gebiss zusammenstürzen lassen kann **(Abb. 3.22)**.

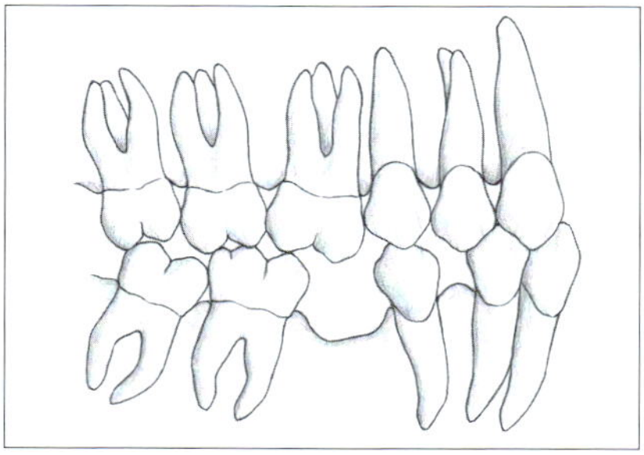

Abb. 3.22 Folge von vorzeitigem Milchzahnverlust

### Zweiter Zeitabschnitt (10. bis 12. Lebensjahr)

Der zweite Zeitabschnitt beginnt etwa im 10. Lebensjahr. Zunächst wechseln die oberen ersten Prämolaren und im Unterkiefer die Eckzähne, etwa neun Monate später erfolgt der Durchbruch der oberen und unteren zweiten Prämolaren, und als Letztes wechseln die oberen Eckzähne. Dies erklärt auch, warum es bei einem Platzmangel im Oberkiefer zu einem Eckzahnhochstand bzw. Eckzahnaußenstand und im Unterkiefer zu einem Platzmangel für den zweiten Prämolaren kommt. Der Durchbruch der oberen und unteren Eckzähne löst zudem das Längenwachstum von Ober- und Unterkiefer aus, wodurch nach distal Raum für den bleibenden zweiten Molaren geschaffen wird. Als weitere Folge kommt es zur **dritten physiologischen Bisshebung**.

Die Prämolaren liegen zum Zeitpunkt des Durchbruchs in der Gabelung (= Furkation) der Milchmolaren. Von dort aus resorbiert der sich vergrößernde Zahnkeim der Prämolaren die Wurzeln des darüber liegenden Milchmolaren **(Abb. 3.23)**. Liegt der Prämolarenkeim nicht in der Gabelungsstelle der Milchzahnwurzeln, sondern bukkal oder palatinal davon, so unterbleibt die Wurzelresorption, der bleibende Zahn bricht an der falschen Stelle des Zahnbogens durch und der Milchzahn verbleibt im Kiefer; man sagt, der Zahn *persistiert* (Persistierender Milchzahn).

Mit etwa zwölf Jahren beginnt der Durchbruch des zweiten Molaren; die korrekte Einstellung verläuft ähnlich wie die des ersten Molaren und ist abhängig von der Größe des Molarenfeldes. Wegen des Durchbruchs im 12. Lebensjahr bezeichnet man diesen Zahn analog zum ersten bleibenden Molar als **Zwölfjahrmolar**. Sein vorzeitiger Verlust kann dieselben Folgen haben, wie dies für den vorzeitigen Verlust von Milchmolaren und dem Sechsjahrmolaren beschrieben wurde.

### Dritter Zeitabschnitt (12. bis 18. Lebensjahr)

Zwischen dem 12. und 18. Lebensjahr läuft die dritte Etappe der Gebissentwicklung ab. Sie ist gekennzeichnet durch Wachstumsvorgänge im Ober- und Unterkiefer, durch die Platz für die dritten Molaren geschaffen wird. Der Durchbruch der dritten Molaren erfolgt in der Regel im 18. bis 22. Lebensjahr. Da ihr Durchbruch aber auch erst wesentlich später erfolgen kann, bezeichnet man diese Zähne als **Weisheitszähne**. Sind alle vier dritten Molaren vollständig durchgebrochen, entsteht die **vierte physiologische Bisshebung**.

Die durchschnittlichen Durchtrittszeiten und die Reihenfolge zeigen auch die **Tabelle 3.3** und die **Abbildung 3.24**.

Abb. 3.23
Die Lage der Prämolaren unter den Milchmolaren

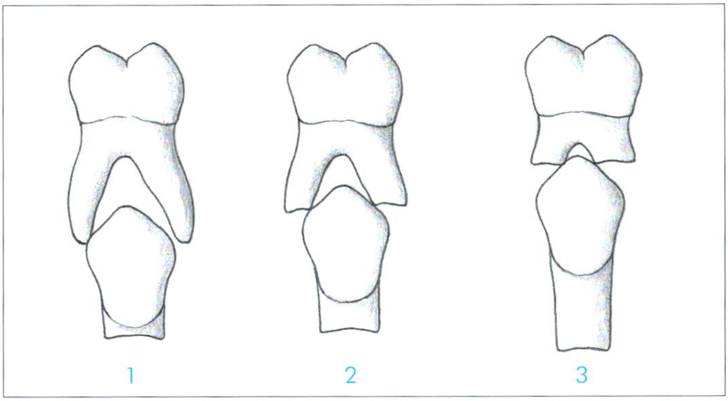

| Reihenfolge | Zahn | | Durchtrittsjahr |
|---|---|---|---|
| | Unterkiefer | Oberkiefer | |
| 1 | 6 | 6 | 5 – 7 |
| 2 | 1 | 1 | 6 – 8 |
| 3 | 2 | 2 | 7 – 9 |
| 4 | 3 | 4 | |
| 5 | 4 | 5 | 9 – 12 |
| 6 | 5 | 3 | |
| 7 | 7 | 7 | 11 – 14 |
| 8 | 8 | 8 | ab 16 |

Tab. 3.3 Zeitlicher Ablauf und Reihenfolge des Durchtritts der bleibenden Zähne

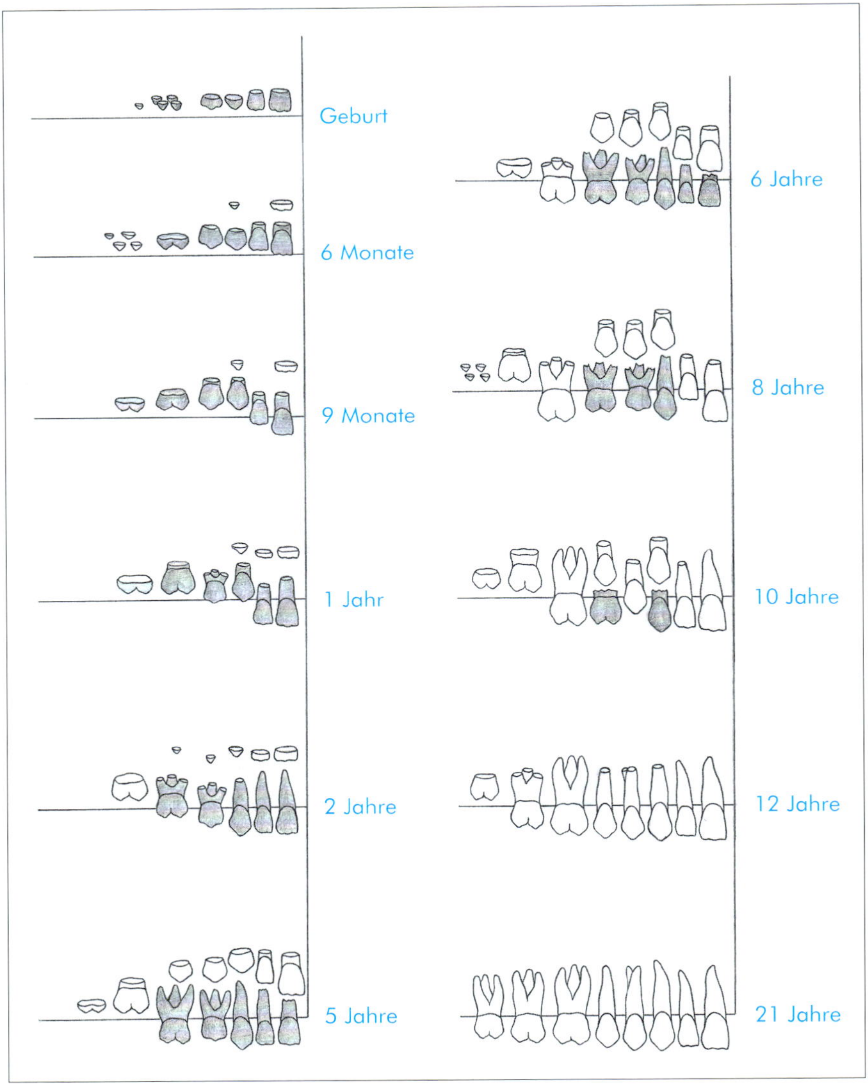


Abb. 3.24 Durchbruchszeiten der Milchzähne und der bleibenden Zähne

# Kapitel 4
# Funktionelle Anatomie des Kausystems

## Der Inhalt auf einen Blick


| | | |
|---|---|---|
| 4.1 | Anatomie des Kopfes | 73 |
| 4.1.1 | Anatomische Kurzbeschreibung des Kopfes | 73 |
| 4.1.2 | Anatomie ausgewählter Schädelknochen | 76 |
| 4.1.2.1 | Bau und Funktion eines Knochens | 76 |
| 4.1.2.2 | Bau des knöchernen Schädels | 78 |
| 4.1.2.3 | Unterkiefer | 81 |
| 4.1.2.4 | Oberkiefer | 85 |
| 4.1.2.5 | Gaumenbein | 88 |
| 4.1.2.6 | Keilbein | 89 |
| 4.1.2.7 | Schläfenbein | 91 |
| 4.1.2.8 | Zungenbein | 92 |
| 4.1.3 | Anatomie ausgewählter Kopf- und Halsmuskeln | 93 |
| 4.1.3.1 | Bau und Funktion eines Skelettmuskels | 93 |
| 4.1.3.2 | Muskeln für Kiefer- und Schluckbewegungen | 96 |
| 4.1.3.3 | Gesichtsmuskeln (Mimische Muskeln) | 100 |
| 4.1.3.4 | Sonstige Muskeln des Kausystems | 102 |
| 4.1.4 | Anatomie der Speicheldrüsen | 104 |
| 4.1.4.1 | Bau und Funktion einer Speicheldrüse | 104 |
| 4.1.4.2 | Speichelarten | 105 |
| 4.1.4.3 | Speichelbestandteile und ihre Funktionen | 105 |
| 4.1.4.4 | Die großen Speicheldrüsen | 106 |
| 4.1.4.5 | Die kleinen Speicheldrüsen | 107 |
| 4.1.5 | Anatomie des Kiefergelenks | 108 |
| 4.1.5.1 | Bau des Kiefergelenks | 108 |
| 4.1.5.2 | Funktion des Kiefergelenks | 110 |
| 4.1.5.3 | Besonderheiten des Kiefergelenks | 112 |
| 4.1.6 | Anatomie der Haut und Mundschleimhaut | 113 |
| 4.1.6.1 | Bau und Funktion der Haut | 113 |
| 4.1.6.2 | Unterschiede zwischen Mundschleimhaut und Haut | 115 |
| 4.1.7 | Anatomie der Blutgefäße | 116 |
| 4.1.7.1 | Bau und Funktionen von Blutgefäßen | 116 |
| 4.1.7.2 | Blutgefäße im Kausystem | 117 |
| 4.1.8 | Anatomie des Gehirns, der Nerven und der Sinnesorgane | 118 |
| 4.1.8.1 | Bau und Funktion des Gehirns | 118 |
| 4.1.8.2 | Bau und Funktion der Nerven | 119 |
| 4.1.8.3 | Bau und Funktion der Sinnesorgane | 120 |
| 4.2 | Anatomie des Mundes | 125 |
| 4.2.1 | Der vollbezahnte Mund | 125 |
| 4.2.1.1 | Äußerer Mund | 125 |
| 4.2.1.2 | Lippen und Wangen | 127 |
| 4.2.1.3 | Kieferkämme | 128 |
| 4.2.1.4 | Gaumen und Gaumenbögen | 128 |
| 4.2.1.5 | Mundboden und Zunge | 131 |
| 4.2.2 | Der zahnlose Mund | 133 |
| 4.2.2.1 | Durch Zahnverlust und Alter bedingte Veränderungen | 133 |
| 4.2.2.2 | Totalprothetisch bedeutsame anatomische Gegebenheiten | 136 |
| 4.3 | Anatomie des Gebisses | 142 |
| 4.3.1 | Begriff Eugnathie | 142 |
| 4.3.2 | Orientierung der Zähne im eugnathen Gebiss | 142 |

| | | |
|---|---|---|
| 4.3.3 | Orientierung der Zähne im Bezug zur Horizontalebene | 142 |
| 4.3.4 | Orientierung der Zähne im Bezug zur Sagittalebene | 143 |
| 4.3.5 | Orientierung der Zähne im Bezug zur Frontalebene | 145 |
| 4.3.6 | Räumliche Orientierung des Gebisses im Schädel | 147 |
| 4.4 | Anatomie der Zähne und des Zahnhalteapparats | 150 |
| 4.4.1 | Bau der Zähne und des Zahnhalteapparats | 150 |
| 4.4.2 | Funktionen der Zähne und des Zahnhalteapparats | 152 |
| 4.5 | Feinbau der Zähne | 155 |
| 4.5.1 | Schmelz | 155 |
| 4.5.2 | Dentin | 157 |
| 4.5.3 | Wurzelzement | 160 |
| 4.5.4 | Pulpa | 161 |
| 4.6 | Feinbau des Zahnhalteapparats | 162 |
| 4.6.1 | Zahnfleisch | 162 |
| 4.6.2 | Wurzelhaut | 167 |
| 4.6.3 | Wurzelzement | 169 |
| 4.6.4 | Alveolarknochen | 169 |

# 4.1 Anatomie des Kopfes

## *4.1.1 Anatomische Kurzbeschreibung des Kopfes*

Die Organe des Kausystems sind vorwiegend Organe des Kopfes. Eine grobe Vorstellung vom Bau des Kopfes und von der Lage der Organe des Kausystems sollen der folgende Text und die **Abbildungen 4.1 und 4.2** vermitteln.

Der Kopf, auch Schädel genannt, besteht aus zwei Teilen, dem **Hirnschädel**, der das Gehirn kapselartig umschließt und dem **Gesichtsschädel**, der sich vorn an den Hirnschädel anschließt. Die Form des Kopfes, und damit auch die des Kausystems, wird in erster Linie von den Schädelknochen bestimmt. Sie umschließen das Gehirn und die im Bereich des Gesichtsschädels liegenden Sinnesorgane. Die Augen liegen geschützt in den knöchernen Augenhöhlen, die empfindlichen Teile des Ohres sind in einem Knochen des Hirnschädels eingelassen, dem Schläfenbein. Die knöcherne Nasenhöhle schützt die Riechschleimhaut und dient mit ihrer formstabilen Öffnung dem ungehinderten Ein- und Ausströmen der Atemluft. Der Beginn des Verdauungstrakts, die Mundhöhle mit der darin befindlichen Zunge, liegt im Schutz von knöchernem Gaumen und Unterkiefer.

Weitere kleine Sinnesorgane und Sinneszellen liegen in der Haut und den die inneren Oberflächen von Mund- und Nasenhöhle auskleidenden Schleimhäuten des Rachenraums. An vielen Stellen des Kopfes liegen die Häute direkt auf den Schädelknochen auf, an anderen Stellen befinden sich zwischen den Schädelknochen und den sie überziehenden Häuten Muskeln und die großen Speicheldrüsen. Muskeln, die an den Schädelknochen befestigt sind, braucht man zur Lautbildung, zum Kauen und zur Veränderung des Gesichtsausdrucks. Die großen Speicheldrüsen spielen zudem beim Kauen für die Einspeichelung der Nahrung eine wichtige Rolle.

Muskeln und Speicheldrüsen sind teilweise von Bindegewebe umgeben. In diesem Bindegewebe verlaufen viele Blutgefäße und Nerven, die mit ihren zahlreichen Verästelungen die verschiedenen Organe *versorgen* und *entsorgen*. Die Arterien versorgen die Organe des Kausystems mit Nährstoffen und Energie, während die Venen zum Abtransport der Abfallstoffe dienen. Die Nerven im Bereich des Kausystems, die sogenannten Hirnnerven, leiten Wahrnehmungen der Sinnesorgane und Sinneszellen dem Gehirn zu, wie auch Anweisungen des Gehirns an Muskeln und Speicheldrüsen weiter. Damit alle zu versorgenden Teile erreicht werden, verlaufen die Nerven und Blutgefäße teilweise in Knochenkanälen innerhalb der Schädelknochen.

Die vielen, in den Bindegewebsschichten der Häute liegenden Fasern haben vielfältige Aufgaben: Sie befestigen das Zahnfleisch an den Alveolarfortsätzen, die Haut und die Schleimhäute an den Schädelknochen und als in die Wurzelhaut eingelagerte Sharpeysche Fasern verankern sie die Zahnwurzeln im Kieferknochen. Nicht zuletzt sorgen die Fasern mit ihrem Flechtwerk für einen guten Zusammenhalt der Bindegewebsschichten der Haut. Hierdurch ist die Haut stark dehnbar und trotzdem sehr reißfest.

Wie man aus der anatomischen Kurzbeschreibung ersehen kann, gibt es eine ganze Reihe von Organen, die innerhalb des Kausystems wichtige Funktionen erfüllen. Sie sollen in den nachfolgenden Teilkapiteln dargestellt werden, wobei sich die Beschreibung der Einzelorgane bewusst auf die zahntechnisch bedeutsamen Organe beschränkt. Je nach dem Grad ihrer Bedeutung werden sie mehr oder weniger ausführlich behandelt. Wer an einer weitergehenden, umfassenden anatomischen Beschreibung des Kopfes interessiert ist, dem sei das Studium spezieller Anatomielehrbücher empfohlen (siehe Literaturverzeichnis).

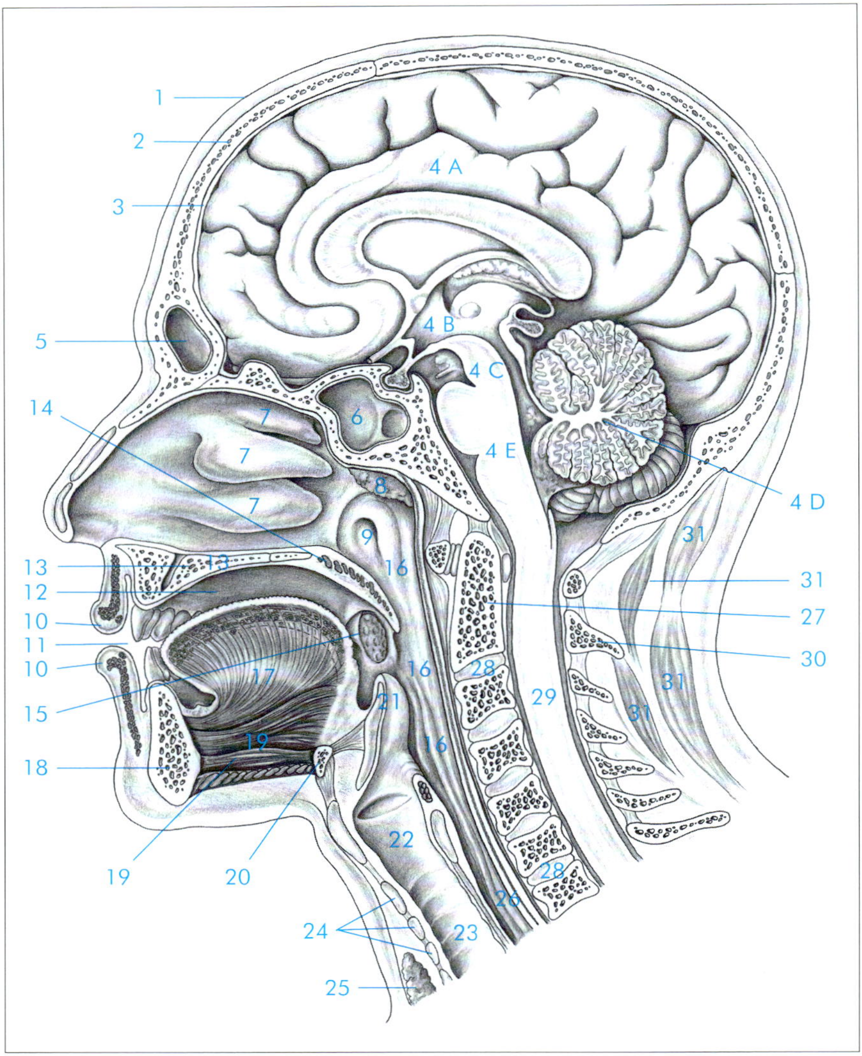


Abb. 4.1 Medianschnitt durch den menschlichen Schädel:
1 Haut, 2 Schädelknochen, 3 Hirnhaut, 4A Großhirn, 4B Zwischenhirn, 4C Mittelhirn, 4D Kleinhirn, 4E Nachhirn, 5 Stirnhöhle, 6 Keilbeinhöhle, 7 Nasenmuskeln, 8 Rachenmandel, 9 Eingang zur Ohrtrompete, 10 Lippen, 11 Mundvorhof, 12 Mundhöhle, 13 Harter Gaumen, 14 Weicher Gaumen, 15 Gaumenmandel, 16 Rachen, 17 Zunge, 18 Unterkiefer, 19 Mundboden, 20 Zungenbein, 21 Kehldeckel, 22 Kehlkopf, 23 Luftröhre, 24 Knorpelspangen der Luftröhre, 25 Schilddrüse, 26 Speiseröhre, 27 Wirbelkörper, 28 Bandscheiben, 29 Rückenmark, 30 Dornfortsätze der Wirbel, 31 Nacken- und Halsmuskeln.

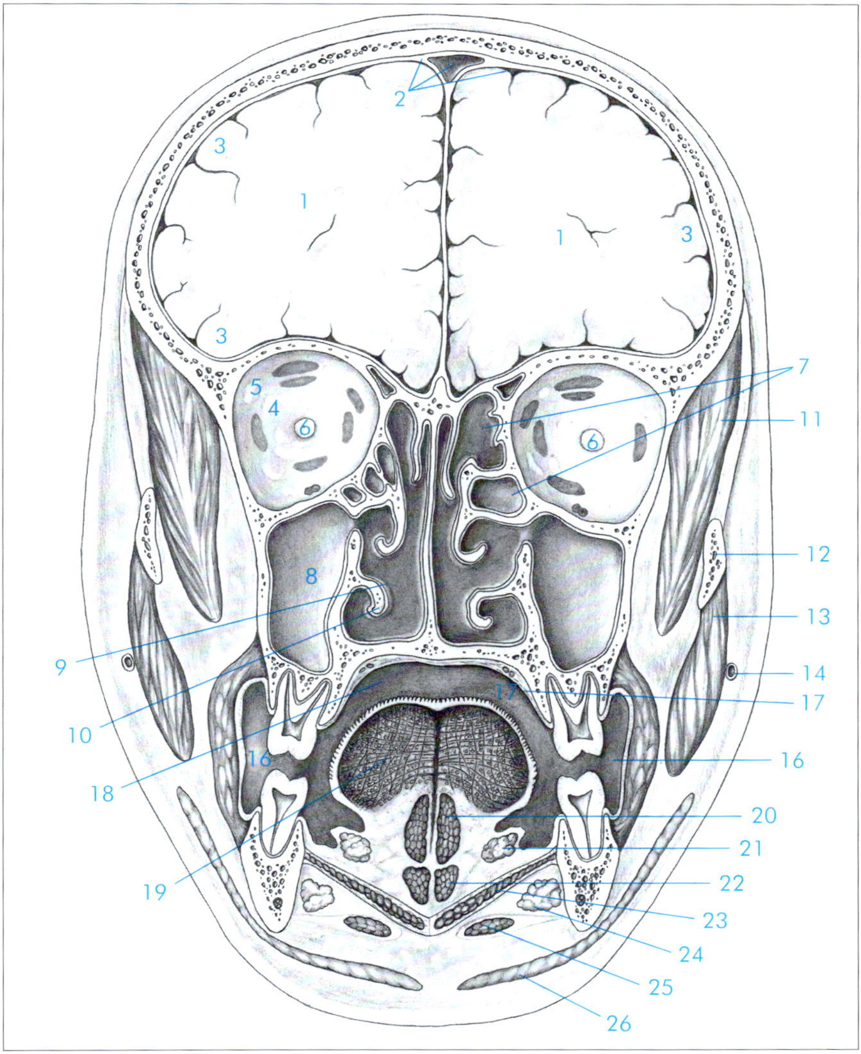


Abb. 4.2 Frontalansicht durch den Gesichtsschädel:
1 Hemisphären (Großhirnhälften), 2 Hirnhaut, 3 Großhirnrinde, 4 Augenhöhle, 5 Äußere Augenmuskeln, 6 Sehnerv, 7 Hohlräume des Siebbeins, 8 Kieferhöhle, 9 Nasenhöhle, 10 Nasenmuscheln, 11 Schläfenmuskel, 12 Jochbogen, 13 Großer Kaumuskel, 14 Ausführung der Ohrspeicheldrüse, 15 Trompetermuskel, 16 Mundvorhof, 17 Gaumenschleimhaut, 18 Mundhöhle, 19 Innere Zungenmuskulatur, 20 Kinnzungenmuskel, 21 Unterzungenspeicheldrüse, 22 Kinnzungenbeinmuskel, 23 Kieferzungenbeinmuskel, 24 Unterkieferspeicheldrüse, 25 Zweibauchmuskel, 26 Platysma (= unter der Haut gelegene, dünne Muskelplatte der Halsmuskulatur).

### *4.1.2 Anatomie ausgewählter Schädelknochen*

#### 4.1.2.1 Bau und Funktion eines Knochens

Knochen werden der Form nach in Röhrenknochen, Kurze Knochen und Plattenknochen unterschieden. Da die Knochen im Bereich des Kausystems ausnahmslos Plattenknochen sind, soll im Folgenden nur ihr Aufbau beschrieben werden. Jeder Knochen besteht im Inneren aus einer porösen und mit Knochenmark gefüllten Schwammmasse, die von einer kompakten Rindenschicht umgeben ist. Die Oberfläche der Rindenschicht wird von der sogenannten Knochenhaut bedeckt **(Abb. 4.3 und 4.4)**.

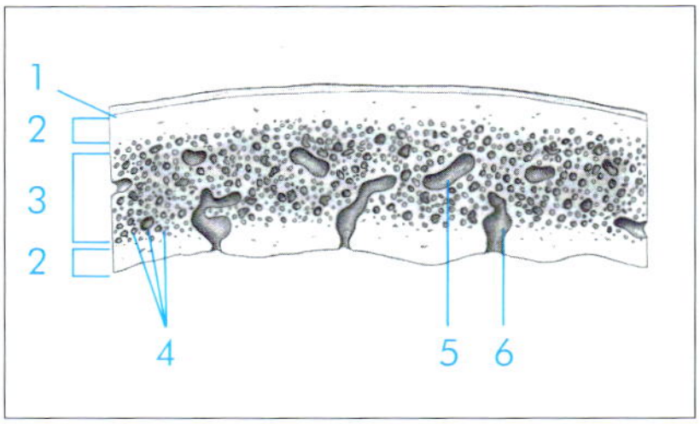


Abb. 4.3 Querschnitt durch ein Stück Schädeldach:
1 Knochenhaut,
2 Rindenschicht,
3 Schwammmasse,
4 Knochenmark,
5 Gang für Nerv oder Blutgefäß,
6 Öffnung für Nerv oder Blutgefäß

Abb. 4.4
Feinbau von Knochenhaut, Rindenschicht und Schwammmasse:
A Knochenhaut,
B Rindenschicht,
C Schwammmasse
1 Blutgefäß,
2 Knochensäulchen,
3 Aufbau des Knochensäulchens aus ineinander gesteckten kalkigen Hohlzylindern,
4 Knochenzellen,
5 Knochenbälkchen,
6 mit Knochenmark gefüllte Hohlräume,
7 Fasern zur Befestigung der Knochenhaut an der Rindenschicht,
8 Verlauf der elastischen Fasern in den Kalklagen zwischen Knochenzellreihen.

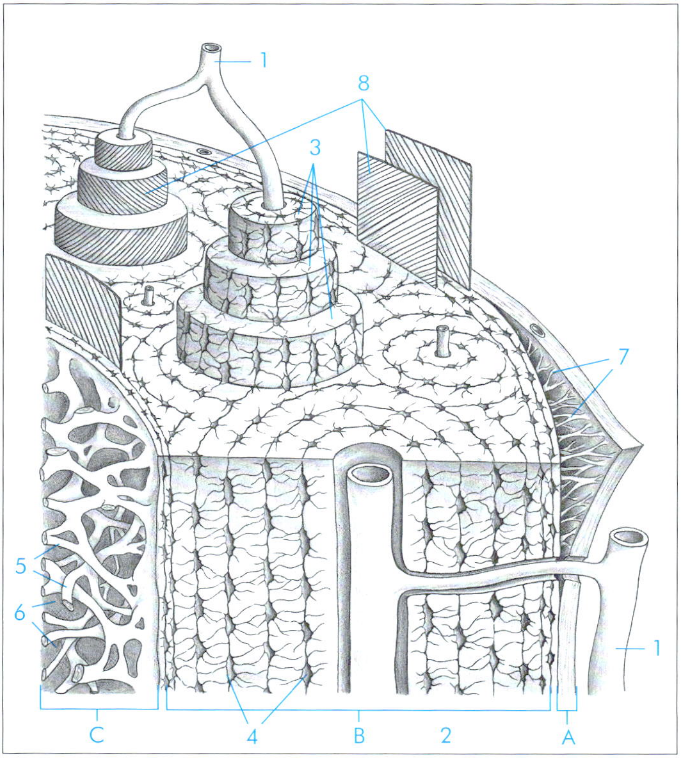

**a) Knochenhaut (Periosteum)**
Sie besteht im Wesentlichen aus zwei Schichten. Die äußere Schicht ist faserreich und enthält viele Nervenfasern und Blutgefäße, ihre zahlreichen Bindegewebsfasern sind in der angrenzenden Rindenschicht verankert. Sehnenfasern eines am Knochen ansetzenden Muskels sind eng mit dem Faserwerk der Knochenhaut verflochten und übertragen so die Zugkräfte des Muskels auf einen Großteil der Knochenoberfläche.

Die innere Schicht enthält Keimzellen, sogenannte **Osteoblasten**, die zur Bildung des Knochens beitragen. Muss der Knochen im Zuge der Wachstumsphase größer werden, so wird von der inneren Knochenhaut neues, kalkhaltiges Knochenmaterial auf die Rindenschicht aufgelagert. Auch bei einem Knochenbruch nimmt der Heilungsprozess von dieser Schicht aus seinen Anfang. Die Nervenfasern und Blutgefäße der Knochenhaut dienen der Versorgung des Knocheninneren.

**b) Rindenschicht (Substantia compacta)**
Ihre Hauptaufgabe ist die Aufnahme der auf den Knochen einwirkenden Druck- und Zugkräfte. Zu diesem Zweck besteht die Rindenschicht aus vielen miteinander verkitteten, dickwandigen Röhren, den **Knochensäulchen**. Jedes Knochensäulchen besteht aus mehreren ineinander gesteckten Hohlzylindern, in deren Wand spiralig verlaufende, elastische Fasern eingelagert sind; die Faserzüge der aufeinanderfolgenden Lagen kreuzen sich. Zwischen den einzelnen Lagen liegen die Knochenzellen, die über Zellfortsätze miteinander in Verbindung stehen. Im inneren Hohlraum verläuft ein ernährendes Blutgefäß, das seine Nährstoffe an die benachbarten Knochenzellen abgibt, diese wiederum geben sie über ihre Zellfortsätze an die nächstliegenden Zellen weiter. Da sich die Knochensäulchen parallel zur Hauptbelastungsrichtung ausrichten, erhält der Knochen durch diesen Aufbau eine hohe Festigkeit bei minimalem Materialaufwand.

**c) Schwammasse (Substantia spongiosa)**
Sie besteht aus einem schwammartigen, porösen Maschenwerk, das aus einzelnen feinen Knochenbälkchen aufgebaut ist. Zwischen den Maschen befindet sich Knochenmark. Dieser poröse Aufbau dient der Gewichtsersparnis, die mit Mark gefüllten Hohlräume der Blutzellbildung. Auf die Rindenschicht einwirkende Kräfte werden teilweise über die feinen Knochenbälkchen auf gegenüberliegende Rindenschichtgebiete übertragen.

Bei einigen Knochen fehlt die Schwammmasse. An ihrer Stelle befindet sich ein mehr oder weniger großer, mit Schleimhaut ausgekleideter, luftgefüllter Hohlraum (beispielsweise im Oberkiefer, Stirnbein, Siebbein und im Keilbein). Man schreibt diesen Hohlräumen Resonanzfunktion zu.

**d) Knochenmark**
In der Jugend enthalten die Knochen **Rotes Knochenmark**; es dient vor allem der Bildung von roten und bestimmten weißen Blutkörperchen. Mit zunehmendem Alter wandelt sich das rote Knochenmark durch Einlagerung von Fettzellen in **gelbes Knochenmark** um und beteiligt sich dann nicht mehr an der Blutbildung.

**e) Öffnungen und Gänge**
Die Oberflächen der Knochen sind mit zahlreichen Öffnungen versehen, durch die Nervenfasern und Blutgefäße ins Knocheninnere eintreten. Sie stellen durch weitverzweigte Gangsysteme eine ausreichende Durchblutung und Nervenversorgung des Knochens sicher.

Knochen haben vielfältige **Aufgaben**: Sie

- bilden ein *Traggerüst*, das Skelett, welches das Körpergewebe stützt,
- dienen vielen *Organen zur Befestigung* und geben ihnen einen Halt,
- ermöglichen die *Beweglichkeit des Körpers*, denn sie sind ein Teil des passiven Bewegungsapparats,
- *schützen empfindliche Organe* (z. B. Gehirn, Auge, Innenohr und Organe und Gewebe der Mundhöhle),

- sind an der *Blutzellenbildung* beteiligt,
- beeinflussen *Form und Größe des Körpers*, besonders im Bereich des Gesichtsschädels. Sie bestimmen die geometrischen Verhältnisse des Kausystems.

**Die Anpassungsfähigkeit des Knochens**

> Knochen müssen in der Lage sein, sich veränderten Belastungen und Beanspruchungen anzupassen.

Knochenumbau setzt immer dann ein, wenn sich die Druck- und Zugbelastungen ändern. So kann ein Knochenbruch die Bildung neuen Knochenmaterials erfordern, um die Bruchstelle wieder zu *reparieren*, oder der Kieferknochen wird abgebaut, wenn Zähne verloren gegangen sind. Im Bereich des Kausystems kann dies zudem durch Okklusionsstörungen, fehlerhaften Zahnersatz oder auch bewusst durch kieferorthopädische Geräte hervorgerufen sein.

Beim Knochenumbau wird der Knochen im Bereich der Druckzonen durch sogenannte **Osteoklasten** abgebaut, im Bereich der Zugzonen durch sogenannte **Osteoblasten** wieder neu aufgebaut. Die Knochensäulchen werden dabei neu ausgerichtet, damit sie die veränderten Druck- und Zugkräfte optimal aufnehmen können. Ob Knochengewebe angebaut oder abgebaut wird, hängt von der Art der Belastung ab: Verstärkte Belastung durch Zugkräfte führt zu einer Verstärkung des Knochens durch Aufbau zusätzlichen Knochenmaterials; verringert sich die Zugbelastung, dann baut der Knochen ab, denn die Versorgung von Knochenmaterial, das nicht benötigt wird, ist für den Organismus unsinnig.

Voraussetzung für die eben geschilderten Veränderungen ist jedoch, dass der Knochen durch die neue Belastung nicht überfordert wird. Bei Überlastung baut sich das Knochengewebe ab oder der Knochen bricht. Die richtige Dosierung der Zug- und Druckkräfte eines kieferorthopädischen Geräts setzt voraus, dass der Behandler die Belastungsgrenzen des Kieferknochens genau kennt. Überfordert die Belastungszunahme nicht das Knochengewebe, dann reagiert der Knochen stets nach folgendem Prinzip:

> Bei zunehmender Zug-Belastung erfolgt **Knochenaufbau**.
>
> Bei zunehmender Druck-Belastung erfolgt **Knochenabbau**.

### 4.1.2.2 Bau des knöchernen Schädels

Der **Schädel (Cranium)** besteht aus zwei Anteilen, dem **Hirnschädel (Neurocranium)** und dem **Gesichtsschädel (Viscerocranium)**.

Der Hirnschädel bildet das Gehäuse für das Gehirn und besteht aus einem oberen Teil, dem **Schädeldach (Calvaria)** und einem unteren Teil, der **Schädelbasis (Basis cranii)**. In der Schädelbasis sind Gehör- und Gleichgewichtsorgan eingelagert. Der Gesichtsschädel stellt die knöcherne Grundlage des Gesichts dar, außerdem bildet er das Gehäuse für Augen-, Mund-, Nasen- und Nasennebenhöhlen. Die Grenze zwischen beiden Teilen liegt im Bereich der Nasenwurzel und dem oberen Rand der Augenhöhle und erstreckt sich bis zu den äußeren Gehörgängen.

Der Schädel ist aus einer Vielzahl von **Schädelknochen (Ossa cranii)** zusammengefügt. Von wenigen Ausnahmen abgesehen sind die einzelnen Schädelknochen über sogenannte Knochennähte fest miteinander verbunden. **Knochennähte (Sutura)** sind Verbindungen zweier benachbarter Knochen mittels straffem, kollagenfaserigem Bindegewebe, die Knochenränder sind häufig sägenartig miteinander verzahnt. Die Verzahnung der Knochen verhindert ein Verschieben der Knochen gegeneinander, ermöglicht aber dennoch durch ihre geringe Verschiebbarkeit die Aufnahme und Ablei-

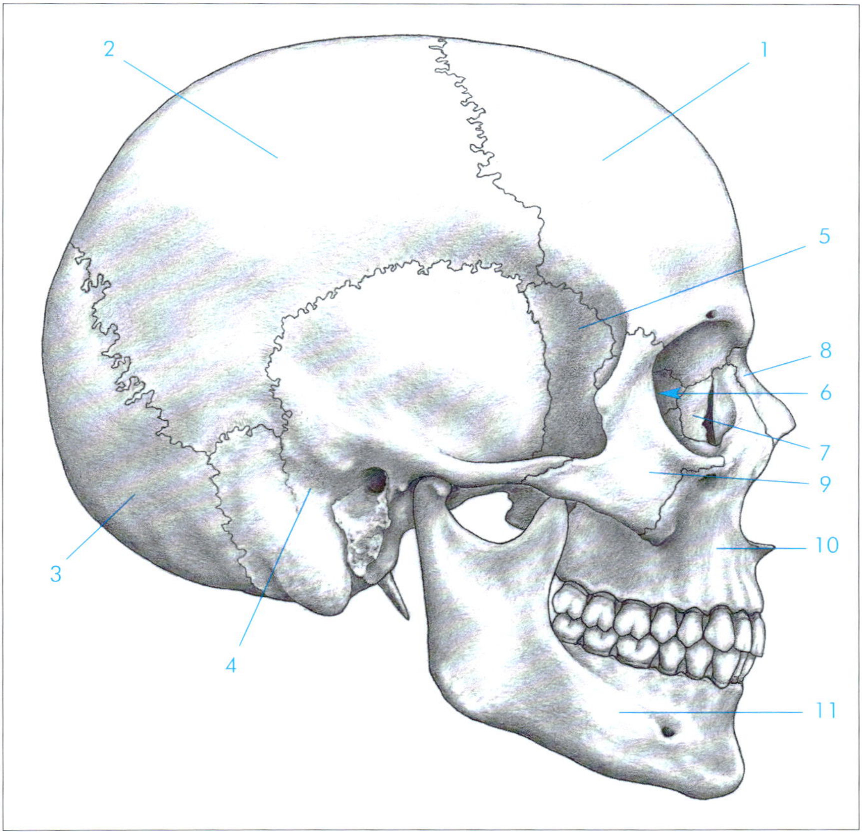


Abb. 4.5 Lateralansicht eines knöchernen Schädels:
1 Stirnbein, 2 Scheitelbein, 3 Hinterhauptbein,
4 Schläfenbein, 5 Keilbein, 6 Siebbein,
7 Tränenbein, 8 Nasenbein, 9 Jochbein,
10 Oberkieferbein, 11 Unterkiefer.

tung von einwirkenden Druckkräften (Schläge, Stöße, Kaubelastung). Einige wenige Schädelknochen sind von Geburt an durch Knorpelgewebe miteinander verbunden, das mit zunehmendem Alter durch Knochenmaterial ersetzt wird. Als einziger Knochen ist der Unterkiefer mit dem Gehirnschädel über ein sogenanntes echtes Gelenk, dem Kiefergelenk, verbunden **(Abb. 4.5 und 4.6)**.

Die Schädelknochen bestehen in ihrem Grobaufbau aus einem **Knochenkörper (Corpus)** und aus **Knochenfortsätzen (Processus)**. Bei einigen Schädelknochen ist der Knochenkörper innen hohl und mit Schleimhaut ausgekleidet.

Der **Hirnschädel** wird von folgenden Knochen (früher: *Beine*) gebildet:

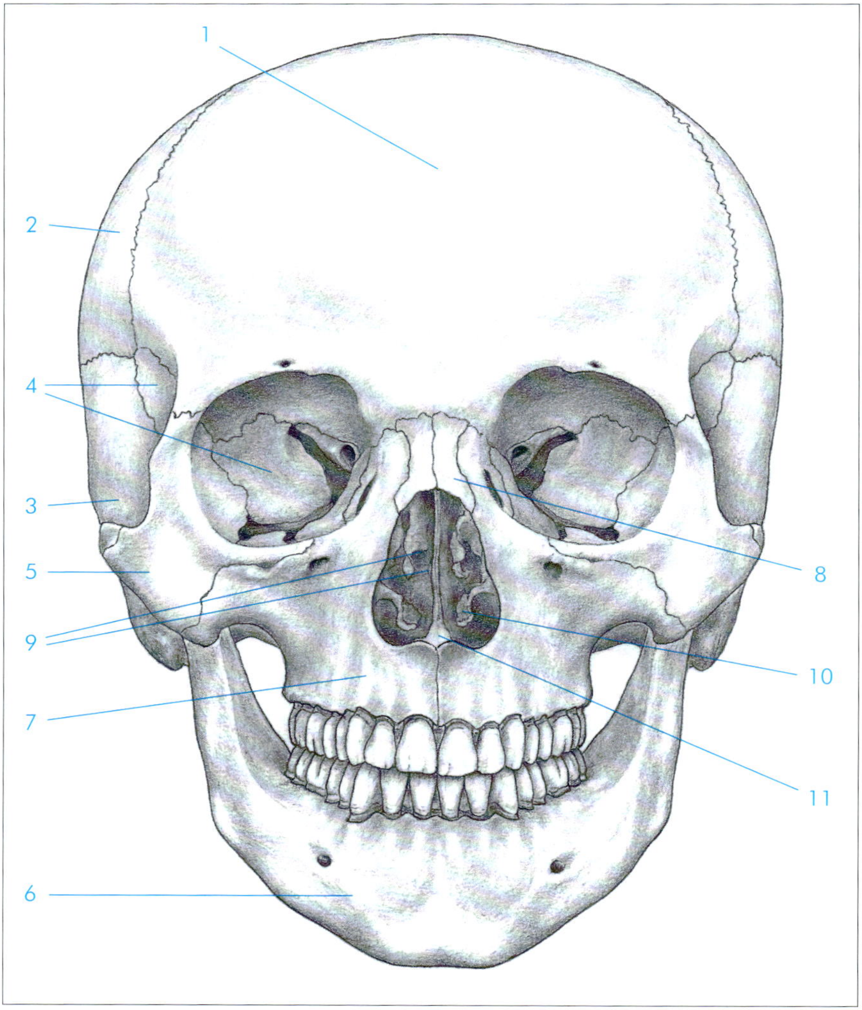


Abb. 4.6 Frontalansicht eines knöchernen Schädels:
1 Stirnbein, 2 Scheitelbein, 3 Schläfenbein,
4 Keilbein, 5 Jochbein, 6 Unterkiefer,
7 Oberkiefer, 8 Nasenbein, 9 Siebbein,
10 Untere Nasenmuschel, 11 Pflugscharbein.

- Stirnbein (Os frontale)
- Scheitelbein (Os parietale)
- Hinterhauptbein (Os occipitale)
- Schläfenbein (Os temporale)
- Keilbein (Os sphenoidale)
- Siebbein (Os ethmoidale)

Zum **Gesichtsschädel** rechnet man:

- Nasenbein (Os nasale)
- Tränenbein (Os lacrimale)
- Jochbein (Os zygomaticum)
- Pflugscharbein (Vomer)
- Untere Nasenmuschel (Concha nasalis inferior)
- Gaumenbein (Os palatinum)
- Oberkieferbein (Maxilla)
- Unterkiefer (Mandibula)

(Anmerkung: In manchen Fachbüchern wird das Siebbein zum Hirnschädel, in manchen zum Gesichtsschädel gezählt).

Für die Zahntechnik spielt das **Zungenbein (Os hyoideum)** als Verankerungselement der Mundbodenmuskulatur eine Rolle – ein Halsknochen, der dem Unterkiefer benachbart ist.

#### 4.1.2.3 Unterkiefer

Der Unterkiefer besteht aus dem hufeisenförmig gebogenen **Unterkieferkörper (Corpus mandibulae)**, dessen hintere Enden, die **Unterkieferäste (Rami mandibulae)** in einem stumpfen Winkel nach hinten und oben wegragen. Diese flachen Knochenplatten laufen nach oben in je zwei Fortsätzen aus, den vorn gelegenen **Muskelfortsätzen (Processus coronoidei**, früher auch Kronenfortsätze genannt) und den hinten gelegenen **Gelenkfortsätzen (Processus condylares)**. Die **Unterkieferbasis (Basis mandibulae)** bildet den Hauptteil des Unterkieferkörpers, der **Alveolarteil (Pars alveolaris)** nur dessen oberen, zahntragenden Teil **(Abb. 4.7 bis 4.11)**.

Am Unterkiefer sind für die Zahntechnik folgende anatomische Gegebenheiten von Bedeutung. Sie dienen als

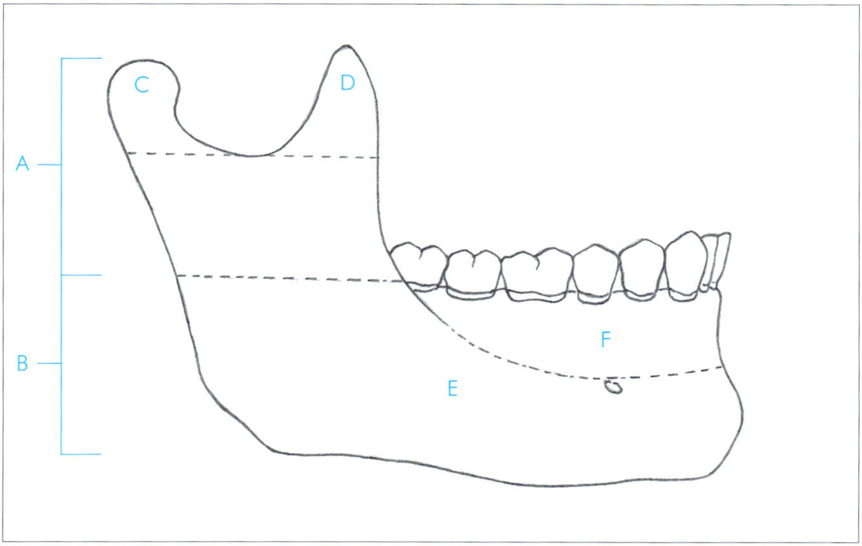


Abb. 4.7 Die Teile des Unterkiefers:
A Unterkieferast, B Unterkieferkörper, C Gelenkfortsatz, D Muskelfortsatz, E Unterkieferbasis, F Alveolarteil.

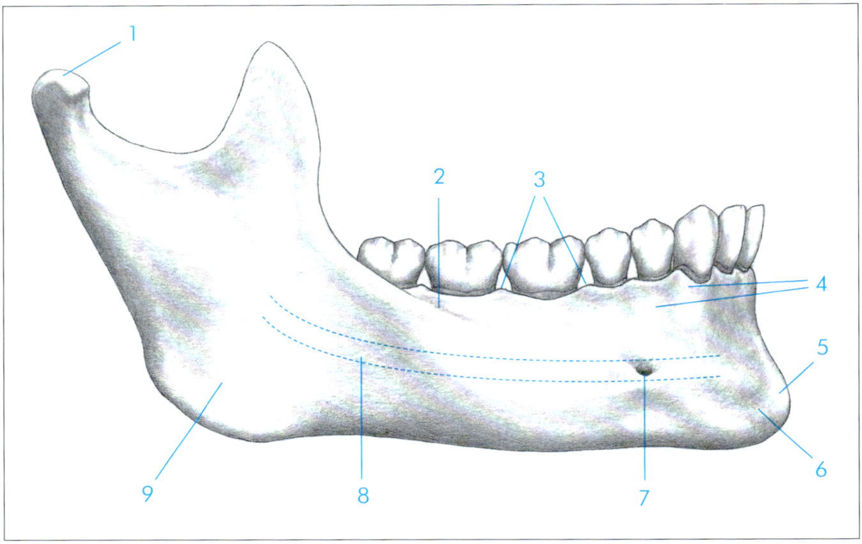


Abb. 4.8 Der Unterkiefer von der Seite gesehen:
1 Gelenkkopf (Kondylus), 2 Schräge Linie, 3 Alveolarrand, 4 Alveolenhügel, 5 Kinndreieck, 6 Kinnvorsprung, 7 Kinnloch, 8 Unterkieferkanal, 9 Masseterrauigkeit.

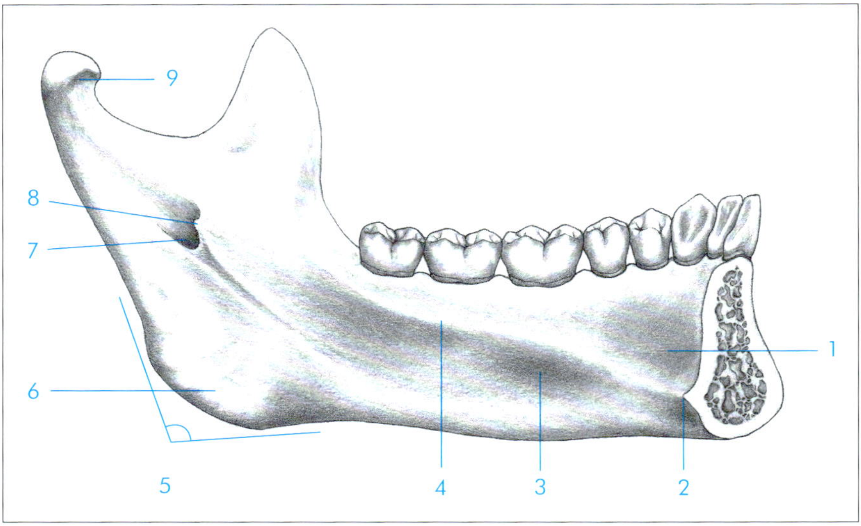


Abb. 4.9 Der Unterkiefer von medial gesehen:
1 Unterzungengrube, 2 Kinndorne, 3 Unterkiefergrube, 4 Kieferzungenbeinlinie, 5 Unterkieferwinkel, 6 Flügelmuskelrauigkeit, 7 Unterkieferloch, 8 Züngelchen, 9 Flügelgrube.

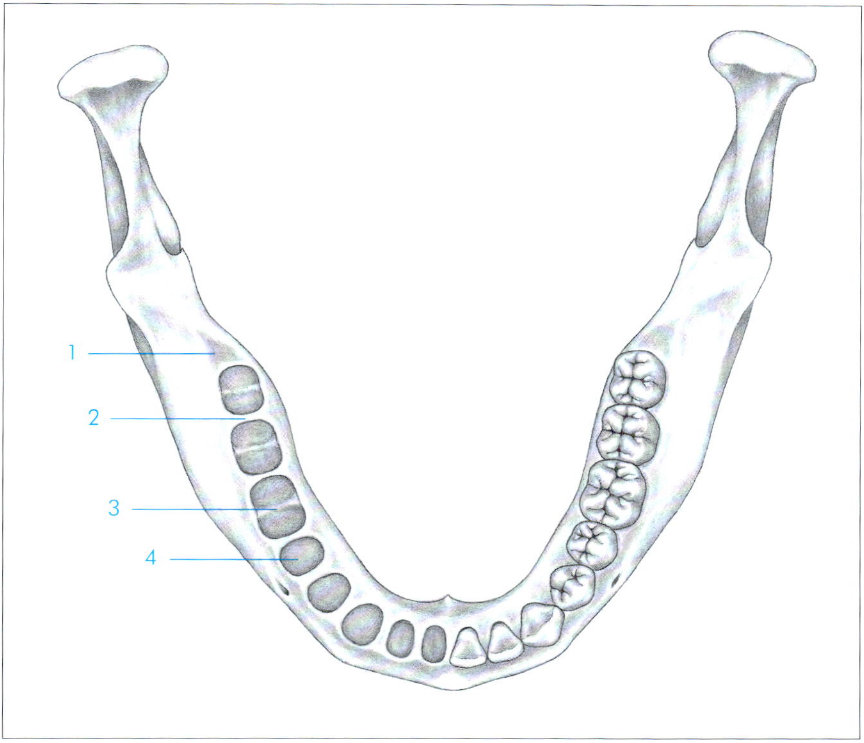


Abb. 4.10 Der Unterkiefer von oben gesehen:
1 Molarendreieck, 2 Zahnscheidewand, 3 Wurzelscheidewand, 4 Zahnfach.

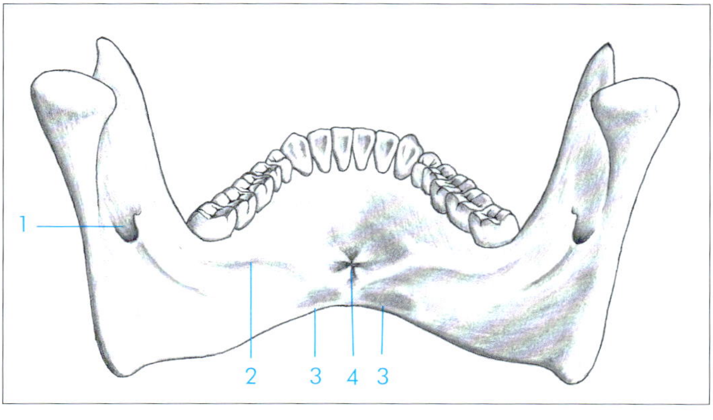


Abb. 4.11
Der Unterkiefer von hinten gesehen:
1 Unterkieferloch,
2 Kieferzungenbeinlinie,
3 Zweibauchmuskelgruben, 4 Kinndorne.

**a) Muskelbefestigungsstellen für die Kaumuskulatur**

- Als **Masseterrauigkeit (Tuberositas masseterica)** bezeichnet man eine unregelmäßig gewellte, *raue* Knochenfläche, an der Außenseite des Unterkieferwinkels (s. u.). Ansatz des Großen Kaumuskels.
- Die **Flügelmuskelrauigkeit (Tuberositas pterygoidea)** ist ebenfalls eine *raue* Fläche, jedoch an der Innenseite des Unterkieferwinkels. Ansatz des Mittleren Flügelmuskels.
- Die **Flügelgrube (Fovea pterygoidea)** stellt eine seichte Vertiefung an der Vorderseite des Gelenkfortsatzes unterhalb des Gelenkkopfes dar. Ansatz für den unteren Bauch des Seitlichen Flügelmuskels.
- Am **Muskelfortsatz (Processus coronoideus)** setzt der Schläfenmuskel an.

**b) Muskelbefestigungsstellen für die Obere Zungenbeinmuskulatur und Zungenmuskulatur**

- **Die Kinndorne (Spinae mentales)** sind mehrere stachelförmige Knochenerhebungen, die sich an der Unterkieferinnenseite am oberen Rand der Unterkieferbasis und genau in der Gesichtsmitte befinden. Sie dienen der Befestigung der Kinnzungenmuskeln und der Kinnzungenbeinmuskeln.
- Als **Kieferzungenbeinlinie (Linea mylohyoidea)** bezeichnet man eine Knochenleiste, die an der Innenseite des Unterkiefers liegt und distal vom oberen Rand der Unterkieferbasis nach mesial in Richtung des unteren Kieferrandes verläuft. Ansatz des Kieferzungenbeinmuskels.
- Die **Zweibauchmuskelgruben (Fossae digastricae)** sind zwei kleine Vertiefungen am unteren Rand des Unterkieferkörpers zu beiden Seiten der Symphyse. Ansätze des Zweibauchmuskels.

**c) Muskelbefestigungsstellen für die Mimische Muskulatur**

- Als **Alveolenhügel (Juga alveolaria)** bezeichnet man die durch die Zahnwurzeln verursachten Knochenvorwölbungen an der Außenseite des Alveolarteils, die vor allem im Frontzahnbereich sehr ausgeprägt sind. Ursprünge von Mundring- und Kinnmuskel.
- Die **schräge Linie (Linea obliqua)** ist eine Knochenleiste, die sich auf beiden Kieferseiten vom vorderen unteren Rand des Unterkieferastes schräg nach vorne und unten in die Außenfläche des Unterkieferkörpers hinein erstreckt. An ihr ist der Trompetermuskel befestigt.

**d) Öffnungen und Gänge für Nerven und Blutgefäße**

- Das **Unterkieferloch (Foramen mandibulae)** ist eine Öffnung, die genau in der Mitte der Innenseite beider Unterkieferäste liegt. Eintrittsöffnung für den Nervus alveolaris inferior, einem Nebenast des Nervus trigeminus und Blutgefäße.
- Als **Unterkieferkanal (Canalis mandibulae)** bezeichnet man einen Gang im Inneren des Unterkiefers, der in beiden Kieferhälften am Unterkieferloch beginnt und unter den Zahnwurzeln bis zu den vorderen mittleren Schneidezähnen verläuft. In ihm verläuft der Nervus alveolaris inferior und Blutgefäße, welche die Zähne und ihre Parodontien versorgen.
- Das **Kinnloch (Foramen mentale)** ist eine Öffnung auf der Außenseite des Unterkieferkörpers. Sie liegt in Höhe der Wurzelspitzen der kleinen Backenzähne und stellt einen Seitenausgang des Unterkieferkanals dar. Aus ihm treten abzweigende Nervenfasern des Nervus alveolaris inferior und Blutgefäße aus, die die Kinnhaut versorgen.

e) **Elemente des Kiefergelenks**
- Der **Gelenkkopf (Caput mandibulae)** oder Kondylus ist das walzenförmige obere Ende beider Gelenkfortsätze.
- Das **Züngelchen (Lingula mandibulae)** überdeckt als kleine zungenförmige Knochenschuppe den oberen und vorderen Rand des Unterkieferlochs und dient als Befestigungsstelle für das Keilbeinunterkieferband.

f) **Aussparung für Speicheldrüsen**
- Die **Unterzungengrube (Fovea sublingualis)** ist eine flache Vertiefung an der linken und rechten Innenseite des Unterkieferkörpers, oberhalb des mesialen Teils der Kieferzungenbeinlinie gelegen. In sie lagert sich die Unterzungenspeicheldrüse ein.
- Die **Unterkiefergrube (Fovea submandibularis)** ist eine sehr flache, meist kaum erkennbare Vertiefung auf der rechten und linken Innenseite des Unterkieferkörpers; sie liegt unterhalb des distalen Teils der Kieferzungenbeinlinie. In sie lagert sich die Unterkieferspeicheldrüse ein.

g) **Allgemeine anatomische Bezeichnungen**
- Der **Alveolarrand (Limbus alveolaris)** ist der obere, bogenförmige freie Rand des Alveolarteils.
- Als **Kinnvorsprung (Protuberantia mentalis)** wird der mehr oder weniger stark hervortretende Teil des Unterkieferkörpers im Bereich des Kinns bezeichnet.
- Die Verwachsungsstelle der beiden Unterkieferhälften in der Medianebene wird **Symphyse** genannt. Sie wird durch eine dreieckige Knochenplatte verstärkt, die entsprechend ihrer Form **Kinndreieck (Trigonum mentale)** heißt.
- Das **Molarendreieck (Trigonum retromolare)** ist eine dreieckige, meist raue Knochenfläche auf jeder Kieferseite, die distal des letzten Molaren liegt und seitlich von der sich aufgabelnden Vorderkante des Unterkieferastes eingefasst wird.
- **Unterkieferwinkel (Angulus mandibulae)** nennt man das distale untere Ende des Unterkieferkörpers. (An dieser Stelle überkreuzen sich die nach hinten verlängerte Unterkante des Unterkieferkörpers und die nach unten verlängerte Hinterkante des Unterkieferastes, die in einem stumpfen Winkel zueinander verlaufen.)
- Der **Alveolarteil** enthält die Zahnfächer (Alveolen), in denen die Zahnwurzeln der unteren Zähne verankert sind.
- Die **Zahnscheidewände (Septa interalveolaria)** sind quer gestellte Knochenplatten des Alveolarteils zwischen den Zahnfächern der einzelnen Zähne.
- Die **Wurzelscheidewände (Septa interradicularia)** sind Knochenplatten, die im Gebiet mehrwurzeliger Backenzähne die Zahnfächer unterteilen.

## 4.1.2.4 Oberkiefer

Der Oberkiefer besteht aus einem Mittelstück, dem Oberkieferkörper und vier davon ausgehenden Knochenfortsätzen.

Der **Oberkieferkörper (Corpus maxillae)**, der einem dreiseitigen Pyramidenstumpf ähnlich ist, wird von vier Knochenplatten gebildet; sie umschließen die mit Schleimhaut ausgekleidete Kieferhöhle (Sinus maxillaris). Die Lage der vier die Kieferhöhle umschließenden Flächen, der **Gesichtsfläche (Facies anterior)**, der **Augenhöhlenfläche (Facies orbitalis)**, der **Unterschläfenfläche (Facies infratemporalis)** und der **Nasenfläche (Facies nasalis)** ist aus den **Abbildungen 4.12 und 4.13** zu ersehen.

Der **Stirnfortsatz (Processus frontalis)** ragt zwischen Nasenbein und Tränenbein steil nach oben und lagert sich an das Stirnbein an. Seitlich aus dem Oberkieferkörper geht der massige **Jochfortsatz (Processus zygomaticus)** hervor, der an das Jochbein grenzt. Der **Alveolarfortsatz (Processus alveolaris)** setzt die Vorderfläche des Oberkieferkörpers nach unten fort und trägt die Zahnfächer für die Oberkieferzähne der jeweiligen Seite.

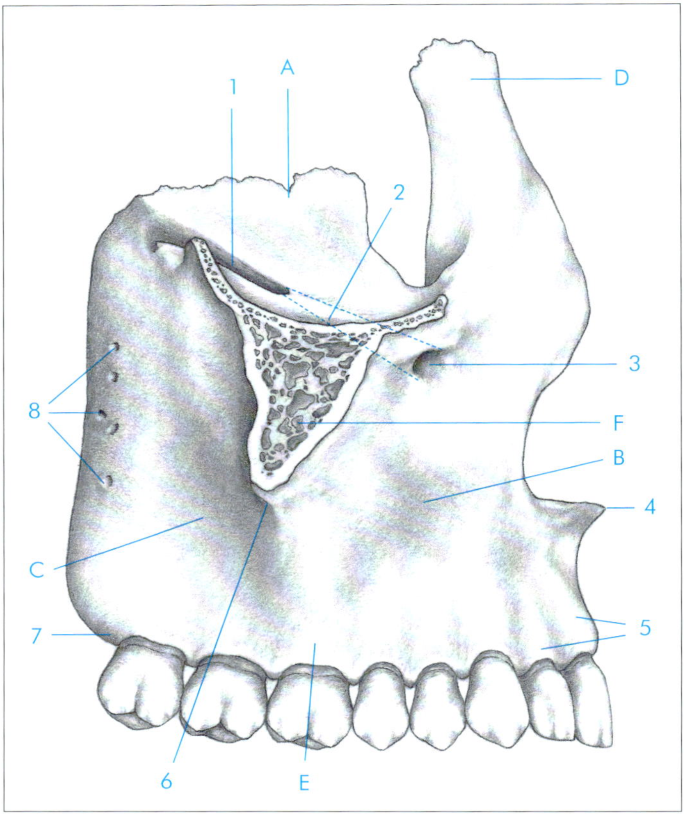


Abb. 4.12
Der Oberkiefer von der Seite gesehen:
A Augenhöhlenfläche,
B Gesichtsfläche,
C Unterschläfenfläche,
D Stirnfortsatz,
E Alveolarfortsatz,
F Jochfortsatz,
1 Unteraugenhöhlenfurche,
2 Unteraugenhöhlenkanal,
3 Unteraugenhöhlenloch,
4 Vorderer Nasendorn,
5 Alveolenhügel,
6 Jochbein-Alveolar-Leiste,
7 Oberkieferhöcker,
8 Foramina alveolaria.

Die horizontale Knochenplatte, die vom Oberkieferkörper aus zur Medianebene zieht, heißt **Gaumenfortsatz (Processus palatinus)**.

In der Medianebene treffen sich die beiden Fortsätze in der mittleren Gaumennaht (Sutura palatina mediana). Der hintere Rand der beiden Gaumenfortsätze steht über die quere Gaumennaht (Sutura palatina transversa) mit den horizontalen Platten der beiden Gaumenbeine in Verbindung.

Bei Jugendlichen findet man im Oberkiefer gelegentlich noch den **Zwischenkieferknochen (Os incisivum**, früher auch *Os intermaxillare* oder *Os Goethei* genannt, weil 1784 von Goethe entdeckt), der die oberen Schneidezähne trägt. Genau in der Medianebene, wo sich die Zwischenkieferknochen und die beiden Gaumenfortsätze berühren, liegt das Schneidezahnloch (Foramen incisivum). Die **Zwischenkiefernaht (Sutura incisiva)**, durch die der Zwischenkiefer mit dem Gaumenfortsatz des Oberkiefers verbunden ist, lässt sich manchmal auch noch am Erwachsenenschädel finden. Bei Menschen mit sogenannten Kieferspalten ist der Zwischenkieferknochen unvollkommen entwickelt und überhaupt nicht mit dem Gaumenfortsatz verbunden, und anstelle der Knochennaht klafft dann ein Spalt.

Am Oberkiefer sind für die Zahntechnik folgende anatomischen Gegebenheiten von Bedeutung. Sie dienen als:

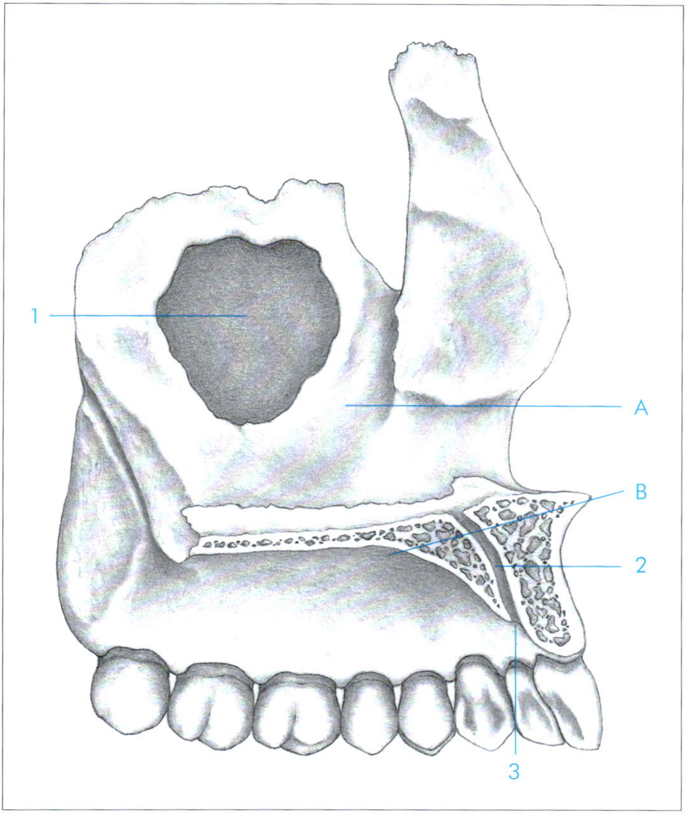


Abb. 4.13
Der Oberkiefer von medial gesehen:
A Nasenfläche,
B Gaumenfortsatz,
1 Oberkieferloch,
2 Schneidezahnkanal,
3 Schneidezahnloch.

**a) Muskelbefestigungsstelle für die Mimische Muskulatur**

- Die **Alveolenhügel (Juga alveolaria)** findet man an der Außenseite des Alveolarfortsatzes; sie sind vor allem im Frontzahnbereich sehr ausgeprägt. Hier finden sich die Muskelursprünge von Mundring-, Nasen- und Trompetermuskel.

**b) Öffnungen und Gänge für Nerven und Blutgefäße**

- Die **Unteraugenhöhlenfurche (Sulcus infraorbitalis)**, eine Rinne auf der Augenhöhlenfläche, stellt den Eingang zum Unteraugenhöhlenkanal für den Nervus infraorbitalis dar, einem Nebenast des Nervus trigeminus.
- Der **Unteraugenhöhlenkanal (Canalis infraorbitalis)** ist ein Gang, der sich unterhalb der Augenhöhlenfläche bis zur Gesichtsfläche erstreckt. In ihm verläuft der Nervus infraorbitalis.
- **Im Unteraugenhöhlenloch (Foramen infraorbitale)**, einer Öffnung auf der Gesichtsfläche, tritt der Nervus infraorbitalis aus.
- Als **Foramina alveolaria** bezeichnet man kleine Öffnungen auf der Unterschläfenfläche, durch die Nervenfasern des Nervus infraorbitalis in die Kieferhöhle eintreten.

- Als **Schneidezahnloch (Foramen incisivum)** bezeichnet man eine Öffnung in der Knochennaht zwischen den beiden Gaumenfortsätzen im Bereich des ehemaligen Zwischenkiefers, dorsal der mittleren Schneidezähne. Aus ihr treten der Nervus incisivus, ein Nebenast des Nervus trigeminus und Blutgefäße aus, die die Schleimhaut im Zwischenkieferbereich versorgen.

c) **Für die Totalprothetik**
- Der **Oberkieferhöcker (Tuber maxillae)** ist die dünnwandige Vorwölbung der Unterschläfenfläche. (In der Totalprothetik ist aber nur der untere, hinter dem letzten Molaren gelegene Teil von Bedeutung und wird zur begrifflichen Unterscheidung als Tuber maxillare bezeichnet, kurz *Tuber* genannt).
- Die **Jochbein-Alveolar-Leiste (Crista infrazygomatica)** genannte Knochenverstärkungsleiste ist die Fortsetzung des Unterrandes des Jochbeinfortsatzes nach kaudal. Sie markiert zugleich die Grenze zwischen der Gesichts- und der Unterschläfenfläche.
- Als **Gaumenwulst (Torus palatinus)** bezeichnet man eine Knochenauftreibung zu beiden Seiten der mittleren Gaumennaht.

d) **Prothetischer Bezugspunkt**
- Als **vorderen Nasendorn (Spina nasalis anterior)** bezeichnet man die Knochenspitze an der vorderen unteren Nasenöffnung. Bezugspunkt der Camperschen Ebene.

e) **Allgemeine anatomische Bezeichnungen**
- Das **Oberkieferloch (Hiatus maxillaris)** ist eine große, mit Schleimhaut abgedeckte Öffnung in der Nasenfläche und stellt den Eingang zur Kieferhöhle dar.
- Der **Alveolarfortsatz** enthält die Zahnfächer (Alveolen), in denen die Zahnwurzeln der oberen Zähne verankert sind.
- Die **Zahnscheidewände (Septa interalveolaria)** sind quer gestellte Knochenkämme zwischen den Zahnfächern des Alveolarfortsatzes.
- Die **Wurzelscheidewände (Septa interradicularia)** unterteilen die Zahnfächer im Gebiet mehrwurzeliger Backenzähne.

### 4.1.2.5 Gaumenbein

Das paarige Gaumenbein besteht aus zwei Knochenplatten **(Abb. 4.14)**. Die **Vertikale Platte (Lamina perpendicularis)** beteiligt sich am Aufbau des hinteren Teils der seitlichen Nasenhöhlenwand, die **Horizontale Platte (Lamina horizontalis)** bildet das hintere Drittel des Knöchernen Gaumens.

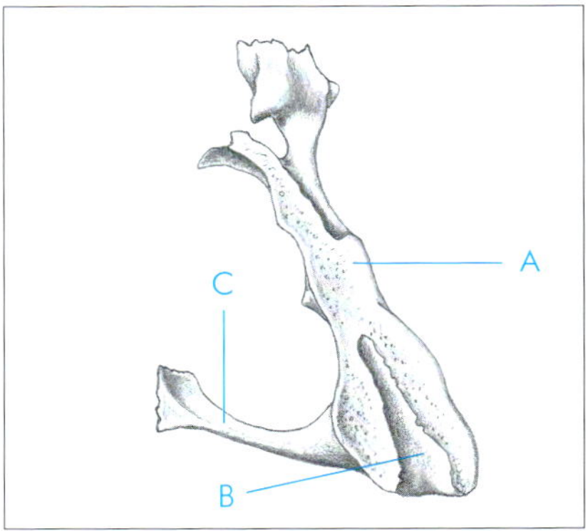


Abb. 4.14 Das Gaumenbein von hinten gesehen: A Vertikale Platte, B Processus pyramidalis, C Horizontale Platte.

Die horizontalen Platten des Gaumenbeins bilden zusammen mit den Gaumenfortsätzen der Oberkieferbeine den **Knöchernen Gaumen (Abb. 4.15)**.

Am Gaumenbein sind für die Zahntechnik folgende anatomischen Gegebenheiten von Bedeutung. Sie dienen als:

a) **Öffnungen für Nerven und Blutgefäße**
- Das **Große Gaumenloch (Foramen palatinum majus)** ist eine zwischen dem

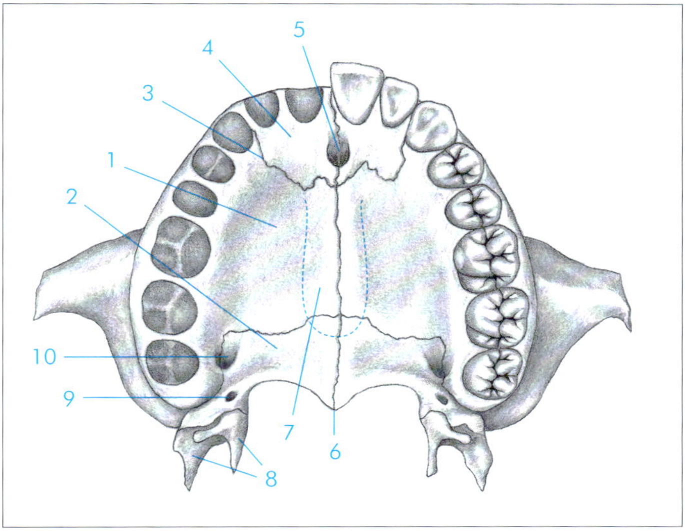


Abb. 4.15
Der *knöcherne Gaumen* von unten gesehen:
1 Gaumenfortsatz,
2 Horizontale Platte,
3 Zwischenkiefernaht (ab dem 6. Jahr verwächst der Zwischenkiefer mit dem Gaumenfortsatz),
4 Zwischenkiefer,
5 Schneidezahnloch,
6 Hinterer Nasendorn,
7 Gaumenwulst,
8 Processus pyramidalis,
9 Kleine Gaumenlöcher, 10 Großes Gaumenloch.

Gaumenfortsatz des Oberkiefers und der horizontalen Platte gelegene Öffnung der Knochennaht. Austrittsöffnung für Blutgefäße und den Nervus palatinus major, einem Nebenast des Nervus trigeminus, der den vorderen Abschnitt der Gaumenschleimhaut versorgt.

- Zwei kleine Öffnungen, die **Kleinen Gaumenlöcher (Foramina palatina minora)**, liegen dorsal vom Großen Gaumenloch. Austrittsöffnungen für Blutgefäße und den Nervus palatinus minor, der den hinteren Gaumenschleimhautbereich versorgt.

**b) Dorsaler Rand des Knöchernen Gaumens**

- Die dorsale Kante der beiden Horizontalen Platten läuft in der Mitte in einer Knochenspitze zusammen, dem **Hinteren Nasendorn (Spina nasalis posterior)**; sie ist mit der Grenze zwischen hartem und weichem Gaumen, der A-Linie, weitgehend identisch. Sie spielt bei der Gestaltung des dorsalen Randes einer Oberkiefer-Totalprothese eine wichtige Rolle.

**c) Allgemeine anatomische Bezeichnung**

- Über den **Processus pyramidalis** steht das Gaumenbein mit dem Flügelfortsatz des Keilbeins in Verbindung.

### 4.1.2.6 Keilbein

Von oben betrachtet ähnelt das Keilbein einem Schmetterling mit ausgebreiteten Flügeln, weswegen es früher auch als *Schmetterlingsbein* bezeichnet wurde; einige Bezeichnungen lassen diese Vorstellung noch erkennen.

Das Keilbein besteht aus einem würfelförmigen Mittelstück, dem **Keilbeinkörper (Corpus ossis sphenoidalis)** und drei paarigen Knochenfortsätzen: den kleinen und großen Flügeln und den nach unten wegragenden Flügelfortsätzen. Der Keilbeinkörper weist im Inneren einen großen, von Schleimhaut ausgekleideten Hohlraum auf, die **Keilbeinhöhle**. Der **Kleine Flügel (Ala minor)** erstreckt sich vom vorderen, oberen Abschnitt des Keilbeinkörpers seitwärts, der **Große Flügel (Ala major)** vom hinteren, unteren Abschnitt des Keilbeinkörpers nach der Seite und nach vorn. Der **Flügelfortsatz (Processus pterygoideus)**, entspringt der Unterseite des Großen Flügels senkrecht nach unten **(Abb. 4.16 und Abb. 4.17)**.

Am Keilbein sind für die Zahntechnik folgende anatomischen Gegebenheiten von Bedeutung. Sie dienen als:

**a) Muskelbefestigungsstellen für die Kaumuskulatur**

- Als **Außenlamelle (Lamina lateralis)** bezeichnet man die äußere Knochenplatte des Flügelfortsatzes. Ursprung des unteren Bauchs des seitlichen Flügelmuskels.
- **Unterschläfenleiste (Crista infratemporalis)** nennt man eine kleine Knochenleiste an der nach außen zeigenden Fläche des großen Flügels. (Sie liegt von der Seite betrachtet etwa auf der Höhe des Jochbogens.) Ursprung des oberen Bauchs des seitlichen Flügelmuskels.
- Die **Flügelgrube (Fossa pterygoidea)** ist eine längliche Vertiefung des Flügelfortsatzes zwischen der Außen- und Innenlamelle. Ursprung des Mittleren Flügelmuskels.

**b) Befestigungsstellen für Bänder**

- Als **Flügelhaken (Hamulus pterygoideus)** bezeichnet man den hakenförmigen Fortsatz am Ende der Innenlamelle. Er ist eine der Befestigungsstellen der Flügelunterkiefernaht.
- Als **Keilbeindorn (Spina ossis sphenoidalis)** bezeichnet man die nach unten gerichtete Spitze am hintersten Ende

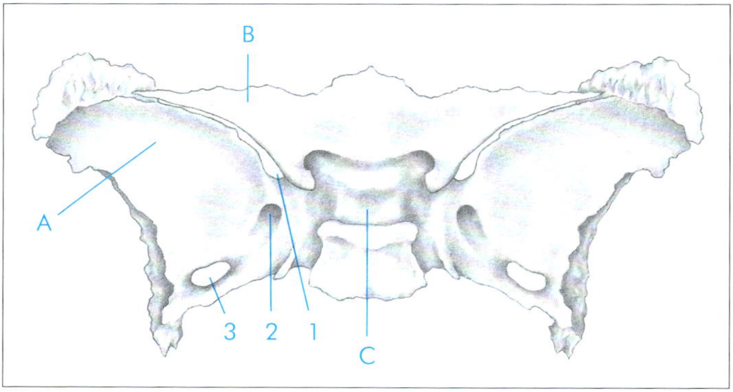


Abb. 4.16
Das Keilbein von oben gesehen: A Großer Flügel, B Kleiner Flügel, C Keilbeinkörper, 1 Oberer Augenhöhleneinschnitt, 2 Rundes Loch, 3 Ovales Loch.

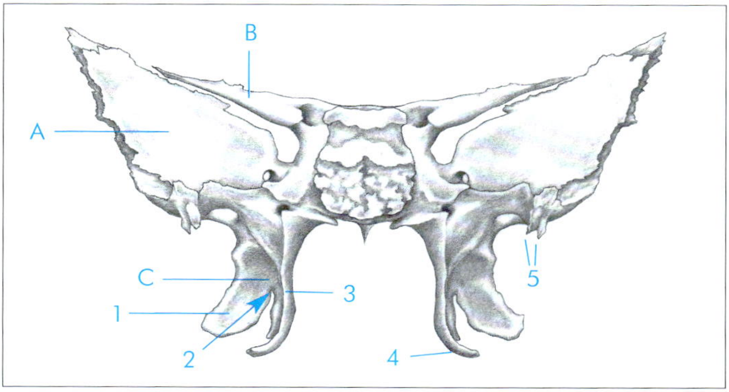


Abb. 4.17
Das Keilbein von hinten gesehen: A Großer Flügel, B Kleiner Flügel, C Flügelfortsatz, 1 Außenlamelle, 2 Flügelgrube, 3 Innenlamelle, 4 Flügelhaken, 5 Keilbeindorn.

der großen Flügel. Ursprung des Keilbeinunterkieferbands, einem Kiefergelenksband.

**c) Als Öffnungen für Nerven**

- Der **Obere Augenhöhleneinschnitt (Fissura orbitalis superior)**, ist ein Spalt, der sich zwischen dem großen und dem kleinen Flügel bildet. Durchtrittsöffnung des Augenastes, dem ersten Hauptast des Nervus trigeminus.
- Das **Runde Loch (Foramen rotundum)** ist, wie der Name sagt, eine kreisrunde Öffnung im großen Flügel, seitlich des Keilbeinkörpers. Durchtrittsöffnung des Oberkieferastes, dem zweiten Hauptast des Nervus trigeminus.
- Das **Ovale Loch (Foramen ovale)**, eine ovale Öffnung, liegt in der dorsalen Spitze des großen Flügels. Durchtrittsöffnung des Unterkieferastes, dem dritten Hauptast des Nervus trigeminus.

**d) Allgemeine anatomische Bezeichnungen**

- Die **Innenlamelle (Lamina medialis)** ist die innere Knochenplatte des Flügelfortsatzes.

### 4.1.2.7 Schläfenbein

Das Schläfenbein besteht aus drei großen Teilen: dem **Felsenbein (Pars petrosa)**, welches das Innenohr einschließt und an der Schädelbasis liegt, dem **Paukenteil (Pars tympanica)**, der Boden, Vorder- und Hinterwand des knöchernen, äußeren Gehörgangs formt und der **Schläfenbeinschuppe (Pars squamosa)**. Sie liegt zwischen Keilbein und Hinterhauptbein, bildet die Schädelseitenwand und mit ihrer Unterseite die Gelenkgrube des Kiefergelenks **(Abb. 4.18 und Abb. 4.19)**.

Am Schläfenbein sind für die Zahntechnik folgende anatomische Gegebenheiten von Bedeutung. Sie dienen als:

**a) Befestigungsstellen für verschiedene Muskelgruppen**

- Als **Jochbeinfortsatz (Processus zygomaticus)** bezeichnet man einen vor dem äußeren Gehöreingang gelegenen, langen, nach vorn gerichteten Fortsatz der Schläfenbeinschuppe. Ursprung des Großen Kaumuskels.

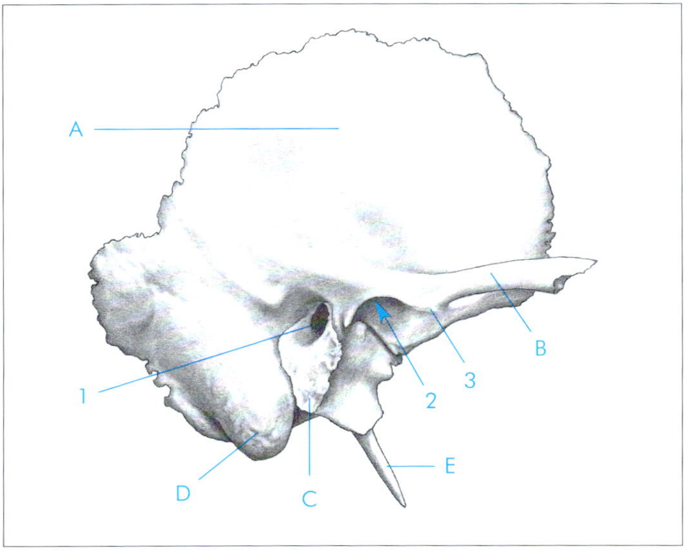


Abb. 4.18
Das Schläfenbein von der Seite gesehen:
A Schläfenbeinschuppe,
B Jochbeinfortsatz,
C Paukenteil,
D Warzenfortsatz,
E Griffelfortsatz,
1 Äußerer Gehöreingang,
2 Gelenkgrube,
3 Gelenkhöckerchen.

Abb. 4.19
Das Schläfenbein von unten gesehen:
A Felsenbein,
B Jochbeinfortsatz,
1 Warzeneinschnitt,
2 Gelenkgrube,
3 Gelenkhöckerchen.

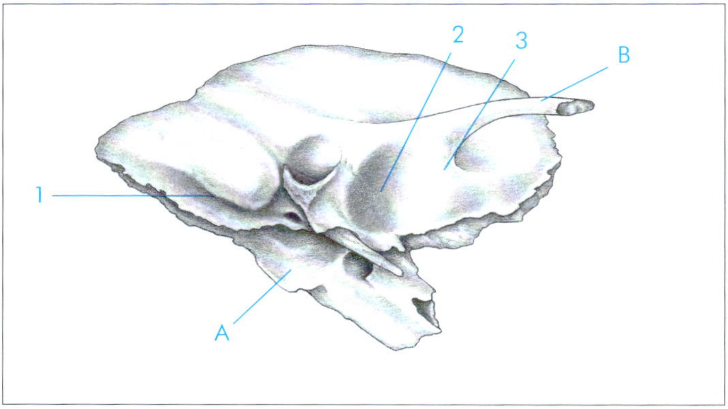


- Als **Warzeneinschnitt (Incisura mastoidea)** bezeichnet man eine an der Unterseite des Felsenbeins, medial vom Warzenfortsatz gelegene Rinne. Ursprung des hinteren Bauchs des Zweibauchmuskels.
- Der **Griffelfortsatz (Processus styloideus)** ist ein langer, nach unten gerichteter, stiftartiger Fortsatz an der Unterseite des Felsenbeins. Ursprung des Griffelzungenbeinmuskels.

**b) Wichtiger Bestandteil des Kiefergelenks**

- Die **Gelenkgrube (Fossa mandibularis)** ist die Vertiefung an der Außenseite der Schläfenbeinschuppe vor dem äußeren Gehöreingang und unterhalb des Jochbeinfortsatzes.
- Als **Gelenkhöckerchen (Tuberculum articulare)** bezeichnet man die wulstartige Erhebung vor der Gelenkgrube; ihr höchster Punkt heißt Eminentia articularis.
- Am Griffelfortsatz liegt auch der Ursprung des Griffelunterkieferbands, einem Kiefergelenkband.

**d) Prothetischer Bezugspunkt**

- Unter dem **Äußeren Gehöreingang (Porus acusticus externus)** versteht man die Öffnung des äußeren Gehörgangs, die oberhalb des Griffelfortsatzes liegt. Sein oberer Rand dient als Bezugspunkt für die Frankfurter Horizontale, sein unterer Rand als Bezugspunkt für die Campersche Ebene.

**e) Allgemeine anatomische Bezeichnungen**

- Der **Warzenfortsatz (Processus mastoideus)** ist ein hinter dem äußeren Gehöreingang gelegener, wulstiger Knochenfortsatz des Felsenbeins.

### 4.1.2.8 Zungenbein

Das Zungenbein ähnelt in der Form einem Hufeisen. Dem quer verlaufenden, zentralen **Zungenbeinkörper (Corpus ossis hyoidei)** sind beiderseits zwei schlanke Knochenfortsätze angefügt, die **Großen Hörner (Cornua majora)**, deren hintere Enden knopfförmig verdickt sind. An der Grenze von Zungenbeinkörper und Großen Hörnern ragen die **Kleinen Hörner (Cornua minora)** als kurze, kegelförmige Fortsätze nach hinten oben weg **(Abb. 4.20)**.

Das Zungenbein dient als Befestigung für:

- die Obere Zungenbeinmuskulatur,
- die Untere Zungenbeinmuskulatur,
- einige Rachenwandmuskeln und
- einige Bänder.

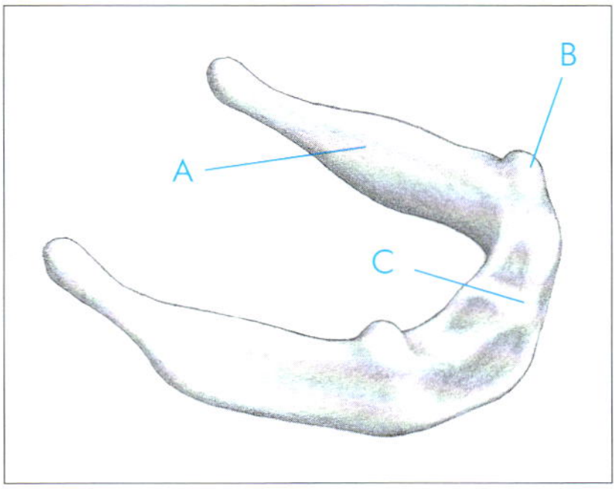


Abb. 4.20 Das Zungenbein von rechts vorn oben gesehen: A Großes Horn, B Kleines Horn, C Zungenbeinkörper.

Zusammen mit den eben erwähnten Muskeln spielt das Zungenbein beim Öffnen des Mundes und beim Schlucken eine große Rolle.

### *4.1.3 Anatomie ausgewählter Kopf- und Halsmuskeln*

#### 4.1.3.1 Bau und Funktion eines Skelettmuskels

**Bau eines Muskels**

Um seine Aufgaben optimal erfüllen zu können, hat ein Muskel einen ganz speziellen Aufbau.

Er besteht aus vielen, parallel zueinander verlaufenden **Muskelfaserbündeln** (Muskelfaser = Muskelzelle). Die einzelnen Muskelfasern eines Muskelfaserbündels enthalten in ihrem Inneren **Faserstrukturen** (Muskelfibrillen), die alle in Längsrichtung der Muskelfaser ausgerichtet sind und sich aktiv gegeneinander verschieben können. Erreicht eine Nervenerregung die Muskelfaser, so verschieben sich die Muskelfibrillen gegeneinander, und es kommt zu einer Verkürzung der Muskelfaser. Da das Volumen des Muskelgewebes gleich bleibt, ist eine Verkürzung einer Muskelfaser mit einer gleichzeitigen Verdickung derselben verbunden. Da sich alle Muskelfaserbündel in einer Richtung verkürzen, verdickt sich der Muskel in der Mitte und bildet einen *Bauch*.

An den beiden Muskelenden gehen die Muskelfaserbündel in **Sehnenfaserbündel** über. Sie dienen der Befestigung des Muskels am Knochen oder im Weichgewebe, sind mit der Faserstruktur der Knochenhaut eng verflochten und übertragen so die Muskelkraft auf die Rindenschicht des Knochens. Bei den mimischen Muskeln sind die Sehnen eines Muskelendes mit dem Faserwerk der mittleren Hautschicht der Gesichtshaut, der Lederhaut, verflochten. Da der Muskel sich in Längsrichtung seiner Muskelfasern zusammenzieht, werden die mit ihm verbundenen Gewebe oder Körperteile in Muskelfaserrichtung aufeinander zu bewegt.

Die Muskelfaserbündel werden von faserigem Bindegewebe umgeben, in dem Blut- und Lymphgefäße, Nervenfaserbündel und Sinnesorgane liegen. Damit dem Muskel bei großer Beanspruchung auch genügend Nährstoffe und Energie zur Verfügung stehen, ist er besonders gut durchblutet.

Jede Muskelfaser wird über ein **Nervenfaserende** erregt, das als motorische Endplatte bezeichnet wird und die Kontraktion der Faser auslöst. Die mehrere Muskelfasern umhüllenden **Muskelspindeln** informieren das zentrale Nervensystem über die momentane Muskellänge, sogenannte **Sehnenorgane** in den Muskelsehnen über die Muskelspannung.

Jeder Muskel wird gegenüber seinen Nachbarorganen durch die sogenannte **Muskelhaut (Faszie)** abgegrenzt. Sie ist eine bindegewebige Gleithülle, die dafür sorgt, dass sich die Muskeloberfläche bei der Muskelbewegung gegenüber dem Nachbargewebe leicht verschieben kann; zudem hält sie das Muskelgewebe zusammen **(Abb. 4.21)**.

Ein Muskel besteht aus folgenden Teilen **(Abb. 4.22)**:

| | |
|---|---|
| **Muskelbauch** | = verdicktes, *bauchiges* Mittelteil des Muskels |
| **Muskelkopf** | = dünn auslaufendes Ende des Muskels |

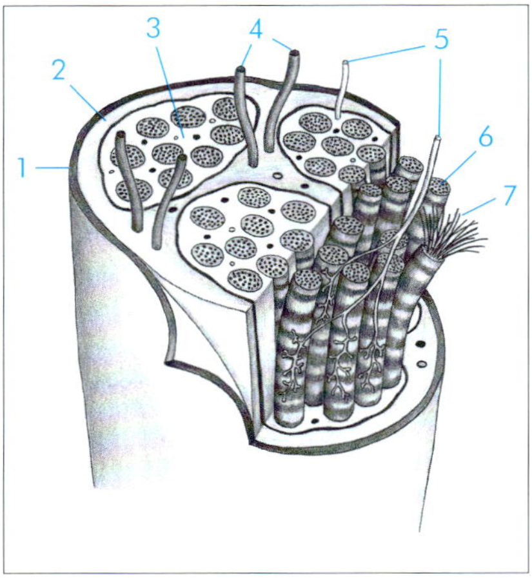


Abb. 4.21 Schema des Muskelaufbaus: 1 Muskelhaut, 2 Faseriges Bindegewebe, 3 Muskelfaserbündel, 4 Blutgefäße, 5 Nervenfasern, 6 Muskelfaser, 7 Muskelfibrille.

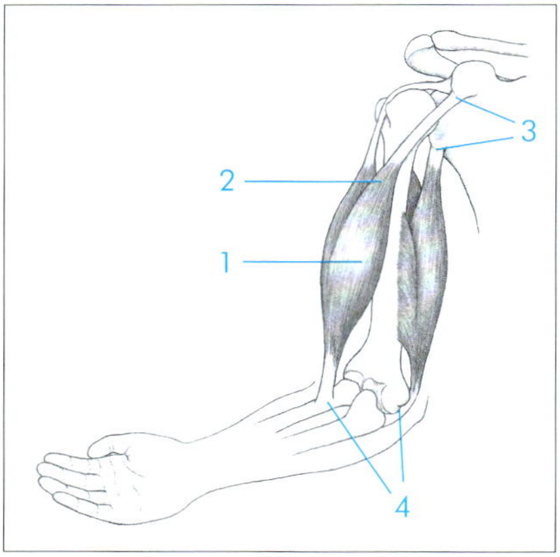


Abb. 4.22 Teile eines Muskels: 1 Muskelbauch, 2 Muskelkopf, 3 Muskelursprung, 4 Muskelansatz.

**Muskelursprung** = ortsfeste oder körpernahe Muskelbefestigungsstelle

**Muskelansatz** = ortsveränderliche oder körperferne Muskelbefestigungsstelle

Muskeln können unterschiedliche Formen haben. Die meisten Muskeln haben Spindelform, bestehen aus langen Fasern und ermöglichen durch deren starke Verkürzung weit ausgreifende Bewegungen. Allerdings ist die Kraftentfaltung derartiger Muskeln gering. Daneben gibt es breitflächige und bandförmige Muskeln, die teilweise in mehrere Bäuche mit mehreren Köpfen aufgeteilt sein können. Sie entwickeln aufgrund ihres großen physiologischen Querschnitts sehr große Kräfte, ermöglichen aber keine großen Bewegungen. Die Muskeln des Kausystems zeigen alle soeben genannten Formvarianten.

**Funktionen eines Skelettmuskels**
Die Aufgaben eines Muskels sind

- die Fortbewegung des Körpers und
- die Bewegung der einzelnen Gliedmaßen und die einiger innerer Organe. Außerdem trägt ein Muskel ganz wesentlich
- zur Erwärmung des Körpers bei, da er bei der Kontraktion Energie umsetzt, die zum größten Teil als Wärme frei wird.

**Kontraktionverhalten eines Muskels**
Wird ein Muskel durch Nervenimpulse erregt, so kontrahiert er, d. h., er versucht sich zu verkürzen, wobei er an seinen Befestigungsstellen zieht. Ob bei dieser Kontraktion eine Verkürzung des Muskels eintritt, hängt davon ab, ob die Befestigungsstelle nachgeben kann. Kann sich der Muskel bei gleichbleibender Anspannung verkürzen, bezeichnet man dies als **Isotonische Kontraktion**. Kann er sich nur verschieden stark anspannen, weil eine Verkürzung nicht möglich ist (er behält seine Länge bei), nennt man das **Isometrische Kontraktion**.

Alle Muskeln werden im *entspannten* Zustand durch Nervenimpulse niedriger Frequenz in einer **Muskelruhespannung** (oder Ruhetonus) gehalten. Dabei sind die Muskeln weder verkürzt noch erschlafft. Diese Grundspannung dient der Haltefunktion der Muskeln. So würde der Unterkiefer im entspannten Zustand immer weit herunterhängen, hielten ihn nicht die Kieferschließermuskeln in ihrer Ruhespannung in der sogenannten Ruhe-Schwebe-Lage.

### Antagonisten und Synergisten

Ein Muskel kann sich zwar aktiv zusammenziehen, aber nicht von selbst strecken. Er muss im erschlafften Zustand durch sogenannte **Antagonisten** (= Gegenspieler) passiv gedehnt werden, damit er sich erneut kontrahieren kann. Antagonisten können Muskeln sein, die in Gegenrichtung wirken, aber auch die Schwerkraft oder die Elastizität von Körpergewebe, an dem der Muskel *zieht*. Muskeln, die bei ihrer Tätigkeit zusammenarbeiten, nennt man **Synergisten**.

### Leistungsfähigkeit von Muskeln am Beispiel von Kaumuskeln

Wie stark sich ein Muskel verkürzt bzw. anspannt, hängt zum einen von der Anzahl der ihn erregenden Nervenimpulse ab, zum anderen von der Anzahl der erregten Muskelfasern.

Wie schnell er dabei kontrahiert, wird durch den Muskelfasertyp und durch die Belastung bestimmt.

Ein Muskel hebt eine leichte Last schneller an als eine schwere. Mit welcher Kraft sich ein Muskel zusammenzieht, hängt ab von seinem **physiologischen Querschnitt** = Summe aller Muskelfaserquerschnitte des Muskels.

Kaumuskeln sind sehr kräftig ausgebildet, da sie beim Zubeißen einen teilweise enorm hohen Kaudruck erzeugen müssen. Der stärkste Einzelmuskel ist der Schläfenmuskel, sein Drehmoment wird nur vom gemeinsamen Drehmoment der aus Mittlerem Flügelmuskel und Großem Kaumuskel gebildeten *Muskelschlinge* übertroffen.

**Kaukraft** = die gesamte Kraft, mit der beide Zahnreihen gegeneinander gepresst werden können.

Die theoretisch größtmögliche vertikale Kaukraft der drei am Mundschließen beteiligten Kaumuskeln liegt zwischen 1500 und 2000 Newton, die physiologisch notwendige Kaukraft ist jedoch bedeutend geringer. Ihr Wert hängt von einer Reihe verschiedenartiger Faktoren ab, wie z. B. der Art und dem Einspeichelungsgrad der Nahrung und beträgt in der Regel nur 20 bis 35 Newton. Übersteigt die Kaukraft einen bestimmten Grenzwert, so wird eine weitere Steigerung der Kaukraft reflektorisch verhindert, um den Zahnhalteapparat vor Überlastung zu schützen.

**Kaudruck** = der Anteil der Kaukraft pro 1 $cm^2$ Kaufläche.

Er hängt in entscheidendem Maße von der Belastbarkeit des Zahnhalteapparats ab und schwankt bei den einzelnen Zähnen sehr stark. Als Richtwerte werden in der Fachliteratur für die Schneidezähne etwa 300 $N/cm^2$, für die Prämolaren 500 $N/cm^2$ und die Molaren 800 $N/cm^2$ angegeben.

### Zusammenwirken von Muskeln bei Organbewegungen

> Die Bewegungen der Organe des Kausystems sind das Ergebnis komplizierter Funktionsabläufe, weil an jeder Bewegung fast immer mehrere Muskeln beteiligt sind.

Die Muskeln arbeiten dabei teilweise miteinander (= synergistisch) und teilweise gegeneinander (= antagonistisch). Zu beachten ist ferner, dass die Bewegungen individuell sehr unterschiedlich ablaufen, weil zum einen die anatomischen Verhältnisse von Mensch zu Mensch verschieden sind, zum anderen die gleichen Bewegungen bei derselben Person bei Wiederholung leicht verändert ablaufen können. Bei einzelnen Bewegungen von Organen wirken die beteiligten Muskeln in unterschiedlicher Intensität mit.

## 4.1.3.2 Muskeln für Kiefer- und Schluckbewegungen

Die Kieferbewegungen kommen durch ein recht kompliziertes Wechselspiel der Muskeln folgender Muskelgruppen zustande:

- Kaumuskeln
- Obere Zungenbeinmuskeln
- Untere Zungenbeinmuskeln

Da das Verständnis der Kieferbewegungen für den Zahntechniker von zentraler Bedeutung ist, werden die oben erwähnten Muskelgruppen ausführlich dargestellt. Diese drei Muskelgruppen sind auch an den Schluckbewegungen beteiligt; ihre Mitwirkung an diesen Bewegungen wird am Ende dieses Teilkapitels kurz beschrieben.

**a) Kaumuskeln (Musculi masticatores)**

Obwohl zum Kauen im engeren Sinn weitaus mehr Muskeln notwendig sind, werden in anatomischen Lehrbüchern die in **Tabelle 4.1** aufgeführten Muskeln als Kaumuskeln bezeichnet. Abgesehen vom seitlichen Flügelmuskel bilden sie die Gruppe der Kieferschließer und sind zugleich die größten und kräftigsten Muskeln des Kausystems (**Tab. 4.1**).

**Anmerkung**

Der Große Kaumuskel und der Seitliche Flügelmuskel bestehen jeweils aus zwei Muskelbäuchen mit einem gemeinsamen Ansatz, aber getrennten Ursprüngen. Die Bäuche des großen Kaumuskels nennt man **Oberflächlicher Teil** und **Tiefer Teil**, die des seitlichen Flügelmuskels **Oberer Bauch** und **Unterer Bauch**. Die Fasern des großflächigen Schläfenmuskels verlaufen vom Muskelfortsatz aus in Richtung Schläfenfläche fächerförmig auseinander. Der Faserverlauf ist im vorderen Drittel annähernd vertikal, im hinteren Drittel etwa horizontal. Diese einzelnen Muskelbereiche werden von unterschiedlichen Nervenfasern erregt und können sich deshalb unabhängig voneinander zusammenziehen (**Abb. 4.23 bis 4.26**).

**b) Obere Zungenbeinmuskeln (Musculi suprahyoidei)**

Die Muskeln dieser Funktionsgruppe liegen alle oberhalb des Zungenbeins, an welchem sie befestigt sind; dies erklärt zugleich ihre Gruppenbezeichnung. Sie sind maßgeblich an der Bildung des Mundbodens beteiligt und wirken im Rahmen der Kieferbewegungen als Kieferöffner. Beim Schluckvorgang hingegen bewirken sie ein Anheben des Mundbodens (**Tab. 4.2**).

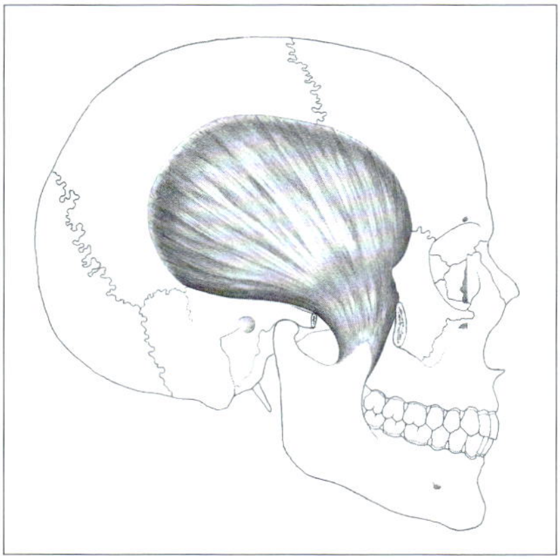

Abb. 4.23 Lateralansicht des Schläfenmuskels

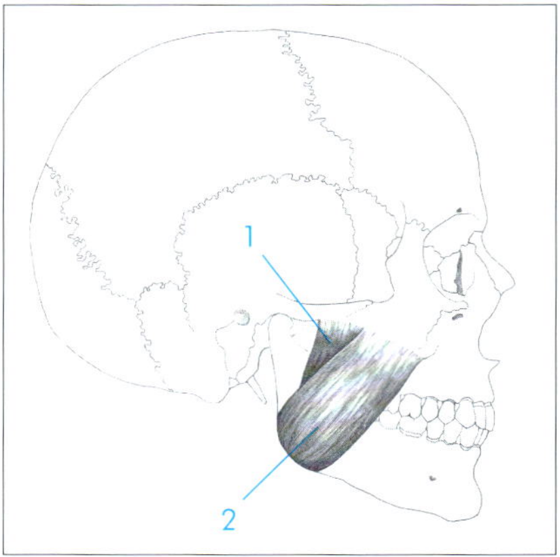


Abb. 4.24 Lateralansicht des Großen Kaumuskels: 1 Tiefer Teil, 2 Oberflächlicher Teil.

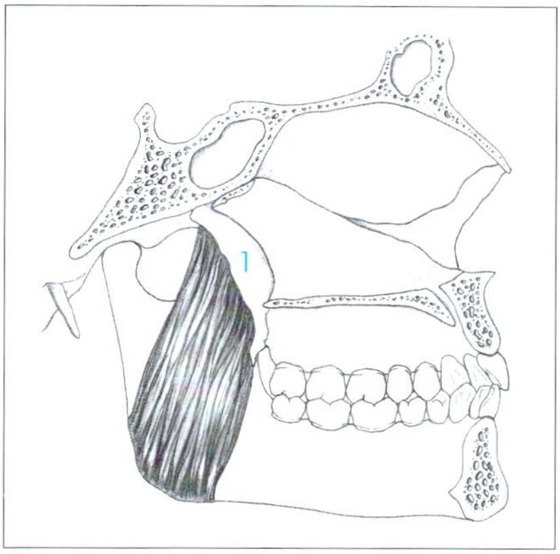


Abb. 4.25 Mediananansicht des Mittleren Flügelmuskels:
1 Flügelfortsatz des Keilbeins.

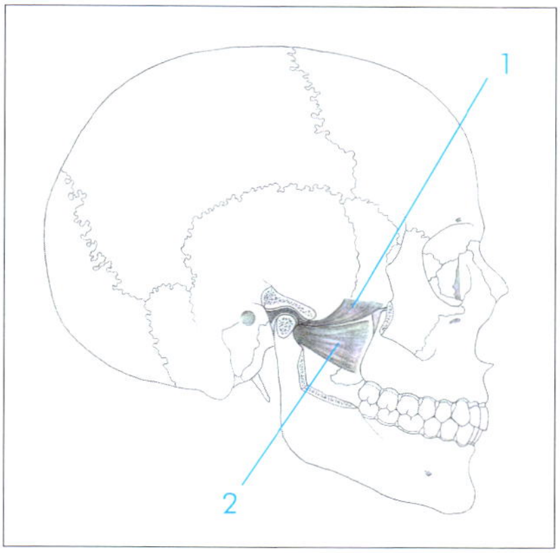


Abb. 4.26 Lateralansicht des Seitlichen Flügelmuskels:
1 Oberer Bauch, 2 Unterer Bauch.

| Muskel | Ursprung | Ansatz | Funktion(en) |
|---|---|---|---|
| **Schläfenmuskel** (M. temporalis) | Schläfenfläche | Muskelfortsatz des Unterkiefers | Vertikale Fasern: Anheben. Horizontale Fasern: Rückwärtsziehen des Unterkiefers. |
| **Großer Kaumuskel** (M. masseter) | Jochbogen | Masseterrauigkeit | Anheben, geringes Vorwärtsziehen und Unterstützung des Seitwärtsziehens des Unterkiefers. |
| **Mittlerer Flügelmuskel** (M. pterygoideus medialis) | Flügelgrube des Flügelfortsatzes des Keilbeins | Flügelmuskelrauigkeit | Anheben, geringes Vorwärtsziehen und Unterstützung des Seitwärtsziehens des Unterkiefers |
| **Seitlicher Flügelmuskel** (M. pterygoideus lateralis) | Unterschläfenleiste und Außenlamelle des Keilbeins | Gelenkkapsel, Diskus und Flügelgrube des Gelenkfortsatzes des Unterkiefers | Vorwärtsziehen bei beidseitiger Kontraktion, Seitwärtsziehen bei einseitiger Kontraktion<br>Unterstützung von Anheben und Herabziehen des Unterkiefers |

Tab. 4.1 Ursprung, Ansatz und Funktionen der Kaumuskeln

| Muskel | Ursprung | Ansatz | Funktion(en) |
|---|---|---|---|
| **Griffelzungenbeinmuskel** (M. stylohyoideus) | Griffelfortsatz | Zungenbeinkörper und großes Horn des Zungenbeins | Anheben, Rückwärtsziehen und Feststellen des Zungenbeins |
| **Zweibauchmuskel** (M. digastricus) | Zweibauchmuskelgrube des Unterkiefers und Warzenfortsatz des Schläfenbeins | Sehnenschlinge am kleinen Horn des Zungenbeins | Herab- und Rückwärtsziehen des Unterkiefers, Anheben und Feststellen des Zungenbeins |
| **Kieferzungenbeinmuskel** (M. mylohyoideus) | Kieferzungenbeinlinie | Zungenbeinkörper und Kinnzungenbeinnaht | Herab- und Rückwärtsziehen des Unterkiefers, Anheben des Zungenbeins |
| **Kinnzungenbeinmuskel** (M. geniohyoideus) | Kinndorne | Zungenbeinkörper | Herab- und Rückwärtsziehen des Unterkiefers, Anheben und Feststellen des Zungenbeins |

Tab. 4.2 Ursprung, Ansatz und Funktionen der Oberen Zungenbeinmuskeln

**Anmerkung**

Der Zweibauchmuskel besteht aus zwei hintereinander angeordneten und durch eine Sehne miteinander verbundenen Muskelbäuchen, dem **vorderen Bauch** und dem **hinteren Bauch**, die in einer am Zungenbein befestigten Sehnenschlinge geführt werden. Die beiden Bäuche können sich unabhängig voneinander zusammenziehen.

Der großflächige Kieferzungenbeinmuskel wird in der Medianebene durch eine Sehnennaht, die **Kinnzungenbeinnaht**, ebenfalls in zwei Hälften unterteilt, die sich unabhängig voneinander kontrahieren können. Da er die muskuläre Grundlage des Mundbodens bildet, nennt man ihn auch den *Mundbodenmuskel*. Die Mitwirkung der oberen Zungenbeinmuskeln an den Kieferbewegungen wird noch ausführlich beschrieben (**Abb. 4.27**).

#### c) Untere Zungenbeinmuskeln (Musculi infrahyoidei)

Aufgabe dieser Muskelgruppe ist das Feststellen (Fixieren) des Zungenbeins: Durch Anspannen der unteren Zungenbeinmuskeln wird ein Anheben des Zungenbeins verhindert, eine wichtige Voraussetzung, um den Mund öffnen zu können. Der Schildzungenbeinmuskel hat zusätzlich noch die Funktion, beim Schluckvorgang den Kehlkopf anzuheben. Die Muskeln sind in **Abbildung 4.28 und 4.29** dargestellt.

### Das Zusammenwirken der Muskeln bei Kieferbewegungen

#### Anheben des Unterkiefers

(Mundschließen, Elevation bzw. Adduktion)
Ausgeführt wird diese Bewegung durch die Kaumuskeln, vor allem durch den großen Kaumuskel, den mittleren Flügelmuskel und durch die senkrechten Fasern des vorderen Drittels des Schläfenmuskels. Während der Schließbewegung sind die oberen Zungenbeinmuskeln aktiviert, um ein unkontrolliertes, zu schnelles Schließen zu verhindern.

#### Herabziehen des Unterkiefers

(Mundöffnen, Depression bzw. Abduktion)
An dieser Bewegung sind viele Muskeln di-

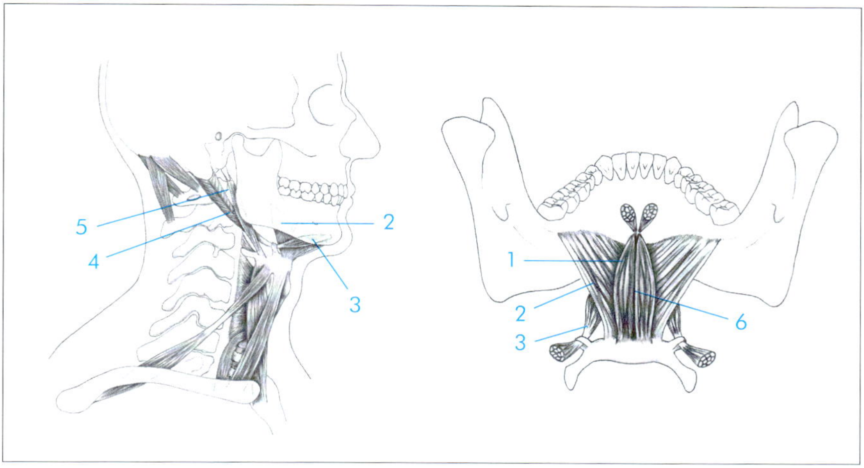


Abb. 4.27 Obere und untere Zungenbeinmuskeln: A Lateralansicht, B Dorsalansicht, 1 Kinnzungenbeinmuskel, 2 Kieferzungenbeinmuskel, 3 Vorderer Bauch des Zweibauchmuskels, 4 Hinterer Bauch des Zweibauchmuskels, 5 Griffelzungenbeinmuskel, 6 Kinnzungenbeinnaht.

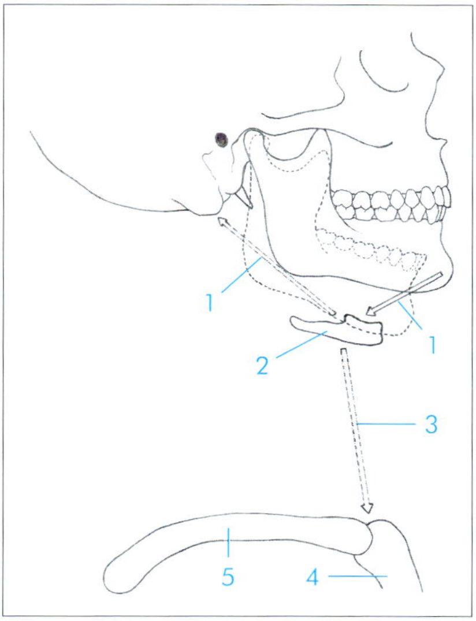


Abb. 4.28 Wirkungsschema der oberen und unteren Zungenbeinmuskeln beim Mundöffnen: 1 Obere Zungenbeinmuskeln, 2 Zungenbein, 3 Untere Zungenbeinmuskeln, 4 Brustbein, 5 Schlüsselbein.

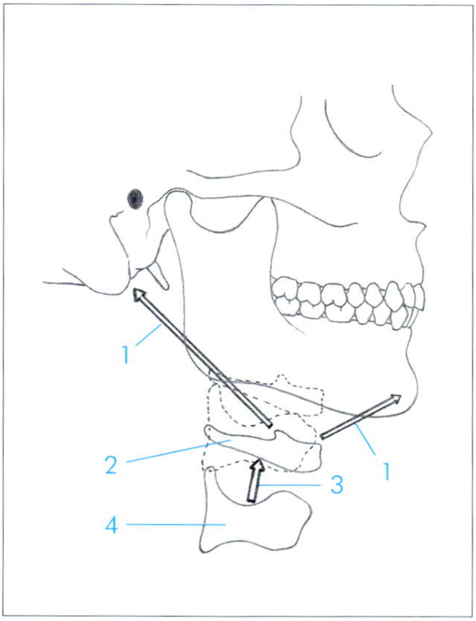


Abb. 4.29 Wirkungsschema der oberen und unteren Zungenbeinmuskeln beim Schlucken: 1 Obere Zungenbeinmuskeln, 2 Zungenbein, 3 Schildzungenbeinmuskel, 4 Schildknorpel des Kehlkopfs.

rekt oder indirekt beteiligt. Unmittelbar beteiligt an der Bewegung sind der Kinnzungenbeinmuskel, der Kieferzungenbeinmuskel, der vordere Bauch des Zweibauchmuskels und der untere Bauch des seitlichen Flügelmuskels. Voraussetzung aber ist, dass das Zungenbein festgestellt ist. Die Fixierung des Zungenbeins wird dadurch erreicht, dass die untere Zungenbeinmuskulatur das Zungenbein nach unten zieht und der Griffelzungenbeinmuskel, zusammen mit dem hinteren Bauch des Zweibauchmuskels, das Zungenbein nach hinten oben zieht.

**Vorwärtsziehen des Unterkiefers**
(Protrusion)
Diese Bewegung wird in erster Linie vom unteren Bauch des seitlichen Flügelmuskels durch beidseitige Kontraktion bewirkt. Auch der große Kaumuskel und der mittlere Flügelmuskel können den Unterkiefer ein klein wenig nach vorne ziehen, denn eine schneidende Wirkung der unteren Schneidezähne beim Abbeißen erfordert einen gleichzeitigen Druck gegen die Palatinalflächen der oberen Frontzähne.

**Seitwärtsziehen des Unterkiefers**
(Laterotrusion)
Durch die Kontraktion des linken oder rechten seitlichen Flügelmuskels (= einseitige Kontraktion) und unter schwacher Mithilfe des großen Kaumuskels und des mittleren Flügelmuskels derselben Seite wird der Unterkiefer auf die gegenüberliegende Seite gezogen. Die horizontalen Fasern des Schläfenmuskels der Gegenseite halten dabei den gegenüberliegenden Gelenkkopf in der Gelenkgrube.

**Rückwärtsziehen des Unterkiefers**
(Retrusion)
Bewirkt wird diese Bewegung vor allem durch die horizontalen Fasern im hinteren Drittel des Schläfenmuskels und mit Ausnahme des Griffelzungenbeinmuskels, unterstützt von den oberen Zungenbeinmuskeln. Voraussetzung für diese Unterstützung ist aber die Fixierung des Zungenbeins durch die Untere Zungenbeinmuskulatur, den Griffelzungenbeinmuskel und hinteren Bauch des Zweibauchmuskels. Außerdem muss der Unterkiefer durch die Kaumuskeln an einer Abwärtsbewegung gehindert werden.

### Beteiligung der Kau- und Zungenbeinmuskeln am Schluckvorgang

Zu Beginn des Schluckvorgangs kontrahieren die oberen Zungenbeinmuskeln und ziehen das Zungenbein mit dem Kehlkopf nach vorn oben, wodurch Mundboden und Zunge angehoben werden. Voraussetzung dafür ist aber, dass der Unterkiefer durch die Kaumuskeln festgestellt wird, in der Regel durch Verschlüsselung der Zahnreihen in habitueller Interkuspidation (= Schlussbiss) und gleichzeitig die Untere Zungenbeinmuskulatur erschlafft – mit Ausnahme des Schildzungenbeinmuskels, der den Kehlkopf an das Zungenbein heranzieht.

Außer den erwähnten Muskelgruppen sind am Schluckvorgang noch die Gaumen-, Schlundbogen-, Zungen- und Schlundmuskeln beteiligt.

## 4.1.3.3 Gesichtsmuskeln (Mimische Muskeln)

Unter der altbekannten Fachbezeichnung Mimische Muskeln (Musculi faciales) – der gültige aktuelle Begriff ist **Gesichtsmuskeln** – werden 22 verschiedene Einzelmuskeln (teils paarig, teils unpaarig) zu einer Gruppe zusammengefasst. Gemeinsam bewegen sie die Gesichtshaut und sind somit auch für die Mimik zuständig, woher sich ihre Bezeichnung ableitet.

Zahntechnisch von Interesse sind jedoch nur die Muskeln, die im Bereich des äußeren Mundes liegen (also im Bereich von Nasenflügeln, Wangen, Mund und Kinn). Auf sie beschränkt sich deshalb auch die folgende Beschreibung.

Mit Ausnahme des Nasen- und Kinnmuskels **(Tab. 4.3)** haben alle im Bereich des äußeren Mundes gelegenen Muskeln ihren

Ansatz am Wangenmuskelknoten. Der **Wangenmuskelknoten (Modiolus)** ist eine kleine Sehnenplatte hinter dem Mundwinkel, die von den miteinander verflochtenen, sehnigen Faserenden der beteiligten Muskeln gebildet wird. Diese Muskeln laufen vom Wangenmuskelknoten sternförmig auseinander, ihre Ursprünge liegen an verschiedenen Stellen des Ober- und Unterkiefers **(Abb. 4.30)**.

Aus dieser Gruppe werden nur der **Mundringmuskel**, **Trompetermuskel**, **Nasenmuskel** und **Kinnmuskel** mit ihren Ursprüngen und Ansätzen in **Tabelle 4.3** ausführlicher beschrieben, da nur sie totalprothetisch von Bedeutung sind.

**Funktionen der Gesichtsmuskeln im Bereich des äußeren Mundes:**
Die Muskeln im Bereich des äußeren Mundes sind für die Bewegung der Lippen und Wangen sowie der Nasenflügel und der Kinnhaut zuständig. Ein Großteil dieser Bewegungen sind mimische Bewegungen, die

| Muskel | Ursprung | Ansatz |
|---|---|---|
| **Mundringmuskel** (M. orbicularis oris) | Alveolenhügel der oberen und unteren Schneidezähne | Wangenmuskelknoten am Mundwinkel |
| **Trompetermuskel** (M. buccinator) | Alveolarteil und -fortsatz im Bereich der 2. Molaren und an der Flügelunterkiefernaht | Wangenmuskelknoten am Mundwinkel |
| **Nasenmuskel** (M. nasalis) | Alveolenhügel von oberem 2. Schneidezahn und Eckzahn | Nasenrücken und Nasenflügel |
| **Kinnmuskel** (M. mentalis) | Alveolenhügel der unteren 2. Schneidezähne | Haut des Kinns |

Tab. 4.3 Ursprünge und Ansätze von Mundring-, Trompeter-, Nasen- und Kinnmuskel

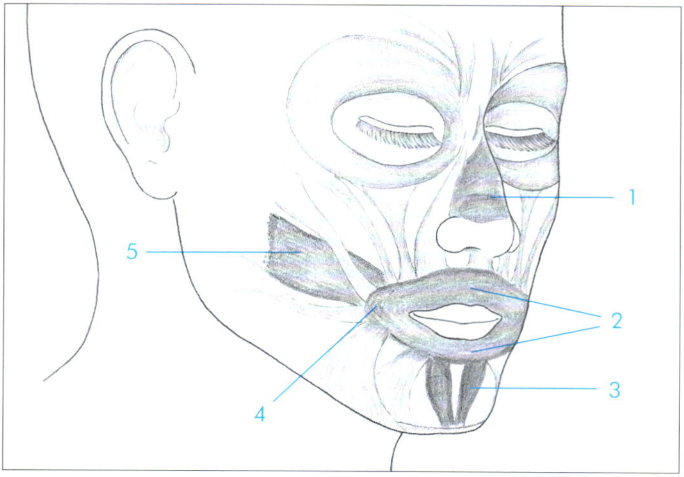


Abb. 4.30
Die Gesichtsmuskeln im Bereich des äußeren Mundes:
1 Nasenmuskel,
2 Mundringmuskel,
3 Kinnmuskel,
4 Wangenmuskelknoten,
5 Trompetermuskel.

zahntechnisch ohne Belang sind. Im Gegensatz dazu haben die Funktionen von Mundringmuskel und Trompetermuskel prothetische Bedeutung.

Durch Kontraktion des Mundringmuskels schließt sich der Mund. Im Zusammenspiel mit den sternförmig auseinanderlaufenden Muskeln verformt er die Mundspalte und die Lippen. Mithilfe des Mundringmuskels können die Lippen auch als Greiforgane zur Nahrungsaufnahme benutzt werden. Durch seine Tätigkeit werden im Frontbereich die obere Umschlagsfalte nach unten und die untere Umschlagsfalte nach oben gezogen.

Durch Kontraktion des Trompetermuskels wird der Mundvorhof verengt und Nahrungsteile, die zwischen Zahnreihe und Wangenschleimhaut gelangt sind, können so wieder zwischen die Zahnreihen geschoben werden. Gleichzeitig zieht er den Mundwinkel zur Seite, wodurch sich der Mundspalt verbreitert. Bei gedehnter Wange lässt sich mit seiner Hilfe Luft oder Flüssigkeit aus der Mundhöhle durch den Mundspalt pressen.

Die Fasern des Mundringmuskels verflechten sich am Wangenmuskelknoten mit den Fasern des Trompetermuskels und bilden so eine Muskelschlinge rings um den Mund, die bei der Kontraktion die äußere Wand des Mundvorhofs an Alveolarfortsätze und Zähne heranzieht. So wird durch den Ruhetonus dieser Muskeln bei geschlossenem Mund fortwährend ein sanfter Druck auf die Außenseite der beiden Zahnreihen ausgeübt, was zur Erhaltung der normalen Stellung der Zähne und zur normalen Form des Zahnbogens beiträgt.

Die im Wangenmuskelknoten zusammenlaufenden Muskeln des äußeren Mundes halten die vom Mundringmuskel und Trompetermuskel gebildete Muskelschlinge in Spannung, wodurch der Muskeldruck gegen die Alveolarfortsätze und Zähne erhöht wird. In der Totalprothetik kann dies zur Stabilisierung und Randabdichtung von Prothesen genutzt werden.

#### 4.1.3.4 Sonstige Muskeln des Kausystems

In diesem Teilkapitel sollen alle übrigen Muskelgruppen des Kausystems beschrieben werden, wobei es in erster Linie darum gehen soll darzustellen, an welchen Funktionen des Kausystems sie beteiligt sind und in welcher Weise. Auf eine detaillierte anatomische Beschreibung der Einzelmuskeln wird bewusst verzichtet, da bis auf einige Ausnahmen Name, Bau, Ursprung und Ansatz zahntechnisch keine Rolle spielen. Sofern einzelne Muskeln prothetisch bedeutsam sind, werden sie ausführlicher beschrieben, und es wird auf ihre Bedeutung hingewiesen.

**a) Gaumenmuskeln und Schlundbogenmuskeln**

Die Muskulatur des weichen Gaumens besteht aus zwei funktionell verschiedenen Muskelgruppen, den Gaumenmuskeln und den Schlundbogenmuskeln **(Abb. 4.31)**. Sie dienen allesamt dem Schlucken und teilweise auch der Lautbildung.

Die Gaumenmuskeln heben und spannen das Gaumensegel an und drücken es gegen die Schlundwand. Diese Bewegungen dienen dem Verschließen des Nasenrachenraums zu Beginn des Schluckvorgangs und im Rahmen der Lautbildung der Formung der Klangfarbe einzelner Laute (z. B. des Vokals A oder der Konsonanten G und K).

Die Schlundbogenmuskeln haben mehrere Aufgaben: Sie können bei festgestellter Zunge das Gaumensegel herunterziehen (z. B. zur Formung der nasalen Konsonanten m/n/ng), im Rahmen des Schluckvorgangs helfen sie mit, den Schlund anzuheben und die Schlundwand einzuschnüren. Sie bilden zusammen mit quer verlaufenden Zungenmuskelfasern einen Muskelring, bei dessen Kontraktion sich die Schlundenge stark verkleinert und beim Schluckvorgang ein durch die Schlundenge hindurchtretender Bissen abgeschnitten wird **(Abb. 4.31)**.

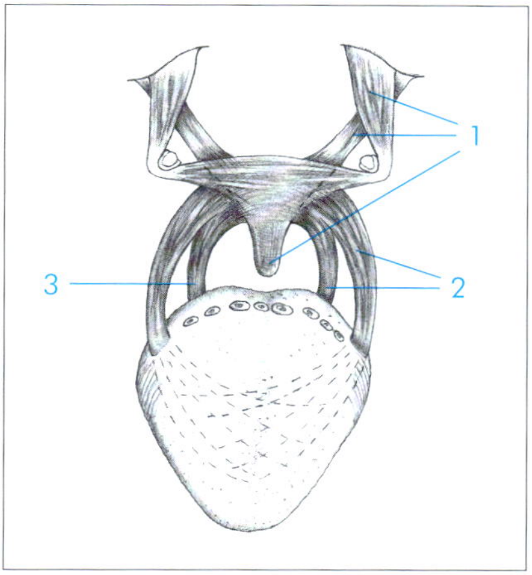


Abb. 4.31 Lage der Gaumen- und Schlundbogenmuskeln: 1 Gaumenmuskeln, 2 Schlundbogenmuskeln (fungieren teilweise auch als Schlundheber [3]).

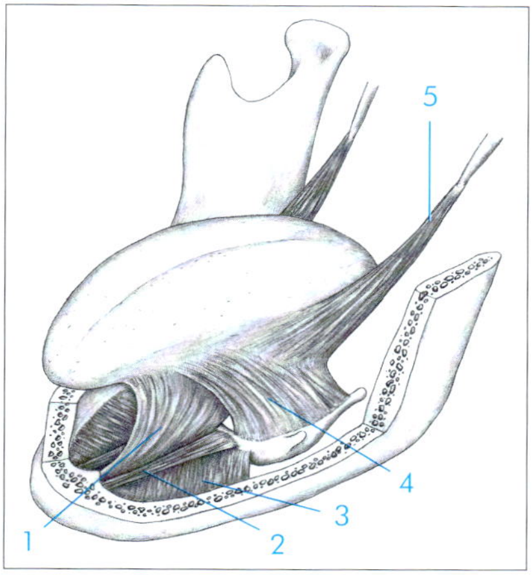


Abb. 4.32 Räumliche Darstellung der äußeren Zungenmuskeln und zweier oberer Zungenbeinmuskeln: 1 Kinnzungenmuskel, 2 Kinnzungenbeinmuskel, 3 Kieferzungenbeinmuskel, 4 Zungenbeinzungenmuskel, 5 Griffelzungenmuskel.

### b) Zungenmuskeln

Um die vielfältigen Aufgaben im Rahmen des Kauens, Schluckens und Lautbildens erfüllen zu können, besteht der Zungenkörper in seinem Inneren fast ausschließlich aus Muskelgewebe (siehe Kap. 6.1). Funktionell unterscheidet man zwei Muskelgruppen: **äußere Zungenmuskeln** und **innere Zungenmuskeln**.

Aufgabe der äußeren Zungenmuskeln (auch Skelettmuskeln der Zunge genannt, **Abb. 4.32**) ist es, die Zunge innerhalb der Mundhöhle zu verlagern. Sie haben deshalb ihren Ursprung an benachbarten Knochen. Zieht sich ein äußerer Zungenmuskel zusammen, so verlagert er den Zungenkörper zu seinem Ursprung hin.

Zur Ausführung der vielfältigen Zungenfunktionen muss die Form des Zungenkörpers verändert werden; dies ist die Aufgabe der inneren Zungenmuskeln (oder der zungeneigenen Muskeln, **Abb. 4.33**). Zu diesem Zweck verlaufen die Fasern dieser Muskeln teils in sagittaler, teils in vertikaler und teils in transversaler Richtung, sodass die Form des Zungenkörpers in allen drei Raumebenen verändert werden kann.

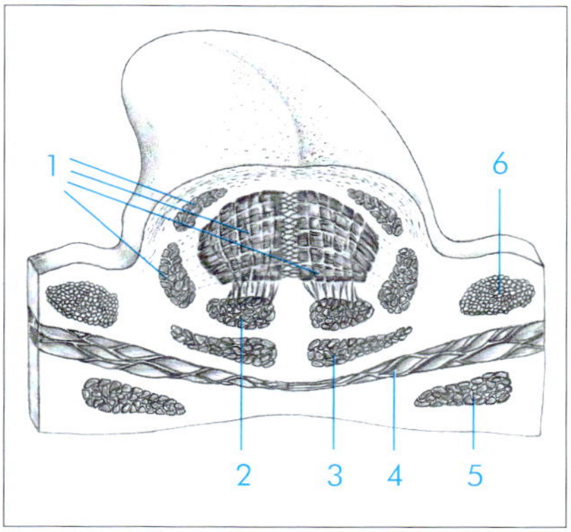


Abb. 4.33 Querschnitt durch den Zungenkörper und den Mundboden: 1 Innere Zungenmuskeln, 2 Zungenbeinzungenmuskel, 3 Kinnzungenbeinmuskel, 4 Kieferzungenbeinmuskel, 5 Vorderer Bauch des Zweibauchmuskels, 6 Unterzungenspeicheldrüse.

Von totalprothetischer Bedeutung ist nur der Ursprung des Kinnzungenmuskels. Dieser paarige äußere Zungenmuskel entspringt links und rechts der oberen Kinndorne an der Innenseite des Unterkiefers.

**c) Schlundmuskeln**
Die Rachenwand (Schlundwand) wird fast ausschließlich von den Schlundmuskeln gebildet, deren Bewegungen vor allem dem Schluckvorgang dienen. Sie werden nach ihrer Funktion in die Gruppe der **Schlundheber** und in die Gruppe der **Schlundschnürer** eingeteilt. Die Schlundheber heben den Schlund an und verkürzen ihn, die Schlundschnürer engen den Rachenraum oberhalb des Bissens ein und treiben damit den Bissen abwärts in die Speiseröhre. Gleichzeitig heben sie das Zungenbein und den Kehlkopf an **(Abb. 4.34)**.

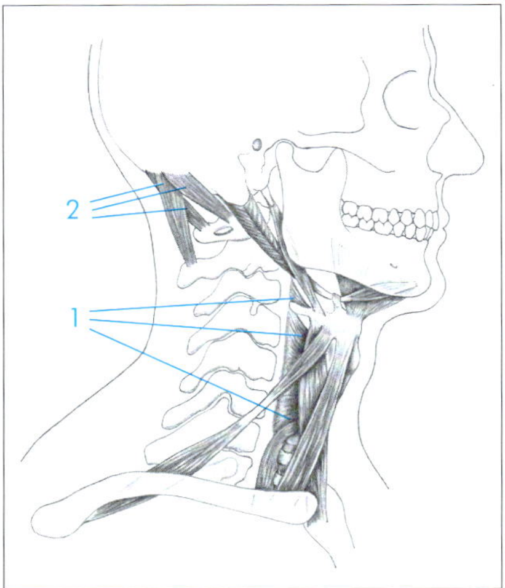


Abb. 4.34 Seitenansicht der Schlundmuskeln und der Nackenmuskeln: 1 Schlundschnürer, 2 Nackenmuskeln (Schlundheber s. Abb. 4.31).

**d) Nackenmuskeln und Halswendemuskel**
Diese Muskeln sind für das Kopfwenden und das Zurückneigen des Kopfes zuständig. Letzteres ist für die Kieferrelationsbestimmung von Bedeutung: Neigt sich der Kopf durch die Kontraktion von Kopfwender und Nackenmuskeln zurück, so wird dabei der Mund leicht geöffnet und der Unterkiefer etwas zurückverlagert. Ein in liegender oder nach hinten geneigter Kopfhaltung genommener Biss weicht stark von einem Biss ab, bei dem der Kopf mehr auf die Brust gelegt wurde **(Abb. 4.35)**.

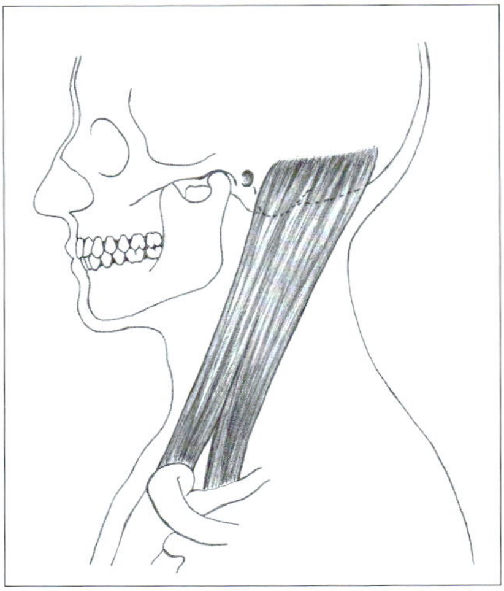

Abb. 4.35 Seitenansicht des Halswendemuskels

### *4.1.4 Anatomie der Speicheldrüsen*

#### 4.1.4.1 Bau und Funktion einer Speicheldrüse

Drüsen (Glandulae) sind sekretausscheidende (= sezernierende) Epithelzellen, die durch Bindegewebe zum Drüsenkörper zusammengefasst sind und ihr Sekret über einen Ausführgang an eine innere Körperoberfläche abgeben. Für die Zahntechnik sind nur die Speicheldrüsen von Bedeutung, die ihr Sekret, den Speichel (Saliva), in die Mundhöhle abgeben (exokrine Drüsen).

Der Drüsenkörper besteht aus vielen sogenannten Drüsenendstücken. Darunter versteht man eine Gruppe dicht beieinanderliegender, sekretabsondernder Epithelzellen, die ihre Sekrete in einen gemeinsamen Ausführungsgang ausscheiden. Je nach der Form unterscheidet man beerenförmige, säckchenförmige und röhrenförmige Endstücke **(Abb. 4.36)**. Im Bereich des Gaumens oder der Lippen enthält die Mundschleimhaut sehr viele Drüsenendstücke, die ihr Sekret alle über einen eigenen Ausführgang abgeben. Sie werden als **kleine Speicheldrüsen** bezeichnet.

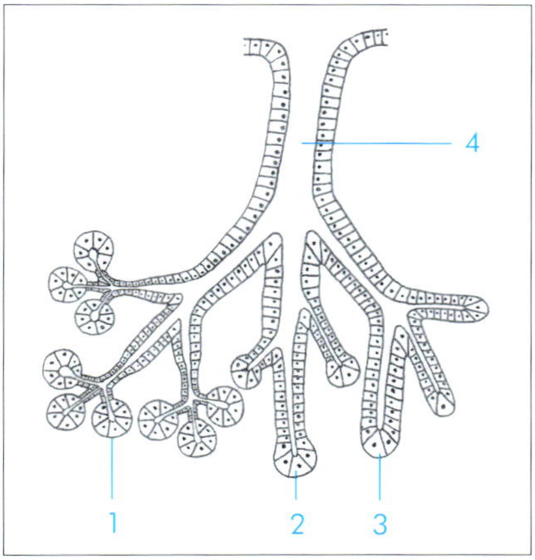


Abb. 4.36 Schematischer Bau einer Speicheldrüse:
1 beerenförmiges Drüsenendstück,
2 säckchenförmiges Drüsenendstück,
3 röhrenförmiges Drüsenendstück,
4 Ausführgang.

Die sogenannten **großen Speicheldrüsen** stellen alle eine Ansammlung von vielen Drüsenendstücken dar. Die Ausführgänge jedes Drüsenendstücks sind Teil eines stark verzweigten Ausführgangsystems, das die Sekrete aller Endstücke sammelt und aus einem großen gemeinsamen Ausführgang in die Mundhöhle bzw. in den Mundvorhof abgibt.

Der Drüsenkörper kann unterschiedliche Endstücke enthalten. Besteht er zum größeren Teil aus beerenförmigen Endstücken, so wird der Speichel sehr dünnflüssig und wässrig sein (= seröser Speichel). Überwiegt der Anteil der röhrenförmigen Endstücke, so wird der Speichel eine schleimig-zähflüssige Konsistenz haben (= muköser Speichel).

### 4.1.4.2 Speichelarten

Je nach Zusammensetzung der Speichelbestandteile hat der Mundspeichel verschiedene Konsistenz. Man unterscheidet den

- **serösen Speichel**, einen salz- und eiweißreichen Verdünnungsspeichel, der auch Verdauungsenzyme enthält von dem
- **mukösen Speichel**, einem zähen, fadenziehenden, salz- und eiweißarmen, schleimigen Gleitspeichel.
- Der **gemischte** oder auch **seromuköse Speichel** stellt eine Mischform dar, bei der meist der seröse oder der muköse Anteil überwiegt.

### 4.1.4.3 Speichelbestandteile und ihre Funktionen

Der Mundspeichel hat ähnlich dem Blut eine Vielzahl von Funktionen und enthält deshalb eine ganze Reihe von Speichelbestandteilen.

**1. Wasser**
Das Wasser macht etwa 99 % des Speichels aus und dient dem Feuchthalten der Mundschleimhaut sowie dem Durchfeuchten und Lösen der Nahrungsbestandteile – Grundvoraussetzung für die Mundverdauung und das Wahrnehmen von Geschmacksreizen.

**2. Schleimstoffe (Muzine)**
Sie halten die Mundschleimhaut schlüpfrig, ebenso den Bissen und machen ihn damit schluckfähig. Sie erleichtern das Kauen und Sprechbewegungen und verleihen dem Speichel eine gewisse Klebrigkeit, was den Halt von Totalprothesen unterstützt.

**3. Verdauungsenzyme**
Das Enzym $\alpha$-Amylase (Ptyalin) dient der Vorverdauung von Kohlenhydraten, wie beispielsweise der Stärke. Es baut diese Vielfachzucker zu Doppelzucker ab. Das Enzym beginnt zwar schon während des Kauens mit seiner Tätigkeit, entfaltet seine volle

Wirkung aber erst im Magen. Hierbei ist wichtig, dass die Nahrung durch gründliches Kauen mit möglichst viel Speichel durchmischt wird. Durch die basische Eigenschaft des Mundspeichels braucht die Magensäure dann länger, um den pH-Wert wieder in den sauren Bereich zu verschieben und deshalb hält der Stärkeabbau im Magen entsprechend länger an.

**4. Ionen**
Der Speichel enthält Natrium-, Kalium-, Chlor- und Bikarbonat-Ionen, von denen vor allem der hohe Gehalt an Bikarbonat-Ionen ($HCO_2$) für ein alkalisches Milieu sorgt – Voraussetzung für die Wirksamkeit der $\alpha$-Amylase und für den Schutz des Zahnschmelzes, denn in saurem Milieu würden die Kalkbestandteile des Zahnschmelzes angegriffen. Daneben stabilisieren (puffern) die Ionen den pH-Wert zwischen 7 und 8. Die Chlor-Ionen wirken außerdem als Aktivatoren der $\alpha$-Amylase.

Eine wichtige Rolle spielt das im Speichel enthaltene Calciumbikarbonat nicht nur bei der Remineralisierung des Zahnschmelzes, sondern leider auch bei der Zahnsteinbildung. Vor allem an den Zahnflächen in unmittelbarer Nachbarschaft der Ausmündungen der großen Speicheldrüsen bildet sich bevorzugt Zahnstein. Dies gilt vor allem für die Bukkalflächen der oberen zweiten Molaren und die Lingualflächen der unteren Schneidezähne.

Nicht zuletzt wegen seines hohen Gehalts an Ionen wirkt der Speichel als Elektrolyt. Er hat aus diesem Grund auf Metalle in der Mundhöhle auch eine korrosive Wirkung (siehe dazu auch Band 1 *Metalle*, Kapitel 9 – Korrosion).

**5. Zellen und Stoffe des Immunsystems**
Als Zellen des Immunsystems enthält der Speichel Lymphozyten und Granulozyten, zwei Arten von weißen Blutkörperchen, die man auch Speichelkörperchen nennt. Sie entstammen den Mandeln sowie speziellen retikulären Bindegewebsbezirken der Schleimhäute und dienen der Abwehr von Krankheitserregern. Dieselbe Aufgabe haben im Speichel enthaltene Antikörper, das Enzym Lysozym und Rhodanid-Ionen. Dem Gehalt an Lysozym verdankt der Speichel seine bakterientötende Wirkung, indem durch das Enzym die Bakterienwand abgebaut und das Bakterium dem giftigen Einfluss anderer Speichelstoffe zugänglich gemacht wird, beispielsweise den Rhodanid-Ionen.

**6. Sonstige zelluläre Bestandteile**
An sonstigen zellulären Bestandteilen enthält der Speichel abgestorbene und abgestoßene (abgeschilferte) Epithelzellen der Mundschleimhaut und Mikroorganismen der Mundhöhle (durchschnittlich 10 bis 400 Millionen Bakterien und Fadenpilze je Milliliter).

### 4.1.4.4 Die großen Speicheldrüsen

Die **Ohrspeicheldrüse (Glandula parotis)** ist die größte Mundspeicheldrüse. Sie liegt vor dem Ohr unter der Haut und auf dem großen Kaumuskel. Ihr Ausführgang verläuft etwa in Höhe des Jochbogens auf dem großen Kaumuskel waagerecht nach vorn, biegt um dessen vorderen Rand, durchbricht den Trompetermuskel und mündet in Höhe des oberen 2. Molaren auf der Wangeninnenseite in einem Schleimhautzapfen, **Parotispapille** genannt, in den Mundvorhof. Sie produziert rein serösen Speichel.

Die **Unterkieferspeicheldrüse (Glandula submandibularis)** liegt unterhalb des Kieferzungenbeinmuskels und berührt die hintere Innenwand des Unterkieferkörpers in der Unterkiefergrube. Ihr Ausführgang biegt um den hinteren Rand des Kieferzungenbeinmuskels herum und verläuft auf dessen oberer Fläche nach vorn, um links und rechts des Zungenbändchens in einem Schleimhautzapfen, der **Unterzungenspeichelpapille** zu münden. Sie produziert gemischten Speichel, wobei der seröse Anteil überwiegt.

Die **Unterzungenspeicheldrüse (Glandula sublingualis)** liegt unter der Mundbodenschleimhaut auf dem Kieferzungenbeinmuskel und berührt die vordere Innenwand des Unterkieferkörpers in der Unterzungengrube. Sie ist die kleinste der drei großen Speicheldrüsen und besteht aus einem Komplex von bis zu fünfzig Einzeldrüsen, die eigene Ausführgänge besitzen. Die meisten Ausführgänge münden einzeln auf der **Unterzungenfalte**, nur der Ausführgang des am weitesten vorn gelegenen Drüsenpakets mündet in der Unterzungenspeichelpapille. Sie produziert ebenfalls gemischten Speichel **(Abb. 4.37)**.

### 4.1.4.5 Die kleinen Speicheldrüsen

Die kleinen Mundspeicheldrüsen liegen in Form von kleinen Drüsenpaketen in der Mundschleimhaut und haben einfache, meist sehr kurze Ausführgänge, über die sie den Speichel direkt in den Mundvorhof oder in die Mundhöhle abgeben.

Die **Lippenspeicheldrüsen (Glandulae labiales)** sind mehrere etwa erbsengroße Drüsenpakete in der vestibulären Lippenwand, deren Ausführgänge in den Mundvorhof münden. Sie produzieren gemischten Speichel.

Die **Wangenspeicheldrüsen (Glandulae buccales)** sind kleine Drüsenpakete in der Wangenschleimhaut, die im vorderen Wangenbereich spärlich, weiter hinten zahlreich vorhanden sind. Sie geben ihren gemischten Speichel ebenfalls in den Mundvorhof ab.

Die **Gaumenspeicheldrüsen (Glandulae palatinae)** liegen als vereinzelte Drüsen im seitlichen und hinteren Bereich des harten Gaumens, nur im weichen Gaumen bilden sie eine zusammenhängende Schicht; einige ihrer Ausführgänge münden in den Gaumengrübchen. Sie produzieren rein mukösen Speichel.

Die **Zungenspeicheldrüsen (Glandulae linguales)** sind auf mehrere Bereiche der Zunge verteilt. Eine größere Drüse, die Zungenspitzendrüse, gibt ihren gemischten Spei-

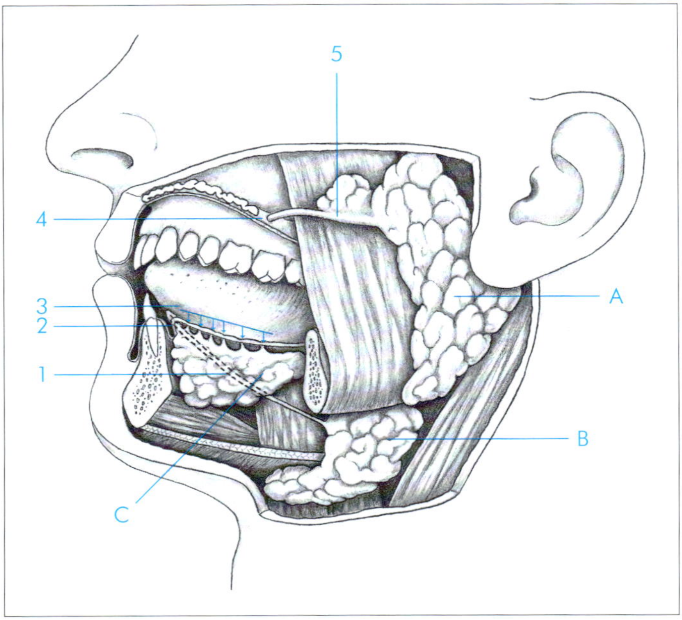


Abb. 4.37
Die Lage der großen Speicheldrüsen und ihrer Ausführgänge:
A Ohrspeicheldrüse,
B Unterkieferspeicheldrüse, C Unterzungenspeicheldrüse,
1 Ausführung der Unterkieferspeicheldrüse,
2 Unterzungenspeichelpapille, 3 Mündungen der Unterzungenspeicheldrüse in der Unterzungenfalte, 4 Parotispapille, 5 Ausführgang der Ohrspeicheldrüse.

chel über mehrere Ausführgänge an der Unterseite der Zunge neben dem Zungenbändchen in die Mundhöhle ab, weitere Drüsen im Bereich des Zungengrunds und am seitlichen hinteren Rand der Zunge produzieren mukösen Speichel. Im Wallgraben der Wallpapillen und in den Furchen der Blattpapillen befinden sich Drüsen, die rein serösen Speichel produzieren; er dient zum Freispülen der Geschmackspapillen von Geschmacksstoffen.

### *4.1.5 Anatomie des Kiefergelenks*

#### 4.1.5.1 Bau des Kiefergelenks

Das Kiefergelenk (Articulatio temporomandibularis) gehört zu den sogenannten echten Gelenken, bei denen die miteinander verbundenen Knochenenden durch einen Spalt getrennt sind und sich gegeneinander bewegen können. Das Kiefergelenk unterscheidet sich jedoch in einigen anatomischen Merkmalen von allen übrigen Gelenken unseres Körpers **(Abb. 4.38 und Abb. 4.39)**.

Die Knochen, die sich beim Kiefergelenk gegeneinander bewegen, sind Teile des Schläfenbeins und des Unterkiefers.

Die **Gelenkgrube (Fossa mandibularis)** ist eine Vertiefung an der unteren Außenseite des Schläfenbeins vor dem äußeren Gehöreingang. Direkt vor der Gelenkgrube liegt ein knöcherner, quer stehender Wulst, den man als **Gelenkhöckerchen (Tuberculum articulare** oder auch **Eminentia articularis)** bezeichnet. Die Vorderfläche der konkav ausgeformten Gelenkgrube geht in die konvexe, schräg nach vorne und unten geneigte Rückfläche des Gelenkhöckerchens über.

Der Gelenkgrube gegenüber liegt das walzenförmige, obere Ende des Gelenkfortsatzes des Unterkiefers, **Gelenkkopf** oder **Kondylus** genannt. Die beiden Gelenkköpfe sind leicht schräg angeordnet, sodass sich die verlängerten Querachsen beider Kondylen – in der Horizontalebene betrachtet – am vorderen Rand des Hinterhauptlochs in einem stumpfen Winkel von etwa 150° bis 165° schneiden.

Die **Gelenkflächen (Facies articulares)**, worunter man die sich gegeneinander bewegenden Knochenoberflächen versteht, sind mit blutgefäßlosem **Gelenkknorpel (Cartilago articularis)** überzogen. Er bedeckt die Gelenkfläche des Gelenkkopfs vollständig, ebenso die Vorderfläche der Gelenkgrube und die Rückfläche des Gelenkhöckerchens.

Im Unterschied zu allen anderen Gelenken haben die Gelenkflächen des Kiefergelenks keinen direkten Kontakt miteinander, denn zwischen beiden liegt eine Zwischengelenkscheibe, der sogenannte **Diskus articularis**. Er unterteilt den Gelenkraum in zwei Kammern, den oberen und unteren **Gelenkspalt (Spatium articulare superius** bzw. **inferius)**. Der Diskus ist an der Innen- und Außenseite des Gelenkkopfs durch zwei kurze Bänder befestigt; dadurch sitzt er dem Kondylus gleichsam wie eine Kappe auf. Der hintere Teil des Diskus ist an der Rückfläche der Gelenkgrube befestigt. Sein vorderer Rand steht über die Gelenkkapsel mit dem oberen Bauch des seitlichen Flügelmuskels in Verbindung.

Der Diskus besteht aus einem kollagenfaserigen Gewebe, dessen Fasern an der Ober- und Unterseite in Längsrichtung, im Inneren jedoch in allen Raumrichtungen verlaufen. Er ist in der Mitte mit ein bis zwei Millimetern am dünnsten, am vorderen Rand zwei bis drei Millimeter und am hinteren Rand drei bis vier Millimeter dick. Sein zentraler Teil enthält keine Blutgefäße, dafür aber ein dichtes Netz von Kollagenfasern und Knorpelzellen. Der hintere Teil des Diskus besteht aus lockerem, reich mit Fasern, Blutgefäßen und Nerven durchsetztem Bindegewebe, wird **bilaminäre Zone** genannt und besteht aus zwei Schichten. Die obere Schicht enthält im Gegensatz zur unteren keine Kollagenfasern, sondern elastische Elastinfasern. Ihre Aufgabe ist es, den bei Kieferbewegungen nach vorne mitwandernden Diskus bei Rückschubbewegungen des Unterkiefers wieder in seine Ausgangslage zu ziehen.

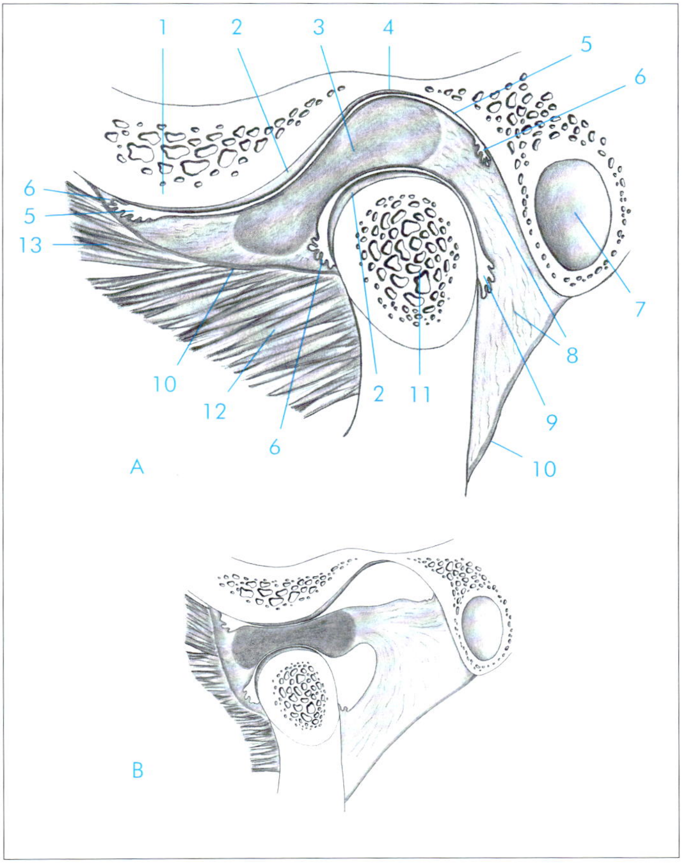


Abb. 4.38
Sagittalschnitt durch das linke Kiefergelenk:
A in habitueller Interkuspidation,
B in protrudierter Position,
1 Gelenkhöckerchen,
2 Gelenkknorpel,
3 Diskus,
4 Gelenkgrube,
5 Oberer Gelenkspalt,
6 Synovialzotten,
7 Äußerer Gehörgang,
8 Bilaminäre Zone,
9 Unterer Gelenkspalt,
10 Gelenkkapsel,
11 Gelenkkopf,
12 Unterer Bauch des seitlichen Flügelmuskels,
13 Oberer Bauch des seitlichen Flügelmuskels.

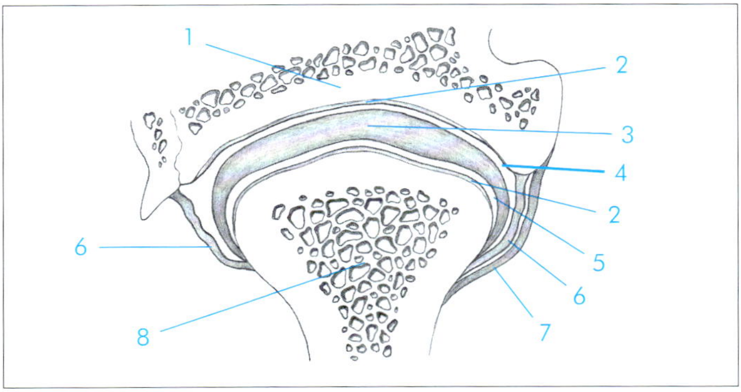


Abb. 4.39
Frontalschnitt durch das linke Kiefergelenk:
1 Gelenkgrube,
2 Gelenkknorpel,
3 Diskus,
4 Oberer Gelenkspalt,
5 Unterer Gelenkspalt,
6 Gelenkkapsel,
7 Schläfenunterkieferband,
8 Gelenkkopf.

Damit der Diskus bei Vorschubbewegungen durch die elastischen Fasern nicht vom Kondylus nach hinten abgezogen werden kann, wird der obere Bauch des seitlichen Flügelmuskels aktiv: Er kontrahiert bei Vorschubbewegungen des Unterkiefers bzw. erschlafft bei Rückschubbewegungen gerade so stark, dass er die Spannung der elastischen Fasern ausgleicht und den Diskus immer in derselben Position zum Kondylus hält (man spricht deshalb von *koordinierter Position des Diskus zum Kondylus* und der *Diskus-Kondylus-Einheit*).

Die dünne und relativ schlaffe **Gelenkkapsel (Capsula articularis)**, die das Gelenk luftdicht abschließt, setzt sich aus zwei Schichten zusammen. Die äußere Faserschicht (Membrana fibrosa) besteht aus kollagenen Faserbündeln, die innere Schicht, **Synovialhaut (Membrana synovialis)** genannt, kleidet die beiden Gelenkspalte aus, außer in den Bereichen der Ober- und Unterfläche des Diskus und der Gelenkflächen. Sie ist faserarm, enthält Nerven und Blutgefäße und bildet Falten, die Synovialzotten. Sie bildet nur sehr geringe Mengen an Gelenkflüssigkeit, die sogenannte Synovia.

Die Befestigungslinie der Gelenkkapsel beschreibt am Schläfenbein etwa einen Kreis, der vorn über das Gelenkhöckerchen und seitlich entlang des Knorpelrands verläuft. Am Unterkiefer folgt sie vorn dem Knorpelrand, hinten liegt sie etwa fünf Millimeter darunter.

Funktionell gesehen gehören zum Kiefergelenk noch drei Gelenkbänder:

- Das seitlich gelegene **Schläfenunterkieferband (Ligamentum laterale)**, das am Jochbogen seinen Ursprung hat und am Unterkieferhals ansetzt. Es dient als einziges der drei Bänder als Verstärkungsband des Kiefergelenks.
- Das **Keilbeinunterkieferband (Ligamentum sphenomandibulare)** entspringt am Keilbeindorn des großen Flügels des Keilbeins und hat seinen Ansatz am Züngelchen an der Innenseite des Unterkieferastes.
- Der Ursprung des **Griffelunterkieferbands (Ligamentum stylomandibulare)** befindet sich am Griffelfortsatz des Schläfenbeins, der Ansatz am hinteren unteren Rand des Unterkieferastes.

Keilbeinunterkieferband und Griffelunterkieferband haben zwar keine räumliche Beziehung zum Kiefergelenk, spielen aber bei der Begrenzung von Kieferbewegungen (weite Mundöffnung) eine wichtige Rolle.

Der Bau des Kiefergelenks ist individuell recht unterschiedlich und hängt sehr stark von der Ausbildung des Gebisses ab. Bei Veränderungen des funktionellen Gleichgewichts, z. B. nach Verlust von Zähnen, passt sich das Kiefergelenk durch Umbauvorgänge den neuen Verhältnissen rasch an, indem es die Gelenkgrube und den Kondylus entsprechend ummodelliert **(Abb. 4.40)**.

#### 4.1.5.2 Funktion des Kiefergelenks

Am Beispiel des Kiefergelenks zeigt sich das Zusammenspiel von Form und Funktion besonders deutlich. Daher wird dieser Zusammenhang im Folgenden sehr ausführlich dargestellt.

Eine wichtige Besonderheit des Kiefergelenks ist seine Fähigkeit, zwei grundverschiedene Bewegungen ausführen zu können. Wie bei anderen Gelenken ist der Gelenkkopf in der Lage, sich in der Gelenkgrube um eine Achse zu drehen. Diese Bewegung nennt man **Dreh- oder Scharnierbewegung** oder auch **Rotation**. Der Gelenkkopf kann sich dabei um eine vertikale, sagittale sowie eine horizontale Achse drehen.

Im Gegensatz zu allen anderen Gelenken kann der Gelenkkopf beim Kiefergelenk aus der Gelenkgrube heraustreten (vgl. **Abb. 4.38** B). Dies ist notwendig, um mit dem Unterkiefer Abscher- und Kaubewegungen ausführen zu können. Diese Art der Bewegung nennt man **Gleitbewegung** oder **Translation**.

Beide Bewegungsarten können für sich allein wie auch in Kombination ausgeführt

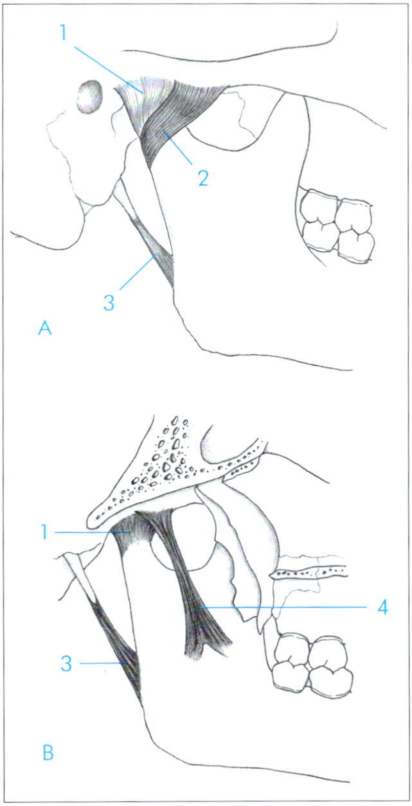


Abb. 4.40 Kiefergelenkbänder: A Lateralansicht eines rechten Kiefergelenks, B Medialansicht eines linken Kiefergelenks,
1 Gelenkkapsel, 2 Schläfenunterkieferband, 3 Griffelunterkieferband, 4 Keilbeinunterkieferband.

werden. Da beide Kiefergelenke über den Unterkiefer miteinander verbunden sind, vermögen sie sich nicht unabhängig voneinander zu bewegen. Auf die eben erwähnten Bewegungen des Gelenkkopfs ist der Bau des Kiefergelenks im Wesentlichen abgestimmt.

Der untere Bauch des seitlichen Flügelmuskels zieht den Gelenkkopf aus der Gelenkgrube heraus, die horizontalen Fasern des Schläfenmuskels ziehen ihn wieder in die Gelenkgrube zurück. Um die Reibung der sich gegeneinander bewegenden Gelenkflächen zu mindern, sind diese mit Gelenkknorpel überzogen.

Ein Polster in Form der Zwischengelenkscheibe (Diskus) ist zwischen den Gelenkkopf und die Gelenkflächen von Gelenkgrube und Gelenkhöckerchen eingefügt. Er besteht aus Faserknorpel, um der erhöhten mechanischen Beanspruchung gewachsen zu sein.

Da der Diskus durch kurze seitliche Bänder am Gelenkkopf befestigt ist, bewegt er sich wie eine aufgesetzte Kappe zusammen mit dem Gelenkkopf. Wichtig ist dabei, dass sich das dünne, gefäßlose Zentrum des Diskus immer an der Stelle zwischen Gelenkkopf und Rückfläche des Gelenkhöckerchens befindet, an der der Gelenkkopf am stärksten gegen die Gelenkfläche des Gelenkhöckerchens drückt.

**Abbildung 4.41** zeigt deutlich, dass der Diskus dem Gelenkkopf wie eine Kappe aufsitzt und über Befestigungsbänder an

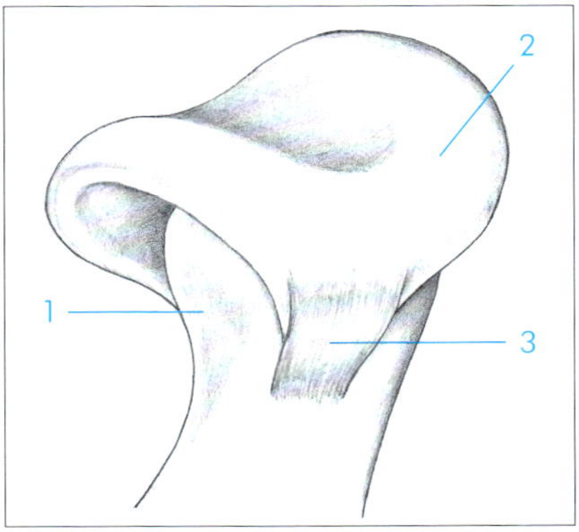


Abb. 4.41 Räumliche Darstellung des Diskus: 1 Gelenkkopf, 2 Diskus, 3 Befestigungsbänder.

der Innen- und Außenseite des Gelenkkopfs befestigt ist.

Er kann aber dem Gelenkkopf nicht in vollem Umfang folgen (der Gelenkkopf kann maximal 15 Millimeter, der Diskus nur etwa sieben Millimeter gleiten), weil seine Bewegung durch die gedehnten Elastinfasern der bilaminären Zone gebremst wird. Diese Rückhaltekräfte bewirken dabei auch ein leichtes Drehen des Diskus um seine Befestigungsstellen am Gelenkkopf nach hinten. Damit der Diskus bei Vorschubbewegungen durch die elastischen Fasern nicht vom Kondylus nach hinten abgezogen werden kann, wird der obere Bauch des seitlichen Flügelmuskels aktiv: Er kontrahiert bei Vor- und Rückschubbewegungen des Unterkiefers gerade so stark, dass er die Straffung der elastischen Fasern ausgleicht und den Diskus immer in seiner Position hält. Auch beim Zurückgleiten des Gelenkkopfs in die Gelenkgrube muss der Diskus ebenfalls immer optimal platziert sein. Auch hier sorgt der obere Bauch des seitlichen Flügelmuskels mit seiner Kontraktion, dass der Diskus durch die gestrafften Elastinfasern nicht zu schnell zurückgezogen wird. Hieraus wird verständlich, dass die beiden Bäuche des seitlichen Flügelmuskels zwar zusammenarbeiten, in ihrer Funktion aber antagonistisch wirken.

Beim Mundöffnen führt das Kiefergelenk eine reine Drehbewegung aus, die erst gegen Ende der Bewegung in eine kombinierte Dreh-Gleitbewegung übergeht. Dabei dreht sich der Gelenkkopf anfänglich um seine horizontale Achse, die sogenannte Scharnierachse, wobei der Diskus durch die Elastinfasern in der Gelenkgrube zurückgehalten wird. Diese Bewegung wird im weiteren Verlauf mit der gerade beschriebenen Gleitbewegung von Gelenkkopf und Diskus kombiniert.

Der Diskus ist wegen seines kollagenfaserigen Gewebes gut verformbar. Dies ist auch notwendig, weil er sich mit seinen Oberflächen immer optimal an die Form der Gelenkflächen anpassen und damit Formunterschiede zwischen Gelenkkopf und Gelenkgrube (= Inkongruenz) ausgleichen können muss. Zudem ist die Gelenkgrube deutlich größer als der Gelenkkopf, damit sich dieser bei einer Drehung im Gelenk schräg stellen kann.

Der Diskus trennt das Kiefergelenk in zwei Teile. Der obere Gelenkteil, der durch die Oberseite des Diskus und die Gelenkfläche des Gelenkhöckerchens gebildet wird, ist für die Ausführung der Gleitbewegung zuständig, der untere Teil, bei dem der Gelenkkopf sich an der Diskusunterseite bewegt, ist für die Drehbewegung verantwortlich.

Damit der Gelenkkopf mit dem ihm gleichsam aufgeschnallten Diskus eine Gleitbewegung ausführen kann, ist die Gelenkkapsel weit und schlaff und kann so die Bewegung nicht behindern. Auch ist ihre innere Schicht, die Synovialhaut, stark gefaltet und erlaubt dem Diskus und dem Gelenkkopf, sich weit nach vorn zu verlagern. Lymphgefäße der Synovialhaut liefern das Serum für die Gelenkflüssigkeit, die durch ihre schleimähnliche Beschaffenheit die Reibung der gegeneinander bewegten Flächen stark herabsetzt und durch die in ihr gelösten Nährstoffe den gefäßlosen Diskus ernährt. Gleichzeitig nimmt sie die von den Zellen des Diskus produzierten Stoffwechselabfälle auf. Diese werden dann über die Synovialzotten entsorgt.

Zahlreiche in die äußere Faserschicht der Gelenkkapsel eingelagerte Rezeptoren wirken bei der Kontrolle und Steuerung von Bewegungen und Stellungsänderungen des Unterkiefers mit.

Als einziges der drei Gelenkbänder verstärkt das Schläfenunterkieferband die Gelenkkapsel des Kiefergelenks. Außerdem schränkt es extreme Vorwärts- und Rückwärtsbewegungen sowie extreme Seitwärtsbewegungen des Gelenkkopfs ein und begrenzt dadurch die entsprechenden Bewegungen des Unterkiefers. Griffelunterkieferband und Keilbeinunterkieferband hemmen nur Mundöffnungs- und Vorwärtsbewegungen des Unterkiefers in Extremstellungen.

#### 4.1.5.3 Besonderheiten des Kiefergelenks

Das Kiefergelenk nimmt wegen einiger Besonderheiten eine Sonderstellung unter den Gelenken des Menschen ein.

1. Das rechte und das linke Kiefergelenk können sich nicht wie alle anderen Ge-

lenke unabhängig voneinander bewegen, weil die zwei Kondylen als Bestandteile des Unterkiefers zwangsweise an jeder UK-Bewegung beteiligt sind.

2. Die Form der Kondylen passt im Gegensatz zu den anderen Gelenken nicht zur Form der Gelenkgrube und zur Form der Rückfläche des Gelenkhöckerchens; dies wird als Inkongruenz bezeichnet.

3. Eine verformbare, anpassungsfähige Zwischengelenkscheibe, der Diskus, muss diese Inkongruenz ausgleichen. Über Zwischengelenkscheiben verfügen sonst nur noch die Kniegelenke und das Schlüssel-Brustbeingelenk.

4. Jedes Kiefergelenk hat zwei Gelenkspalten, weil der Diskus die Gelenkhöhle vollständig durchzieht und den Gelenkraum in zwei Bereiche mit unterschiedlicher Funktion aufteilt: Im oberen Gelenkraum spielt sich die reine Gleitbewegung ab, im unteren Gelenkraum die reine Rotation *(Zweikammergelenk)*.

5. Im Gegensatz zu allen anderen Gelenken, die nur Drehbewegungen durchführen können, ist das Kiefergelenk in der Lage, sowohl Dreh- als auch Gleitbewegungen durchzuführen.

6. Bei Bewegungen verlässt der Gelenkkopf die Gelenkgrube und kehrt in diese zurück, ohne dass das Gelenk dadurch geschädigt wird. Bei jedem anderen Gelenk bedeutet das Heraustreten des Gelenkkopfes aus der Gelenkgrube eine mehr oder weniger folgenschwere Schädigung des Gelenks (*Zerrung* oder *Verstauchung* = Distorsion und *Verrenkung* oder *Auskugeln* = Luxation).

### *4.1.6 Anatomie der Haut und Mundschleimhaut*

Haut und Mundschleimhaut stellen Organe mit vielfältigen Aufgaben dar. Aufgrund vieler nahezu gleicher Aufgaben haben sie auch einen mehr oder weniger gleichartigen Aufbau und unterscheiden sich nur in wenigen histologischen Merkmalen. Aus diesem Grund werden zuerst der Bau und die Funktion der Haut und daran anschließend die Unterschiede zwischen Mundschleimhaut und Haut dargestellt.

#### 4.1.6.1 Bau und Funktion der Haut

Die Haut, die im Bereich des Kausystems die äußere Körperoberfläche bedeckt, besteht aus drei Schichten **(Abb. 4.42)**:

- Oberhaut (Epidermis)
- Lederhaut (Corium)
- Unterhaut (Subcutis)

**Oberhaut**
Die Oberhaut besteht aus mehrschichtigem Plattenepithel. Die untersten Zelllagen werden Keimschicht genannt und dienen der Erneuerung des Epithels, die mittleren erfahren eine zunehmende Verhornung und in den obersten werden die verhornten und abgestorbenen Zellen als Hornschuppen abgestoßen (= abgeschilfert). Die verhornten Zellschichten schützen den Körper vor Wasserverlust (Verdunstung über die Körperoberfläche) und vor chemischen Schäden, da die Zellen weitgehend säureresistent sind. Die untersten Zellschichten enthalten sogenannte Melanozyten, die Pigmentkörperchen bilden. Diese schützen den Körper vor UV-Strahlen und bestimmen die Hautfarbe des Menschen.

**Lederhaut**
Sie besteht aus zwei Bindegewebsschichten. Die außen gelegene **Papillarschicht** ist mit ihren tief ins Epithel der Keimschicht einragenden Bindegewebspapillen fest mit der Oberhaut verbunden. Besonders beanspruchte Hautflächen haben eine höhere Anzahl von Papillen pro Hautfläche. In den Papillen findet man zahlreiche Blutkapillarschlingen, Lymphkapillaren, Zellen des Immunsystems, freie Nervenendigungen und

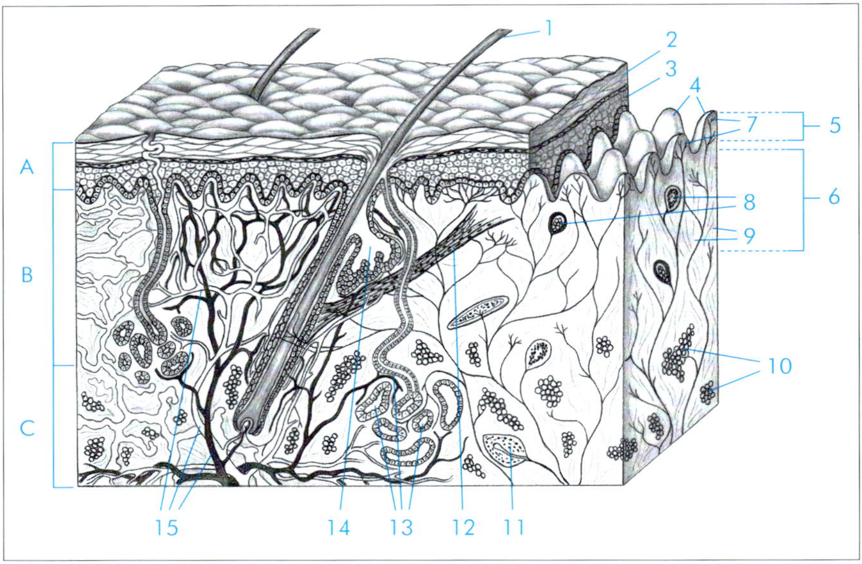


Abb. 4.42 Aufbau der Haut (räumliche Darstellung):
A Oberhaut, B Lederhaut, C Unterhaut
1 Haar, 2 verhorntes Epithel, 3 Keimschicht, 4 Bindegewebspapillen, 5 Papillarschicht, 6 Geflechtschicht, 7 Freie Nervenendigungen, 8 Meissnersche Tastkörperchen, 9 Kollagenfasergeflecht, 10 Fettgewebe, 11 Vater-Pacinisches Lamellenkörperchen, 12 Haarmuskel, 13 Schweißdrüse, 14 Talgdrüse, 15 Blutkapillaren.

Nervenendkörperchen. Die innere Schicht, die Geflechtschicht, setzt die Papillarschicht nach innen fort und zeichnet sich zusätzlich durch ein dichtes Flechtwerk aus kollagenfaserigen und elastischen Netzen aus. Das Kollagenfasergeflecht verleiht der Haut ihre Reißfestigkeit und Dehnbarkeit, während die elastischen Fasernetze mit ihren Rückstellkräften die elastische Verformung der Haut ermöglichen.

Die Blutkapillaren der Lederhaut dienen zum einen der Ernährung der Haut, zum anderen helfen sie bei der Wärmeregulation des Körpers mit. Durch ihre Erweiterung kann die mit dem Blut transportierte überschüssige Körperwärme über die äußere Hautschicht an die Umgebungsluft abgegeben werden. Die Verengung der Kapillarschlingen unterbindet umgekehrt die Blutzirkulation und damit die Abgabe von Wärme an die Umgebungsluft – der Körper wird vor Auskühlung geschützt. Das durch die erweiterten Kapillarschlingen fließende Blut schimmert durch die Oberhaut und lässt die Haut gerötet erscheinen, während eine Verengung der Kapillarschlingen die Haut erblassen lässt. So haben die Blutkapillaren beim Erröten bzw. Erblassen der Gesichtshaut indirekt noch Kommunikationsfunktion. Über die Lymphkapillaren werden die Stoffwechselschlacken aus der Haut abtransportiert, die Zellen der Immunabwehr sorgen für die Abwehr von Krankheitserregern, Gift- und Fremdstoffen, die in den Körper eingedrungen sind.

In der Lederhaut sind ferner eine Reihe wichtiger Sinnesorgane eingelagert. Merkelsche Tastzellen, Meissnersche Tastkörperchen und Vater-Pacinische Lamellenkörperchen der Geflechtschicht ermöglichen die Wahrnehmung feinster Tast- und Druckreize. Die freien Nervenendigungen, die in die Papillarschicht und teilweise auch zwischen die Epithelzellen der Oberhaut eingelagert sind, dienen der Wahrnehmung von Temperatur- und Schmerzreizen.

Wichtige Funktionen haben nicht zuletzt die in die Lederhaut eingelagerten Hautdrüsen. Die Schweißdrüsen erfüllen mehrere Aufgaben. Ihr Sekret, der Schweiß, überzieht die Hautoberfläche mit einem Säurefilm *(Säureschutzmantel)* und schützt dadurch den Körper vor dem Eindringen von Krankheitserregern. Bei der Verdunstung des Schweißes entsteht Verdunstungskälte, mit deren Hilfe der erhitzte Körper abgekühlt werden kann. Durch Abgabe von Salzen in den Schweiß helfen die Schweißdrüsen außerdem noch mit, den Wasserhaushalt des Körpers zu steuern und somit bei der Ausscheidung von Stoffwechselabfallprodukten. Die an die Haarwurzelscheide angelagerten Talgdrüsen überziehen mit ihrem Sekret, dem Talg, die Hautoberfläche. Sie halten sie dadurch geschmeidig und verhindern ihr Sprödewerden.

Die mit ihren Wurzelscheiden in der Lederhaut verankerten Haare dienen dem Wärmeschutz (Kopfbehaarung) und dem Tastempfinden. Der Haarmuskel presst die Talgdrüsen zusammen und bewirkt dadurch den Ausfluss des Sekrets. Verhaltensbiologisch ist er als Haaraufrichter *(wenn sich einem die Haare sträuben)* von Bedeutung.

**Unterhaut**

Sie stellt die Verbindung zwischen der Haut und dem darunterliegenden Körpergewebe her und besteht aus mit Fettgewebe durchsetztem faserigem Bindegewebe. Die Zahl der Bindegewebsfasern bestimmt, ob diese Verbindung locker ist und dadurch eine starke Hautverschieblichkeit möglich ist oder ob diese Verbindung durch zahlreiche Fasern sehr straff ist, sodass sie nur eine sehr geringe Hautverschieblichkeit zulässt (wie dies bei der sehr straff mit der Mimischen Muskulatur verbundenen Gesichtshaut der Fall ist).

Das kammerartig in das Bindegewebe der Unterhaut eingelagerte Fettgewebe dient zum einen der Aufnahme überschüssigen Fetts, zum anderen als Polstergewebe; ein Beispiel ist der Wangenfettpfropf im Mundwinkelbereich. Eine weitere wichtige Rolle spielt das Fettgewebe als Isolationsmaterial gegen Kälte und als Energielieferant für die körpereigene Wärmeproduktion.

### 4.1.6.2 Unterschiede zwischen Mundschleimhaut und Haut

Die **Schleimhaut (Tunica mucosa)** des Mundes überzieht die inneren Oberflächen im Bereich des Mundvorhofs und der Mundhöhle, die Nasenhöhle und den Rachenraum. Sie unterscheidet sich von der Haut nur in wenigen Merkmalen.

Die Schleimhaut besteht wie die Haut normalerweise aus drei Schichten:

1. **Schleimhautepithel (Epithelium mucosae),**
2. **Schleimhautbindegewebe (Lamina propria mucosae)**
3. **Unterschleimhautbindegewebe (Tela submucosa)**

In Ausnahmefällen ist die Schleimhaut nur zweischichtig, z. B. in der gingivalen Schleimhaut, besser bekannt als Zahnfleisch. Alle Schleimhäute haben keine Haare und Schweißdrüsen, Talgdrüsen findet man nur im Lippenrot der Lippenschleimhaut. Mit Ausnahme des Zahnfleischs sind in die Bindegewebeschichten der Schleimhäute kleine Speicheldrüsen eingelagert, die den schleimigen Überzug auf der Schleimhautoberfläche produzieren.

An mechanisch besonders beanspruchten Stellen ist das Schleimhautepithel leicht verhornt und durch dichtstehende und große Papillen mit dem Schleimhautbindegewebe so stark verzapft, dass die Schleimhaut unverschieblich mit der Unterlage verbunden wird. Typisch ist dies für die Schleimhaut des harten Gaumens, des Zungenrückens und des Zahnfleischs.

In den übrigen, weniger beanspruchten Bereichen ist die Schleimhaut unverhornt, weniger gut bis gar nicht verzapft und leicht verschiebbar mit der muskulösen Unterlage verbunden.

### *4.1.7 Anatomie der Blutgefäße*

### 4.1.7.1 Bau und Funktionen von Blutgefäßen

Blut- und Lymphgefäße sind Kreislauforgane, die dem Stofftransport dienen. Sie stellen Schläuche dar, in denen das Blut bzw. die Lymphe fließt. Die Blutgefäße sind zahntechnisch von untergeordneter Bedeutung und werden daher bewusst sehr knapp dargestellt. (Interessierte Leser werden auf Lehrbücher der Biologie oder der Anatomie verwiesen.)

**Der Bau von Blutgefäßen**

Die Wand größerer Gefäße besteht immer aus mehreren Schichten. Die Innenschicht besteht aus einer Lage von flachen Epithelzellen, die die Gefäßwand abdichten und dem Stoff-, Flüssigkeits- und Gasaustausch dienen. Ringförmig angeordnete, glatte Muskelzellen und elastische Fasernetze bilden die Mittelschicht. Die Muskeln werden zur Gefäßverengung benötigt, die Fasernetze sorgen mit ihrer Rückstellkraft dafür, dass eine verengte oder erweiterte Gefäßwand wieder in ihre Ausgangslage zurückkehrt. Die Außenschicht besteht aus Bindegewebe, in dem sich Fasernetze und Nervenfasern befinden. Diese Schicht stellt die Verbindung zum umgebenden Gewebe her.

Die Wand der sehr feinen Haargefäße wird nur aus einer innenliegenden flachen Epithelschicht und einer außen liegenden ganz dünnen Ringmuskelschicht gebildet. Bedingt durch die unterschiedlichen Funktionen gibt es bei den verschiedenen Gefäßarten geringfügige Unterschiede im Feinbau der einzelnen Wandschichten **(Abb. 4.43)**.

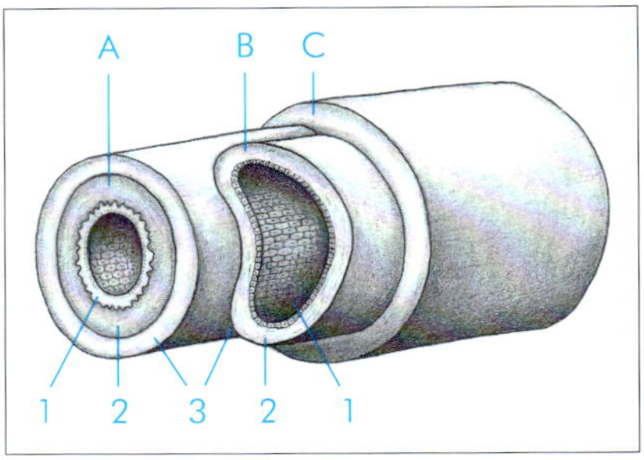


Abb. 4.43 Bau einer Arterie und einer Vene: A Arterie, B Vene, C umhüllendes Bindegewebe, 1 Innenschicht, 2 Mittelschicht, 3 Außenschicht.

**Funktion von Blutgefäßen**

Nach ihrer Funktion unterscheidet man folgende Arten von Blutgefäßen:

**1. Arterien**

Arterien oder Schlagadern sind Blutgefäße, die Blut vom Herzen wegführen. Sie versorgen im Bereich des Kausystems die Organe mit sauerstoff- und nährstoffreichem Blut.

**2. Venen**

Venen oder Blutadern sind Blutgefäße, die Blut dem Herzen zuführen. Sie führen im Bereich des Kausystems Kohlendioxid und teilweise auch Stoffwechselabfallprodukte von den Organen ab.

**3. Kapillaren**

Die kleinen Arterien verzweigen sich im Zielgebiet (das sie mit Sauerstoff und den im Blut enthaltenen Stoffen versorgen sollen) zu einem Netzwerk feiner Haargefäße, sogenannter Kapillaren. Haargefäße oder Kapillaren sind kleinste Blutgefäße des Körpers, die dem Gas- und Stoffaustausch zwischen Blut und Gewebe dienen; deshalb besteht ihre Gefäßwand nur noch aus einschichtigem Epithel. Der Stofftransport aus den Kapillaren ins umliegende Gewebe, wie umgekehrt vom Gewebe in die Kapillaren, erfolgt nach dem Prinzip der Diffusion oder durch Bläschentransport entweder direkt durch die Epithelzellwand oder durch Spalten zwischen den Zellen. Auch weiße Blutkörperchen können durch die Endothelzellen hindurch ins benachbarte Gewebe übertreten. Die Kapillarverzweigungen vereinigen sich im weiteren Verlauf wieder in einer kleinen Vene und transportieren über dieselben Gase (z. B. $CO_2$) und Stoffe ab, die aus dem Gewebe in die Kapillaren übergetreten sind **(Abb. 4.44)**.

#### 4. Lymphgefäße

Die Lymphgefäße stellen eine Art *Abwassersystem* dar und sind im Prinzip ähnlich gebaut wie die Venen. Stoffwechselabfallprodukte *(Schlacken)*, die die Körperzellen in die umgebende Gewebsflüssigkeit ausscheiden, werden zusammen mit der Gewebsflüssigkeit von Lymphkapillaren aufgenommen. Die Lymphe, wie die Flüssigkeit in den Lymphkapillaren genannt wird, gelangt über nachfolgende größere Lymphgefäße, die in eine große Vene münden in den Blutkreislauf. Die *Schlacken* werden, wenn sie mit dem Blut die Nieren durchströmen, dort herausgefiltert und als Harn beim Wasserlassen ausgeschieden. In die Bahnen der Lymphgefäße sind Lymphknoten eingeschaltet, die als Filter- und Sammelstationen für die Lymphe dienen.

### 4.1.7.2 Blutgefäße im Kausystem

Das Kausystem wird von Ästen der Halsschlagader versorgt, die sich in die äußere und innere Kopfschlagader teilt. Die Versorgungsbereiche der inneren Kopfschlagader (A. carotis interna) sind die Augen, die Augenhöhlen und das Gehirn. Alle anderen Bereiche des Kopfes werden von der äußeren Kopfschlagader (A. carotis externa) versorgt.

#### Venen und Lymphgefäße

Das venöse Blut aus dem Gesichtsschädel, dem oberen Teil der Halsorgane und dem Gehirnschädel wird in einer großen Halsvene und mehreren kleinen Venen zur oberen Brustkorböffnung geleitet. Dort tritt das Blut dann in die dort verlaufende obere Hohlvene ein und gelangt über diese ins Herz. Die Lymphe des Kopfes und des Halses fließt über Lymphgefäße, die ebenfalls in die obere Hohlvene münden, zurück ins venöse Blut.

Blut- wie Lymphgefäße spielen für die Zahntechnik nur an den Stellen eine Rolle, wo sie durch Zahnersatz an ihrer Versorgungsfunktion gehindert werden. Auf eine ausführliche Beschreibung einzelner Blutgefäßzweige wurde deshalb verzichtet.

> Totalprothetisch von Bedeutung sind die Austrittstellen von Blutgefäßen am Kinnloch und an der Schneidezahnpapille.

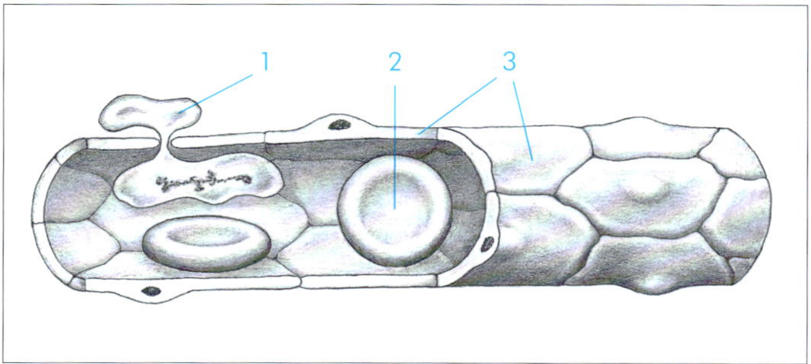


Abb. 4.44
Bau einer Kapillare:
1 Weißes Blutkörperchen durch eine Lücke in der Kapillarwand in das Körpergewebe übertretend,
2 Rotes Blutkörperchen,
3 Epithelzelle der Kapillarwand.

## *4.1.8 Anatomie des Gehirns, der Nerven und der Sinnesorgane*

### 4.1.8.1 Bau und Funktion des Gehirns

Dieses weiche und leicht verletzliche Organ enthält Nervenzellen und Gliazellen (ca. 14 Milliarden) und ist stark von Blutgefäßen durchzogen. Es ist von drei Schutzhüllen umgeben, der harten Hirnhaut, der Spinnwebenhaut und der weichen Hirnhaut. Der Raum zwischen Spinnwebenhaut und weicher Hirnhaut ist mit Gehirnflüssigkeit gefüllt und wird Liquor genannt. Sie umgibt das Gehirn wie ein Wasserkissen und stellt einen Schutz gegen Stoßeinwirkungen dar. Die Gehirnflüssigkeit füllt zudem innere Hohlräume des Gehirns aus, die Ventrikel. Das Gehirn gliedert man in fünf Teile, die bei der Steuerung des Körpers besondere Aufgaben zu erfüllen haben **(Abb. 4.45)**:

- Großhirn
- Zwischenhirn
- Mittelhirn
- Kleinhirn
- Nachhirn

Das **Großhirn**, das mit Ausnahme des Kleinhirns alle anderen Hirnteile überlagert, besteht im Wesentlichen aus zwei halbkugelförmigen Teilen (Hemisphären), die ihrerseits aus verschiedenen Großhirnlappen, Windungen und Einschnitten aufgebaut sind. Die Aufgaben des Großhirns sind vielfältig und lassen sich teilweise bestimmten Großhirnbereichen, sogenannten Zentren oder Feldern zuordnen.

In die Wahrnehmungsfelder des Großhirns gelangen Informationen aus den meisten Sinnesorganen. Man kennt Wahrnehmungsfelder für den Geruch, den Geschmack, den Tastsinn und ein Seh- und ein Hörzentrum. Auch sind Erinnerungsfelder bekannt, in denen Erinnerungsbilder von früheren Eindrücken aufbewahrt wer-

Abb. 4.45 Medianschnitt durch das menschliche Gehirn: A Großhirn, B Zwischenhirn, C Mittelhirn, D Kleinhirn, E Nachhirn (D + E bilden den Hirnstamm) 1 Thalamus, 2 Ventrikel, 3 Rückenmark.

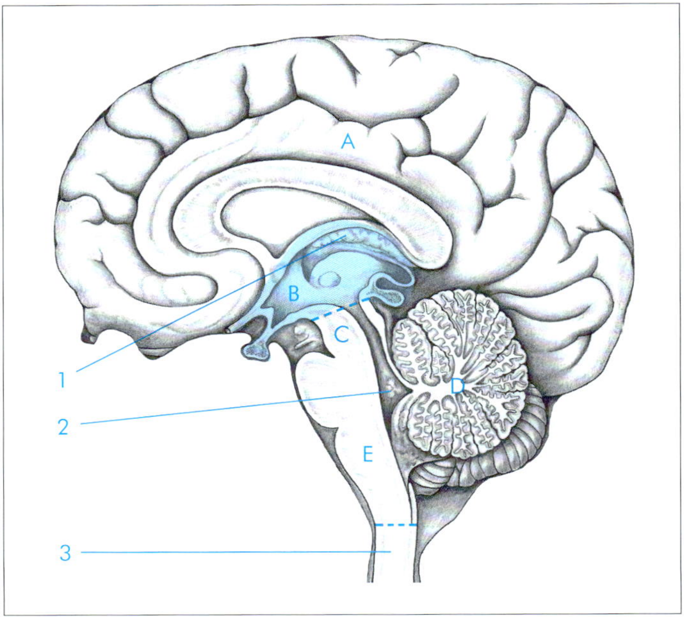

den. In den Assoziationszentren werden Informationen von Sinnesorganen mit Informationen aus anderen Hirnteilen verknüpft. Auch Lern- und Gedächtnisvorgänge spielen sich im Großhirn ab. Von Bewegungsfeldern nehmen Nervenimpulse ihren Ausgang, die willkürliche Bewegungen von Muskeln steuern.

Das **Zwischenhirn** ist eine wichtige Schaltstation, durch die Informationen vom Körper zum Großhirn hindurchlaufen wie auch in umgekehrter Richtung vom Großhirn in alle Körperregionen. Darüber hinaus ist es an der Steuerung der Eingeweide beteiligt. Andere Teile des Zwischenhirns beeinflussen die Hirnanhangsdrüse, eine wichtige, am Boden des Zwischenhirns gelegene Hormondrüse.

Das **Mittelhirn** ist der kleinste Hirnteil. Er enthält Nervenbahnen und wichtige Zentren, die unter anderem den Sehreflex sowie die dazugehörigen optisch-akustischen Reflexe und die Feinabstimmung des Muskeltonus regeln.

Das **Kleinhirn** regelt die groben motorischen Impulse des Großhirns und nimmt Feinabstimmungen beim Bewegen der Muskeln, Gelenke und auch beim Einsatz von Kraft vor. Es hat entscheidenden Anteil an der unbewussten Kontrolle von Haltung und Bewegung.

Das **Nachhirn** ist eine Fortsetzung des Rückenmarks nach oben und wird deshalb auch *verlängertes Rückenmark* genannt. Durch das Nachhirn verlaufen sämtliche Nervenbahnen des Rückenmarks, die zu höher gelegenen Gehirnteilen wie der Großhirnrinde ziehen.

### 4.1.8.2 Bau und Funktion der Nerven

Jeder Nerv besteht aus einer unterschiedlichen Anzahl von Nervenfasern, die von einer aus konzentrischen Lamellen bestehenden Hülle umgeben sind. Unter einem *Nerv* versteht man also ein Bündel von Nervenfasern, eingebettet in zartes, faseriges Bindegewebe. Bei einem großen Nerv können mehrere Faserbündel zu sogenannten primären Faserbündeln zusammengefasst sein **(Abb. 4.46)**, die von einer starken kollagenfaserigen Bindegewebshülle umgeben sind. Das die primären Nervenfaserbündel einhüllende Bindegewebe enthält außer zahlreichen Fasern auch Fettgewebe und Blutgefäße.

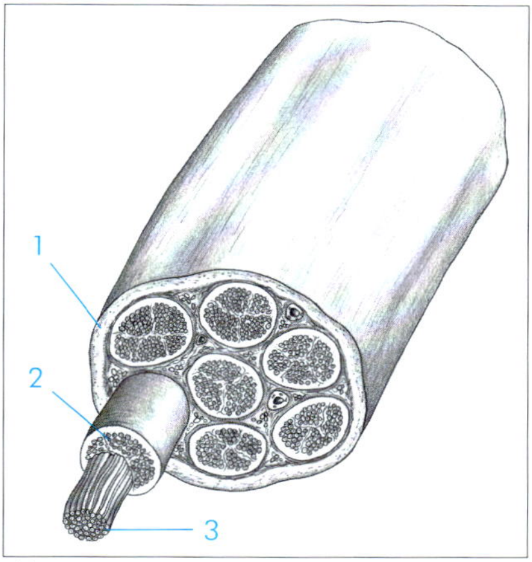


Abb. 4.46 Bau eines Nervs (Schematische Darstellung): 1 Bindegewebshülle, 2 Nervenfaserbündel, 3 Nervenfaser.

Nervenfasern dienen der Reizleitung, die Bindegewebshüllen dem Zusammenhalt der Nervenfasern und die Blutgefäße der Versorgung des gesamten Nervs.

Die Steuerung des Kausystems durch das zentrale Nervensystem erfolgt mithilfe von Hirnnerven, einigen Rückenmarknerven und Zweigen des Halssympathicus.

#### Hirnnerven

Die Hirnnerven (auch Kopfnerven genannt) sind paarig und entspringen alle an der Unterseite des Hirnstamms, der aus dem Zwischen-, Mittel- und Nachhirn sowie dem verlängerten Rückenmark besteht. In ihnen verlaufen sensible Nervenfasern, deren Zellkörper in den Sinnesorganen liegen und deren Neuriten zum Gehirn hin verlaufen sowie motorische Nervenfasern, deren Zellkörper sich im Gehirn befinden und die zu Organen hinführen. Da das Gehirn durch die Knochen des Gehirnschädels vollständig umschlossen wird, besitzt die Schädelbasis Öffnungen, durch die die Gehirnnerven aus dem Schädel austreten können. Die **Tabelle 4.4** listet alle am Kausystem beteiligten Hirnnerven und deren Versorgungsgebiete auf **(Abb. 4.47 und Abb. 4.48)**.

**Halsnerven**
Der erste Halsnerv versorgt zusammen mit dem zweiten den Kinnzungenbeinmuskel motorisch. Ein von den ersten vier Halsnerven gebildetes Nervengeflecht ist unter anderem für die motorische Versorgung der unteren Zungenbeinmuskeln zuständig.

**Halssympathicus**
Er versorgt mit sogenannten sympathischen Nervenfasern, d. h. motorischen Nervenfasern des vegetativen Nervensystems, die Tränendrüsen, die Nasen- und Gaumenschleimhaut und alle Speicheldrüsen.

> Totalprothetisch von Bedeutung sind die Austrittstellen von Nerven am Kinnloch und an der Schneidezahnpapille.

### 4.1.8.3 Bau und Funktion der Sinnesorgane

Sie dienen mit ihren Sinneszellen, den **Rezeptoren**, der Wahrnehmung von Reizen

| **Hirnnerv** | **Versorgungsgebiete im Kausystem durch:** **sensible Nervenfasern** | **motorische Nervenfasern** |
|---|---|---|
| **Riechnerv** (N. olfactorius) | Riechepithel der Nase | |
| **Drillingsnerv** (N. trigeminus) | Gesicht und Kopf bis Scheitel, Nasen-, Augen-, Mundhöhle | Kaumuskeln<br>Kieferzungenbeinmuskel<br>Zweibauchmuskel (hinterer Bauch), Gaumensegelspanner |
| **Gesichtsnerv** (N. facialis) | Geschmacksfasern aus vorderer Zungenhälfte | Mimische Muskeln<br>Griffelzungenbeinmuskel<br>Zweibauchmuskel (vorderer Bauch), Tränendrüse, Speicheldrüsen des Mundbodens |
| **Zungenschlundnerv** (N. glossopharyngeus) | Geschmacksfasern aus hinterer Zungenhälfte<br>Schlund | Schlund<br>Ohrspeicheldrüse<br>Gaumen- und Schlundbogenmuskeln |
| *Herumschweifender* **Nerv** (N. vagus) | Geschmacksknospen um Kehlkopfeingang | Kehlkopf |
| **Zusatznerv** (N. accessorius) | | Halswender (Muskel) |
| **Unterzungennerv** (N. hypoglossus) | | Zungenmuskel |

Tab. 4.4 Übersicht über die Gehirnnerven des Kausystems und deren sensible und motorische Versorgungsgebiete

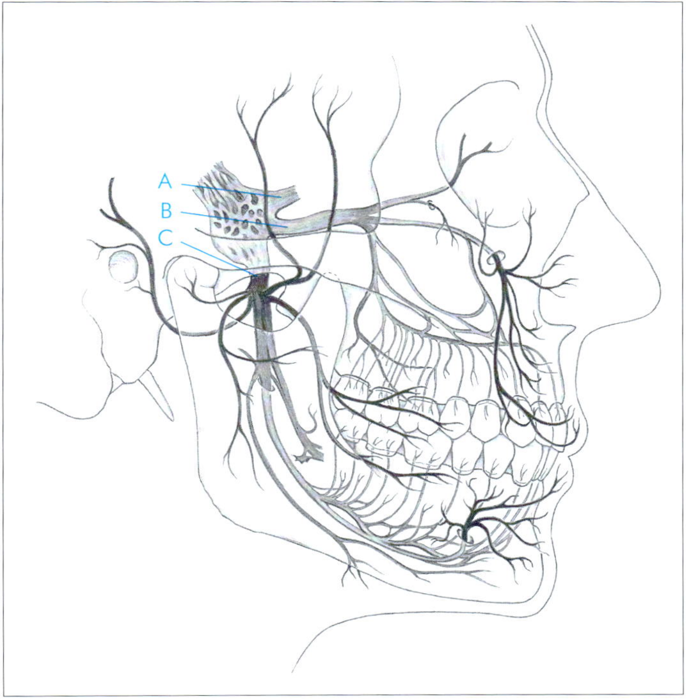


Abb. 4.47
Nervus trigeminus:
A Augenast, B Oberkieferast, C Unterkieferast
(Der zahntechnisch bedeutungslose Augenast ist bis auf ein kurzes Anfangsstück nicht dargestellt).

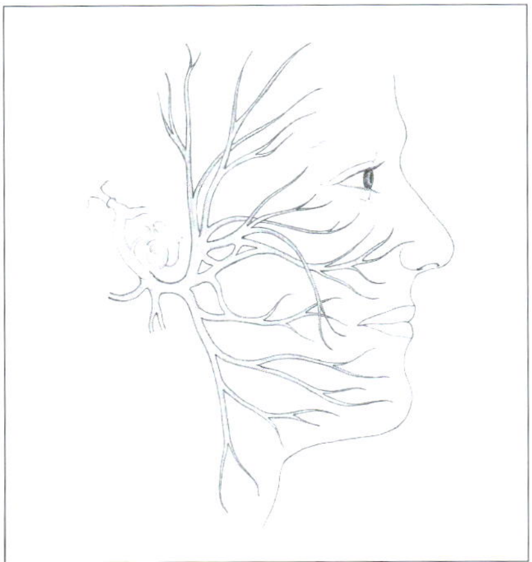

Abb. 4.48 Nervus facialis

aus der Umwelt und aus dem Körperinneren. Mit ihrer Hilfe ist das Gehirn immer über alle Vorgänge im Körper und über alle Veränderungen außerhalb des Körpers informiert.

Da es in der Natur keinen *Universalrezeptor* gibt, muss für jede Reizart ein spezieller Rezeptortyp im Körper vorhanden sein – auch in der Technik ist ein *Universalmessfühler*, der alles erkennen *(fühlen)* kann, nicht machbar. In jedem Sinnesorgan sind deshalb mehrere gleichartige Rezeptoren (= Sinneszellen) zusammen mit anderen Zellen und Hilfsstrukturen zusammengefasst und dienen zur Wahrnehmung einer ganz bestimmten Reizart. Von den vielen Sinnesorganen unseres Körpers werden im Folgenden nur diejenigen erwähnt, die im Kausystem eine Rolle spielen.

### Muskelspindeln

Sie nehmen Längenänderungen der Muskelfasern wahr und informieren das Gehirn über den momentanen Verkürzungszustand eines Muskels. In den Skelettmuskeln sind Muskelspindeln im Bereich des Muskelbauches eingelagert; ihre Anzahl ist jedoch in den einzelnen Muskeln unterschiedlich.

Eine Muskelspindel besteht aus fünf bis zehn dünnen quer gestreiften Muskelfasern, die von einer flüssigkeitsgefüllten, bindegewebigen Kapsel umgeben sind. Die Fasern der bis zu zehn Millimeter langen Spindeln liegen parallel zu den übrigen Fasern des Muskels und werden daher von der Streckung und Verkürzung des Muskels in gleicher Weise betroffen. Innerhalb der Kapsel, am Mittelteil der Muskelfasern, enden sensible Nervenfasern, deren Enden sich spiralig um die Muskelfasern wickeln. Bei Streckung des Muskels werden diese Nervenfasern erregt, und zwar umso stärker, je stärker der Muskel gestreckt wird, bei Kontraktion des Muskels erlischt die Erregung. Damit ist klar: Muskelspindeln enthalten Dehnungsrezeptoren, durch deren Meldungen das Gehirn die Länge des Muskels erkennt, da ein Muskel umso länger ist, je stärker er gedehnt wird **(Abb. 4.49)**.

### Sehnenorgane

Sie informieren das Gehirn über den Grad der Muskelspannung (Tonus). Sehnenorgane liegen am Übergang zwischen Sehne und Muskel. Sie bestehen aus einem Bündel kollagener Fasern, die von einer dünnen Bindegewebshülle umgeben sind und von einer Nervenfaser versorgt werden. Sie verzweigt sich nach ihrem Durchtritt durch die Kapsel in zahlreiche, die einzelnen Kollagenfasern umspinnende Äste. Man nimmt an, dass die locker angeordneten Kollagenfasern bei Spannung gestrafft werden und einen Druck auf die zwischen ihnen gelegenen Nervenfasern ausüben. Der dadurch ausgelöste Impuls wird dem Gehirn zugeleitet. Auf diese Weise ist das Gehirn über das Maß der Anspannung eines Muskels informiert: Je stärker die Kollagenfasern gespannt werden, umso stärker ist der Muskel angespannt **(Abb. 4.50)**.

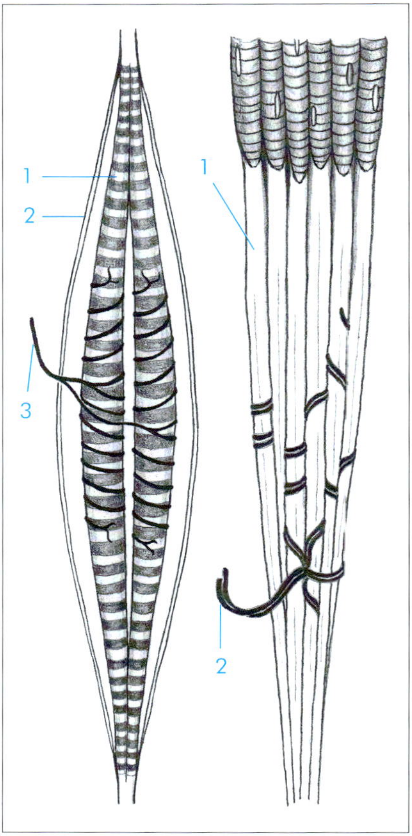


Abb. 4.49 links: Schematischer Bau einer Muskelspindel: 1 Muskelfaser, 2 Kapsel, 3 sensible Nervenfaserendigung.

Abb. 4.50 rechts: Schematischer Bau eines Sehnenorgans: 1 Sehnenfaser, 2 sensible Nervenfaser.

### Lamellenkörperchen

Sie enthalten Dehnungsrezeptoren und sind ähnlich wie die Vater-Pacinischen Körperchen gebaut, aber kleiner als diese **(Abb. 4.51)**. Lamellenkörperchen findet man an Ansatzstellen von Sehnen, z. B. von Kiefergelenksbändern und in den Gelenkkapseln

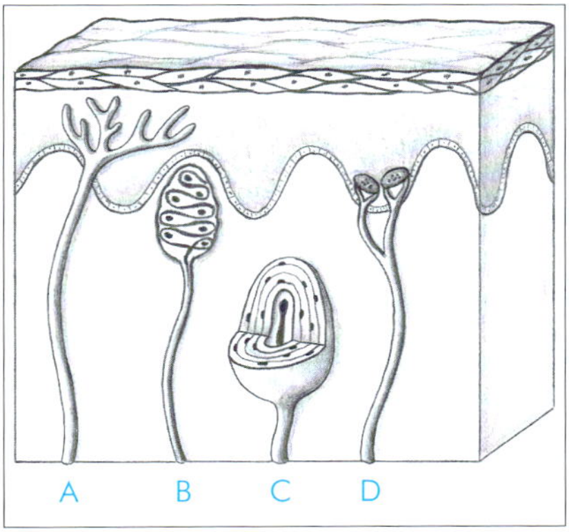


Abb. 4.51 Schematische Darstellung der wichtigsten Sinnesorgane der Haut: A Freie Nervenendigungen, B Meissnersche Tastkörperchen, C Vater-Pacinische Lamellenkörperchen, D Merkelsche Tastzellen.

der Kiefergelenke. Sie melden dem Gehirn den Dehnungsgrad der Bänder sowie die Lage von Gelenkteilen zueinander und informieren das Gehirn genauestens über Bewegungen.

**Sinnesorgane der Wurzelhaut**

Die Empfindungen der Sinnesorgane der Wurzelhaut sind für die Steuerung der Kieferbewegungen durch das Gehirn von großer Bedeutung. Es werden drei Formen unterschieden:

1. freie Nervenendigungen
2. spindelartige Nervenendigungen
3. sogenannte Endringe

Die **freien Nervenendigungen** stellen knollenförmig verdickte, nicht abgekapselte (freie) Endaufzweigungen von Nervenfasern dar. Ihnen wird die Schmerzwahrnehmung zugeschrieben.

Die beiden anderen Typen von Sinnesorganen sind für die Druckempfindung zuständig. Bei der **spindelartigen Nervenendigung** ist das Ende einer Nervenfaser von Zellen und Bindegewebe eingekapselt. Die sehr kompliziert strukturierten **Endringe** enthalten mehrere ringförmig-spiralig angeordnete Nervenfasern, die sich mehrfach verzweigen und frei endigen. Die Druckempfindungen der beiden letztgenannten Sinnesorgane sind außerordentlich fein. Leichteste Zahnkontakte und kleinste, zwischen den Kontaktflächen befindliche Partikel ab einer Größe von 5 $\mu$m werden registriert.

**Sinnesorgane der Haut und Schleimhaut**

Mit ihnen werden zahlreiche Reize aus der Umwelt wahrgenommen, wie z. B. Druck-, Berührungs-, Wärme-, Kälte-, Schmerz-, Geschmacks- und Geruchsempfindungen. Aus diesem Grund gibt es eine Fülle von verschiedenen, in die Haut und Schleimhaut eingelagerten Rezeptorarten. Sie alle aufzuzählen und ihren Bau und ihre Funktionsweise zu erklären, würde den Rahmen des vorliegenden Buches sprengen und ist für die Zahntechnik auch nicht von Bedeutung. Daher soll nur kurz die Lage und Funktion weniger Sinnesorgane erwähnt werden.

Den sogenannten freien Nervenendigungen der Haut wird die Schmerz- und Temperaturwahrnehmung zugeschrieben. Sie liegen in der Hauptsache an der Grenze zwischen Hornhaut (Epidermis) und Lederhaut (Corium) (s. **Abb. 4.51**).

Von den verschiedenen Nervenendkörperchen, die man in der Lederhaut und in der Unterhaut findet, dienen die **Merkelschen Tastzellen** der Druckwahrnehmung, die **Meissnerschen Tastkörperchen** der Empfindung von Berührungsreizen und die **Vater-Pacinischen Lamellenkörperchen** neben der Druckwahrnehmung in der Hauptsache zur Wahrnehmung von Vibrationen. Die drei zuletzt genannten Sinnesorganarten sind überall dort besonders zahlreich vorhanden, wo es auf besonders feine Tastempfindungen ankommt, so in der Schleimhaut des Lippenrots oder in der Gaumenschleimhaut oder in der Schleimhaut der Zungenspitze.

Die auf der Zungenschleimhaut des Zungenrückens, am Gaumen und an der hinteren Rachenwand vorkommenden Geschmackssinneszellen sind in einer **Geschmacksknospe** gebündelt und besteht aus Sinnes- und Stützzellen **(Abb. 4.52)**. Die Geschmacksknospen der Zunge liegen vorzugsweise in den *Gräben* zwischen den Papillen der Zungenschleimhaut. Für jede der vier Geschmacksqualitäten gibt es eigene Sinneszellen. Ihre Verteilung über die Zungenoberfläche zeigt die **Abbildung 4.53**.

Die Wahrnehmung der Geruchsreize erfolgt über die Sinneszellen der Riechschleimhaut. Zu diesem Zweck besteht das Epithel der Riechschleimhaut aus Sinneszellen, sogenannten **Riechzellen**, und Stützzellen **(Abb. 4.54)**. Man vermutet, dass die Riechhaare der Riechzellen zusammen mit der die Riechschleimhaut überziehenden Schleimschicht bei der Geruchsempfindung eine wichtige Rolle spielen. Die Riechschleimhaut ist beim Menschen in beiden Nasenhöhlen auf einen kleinen Bezirk am Oberrand der oberen Nasenmuschel und der gegenüberliegenden Fläche der Nasenscheidewand begrenzt. Ihre Gesamtfläche beträgt etwa 5 $cm^2$.

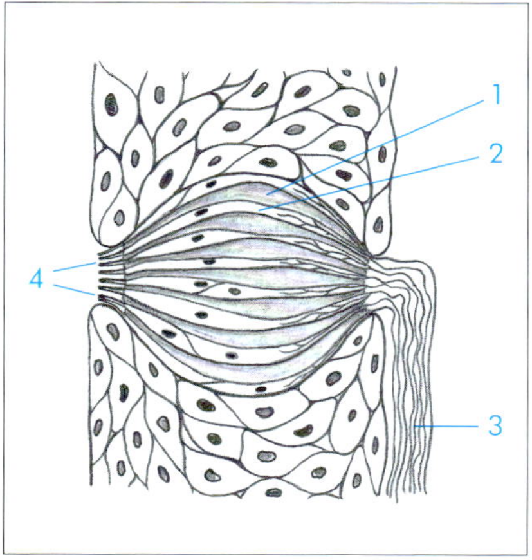


Abb. 4.52 Schematischer Bau einer Geschmacksknospe: 1 Stützzelle (dunkel), 2 Sinneszelle (hell), 3 Nervenfaser, 4 fingerartige Zellmembranausstülpungen der Sinneszellen (hier laufen die chemischen Vorgänge der Geschmackswahrnehmung ab).

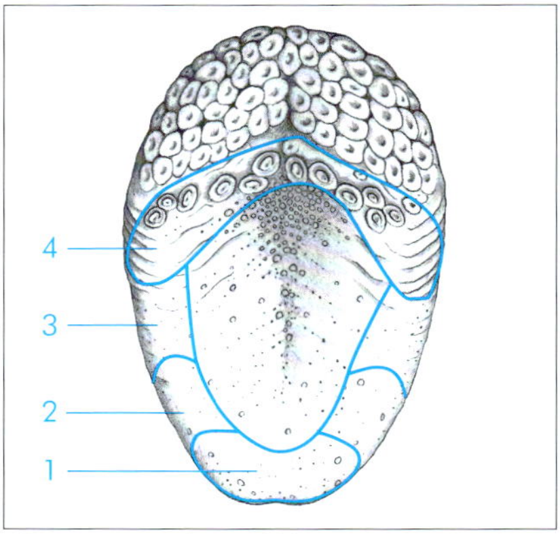


Abb. 4.53 Wahrnehmungsfelder der Geschmacksqualitäten auf der Zungenoberfläche: 1 süß, 2 salzig, 3 sauer, 4 bitter.

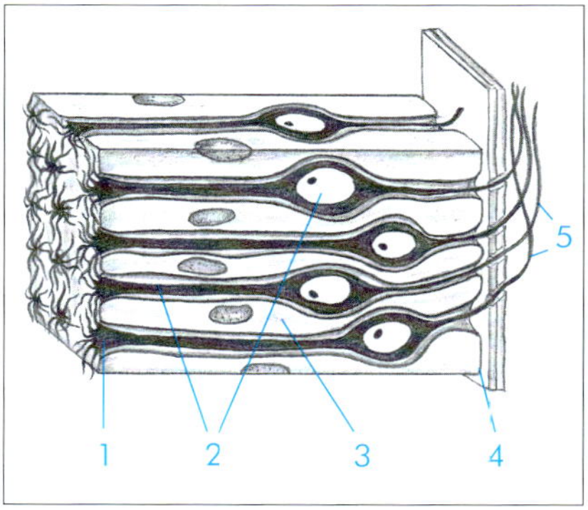


Abb. 4.54 Ausschnitt aus dem Epithel der Riechschleimhaut (Schemazeichnung): 1 Riechkolben mit Sinneshärchen, 2 Riechzelle (Sinneszelle), 3 Stützzelle, 4 Basalmembran, 5 Nervenfasern.

Die Sinneszellen der Riechschleimhaut sind zudem an der *Geschmacksempfindung* beteiligt: Leichtflüchtige Geschmacksmoleküle, die während des Kauens über den Rachenraum in die Nasenhöhle gelangen, werden von den Riechzellen wahrgenommen und ergeben im Gehirn zusammen mit den Wahrnehmungen der Geschmacksknospen eine feine Geschmacksempfindung.

# 4.2 Anatomie des Mundes

Die Kenntnis der anatomischen Verhältnisse der Mundhöhle ist Voraussetzung für das Verständnis, wie die Funktionen des Kausystems durch Zahnersatz beeinflusst werden und so direkten Einfluss auf die Arbeit des Zahntechnikers haben. Dies ist in besonderem Maß bei der Basisgestaltung einer totalen Prothese der Fall, bei der auf zahlreiche anatomische Gegebenheiten Rücksicht genommen werden muss.

Die **Mundhöhle (Cavum oris)** stellt den mit Schleimhaut ausgekleideten, ersten Abschnitt des Verdauungstrakts dar. Sie untergliedert sich in drei Abschnitte: den Mundvorhof, die Eigentliche Mundhöhle und einen Übergangsbereich, die Rachenenge, der in den Rachen (= Schlund) überleitet. In der Zahnheilkunde wird zudem die Mundregion des Gesichts als sogenannter *Äußerer Mund* zur Mundhöhle hinzugerechnet.

### Topografische Abgrenzung der Abschnitte der Mundhöhle

Das Zentrum des äußeren Mundes bildet der Mundspalt, umgeben von Ober- und Unterlippe. Zu diesem Bereich gehören auch noch die Nasenspitze mit den Nasenflügeln, die beiden Wangen im Bereich der Mundwinkel und der Kinnvorsprung.

Der **Mundvorhof (Vestibulum oris)** ist ein hufeisenförmiger Spalt, der

- nach außen von den Innenflächen der Lippen und Wangen,
- nach innen von den Vestibulärflächen der Zähne und der Kieferkämme,
- nach oben und unten von den Umschlagsfalten und
- nach hinten von den Flügelunterkiefernähten begrenzt wird.

Die **eigentliche Mundhöhle (Cavum oris proprium)** ist ein Hohlraum, der von folgenden anatomischen Strukturen abgegrenzt wird:

- nach außen von den Oralflächen der Zähne und Kieferkämme,
- nach oben vom Harten und Weichen Gaumen,
- nach unten von der Zunge und dem Mundboden und
- nach hinten von der Rachenenge.

Die **Rachenenge (Isthmus faucium)** ist ein ganz kurzer, enger Hohlraum, der die eigentliche Mundhöhle mit dem Rachen verbindet. Begrenzt wird die Rachenenge

- nach vorn durch die Mundhöhle,
- nach oben durch das Gaumensegel,
- zur Seite durch die Gaumenbögen und Gaumenmandeln,
- nach unten durch die Zunge und
- nach hinten durch den Rachen **(Abb. 4.55)**.

## *4.2.1 Der vollbezahnte Mund*

### 4.2.1.1 Äußerer Mund

Im Zentrum des äußeren Mundes liegt die Mundöffnung, die bei leicht geöffnetem Mund als **Mundspalte (Rima oris)** bezeichnet wird. Ihre rechte und linke seitliche Begrenzung nennt man **Mundwinkel (Angulus oris)**. Bei leicht geschlossenem Mund ist nur eine horizontal verlaufende Berührungslinie der lose aufeinanderliegenden Lippen zu sehen, die **Lippenschlusslinie**.

Zu den wichtigsten anatomischen Gegebenheiten des äußeren Mundes zählen **Oberlippe** und **Unterlippe**. In der Anatomie versteht man darunter das muskulöse Hautgewebe, das im Bereich des Oberkiefers vom Mundspalt bis zum unteren Nasenrand und im Bereich des Unterkiefers vom Mundspalt bis zum Kinn reicht.

Der rot gefärbte Schleimhautbereich beider Lippen wird **Lippenrot** genannt. Das obere Lippenrot hat in der Mitte eine knotenartige Verdickung, das **Oberlippenhö-**

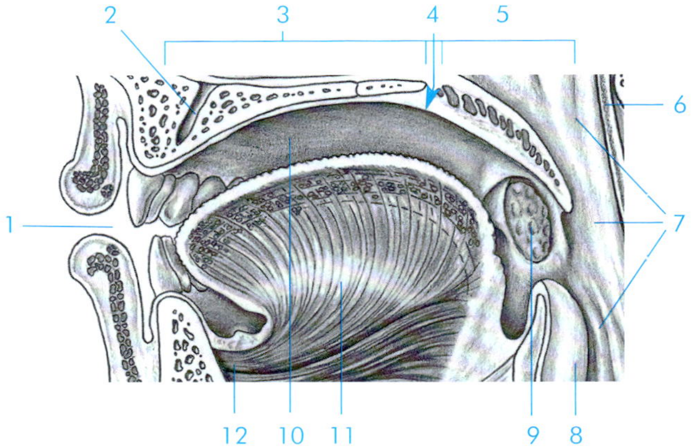


Abb. 4.55
Medianschnitt durch die Mundhöhle:
1 Mundvorhof,
2 Schneidezahnkanal,
3 Harter Gaumen,
4 A-Linie,
5 Weicher Gaumen,
6 Rachenwand,
7 Rachen,
8 Kehldeckel,
9 Gaumenmandel,
10 Eigentliche Mundhöhle,
11 Zunge,
12 Mundboden.

**ckerchen (Tuberculum labii superioris)**. Diesem liegt die **Unterlippenfurche (Sulcus labii inferioris)** gegenüber, eine kleine Einbuchtung in der Mitte des unteren Lippenrots. Ebenfalls in der Mitte der Oberlippe liegt eine flache Hautrinne, die **Oberlippengrübchen (Philtrum)** genannt wird und in senkrechter Richtung vom unteren Rand der Nase zum Oberlippenhöckerchen verläuft.

Die seitliche Begrenzung der Oberlippe bildet die **Nasenlippenfurche (Sulcus nasolabialis)**, eine unterschiedlich tiefe Rinne, die vom unteren Nasenflügelrand aus zum Mundwinkel verläuft und sich bei vielen Menschen besonders deutlich beim Lachen oder Lächeln abzeichnet. Gegen das Kinn wird die Unterlippe ebenfalls durch eine quer verlaufende Furche abgegrenzt, die **Kinnlippenfurche (Sulcus mentolabialis)**. Während der Kontraktion des Kinnmuskels bildet sich auf dem Kinnvorsprung eine kleine Hautvertiefung, die **Kinngrübchen** genannt wird **(Abb. 4.56)**.

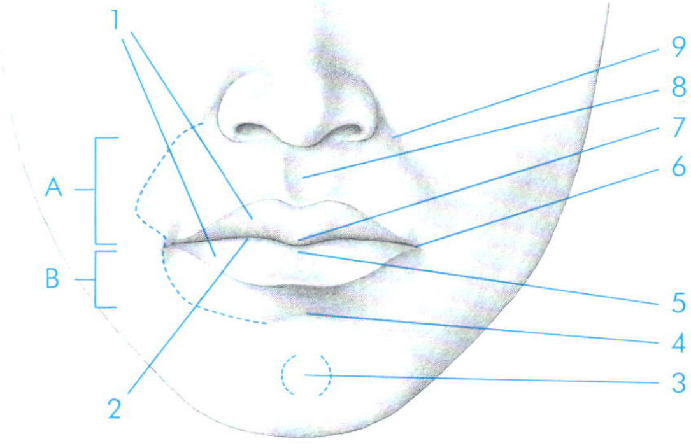


Abb. 4.56
Der Äußere Mund (Frontalansicht):
A Oberlippe, B Unterlippe (Gestrichelte Linie = Begrenzung von Oberlippe und Unterlippe),
1 Lippenrot, 2 Lippenschlusslinie, 3 Kinngrübchen, 4 Kinnlippenfurche, 5 Unterlippenfurche, 6 Mundwinkel, 7 Oberlippenhöckerchen, 8 Oberlippengrübchen, 9 Nasenlippenfurche.

### 4.2.1.2 Lippen und Wangen

Die Grundlage der Lippen und Wangen ist eine von der mimischen Muskulatur gebildete Muskelplatte, die außen von Haut und innen von Schleimhaut bedeckt ist.

Bei den **Lippen (Labia)** wird diese Muskelplatte vom Mundringmuskel gebildet, der unter dem Lippenrot hakenförmig nach außen gekrempelt ist und dadurch eine Vorwölbung des Lippenrots nach außen bewirkt. Das Lippenrot ist der Übergangsbereich zwischen der Haut und der Mundschleimhaut, in dem die Blutkapillaren durch das dünne Epithel hindurchscheinen und so die rötliche Farbe dieses Lippenbereichs bedingen. Die Schleimhaut der Lippeninnenseite trägt ein dickes, unverhorntes Epithel, in das kleine Speicheldrüsen eingelagert sind.

Die muskulöse Grundlage der **Wangen (Buccae)** wird vom Trompetermuskel gebildet. Außen liegt diesem Muskel der verschiebliche Wangenfettpfropf auf. Die Schleimhaut der Wangeninnenseite enthält ebenfalls Speicheldrüsen, die bis in die Muskulatur hineinreichen. In der **Parotispapille (Papilla parotidea)**, einer zapfenartigen Schleimhauterhebung gegenüber den oberen zweiten Molaren, mündet der **Ausführgang** der Ohrspeicheldrüse.

Die Schleimhaut der Lippen und Wangen schlägt am höchst- und tiefstgelegensten Rand des Mundvorhofs, der **Umschlagsfalte (Fornix vestibuli)**, um und setzt sich auf den gegenüberliegenden Kieferkämmen als sogenannte **Alveoläre Schleimhaut** fort. Die Schleimhaut der Lippen und Wangen sowie die alveoläre Schleimhaut sind verschieblich, um den vielfältigen Bewegungen der Lippen und Wangen bei der Mimik, dem Kauen und Sprechen folgen zu können; hierbei ändern auch die beiden Umschlagsfalten ihre Lage **(Abb. 4.57)**.

Die Wangen- und Lippenschleimhäute sind über die Lippenbändchen und Wangenbändchen mit den Kieferkämmen verbunden. Diese Bändchen stellen mit Fasern verstärkte Schleimhautfalten dar, die quer durch den Mundvorhof verlaufen und die Schleimhaut direkt mit den Kieferkämmen verbinden; bei Bewegungen der Lippen und Wangen spannen sie sich mehr oder weniger stark an. **Oberes** und **unteres Lippenbändchen (Frenulum labii superioris** und **Frenulum labii inferioris)** liegen im Ober- und Unterkiefer genau in der Medianebene, die **Wangenbändchen (Frenula buccae**, Einzahl **Frenulum buccae**) in jedem Quadranten im Bereich der Prämolaren; in selteneren Fällen findet man je zwei Wangenbändchen.

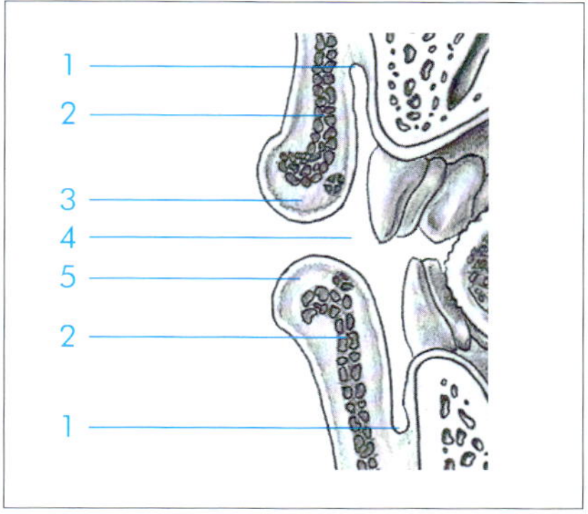

Abb. 4.57 Medianschnitt durch die Lippen und den Mundvorhof: 1 Umschlagsfalte, 2 Mundringmuskel, 3 Oberlippe, 4 Mundvorhof, 5 Unterlippe.

Da Trompetermuskel und Mundringmuskel im Mundwinkelbereich miteinander verflochten sind, bilden sie zusammen eine funktionelle Einheit, die *Zirkuläres System* genannt wird. Sie stellen sozusagen eine durchgehende Muskelschlinge dar, die parallel zu den Vestibulärflächen der Zahnreihen und der Kieferkämme verläuft **(Abb. 4.58)**. Eine Kontraktion ihrer Muskelfasern, wie dies beim Kauen der Fall ist, bewirkt, dass die Lippen gegen die Frontzähne und die Wangen gegen die Seitenzähne gedrückt werden. Hierdurch wird verhindert, dass Teile des Speiseballens in den Mundvorhof abgleiten können. Da dieser ständige Lippen- und Wangendruck regulierenden Einfluss auf die Zähne hätte, wirkt ihm der Zungendruck entgegen. Dieser Sachverhalt ist bei der Frontzahnaufstellung zu berücksichtigen.

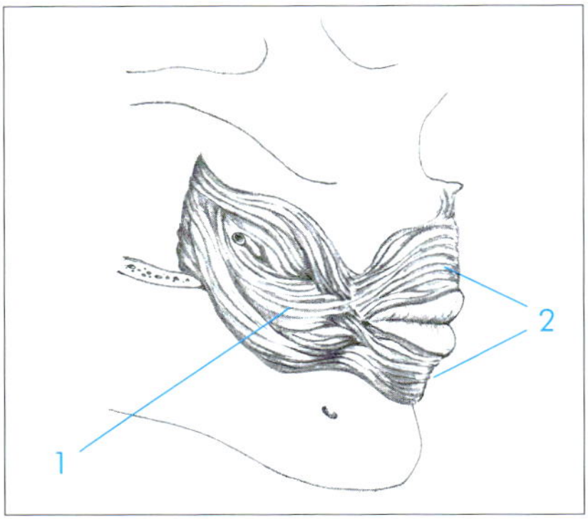


Abb. 4.58 Trompetermuskel und Mundringmuskel als funktionelle Einheit: 1 Trompetermuskel, 2 Mundringmuskel.

### 4.2.1.3 Kieferkämme

Die Schleimhaut der Lippen und Wangen setzt sich jenseits der Umschlagfalte auf den Kieferkämmen fort und bedeckt vollständig die Vestibulär- und Oralflächen der zahntragenden Teile der Kieferknochen, die Alveolarfortsätze. Nach ihrem histologischen Aufbau unterscheidet man auf der Vestibulärfläche drei Schleimhautbereiche:

1. die alveoläre Schleimhaut (= alveoläre Mucosa),
2. das alveoläre Zahnfleisch (= alveoläre Gingiva) und
3. das freie Zahnfleisch (= marginale Gingiva).

Während die **alveoläre Schleimhaut** und das freie Zahnfleisch verschieblich (beweglich) sind, ist das alveoläre Zahnfleisch unverschieblich auf den oralen und vestibulären Flächen der Alveolarfortsätze befestigt. Aus diesem Grund werden das **freie Zahnfleisch** als bewegliches Zahnfleisch und das **alveoläre Zahnfleisch** als befestigtes Zahnfleisch bezeichnet.

Freies und alveoläres Zahnfleisch sind im Gegensatz zur alveolären Schleimhaut sehr widerstandsfähig gegen Druck und Reibung, da das Epithel stark verhornt ist und eine dichte, faserreiche Bindegewebsunterlage besitzt.

Auch in ihrem Aussehen unterscheiden sich die drei Schleimhautbereiche. Die alveoläre Schleimhaut ist wie die Mundschleimhaut von dunkelroter Farbe und besitzt eine glatte Oberfläche, das alveoläre Zahnfleisch ist rosa gefärbt und hat durch seine Tüpfelung ein orangenschalenähnliches Aussehen. Das freie, etwas dunkler gefärbte Zahnfleisch wölbt sich ganz schwach vor und ist daher als girlandenartiger Zahnfleischsaum am Kronenrand erkennbar.

Die Grenze zwischen alveolärer Schleimhaut und alveolärem Zahnfleisch bildet die mukogingivale Grenzlinie, die Grenze zwischen alveolärem und freiem Zahnfleisch wird marginale Furche genannt.

Das distale Ende der Kieferkämme direkt hinter den letzten Molaren markiert ein vertikal verlaufendes, mit Schleimhaut überzogenes Bändchen, die **Flügelunterkiefernaht (Raphe pterygomandibularis, Abb. 4.59)**. Sie hat ihren Ursprung am Flügelhaken des Flügelfortsatzes des Keilbeins und setzt am Molarendreieck des Unterkiefers an. An ihrer Bukkalfläche ist der Trompetermuskel mit einem Großteil seiner distalen Faserenden befestigt. Auf diese Weise bilden Flügelunterkiefernaht und Trompetermuskel zugleich die distale Begrenzung des Mundvorhofs. An der Oralseite der Flügelunterkiefernaht sind auch noch Faserenden des Oberen Schlundschnürers befestigt.

### 4.2.1.4 Gaumen und Gaumenbögen

Das Dach der eigentlichen Mundhöhle wird vom **Gaumen (Palatum)** gebildet, der gleichzeitig auch der Boden der Nasenhöhle ist. Man unterscheidet den **Harten Gaumen (Palatum durum)** vom **Weichen Gaumen (Palatum molle)**. Als harten Gaumen bezeichnet man den vorderen, mit einer knöchernen Unterlage versehenen Teil des Gaumens, als weichen Gaumen den sich daran an-

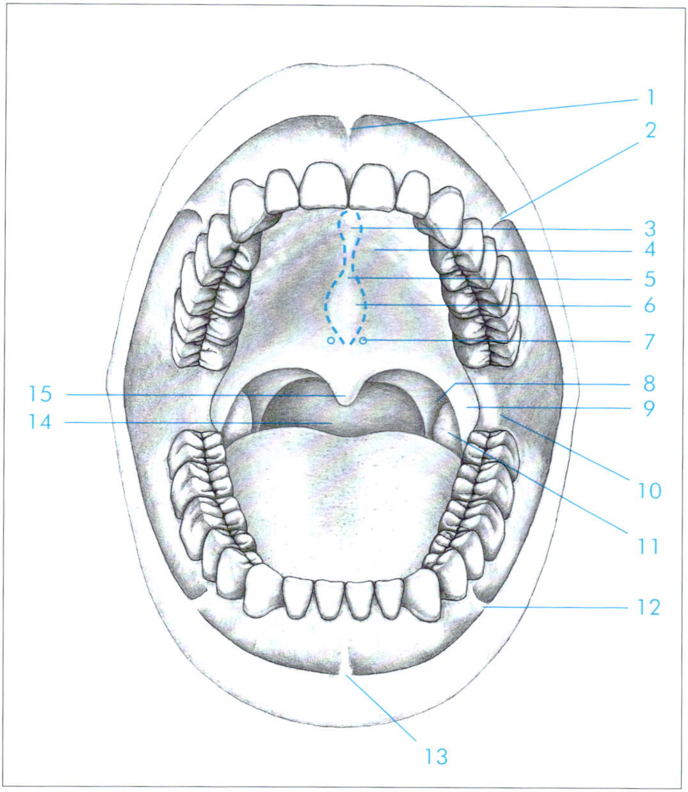


Abb. 4.59
Blick in den Mundvorhof und die Mundhöhle:
1 Oberes Lippenbändchen,
2 Oberes Wangenbändchen,
3 Schneidezahnpapille,
4 Gaumenfalten,
5 Gaumennaht,
6 Gaumenwulst,
7 Gaumengrübchen,
8 Gaumenschlundbogen,
9 Gaumenzungenbogen,
10 Flügelunterkiefernaht,
11 Gaumenmandel,
12 Unteres Wangenbändchen,
13 Unteres Lippenbändchen,
14 Rachenenge,
15 Zäpfchen.

schließenden, hinteren, muskulösen und beweglichen Teil (vgl. **Abb. 4.55**).

Die knöcherne Grundlage des harten Gaumens besteht aus den beiden Gaumenfortsätzen des Oberkiefers und den beiden horizontalen Platten des Gaumenbeins. Die fest mit der Knochenhaut dieser Knochen verwachsene Schleimhaut hat eine Reihe wichtiger Schleimhautstrukturen ausgebildet:

- Genau in der Gaumenmitte erstreckt sich in sagittaler Richtung eine dünne Schleimhautleiste, die **Gaumennaht (Raphe palati)**, die direkt hinter den beiden ersten oberen Schneidezähnen beginnt und im weichen Gaumen endet. In seltenen Fällen endet die Gaumennaht erst am hintersten Ende des weichen Gaumens, am **Zäpfchen**. (Diese schleimhäutige Gaumennaht (Raphe palati) bedeckt genau die knöcherne Mittlere Gaumennaht (Sutura palatina mediana), was leider häufig zu Begriffsverwechslungen führt.)
- Über dem **Schneidezahnloch**, aus dem Nerven und Blutgefäße zur Versorgung der Gaumenschleimhaut und des Zahnfleischs im Bereich des Zwischenkiefers austreten, liegt in der Medianebene ein Schleimhautzapfen, **Schneidezahnpapille (Papilla incisiva)** genannt. Sie dient als Druckpolster, da die austretenden Nerven und Blutgefäße besonders druck-

empfindlich sind. Im Gegensatz dazu sind die Nerven und Blutgefäße, die zu den großen und kleinen Gaumenlöchern austreten, durch das sie umgebende Schleimhautgewebe ausreichend geschützt.

- Ebenfalls nicht zu übersehen sind die **Gaumenfalten (Plicae palatinae transversae)**, die im vordersten Teil des Gaumens, distal der Frontzähne und links und rechts der Gaumennaht liegen. Es sind drei bis vier quer verlaufende Schleimhautkämme, die gemeinsam mit der Zunge als Widerlager beim Wenden des Speiseballens dienen.
- In der Mitte des Gaumens begrenzt der wulstige Verlauf der Schleimhaut eine Knochenauftreibung, die als **Gaumenwulst (Torus palatinus)**, bezeichnet wird. Er ist nur bei einem Teil der Menschen vorhanden und mehr oder weniger deutlich ausgebildet.
- Häufig sind am hinteren Rand des Harten Gaumens, links und rechts der Gaumennaht, zwei kleine Schleimhautvertiefungen sichtbar; sie werden **Gaumengrübchen (Foveolae palatinae)** genannt und können als Orientierung für die dorsale Lage der A-Linie benutzt werden.

Die Grenze zwischen hartem und weichem Gaumen verläuft knapp hinter den Gaumengrübchen, etwa in Höhe des letzten Molaren. Mit dieser Grenze fällt auch die Grenze zwischen der unbeweglichen Schleimhaut des harten Gaumens und der beweglichen Schleimhaut des weichen Gaumens zusammen, die in der Totalprothetik eine wesentliche Rolle spielt. Exakt kann diese Grenze nur vom Zahnarzt bestimmt werden, indem er entweder die Nasenblaslinie oder die A-Linie ermittelt, welche am Übergang von unbeweglicher zu beweglicher Schleimhaut liegen.

Die Grundlage des weichen Gaumens ist eine Sehnen-Muskel-Platte, die aus der sehnigen Fortsetzung der Knochenhaut des knöchernen Gaumens und den in sie einstrahlenden Sehnenfasern der Gaumenmuskeln besteht und mit Schleimhaut bedeckt ist. Der hintere Abschnitt des weichen Gaumens wird als **Gaumensegel (Velum palatinum)** bezeichnet, dessen hinterer Rand in der Medianebene im **Zäpfchen (Uvula)** ausläuft. Seitlich geht der weiche Gaumen in die Gaumenbögen und die dazwischenliegende Gaumengrube über.

Im Bereich des harten Gaumens ist die Schleimhaut unverschieblich an der Knochenhaut befestigt. Im vorderen Abschnitt enthält sie Fettläppchen, im hinteren Abschnitt des harten Gaumens und im weichen Gaumen sind zahlreiche kleine Speicheldrüsen (Glandulae palatinae) in die Schleimhaut eingelagert. Bedingt durch diese Gewebeunterschiede weisen einzelne Bereiche des harten Gaumens unterschiedliche Nachgiebigkeit oder Resilienz auf. Man unterscheidet topografisch vier Resilienzzonen der Gaumenschleimhaut:

- Die geringste Nachgiebigkeit findet sich im Gebiet der **fibrösen Randzone** und der **fibrösen Medianzone**,
- in der **Fettgewebszone** ist die Schleimhaut nachgiebiger und
- am nachgiebigsten ist sie in der **Drüsenzone (Abb. 4.60 und Abb. 4.61)**.

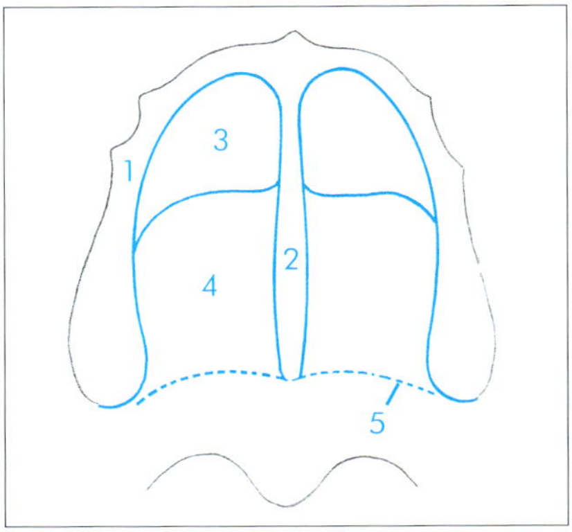


Abb. 4.60 Die Gewebezonen der Gaumenschleimhaut: 1 Fibröse Randzone, 2 Fibröse Medianzone, 3 Fettpolsterzone, 4 Drüsenzone, 5 A-Linie.

Die paarig angelegten Gaumenbögen der Rachenenge (vgl. **Abb. 4.59**) sind Schleim-

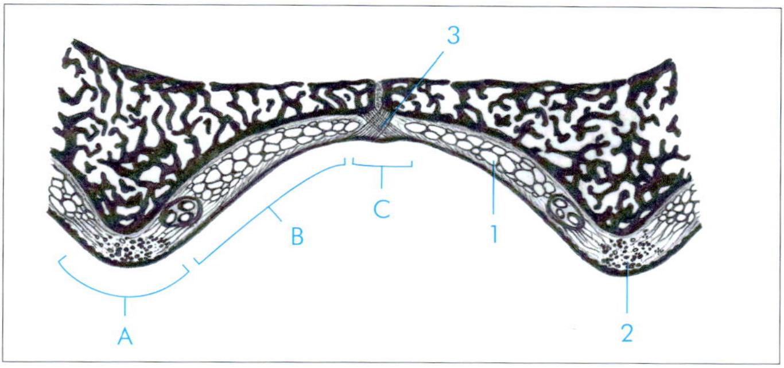


Abb. 4.61
Frontalschnitt durch die Gaumenschleimhaut bei einem zahnlosen Menschen:
A Fibröse Randzone,
B Fettpolsterzone,
C Fibröse Medianzone,
1 Fettpolster,
2 Kammhaut,
3 Gaumennaht.

hautfalten, deren Grundlage von den Schlundbogenmuskeln gebildet wird. Der vordere Gaumenbogen, der **Gaumenzungenbogen (Arcus palatoglossus)**, zieht vom Gaumen zur Zunge und enthält die Muskelfasern des gleichnamigen Muskels. Der hintere Gaumenbogen, der **Gaumenschlundbogen (Arcus palatopharyngeus)**, verläuft vom Gaumen zur Rachenwand und wird vom Gaumenschlundmuskel gebildet. Zwischen vorderem und hinterem Gaumenbogen liegt die **Gaumengrube (Fossa tonsillaris)**, eine Vertiefung, in der sich die **Gaumenmandel (Tonsilla palatina)** befindet **(Abb. 4.62)**.

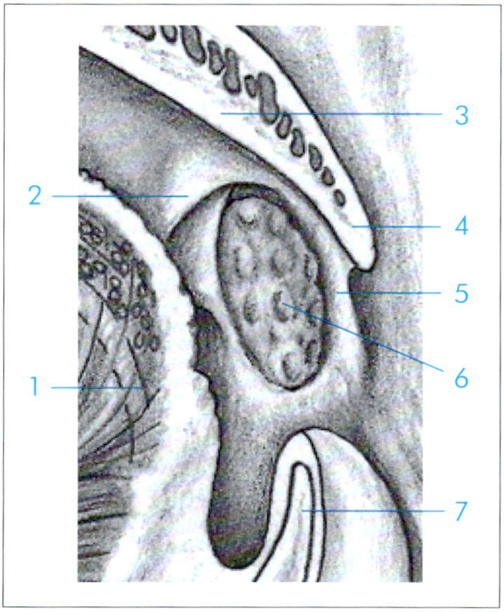


Abb. 4.62 Medianschnitt durch die Rachenenge: 1 Zunge, 2 Gaumenzungenbogen, 3 Weicher Gaumen, 4 Zäpfchen, 5 Gaumenschlundbogen, 6 Gaumenmandel, 7 Kehldeckel.

### 4.2.1.5 Mundboden und Zunge

Der **Mundboden (Abb. 4.63)** besteht in der Hauptsache aus dem Kieferzungenbeinmuskel *(Mundbodenmuskel)*, der durch den Kinnzungenbeinmuskel und den Zweibauch-

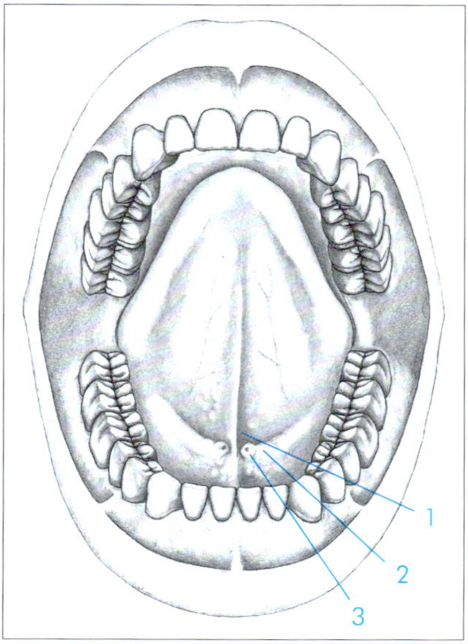


Abb. 4.63 Blick in den Mundvorhof und auf den Mundboden: 1 Zungenbändchen, 2 Unterzungenfalte, 3 Unterzungenspeichelpapille.

muskel verstärkt wird. Der hintere Bereich des Mundbodens ist durch Bindegewebe abgeschlossen. Die dünne Schleimhaut ist sehr verschieblich, dunkelrosa gefärbt und bildet links und rechts vom Zungenbändchen zwei Schleimhautfalten, die **Unterzungenfalten (Plicae sublinguales)**, in der die Ausführgänge der Unterzungenspeicheldrüsen münden. Zu beiden Seiten des Zungenbändchens befindet sich ein Schleimhauthöcker, die **Unterzungenspeichelpapille (Caruncula sublingualis)** – in ihr mündet der Ausführgang der Unterkieferspeicheldrüse.

Die **Zunge (Lingua)** liegt dem Mundboden auf. Man unterscheidet das hintere Teilstück, den Zungengrund oder die **Zungenwurzel (Radix linguae)** und das vordere Teilstück, den **Zungenkörper (Corpus linguae)**; er läuft in die gerundete **Zungenspitze (Apex linguae)** aus. Eine Längsfurche teilt die obere Fläche des Zungenkörpers, den **Zungenrücken (Dorsum linguae)**, in eine linke und eine rechte Hälfte. Der die Zähne berührende Teil der Zunge heißt **Zungenrand (Margo linguae)** und grenzt den Zungenrücken gegen die Unterfläche des Zungenkörpers, die **Zungenunterfläche (Facies inferior linguae)**, ab. Das **Zungenbändchen (Frenulum linguae)** zieht als eine in der Mitte gelegene Schleimhautfalte vom Mundboden an die Zungenunterfläche **(Abb. 4.64)**.

Die Schleimhaut des Zungenrückens ist durch Fasern unverschieblich mit den Muskeln des Zungenkörpers verbunden und auf die Tast-, Temperatur- und Geschmacksempfindung spezialisiert. Hierzu besitzt sie Papillen, bei denen sich vier Formen unterscheiden lassen **(Abb. 4.65)**:

**Fadenförmige Papillen (Papillae filiformes)** sind kleine, rachenwärts gerichtete, teilweise verhornte Epithelspitzen, die über den Zungenrücken verstreut sind und vorwiegend der Tastempfindung dienen. Sie geben der Zungenoberfläche eine raue Beschaffenheit und ein samtartiges Aussehen.

**Pilzförmige Papillen (Papillae fungiformes)**. Diese rötlichen, 0,5 bis 1,5 Millimeter hohen Papillen liegen hauptsächlich am Zungenrand und im Bereich der Zungenspitze.

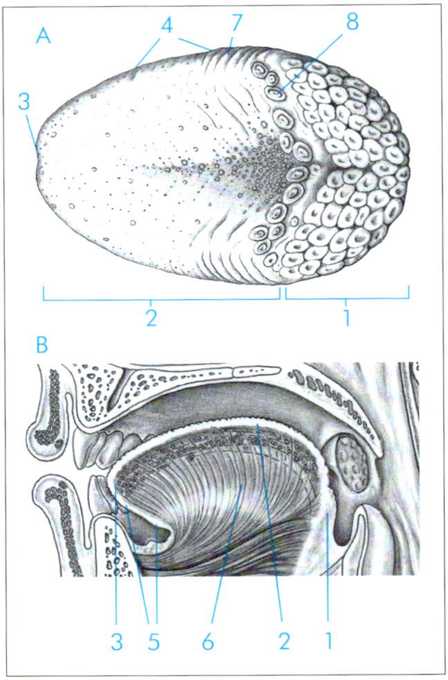


Abb. 4.64 Topografie der Zunge: A Okklusalansicht, B Medianschnitt, 1 Zungengrund, 2 Zungenrücken, 3 Zungenspitze, 4 Zungenrand, 5 Zungenunterfläche, 6 Zungenkörper, 7 Blätterförmige Papillen, 8 Umwallte Papille.

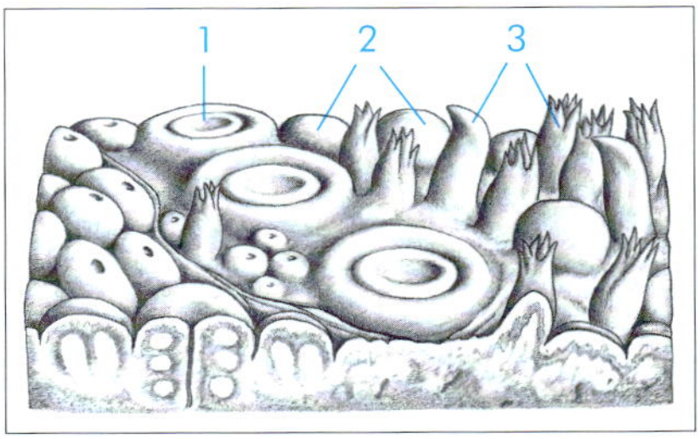


Abb. 4.65 Ausschnitt aus der Zungenschleimhaut: 1 Umwallte Papille, 2 Pilzförmige Papille, 3 Fadenförmige Papille (Blätterförmige Papillen s. Abb. 4.64 [7]).

**Umwallte Papillen (Papillae vallatae).** Vor dem Zungengrund findet man in V-förmiger Anordnung sechs bis zwölf warzenförmige Geschmackspapillen von ein bis drei Millimeter Durchmesser. Sie sind von einem Graben umgeben, dessen oberer ringförmiger Rand sich leicht über die Oberfläche des Zungenrückens erhebt. Die Geschmacksknospen liegen in der Wand des Grabens, auf dessen Grund seröse Speicheldrüsen zum Fortspülen der Geschmacksstoffe münden.

**Blätterförmige Papillen (Papillae foliatae).** Diese Papillen stellen quere Schleimhautfalten *(Blätter)* am hinteren Seitenrand der Zunge dar. Im Epithel der Schleimhautfalten liegen Geschmacksknospen, in der Tiefe der Schleimhautfalten münden seröse Speicheldrüsen.

Die Wahrnehmung der vier Geschmacksqualitäten süß, sauer, bitter und salzig lässt sich bestimmten Gebieten der Zungenschleimhaut zuordnen **(Abb. 4.66)**.

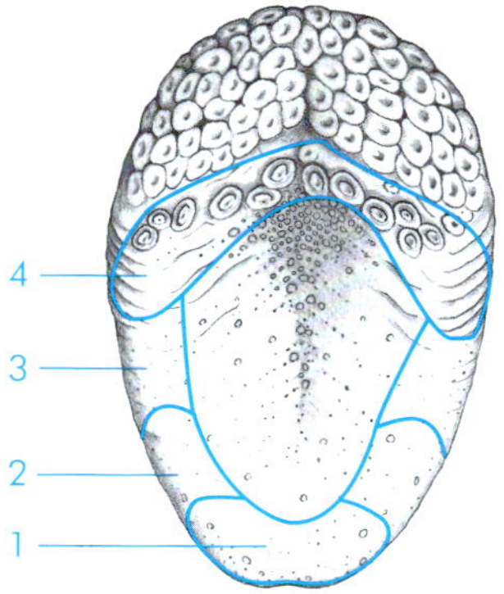


Abb. 4.66 Wahrnehmungsgebiete der Geschmacksqualitäten auf der Zunge: 1 süß, 2 salzig, 3 sauer, 4 bitter.

### *4.2.2 Der zahnlose Mund*

#### 4.2.2.1 Durch Zahnverlust und Alter bedingte Veränderungen

Zähne gehen entweder durch Extraktion verloren, als Folge eines durch Karies ausgelösten Entzündungsprozesses oder im Laufe vieler Jahre durch Abbau des Alveolarknochens als Folge entzündlicher Erkrankungen des Zahnhalteapparats. In beiden Fällen findet ein Abbau **(Resorption)** des Alveolarrands sowie der dünnen Alveolarwände statt. Dieser Knochenabbau ist mit einem deutlichen Schwund **(Atrophie)** des Alveolarfortsatzes verbunden, das Ergebnis ist ein abgerundeter, merklich reduzierter Alveolarfortsatz.

Der Alveolarfortsatz atrophiert nach der Extraktion eines Zahns unterschiedlich schnell. Die **Resorptionsrate** im Unterkiefer beträgt in den ersten drei Monaten nach dem Zahnverlust etwa zwölf Millimeter pro Jahr, nimmt danach aber sehr rasch ab und stabilisiert sich nach dem zweiten Jahr bei einer Resorptionsrate von durchschnittlich 0,5 Millimetern pro Jahr.

Daneben bestimmen noch individuelle Gebissverhältnisse und die Ursache des Zahnverlusts die Form der zahnlosen Kiefer **(Abb. 4.67)**.

Im Oberkiefer werden hauptsächlich die Alveolarfortsätze von den Schwundvorgängen betroffen, wobei die Atrophie von vorn nach hinten fortschreitet. Meist ist der Alveolarfortsatz zu einer Kante reduziert oder nahezu eben. Das Profil des Kieferkamms kann individuell sehr verschieden sein **(Abb. 4.68)**. Das hintere Drittel des Harten Gaumens wird mit zunehmendem Alter meist papierdünn, nicht selten treten Knochendefekte auf, sodass Mund- und Nasenhöhle nur noch durch Schleimhaut getrennt sind. Im Gegensatz dazu verdickt sich nicht selten das Knochengewebe zu beiden Seiten der Mittleren Gaumennaht; diese Verdickung wird als Gaumenwulst oder Torus palatinus bezeichnet.

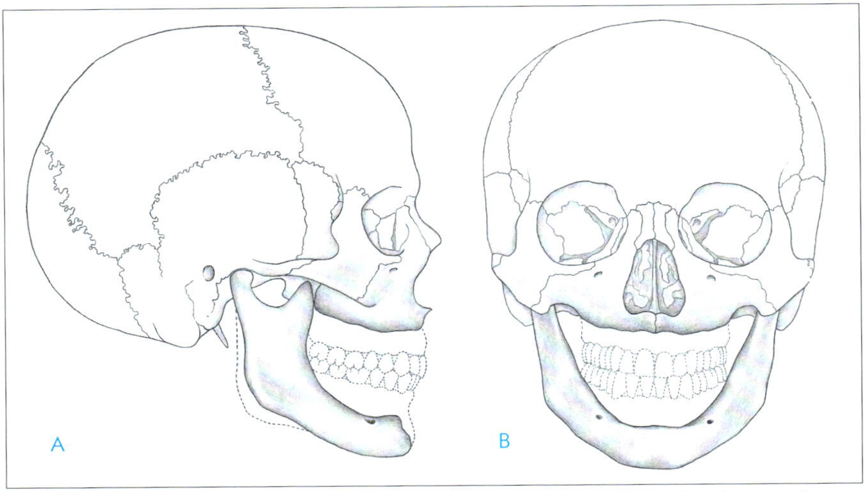


Abb. 4.67 Ausmaß der Atrophie von Oberkiefer und Unterkiefer an einem Greisenschädel: A Lateralansicht, B Frontalansicht.

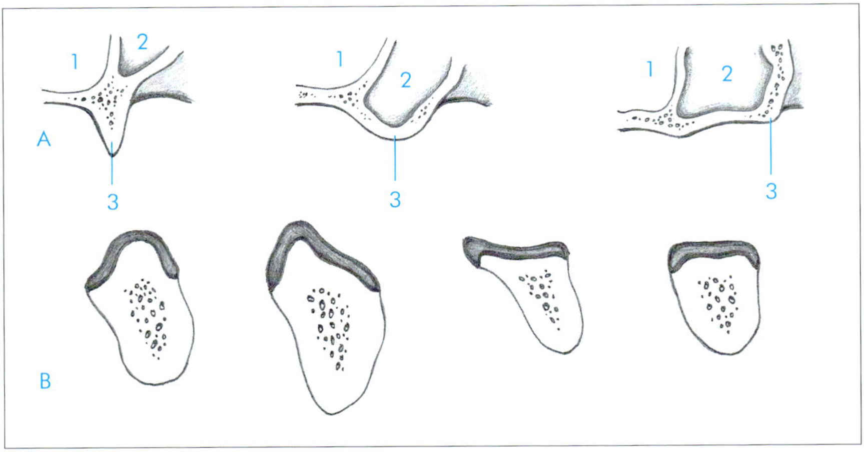


Abb. 4.68 Verschiedene Profilformen atrophierter Kieferkämme: Frontalschnitte: A durch den Oberkiefer, B durch den Unterkiefer, 1 Nasenhöhle, 2 Kieferhöhle, 3 linker Kieferkamm.

Die Kammhöhe schwankt in den einzelnen Kieferabschnitten sehr stark: Im Bereich der Oberkieferhöcker baut sich der Kieferkamm am wenigsten ab, während frontale Bereiche bei hochgradigem Schwund bis auf das Niveau des Gaumendachs resorbiert sein können; hierdurch entstehen brettartig flache Oberkieferformen.

Entsprechend der Neigung der Wurzeln der oberen Zähne und des Alveolarfortsatzes von bukkal nach innen oben dem Gaumen zu (palatinal) wird als Folge des Zahnverlusts der Bogen des Oberkieferkamms immer kleiner. In extremen Fällen, wie dies häufiger bei Frauen vorkommt, kann er bis auf die Ausmaße eines Säuglingskiefers atrophieren. Der Alveolarkamm liegt dann in solchen Fällen – im Bereich der Gesichtsmitte – in Höhe des vorderen Nasendorns, im dorsalen Bereich auf dem Niveau des unteren Rands des Jochbeinfortsatzes. Die Schneidezahnpapille, die beim vollbezahnten Kiefer etwa 8 mm hinter der Labialfläche der mittleren oberen Schneidezähne liegt, verlagert sich bei fortschreitender Atrophie immer mehr auf die Höhe des Alveolarfortsatzes **(Abb. 4.69)**.

Der Schwund des Alveolarteils ist im Unterkiefer noch ausgeprägter, da die Resorptionsrate hier im Durchschnitt drei- bis viermal größer als im Oberkiefer ist. Die Form des Kieferkamms hängt davon ab, in welchen Bereichen besonders starke Abbauvorgänge stattgefunden haben. Kaum einer Formveränderung sind dabei die Bereiche der Molarendreiecke unterworfen. Im Gegensatz zum Oberkiefer wird mit zunehmender Atrophie der Bogen des Kieferkamms im Unterkiefer immer größer.

Bei hochgradiger Atrophie liegt das Kinnloch in Höhe des Kieferkamms und stellenweise kann die kompakte Knochensubstanz über dem Unterkieferkanal völlig fehlen, sodass dieser dann nur noch von Mundschleimhaut bedeckt ist. Bei derart starker Atrophie ragt die Kieferzungenbeinlinie als scharfe Kante nach innen vor, die Kinndorne sind häufig verlängert. (Als Grund wird hierfür eine stärkere Aktivität des Kieferzungenbeinmuskels und des Kinnzungenmuskels angesehen, denn Zahnlose sind gezwungen, die Nahrung gegen das Gaumendach zu drücken und die Nahrung zu zerquetschen) **(Abb. 4.70)**.

Nach dem Verlust der Zähne bildet sich auf der abgeheilten Oberfläche des zahnlosen Alveolarfortsatzes (Planum alveolare) eine derbe, fest an die Unterlage angeheftete, unverschiebliche Schleimhaut. Diese Schleimhaut kann mit dem Zahnfleisch

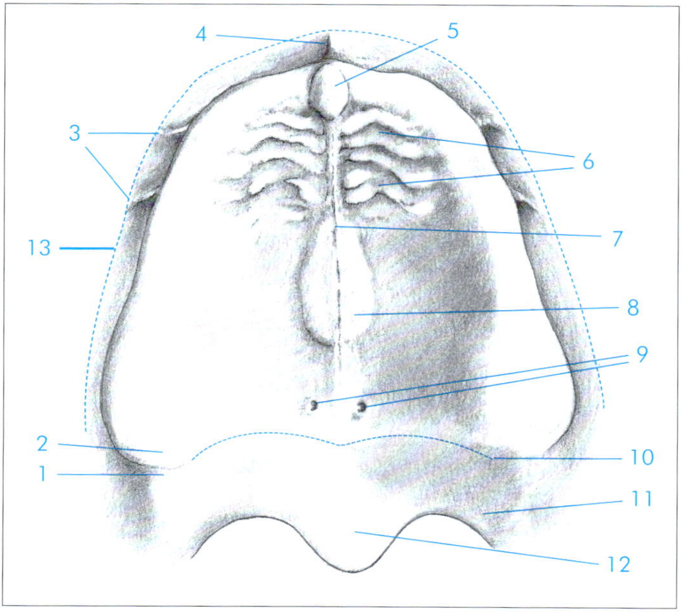


Abb. 4.69
Okklusalansicht eines zahnlosen Oberkiefers und Gaumens:
1 Flügelunterkiefernaht,
2 Oberkieferhöcker,
3 Wangenbändchen,
4 Lippenbändchen,
5 Schneidezahnpapille,
6 Gaumenfalten,
7 Gaumennaht,
8 Gaumenwulst,
9 Gaumengrübchen,
10 A-Linie,
11 Gaumenschlundbogen,
12 Zäpfchen,
13 Umschlagsfalte.

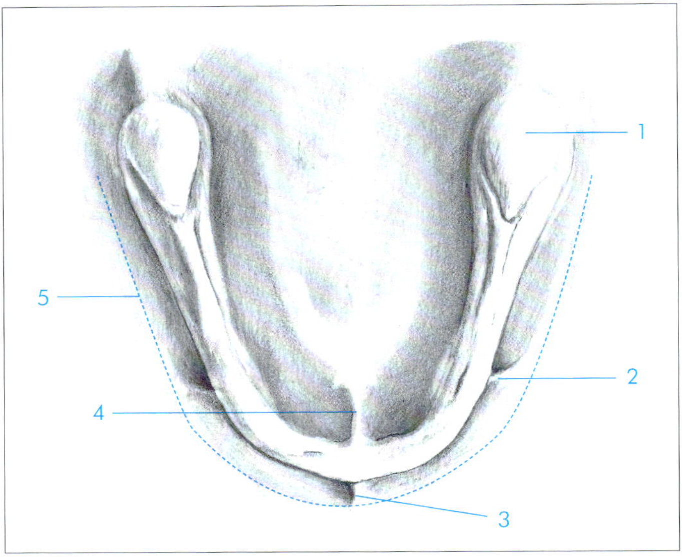


Abb. 4.70 Okklusalansicht eines zahnlosen Unterkiefers: 1 Tuberculum alveolare mandibulae, 2 Wangenbändchen, 3 Lippenbändchen, 4 Zungenbändchen, 5 Umschlagsfalte.

des bezahnten Kiefers verglichen werden; im Fall des zahnlosen Kiefers spricht man dann von einer **Kammhaut**.

Im Bereich von Kieferkammabschnitten, die durch eine Prothese über längere Zeit überlastet werden, baut sich das Knochengewebe des Alveolarfortsatzes als Folge der anhaltenden Schleimhautentzündung ab und wird durch ein Bindegewebepolster ersetzt. Dieser unter Druck sehr bewegliche Kieferkammabschnitt wird **Schlotterkamm** genannt.

Die Atrophie der Kieferkämme wirkt sich auch auf das Antlitz aus: Im Unterkiefer vergrößert sich der Alveolarteil nach vestibulär und lässt vor allem das Kinn hervortreten. Beim Kieferschluss kann der untere Kieferkamm wesentlich weiter an den oberen herangeführt werden, das Untergesicht verkürzt sich dabei sehr stark, das Lippenrot wird strichförmig und die Lippen fallen ein. Hierdurch verstärken sich nicht nur die Nasenlippenfalten, sondern es kommt ganz allgemein zu einer vermehrten Faltenbildung im Bereich des äußeren Munds. Weitere, durch Zahnverlust bedingte Veränderungen, sind Umbauvorgänge in den Kiefergelenken, Abbau und völliger Schwund des die Gelenkflächen bedeckenden Gelenkknorpels und des Diskus.

Mit zunehmender Atrophie der Kieferkämme vermindert sich ebenfalls die Kaukraft; sie beträgt im Extremfall nur noch etwa ein Drittel der Kaukraft des ehemaligen vollbezahnten Gebisses. Durch die fehlenden Zahnreihen ist zudem die Sprechfunktion nachhaltig beeinträchtigt.

### 4.2.2.2 Totalprothetisch bedeutsame anatomische Gegebenheiten

Zahlreiche anatomische Strukturen des Mundvorhofs und der Mundhöhle sind bei der Fertigung einer Totalprothese von Bedeutung, geht es doch darum, der Prothese einen möglichst guten Halt zu geben, ohne dabei angrenzendes Gewebe zu schädigen oder in seiner Funktion zu behindern.

## Der Halt einer Totalprothese

Im Gegensatz zur Teilprothese können bei einer totalen Prothese die Zähne nicht mehr zum Prothesenhalt herangezogen werden. Ihr Halt wird durch mehrere Haftmechanismen ermöglicht:

Den entscheidenden Anteil am Halt einer Prothese hat der sogenannte **Saugeffekt**. Durch das Andrücken der Prothese an die Schleimhaut des Kiefers beim Einsetzen der Prothese oder beim Zubeißen wird Luft verdrängt, die sich zwischen Schleimhaut und Prothesenbasis befindet. Dadurch wirkt der Luftdruck nur einseitig auf die der Zunge zugewandte Prothesenfläche ein und drückt die Prothese gegen den Gaumen.

Voraussetzung für einen guten Saugeffekt ist ein dicht abschließender Prothesenrand, der wegen seiner Ventilfunktion als **Ventilrand** bezeichnet wird. Erreicht wird dies dadurch, dass zum einen der vestibuläre Rand von Oberkiefer- und Unterkieferprothese, sowie der linguale Unterkiefer-Prothesenrand im Bereich der beweglichen Schleimhaut liegt, und zum anderen der dorsale Oberkiefer-Prothesenrand die A-Linie nach dorsal nicht überschreitet. So bleibt während der Kau-, Schluck- und Sprechbewegungen ein inniger Kontakt zwischen Schleimhaut und Prothesenrand erhalten. Da dieser Schleimhauttyp empfindlich auf mechanische Beanspruchungen (Druck, Reibung) reagiert, muss der Prothesenrand rund, nicht zu dünn und gut poliert sein.

Die durch den „Saugeffekt" erzielte Haftung wird zusätzlich noch durch **Adhäsionskräfte** verstärkt, indem der zwischen Prothesenbasis und Schleimhaut liegende Speichel, insbesondere der muköse Speichel, wie ein *Klebstoff* wirkt.

Ist der Spalt zwischen Prothesenbasis und Schleimhaut sehr klein und ist er vollständig mit einem dünnen Speichelfilm ausgefüllt, so verstärken noch **Kapillarkräfte** den Prothesenhalt.

Ähnlich wie ein dünner Wasserfilm zwischen zwei Glasflächen diese zusammenhält, so sorgt auch der Speichelfilm für die Haftung der Prothesenbasis an der Schleimhaut. Voraussetzung dafür ist eine möglichst nahe (passgenaue) Anlagerung der Prothesenbasis an die Schleimhaut des Kiefers. Je größer die Fläche der Prothesenbasis ist, desto besser ist der Halt der Prothese und umso geringer die Belastung der Schleimhaut.

Um den Halt einer Prothese zu verbessern, gibt es außerdem noch die Möglichkeit, unter sich gehende Stellen der Kiefer für eine **zusätzliche mechanische Verankerung** zu nützen sowie die Fläche der Prothesenbasis durch **Ausdehnung (Extension)** in dafür geeignete Bereiche zu vergrößern.

Geeignete Unterschnitte stellen am Oberkiefer die bukkalen Wände der Oberkieferhöcker dar. Ebenfalls unterschnittig ist die Innenfläche des Unterkieferkörpers im Bereich des retromolaren Raums; diese Unterschnitte existieren aber nicht bei jedem zahnlosen Menschen.

Eine dorsale Abdichtung des Prothesenrands wird durch Umfassen des Oberkieferhöckers und des Tuberculum alveolare mandibulae erreicht. Dabei ist jedoch zu beachten, dass die Flügelunterkiefernaht am Oberkieferhöcker und am Flügelhaken ihren Ursprung hat. Sie ist gegebenenfalls durch eine Aussparung zu berücksichtigen.

Die Flügelunterkiefernaht, die distal des unteren Weisheitszahns am Molarendreieck ihren Ansatz hat, lässt nach Verlust des unteren Weisheitszahns dort eine kleine

Schleimhauterhebung entstehen, die Tuberculum alveolare mandibulae genannt wird. Dieses Tuberculum hat die Form einer Birne und besteht aus einem derben vorderen und einem weichen hinteren Teil. Bei Unterkieferprothesen kann aber meist nur der vordere Teil des Tuberculum alveolare mandibulae umfasst werden, da in den hinteren Bereich die Flügelunterkiefernaht einstrahlt und beim weiten Öffnen des Munds die Prothese abhebeln kann.

Im Bereich des Mundvorhofs ist es für den Prothesenhalt vorteilhaft, wenn die sogenannte **Bukkinatortasche**, eine Verbreiterung des Mundvorhofs dorsal des Wangenbändchens, durch die Unterkieferprothese voll ausgefüllt wird. Weiter dorsal kann der Prothesenrand noch in den **Tuber-Masseter-Spalt**, einen Spalt zwischen dem Vorderrand des großen Kaumuskels und dem Tuberculum alveolare mandibulae, ausgedehnt werden.

Auf der Lingualseite des Unterkiefers gibt es mehrere Möglichkeiten zur Extension des Prothesenrands.

Mesial, oberhalb des Ursprungs des Kinnzungenmuskels, im sogenannten sublingualen Bereich, ist eine horizontale Erweiterung der Prothesenbasis in Form von Unterzungenflügeln möglich.

Distal angrenzend besteht eine kleine Extensionsmöglichkeit zur Unterzungengrube hin, der Prothesenrand sollte aber im Bereich der distal daran anschließenden Unterzungenspeicheldrüse wieder eingezogen werden.

Der enge Spalt zwischen Unterkiefer und Zungenwurzel, der Sulcus alveolo-lingualis, ist ebenfalls zur Extension des Prothesenrands unter die Zunge geeignet, weil die Zungenmuskulatur den Sulcus verengt und hierdurch den lingualen Prothesenrand an den Unterkiefer drückt.

Etwa im Bereich des distalen Endes des Tuberculum alveolare mandibulae vertieft sich der Sulcus alveolo-lingualis nach dorsal zum retromolaren Raum, einer ringsherum von Muskulatur begrenzten Schleimhautbucht. In diese Region kann bei vielen zahnlosen Menschen die Prothesenbasis in Form von sogenannten **Retromolaren Flügeln** extendiert werden, und zwar vom Tuberculum alveolare mandibulae aus nach dorsal und kaudal. Diese retromolaren Flügel können einer Unterkieferprothese einen besonderen Halt gegen transversale und nach vorn und oben gerichtete Kräfte geben.

Weitere Muskeln können bei ungünstigen Kieferverhältnissen zur Lagestabilisierung einer Prothese herangezogen werden. So legen sich beispielsweise die Wangen und Lippen durch Kontraktion des Mundringmuskels und der beiden Trompetermuskeln an die Vestibulärflächen der Prothesen und drücken diese auf ihre Unterlage. Ähnlich stabilisierend wirkt die Zungenmuskulatur auf die Lingualfläche einer Unterkieferprothese.

Um diesen Effekt optimal ausnutzen zu können, gibt es Vorschläge, wie die Prothesenflächen muskelgerecht *(muskelgriffig)* gestaltet sein sollten. Darunter versteht man die konvexe bzw. konkave Ausarbeitung der Außen- und Innenflächen des Prothesenkörpers im Querschnitt. Es wird beispielsweise vorgeschlagen, die Labial- und Bukkalflächen der Prothesenbasen leicht konvex, die Lingualfläche der Unterkieferprothese leicht konkav auszuarbeiten. Auch an folgenden Stellen sollten die Bukkalflächen konkav gestaltet sein: im Oberkiefer hinter den letzten Molaren und im Unterkiefer ab dem zweiten Molaren.

## Beeinträchtigung des Prothesenhalts

Es gibt eine ganze Reihe von anatomischen Strukturen, die, wenn sie bei der Prothesengestaltung nicht beachtet werden, eine Lockerung, bzw. Abhebelung der Prothesen von ihren Unterlagen bewirken können. Man versucht dies bei der Prothesenherstellung durch Hohllegen, Aussparen oder Einziehen zu vermeiden.

Zu beachten sind:

- Alle Bändchen, die sich bei Bewegungen der Lippen, Wangen und der Zunge anspannen und am Prothesenrand reiben und sich entzünden können, wenn dieser innerhalb ihres Bewegungsspielraums liegt.
- Das Schleimhautgewebe der Umschlagsfalte kann bei Lippen- und Wangenbewegungen ebenfalls gegen den Prothesenrand drücken.
- Die Ursprünge von Mundringmuskel, Trompetermuskel, Nasenmuskel sowie Kinnmuskel liegen bei sehr stark abgebauten Kieferkämmen am Alveolarrand und können mit dem Prothesenrand in Berührung kommen, wenn ihre sich verdickenden Muskelbäuche gegen den Prothesenrand drücken.
- Das Gewebe eines Schlotterkamms ist, wie der Name andeutet, stark verschieblich und stellt daher kein stabiles Prothesenlager dar.
- Die Jochbein-Alveolar-Leiste kann bei sehr stark abgebautem Alveolarfortsatz mit dem Rand der Oberkiefer-Prothese in Berührung kommen und bei fortschreitender Atrophie zum Abhebeln der Prothese führen.
- Der Gaumenwulst, eine wulstige Knochenverdickung in der Mitte des Gaumens, baut sich im Alter nicht ab. Auf ihm kann eine Oberkieferprothese aufliegen und bei fortschreitendem Schwund des Alveolarfortsatzes und unterlassener Unterfütterung des harten Gaumens zu schaukeln beginnen.
- Der weiche Gaumen wird beim Schlucken und Sprechen angehoben. Es gibt aber auch Sprachlaute, zu deren Bildung der weiche Gaumen abgesenkt werden muss. In beiden Fällen kann dies zum Verlust des Prothesenhalts führen. Liegt der hintere Prothesenrand dorsal der A-Linie, (= Ah-Linie), so kann beim Anheben des weichen Gaumens zwischen Gaumenschleimhaut und Prothesenrand ein Spalt entstehen und der *Saugeffekt* wird aufgehoben. Beim Absenken des weichen Gaumens drückt dieser gegen den Prothesenrand und kann die Prothese möglicherweise abhebeln.

Der Zahnarzt kann mit zwei einfachen Methoden den Übergang vom harten zum weichen Gaumen feststellen. Im ersten Fall lässt er den Patienten ein kurz gesprochenes *A* oder *Ka* aussprechen. Dabei wird der weiche Gaumen durch Kontraktion der Gaumenmuskeln angehoben und die *A-Linie* zeichnet sich deutlich ab.

Im anderen Fall fordert er den Patienten auf, die Nase zuzuhalten und gleichzeitig Luft in die Nasenhöhle zu pressen. Dabei wird das Gaumensegel passiv nach unten gedrückt *(Nasenblaseffekt)* und die Grenze zwischen hartem und weichem Gaumen zeichnet sich als **Nasenblaslinie** mit unterschiedlicher Verlaufsform ab. Sie kann entlang der Tuberlinie verlaufen (Verbindungslinie des distalen Rands beider Oberkieferhöcker, **(Abb. 4.71)**, häufig auch entspre-

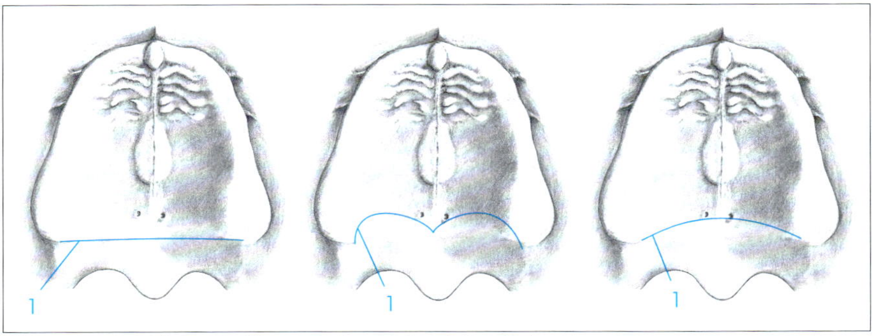


Abb. 4.71 Unterschiedliche Verlaufsformen der Nasenblaslinie: 1 Nasenblaslinie.

chend der Form des hinteren Nasendorns in einem Doppelbogen mit der Spitze in der Medianebene nach hinten, oder nicht selten in einem nach vorn konvexen Bogen.

Grundsätzlich gilt, dass die A-Linie und Nasenblaslinie nicht identisch sind, immer liegt die A-Linie etwas dorsal der Nasenblaslinie.

- Der Kieferzungenbeinmuskel, der an der Kieferzungenbeinlinie ansetzt, liegt bei stark abgebautem Kieferkamm vor allem im dorsalen Bereich in Höhe der Umschlagsfalte und hat damit direkten Kontakt mit dem Prothesenrand. In solchen Fällen ist nicht nur der Prothesenhalt äußerst gering, schon durch schwache Muskeltätigkeit kann es zum Abhebeln der Prothese kommen.
- Der Kinnzungenmuskel, der am Kinndorn seinen Ursprung hat, kann ebenfalls bei geschwundenem Kieferkamm mit dem Prothesenrand in Berührung kommen und ein Abhebeln der Prothese bewirken.
- Die Flügelunterkiefernaht hat im Bereich des weichen hinteren Teils des Tuberculum alveolare mandibulae ihren Ansatz. Das dorsale Ende einer Unterkieferprothese darf nicht in diesen Bereich ausgedehnt werden, da sich die Flügelunterkiefernaht beim Mundöffnen stark spannt. Sie würde in dieser Situation gegen den Prothesenrand drücken und dadurch die Prothese abhebeln.

## Beeinträchtigung des Prothesenlagers

> Wichtig ist, dass die Prothesen keine schmerzhaften Druckstellen an den Prothesenlagern verursachen. Diese Gefahr besteht vor allen Dingen dort, wo bewegliche Scheimhautpartien, Bändchen und Muskelursprünge bzw. -ansätze direkt mit falsch gestalteten Prothesenrändern in Berührung kommen. Die Schleimhaut an den eben erwähnten Stellen ist gegen Reibung besonders empfindlich.

> Wird dem betroffenen Gewebe nicht durch Aussparung der notwendige Freiraum gegeben, kann es zu Geschwüren kommen.

Besonders druckempfindlich sind Kinnloch und Schneidezahnpapille, da dort Nerven und Blutgefäße austreten. Deshalb werden diese Stellen durch Einlegen von Zinnfolie hohl gelegt. (Im Bereich der großen und kleinen Gaumenlöcher wirkt das Drüsengewebe in der Gaumenschleimhaut als Druckpolster, sodass dort keine Druckentlastung notwendig ist.)

Häufig findet sich eine schwach ausgeprägte **Knochenauftreibung**, der Torus mandibularis an der Innenseite des Unterkieferkörpers. Diese Auftreibung reicht meist vom Eckzahnbereich bis zum zweiten Prämolaren und ist ebenfalls druckgefährdet, weil seine bedeckende Schleimhaut sehr dünn und daher sehr druckempfindlich ist.

An dieser Stelle soll noch einmal darauf hingewiesen werden, dass bei einem alten, zahnlosen Menschen das hintere Drittel des harten Gaumens schon papierdünn sein kann, und nicht selten ist der Knochen in diesem Bereich sogar völlig geschwunden, sodass Mund- und Nasenhöhle nur durch Schleimhaut getrennt sind. Diesen Sachverhalt gilt es vor allem beim Radieren der A-Linie oder dem Einradieren von *Saugkammern* zu beachten.

Es ist auch notwendig, beweglichen Schleimhautpartien, Bändchen und Muskeln den nötigen Bewegungsspielraum zu lassen, um sicherzustellen, dass deren Funktion nicht beeinträchtigt wird.

Dies erreicht man automatisch, indem man darauf achtet, dass durch Hohllegen, Aussparen und Einziehen keine dieser Strukturen gedrückt wird und diese den Halt der Prothesen nicht beeinträchtigen **(Abb. 4.72)**.

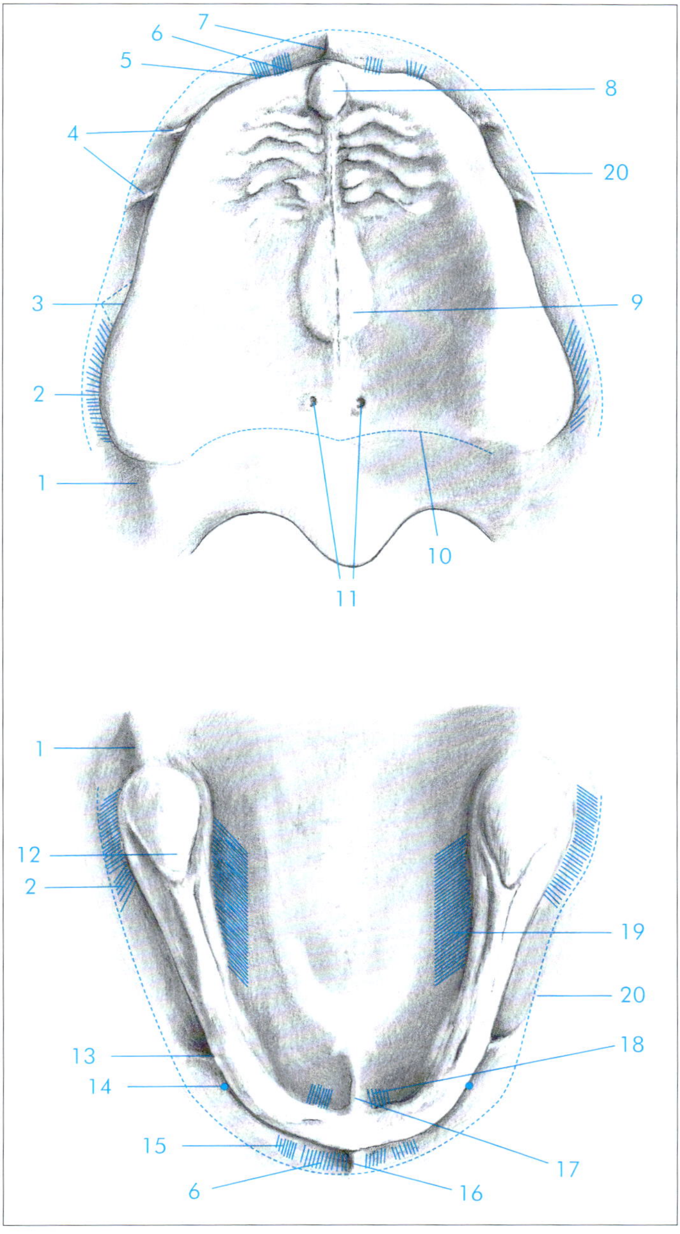


Abb. 4.72
Totalprothetisch bedeutsame anatomische Strukturen im Bereich des Mundvorhofs und der eigentlichen Mundhöhle bei einem zahnlosen Menschen. (Schematisierte Darstellung der Okklusalansicht eines zahnlosen Oberkiefers und Unterkiefers.)

1 Flügelunterkiefernaht,
2 Trompetermuskel,
3 Jochbein-Alveolar-Leiste,
4 Obere Wangenbändchen,
5 Nasenmuskel,
6 Mundringmuskel,
7 Oberes Lippenbändchen,
8 Schneidezahnpapille,
9 Gaumenwulst,
10 A-Linie,
11 Gaumengrübchen,
12 Tuberculum alveolare mandibulae,
13 Unteres Wangenbändchen,
14 Kinnloch,
15 Kinnmuskel,
16 Unteres Lippenbändchen,
17 Zungenbändchen,
18 Kinnzungenmuskel,
19 Kieferzungenbeinmuskel,
20 Umschlagsfalte.

# 4.3 Anatomie des Gebisses

## *4.3.1 Begriff Eugnathie*

Unter Eugnathie (eu = griechische Vorsilbe mit der Bedeutung wohl-, gut-, gnathos griech. = Kiefer) versteht man nicht nur ein Gebiss mit harmonisch geformten Zahnreihen, sondern die Fehlerlosigkeit und Harmonie in Form und Funktion aller das Kausystem bildenden anatomischen Bestandteile: der Zähne, Parodontien, Alveolarfortsätze, Kiefergelenke und der beteiligten Muskulatur, aber auch Schleimhäute, Drüsen, Nerven, Blut- und Lymphgefäße.

Zwar kann das wohlgeformte, harmonische Idealgebiss nicht Ziel jeglicher zahnärztlichen und zahntechnischen Maßnahme sein, dennoch ist es wichtig, sich an einem auf statistischen Mittelwerten beruhenden Ideal- oder Normgebiss zu orientieren: Sei es, um sich zu Beginn seiner Ausbildung erst einmal eine klare Vorstellung über die räumliche Orientierung der Zähne zu verschaffen, sei es, um später bei der Anfertigung von Zahnersatz den günstigsten Kompromiss zwischen vorhandener Patientensituation und dem Idealgebiss anstreben zu können.

Nur wer die Gestaltmerkmale jedes einzelnen Zahns erfasst, die dreidimensionale Orientierung der Zähne in Ober- und Unterkiefer sowie deren Beziehungen zu den Zähnen des Gegenkiefers begriffen hat, ist in der Lage, sich schon beim Betrachten der Stumpfsituation die Form und Stellung der Zähne der fertigen Arbeit vorstellen zu können.

Der Zahntechniker gleicht in diesem Fall einem Bildhauer, der schon vor Beginn der Arbeit die zu schaffende Form vor seinem geistigen Auge stehen hat. In der Regel hat der Künstler aber zuvor durch Anfertigung von Skizzen oder eines Wachs- oder Tonmodells versucht, die Form im wahrsten Sinne des Wortes *zu begreifen* und zu *erfassen*, bevor er sie in das entsprechende Material umsetzt. Nicht ohne Grund nannte sich der erste Zusammenschluss von Zahntechnikern im späten 19. Jahrhundert *Vereinigung der Zahnkünstler*.

## *4.3.2 Orientierung der Zähne im eugnathen Gebiss*

Die Anordnung der Zähne und der Zahnbögen ist abhängig von der Richtung des Zahndurchbruchs und den Kräften, die nach dem Durchbruch auf die Zähne einwirken.

Der Begriff **Neutrale Zone** beschreibt den Raum, in welchem sich ein Kräftegleichgewicht zwischen der Zunge, der Lippen- und Wangenmuskulatur einstellt und in der die Zähne eine mehr oder weniger stabile Stellung einnehmen.

Ein gestörtes Gleichgewicht in diesem System, wie es durch übermäßigen Zungendruck beim Schlucken, durch Mundatmung oder als Folge schlechter Angewohnheiten wie Daumenlutschen, Zungenpressen und Ähnlichem hervorgerufen wird, kann zu einer Fehlstellung einzelner Zähne oder zu einer Verformung der Kiefer oder einer gestörten Stellung der Kiefer zueinander führen.

Die **Abbildung 4.73** zeigt die Stellung der Frontzähne und der Seitenzähne in Beziehung zu dieser neutralen Zone, in der zwischen den in unterschiedlicher Richtung wirkenden Muskeln ein muskuläres Gleichgewicht besteht.

## *4.3.3 Orientierung der Zähne im Bezug zur Horizontalebene*

Betrachtet man die Zahnreihen von Ober- und Unterkiefer aus okklusaler Sicht und verbindet ferner die Schneidekanten und bukkalen Höckerspitzen durch eine Linie, so lässt sich feststellen: Der obere Zahnbogen hat nahezu die Form einer halben **Ellipse**, der untere Zahnbogen die Form einer **Parabel**.

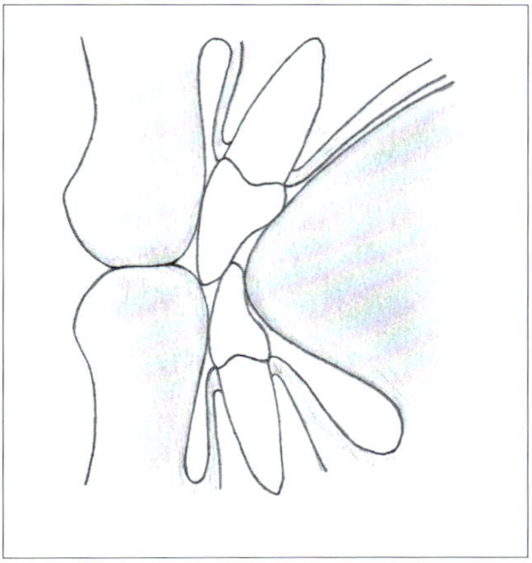

Abb. 4.73 Die neutrale Zone

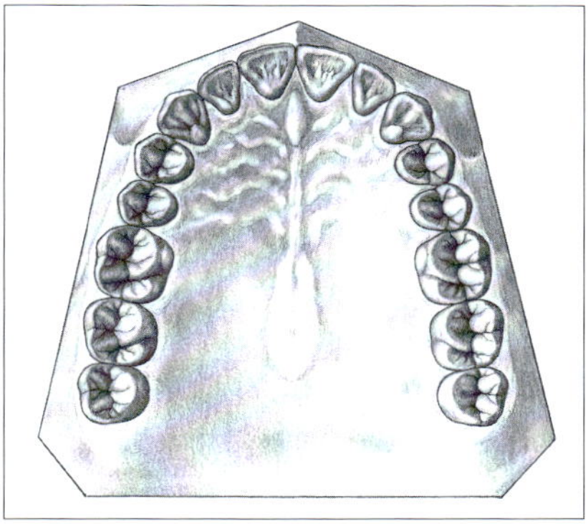

Abb. 4.74 Der obere Zahnbogen hat die Form einer halben Ellipse

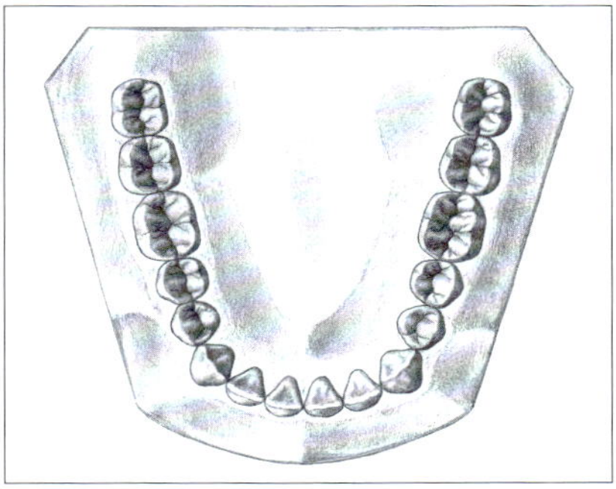

Abb. 4.75 Der untere Zahnbogen hat die Form einer Parabel

Ellipse und Parabel sind geometrische Figuren, die in ihrem Kurvenverlauf nicht deckungsgleich sind, da die Ellipse in der Nähe des Scheitelpunkts breiter als die Parabel ist. Diese unterschiedliche Form und Größe der Zahnbögen hat zur Folge, dass die Oberkieferzähne mit den Schneidekanten der Frontzähne und den Scherhöckern der Seitenzähne labial und bukkal über die Zähne des Unterkiefers hinausragen. Die Zähne des Unterkiefers liegen beim eugnathen Gebiss mit ihren Schneidekanten und bukkalen Höckern immer innerhalb der Oberkieferzähne **(Abb. 4.74 und 4.75)**.

### *4.3.4 Orientierung der Zähne im Bezug zur Sagittalebene*

#### Die Stellung der Frontzähne

Durch die größere Breite der oberen Frontzähne ist der obere Zahnbogen etwas weiter gespannt als der untere. Beim Kieferschluss gleiten im eugnathen Gebiss die Schneidekanten der unteren Frontzähne an den palatinalen Flächen der oberen Schneidezähne entlang, es entsteht dadurch eine Scherwirkung. Deshalb bezeichnet man den Normalbiss auch als **Scherenbiss**.

Bei geschlossenen Zahnreihen überragen die oberen Frontzähne mit ihren Schneidekanten die unteren in vertikaler Richtung um etwa zwei Millimeter. Im englischen Sprachgebrauch – vor allem auch in der Kieferorthopädie – wird dieser vertikale Überbiss als **Overbite** bezeichnet. In sagittaler Richtung besteht zwischen den Palatinalflächen der oberen Schneidezähne und den Labialflächen der unteren ein minimaler Abstand; er wird in der Fachliteratur mit etwa 40 $\mu$ angegeben und als **Over-Jet** bezeichnet. Ober- und Unterkieferzahnachsen stehen im eugnathen Gebiss in einem Winkel von durchschnittlich 130° zueinander; er wird als *interinzisaler Winkel* oder *interkoronaler Öffnungswinkel* bezeichnet **(Abb. 4.76)**.

Auf die Abweichungen von dieser als *Scherenbiss* oder *Normalbiss* bezeichneten Zahnstellung wird im Kapitel *Dysgnathien* näher eingegangen werden. Der Vollständigkeit wegen seien die möglichen abweichenden Stellungen in der Front hier kurz aufgeführt **(Abb. 4.77)**.

- Überragen beim Kieferschluss die oberen Frontzähne die unteren um mehr als drei Millimeter, so spricht man vom **tiefen Biss**.
- Beim **offenen Biss** besteht nur Zahnkontakt im Seitenzahnbereich, die oberen und unteren Frontzähne klaffen in vertikaler Richtung auseinander.
- Der **Kopfbiss** ist dadurch gekennzeichnet, dass im Schlussbiss die Schneidekanten der Frontzähne aufeinander stehen.
- Ragen im Schlussbiss die unteren Frontzähne vor die oberen, so bezeichnet

Abb. 4.76
Normalbiss in der Front und die Achsenneigung der oberen und unteren Frontzähne mit interinzisalem Winkel; er beträgt im Durchschnitt 135°. Die unteren Frontzähne sind dabei so ausgerichtet, dass ihre Zahnlängsachsen Lote auf die Verbindungslinie Inzisalkante – Scharnierachse darstellen. Zum anderen sollte die Schneidekante der unteren Zähne in Habitueller Interkuspidation genau auf den Scheitelpunkt der Wendetangente der palatinalen Konkavität der oberen Schneidezähne zeigen.

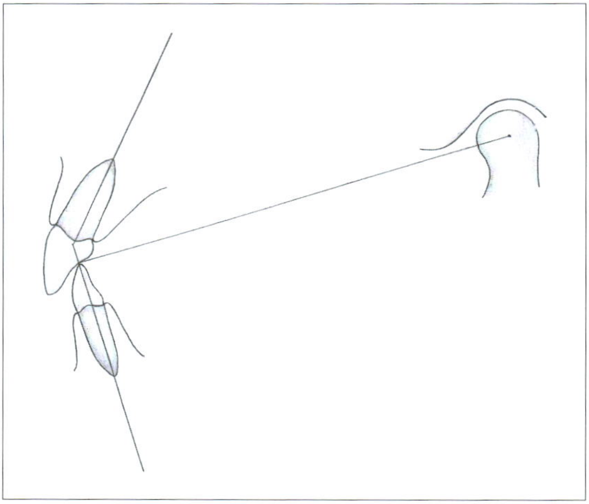

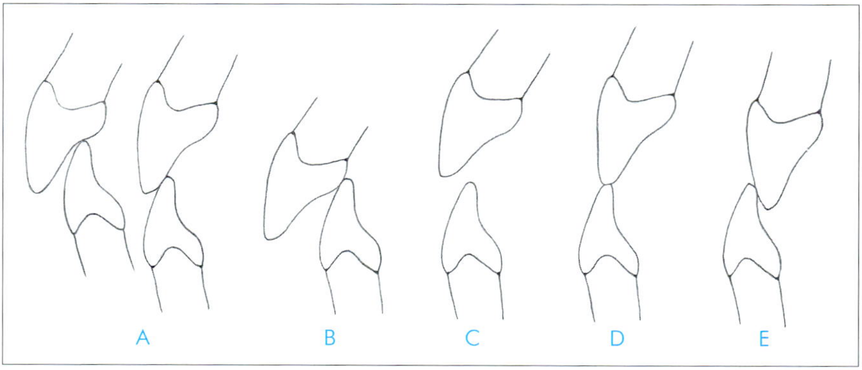


Abb. 4.77 Frontzahnstellungen im Schlussbiss: A Normalbiss (Scherenbiss), B Tiefer Biss (Deckbiss), C Offener Biss, D Kopfbiss, E Umgekehrter Überbiss (Progene Verzahnung).

man diese Frontzahnbeziehung als umgekehrten **Frontzahnüberbiss** oder progene Verzahnung oder **Progenie**.

- Ragen die oberen Frontzähne weit vor die unteren, so bezeichnet man dies als **Prognathie**.

## Die Stellung der Seitenzähne (= Spee-Kurve)

Betrachtet man die Zahnreihe von vestibulär und verbindet die inzisalen Kanten und bukkalen Höckerspitzen der oberen und unteren Zähne, so lässt sich feststellen: Die Oberkieferzähne formen mit ihren Schneidekanten und bukkalen Höckern einen konvexen, nach distal ansteigenden Kreisbogen; man nennt diese Kurve **Sagittale Okklusionskurve**. Nach dem Kieler Anatomen Graf von Spee, der diesen Sachverhalt im Jahre 1890 als Erster beschrieb, bezeichnet man die Sagittale Okklusionskurve in der Zahnheilkunde als **Spee-Kurve**; ihr Mittelpunkt – als Schnittpunkt der Zahnachsen von Eckzahn bis zum letzten Molaren – liegt im Bereich der Augenhöhle. Nach Spee ... *liegen die Okklusalflächen der Molaren im Oberkiefer auf einer nach unten konvex gebogenen, im Unterkiefer auf einer nach oben konkav gebogenen Fläche* (Spee, 1890) **(Abb. 4.78 A und B)**.

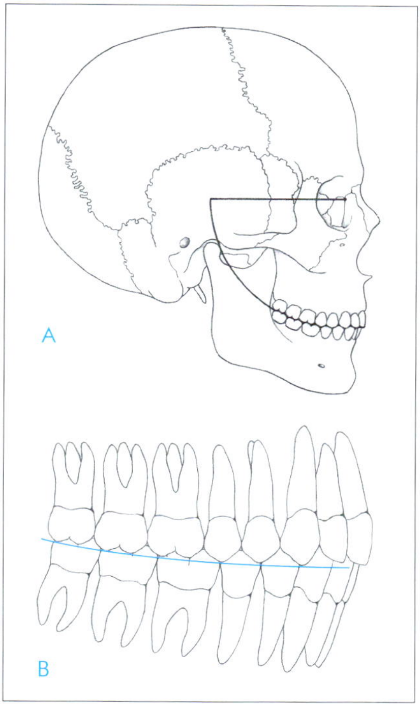


Abb. 4.78 A Spee-Kurve – wie v. Spee sie verstand.
B Die Spee-Kurve im natürlichen Gebiss verläuft meist flacher.

### Anmerkung

Graf v. Spee war der Ansicht, dass Okklusion wie *Mühlsteine* funktioniere und dass Unterkieferbewegungen *in zirkulären Bahnen auftreten, die denen eines Pendels um eine Achse ähnlich sind.* Auch wollte er bei seinen Untersuchungen festgestellt haben, dass der Kreisbogen in seinem weiteren Verlauf durch die Vorderfläche des Gelenkkopfs und die Gelenkfläche des Gelenkhöckerchens führt. Er folgerte daraus, dass bei einer Vorschubbewegung des Unterkiefers sich die Kondylen und Zähne auf derselben Kreisbahn bewegen, die Zähne folglich immer in Kontakt blieben und es zu keinem Klaffen im Seitenzahnbereich komme. Nach heutiger Erkenntnis verläuft die Kurve wesentlich flacher, außerdem führt die Front- und Eckzahnführung im eugnathen Gebiss zur Trennung der Seitenzahnreihen. Von Spee war ferner der Ansicht, diese von ihm gefundene Gesetzmäßigkeit müsse bei der Herstellung von Totalprothesen berücksichtigt werden, um besseres Kauvermögen zu erreichen und Hebelwirkungen während des Kauens zu vermeiden.

### *4.3.5 Orientierung der Zähne im Bezug zur Frontalebene*

## Die Stellung der Frontzähne

Die oberen Frontzähne weisen unterschiedliche Stellung auf: Die oberen mittleren Schneidezähne stehen nahezu senkrecht, die seitlichen Schneidezähne sind wie die Eckzähne leicht nach distal geneigt. Die unteren Schneidezähne stehen senkrecht im Kiefer, der untere Eckzahn zeigt eine leichte Neigung nach distal.

## Die Stellung der Seitenzähne (= Wilson-Kurve)

Betrachtet man die Seitenzähne in der Frontalebene, so findet man eine charakteristische Neigung der Ober- und Unterkieferzähne: Die Zahnwurzeln der Oberkieferzähne sind nach palatinal geneigt, als Folge davon sind die Zahnkronen und deren Kauflächen im Oberkiefer nach vestibulär ausgerichtet; die Kronen der Unterkieferzähne und deren Kauflächen sind nach lingual gekippt, die Wurzeln zeigen eine nach distal zunehmende Abweichung ihrer Wurzeln nach vestibulär. Die von der Zahnlängsachse abweichende Neigung der Unterkieferzahnkronen nach lingual bezeichnet man als **Kronenflucht** – sie ist ein charakteristisches Erkennungsmerkmal der unteren Seitenzähne und wird im Kapitel 5.2 ausführlicher besprochen.

Verbindet man die Höcker gleichnamiger Zähne in transversaler Richtung, so erhält man ebenfalls eine konkave Kurve. Sie wird als **transversale Okklusionskurve** oder **Wilson-Kurve** bezeichnet und weist bei den ersten unteren Prämolaren – bedingt durch die geringe Höhe der lingualen Höcker – ihre stärkste Durchbiegung auf. Zu den letzten Molaren nimmt ihre Krümmung immer mehr ab **(Abb. 4.79)**.

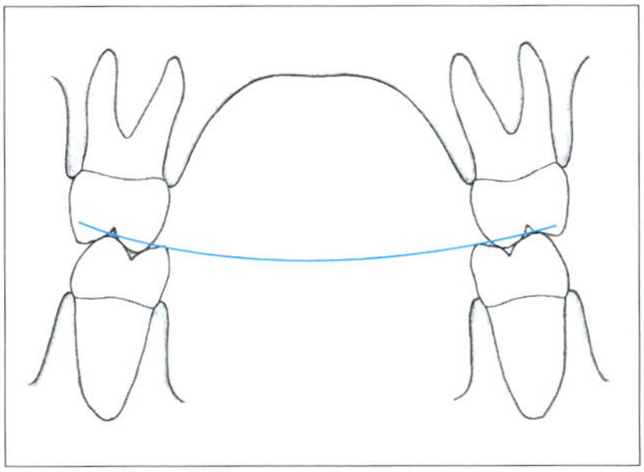

Abb. 4.79 Wilson-Kurve

## Verwindungskurve

Betrachtet man die Schneidekanten und Kauflächen der Seitenzähne des Unterkiefers als Flächen und reiht diese aneinander, so entsteht ein gewundenes Band; es wird als Verwindungskurve bezeichnet. Nur diese laut Ackermann als Schraubenlinienprinzip *(helikoidales Prinzip)* bezeichnete Anordnung der Zähne im eugnathen Gebiss macht es seiner Meinung nach möglich, dass in Abbeißstellung nur die Schneidezähne Kontakt haben, während die übrigen Backenzähne auseinanderklaffen. Grundsätzlich lässt sich sagen, dass durch diese Anordnung der Zähne auf gewundenen Kurven ein störungsfreies Bewegen der antagonistischen Zähne in die Habituel e Interkuspidation möglich ist, in der sich dann die Zähne maximal ineinander verzahnen.

## Monson-Kalotte

In der Zeit um die Jahrhundertwende mangelte es nicht an Versuchen, die Stellung der Zähne im natürlichen Gebiss mathematisch exakt zu ermitteln, um daraus Regeln für die Zahnaufstellung für Totalprothesen abzuleiten. Ein weiteres Ergebnis dieser Versuche war die von Monson aufgestellte *Kalottentheorie*. Sie besagt, dass sich die Zahnachsen aller Oberkieferzähne in einem gemeinsamen Punkt treffen; dieser liegt laut Monson im Bereich des Hahnenkamms des Siebbeins. Als Folge dieser räumlichen Orientierung aller Oberkieferzähne sollen die Schneidekanten und Kauflächen der Oberkieferzähne auf der gekrümmten Oberfläche eines Kugelausschnitts liegen, der einen Radius von 14,4 Zentimetern hat.

> Nach seiner Vorgabe entwickelten Artikulatorenhersteller eine **Aufstellkalotte**, mit deren Hilfe das Aufstellen von Totalprothesenzähnen in Mittelwertartikulatoren erleichtert werden sollte. Die heute gebräuchlichen Kalotten weisen gegenüber der ursprünglichen Monsonkalotte meist einen kleineren Radius und damit eine etwas stärkere Krümmung auf.

**Abbildung 4.80** zeigt zusammenfassend die durchschnittliche Neigung der Zähne in Bezug zur Okklusionsebene.

### *4.3.6 Räumliche Orientierung des Gebisses im Schädel*

Wie sich die Lage jedes einzelnen Zahns in Bezug auf die Raumebenen beschreiben lässt, so gibt es auch Anhaltspunkte für die räumliche Orientierung des gesamten Gebisses im Schädel. Um diese Beziehungen der Zahnreihen zum Gesichtsschädel verständlich zu machen, hat man einige Orientierungslinien geschaffen, deren Bezugspunkte am Schädel oder an den Zähnen eindeutig festgelegt sind und vor allem für die Kieferorthopädie Bedeutung haben. Die nachstehend aufgeführten Linien dienen zudem für die Anfertigung von Zahnersatz als prothetische Bezugsebenen.

**Okklusionsebene (Kauebene)**
Die Kauflächen und Schneidekanten aller Zähne treffen sich ungefähr in einer Ebene, weshalb man sie als Okklusionsebene bezeichnet; früher wurde dafür der Ausdruck Kauebene verwendet. Gleichzeitig lässt sich feststellen, dass die durch den Inzisalpunkt und die beiden distobukkalen Höckerspitzen der zweiten unteren Molaren festgelegte prothetische Okklusionsebene bei leichtem Zahnreihenschluss in der Front mit der Lippenspalte übereinstimmt. Der vordere Bezugspunkt der Okklusionsebene hat da-

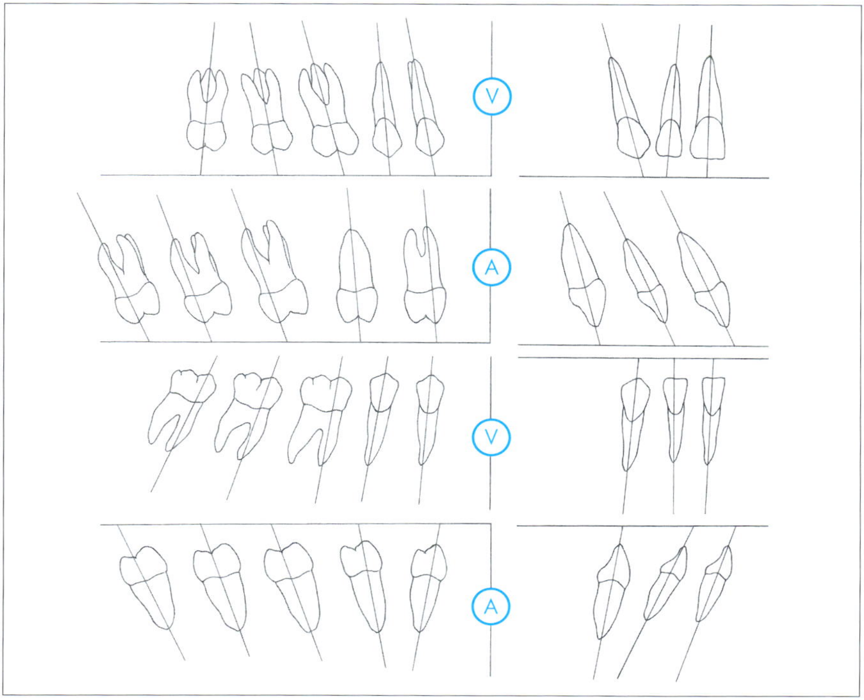


Abb. 4.80 Durchschnittliche Neigung der Zähne im Bezug zur Okklusionsebene, dargestellt in Vestibular-Ansicht (= V) und in Approximal-Ansicht (= A)

mit auch eine Weichteilbeziehung, die bei der Festlegung der vertikalen Relation beim Zahnlosen herangezogen werden kann **(Abb. 4.81)**.

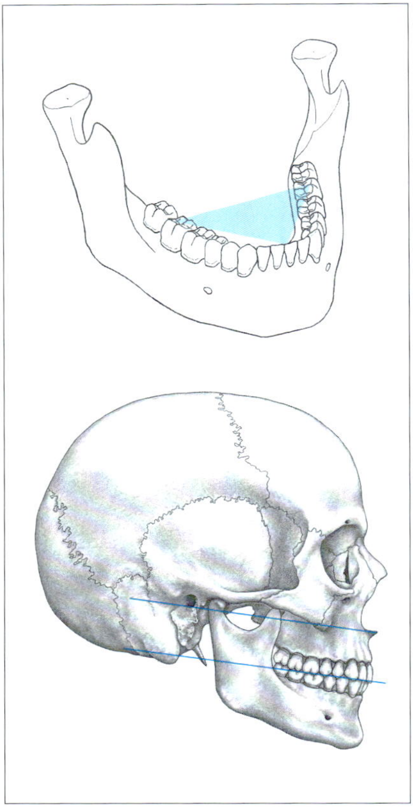

Abb. 4.81 Oben: Festlegung der Okklusionsebene. Unten: Okklusionsebene und Campersche Ebene verlaufen annähernd parallel.

Da es sich bei der Beziehung der Zähne zueinander aber um keine plane Fläche handelt, ist die Okklusionsebene lediglich als eine Bezugsebene zu verstehen, von der aus weitere Detailanalysen gemacht werden können; funktionell gehört die Okklusionsebene dem Unterkiefer an.

## Campersche Ebene

Um beim Zahnlosen die verlorengegangene Okklusionsebene zu rekonstruieren, wird häufig die Campersche Ebene als prothetische Bezugsebene herangezogen. Man geht davon aus, dass die Okklusionsebene im Seitenzahnbereich parallel zur Camperschen Ebene verläuft, außerdem liegt die Okklusionsebene im Frontzahnbereich bei leichtem Lippenschluss in Höhe der Lippenschlusslinie und ist gleichzeitig parallel zur Bipupillarlinie **(Abb. 4.82)**.

## Frankfurter Horizontale

Sie findet neben ihrer Verwendung als Messebene in der Kieferorthopädie (Fernröntgenanalyse) vor allem auch Anwendung in der Prothetik: Zur Übertragung von Oberkiefermodellen benützt man häufig einen (ungefähr) zur Frankfurter Horizontalen ausgerichteten Schnellübertragungsbogen oder Gesichtsbogen. Zwischen Camperscher Ebene und Frankfurter Horizontale ergibt sich ein Winkel von 10° bis 15° **(Abb. 4.83)**.

## Bonwill-Dreieck

Der amerikanische Zahnarzt Bonwill war der Erste, der die Beziehung zwischen dem Zahnbogen des Unterkiefers und seiner Einpassung in denselben in Form eines gleichseitigen Dreiecks beschrieb. Das nach ihm benannte Dreieck wird durch die Verbindung folgender Punkte gebildet:

1. dem linken und rechten Kondylenmittelpunkt und
2. dem Inzisalpunkt.

Nach Bonwill entsteht durch die Verbindung dieser Punkte ein gleichseitiges Dreieck mit einer Seitenlänge von 10,5 Zentimetern. Dieses Maß benutzte er zur Konstruktion des ersten brauchbaren Artikulators, der im Jahre 1864 als *Bonwill-Artikulator* auf den Markt kam. Noch heute wird diese Beziehung in der Artikulatorenkonstruktion angewandt, jedoch wurde die Schenkellänge nach neueren Untersuchungen auf 11 bis 11,5 Zentimeter vergrößert.

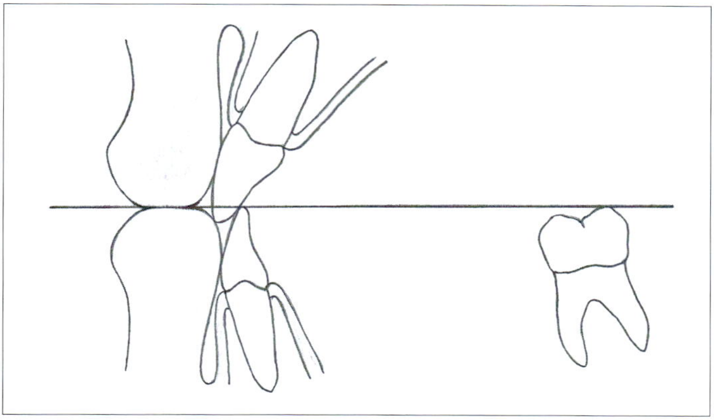

Abb. 4.82
Okklusionsebene und
Lippenschlusslinie

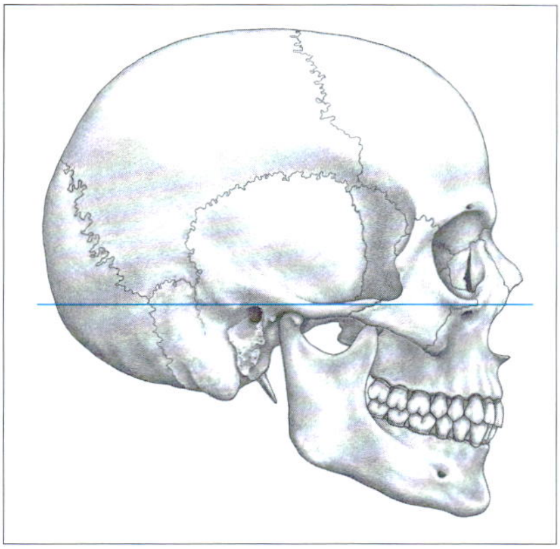

Abb. 4.83 Frankfurter Horizontale

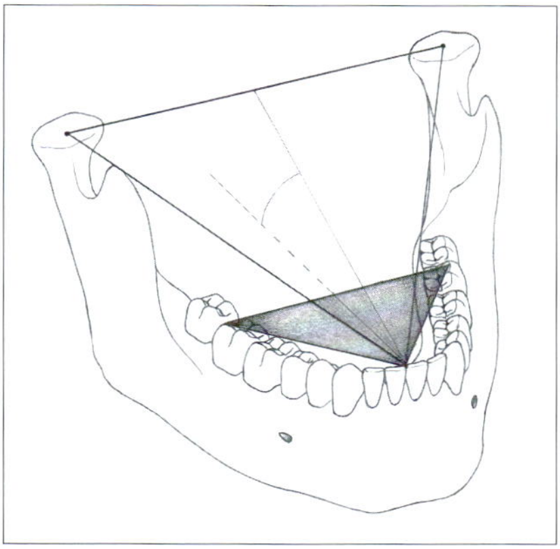

Abb. 4.84 Unterkiefer mit eingezeichnetem Bonwill-Dreieck, Balkwill-Winkel und Okklusionsebene

Das Bonwillsche Dreieck hat mit der Okklusionsebene einen gemeinsamen Bezugspunkt: den Inzisalpunkt.

## Balkwill-Winkel

Der Balkwill-Winkel geht auf Untersuchungen des englischen Zahnarztes Balkwill zurück und gibt die Neigung des Bonwill-Dreiecks zur Kauebene an – im Durchschnitt 22° bis 27°. Er ist wie das Bonwill-Dreieck ein Durchschnittswert, der bei der Konstruktion von sogenannten *Mittelwertartikulatoren* Anwendung findet; in der Regel ist der Balkwill-Winkel mit 25° eingegeben **(Abb. 4.84)**.

## 4.4 Anatomie der Zähne und des Zahnhalteapparats

### *4.4.1 Bau der Zähne und des Zahnhalteapparats*

#### Bau der Zähne

Jeder Zahn (Dens, Mehrzahl = Dentes) besteht aus einer Zahnkrone und, je nach Zahnart, aus einer oder mehreren Wurzeln. Als **Zahnkrone (Corona dentis)** bezeichnet man den vom Zahnschmelz überzogenen und teilweise vom Zahnfleisch bedeckten, sichtbaren Teil eines Zahns, die **Zahnwurzel (Radix dentis)**. Sie ist der im Kieferknochen steckende und zur Verankerung dienende Teil des Zahns. Der Übergangsbereich von der Zahnkrone zur Zahnwurzel wird als **Zahnhals (Collum dentis)** bezeichnet. Das spitz zulaufende Ende der Zahnwurzel nennt man **Wurzelspitze (Apex radicis dentis)**.

Der Zahn besteht aus drei verschiedenen kalkhaltigen Zahnhartsubstanzen, die einen zentral gelegenen Hohlraum, die **Zahnhöhle (Cavum dentis)** umgeben. Diese ist mit Weichgewebe, dem **Zahnmark (Pulpa dentis)** ausgefüllt und wird vom **Zahnbein (Dentinum dentis)** umschlossen. Im Bereich der Zahnkrone wird das Zahnbein von einer Kappe aus **Zahnschmelz (Enamelum dentis)** bedeckt, im Wurzelbereich überzieht **Zahnzement (Cementum dentis**, auch Wurzelzement genannt) das Zahnbein. An jeder Wurzelspitze befindet sich eine Öffnung, das **Wurzelloch (Foramen apicis dentis)**, an das sich nach innen ein enger, tunnelartiger Gang, der **Wurzelkanal (Canalis radicis dentis)** anschließt. Wurzelloch und Wurzelkanal ermöglichen Nerven und Blutgefäßen den Zutritt zur Zahnhöhle. Bei vielen Zähnen ist der Wurzelkanal im Wurzelspitzenbereich in mehrere Kanäle aufgespalten, wobei jeder Kanal in einem eigenen kleinen Wurzelloch ausmündet. Diese Verästelung der Wurzelkanäle bezeichnet man als **apikales Delta**.

#### Bau des Zahnhalteapparats

Jede Zahnwurzel ist in einer Vertiefung des Kieferknochens, dem **Zahnfach (Alveola)**, durch einen kompliziert gebauten Faserapparat, **Zahnhalteapparat, Zahnbett, Parodontium** oder kurz **Parodont** genannt, beweglich verankert. Anatomisch handelt es sich dabei um eine *Syndesmose*, d. h., eine gelenkartige Verbindung zwischen Zahn und Kieferknochen durch fibröses (= faseriges) Gewebe. In den Nomina anatomica findet man deshalb dafür auch den Ausdruck *Articulatio dento-alveolaris*. Die den Zahnhalteapparat bildenden Strukturen sind:

1. Das **Zahnfleisch** (Gingiva, marginales Zahnfleisch bzw. marginales Parodont)
2. Die **Wurzelhaut** (Desmodont, Periodontalligament)
3. Das **Wurzelzement** (Cementum)
4. Die knöcherne Wand des Zahnfachs im **Alveolarknochen** (Alveole)

Eine kurze Erklärung zur verwirrenden Vielfalt der in der Fachliteratur anzutreffenden Begriffe erscheint an dieser Stelle angebracht: Redet der eine von *Parodontium* und *marginalem Parodont*, spricht ein anderer vom *Periodont*. Dasselbe gilt für den Ausdruck *Wurzelhaut*: Man findet neben dem Begriff *Periodontium* vor allem den Ausdruck *Desmodont*; die Literatur in den neuen Bundesländern verwendete einheitlich die Begriffe *Periodontalligament* und *intraalveolärer Faserapparat*. Auch in neuesten Veröffentlichungen findet man im westdeutschen zahnmedizinischen und zahntechnischen Schrifttum die Begriffe Parodontium, Parodont und Marginales Parodont, sodass es auch für uns schwierig ist, sich nicht an diese Vorgabe zu halten. Wir werden von dieser Festlegung insofern abweichen, indem wir die gebräuchlichen Begriffe Zahnfleisch (Gingiva) und Marginales Parodont weiterhin verwenden, uns ansonsten aber an die internationalen Nomenklaturvorgaben halten.

Es soll deshalb an dieser Stelle kurz in Wort und Bild der begriffliche Sachverhalt dargestellt werden, wie ihn die Nomenklaturkommission international verbindlich festgelegt hat **(Abb. 4.85)**. Als Periodontium wird das ganze, den Zahn umgebende Gewebe bezeichnet, bei dem folgende Anteile unterschieden werden:

- Das **Periodontium protectoris** bezeichnet den äußeren Teil des Periodontiums mit dem äußeren Saumepithel (oder oralen Gingivaepithel) – er entspricht dem meist dafür verwendeten Begriff marginales Zahnfleisch oder marginale Gingiva.
- Der den Zahn berührende Teil des Periodontiums wird als **Periodontium insertionis** bezeichnet und besteht aus dem Inneren Saumepithel (oder Saumepithel) und der Wurzelhaut.
- Als Wurzelhaut oder **Desmodontium** bezeichnet man alle Bindegewebsfasern, die im Zement befestigt sind und teils ins Zahnfleisch, teils in die Alveolenwand ziehen, sowie die dazwischen eingelagerten Nerven und Blutgefäße. Die Wurzelhaut füllt den Periodontalspalt aus, einen schmalen, durchschnittlich etwa 0,15 Millimeter breiten Spalt zwischen Zahnwurzel und Alveolenwand.
- Als Wurzelzement oder **Cementum** bezeichnet man die knochenähnliche Substanz, die den Zahn von der Schmelz-Zement-Grenze bis zur Wurzelspitze umgibt und die Fasern der Wurzelhaut aufnimmt.
- Die knöcherne Innenwand der Alveole wird als **Os alveolare** bezeichnet.

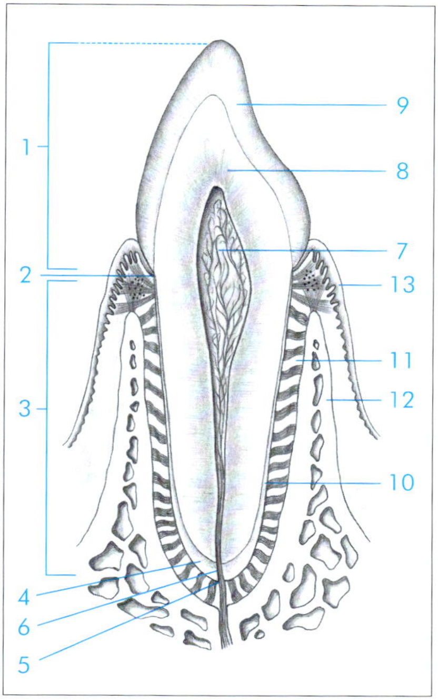


Abb. 4.85 Sagittalschnitt durch einen unteren Zahn und den Zahnhalteapparat: 1 Zahnkrone, 2 Zahnhals, 3 Zahnwurzel, 4 Wurzelspitze, 5 Wurzelloch, 6 Wurzelkanal, 7 Zahnmark, 8 Dentin, 9 Zahnschmelz, 10 Zahnzement, 11 Wurzelhaut, 12 Alveolarknochen, 13 Zahnfleisch.

## Die topografische Einteilung des Parodonts

Entsprechend der Lage teilt man das Parodontium in drei Bereiche ein **(Abb. 4.86)**:

1. **Marginales Parodont**
Als Marginales Parodont bezeichnet man den im Bereich des Zahnfleischrands gelegenen Teil des Halteapparats.

2. **Alveoläres Parodont**
Darunter versteht man den im Bereich der Alveole gelegenen Teil des Zahnhalteapparats, an dem das Wurzelzement, die Wurzelhaut und die knöcherne Wand des Zahnfachs beteiligt sind.

3. **Apikales Parodont**
Als Apikales Parodont bezeichnet man alle Gewebestrukturen, die den Zahn im Bereich der Wurzelspitze verankern.

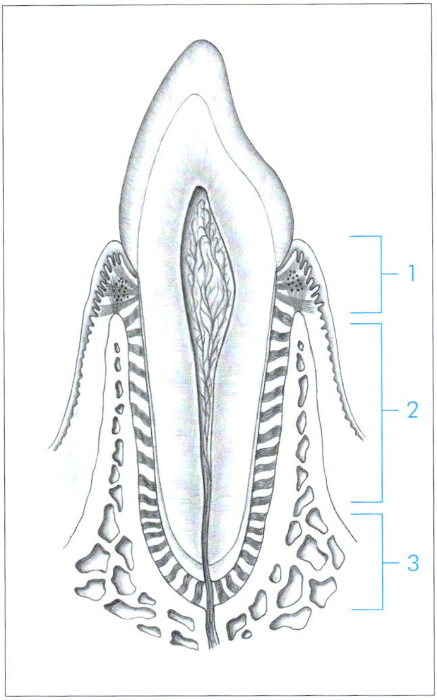


Abb. 4.86 Topografische Einteilung des Parodonts: 1 Marginales Parodont, 2 Alveoläres Parodont, 3 Apikales Parodont.

### 4.4.2 *Funktionen der Zähne und des Zahnhalteapparats*

#### Die Funktionen der Zähne

Der Mensch ist ein sogenannter Allesfresser. Das bedeutet, dass er sich sowohl von pflanzlicher Nahrung als auch von Fleisch ernährt. Mit seinen Zähnen muss er deshalb beide Arten von Nahrung bearbeiten können. Daher zeigen seine Zähne sowohl Merkmale eines typischen Pflanzenfressergebisses als auch eines typischen Fleischfressergebisses. Welche Zahntypen und welche Formmerkmale zur Ernährung durch Fleisch oder pflanzliche Nahrung notwendig sind, lässt sich anhand der Zähne eines typischen Pflanzenfressergebisses und eines typischen Fleischfressergebisses deutlicher zeigen.

Zähne eines typischen Fleischfressers und ihre Funktionen: (Beispiel Hund, **Abb. 4.87**) Die meißelförmigen Schneidezähne besitzen scharfe Schneiden und sind relativ klein, denn sie werden nur zum Abnagen von Knochen und zum Zerbeißen von Sehnen und Bändern benötigt. Mit den ausgeprägten, dolchförmigen Eckzähnen *(Fangzähnen)* wird die erjagte Beute festgehalten und getötet. Die spitzhöckerigen Backenzähne bilden mit ihren scharfkantigen Schneiden eine gezackte Schere zum Zerschneiden von Sehnen und Fleisch und zum Zerknacken und Zermalmen von Knochen. Ermöglicht wird die Scherwirkung durch eine besonders straffe Führung der Kiefergelenke, die ein seitliches Ausweichen des Unterkiefers verhindert. Auffallend groß sind in jedem Quadranten die ersten großen Backenzähne *(Reißzähne)*, mit deren Hilfe Fleischfetzen vom Beutetier abgerissen werden können. Die Reißzähne haben bei Hunden und Bären zusätzlich noch eine breite, stumpfhöckerige Mahlfläche zum besseren Zermalmen größerer Knochen.

Alle Zähne des Fleischfressergebisses stehen in einer mehr oder weniger geschlossenen Zahnreihe, eine auffällige Lücke zwischen Front- und Backenzähnen ist nicht erkennbar.

Zähne eines typischen Pflanzenfressers und ihre Funktionen zeigt die **Abbildung 4.88** am Beispiel Rind. Die relativ großen Schneidezähne sind nach vorne geneigt, breit und schaufelförmig und haben scharfkantige Schneiden: Sie dienen dem Abtrennen der Nahrung (Grasbüschel oder kleine Zweige). Dies geschieht entweder nach dem Prinzip der Kneifzange, indem die Schneidezähne von Ober- und Unterkiefer aufeinandertreffen (wie beim Pferd) oder indem die Nahrung mit den unteren Schneidezähnen gegen eine knöcherne Druckplatte im Oberkiefer gepresst und mit einem Kopfruck abgerissen wird (wie beim Rind). Zum Bearbeiten pflanzlicher Nahrung sind keine Eckzähne notwendig. Im Gegensatz zu den Raubtieren sind sie des-

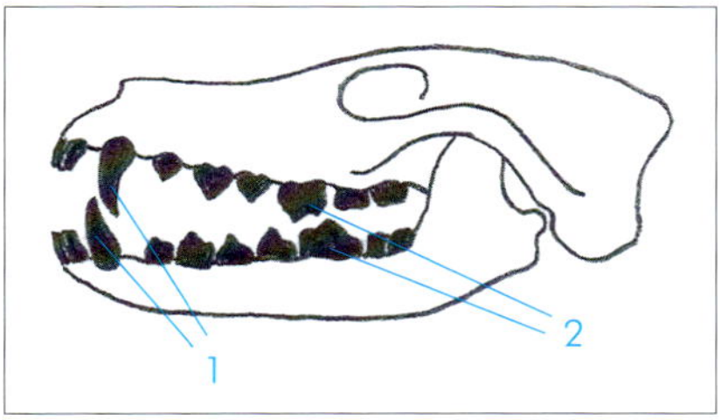


Abb. 4.87 Gebiss eines Hundes in Lateralansicht:
1 *Fangzahn*, 2 Reißzahn.

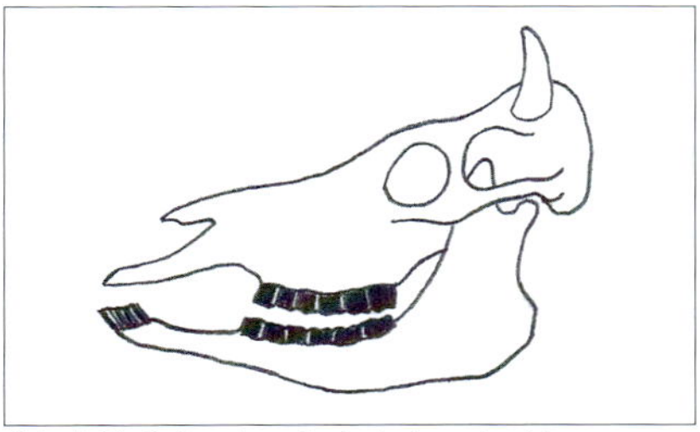

Abb. 4.88 Gebiss eines Rindes in Lateralansicht

halb überhaupt nicht oder nur sehr schwach entwickelt, oder sie haben die Form von Schneidezähnen angenommen und sind funktionell diesen zugeordnet.

Eine ausgeprägte Zahnlücke zwischen den Front- und Backenzähnen ermöglicht der Zunge, Pflanzenbüschel zu erfassen, zwischen die Schneidezähne zu ziehen und dann, wie beschrieben, abzutrennen. Die Backenzähne haben relativ große, breitflächige Zahnkronen mit raspelartigen Kauflächen *(Mahlzähne)*. Da die Backenzähne in einer dicht geschlossenen Zahnreihe stehen, bilden ihre Kauflächen in jedem Quadranten eine große, lückenlose Mahlfläche. Durch seitliche Kaubewegungen *(Mahlbewegungen)*, die das lose, vollkommen flache Kiefergelenk ermöglicht, wird die pflanzliche Nahrung zerrieben. Dabei wirken die scharfkantigen Schmelzfalten der Kauflächen wie eine Raspel. So können auch pflanzliche Zellen mit ihren widerstandsfähigen, faserreichen Zellwänden für die anschließenden Verdauungsvorgänge aufgeschlossen werden.

Wenn man die typischen Formmerkmale eines Pflanzen- und Fleischfressergebisses kennt, fällt es nicht schwer, den Zusammenhang zwischen einzelnen Kaufunktionen und den Formmerkmalen der Zahntypen des menschlichen Gebisses zu erkennen.

## Die menschlichen Zähne und ihre Funktionen

Die **Schneidezähne** des Menschen sind, wie die Schneidezähne der Pflanzen- und Fleischfresser auch, meißelförmig und mit einer scharfen Schneidekante versehen und dienen in erster Linie dem *Abbeißen* von mundgerechten Nahrungsportionen. Sie sind wie bei den Fleischfressern annähernd vertikal ausgerichtet, und im Schlussbiss liegen die oberen Schneidekanten vestibulär und unterhalb der unteren Schneidekanten. Diese Anordnung hat zweierlei Vorteile:

Beim Abbeißen schneiden sich die Schneidekanten wie die Schneiden von Stemmeisen immer tiefer in die Nahrung hinein und werden auf kreisförmigen Bahnen aufeinander zugeführt. Gegen Ende des Zubeißens wird die teilweise schon abgetrennte Nahrungsportion vollständig von der übrigen Nahrung (z. B. einem Apfel) abgeschnitten, indem die Schneidekanten wie die Kanten einer Schere aneinander vorbeigeführt werden.

Wird der Unterkiefer ein klein wenig nach vorn geschoben, sodass die Schneidekanten in der sogenannten Kopfbissposition direkt übereinander stehen, wirken die Schneidekanten beim Kieferschluss wie die Kanten einer Beißzange und kneifen dazwischenliegende Nahrungsbestandteile wie Sehnen oder zähe Fleischfasern durch.

Zu erwähnen ist schließlich noch die Bedeutung der Schneidezähne beim Vorschieben des Unterkiefers unter Zahnkontakt: Indem die unteren Schneidekanten entlang den Palatinalflächen der oberen Schneidezähne schräg nach vorne und unten gleiten, kommt es bei Kieferbewegungen zur sofortigen Trennung der Seitenzahnreihen *(Schneidezahnführung oder Frontzahnführung)*.

Der kegelförmige **Eckzahn** des heutigen Menschen ist in seiner Größe stark reduziert. Von seinen ursprünglichen Funktionen sind nur noch das Festhalten von zäher oder harter Nahrung übriggeblieben. Da zum Abreißen die Hände zu Hilfe genommen werden, reicht es aus, wenn er für diese Funktion nur ein klein wenig über die anderen Zähne hinausragt; seine Zahnwurzel – die längste aller Zähne – gibt ihm den notwendigen Halt. Seine zwei abgewinkelten, in mesio-distaler Richtung verlaufenden Schneidekanten deuten darauf hin, dass er als Frontzahn auch am Abbeißen beteiligt ist. Ähnlich den Schneidezähnen spielt er bei der Trennung der Seitenzahnreihen bei Seitwärtsbewegungen unter Zahnkontakt eine wichtige Rolle *(Eckzahnführung)*.

Die **Backenzähne** dienen vornehmlich dem Zerkleinern (Zermahlen) der abgetrennten Nahrung und deren Durchmischung mit Speichel. Dazu haben sie eine aus Höckern, Randleisten, Gruben und Fissuren bestehende breite Kaufläche. Den Prämolaren mit ihren kleinen Kauflächen kommt dabei die Rolle der Grobzerkleinerung zu, während die großflächigen Molaren die Zerkleinerung vollenden.

Die oberen palatinalen und unteren bukkalen Höcker werden **Stampfhöcker** genannt. Sie sorgen dafür, dass feste oder körnerhaltige Nahrungsbestandteile zerstampft werden und gleichzeitig Speichel unter die zerkleinerten Nahrungsteile gemischt wird. Die oberen bukkalen und die unteren lingualen Höcker haben Schneide- und Scherfunktion, weshalb man sie auch als **Scherhöcker** bezeichnet.

Die **Fissuren** dienen einerseits als *Rinnen* für den Abfluss der zerquetschten Nahrung, andererseits als *Ein- und Ausflugschneisen* für die Höckerspitzen der Gegenzähne bei den Kaubewegungen. In die Gruben oder Grübchen tauchen beim Kieferschluss die Stampfhöcker der Gegenzähne ein. Körnige Nahrungsbestandteile, die in den Gruben liegenbleiben, werden durch diese am Wegrollen gehindert und können dann von den Stampfhöckern zertrümmert werden.

Die Zähne des Menschen bilden zwei geschlossene Zahnreihen, die im Gegensatz zu den Menschenaffen und den affenähnlichen Vorfahren des Menschen keinerlei Zahnlücken zeigen.

## Beteiligung der Zähne an den Funktionen des Kausystems

### 1. Kaufunktion

Sie müssen Nahrung festhalten, Nahrungsbrocken abbeißen oder abreißen, Sehnen und Bänder durchkneifen, sowie Nahrungsbrocken zerkleinern und mit Speichel durchmischen.

Durch ihre Form schützen sie den Zahnfleischrand beim Kauen.

Ihre glatten und abgerundeten Oberflächen müssen eine gute Reinigung durch Wangen, Lippen und die Zunge bieten.

Sie müssen bei den Kieferbewegungen unter Zahnkontakt ein hindernisfreies Gleiten der Zähne ermöglichen.

Durch Übertragung der Kaukräfte an den Zahnhalteapparat sind sie indirekt noch an folgenden Teilfunktionen beteiligt:

a) Aufnahme der Kaukräfte durch die Kieferknochen.
b) Ermitteln der Kaukräfte durch Rezeptoren der Wurzelhaut und Weiterleitung der Messwerte an das ZNS zur Regulation der Kaubewegungen sowie zur Auslösung von Schutzreflexen.

### 2. Lautbildungsfunktion

Geschlossene Zahnreihen mit annähernd gleich großen Zähnen sind eine wichtige anatomische Voraussetzung für das Sprechen, Singen und Pfeifen.

### 3. Signalfunktion

Das Zeigen des Eckzahns als Warnsignal an den Gegner spielt beim heutigen Menschen keine Rolle mehr und ist in der Form des Lachens in seiner ursprünglichen Bedeutung nicht mehr erkennbar.

### 4. Ästhetische Funktion

Der Pflege- und Gesundheitszustand, die Zahnstellung sowie die Zahnform spielen für das Aussehen eines Menschen eine wesentliche Rolle. Zahnlücken, verfärbte oder kariöse Zähne, die bei geöffnetem Mund sichtbar werden, beeinflussen das Aussehen negativ. Nach vorne gekippte Frontzähne führen bei geschlossenem Mund zu *aufgeworfenen* Lippen, während das Fehlen dieser Zähne bei zahnlosen Patienten zu *eingefallenen* Lippen führt. Passen künstliche Frontzähne in ihrer Form nicht zum Konstitutionstyp des Menschen, dann werden die Zähne als ästhetisch störend empfunden.

### Die Funktionen des Zahnhalteapparats

Die Gewebestrukturen des Zahnhalteapparats bilden eine funktionelle Einheit und erfüllen mehrere Funktionen:

**1. Verankerungsfunktion**

Sie verankern den einzelnen Zahn im Kiefer, dies allerdings auf unterschiedliche Weise:

Der größte Anteil der den Zahn verankernden Faserstrukturen liegt im Bereich des alveolären Parodonts und weist eine auffällige Ausrichtung schräg nach apikal auf. Deshalb kommt auch diesem Abschnitt neben der Verankerungsfunktion der Zähne die wichtige Aufgabe zu, die auf die Zähne einwirkenden Druckkräfte über die Sharpeyschen Fasern in Zugkräfte auf den Kieferknochen umzuwandeln und damit abzubauen.

Im Bereich des apikalen Parodonts verdickt sich der Periodontalspalt und die Fasern ordnen sich mehr radial zur Zahnwurzeloberfläche an. Durch diese Ausrichtung wirken sie vor allem Kräften entgegen, die den Zahn zu kippen versuchen. Außerdem verhindern sie die Verkürzung der Sharpeyschen Fasern im alvelolären Parodont, die sich wie alle Kollagenfaserstrukturen bei fehlender Dehnungsbelastung zu verkürzen beginnen. Zusammen mit dem Antagonistenkontakt, der den Zahn bei jeder okklusalen Belastung leicht in die Alveole versenkt, werden die Fasern gestreckt und so verhindert, dass der Zahn aus der Alveole gezogen wird. Dies ist auch der Grund, warum bei fehlenden Antagonisten der Zahn aus der Alveole wandert und zu kippen beginnt.

**2. Koppelungsfunktion**

Die horizontalen Faserstrukturen des marginalen Parodonts verbinden alle Zähne eines Kiefers zu einer geschlossenen Zahnreihe; diese als *Sagittale Gewebekoppelung* bezeichnete Konstruktion dient der Verteilung von horizontal angreifenden Kräften auf die Parodontien möglichst vieler Zähne.

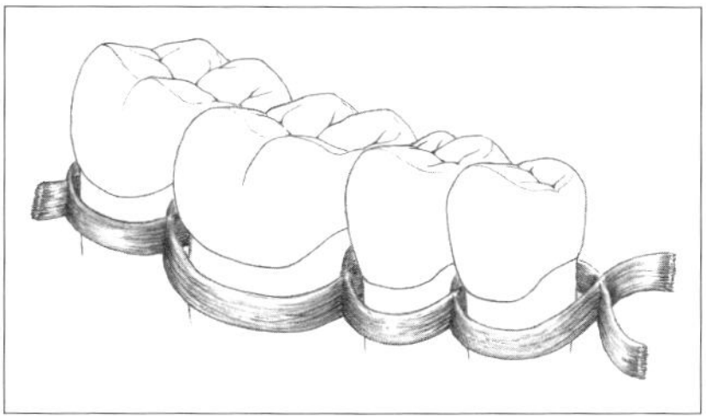

Abb. 4.89 Sagittale Gewebskoppelung

**3. Schutzfunktion**

Dem marginalen Parodont kommt eine wichtige Abdichtungs- und Schutzfunktion zu, indem die Gewebestrukturen des marginalen Parodonts den durchgebrochenen Zahn gegen die Mundhöhle hin abdichten und das Eindringen von Bakterien und Nahrungspartikeln verhindern.

# 4.5 Feinbau der Zähne

## *4.5.1 Schmelz*

Der **Zahnschmelz** (Enamelum dentis), früher als Substantia adamantina (griech. adamas = Stahl) bezeichnet, bedeckt als kappenartiger Überzug den in die Mundhöhle hineinragenden Dentinkern des Zahns. Seine größte Dicke von etwa 2,5 Millimetern erreicht der Schmelz an den Schneidekanten der Frontzähne und an den Höckerspitzen der Backenzähne, zum Zahnhals hin läuft der Schmelz in einer immer dünner werdenden Schicht von wenigen tausendstel Millimeter aus.

### Physikalisch-chemische Eigenschaften

Er ist im Wesentlichen transparent, besitzt aber eine graue bis bläulich-weiße Eigentönung. Beeinflusst wird dieser Farbton vom Grad der Transparenz des Zahnschmelzes sowie vom darunterliegenden, gelblichen Dentinkern des Zahns, wodurch der bleibende Zahn seinen gelblich-weißen bis weißlich-grauen Farbton erhält. Bei den Milchzähnen ist der Schmelzmantel im Allgemeinen nur halb so dick wie bei den bleibenden Zähnen, zugleich ist er wegen der schlechteren Mineralisierung intensiver weiß gefärbt.

Der Zahnschmelz ist die härteste und auch sprödeste Substanz des menschlichen Körpers. Seine Härte schwankt zwischen fünf bis acht in der Mohsschen Ritzhärteskala, seine Knoop-Härtewerte betragen 260 bis 360. Dies entspricht 300 bis 400 VH Vickers-Härte oder etwa 60 % des Quarzes. Seine außerordentliche Härte verdankt der ausgereifte Zahnschmelz seiner chemischen Zusammensetzung: Er ist ein fast rein kristallines Gefüge vom Kristalltyp des Apatits und besteht zu 96 % seines Gewichts aus anorganischen Salzen, 1 % organischen Substanzen und ca. 3 % Wasser. Der größte Teil des Wassers ist an Apatitkristallite gebunden *(Kristallwasser)*, nur ein geringer Teil ist frei in der organischen Substanz verfügbar. Die organischen Bestandteile sind unter anderem Eiweiße und geringe Mengen an Kohlenhydraten und Fetten. Die Hydroxylapatit- wie die Fluorapatitkristallite bestehen vorwiegend aus Kalzium und Phosphor, mit geringen Anteilen von Natrium, Magnesium, Chlor und Kalium. Es wurde bereits erwähnt, dass der Hydroxylapatit durch Einlagerung von Fluor zu Fluorapatit wird und in dieser Form eine größere mechanische Härte und eine geringere Säurelöslichkeit aufweist.

In geringem Maß ist der Schmelz für Stoffe durchlässig. Man konnte mithilfe markierter Moleküle feststellen, dass Wasser und Alkohol den Schmelz relativ rasch durchströmen können und so dazu beitragen, dass die chemische Zusammensetzung des Schmelzes erhalten bleibt.

### Strukturen des Schmelzes

Im ausgereiften, fertigen Zahnschmelz zeigen sich die Schmelzprismen als langgestreckte, etwa 3 bis 6 µm dicke *Stäbe* mit schlüssellochförmigem Querschnitt. Sie erstrecken sich in s-förmiger Windung von der Schmelz-Dentin-Grenze bis dicht unter die Schmelzoberfläche, wobei auf einen Quadratmillimeter Schmelzoberfläche etwa 20.000 bis 30.000 Schmelzprismen zulaufen. In der äußersten, etwa 30 µm dicke Außenschicht des Zahnschmelzes ist die Prismenstruktur aufgelöst, er wird deshalb **Prismenfreier Schmelz** genannt. Chemische Untersuchungen zeigen, dass prismenfreier Schmelz große Mengen an Fluoriden enthält. Die prismenfreie Schmelzschicht ist härter, dichter mineralisiert und weniger säurelöslich als die tiefer liegenden Schichten aus prismatischem Schmelz **(Abb. 4.90)**.

Früher wurde angenommen, dass Schmelzprismen gebündelte Schmelzkristalle darstellten, die von einer organischen Substanz umgeben seien, Prismenscheide genannt. Deshalb bezeichnete man die Grenzschicht zwischen zwei benachbarten Schmelzprismen auch als *Kittsubstanz* oder *Interprismatische Substanz*. Licht- und vor allem elektronenmikroskopische Untersuchungen haben zu der Erkenntnis geführt, dass die Prismenränder nur ein optisches Phänomen darstellen. Es kommt dadurch zustande, dass die Apatitkristalle im Inneren der Prismen in Längsrichtung ausgerichtet sind, zu den Prismenrändern hin ihre Richtung ändern und sich mit den benachbarten Schmelzprismen verzahnen **(Abb. 4.91)**.

Im Hinblick auf die mechanische Belastung des Schmelzes ist die Anordnung der unzähligen, in unterschiedlichste Richtungen verlaufenden Kristallite und Schmelzprismen sehr sinnvoll gelöst: Bei jeder punktförmigen oder flächenhaften Belastung des Zahnschmelzes verteilt sich der Druck stets auf mehrere Prismen und somit auf die riesige Anzahl der Kristallite. Diese leiten dann den Druck auf tieferliegende Schichten weiter. Nur durch diese Anordnung ist eine hohe Belastung des relativ

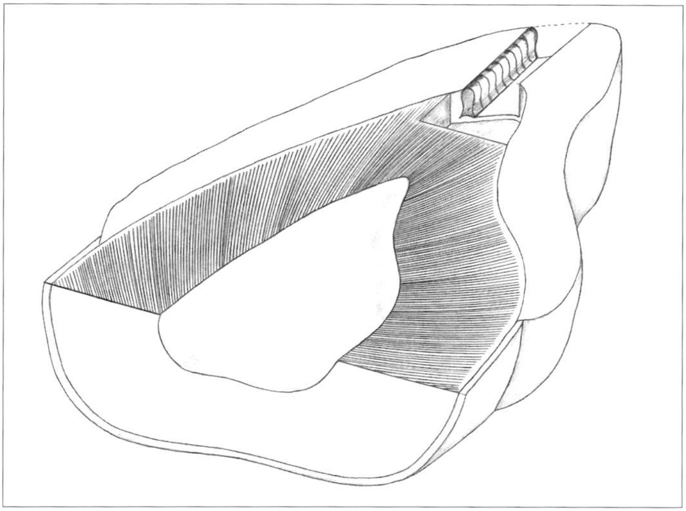

Abb. 4.90
Verlauf der Schmelzprismen von der Schmelz-Dentin-Grenze bis zur Zahnoberfläche, vereinfacht dargestellt als »gerade Stäbe«. Tatsächlich sind zahlreiche Schmelzprismen zu spiralförmigen Schmelzbüscheln verdrillt, die sich zudem in Wellenform von der Schmelz-Dentin-Grenze bis dicht unter die Oberfläche erstrecken.

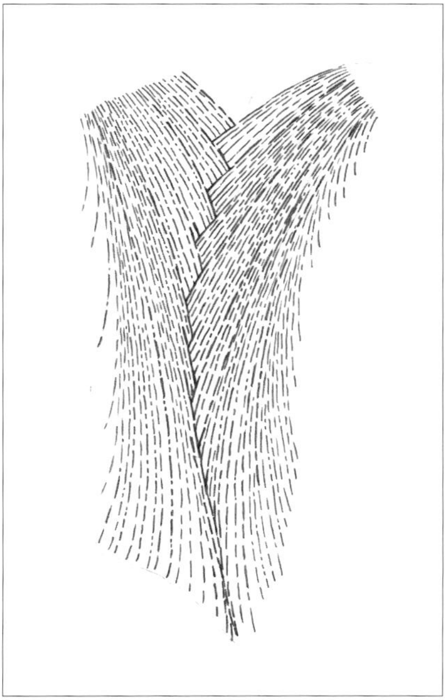

Abb. 4.91 Anordnung der Schmelzkristalle im Grenzbereich zweier benachbarter Schmelzprismen

harten und damit auch spröden Zahnschmelzes möglich, ohne dass es zu Absprengungen einzelner Schmelzteile kommt.

Die kleineren Baueinheiten der Schmelzprismen sind die **Apatitkristallite**. (Als Kristallit bezeichnet man einen Kristall, der durch Nachbarkristalle an seinem Wachstum gehindert wurde). Die Kristallite des Zahnschmelzes sind leicht abgeflachte, sechskantige (hexagonale) Stäbe von 25 x 40 x 160 Nanometer, also größer als jene des Dentins (3 nm lang, 3 nm breit und 60 nm lang); chemisch stellen sie Kalziumphosphatkristalle des Apatittyps dar **(Abb. 4.92)**.

Die Ablagerung des Zahnschmelzes in Schichten *(Retziusstreifen)* wurde bereits bei der Schmelzbildung dargestellt, ebenso das wellenförmige Auslaufen der einzelnen Schichten an der Oberfläche (Perikymatien).

### *4.5.2 Dentin*

Das Zahnbein (Dentinum dentis) bildet die Hauptmasse des Zahns und gibt den Zähnen ihre Gestalt. Es wird zur Mundhöhle hin von der Schmelzkappe, im Wurzelbe-

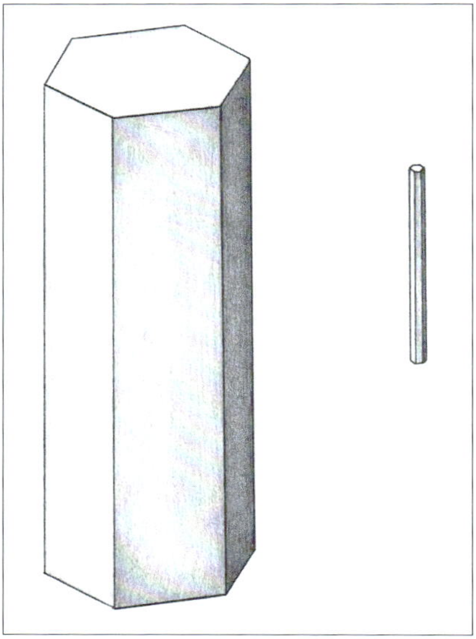

Abb. 4.92 Form und Größenverhältnisse der Kristallite von Zahnschmelz und Dentin

reich vom Zement bedeckt und enthält im Inneren das Zahnmark.

## Physikalisch-chemische Eigenschaften

In Farbe und Aufbau ist das Dentin dem Knochengewebe sehr ähnlich: Es besitzt eine blassgelbe Eigenfarbe und trägt so entscheidend zur Farbgebung des natürlichen Zahns bei. Es ist wie das Knochengewebe ein mineralisiertes Bindegewebe, zwischen dessen Bindegewebszellen und Kollagenfasern Kalksalze eingelagert werden. Deshalb ist auch die chemische Zusammensetzung des Dentins dem Knochen recht ähnlich: Dentin besteht zu 70 % seines Gewichts aus anorganischen Substanzen, zu 18 % aus organischen und zu 12 % aus Wasser. Wie bei allen mineralisierten Geweben des Körpers besteht auch der mineralische Anteil des Dentins überwiegend aus Hydroxylapatitkristallen, die Kristalle sind jedoch im Vergleich zu den Kristallen des Zahnschmelzes wesentlich kleiner **(s. Abb. 4.92)**. Aus dieser Verbindung von kollagenfaserigem Grundgerüst und kristallinem Gefüge ergibt sich eine große mechanische Festigkeit bei gleichzeitiger hoher Elastizität und Verformbarkeit (ähnlich einer Billardkugel aus Elfenbein oder auch dem Stahlbeton vergleichbar).

## Strukturen und Funktionen des Dentins

Auch das Dentin wird wie der Schmelz von den Odontoblastenzellen in rhythmischen Schüben gebildet. Die Phasen aktiver Mineralisation und darauf folgender Ruhephase sind daher ebenso wie beim Schmelz in Form von Streifen oder Schichten erkennbar. In einem entkalkten Längsschnitt lassen sich die einzelnen Dentinschichten bzw. Dentinarten gut verdeutlichen: Die äußere, an der Schmelz-Dentin-Grenze liegende und etwa 10 bis 30 µm dicke Schicht wird als **Manteldentin** bezeichnet. Das **zirkumpulpale Dentin** bildet die Hauptmasse des Dentins zwischen Pulpahöhle und Manteldentin. In Pulpanähe finden wir eine nur schwach mineralisierte Zone, das sogenannte **Prädentin**. Das die Wand des Dentinkanälchens auskleidende Dentin heißt **peritubuläres Dentin**. Es ist wesentlich stärker mineralisiert als das zwischen den Kanälchen liegende und die Hauptmasse des Dentins bildende **intertubuläre Dentin (Abb. 4.93)**.

Alles bis zum Abschluss des Wurzelwachstums gebildete Dentin wird als **Primärdentin** bezeichnet und ist an seiner gelblichen Farbe erkennbar. Das nach Abschluss des Wurzelwachstums gebildete Dentin hat eine leicht bräunliche Farbe und wird **Sekundärdentin** genannt. An Stellen, an denen Primärdentin durch Abrasion, kariöse Prozesse oder zahnärztliche Maßnahmen (Kavitäten- oder Stumpfpräparationen) freigelegt wird, entsteht als Reaktion der verletzten Odontoblastenfortsätze **Reiz- oder Reparaturdentin**. Es wird in der Fachliteratur auch als **Tertiärdentin** bezeichnet und weist eine sehr unregelmäßige Anordnung der Dentinkanälchen auf. Auch dieses Dentin ist in der Farbe dunkler als das unbeschädigte Primärdentin.

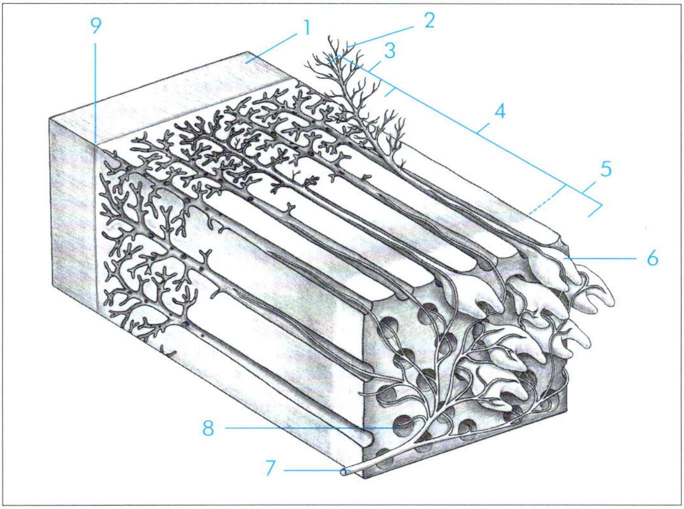


Abb. 4.93
Topografische und strukturelle Einteilung des Dentins:
1 Zahnschmelz,
2 Odontoblastenfortsatz (= Tomes-Fasern),
3 Manteldentin,
4 Zirkumpulpales Dentin,
5 Prädentin,
6 Odontoblastenzelle,
7 Nervenfasern,
8 Dentinkanälchen,
9 Schmelz-Dentin-Grenze.

Betrachtet man Schnitte durch das Dentin, so erkennt man deutlich das Röhrensystem der **Dentinkanälchen**. Sie verlaufen von der Pulpahöhle nahezu radiär in Richtung Schmelz-Dentin-Grenze (bzw. Dentin-Zement-Grenze im Wurzelbereich). In ihrem Inneren liegen die **Odontoblastenfortsätze** oder Tomes-Fasern. Sie füllen die Dentinkanälchen aber nicht völlig aus, sondern sind von Gewebeflüssigkeit umspült, die der Versorgung des Dentins und der Reizleitung dient. Die Tomes-Fasern stehen über dünne Seitenästchen mit benachbarten Odontoblastenfortsätzen in Verbindung.

Die außerordentlich hohe Kanaldichte und Verlaufsrichtung der Dentinkanälchen ist zum einen bei Ausbreitung einer Karies von Bedeutung, da diese sich nach Zerstörung des kompakten Zahnschmelzes im Dentin wesentlich rascher ausbreiten kann, zum anderen verletzt jede Präparation die im Innern der Kanälchen liegenden Odontoblastenfortsätze. Man schätzt, dass bei einer Präparation für eine Zahnfüllung eine *Wundfläche* von mindestens fünf Quadratmillimeter, bei einer Kronenpräparation eines Molaren eine Fläche von mindestens zwölf Quadratmillimeter geschaffen wird.

Im Gegensatz zum Zahnschmelz ist das Dentin kein totes Gewebe. Ausdruck der Vitalität des Dentins ist zum einen die soeben beschriebene Fähigkeit zur Bildung von Reiz- oder Tertiärdentin bei auftretenden Reizen, zum anderen die Schmerzwahrnehmung. Für die Sensibilität des Dentins auf Berührung, Temperaturwechsel, Luftzug oder chemische Substanzen sorgen sensible Nervenfasern. Sie stehen über Synapsen mit den Odontoblastenzellen in Kontakt, es strahlen aber auch Nervenfasern selbst bis in den Bereich des Prädentins in das Dentinkanälchen ein. Wird beim Präparieren die sensible Faser angeschnitten, zerrissen oder gequetscht, so kommt es durch die beschädigten Fasern selbst zu einer Reizleitung. Chemische und thermische Reize werden über die den Odontoblastenfortsatz umspülende Gewebeflüssigkeit geleitet und führen zur Erregung der Fortsätze und Nervenfasern.

### 4.5.3 *Wurzelzement*

## Physikalisch-chemische Eigenschaften

Von allen Zahnhartgeweben ist das Wurzelzement (Cementum dentis, Substantia ossea) die am wenigsten dicht mineralisierte Substanz und entspricht in seiner chemischen Zusammensetzung nahezu dem Knochen: Bezogen auf sein Gewicht enthält Zement etwa 65 % anorganische, 23 % organische Stoffe und etwa 12 % Wasser. Die organische Hauptkomponente sind eingelagerte Kollagenfasern, die anorganische Komponente setzt sich hauptsächlich aus Hydroxylapatitkristallen zusammen. Diese sind klein und flach, ähnlich denen des Dentins.

Das Wurzelzement ist leicht gelblich gefärbt, weicher als Dentin und etwa gleich hart wie Knochen. Die Zementschicht ist im Bereich des Zahnhalses sehr dünn (ca. 10 $\mu$m) und nimmt zur Wurzelspitze hin an Stärke zu (ca. 600 $\mu$m). Auch im Bereich der Gabelungsstelle mehrwurzeliger Zähne (= Bifurkation bei zweiwurzligen Zähnen, Trifurkation bei dreiwurzeligen Zähnen) ist das Zement wesentlich dicker als in den anderen Wurzelbereichen **(Abb. 4.94)**.

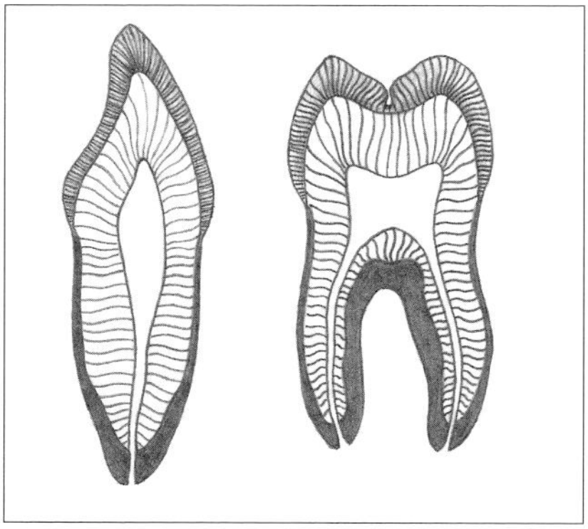

Abb. 4.94 Lage und Dicke des Wurzelzements

## Strukturen der Zements

Man unterscheidet zwei Arten von Zement: zellfreies oder azelluläres Zement und zellhaltiges oder zelluläres Zement.

**Zellfreies Zement** bedeckt als sehr dünner Überzug die gesamte Wurzeloberfläche. Wie sein Name sagt, enthält es keine Zellen, nur parallel zur Wurzeloberfläche verlaufende Kollagenfasern. Da das zellfreie Zement zuerst gebildet wird, bezeichnen einige Autoren es auch als Primärzement, entsprechend das später gebildete zelluläre Zement als Sekundärzement.

**Zellhaltiges Zement** wird erst mit Beginn des Zahndurchbruchs und zunächst nur im Bereich der Wurzelspitze gebildet, später reicht es etwa bis zur Wurzelmitte des Zahns. Im Bereich der Bi- und Trifurkation mehrwurzeliger Zähne findet man direkt dem Dentin aufgelagertes zellhaltiges Zement, das zellfreie Zement fehlt also in diesem Bereich, dafür findet man auf der Wurzeloberfläche unterhalb der Schmelz-Zement-Grenze nur zellfreies Zement.

## Funktionen des Wurzelzements

Die Hauptfunktion des Wurzelzements ist die Verankerung des Zahns im Kiefer. Zu diesem Zweck werden kollagene Faserbündel, die Sharpeyschen Fasern, sowohl in der knöchernen Wand des Zahnfachs als auch in den äußersten Schichten des Wurzelzements eingeschlossen. Somit ist das Wurzelzement durch seine Auflagerung auf das Wurzeldentin zum einen Bestandteil des Zahns, durch die Verankerung der Sharpeyschen Fasern zugleich auch Teil des Zahnhalteapparats.

Zahnzement besitzt als lebendes Gewebe die Fähigkeit zur funktionellen Anpassung an veränderte Situationen: Wenn Zähne im Verlauf von natürlichen, also durch Kippen oder Fehlbelastung ausgelösten Vorgängen oder durch kieferorthopädische Maßnahmen gesteuerte Zahnbewegungen ihre Position verändern, so werden im Bereich der Zugzonen neue Schichten von Wurzelzement angelagert, im Bereich der Druckzonen baut sich das Zement ab.

Sollte es als Folge von Schlageinwirkungen oder Stößen zu einem Bruch der Zahnwurzel kommen (= Wurzelfraktur), so ist das Zahnzement in der Lage, durch Mineralisation der Bruchstelle die einzelnen Bruchstücke wieder miteinander zu vereinigen. Beim Herauswachsen von Zähnen aus der Alveole verlängert sich die Wurzel, indem um die Wurzelspitze herum zusätzliche Zementschichten aufgelagert werden. Diese Funktionen des Zahnzements bezeichnet man als reparatorische und kompensatorische Aufgaben.

### *4.5.4 Pulpa*

Das Zahnmark (Pulpa dentis) ist ein lockeres, dem Gallertgewebe nahestehendes Bindegewebe. Es entsteht mit Beginn der Wurzelbildung aus dem gefäßreichen embryonalen Bindegewebe der Zahnpapille und füllt nach Abschluss der Wurzelbildung die vom Dentinkern des Zahns umschlossene Zahnmarkhöhle oder Pulpakammer (= Pulpenkavum) aus. Der im Bereich der Krone befindliche Teil wird als **Kronenpulpa** bezeichnet, der im Bereich der Wurzelkanäle gelegene Teil als **Wurzelpulpa**. Durch die enge Verwandtschaft zum lockeren Bindegewebe entsprechen alle Bestandteile der Pulpa denen, die man in allen lockeren Bindegeweben findet, nämlich Zellen, Fasern (aber nur Kollagenfasern und retikuläre Fasern, keine elastischen Fasern), eine wasserreiche, gelartige interzelluläre Grundsubstanz, Blutgefäße und Nerven.

#### Strukturen der Pulpa und ihre Funktion

Die das Dentin bildenden Odontoblastenzellen formen die Grenzschicht des Pulpagewebes zum Prädentin hin. Im durchgebrochenen Zahn besteht sie aus nur einer Zellschicht, bei fortschreitender Dentinbildung ordnen sich die Odontoblasten in mehreren Zellschichten an der Pulpawand an.

Die **Fibroblasten** sind die am häufigsten vorkommenden Zellen der Pulpa, sternförmige Zellen, die durch Ausläufer untereinander verbunden sind. Als aktive Fibroblasten scheiden sie Kollagen und Interzellularsubstanz aus und haben die Fähigkeit, sich zu Odontoblastenzellen und Fresszellen umwandeln zu können. Die weniger aktiven Fibroblasten werden **Fibrozyten** genannt und bilden zusammen mit den Fasern ein dreidimensionales Gitternetz.

Die wichtigsten Abwehrzellen sind die **Histozyten** oder Fresszellen (Makrophagen). Bei Entzündungen werden sie zu freien Makrophagen und bewegen sich durch die Pulpa. Vereinzelt finden sich auch **Lymphozyten**, in entzündeten Pulpen auch **Leukozyten**.

Die Pulpa erhält ihre Versorgung von den Arterien, die vor dem Eintritt in das Innere des Zahns zahlreiche Äste zur Versorgung der Wurzelhaut und des Alveolarknochens abgeben. Sie dringen zusammen mit den Nerven als Nerven-Gefäß-Bündel über eine oder mehrere Öffnungen in den Wurzelkanal ein, geben zahlreiche Nebenäste ab und enden in einem Kapillargeflecht nahe den Odontoblasten. Der Abfluss erfolgt über kleine Venen, die sich zur Zentralvene vereinigen und die Pulpa wieder am Foramen apicale verlassen. Ob die Pulpa auch Lymphgefäße enthält, ist mit letztgültiger Sicherheit noch nicht erwiesen.

Verglichen mit anderen Bindegeweben finden sich in der Pulpa sehr viele Nervenfasern. Die Nerven entstammen dem Nervus trigeminus und dem vegetativen Nervensystem und treten zusammen mit den Gefäßen in das Innere des Zahns ein. Bereits im Wurzelkanal zweigen zahlreiche Fasern vom Hauptbündel ab und bilden wie die Arterien unterhalb der Odontoblastenzellen ein dichtes Nervengeflecht. Von dort ziehen feine Ästchen zu den Odontoblasten oder durch diese hindurch in die Dentinkanälchen. Obgleich bisher noch keine Synapsen zwischen den Nervenendigungen und den Odontoblasten mit Sicherheit nachgewiesen wurden, nimmt man an, dass die Erregung der Odontoblasten auf die Nervenendigungen übertragen wird oder die freien Nervenendigungen selbst durch den Reiz erregt werden. Die einzige Empfindung, die von der Pulpa wahrgenommen werden kann, ist Schmerz. Ob Druck, hohe oder tiefe Temperaturen, chemische oder sonstige Reize – alle werden sie als *Schmerz* wahrgenommen.

Mit zunehmendem Alter nimmt die Größe der Pulpa sowie der Durchmesser der Wurzelkanäle durch fortgesetztes Dentinwachstum ab, das Gewebe verdichtet sich durch zusätzliche Einlagerung von Kollagenfasern und die Blutversorgung wird geringer. Gelegentlich wächst die Pulpa auch völlig zu und wird verkalkt.

## 4.6 Feinbau des Zahnhalteapparats

### *4.6.1 Zahnfleisch*

Als Zahnfleisch (Gingiva) bezeichnet man den Teil der Mundschleimhaut, der die Zähne umschließt und den oberen Teil des Alveolarfortsatzes bedeckt. Gleichzeitig stellt die Gingiva topografisch den am weitesten außen gelegenen Teil des Zahnhalteapparats dar und wird deswegen auch als Marginales Parodontium oder Marginales Parodont bezeichnet. Die Farbe des gesunden Zahnfleischs ist blass-rosa, durch Pigmentierung können mehr oder weniger starke bräunliche bis dunkelblaue oder schwarze Verfärbungen auftreten; diese Pigmentierung ist rasseabhängig und für das Zahnfleisch dunkelhäutiger Menschen typisch.

#### Topografische Einteilung des Zahnfleisches

**1. Die Freie oder Marginale Gingiva** ist ein schmaler, beweglicher Gewebestreifen, der wellenförmig der Kontur der Zahnhälse bzw. der Schmelz-Zement-Grenze folgt. Sie schwankt in ihrer Breite zwischen einem Millimeter bei Kindern und Jugendlichen und etwa eineinhalb bis zwei Millimetern bei Erwachsenen. Die Bezeichnung *frei* rührt von der Tatsache her, dass das Zahnfleisch in diesem Bereich mit dem darunterliegenden Zahn nicht fest verbunden, sondern nur an der Zahnoberfläche angeheftet ist. Deshalb lässt sich die Freie Gingiva schon bei geringer mechanischer Krafteinwirkung leicht verschieben oder von der Zahnoberfläche ablösen **(Abb. 4.95)**.

Im Bereich der vestibulären Flächen der Frontzähne und der Prämolaren wird der Zahnfleischrand gegen die weiter apikal gelegene, Befestigte Gingiva durch eine flache Einziehung, die **Gingivale Furche**, abgegrenzt. Sie ist bei manchen Menschen deutlich ausgeprägt, bei anderen fehlt sie völlig.

**2. Die interdentale Gingiva**

Zwischen den Zähnen ragt die Marginale Gingiva keilförmig in den Interdentalraum

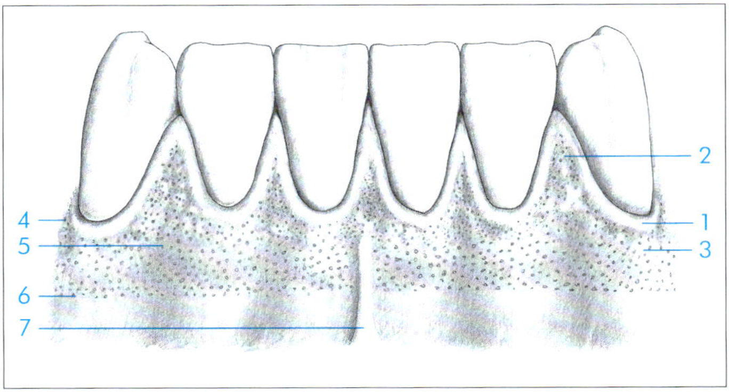


Abb. 4.95 Topografische Einteilung des Zahnfleisches: 1 Freie oder Marginale Gingiva, 2 Interdentale Gingiva, 3 Befestigte Gingiva, 4 Gingivale Furche, 5 Tüpfel oder Stippel, 6 Mukogingivale Grenzlinie, 7 Unteres Lippenbändchen.

hinein und schließt beim Gesunden als sogenannte **Zahnfleischpapille** oder **Interdentalpapille** den interdentalen Bereich nach vestibulär und oral völlig ab. Vestibuläre und orale Zahnfleischpapille sind durch eine sattelförmige Einsenkung verbunden, die als Interdentaler Sattel oder **Interdentaler Col** bezeichnet wird. Auch im interdentalen Bereich unterscheidet man zwischen *freier*, an der Zahnoberfläche angehefteter Gingiva und der am Knochen des Zahnzwischenfachs angewachsenen *befestigten* Gingiva **(Abb. 4.96)**.

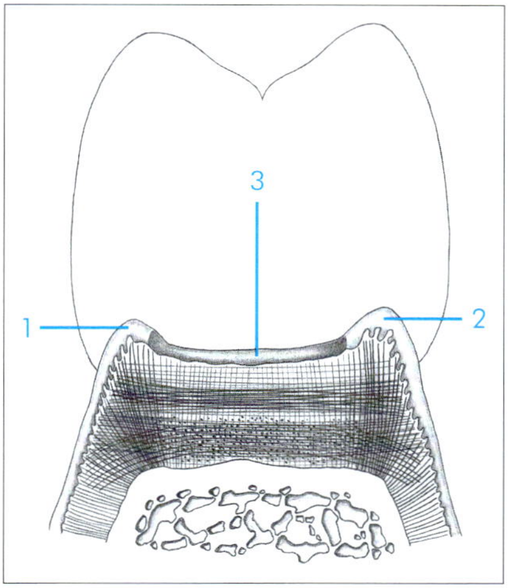


Abb. 4.96 Querschnitt durch den Interdentalraum. Man erkennt die niedrigere linguale (1), und die höhere vestibuläre (2) Interdentalpapille, dazwischen die sattelartige Einsenkung der Gingiva, der interdentale Col (3).

Die Form der Interdentalpapille wird von den Konturen der Zahnflächen bestimmt, die den jeweiligen Interdentalraum bilden:

- Haben die Zähne breitflächige Approximalkontakte, so ist die Papille schmal und niedrig.
- Konvexe Konturen mit kleinen, koronal liegenden Approximalkontakten gehen mit einer breiten und hoch in den Interdentalraum aufragenden Interdentalpapille einher.
- Überlappen sich die Zähne und ist der Interdentalraum dadurch stark verkleinert oder überhaupt nicht vorhanden, so findet man abgerundete, aus dem Interdentalraum herausquellende Papillen **(Abb. 4.97)**.

**3. Die Befestigte Gingiva**

Attached Gingiva oder Alveoläre Gingiva ist der sich an die Freie Gingiva anschließende drei bis neun Millimeter breite Gewebestreifen zwischen der gingivalen Furche und der beweglichen Alveolarschleimhaut oder Mukosa. Dieser Übergang wird durch die **Mukogingivale Grenzlinie** markiert, wo die blassrosa Farbe der Befestigten Gingiva in Dunkelrot umschlägt. Die auffälligen Farbunterschiede rühren vom unterschiedlichen Verhornungsgrad, der Anzahl der eingelagerten Blutgefäße und deren Abstand zur Oberfläche her. Am Gaumen findet sich keine deutliche Trennungslinie, weil die unverschiebliche Gaumenschleimhaut bis zur freien Gingiva reicht.

Wie der Name schon ausdrückt, ist die Befestigte Gingiva fest und unverschieblich

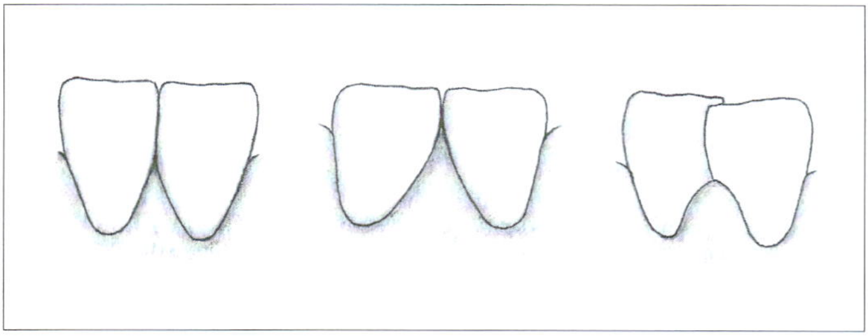

Abb. 4.97 Rückwirkung von Zahnkontur und Zahnstellung auf die Form der Interdentalpapille

mit der Knochenhaut des Alveolarknochens verbunden. Die Befestigung erfolgt durch büschelartig angeordnete Bindegewebefasern, die von der Knochenhaut in die Papillen einstrahlen und ihr ein charakteristisches, orangenschalenähnliches Aussehen verleihen: Die Oberfläche der gesunden, befestigten Gingiva weist zahlreiche, unregelmäßig verteilte, punktförmige bis ovale und etwa 0,6 bis 1,4 Millimeter große und bis zu 0,5 Millimeter tiefe Eindellungen auf; sie werden als **Stippel** oder **Tüpfel** bezeichnet. Die **Stippelung** beginnt in unregelmäßiger Folge an der mukogingivalen Grenzlinie und endet abrupt an der gingivalen Furche – die Freie Gingiva weist somit keine Stippelung auf.

Die Nachahmung dieser Stippelung sollte – wenn überhaupt – nur im sichtbaren Bereich erfolgen, also im Bereich der Frontzähne. Es gibt nämlich ein gewichtiges Gegenargument gegen diese Nachahmung der Oberflächenstruktur: Die in der Regel mit einem krummgebogenen, feinen Rosenbohrer erzeugten kraterartigen Vertiefungen in der Prothesenoberfläche sind ideale Retentionsmöglichkeiten für Plaque- und Zahnsteinablagerungen. (Ohne für eine Firma Werbung zu machen, muss zum Nutzen des Patienten erwähnt werden, dass es ein sogenanntes Stippelinstrument der Firma Candulor gibt, das auspolierbare Vertiefungen erzeugt.)

## Aufbau der Marginalen Gingiva (Marginales Parodont)

Die Marginale Gingiva wird aus zwei Gewebestrukturen gebildet: dem die Oberfläche bedeckenden Gingivaepithel und dem daruntergelegenen gingivalen Bindegewebe **(Abb. 4.98)**.

### 1. Gingivaepithel

Das Gingivaepithel ist Teil der Auskleidung der gesamten Mundhöhle mit Epithel. Es wird unterteilt in das orale Gingivaepithel, das orale Sulkusepithel und das Saumepithel.

Das orale Gingivaepithel (früher: Äußeres Saumepithel) erstreckt sich von der mukogingivalen Grenzlinie bis zum Gingivalrand. Da es beim Kauen mehr oder weniger stark mechanisch beansprucht wird, ist es als mehrschichtiges Plattenepithel aufgebaut, dessen Zellen im Bereich der befestigten Gingiva verhornt (= keratinisiert), im Bereich der weniger beanspruchten freien Gingiva nur teilweise verhornt (= parakeratinisiert) sind. Es ist mit dem tiefer gelegenen Bindegewebe durch zapfenartige Ausstülpungen, den **Papillen**, verbunden.

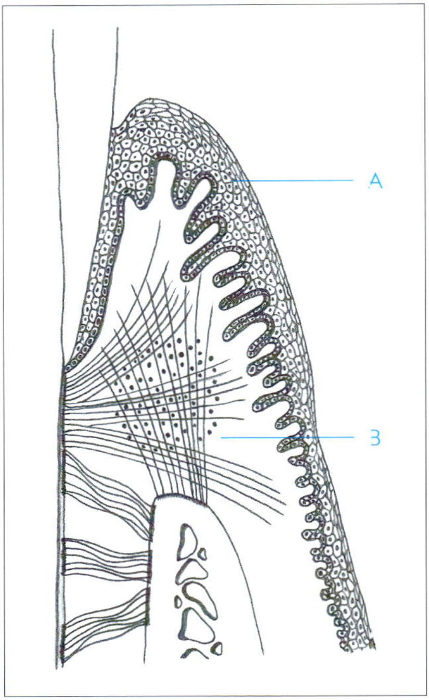

Abb. 4.98 Schematische Darstellung des gingivalen Epithels (A) und des gingivalen Bindegewebes (B)

Am höchsten Punkt, dem **Gingivalrand**, geht das orale Gingivaepithel in unverhorntes, die innere Wand der Zahnfleischfurche auskleidendes **Orales Sulkusepithel** über. Als **Zahnfleischfurche (Sulcus gingivae)** oder **Gingivalsulkus** bezeichnet man die schmale, rinnenartige Vertiefung zwischen Zahnfleischsaum und Zahnschmelz. Der tiefste Punkt der Zahnfleischfurche wird

**Sulkusboden** oder **Fundus** genannt. Die physiologische Zahnfleischfurche ist etwa 0,5 Millimeter tief. Dies entspricht jedoch nicht dem klinisch messbaren Sulcus, d. h., der mit einer Sonde gemessenen Zahnfleischfurchentiefe. Diese liegt in der Regel bei ein bis zwei Millimetern, da selbst beim vorsichtigsten Sondieren bis zum ersten, spürbaren Widerstand das Zahnfleisch immer leicht von der Zahnoberfläche abgerissen wird.

Als **Saumepithel** oder **Verbindungsepithel** (früher: Inneres Saumepithel) bezeichnet man das von außen nicht sichtbare, der Zahnoberfläche aufgelagerte Epithel der freien Gingiva. Auffällig ist, dass es nicht wie das orale Gingivaepithel durch Papillen mit dem darunterliegenden Bindegewebe verzapft ist. Auf weitere feinstrukturelle Besonderheiten soll nicht näher eingegangen werden.

Das Saumepithel erstreckt sich als etwa zwei Millimeter hoher Epithelring vom Boden der Zahnfleischfurche bis zur Schmelz-Zement-Grenze und bildet mit seiner innersten, der Zahnoberfläche aufgelagerten Zellschicht den sogenannten **Epithelansatz**. Der Begriff Epithelansatz beschreibt einen komplizierten Haftmechanismus, der zwischen der Zahnoberfläche und der ihr aufliegenden, innersten Zellschicht des Saumepithels besteht und den man als *eine Art Verklebung* umschreiben kann. Es gelingt der Natur damit zwar, das rein kristalline Gefüge des Zahnschmelzes mit organischem Gewebe zu verbinden, diese Verbindung zwischen Epithelansatz und Zahnoberfläche ist aber verständlicherweise nur schwach und anfällig gegen mechanische und bakterielle Einflüsse **(Abb. 4.99)**.

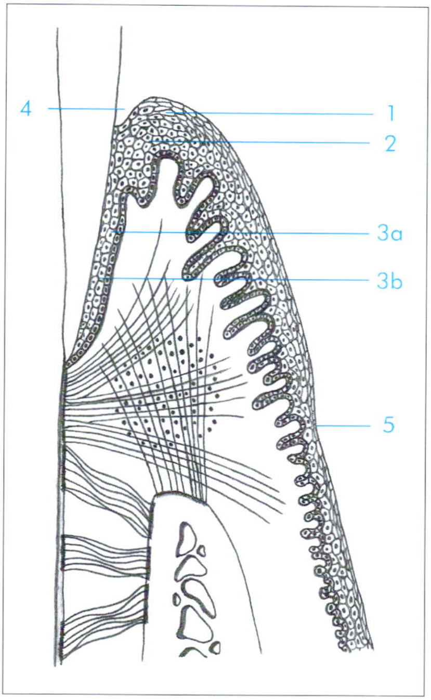


Abb. 4.99 Gingivales Epithel: 1 Orales Gingivaepithel, 2 Orales Sulkusepithel, 3 Saumepithel (3a), Epithelansatz (3b), 4 Zahnfleischfurche, 5 Gingivale Furche. Sie trennt Freie und Befestigte Gingiva.

## 2. Gingivales Bindegewebe

Das unter dem Epithel liegende gingivale Bindegewebe entspricht in seinem histologischen Aufbau einem straffen, faserigen Bindegewebe mit eingelagerten Nerven, Blut- und Lymphgefäßen, das von zahlreichen, in unterschiedliche Richtungen verlaufenden Kollagenfaserbündeln beherrscht wird; sie machen etwa 60 % des Gewebes aus. Sie bilden den **supraalveolären Faserapparat** (früher Ringband oder Ligamentum circulare genannt) und verstärken so die nicht besonders feste Verklebung zwischen Zahnoberfläche und Epithelansatz. Man unterscheidet entsprechend ihrer Verlaufsrichtung zahlreiche Kollagenfaserbündel, von denen die wichtigsten genannt werden sollen:

- **Zirkuläre Faserbündel** umkreisen den Zahn ringförmig. Sie spalten Faserzüge ab, die die Zähne in Achterwindungen umlaufen.
- **Dentogingivale Faserbündel** strahlen vom unterhalb der Schmelz-Zement-Grenze gelegenen Wurzelzement fä-

cherartig in das Gewebe der freien Gingiva aus.

- **Alveologingivale Faserbündel** strahlen vom Alveolarrand in die freie und interdentale Gingiva ein.
- **Transseptale** oder **Interdentale Fasern** verlaufen in Längsrichtung und strahlen in das Zement unterhalb der Schmelz-Zement-Grenze ein.
- **Interpapilläre Faserbündel** verbinden die vestibulären Zahnfleischpapillen mit den oralen **(Abb. 4.100 und 4.101)**.

## Marginales Parodont und Stumpfpräparation

An dieser Stelle erscheinen einige Anmerkungen zur Lage der Präparationsgrenze bzw. des Kronenrands angebracht:

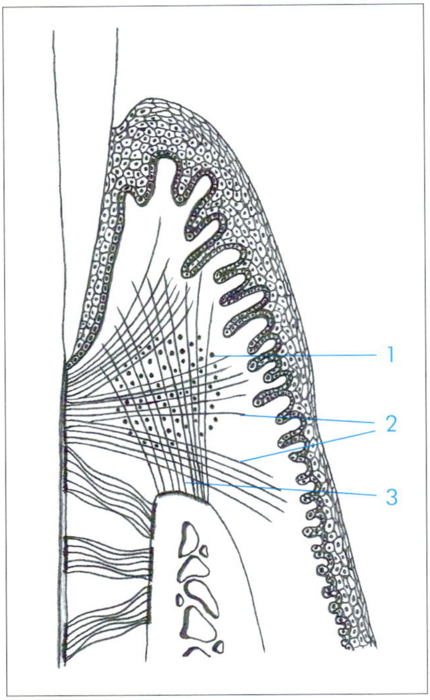


Abb. 4.100 Faserverlauf im gingivalen Bindegewebe (sagittal): 1 Zirkuläre Fasern, 2 Dentogingivale Fasern, 3 Alveologingivale Fasern.

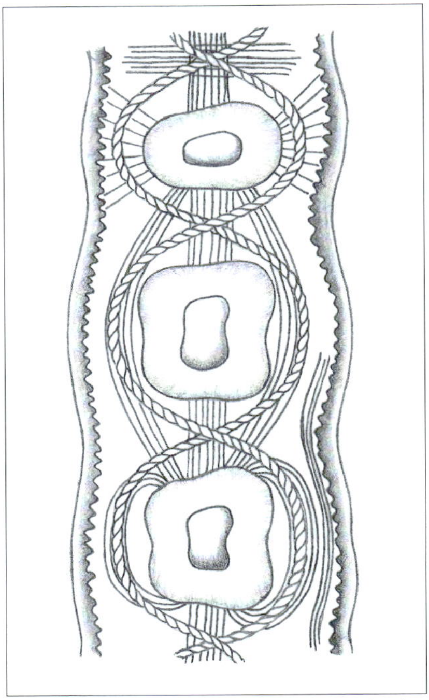

Abb. 4.101 Faserverlauf im gingivalen Bindegewebe (horizontal): Die schematische Darstellung zeigt nur einen Teil der histologisch nachweisbaren Faserzüge des marginalen Parodonts. Sie verankern nicht nur das Gingivale Gewebe an Knochen und Zahnoberfläche, sondern stabilisieren die Position der einzelnen Zähne, vereinigen die Zähne eines Kiefers zu einer geschlossenen Zahnreihe und schließen zusammen mit dem Saumepithel den Zahn fest gegen die Mundhöhle hin ab.

Wird bei Kronen- und Brückenersatz unterhalb des Zahnfleischrands präpariert, so wird das marginale Parodont zerstört und im Verlauf der Wundheilung bildet sich anstelle des Epithelansatzes ein verhorntes Epithel. Zwar lagert sich das Zahnfleisch nach Einsetzen der Krone oder Brücke an den Kronenrand an, aber weder bei Gold-, Kunststoff- oder Keramikoberflächen kommt es zu einer dem Epithelansatz vergleichbaren Verbindung. Zwischen Zahnoberfläche und Zahnfleisch besteht ein Spalt, in den Nahrungsreste und Bakterien leicht eindringen können und der deshalb nur durch gründliche Pflege gesund erhalten werden kann.

Dies ist der Grund, weshalb Parodontologen fordern, den Kronenrand wo immer möglich, über den Zahnfleischrand zu legen. Zwar gibt es kosmetische und teilweise auch prothetische Gründe, aber in zahlreichen Fällen ist eine supragingivale Präparationsgrenze ohne Weiteres möglich. Dadurch bleiben nicht nur das marginale Parodont und der wichtige Epithelansatz unversehrt, es geht auch wesentlich weniger Zahnsubstanz verloren. Der über dem Zahnfleisch gelegene Kronenrand stellt allerdings, was Zeit und Präzision betrifft, an Zahnarzt und Zahntechniker hohe Anforderungen, die leider nicht immer entsprechend honoriert werden.

### *4.6.2 Wurzelhaut*

Die Wurzelhaut (Desmodontium) ist das dichte faserreiche Bindegewebe, das den engen Spalt zwischen der Wurzeloberfläche und der Alveolenwand ausfüllt. Er wird als **Periodontalspalt** bezeichnet und hat beim Erwachsenen eine durchschnittliche Breite von ungefähr 0,2 Millimeter. Bei funktionellen Belastungen des Zahns verbreitert sich der Periodontalspalt, im fortgeschrittenen Alter und bei fehlendem Antagonistenkontakt nimmt die Breite des Spalts auf etwa 0,15 bis 0,1 Millimeter ab. Da der Periodontalspalt im zervikalen wie im apikalen Bereich geringfügig breiter ist als in der Wurzelmitte, sagt man, der Spalt habe im Längsschnitt die Form einer Sanduhr. Besonders bei Parafunktionen und den hierbei auftretenden, ständigen Horizontalkräften nimmt die Sanduhrform durch Knochenabbau im zervikalen und apikalen Bereich deutlich zu **(Abb. 4.102)**.

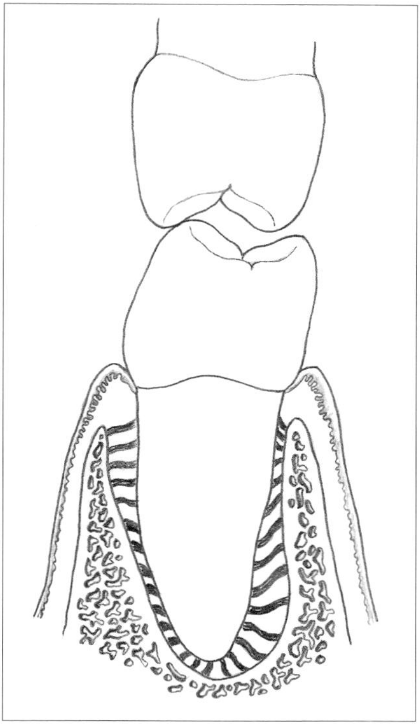

Abb. 4.102 Sanduhrförmiger Querschnitt der Alveole

### Strukturelemente der Wurzelhaut

Die Wurzelhaut besteht aus Zellen, Bindegewebsfasern, Gefäßen und Nerven, die in eine gelartige Grundsubstanz eingelagert sind.

Die vorherrschenden Zellen der Wurzelhaut sind die **Fibroblasten**. Sie bilden entweder als typische Fibroblasten die gelartige Grundsubstanz und die Fasern der Wurzelhaut oder nehmen die Gestalt von Zementoblasten, Osteoblasten, **Osteoklasten** und **Zementoklasten** an. Als Zementoblasten und Osteoblasten bauen sie bei funktioneller Belastung des Zahns Zement- und Knochensubstanz auf, zu Osteoklasten und Zementoklasten wandeln sich die Fibroblasten um, wenn im Rahmen von Umbau- oder Abbauvorgängen Knochen- oder Zementstrukturen aufgelöst werden sollen – z. B. im Rahmen kieferorthopädischer Zahnregulierungen.

Das Hauptelement der Wurzelhaut sind die **Kollagenfasern**, die in Bündeln angeordnet sind und als **Sharpey-Fasern** bezeichnet werden. Genau genommen bezeichnet man nur die in die Hartsubstanzen eingelassenen Faseranteile als Sharpey-Fasern; dennoch wird in der Regel die gesamte Faser Sharpey-Faser genannt.

Im Längsschnitt zeigt sich, dass die Faserbündel in verschiedenen Abschnitten des Periodontalspalts unterschiedlich ausgerichtet sind: Im Zahnhalsbereich sind die Fasern zunächst leicht nach koronal und horizontal ausgerichtet, im Hauptteil des Periodontalspalts in schräg apikaler Richtung, und im Wurzelspitzenbereich ordnen sich die Faserbündel strahlenförmig an.

Die Faserbündel sind nicht geradlinig zwischen Wurzelzement und Alveoleninnenwand aufgespannt, sondern zeigen einen deutlich gewellten Verlauf. Diese Art der Faseranordnung ist funktionell bedingt, denn sie ermöglicht den Zähnen Bewegungen in ihren Alveolen. Bei Kaubelastung, Schlägen oder Stößen auf den Zahn strecken sich die Fasern, fangen dadurch die Druckkräfte auf und wandeln sie in Zugkräfte auf den Alveolarknochen um. Sie schützen auf diese Weise Zahn und Kieferknochen vor Beschädigungen.

Im Querschnitt wird deutlich, dass die Faserbündel nicht radiär angeordnet sind, sondern sich im Periodontalspalt überkreuzen. Auf diese Weise wird die Zahnwurzel in alle Raumrichtungen verspannt und sichert den Zahn gegen Drehungen (= Rotationen) in der Alveole **(Abb. 4.103)**.

Zahlreiche Blut- und Lymphgefäße versorgen die Wurzelhaut; sie bilden in ihrem Inneren fein verzweigte, korbgeflechtartige Gefäßnetze. Im Verlauf anhaltender Entzündungen können die feinen Blutgefäße im Bereich der marginalen Gingiva bei mechanischer Beanspruchung platzen, wie dies beim Zähneputzen oder Kauen fester Nahrung der Fall ist. Es kommt dann zum typischen Zahnfleischbluten. Neben der Versorgung der Wurzelhaut wirkt das Gefäßnetz vor allem auch als Flüssigkeitspolster, das die auf die Zähne einwirkenden Kaukräfte hydraulisch abfedert, indem die Gefäßnetze bei Belastung ausgepresst werden und sich bei Entlastung wieder füllen.

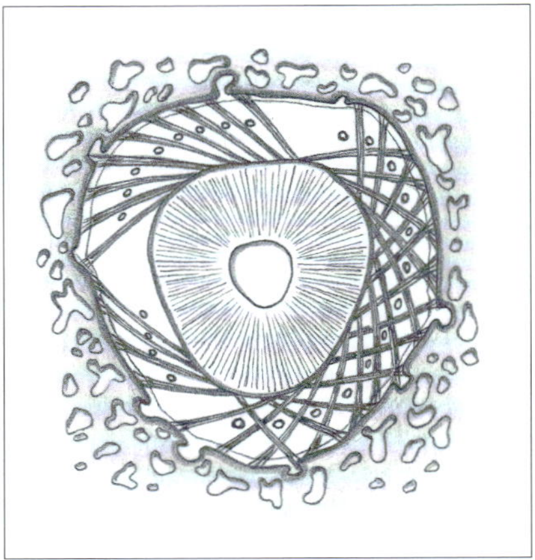

Abb. 4.103 Die Ausrichtung der Faserbündel im Periodontalspalt (horizontal)

Der Bereich um die Wurzelspitze ist mit deutlich mehr Nerven versorgt als die übrigen Teile. Man findet zwei Arten von Rezeptoren: **Druckrezeptoren** (sogenannte Mechanorezeptoren) und **Schmerzrezeptoren**. Die Druckempfindung ist außerordentlich verfeinert: Untersuchungen haben ergeben, dass schon kleinste Kontakterhöhungen im Bereich von 8 bis 10 $\mu$m – sogenannte okklusale Interferenzen – bereits spürbar wahrgenommen werden.

Die Rezeptoren schützen gleichzeitig auch die Zähne vor Beschädigung, indem sie bei Wahrnehmung eines harten Gegenstands sofort den Öffnungsreflex auslösen.

### 4.6.3 Wurzelzement

Das Wurzelzement wurde bereits beschrieben. Strukturell gehört das Wurzelzement zu den Zahnhartsubstanzen, zugleich ist es ein Teil des Zahnhalteapparats: Die in das Wurzelzement eingelagerten zahlreichen Sharpeyschen Fasern verankern den Zahn in der Alveole.

### 4.6.4 Alveolarknochen

Der prinzipielle Aufbau des Knochens wurde bereits beschrieben. Die äußere Knochenschicht besteht wie die innere Alveolenwand aus kompakter Knochensubstanz, die innere Wand ist aber recht dünn und siebartig durchlöchert. Durch diese Öffnungen gelangen Blut- und Lymphgefäße sowie Nerven aus dem Inneren der Schwammschicht oder Spongiosa in die Wurzelhaut.

Als Alveolarknochen wird nur die dünne, die Zahnfächer bildende Knochenschicht in Ober- und Unterkiefer bezeichnet. Der übrige Teil des Knochens wird im Oberkiefer als **Alveolarfortsatz (Processus alveolaris)** und im Unterkiefer als **Alveolarteil (Pars alveolaris)** bezeichnet und wird nicht dem Parodontium zugerechnet. Die Alveolarfortsätze sind zahnabhängige Strukturen, d. h., sie entwickeln sich während der Wurzelbildung der Zähne und bilden sich nach Verlust derselben wieder zurück.

Zusammen mit dem Wurzelzement und den Fasern der Wurzelhaut dient der Alveolarknochen zur Verankerung der Zähne. Er nimmt ferner Kräfte auf, die beim Sprechen, Kauen, Schlucken, Pressen oder Knirschen auf die Zähne einwirken und verteilt sie gleichmäßig auf den gesamten Kieferknochen. Größe und Form der Alveolarfortsätze sowie Lage und Form der Alveolen werden stark von der Durchbruchsrichtung, der Stellung, der Größe und der Form der einzelnen Zähne sowie deren Wurzeln bestimmt.

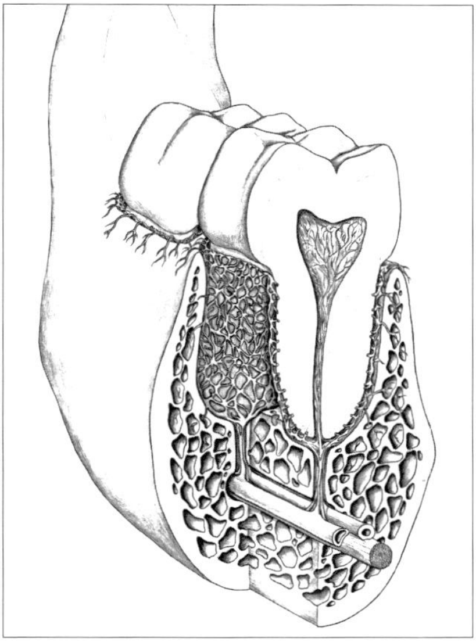

Abb. 4.104 Versorgung des Zahns, des Zahnhalteapparats und des Kieferknochens mit Nerven und Blutgefäßen. Zu beachten ist vor allem das in die Wurzelhaut eingelagerte korbgeflechtartige Netz von Blutgefäßen.

# Kapitel 5
# Morphologie der Zähne

**Der Inhalt auf einen Blick**


5.1 Allgemeine Morphologie der Zähne 172
5.1.1 Merkmale zur Unterscheidung einzelner Zähne 172
5.1.2 Flächen der Zahnkronen 173
5.1.3 Anatomische und physiologische Kaufläche 174
5.1.4 Scherhöcker und Stampfhöcker 175
5.1.5 Kauflächenelemente 176
5.1.6 Anatomischer und prothetischer Äquator 178
5.1.7 Wurzelform und Wurzelanzahl 180
5.1.8 Farbe der Zähne 181
5.2 Spezielle Morphologie der bleibenden Zähne 181
5.2.1 Die Schneidezähne 183
5.2.2 Der obere mittlere Schneidezahn 184
5.2.3 Der obere seitliche Schneidezahn 185
5.2.4 Der untere mittlere Schneidezahn 186
5.2.5 Der untere seitliche Schneidezahn 187
5.2.6 Eckzähne 188
5.2.7 Der obere Eckzahn 188
5.2.8 Der untere Eckzahn 190
5.2.9 Die Prämolaren 191
5.2.10 Der obere erste Prämolar 191
5.2.11 Der obere zweite Prämolar 192
5.2.12 Der untere erste Prämolar 193
5.2.13 Der untere zweite Prämolar 195
5.2.14 Die Molaren 196
5.2.15 Der obere erste Molar 196
5.2.16 Der obere zweite Molar 199
5.2.17 Der obere dritte Molar 199
5.2.18 Der untere erste Molar 199
5.2.19 Der untere zweite Molar 202
5.2.20 Der untere dritte Molar 203
5.3 Spezielle Morphologie der Milchzähne 203
5.4 Approximale und okklusale Kontaktbeziehungen der Zähne 204
5.4.1 Die Funktion der approximalen Kontaktbeziehungen 204
5.4.2 Lage und Form der Approximalkontakte 206
5.4.3 Okklusale Kontaktbeziehungen 208
5.4.3.1 Die Zahn-zu-zwei-Zahn-Beziehung 208
5.4.3.2 Die Zahn-zu-Zahn-Beziehung 214

# 5.1 Allgemeine Morphologie der Zähne

Der Begriff Morphologie ist der griechischen Sprache entlehnt und bedeutet Lehre von den Formen, in diesem Fall also Lehre von den Zahnformen. Im Kapitel 4.4 wurde dargestellt, dass die Zähne unseres Gebisses entsprechend ihrer Funktion auch unterschiedliche Formen haben.

Die erste, grundlegende Voraussetzung für das Nachgestalten von Zahnkronen ist die Fähigkeit, jeden Zahn des Gebisses aufgrund allgemeiner und besonderer, zahnspezifischer Merkmale eindeutig unterscheiden zu können. Danach ist es wichtig, diese individuellen, jeden Zahn kennzeichnenden Formmerkmale zu erfassen, um sie bei der Nachbildung berücksichtigen zu können. Nicht zuletzt ist aber jeder Zahn als Teil des Kausystems so geschaffen, dass er sich nicht nur harmonisch in den Zahnbogen einfügt, sondern sich im Schlussbiss vollkommen mit den Zähnen des Gegenkiefers verzahnt und bei Kieferbewegungen aufgrund seiner Kauflächengestalt vollkommen störungsfrei an den Zähnen des Gegenkiefers vorbeigleitet.

Mit den nachfolgenden Beschreibungen der einzelnen Zähne und Zeichnungen der verschiedenen Ansichten soll die Morphologie jedes einzelnen Zahns begreifbar werden. Dennoch gibt es nichts Besseres als das Vorbild der Natur. Jedem Auszubildenden ist deshalb anzuraten, sich eine Sammlung von Abgüssen unzerstörter Gebisse oder unversehrter extrahierter Zähnen anzulegen und so von der Natur selbst die Formenvielfalt und Harmonie der Zahnformen zu erlernen. Jeder Zahn lässt sich nach Beantwortung nachstehender Fragen eindeutig bestimmen:

1. Handelt es sich um einen Milchzahn oder einen Zahn des bleibenden Gebisses?
2. Ist es ein Schneidezahn, ein Eckzahn, ein Prämolar oder ein Molar?
3. Wenn es ein Schneidezahn ist, handelt es sich um den mittleren oder den seitlichen Schneidezahn?
4. Wenn es ein Prämolar ist, handelt es sich um den ersten oder zweiten Prämolaren?
5. Wenn es ein Molar ist, handelt es sich um den ersten, zweiten oder dritten Molaren?
6. Ist es ein Oberkieferzahn oder gehört er dem Unterkiefer an?
7. Stammt er aus der rechten oder linken Kieferhälfte?

### *5.1.1 Merkmale zur Unterscheidung einzelner Zähne*

Auf Mühlreiter gehen drei Orientierungshilfen zurück, mit denen Zähne nach ihrer Lage und Stellung unterschieden werden können: das Krümmungsmerkmal, das Winkelmerkmal und das Wurzelmerkmal. Ein weiteres, typisches Merkmal unterer Zähne ist die Kronenflucht.

**Das Krümmungsmerkmal,**
auch als Flächen-, Massen- oder Bogenmerkmal bezeichnet, zeigt sich besonders deutlich an den Schneide- und Eckzähnen, ist aber auch bei den Backenzähnen gut erkennbar: Betrachtet man die Vestibulärfläche eines Zahns aus inzisaler bzw. okklusaler Ansicht, so fällt auf, dass der mesiale Flächenanteil kleiner ist und eine stärkere Krümmung aufweist als der distale. Wird die Vestibulärfläche eines Zahns, beispielsweise dem Eckzahn, durch eine senkrecht verlaufende Mittelleiste in zwei Hälften geteilt, so ist diese Leiste immer nach mesial verschoben.

Eine Ausnahme bildet der obere erste Prämolar: Bei ihm ist der mesiale Anteil der Vestibulärfläche fast immer flacher, der distale Anteil stärker gekrümmt; man sagt, er besitzt ein umgekehrtes Krümmungsmerkmal **(Abb. 5.1)**.

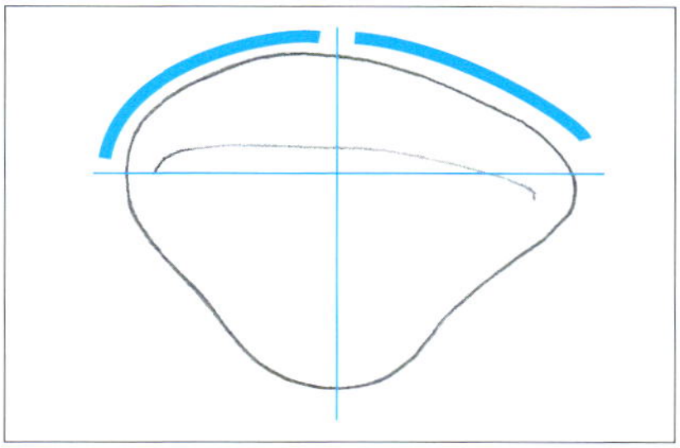

Abb. 5.1 Krümmungsmerkmal

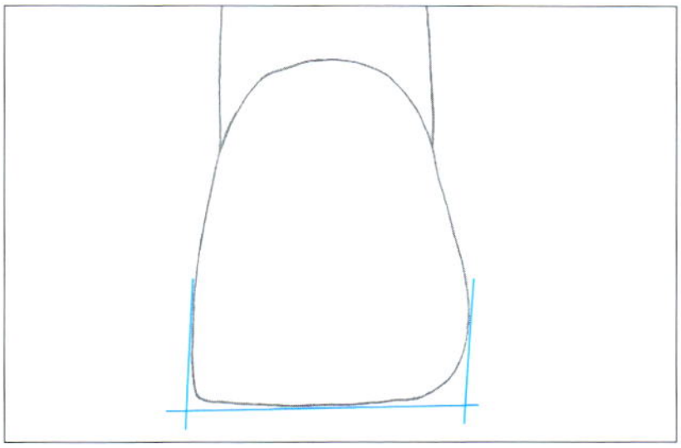

Abb. 5.2 Winkelmerkmal

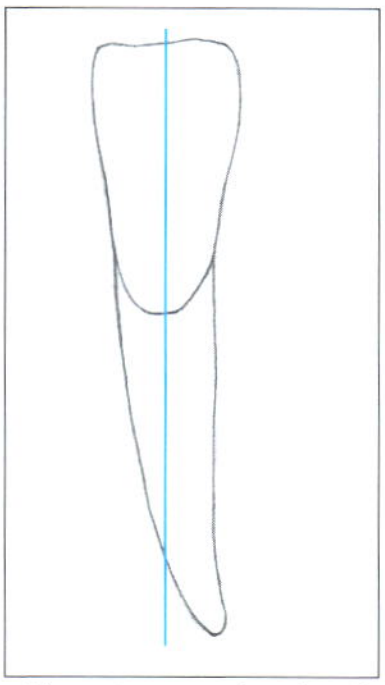

Abb. 5.3 Wurzelmerkmal

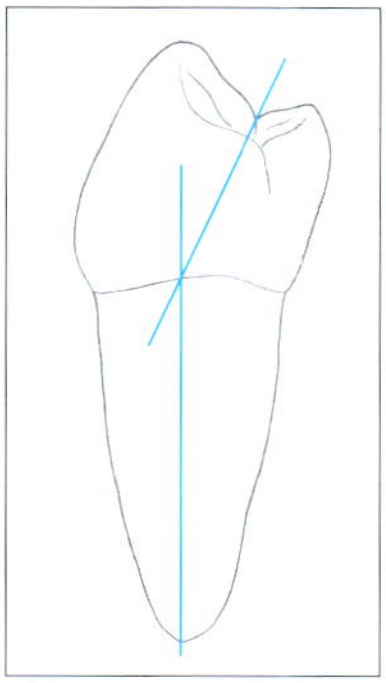

Abb. 5.4 Kronenflucht

**Das Winkelmerkmal**
ist besonders deutlich an den oberen mittleren und seitlichen Schneidezähnen zu erkennen, etwas weniger deutlich bei den unteren seitlichen Schneidezähnen: Wie die Abbildung zeigt, ist der Winkel zwischen Schneidekante und mesialer Approximalfläche immer spitzer als der zwischen Schneidekante und distaler Approximalfläche **(Abb. 5.2)**.

**Das Wurzelmerkmal**
ist zwar das konstanteste aller Merkmale, hat aber als Unterscheidungsmerkmal für den Zahntechniker keine Bedeutung und kann allenfalls bei der Andeutung der Zahnwurzeln bei Totalprothesen berücksichtigt werden. Es ist an allen Zähnen vorhanden, besonders ausgeprägt aber an den einwurzeligen Zähnen: Aus vestibulärer Sicht zeigt sich, dass die Wurzel – bezogen auf die Zahnlängsachse – geringfügig nach distal abweicht. Häufig wird das Wurzelmerkmal noch durch eine Abknickung der Wurzelspitze nach distal verstärkt **(Abb. 5.3)**.

**Die Kronenflucht**
ist gemeinsames Merkmal aller unteren Seitenzähne. Betrachtet man einen unteren Zahn aus approximaler Richtung, so fällt auf, dass die Krone deutlich nach lingual geneigt ist. Kronen- und Wurzelachse treffen sich im Zahnhalsbereich unter einem stumpfen Winkel, der deshalb als **Zahnhalswinkel** oder **Kollumwinkel** bezeichnet wird. Denkt man sich die Wurzelachse in Richtung Okklusalfläche verlängert, so lässt sich auch eine Erklärung für diesen Sachverhalt finden: Die bukkalen Höcker der unteren Seitenzähne haben als sogenannte *Stampfhöcker* die Hauptlast bei der Nahrungszerkleinerung zu tragen (siehe Kap. 5.1.4). Durch die Lingualneigung der unteren Zahnkronen wird erreicht, dass die Höckerspitzen der bukkalen Höcker genau in der Verlängerung der Zahnlängsachse liegen **(Abb. 5.4)**.

### *5.1.2 Flächen der Zahnkronen*

Geometrisch betrachtet stellt jede Zahnkrone einen Körper dar, der bei Frontzähnen von vier, bei Prämolaren und Molaren von fünf Flächen begrenzt wird. Nach ihrer Lage unterscheidet man:

- Die dem Mundvorhof zugewandte Fläche wird bei den Frontzähnen **Lippen-** oder **Labialfläche (Facies labialis)**, bei den Backenzähnen **Wangenfläche** oder **Bukkalfläche (Facies buccalis)** genannt.

- Die der Mundhöhle zu gelegene Fläche heißt **Oralfläche (Facies oralis)**. In der Regel wird die orale Fläche der oberen Zähne als **Gaumenfläche** oder **Palatinalfläche (Facies palatinalis)** bezeichnet, die der unteren Zähne als **Zungenfläche** oder **Lingualfläche (Facies lingualis)**.

- Die einander zugekehrten Flächen zweier benachbarter Zähne werden mesiale und distale Berührungsflächen, **Approximalflächen** oder **Kontaktflächen (Facies contactus mesialis** und **Facies contactus distalis)** genannt.

- Die sich beim Kieferschluss berührenden Zahnflächen heißen **Kauflächen** oder **Okklusalflächen**. Eine ausgeprägte Kaufläche (Facies occlusalis) findet man jedoch nur bei den Prämolaren und Molaren, bei den Frontzähnen ist die Okklusalfläche zu einer **Schneidekante** oder **Inzisalkante (Facies incisalis)** reduziert.

### *5.1.3 Anatomische und physiologische Kaufläche*

Von der Gestaltung her gesehen sind die Kauflächen so aufgebaut, dass sie mit einem Minimum an Kraftaufwand ein Maximum an Kaueffekt gewährleisten. Mit planen Kauflächen könnten Speisen von fester oder zäher Beschaffenheit nur mit extrem großem Kraftaufwand der Kaumuskulatur zerkleinert werden. Durch die ausgeprägten Höcker und Randleisten wirken die Zähne beim Kieferschluss wie Schneidewerkzeuge mit mehreren Schneiden.

Alle Höckerabhänge und Randleisten sind konvex gewölbt, sodass beim Kieferschluss nur punktförmige okklusale Kontakte zustande kommen. Zu direkten, kurzzeitigen okklusalen Kontakten kommt es erst am Ende des Kauvorgangs, wenn die Nahrung schon sehr stark zerkleinert ist und beim Schluckvorgang. Dabei konnte mithilfe von Messfühlern nachgewiesen werden, dass diese Kontakte sehr schwach sind, denn unmittelbar nach Erreichen des ersten Berührungskontakts der Zähne endet die Muskelkontraktion der Mundschließer schlagartig und setzt reflektorisch die nächste Öffnungsbewegung ein. Erst im Laufe des Lebens werden aus punktförmigen Kontakten allmählich mehr oder weniger große Kontaktflächen – ein völlig normaler physiologischer Entwicklungsprozess.

Mit großen Kräften verbundene, übermäßig lang andauernde Zahnkontakte sind unphysiologisch und treten meist im Zusammenhang mit Parafunktionen auf. Dabei werden die Zähne übermäßig belastet, die konvexen Höckerabhänge flachen stark ab, und die höckerige Kaufläche verwandelt sich in eine breit abradierte und in extremen Fällen vollkommen ebene Fläche. Ein Zerkleinern von Nahrung gleicht dann mehr einem Zerquetschen und ist nur mit einem übermäßig großen Kraftaufwand der Kaumuskulatur zu leisten. Als Folge davon werden auch andere Strukturen des Kausystems stark überlastet und geschädigt.

Man unterscheidet zwischen **Anatomischer** und **Physiologischer Kaufläche**. Die Anatomische Kaufläche liegt innerhalb der von den Höckerspitzen ausgehenden mesialen und distalen Höckerabhänge und den beiden Randleisten und nimmt bei den oberen Seitenzähnen 55 %, bei den unteren Seitenzähnen 45 % des bukko-lingualen Kronendurchmessers in Anspruch. Der Frontalschnitt zeigt ferner deutlich, dass die Höckerspitzen immer etwas zur Mitte der Kaufläche hin verlagert sind. Die Physiologische Kaufläche bezieht die bukkalen Höckerabhänge der unteren Seitenzähne und die palatinalen Abhänge der oberen Seitenzähne in die Kaufunktion mit ein **(Abb. 5.5 und 5.6)**.

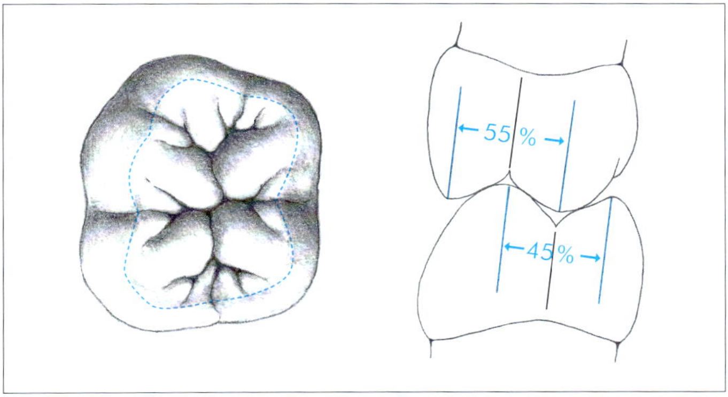


Abb. 5.5
Ausmaß der anatomischen Kaufläche von okkusal und im Frontalschnitt

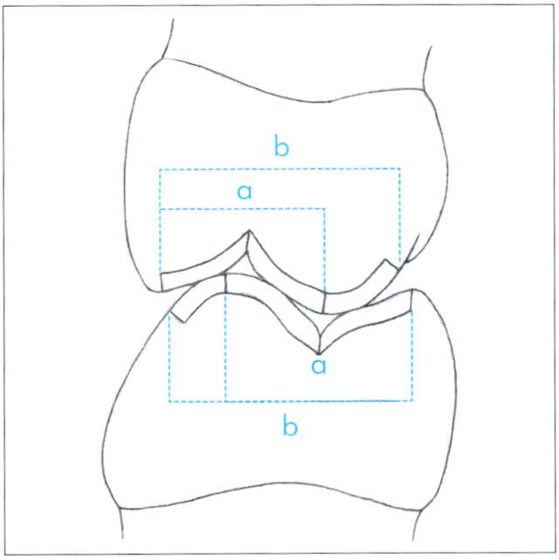


Abb. 5.6 Ausmaß der physiologischen Kaufläche (nach Jankelson): a) Anatomische Kaufläche, b Physiologiesche Kaufläche

### *5.1.4 Scherhöcker und Stampfhöcker*

Ein Frontalschnitt durch zwei Backenzähne zeigt die unterschiedliche Form und Breite der bukkalen und palatinalen bzw. lingualen Höcker:

Die bukkalen Höcker der unteren Seitenzähne und die palatinalen Höcker der oberen Seitenzähne sind stark abgerundet und wesentlich breiter als die benachbarten lingualen bzw. bukkalen; sie beanspruchen etwa 60 % des bukko-lingualen Kronendurchmessers. Sie werden **Stampfhöcker** genannt, da sie beim Kieferschluss zwischen die Höcker des gegenüberliegenden Zahns gleiten und dort die Nahrung zerstampfen. Andere Bezeichnungen für diese Höcker sind **Tragende Höcker** oder **Zentrische Höcker**.

Die Stampfhöcker sollten wie eine kleine Kugel gestaltet werden. Nur so können sie sich dreipunktartig in den Gruben ihrer Antagonisten abstützen und die drei Kontaktpunkte oder Stopps eng beieinanderliegen. Modelliert man Stampfhöcker sehr breitflächig, dann liegen die Kontaktpunkte weit auseinander, man erhält keine saubere Verschlüsselung, die Grube des Antagonisten und damit der gesamte Zahn werden zu breit **(Abb. 5.7, 5.8 und 5.9)**.

Die lingualen Höcker der unteren Seitenzähne und die bukkalen Höcker der oberen Seitenzähne sind scharfkantiger und nehmen etwa 40 % des bukko-lingualen Kronendurchmessers in Anspruch. Entsprechend ihrer Funktion werden sie als **Scherhöcker** bezeichnet: Beim Kieferschluss gleiten die Scherhöcker an den Stampfhöckern des Antagonisten vorbei und zerscheren dabei die Nahrungsteile. Andere Bezeichnungen für diese Höcker sind **Nichttragende** oder **Nicht zentrische Höcker**. Eine wichtige Aufgabe der Scherhöcker ist der Schutz von Zunge und Wange: Bei falsch gestalteten Scherhöckern geraten Zunge und Wange leicht

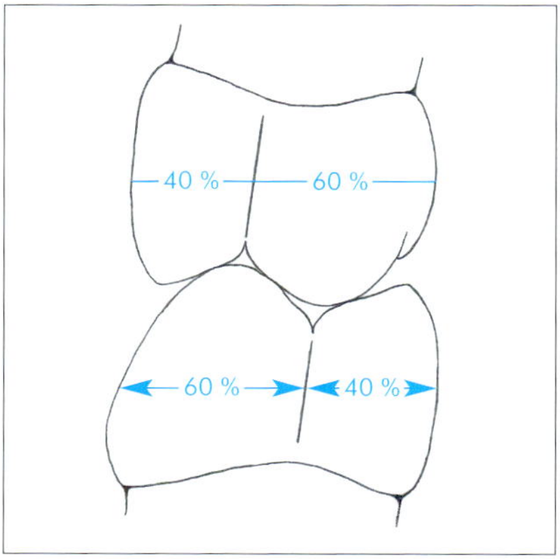


Abb. 5.7 Breite der Scher- und Stampfhöcker

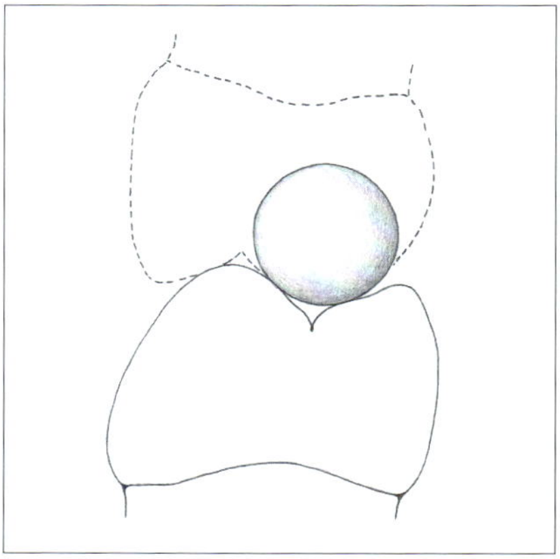

Abb. 5.8 Der Stampfhöcker ist rund wie eine Kugel

Abb. 5.9
Die kugeligen Stampfhöcker stützen sich punktförmig in den Gruben der gegenüberliegenden oder antagonistischen Zähne ab. Diese punktförmigen Kontakte werden Stopps genannt. Hier am Beispiel der unteren Stampfhöcker dargestellt.

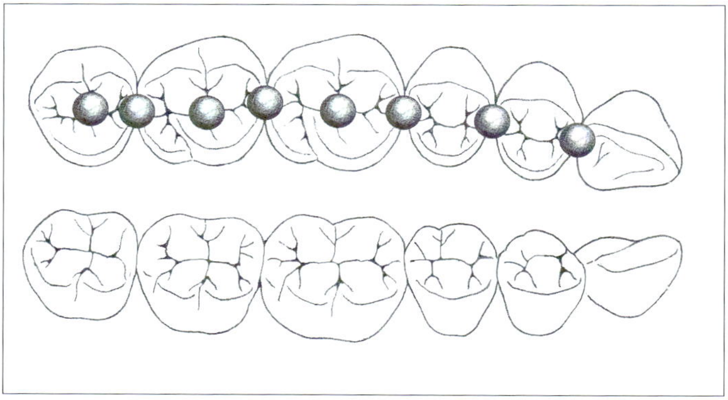

zwischen die Stampfhöcker und man beißt sich auf Zunge oder Wange.

### *5.1.5 Kauflächenelemente*

#### Höcker

Während sich die Okklusalfläche der Frontzähne zu einer Schneidekante ausgebildet hat, formt die Krone der Eckzähne eine ausgeprägte Höckerspitze, bei den Prämolaren finden wir zwei oder drei und bei den Molaren bis zu fünf mehr oder weniger ausgeprägte Höcker. **Einhöckerige** Zähne sind die Eckzähne, **zweihöckerige** Zähne sind die Prämolaren – mit Ausnahme des zweiten unteren Prämolaren, der häufig zwei linguale Höcker aufweist. **Dreihöckerige** Zähne finden wir bei den oberen zweiten Molaren, den Weisheitszähnen und den bereits erwähnten unteren zweiten Molaren. **Vierhöckerige** Zähne sind die oberen ersten und zweiten Molaren und die unteren zweiten Molaren und **fünfhöckerige** Zähne sind die unteren ersten Molaren.

Die Bezeichnung der einzelnen Höcker leitet sich von ihrer Lage ab: Man unterscheidet zwischen bukkalen oder vestibulären Höckern und lingualen bzw. palatinalen Höckern. Bei mehrhöckerigen Zähnen wie den Molaren teilt man die bukkalen Höcker in einen mesiobukkalen und distobukkalen Höcker ein, bei den lingualen Höckern unterscheidet man einen mesio-lingualen und einen disto-lingualen Höcker. Der erste untere Molar besitzt bukkal noch einen kleinen dritten Höcker, dieser wird als distaler Höcker bezeichnet.

Die **Höckerspitze** ist die höchste Erhebung eines Höckers, von der aus sich vier Höckerabhänge in unterschiedliche Richtungen absenken:

- Die sich zur Wange, Zunge oder zum Gaumen hin absenkenden Abhänge werden entsprechend ihrer Verlaufsrichtung als **bukkale, linguale und palatinale Abhänge** bezeichnet.
- Die von den Höckerspitzen nach mesial und distal abfallenden Abhänge heißen **mesiale und distale Höckerabhänge**. Ihr Hauptmerkmal ist der **Höckergrat**, der bei Scherhöckern mehr scharfkantig, bei Stampfhöckern weicher abgerundet ist. Sie begrenzen die Ausdehnung der anatomischen Kaufläche zu den bukkalen, lingualen und palatinalen Außenflächen des Zahns.
- Die von den Höckerspitzen zum Zentrum der Kaufläche ziehenden, zunehmend breiter werdenden Abhänge nennt man **Dreieckswülste**. Jeder Dreieckswulst besitzt einen nach mesial und distal abfallenden Abhang, auf denen die wichtigen punktförmigen Okklusionskontakte oder Stopps zwischen Unter- und Oberkieferzähnen liegen. Zu jedem Dreieckswulst gehören kleine **Zusatzleisten** oder **Ergänzungswülste**, die neben den Dreieckswülsten angeordnet sind.

## Randleisten

Die mesialen und distalen Höckerabhänge gehen im approximalen Bereich in zwei wulstartige Leisten über, die **mesiale und distale Randleiste**. Sie begrenzen die Okklusalflächen nach mesial und distal und dienen als okklusale Stopps **(Abb. 5.10 und 5.11)**.

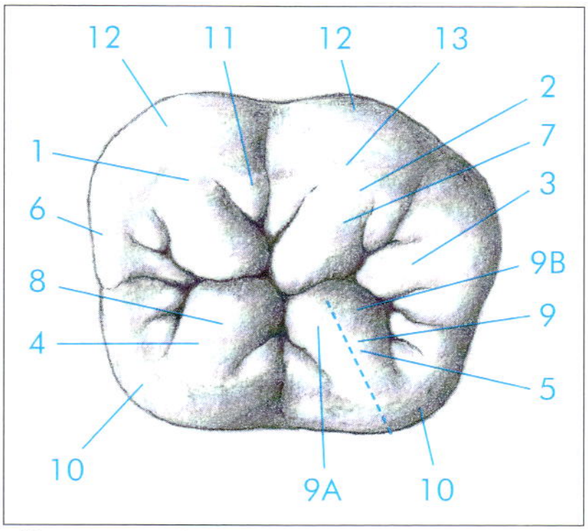


Abb. 5.10 Bezeichnungen der Höcker, Höckerabhänge und Randleisten an unteren Zähnen: 1 mesiobukkaler Höcker, 2 distobukkaler Höcker (= zentrobukkaler Höcker), 3 distaler Höcker, 4 mesiolingualer Höcker, 5 distolingualer Höcker, 6 mesiobukkaler Dreieckswulst, 7 distobukkaler Dreieckswulst, 8 mesiolingualer Dreieckswulst, 9 distolingualer Dreieckswulst, 9A mesialer Abhang des distolingualen Dreieckswulstes, 9B distaler Abhang, 10 lingualer Höckerabhang, 11 Nebenwulst (= Ergänzungswulst), 12 bukkaler Höckerabhang, 13 Höckerspitze.

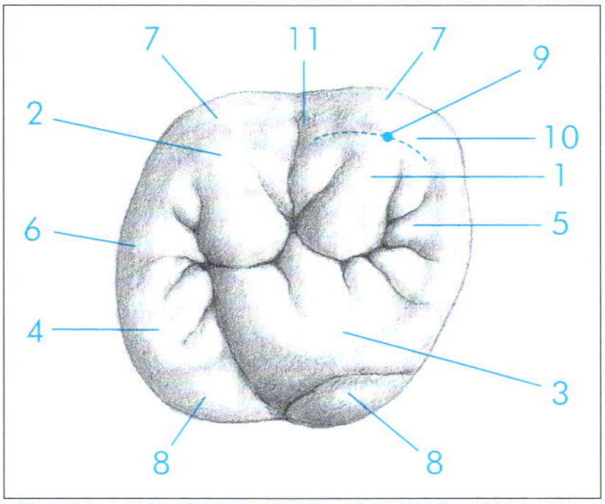


Abb. 5.11 Bezeichnungen der Höcker, Höckerabhänge und Randleisten an oberen Zähnen: 1 mesiobukkaler Höcker, 2 distobukkaler Höcker, 3 mesiopalatinaler Höcker, 4 distopalatinaler Höcker, 5 mesiale Randleiste, 6 distale Randleiste, 7 bukkaler Höckerabhang, 8 palatinaler Höckerabhang, 9 Höckerspitze des mesiobukkalen Höckers, 10 mesialer Höckergrat, 11 distaler Höckergrat.

## Gruben

Ein weiterer, charakteristischer Bestandteil der Kaufläche sind die Gruben (lateinisch: Fossae, Einzahl die Fossa). Sie werden gemeinsam von den Randleisten, Dreieckswülsten und Nebenwülsten gebildet und sind unterschiedlich groß und tief.

Zweihöckerige Zähne wie die Prämolaren besitzen eine **mesiale** und **distale Grube**, bei mehrhöckerigen Zähnen liegt zwischen diesen beiden Gruben – und ziemlich genau im Zentrum der Okklusalfläche – eine dritte, die **zentrale Grube**. Der tiefste Punkt der zentralen Grube liegt dabei möglichst nahe der Zahnachse, die Spitze des antagonistischen, zentrischen Höckers sollte genau in die Mitte der zentralen Grube zeigen.

## Fissuren

Die Furchen, die Höcker, Dreieckswülste, Nebenwülste und Randleisten trennen, nennt man **Fissuren**. Die in mesiodistaler Richtung verlaufende Fissur, welche die bukkalen Höcker von den lingualen bzw. palatinalen abgrenzt, wird als **Längsfissur** oder **Zentralfissur** bezeichnet; sie entspringen in der mesialen Grube und enden in der distalen. Bei mehrhöckerigen Zähnen trennen sogenannte **Querfissuren** die bukkalen bzw. lingualen oder palatinalen Höcker voneinander, die zwischen Dreieckswülsten und Ergänzungswülsten liegenden Vertiefungen heißen **Nebenfissuren**.

Die richtige Lage und Form der Fissuren ist für die Funktion des Zahns von wesentlicher Bedeutung: Fissuren müssen breit und tief genug sein und die Kaufläche in der richtigen Richtung durchqueren. Nur so wird den antagonistischen Höckern das ungestörte Durchgleiten bei allen Kieferbewegungen ermöglicht, die Gleitbahnen entsprechen dabei in ihrer Lage genau den Höckerbewegungen. **Motsch** hat dies in folgendem Satz sehr anschaulich formuliert: **Die Morphologie der Kaufläche ist die erstarrte Funktion der Kieferbewegungen.**

Neben dieser Funktion dienen die Fissuren als Abflussrinnen der zerkleinerten Nahrungspartikel **(Abb. 5.12 und 5.13)**.

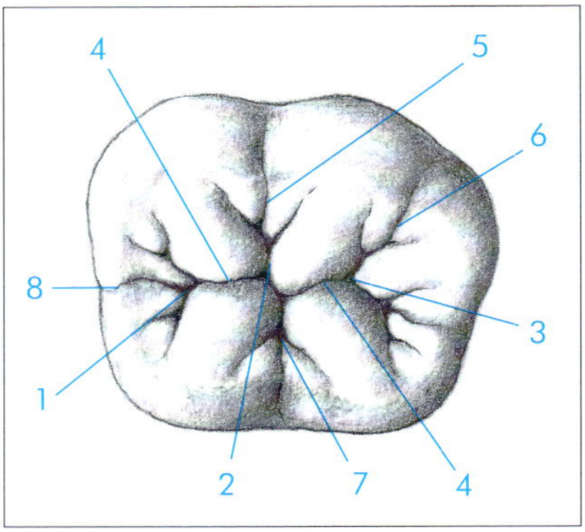


Abb. 5.12 Bezeichnungen der Gruben und Fissuren an unteren Seitenzähnen: 1 mesiale Grube, 2 zentrale Grube, 3 distale Grube, 4 Längsfissur (= Zentralfissur), 5 mesiobukkale Querfissur, 6 distobukkale Querfissur, 7 linguale Querfissur, 8 mesiale Randfissur.

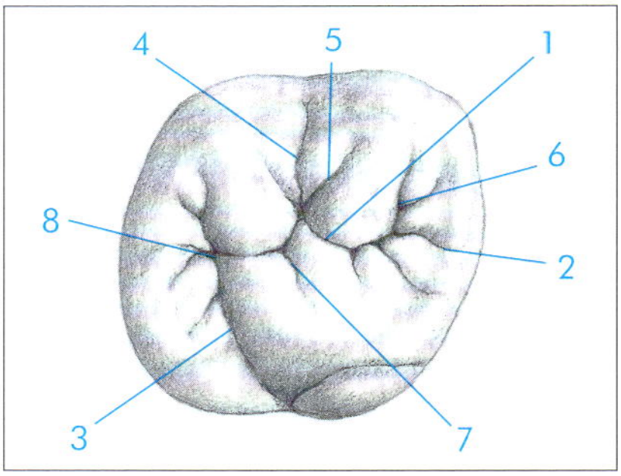


Abb. 5.13 Bezeichnungen der Gruben und Fissuren an oberen Seitenzähnen: 1 Längsfissur (= Zentralfissur), 2 mesiale Randfissur, 3 palatinale Querfissur, 4 bukkale Querfissur, 5 Nebenfissur,6 mesiale Grube, 7 zentrale Grube, 8 distale Grube

### 5.1.6 *Anatomischer und prothetischer Äquator*

Alle Zahnkronen haben eine mehr oder weniger ausgeprägte Tonnenform. Die größte Ausdehnung einer Zahnkrone, bezogen auf die Zahnlängsachse, wird **Anatomischer Äquator** genannt. Mithilfe eines parallel zur Zahnachse um den Zahn geführten Graphitstifts lässt sich diese größte Ausdehnung als Linie markieren und wird auch als **Kurvaturlinie** bezeichnet. Im Bereich der Approximalflächen verläuft der anatomische Äquator dicht unter der Okklusalfläche bzw. Inzisalkante, oral und vestibulär liegt er nahezu in der Mitte dieser Zahnflächen.

Der anatomische Äquator teilt die anatomische Zahnkrone in eine oberhalb des Äquators gelegene **Suprawölbung** und eine zervikal gelegene **Infrawölbung**. Letztere wird auch als *unter sich gehender Bereich* eines Zahns bezeichnet und spielt als Verankerungs- oder Retentionsgebiet von Klammerunterarmen bei partiellen Prothesen eine wichtige Rolle: Der Klammerarm muss sich beim Übergleiten über den Äquator aufbiegen, dann wieder in seine ursprüngliche Lage zurückfedern und dadurch die Prothese am Klammerzahn verankern; Einzelheiten sind in Fachbüchern zur Partiellen Prothese unter dem Stichwort *Gestaltung von Klammerarmen* nachzulesen **(Abb. 5.14)**.

Die Lage des anatomischen Äquators und die sich daraus ableitende äußere Kontur der Krone hat besondere Bedeutung für die Gesunderhaltung des marginalen Parodonts. Deshalb müssen nicht nur die Kauflächen, sondern auch die Kontur der Zahnkronen, Approximalflächen und Approximalkontakte funktionell so gestaltet sein, dass sie das marginale Parodont des Zahns schützen.

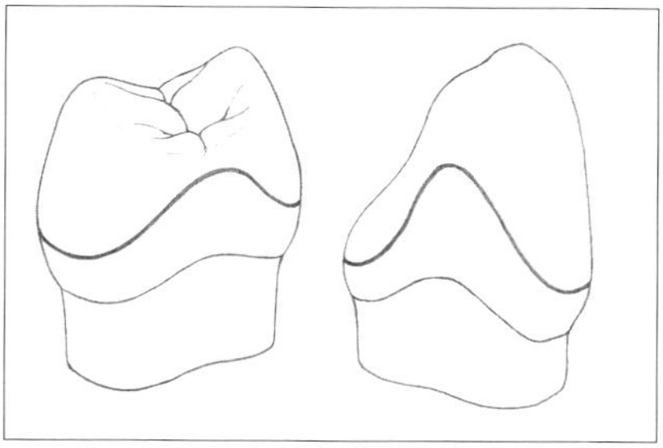

Abb. 5.14 Verlauf des anatomischen Äquators mit Supra- und Infrawölbung

- Beim natürlichen Zahn leitet der Äquator durch seine Lage und Kontur die Nahrungsteilchen zum Zahnfleisch hin ab und schützt so vor allem beim Zerkleinern harter und fester Speisen die Interdentalpapille und die marginale Gingiva vor Beschädigung.
- Fehlt der Äquator durch zu geringe Konturierung der Krone, so treffen die Speiseteilchen direkt auf den Zahnfleischrand auf und werden zudem in die Zahnfleischfurche gedrängt. Man bezeichnet dies als Speiseimpaktion. Die Folge sind Reizungen und Entzündungen der marginalen Gingiva.
- Durch eine zu bauchige Gestaltung (Überkonturierung) von Kronen entstehen Schmutznischen, in denen sich Nahrungsreste ablagern und durch schlechte Reinigungsmöglichkeiten verstärkt Zahnbeläge bilden. Die Folge sind ebenfalls Reizungen und Entzündungen des marginalen Parodonts **(Abb. 5.15)**.

Betrachtet man nun nicht nur einen einzelnen Zahn, sondern alle Zähne eines Kiefers, so lässt sich schon beim eugnathen

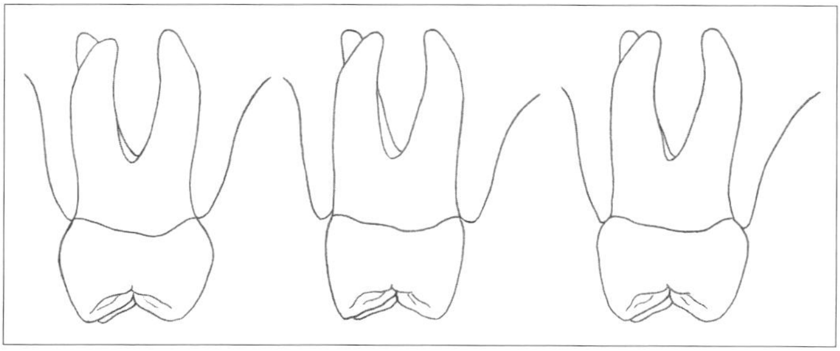

Abb. 5.15 Die äußere Kontur der Krone hat besondere Bedeutung für die Gesunderhaltung des marginalen Parodonts

Gebiss eine auffällige Divergenz der Zahnlängsachsen feststellen.

Besonders groß sind diese Abweichungen in Lückengebissen, bei denen Zähne mehr oder weniger stark gekippt sind. Wird in einem solchen Fall ein Zahnersatz über mehrere Klammern verankert, so ist es unmöglich, die einzelnen Klammern nach dem anatomischen Äquator jedes einzelnen Zahns auszurichten. Es ist deshalb notwendig, die größten Umfänge aller für die Verankerung der Prothese vorgesehenen Zähne zu ermitteln, bezogen auf eine gemeinsame Einschubrichtung. Dieser größte Umfang einer Zahnkrone, bezogen auf die gemeinsame Einschubrichtung aller Klammern einer Prothese, wird **Prothetischer Äquator** genannt, die am Zahn mithilfe eines Parallelometers ermittelte Linie als **Klammerführungslinie (Abb. 5.16)**.

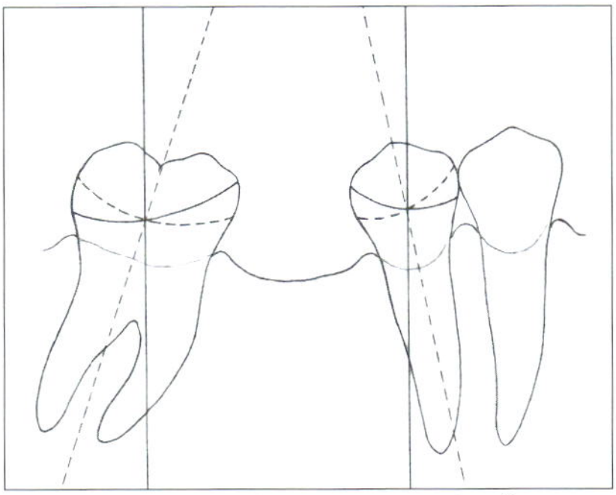

Abb. 5.16 Zahnlängsachsen mit anatomischem Äquator im Vergleich zur Einschubrichtung der Prothese mit prothetischem Äquator

## 5.1.7 *Wurzelform und Wurzelanzahl*

Alle Zahnwurzeln, ganz gleich, ob ihr Querschnitt kreisrund oder abgeflacht ist, verjüngen sich gleichmäßig vom Zahnhals zur Wurzelspitze, haben also konische Form. Anzahl, Stärke und Form der Wurzeln sind funktionell auf die Zahnkrone abgestimmt, wobei die Wurzellänge in einem bestimmten Verhältnis zur Kronenlänge steht.

Als Faustregel kann gelten: Krone zu Wurzel = ein Drittel zu zwei Drittel. Die Wurzelformen der einzelnen Zähne sind in den **Abbildungen 5.23 bis 5.37** im Kapitel 5.2 dargestellt.

Die Anzahl der Wurzeln sind den **Abbildungen 5.17 und 5.18** zu entnehmen:

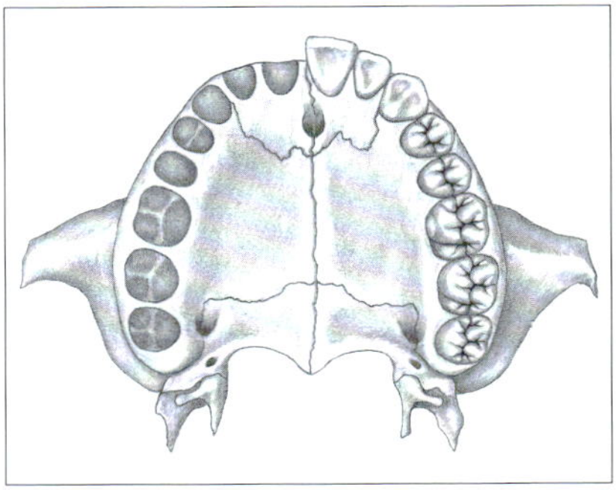

Abb. 5.17 Knöcherner Gaumen mit Alveolen

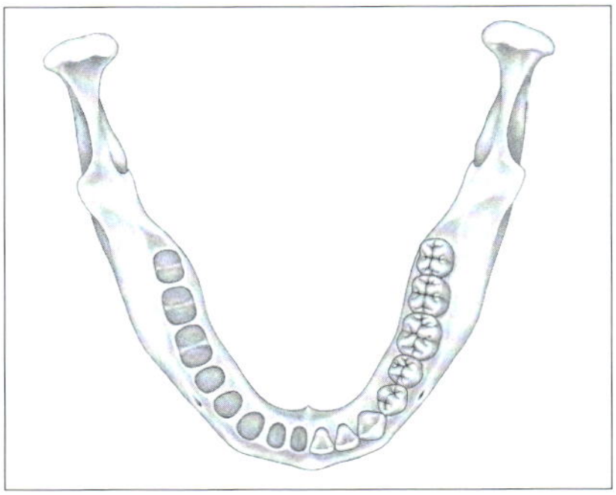

Abb. 5.18 Unterkiefer mit Alveolen

- **einwurzelige** Zähne sind die Schneidezähne, die Eckzähne und die unteren Prämolaren,
- **zweiwurzelige** Zähne sind in 60 % der Fälle die oberen ersten Prämolaren, seltener der obere zweite Molar und die unteren Molaren,
- **dreiwurzelige** Zähne sind die oberen Molaren. Ausnahmen von dieser Regel machen die Weisheitszähne, bei denen die Zahl der Wurzeln stark schwankt.

Die Gabelungsstelle zweiwurzeliger Zähne wird als **Bifurkation** bezeichnet, die Gabelungsstelle dreiwurzeliger Zähne als **Trifurkation (Abb. 5.19)**.

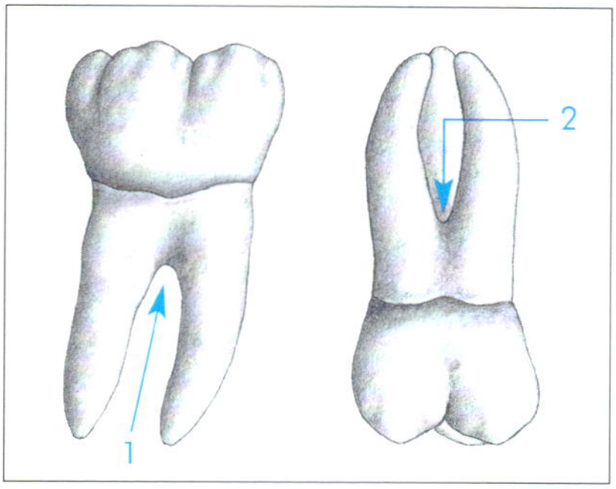


Abb. 5.19 Bifurkation und Trifurkation: 1 Bifurkation, 2 Trifurkation.

### *5.1.8 Farbe der Zähne*

Trotz unzähliger Farbnuancen ist der Grundton des Zahns mit wenigen Ausnahmen leicht gelblich. Der Grundton beruht auf der Farbe des Dentins und verändert sich von der Schmelz-Zement-Grenze zur Schneide hin mit zunehmender Dicke und Transparenz des Zahnschmelzes: Im Zahnhalsbereich, ungefähr im zervikalen Kronendrittel, überwiegt der gelbliche Grundton, im Bereich der Schneidekanten, Höckerspitzen und im Approximalbereich erscheinen die Zähne teilweise bläulich transparent.

Mit zunehmender Verkalkung nimmt auch die Homogenität der Zahnhartsubstanzen zu und damit auch die Transparenz des Zahnschmelzes; dies gilt in gleichem Maße für das Dentin, dessen Dentinkanälchen mit fortschreitendem Alter ebenfalls immer enger werden. Als Folge davon zeigen in verschiedenen Lebensaltern die Zähne unterschiedliche, alterstypische Farbnuancierungen:

Der frisch durchgebrochene Zahn hat einen auffälligen gelblichen Grundton, mit zunehmendem Alter werden die Zähne immer heller und erscheinen zunehmend weißlicher. Im fortgeschrittenen Lebensalter gehen sie dann wieder mehr ins Gelbliche, Bräunliche oder aber auch Graue über. Auch gibt es zwischen den einzelnen Frontzähnen Farbunterschiede, die bei der Schichtung berücksichtigt werden sollten: Im natürlichen Gebiss sind die Eckzähne dunkler als die Schneidezähne, die Prämolaren wiederum etwas dunkler als die Eckzähne.

Zonen mangelhafter Verkalkung im Dentin oder beginnende Entmineralisierung des Zahnschmelzes als Folge kariöser Zerstörung setzen die Transparenz stark herab und äußern sich als kreidige Verfärbungen in der Zahnoberfläche. Man spricht deshalb von **Kreide- oder Schmelzflecken**, geflecktem Schmelz oder im Englischen von *mottled teeth*. Das gleiche Erscheinungsbild zeigen Zähne bei übermäßiger Fluoridzufuhr: Auch hier finden sich auf den Zahnflächen weißliche, kreidige Verfärbungen, die als sogenannte **Fluorose** des Zahnschmelzes bezeichnet wird (Fluoroseflecken).

Durch mechanische oder thermische Einwirkungen wie Schläge, Stöße, Zerbeißen harter Nahrungsbestandteile wie Nüssen oder großen Temperaturunterschieden können sich feine Risse und Sprünge im Schmelz ergeben; durch Einlagerungen von Salzen treten sie im Lauf der Zeit bräunlich bis schwärzlich hervor. Als alterstypische Gebrauchsspuren kann sie der Zahntechniker durch Einlegen oder Aufmalen nachahmen und so der Zahnoberfläche noch mehr Natürlichkeit verleihen.

## 5.2 Spezielle Morphologie der bleibenden Zähne

Alle Angaben über durchschnittliche Größenverhältnisse der Zähne stellen durchschnittliche, auf Mühlreiter zurückgehende Größenverhältnisse dar **(Tab. 5.1)**. Er veröffentlichte 1870 eine erste, umfassende Beschreibung der Zähne des menschlichen Gebisses, die in den zwanziger Jahren von de Jonge-Cohen überarbeitet und systematisiert wurde. Zahlreiche Untersuchungen

| **Frontzähne** | | | | | | |
|---|---|---|---|---|---|---|
| Zahn | 11/21 | 12/22 | 31/41 | 32/42 | 31/41 | 32/42 |
| **Kronenbreite** | | | | | | |
| Schneidekante : | 8,4 | 6,5 | 5,4 | 5,9 | | |
| zwischen Kontaktpunkten : | | | | | 7,6 | 6,7 |
| am Zahnhals | | | | | | |
| mesiodistal : | 6,7 | 5,1 | 3,9 | 4,2 | 5,6 | 5,3 |
| labiopalatinal : | 7,3 | 6,0 | | | 8,1 | |
| labiolingual : | | | 5,9 | 6,2 | | 7,8 |
| **Kronenlänge** : | 11,6 | 9,0 – 10,2 | 9,4 | 9,9 | 10,9 | 11,4 |
| **Gesamtlänge** : | 24,0 | 22,5 | 21,4 | 23,2 | 27,0 | 25,4 |
| **Prämolaren** | | | | | | |
| Zahn | | | 14/24 | 15/25 | 34/44 | 35/45 |
| **Kronenbreite** | | | | | | |
| zwischen Kontaktpunkten : | | | 6,8 | | | 7,3 |
| Zahnhals | | | | | | |
| mesiodistal : | | | 5,1 | 6,3 | 6,8 | 5,5 |
| bukkopalatinal : | | | 8,9 | 8,3 | | |
| bukkolingual : | | | | | 6,9 | 8,3 |
| **Kronenlänge** | | | | | | |
| bukkal : | | | 8,7 | 7,9 | 7,5 – 11,0 | 8,5 |
| lingual : | | | 7,5 | 7,5 | 5,0 – 5,8 | |
| **Gesamtlänge** : | | | 21,7 | 21,5 | 18,5 – 27,0 (ø = 22,8) | 23,2 |
| **Molaren** | | | | | | |
| Zahn | | | 16/26 | 17/27 | 36/46 | 37/47 |
| **Kronenbreite** | | | | | | |
| mesiodistal : | | | 10,1 | 9,8 | 11,5 | 10,7 |
| bukkopalatinal : | | | 11,7 | 11,5 | | |
| bukkolingual : | | | | | 10,4 | 9,8 |
| **Kronenhöhe** (bukkal): | | | 7,7 | 7,7 | 8,3 | 8,1 |
| **Gesamtlänge** (bukkal): | | | 21,3 | 21,1 | 22,8 | 22,8 |

Tab. 5.1 Durchschnittliche Größenverhältnisse der Zähne (in Millimetern)

haben Mühlreiters Messwerte bestätigt; diese durchschnittlichen Größenangaben können verständlicherweise nur eine ungefähre Richtschnur sein, die Abweichung der einzelnen Zähne ist teilweise recht groß.

### *5.2.1 Die Schneidezähne*

Gemeinsames Merkmal aller Schneidezähne ist die breite, schaufel- oder meißelförmige Krone, deren Labialflächen konvex und deren linguale Flächen konkav sind. Die Grundform der Labialfläche aller Schneidezähne ist dreieckig oder quadratisch bis rechteckig, wobei als charakteristisches Merkmal die mesiale Ecke der Schneidekante in der Regel einen spitzeren Winkel aufweist als die distale.

Nach dem Zahndurchtritt erkennt man an den Schneidekanten zwei bis drei **Randhöckerchen,** auch **Randtuberkel** und **Mamelons** genannt. Sie werden als Folge der einsetzenden Kautätigkeit meist schon in den ersten Jahren nach Durchbruch der Zähne eingeebnet, und es entsteht die für den Erwachsenenzahn charakteristische, geradlinig verlaufende Schneidekante **(Abb. 5.20)**.

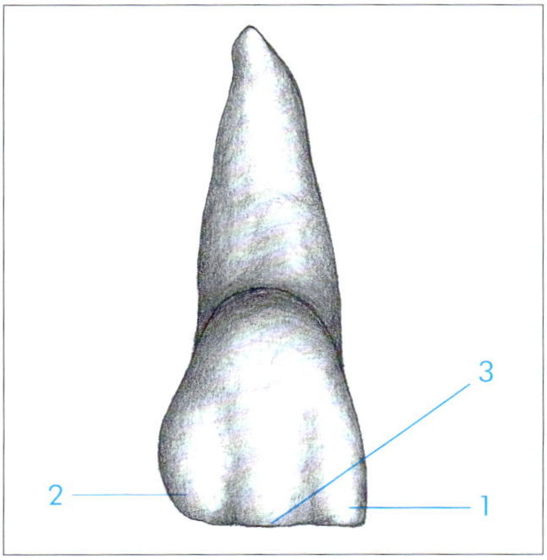


Abb. 5.20 Labialansicht eines Schneidezahns: 1 mesiale Ecke, 2 distale Ecke, 3 Randhöckerchen oder Mamelons.

Die Lingual- bzw. Palatinalfläche wird seitlich von zwei mehr oder weniger ausgeprägten **Randleisten** begrenzt; sie laufen zum Zahnhals hin im Zahnhöcker oder **Tuberculum dentale** zusammen **(Abb. 5.21)**.

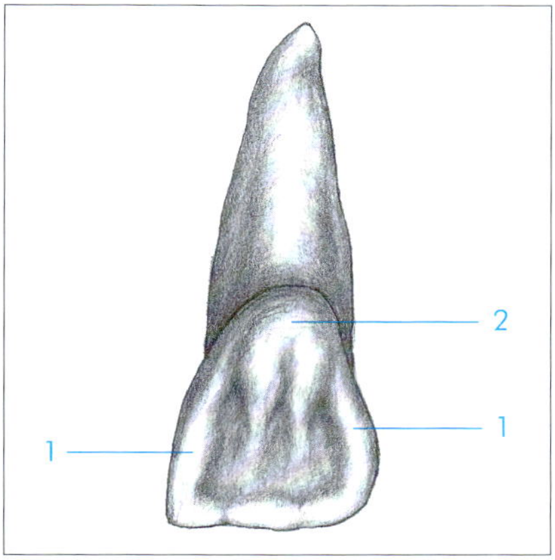


Abb. 5.21 Palatinalansicht eines Schneidezahns: 1 Randleisten, 2 Tuberculum dentale (Cingulum).

Die Approximalflächen haben mesial und distal annähernd dreieckige Form. Die Spitze des Dreiecks bildet die schmale, nur aus Schmelz bestehende Schneidekante, die Basis bildet die Schmelz-Zement-Grenze, die sich in Richtung Schneidekante konkav einwölbt. Mit Ausnahme der unteren mittleren weisen alle Schneidezähne ein Krümmungsmerkmal auf **(Abb. 5.22)**.

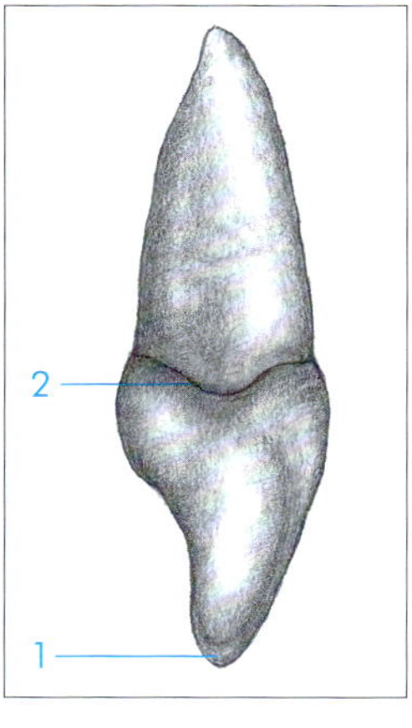


Abb. 5.22 Approximal-Ansicht eines Schneidezahns: 1 Schneidekante, 2 Schmelz-Zement-Grenze.

### *5.2.2 Der obere mittlere Schneidezahn*

## Allgemeines

Der obere mittlere Schneidezahn ist der markanteste Zahn des menschlichen Gebisses. Er ist der größte aller Schneidezähne und prägt mit seiner Form und Stellung das Aussehen des Gesichts entscheidend **(Abb. 5.23)**.

## Labialfläche

Die Form der Labialflächen lässt sich auf drei Grundformen zurückführen: quadratisch bis rechteckig, dreieckig und oval. Dieser Dreiteilung entsprechen auch die den Frontzahngarnituren zugrunde gelegten Typisierungen. Sie beruhen auf den von Gysi und Williams sowie Kretschmer und Hörauf aufgestellten Prinzipien der Typenharmonie (pyknisch – athletisch – leptosom), d. h. der Harmonie zwischen Gesichtsform und Form der Frontzähne **(Abb. 5.24)**.

Der zwischen Schneidekante und mesialer Approximalfläche gebildete mesioinzisale Winkel ist in der Regel spitzer als der distoinzisale und beträgt nahezu 90°. Die distoinzisale Ecke ist meist leicht abgerundet. Das Profil der mesialen Approximalfläche bildet im inzisalen Kronendrittel eine nahezu gerade Linie, das Profil der distalen ist stärker abgerundet.

In Längsrichtung verlaufen zwei Furchen, die in der Mitte der Labialfläche beginnen und bis zur Schneidekante reichen. Bei jugendlichen Zähnen enden sie in zwei Einschnitten und teilen die Schneidekante in drei Höcker, die sogenannten Randhöckerchen.

Im zervikalen Kronendrittel beobachtet man häufig mehrere parallel zum Kronenrand verlaufende Schmelzfalten oder **Schmelzfurchen**. Sie sollten bei der Gestaltung der Labialflächen nachgeahmt werden, da sie der Zahnoberfläche ihr natürliches Aussehen geben. Die Labialfläche ist in horizontaler wie auch in vertikaler Richtung schwach gewölbt, im Bereich des Zahnhalses ist die Wölbung am stärksten.

## Palatinalfläche

Die Palatinalfläche hat in etwa die gleiche Umrissform wie die Labialfläche. Sie verjüngt sich jedoch stärker zum Zahnhals hin, sodass der Zahnhals palatinal schlanker ist als labial. Dem ausgeprägten Tuberculum entspringen zwei wulstartige Randleisten, die zur Schneidekante hin flach auslaufen; die mesiale Randleiste ist dabei stets kräftiger entwickelt und länger als die distale. Gelegentlich entspringt dem Tuberculum dentale auch eine zur Schneidekante hin auslaufende Mittelleiste.

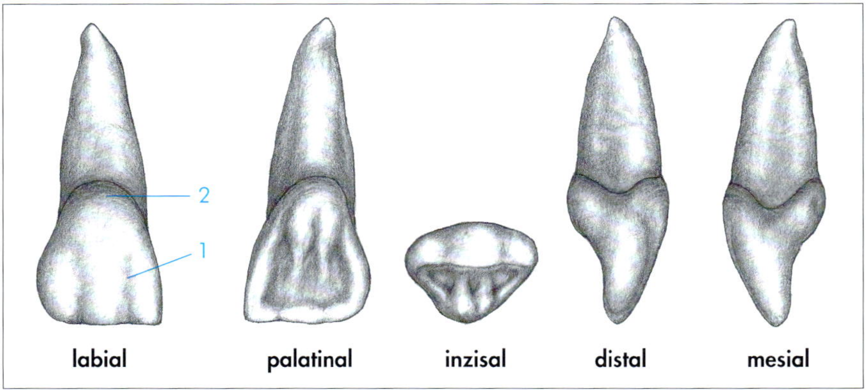


Abb. 5.23 Flächenansichten eines oberen mittleren Schneidezahns: 1 Längsfurchen, 2 Schmelzfalten.

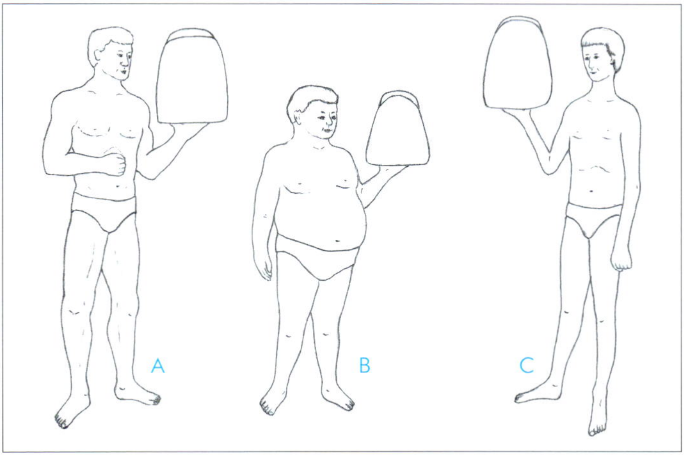


Abb. 5.24
Die drei Grundformen der Zähne und ihre Beziehungen zum Konstitutionstyp:
A quadratisch bis rechteckig, B dreieckig und C oval.

## Approximalansicht

Die Seitenansicht zeigt deutlich die Keilform der Schneidezahnkrone, deren Schneidekante in Verlängerung der Zahnachse liegt. Mesiale und distale Approximalfläche sind nahezu gleich geformt; sie sind beide annähernd dreieckig, wobei die mesiale Fläche immer etwas breiter ist als die distale.

Die konkav durchgebogenen Randleisten lassen die Schaufelform des Zahns noch deutlicher hervortreten. Aus approximaler Sicht ist das kräftig entwickelte Tuberculum gut zu erkennen. Die stärkste Krümmung des Profils der Labialfläche liegt im Bereich des Zahnhalses und wird zur Schneidekante hin immer schwächer.

## Inzisalansicht

Aus inzisaler Ansicht fällt auf, dass der mesiale Anteil der Labialfläche (= mesiale Facette) kleiner und sein Profil deutlich stärker gekrümmt ist, der distale Anteil (= distale Facette) ist größer, sein Profil zeigt eine schwächere Wölbung. Dieser Sachverhalt ist als **Krümmungsmerkmal** bekannt.

Die Profillinien der approximalen Berührungsflächen sind beide konvex gekrümmt, wobei mesial die Krümmung weniger stark ausfällt als distal, weil die mesiale Fläche etwas breiter ist.

### *5.2.3 Der obere seitliche Schneidezahn*

## Allgemeines

Der seitliche Schneidezahn, häufig kurz als *der Laterale* bezeichnet, ist meist nur die verkleinerte Form des mittleren. Zusammen mit den dritten Molaren ist er der Zahn mit den meisten Formvarianten (**Abb. 5.25**).

## Labialfläche

Durch den großen Unterschied zwischen Schneidekanten- und Zahnhalsbreite wirkt die Krone meist noch schlanker und zierlicher. An den Schneidekanten jugendlicher Zähne findet man meist zwei, selten drei Mamelons. Die distale wie auch die mesiale Ecke sind stärker abgerundet und auch das Winkelmerkmal ist häufig stärker ausgeprägt. Die in Längsrichtung verlaufenden Furchen sind entweder nur ganz schwach ausgebildet oder fehlen völlig.

## Palatinalfläche

Auch sie hat in etwa die Form des mittleren Schneidezahns: Sie ist ebenfalls kleiner als die Labialfläche und verjüngt sich noch stärker zum Zahnhals hin als bei den mittleren Schneidezähnen. Die Palatinalfläche ist mehr oder weniger tief ausgehöhlt. Zur Schneidekante hin flachen die Randleisten fast völlig ab.

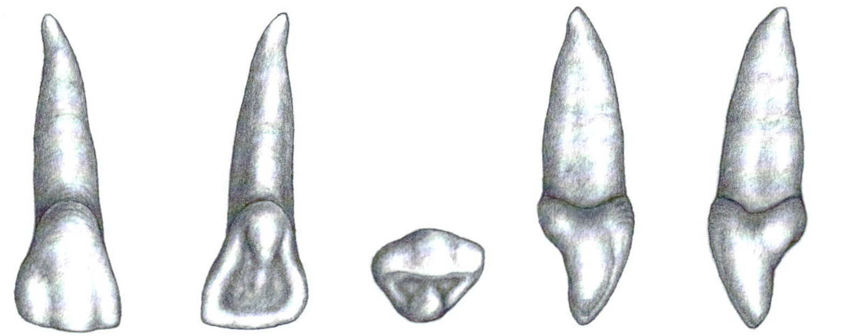


Abb. 5.25 Flächenansichten eines oberen seitlichen Schneidezahns

Im Bereich des Tuberculums kann sich zwischen den Randleisten eine tiefe Bucht bilden. Sie wird als **Blindes Grübchen** oder **Blindes Loch (Foramen caecum)** bezeichnet und stellt eine bevorzugte Angriffsstelle für die Karies dar.

## Approximalansicht

Die beiden Berührungsflächen sind annähernd gleich geformt und entsprechen in der Grundform denen des oberen mittleren Schneidezahns. Aus approximaler Ansicht ist die ausgeprägte Schaufelform sowie das hervortretende Tuberculum dentale besonders gut zu erkennen. Auch beim seitlichen Schneidezahn liegt die stärkste Krümmung des Profils der Labialfläche im Zahnhalsbereich.

## Inzisalansicht

Man erkennt, dass die Krone insgesamt einen stärker gerundeten Umriss hat als der mittlere Schneidezahn. Vor allem das Profil der Labialfläche ist in vertikaler und horizontaler Richtung deutlich stärker gekrümmt als das des mittleren Schneidezahns, ebenso die Profillinien der mesialen und distalen Approximalflächen.

### *5.2.4 Der untere mittlere Schneidezahn*

## Allgemeines

Die unteren Schneidezähne sind wesentlich schmaler als die des Oberkiefers. Die mittleren Schneidezähne sind dabei noch geringfügig schmaler als die seitlichen und stellen damit die kleinsten Zähne des menschlichen Gebisses dar. Gemeinsames Merkmal der unteren Schneidezähne ist die typische, meißelförmige Krone. Die Schneidekante der frisch durchgebrochenen Zähne zeigt drei gleichmäßige Randhöckerchen **(Abb. 5.26)**.

## Labialfläche

Die Labialfläche des unteren mittleren Schneidezahns zeigt als einzige von allen Zähnen eine Symmetrie zwischen mesialer und distaler Zahnhälfte, indem mesiale und distale Approximalfläche mit der Schneidekante nahezu rechte Winkel bilden. Die Labialfläche verjüngt sich symmetrisch zum Zahnhals.

Die Labialfläche ist in beiden Richtungen nur ganz schwach gewölbt, die Oberfläche ist meist völlig glatt und Längsfurchen sind allenfalls sehr schwach angedeutet.

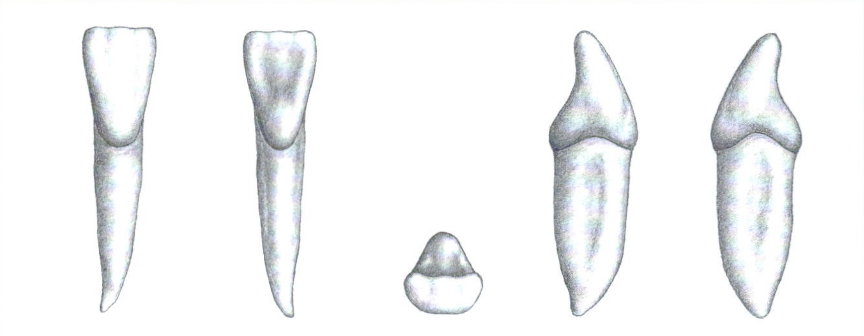


Abb. 5.26 Flächenansichten eines unteren mittleren Schneidezahns

## Lingualfläche

Die glatte, leicht konkave Lingualfläche wird von zwei schwach ausgebildeten Randleisten und einem nur wenig hervortretenden Tuberculum eingerahmt. Sie ist nur geringfügig ausgehöhlt und glatt.

Die Schaufelform ist beim mittleren wie beim seitlichen unteren Schneidezahn nicht besonders ausgeprägt.

## Approximalansicht

Durch die symmetrische Form des Zahns sind auch beide Approximalflächen annähernd gleich groß. Mesiale wie distale Ansicht zeigen die Meißelform der Zähne deutlich. Gut erkennbar sind die leicht konvexe Krümmung des Profils der Labialfläche und die schwach konkave Form des Profils der Lingualfläche.

## Inzisalansicht

Deutlich zu sehen ist, dass die Krone eine im Querschnitt dreieckige Form hat. Die Profillinien der Approximalflächen sind leicht konvex gekrümmt, nur am Übergang zur Lingualfläche ist die Krümmung beider Flächen stärker.

### *5.2.5 Der untere seitliche Schneidezahn*

## Allgemeines

Der untere seitliche Schneidezahn ist in mesiodistaler Richtung etwas größer als der mittlere und weist nur auf der Labialfläche Unterschiede zum mittleren Schneidezahn auf (**Abb. 5.27**).

## Labialfläche

Sie ist gegenüber dem mittleren Schneidezahn geringfügig breiter.

Die distoinzisale Ecke ist meist etwas abgerundet und leicht nach zervikal verlagert. Der untere seitliche Schneidezahn hat also in der Regel ein Winkelmerkmal, das ihn vom mittleren unterscheiden lässt. Das Profil der distalen Approximalfläche ist stärker gekrümmt als das der mesialen. Wie alle Schneidezähne besitzen jugendliche Zähne Mamelons.

## Lingualfläche und Approximalflächen

sind mit den entsprechenden Flächen der Inzisalansicht der mittleren Schneidezähne identisch.

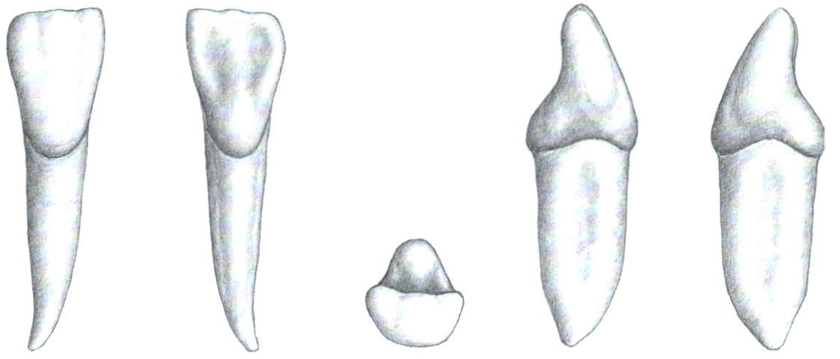


Abb. 5.27 Flächenansichten eines unteren seitlichen Schneidezahns

**Inzisalansicht**
Aus inzisaler Sicht erscheint die Krone im Schneidekantenbereich gegenüber der Wurzel und dem Zahnhals leicht nach distal gedreht.

## *5.2.6 Eckzähne*

Die Eckzähne sind die einzigen Zähne des menschlichen Gebisses mit nur einem Höcker und stellen morphologisch den Übergang zwischen den Schneidezähnen und den Prämolaren dar. Ihre Wurzeln sind die längsten und dicksten aller Zähne; deshalb sind sie besonders gut in den Kiefern verankert und gehen für gewöhnlich auch als letzte verloren. Obwohl unsere Eckzähne im Lauf der Entwicklungsgeschichte ihre ursprünglichen Funktionen verloren haben, sind sie immer noch die auffallendsten Zähne beider Zahnbögen und stehen gleichsam als *Eckpfeiler* zwischen den Schneidezähnen und den Backenzähnen. Sie tragen zum einen zusammen mit den Frontzähnen zu einem harmonischen Gesichtsausdruck bei, helfen mit beim Erfassen der Nahrung und dienen ferner zum Abscheren von Nahrungsteilchen. Nicht zuletzt dienen sie mit den Frontzähnen durch zahlreiche, in ihr Parodontium eingelagerten Rezeptoren, als wichtige Steuerorgane für die Kieferbewegungen.

## *5.2.7 Der obere Eckzahn*

**Allgemeines**
Die Schneidekante des Eckzahns ist im Gegensatz zu den Schneidezähnen winkelig abgeknickt, sodass sich eine Höckerspitze ausbildet **(Abb. 5.28)**.

**Labialfläche**
Die Labialfläche ist in senkrechter und waagerechter Richtung deutlich konvex gekrümmt, ihre stärkste Krümmung weist sie im Bereich des Zahnhalses auf. Der mesiale Schenkel der Schneidekante ist kürzer und weniger stark geneigt, der distale ist länger und verläuft steiler. Dadurch liegt auch die mit der mesialen Approximalfläche gebildete, mesioinzisale Ecke tiefer und ist scharfkantiger, die distoinzisale Ecke liegt deutlich höher und ist stärker abgerundet.

Von der Höckerspitze zum Zahnhals hin erstreckt sich eine mehr oder weniger ausgeprägte Mittelleiste und teilt die Labialfläche in einen schmaleren mesialen Flächenanteil (= mesiale Facette) und einen breiteren distalen Flächenanteil (= distale Facette). Zu beiden Seiten der Leiste findet

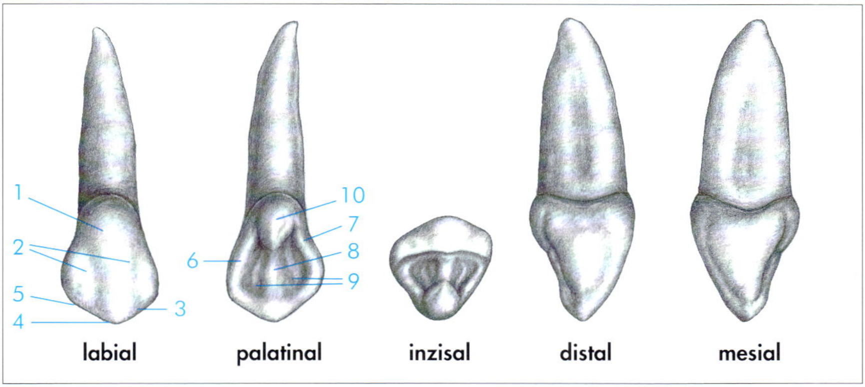


Abb. 5.28 Flächenansichten eines oberen Eckzahns: 1 labiale Mittelleiste, 2 Längsfurchen, 3 mesiale Schneidekante, 4 Höckerspitze, 5 distale Schneidekante, 6 mesiale Randleiste, 7 distale Randleiste, 8 palatinale Mittelleiste, 9 palatinale Gruben, 10 Randhöckerchen (Tuberkulum oder Cingulum).

man häufig seichte Längsfurchen, die an den Schneidekanten beginnen und zum Zahnhals hin flach auslaufen.

Die mesiale Approximalfläche ist länger und ihre Profillinie zum Zahnhals hin schwach konvex gekrümmt oder gerade. Die Profillinie der distalen Approximalfläche weist im Bereich der distoinzisalen Ecke eine deutlich konvexe Krümmung auf, in der Nähe des Zahnhalses ist sie meist leicht konkav ausgeformt.

## Palatinalfläche

Sie weist den gleichen Umriss wie die Labialfläche auf, verjüngt sich jedoch stärker zum Zahnhals hin. Mesial und distal wird sie von zwei kräftigen, wulstartigen Randleisten begrenzt. Die mesiale ist in der Regel kräftiger entwickelt und erstreckt sich weiter in Richtung Schneidekante als die distale. Im Zahnhalsbereich laufen die Randleisten in einem ausgeprägten Tuberkulum zusammen. In Längsrichtung erstreckt sich vom Tuberkulum bis zur Höckerspitze eine kräftige Mittelleiste. Sie teilt die Palatinalfläche in zwei mehr oder weniger tiefe Gruben, die als mesiopalatinale und distopalatinale Gruben bezeichnet werden.

## Approximalansicht

Aus mesialer und distaler Sicht wird deutlich, dass die Krone im Bereich des Zahnhalses eine erhebliche Breite aufweist, die Schneidekante liegt genau in Verlängerung der Zahnachse. Die Schmelz-Zement-Grenze verläuft in einem flachen Bogen und ist nicht mehr so stark nach inzisal durchgebogen wie bei den Schneidezähnen.

Das Profil der Labialfläche weist über die gesamte Fläche eine schwach konvexe Krümmung auf, die nur im Bereich des Zahnhalses stärker wird.

Die Palatinalfläche ist leicht konkav ausgeformt und endet im ausgeprägten Tuberkulum, sodass ihr Profil eine ausgeprägte S-Form erhält.

## Inzisalansicht

Aus inzisaler Sicht ist das Krümmungsmerkmal besonders gut zu erkennen: Das Profil der mesialen Hälfte der Labialfläche ist stärker abgerundet, das der distalen ist abgeflacht und meist sogar leicht konkav ausgebildet. Die mesiale Approximalfläche ist verhältnismäßig breit und ihr Profil flach gekrümmt, die distale Fläche schmal und ihre Profillinie stark konvex gekrümmt.

Gut erkennbar sind die drei palatinalen Leisten: die mesiale Randleiste, die etwas kräftigere distale, die ausgeprägte Mittelleiste und das hervortretende Tuberkulum.

### *5.2.8 Der untere Eckzahn*

#### Allgemeines

Der untere Eckzahn hat dieselbe Gestalt und die gleichen charakteristischen Merkmale wie der obere. In labiolingualer Richtung ist er fast so breit wie der des Oberkiefers, in mesiodistaler Richtung ist er aber im Durchschnitt um etwa einen Millimeter schmaler und erscheint dadurch viel schlanker und länger. Zusammen mit den unteren Schneidezähnen gehen die unteren Eckzähne mit als letzte verloren **(Abb. 5.29)**.

#### Labialfläche

Die Schneidekante formt eine für Eckzähne charakteristische Spitze, jedoch ist diese in der Regel etwas mehr abgerundet als beim oberen Eckzahn. Der mesiale Schenkel der Schneidekante ist kürzer und verläuft flacher, der distale ist länger und verläuft steiler; die distoinzisale Ecke liegt somit höher als die mesioinzisale.

Die von der Eckzahnspitze zum Zahnhals verlaufende Mittelleiste ist nicht so ausgeprägt wie beim oberen, die Furchen zu beiden Seiten der Mittelleiste sind flacher. Dennoch ist eine deutliche Dreiteilung der Labialfläche erkennbar.

Die Profillinie der mesialen Approximalfläche verläuft von der Schneidekante zunächst nahezu senkrecht nach zervikal und geht dann in eine gleichmäßig konvexe Krümmung über. Die distoinzisale Ecke ist stark abgerundet und ragt deutlich über die Wurzel hinaus. Zum Zahnhals hin ist die Profillinie der distalen Approximalfläche häufig leicht konkav eingezogen.

#### Lingualfläche

Die distale und mesiale Randleiste ist normalerweise wesentlich schwächer ausgebildet als bei den oberen Eckzähnen, ebenso die Mittelleiste und das Tuberkulum. Die lingualen Gruben sind sehr flach oder überhaupt nicht vorhanden. Insgesamt ähneln die Lingualflächen mehr denen der unteren Schneidezähne als denen der oberen Eckzähne.

#### Approximalansicht

Aus approximaler Sicht zeigt sich die Dreiecks- oder Keilform der Krone besonders deutlich. Das Profil der Labialfläche ist konvex gekrümmt und hat seine stärkste Wölbung im Bereich des Zahnhalses, das der Lingualfläche weist wie bei den oberen Eckzähnen und den Schneidezähnen eine schwache S-Form auf.

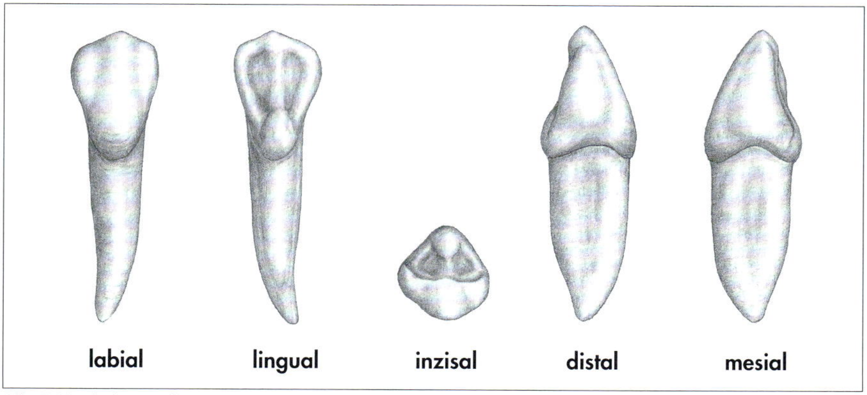


Abb. 5.29 Flächenansichten eines unteren Eckzahns

### Inzisalansicht
Gut erkennbar ist die Krümmung der Labialfläche in horizontaler Richtung, das Krümmungsmerkmal ist also deutlich auszumachen. Wie bei den oberen Eckzähnen weist die Profillinie der mesialen Approximalfläche fast keine Krümmung auf, das Profil der distalen Fläche ist deutlich konvex gekrümmt.

## *5.2.9 Die Prämolaren*

Prämolaren – in wörtlicher Übersetzung *vor den Molaren stehende Zähne* – findet man nur im bleibenden Gebiss; sie treten dort an die Stelle der Milchmolaren. Eine andere für diese Zähne gebräuchliche Bezeichnung, nämlich *Bikuspidaten*, weist auf ihr besonderes morphologisches Merkmal hin: Prämolaren sind Zähne, bei denen sich das palatinale bzw. linguale Tuberkulum zu einem zweiten, mehr oder weniger stark ausgeprägten Höcker entwickelt hat (Bi = zwei, Cuspis = Höcker). Genau genommen trifft diese Bezeichnung nicht für alle Prämolaren zu, da der untere zweite Prämolar häufig drei Höcker aufweist: einen bukkalen und zwei linguale. Für diesen Zahntyp ist dann die Bezeichnung *Trikuspidat* die richtigere (Tri = drei).

Die Zweihöckerigkeit der Prämolaren deutet auf ihre Funktion innerhalb der Zahnreihe hin: Sie stellen Übergangsformen zwischen den Eckzähnen und den Großen Backenzähnen dar, die sowohl wie die Eckzähne zum Festhalten des Bissens dienen, gleichzeitig wie große Backenzähne auch zur groben Zerkleinerung der Nahrung geeignet sind. Obere und untere Prämolaren lassen sich deutlich voneinander unterscheiden, wobei die beiden oberen Prämolaren einander viel ähnlicher sind als die unteren.

## *5.2.10 Der obere erste Prämolar*

### Allgemeines
Im Gegensatz zu allen anderen Prämolaren besitzt der obere erste in der Regel zwei Wurzeln, eine bukkale und eine palatinale **(Abb. 5.30)**.

### Bukkalfläche
Die bukkale Fläche des ersten oberen Prämolaren gleicht stark der Labialfläche eines Eckzahns. Sie weist jedoch in den meisten Fällen ein umgekehrtes Winkel- und Krümmungsmerkmal auf: Die von der Höckerspitze zum Zahnhals verlaufende, meist nur schwach ausgebildete Mittelleiste ist nach distal verschoben. Hierdurch ist die mesiale Facette schwächer gekrümmt als die dis-

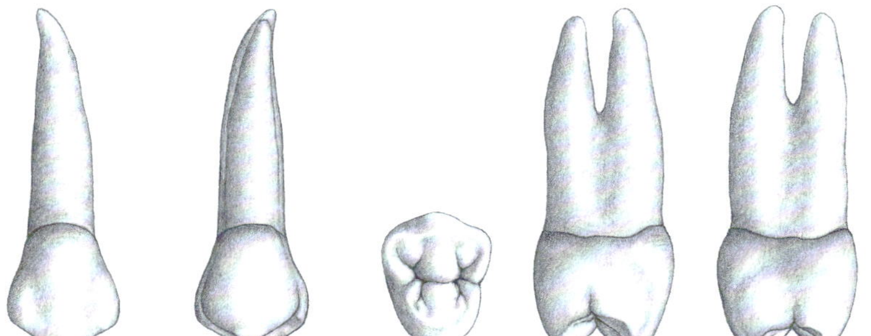


Abb. 5.30 Flächenansichten eines oberen ersten Prämolaren

tale. Dieses **umgekehrte Winkel- und Krümmungsmerkmal** lässt ihn leicht vom oberen zweiten Prämolaren unterscheiden. Zu beiden Seiten der Mittelleiste verlaufen Längsfurchen, die sich bis zu den Schneidekanten erstrecken und mehr oder weniger tief eingekerbt sind.

Mesiale und distale Schneidekante formen eine abgerundete Höckerspitze. Da diese nach distal verschoben ist, ist die mesiale Kante länger als die distale und erscheint auch weniger stark geneigt (umgekehrtes Winkelmerkmal). Der Zahn ist im Bereich der mesioinzisalen und distoinzisalen Ecke stark aufgebaucht und abgerundet; beide Ecken überragen den Zahnhalsbereich deutlich.

### Palatinalfläche

Die Palatinalfläche ist kleiner als die Bukkalfläche und weist eine stärkere konvexe Krümmung auf als die bukkale. Der stark abgerundete palatinale Höcker tendiert stark nach mesial. Dies ist ein wichtiges funktionelles Merkmal dieses Zahns und des hinter ihm stehenden zweiten Prämolaren, um für die bukkalen Höcker der unteren Prämolaren Freiraum bei der Mediotrusionsbewegung zu schaffen.

### Approximalansicht

Die Approximalflächen sind breiter als höher. Aus mesialer wie distaler Ansicht ist der niedrigere palatinale Höcker gut zu erkennen, ebenso die stärkere Krümmung der Palatinalfläche. Die Okklusalfläche liegt mit ihrem Zentrum genau über der Wurzel. Eine mesiale Randfissur teilt die mesiale Randleiste und zieht sich dann meist noch weiter in die mesiale Approximalfläche hinein.

### Okklusalansicht

Von okklusal wird der ovale Umriss der Krone deutlich: Der bukkale Höcker ist wesentlich breiter als der palatinale; mesiobukkale und distobukkale Ecke sind kantiger. Der gesamte palatinale Höcker tendiert deutlich nach mesial, wobei die Höckerspitze nur leicht nach mesial verschoben ist. Durch dieses Merkmal erhält der untere bukkale Höcker des zweiten unteren Molaren einen Freiraum und kann bei Kieferbewegungen (Mediotrusionsbewegungen) störungsfrei vorbeigleiten.

Ausgeprägte mesiale und distale Randleisten begrenzen mit den mesialen und distalen Höckerabhängen die Kaufläche des Zahns. Breite Dreieckswülste senken sich von den Höckerspitzen zur Zentralfissur hinab. Der bukkale Dreieckswulst ist etwas länger, wodurch die zentrale Fissur leicht nach palatinal verschoben wird. Zwischen den Dreieckswülsten und Randleisten bilden sich eine geringfügig größere mesiale und eine etwas kleinere distale Grube. Die zentrale Fissur endet distal vor der Randleiste in der distalen Grube, wo sie sich vor der Randleiste in zwei kleine Nebenfissuren aufgabelt.

Der mesiale Teil der Zentralfissur schneidet als *mesiale Randfissur* die Randleiste deutlich ein und erstreckt sich weit in die mesiale Approximalfläche. Gut erkennbar ist die für den oberen ersten Prämolaren charakteristische Nierenform – zusammen mit der mesialen Einkerbung ein typisches Erkennungsmerkmal dieses Zahns.

## *5.2.11 Der obere zweite Prämolar*

### Allgemeines

Die Formunterschiede beider Prämolaren sind recht gering. Der obere zweite Prämolar ist in der Regel nur etwas kleiner, schmaler und symmetrischer als der erste, der bukkale Höcker ist geringfügig breiter und eckiger als der palatinale. Letzterer ist nahezu gleich hoch wie der bukkale und wie beim oberen ersten Prämolaren leicht nach mesial versetzt. Der Zahn weist eine größere Formenvielfalt auf als der obere erste Prämolar **(Abb. 5.31)**.

### Bukkalfläche

Verglichen mit dem ersten Prämolaren ist die Bukkalfläche fast einen Millimeter schmaler und stärker gekrümmt. Mesiale und distale Schneidekante verlaufen steiler und ge-

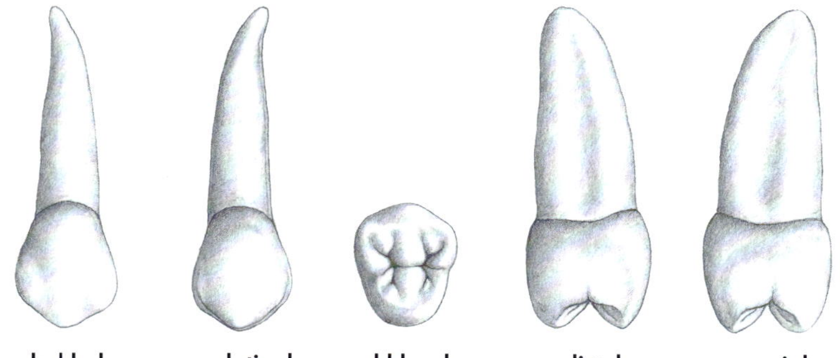


Abb. 5.31 Flächenansichten eines oberen zweiten Prämolaren

hen in schwachen Rundungen in die Approximalflächen über, die Höckerspitze ist stärker abgerundet als beim ersten Prämolaren.

Die Mittelleiste ist nur schwach entwickelt, verläuft meist genau in der Mitte und gibt der Bukkalfläche ein symmetrisches Aussehen. Vertikale Furchen beiderseits der Mittelleiste sind häufig nur ganz schwach ausgebildet.

## Palatinalfläche

Da der palatinale Höcker fast die Höhe und Breite des bukkalen erreicht, stimmt die Palatinalfläche in ihrem Umriss nahezu mit der Bukkalfläche überein.

## Approximalansicht

Aus approximaler Sicht ist gut zu erkennen, dass beide Höcker nahezu gleich hoch sind. Im Übrigen gleichen mesiale und distale Approximalfläche denen des ersten Prämolaren, nur sind sie in vertikaler Richtung etwas schwächer gekrümmt.

## Okklusalansicht

Der auffälligste Unterschied ist das Fehlen der mesialen Randfissur und die Einkerbung der mesialen Approximalfläche, die dem ersten Prämolaren seine auffallende Nierenform gibt. Aus okklusaler Sicht werden die Symmetrie des gesamten Zahns und der geringe Breitenunterschied zwischen dem bukkalen und palatinalen Höcker deutlich.

Bukkaler und palatinaler Dreieckswulst laufen fast geradlinig aufeinander zu, die recht kurze zentrale Fissur liegt genau in der Mitte der Kaufläche.

Der Dreieckswulst des bukkalen Höckers besitzt in der Regel neben dem Hauptwulst zwei ausgeprägte Nebenwülste, die in Richtung mesiobukkale und distobukkale Ecke ziehen. Der palatinale Höcker ist abgerundet, sein Dreieckswulst ähnelt mit seinen Nebenwülsten dem bukkalen, ist aber nicht so deutlich ausgeformt. Die palatinale Höckerspitze tendiert wie die des ersten oberen Prämolaren leicht nach mesial.

### *5.2.12 Der untere erste Prämolar*

## Allgemeines

Der untere erste Prämolar ist der kleinste aller Prämolaren. In seinem Aussehen ähnelt er sehr stark einem Eckzahn: Er hat einen hoch aufragenden bukkalen Höcker, der linguale ist stark verkümmert. In seltenen Fällen ist der linguale Höcker kräftig entwickelt, sodass er nahezu die Höhe des bukkalen erreicht **(Abb. 5.32)**.

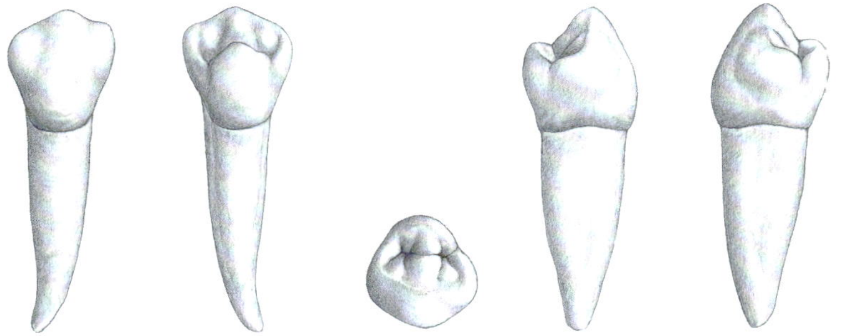


Abb. 5.32 Flächenansichten eines unteren ersten Prämolaren

## Bukkalfläche

Die bukkale Fläche weist eine starke Krümmung auf, vor allem im Bereich des Zahnhalses. Eine meist recht schwach entwickelte Mittelleiste endet in einer abgerundeten Höckerspitze und teilt die Bukkalfläche in eine etwas kleinere, stärker gekrümmte mesiale Facette und eine etwas größere, schwächer gekrümmte distale. Längsfurchen zu beiden Seiten der Mittelleiste sind meist nur schwach angedeutet. Die mesiale Schneidekante ist geringfügig kürzer und verläuft flacher, die distale ist etwas steiler und länger.

## Lingualfläche

Die Lingualfläche ist nicht nur viel schmaler als die bukkale, sondern vor allem bedeutend niedriger. Bei manchen Zähnen erreicht sie nur die Ausmaße des Tuberkulums der Eckzähne, sodass – bis auf wenige Ausnahmen – der linguale Höcker beim Kieferschluss keinen Kontakt mit seinem Antagonisten hat.

## Approximalansicht

Aus mesialer wie distaler Sicht ist die starke Lingualneigung der Krone besonders gut zu erkennen, ebenso die ausgeprägte Krümmung der lingualen und vor allem der bukkalen Fläche. Die Spitze des bukkalen Höckers liegt ziemlich genau in der Kronenmitte und über der Längsachse des Zahns, der linguale Höcker ragt weit über den Zahnhals nach lingual. Besonders deutlich wird das Größenverhältnis zwischen bukkalem und lingualem Höcker: Der bukkale beansprucht nahezu drei Viertel des bukkolingualen Kronendurchmessers und zwei Drittel der gesamten Kaufläche.

## Okklusalansicht

Von okklusal erscheint der Gesamtumriss des ersten Prämolaren rautenförmig. Die stark nach lingual verlagerte Zentralfissur ist häufig nur schwach entwickelt, die beiden Dreieckswülste verschmelzen in diesem Fall zu einer in bukkolingualer Richtung verlaufenden Leiste.

Zwischen den Dreieckswülsten und den kräftigen Randleisten bilden sich ein mesiales und ein distales Grübchen. Häufig ziehen von diesen Grübchen feine Nebenfissuren in beide Höcker. Ebenso häufig zieht vom mesialen Grübchen eine Fissur über die Randleiste hinweg in den mesiolingualen Teil der Approximalfläche.

Um den Kontakt mit dem Eckzahn zu ermöglichen, liegt die stärkste Wölbung der mesialen Approximalfläche weiter bukkal als bei der distalen.

### *5.2.13 Der untere zweite Prämolar*

## Allgemeines

Der untere zweite Prämolar ist der größte aller Prämolaren und zugleich der Seitenzahn mit der größten Formenvielfalt. Der linguale Höcker erreicht im Gegensatz zum ersten Prämolaren fast die Höhe des bukkalen.

Der Zahn kommt in zwei Hauptformen vor: als zweihöckeriger Zahntyp mit einem lingualen Höcker und als dreihöckeriger Typ mit zwei lingualen Höckern **(Abb. 5.33 a und b)**.

## Bukkalfläche

Die Bukkalfläche gleicht der des ersten Prämolaren, nur verlaufen die Schneidekanten flacher und die Höckerspitze ist stärker abgerundet. Das Winkelmerkmal ist meist nur schwach vorhanden, wodurch die Bukkalfläche ein nahezu symmetrisches Aussehen erhält. Die Mittelleiste und die beiden Längsfurchen sind normalerweise nur schwach ausgebildet.

## Lingualfläche

### Zweihöckeriger Typ

Der linguale Höcker erreicht nicht ganz die Höhe und Breite des bukkalen, seine aus-

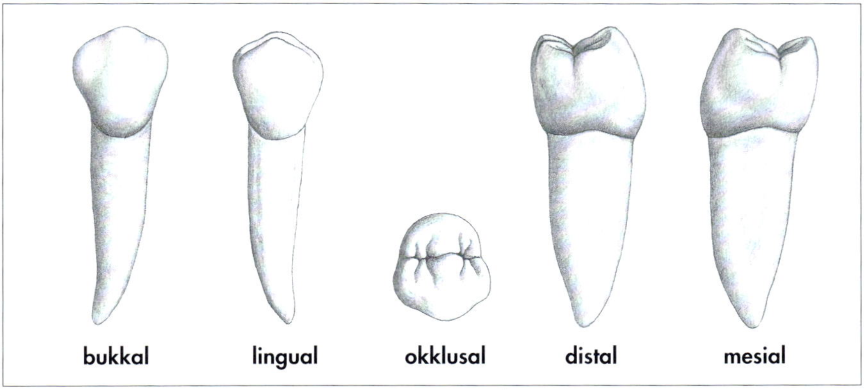


Abb. 5.33a Flächenansichten eines unteren zweiten Prämolaren – zweihöckeriger Typ

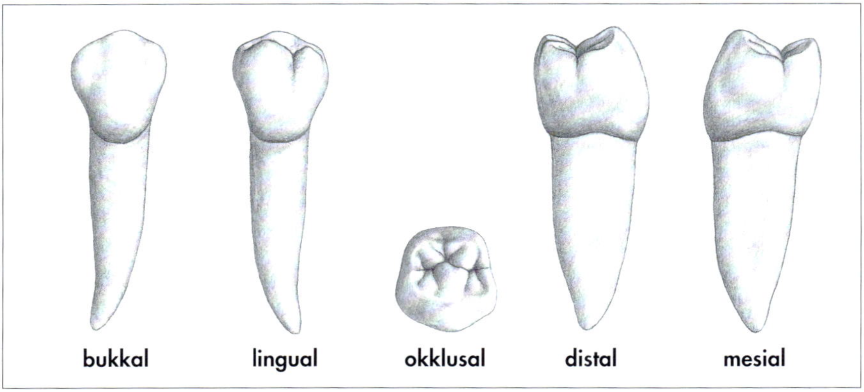


Abb. 5.33b Flächenansichten eines unteren zweiten Prämolaren – dreihöckeriger Typ

geprägte Spitze ist meist etwas nach mesial verschoben und gibt der Lingualfläche ein leicht asymmetrisches Aussehen.

**Dreihöckeriger Typ**
Die Labialfläche ist meist nur geringfügig schmaler als die bukkale. Der linguale Höcker wird durch die von der Okklusalfläche kommende linguale Fissur in zwei unterschiedlich große Höcker geteilt: einen größeren mesiolingualen und einen kleineren distolingualen. Die beide linguale Höcker trennende linguale Fissur liegt meist genau gegenüber der Spitze des bukkalen Höckers.

### Approximalansicht
Die Krone ist in bukkolingualer Richtung geringfügig breiter, und die Lingual- und Bukkalflächen sind schwächer gekrümmt als beim ersten Prämolaren. Auch beim unteren zweiten Prämolaren zeigt sich deutlich eine Lingualneigung der Krone, sie ist jedoch nicht so stark wie beim ersten Prämolaren.

### Okklusalansicht
**Zweihöckeriger Typ**
Der linguale Höcker ist etwas schmaler als der bukkale. Vom bukkalen Höcker senkt sich ein breiter Dreieckswulst zur Zentralfissur ab und trifft in der Tiefe der zentralen Fissur auf den kürzeren lingualen Dreieckswulst. Im Unterschied zum ersten unteren Prämolaren sind die Dreieckswülste durch eine deutliche Zentralfissur getrennt. Sie endet vor den Randleisten jeweils in einer mesialen und distalen Grube. Von beiden Gruben ziehen Fissuren in die Höcker und gabeln sich häufig in weitere Nebenfissuren auf.

**Dreihöckeriger Typ**
Durch die beiden lingualen Höcker gleicht der Umriss der Kaufläche annähernd einem Quadrat mit abgerundeten Ecken. Die Dreieckswülste der drei Höcker werden von ausgeprägten Fissuren deutlich voneinander getrennt. Sie laufen ziemlich genau im Mittelpunkt der Kaufläche in einer zentralen Grube zusammen und formen ein für den dreihöckerigen Kronentyp charakteristisches Y-förmiges Fissurenmuster. Die zentrale Fissur endet vor den Randleisten in einer etwas größeren mesialen und einer kleineren distalen Grube. Von beiden Gruben ziehen mehrere Nebenfissuren in die einzelnen Höcker.

## *5.2.14 Die Molaren*

Die Molaren – in wörtlicher Übersetzung Mahlzähne – sind die größten Zähne des menschlichen Gebisses. Ihre breite, mehrhöckerige Kaufläche eignet sich besonders gut zum Zerschneiden und Zerstampfen der Nahrung, vor allem in Verbindung mit ihren kräftigen Wurzeln, die besonders gut zur Aufnahme großer Kaudrücke geeignet sind. Obere Molaren besitzen mit Ausnahme des dritten drei Wurzeln, untere Molaren nur zwei. Bedeutsam ist aber, dass die Molaren große Kräfte aufnehmen können, wenn diese in senkrechter Richtung auf den Zahn einwirken. Horizontalkräften gegenüber, wie dies bei Parafunktionen der Fall ist, hält der Zahn nicht besonders gut stand und beginnt, sich rasch zu lockern.

## *5.2.15 Der obere erste Molar*

### Allgemeines
Der obere erste Molar ist normalerweise der größte Molar eines jeden Quadranten; die Krone ist in bukkopalatinaler Richtung breiter als in mesiodistaler. Er weist vier gut entwickelte Höcker auf und einen zusätzlichen, meist nur schwach ausgebildeten fünften Höcker im mesialen Teil der Palatinalfläche – besser bekannt unter dem Namen Carabelli-Höcker **(Abb. 5.34)**.

### Bukkalfläche
Beide bukkalen Höcker haben annähernd die gleiche Höhe. In der Regel ist aber der mesiobukkale Höcker geringfügig höher und breiter als der distobukkale. Eine von der Okklusalfläche kommende bukkale Fissur erstreckt sich etwa bis zur Mitte der bukkalen Fläche und trennt die beiden Hö-

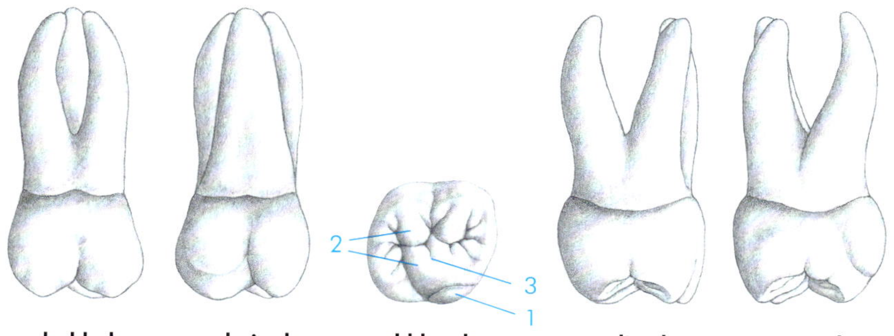


Abb. 5.34 Flächenansichten eines oberen ersten Molaren. 1 Carabelli-Höcker, 2 Crista transversa, 3 Stuart-Furche.

cker. Sie endet manchmal in einem Grübchen und stellt dann eine bevorzugte Angriffsstelle für die Karies dar.

Das Profil der distalen Approximalfläche weist über die gesamte Länge eine deutlich konvexe Krümmung auf (das der mesialen nur im okklusalen Drittel) und verläuft zum Zahnhals hin fast gerade, teilweise sogar leicht konkav. Die stärkste Profilkrümmung beider Flächen liegt immer nahe der Okklusalfläche und bildet den Kontaktpunkt mit dem Nachbarzahn.

## Palatinalfläche

Die Palatinalfläche ist etwas schmaler als die bukkale, der mesiopalatinale Höcker ist deutlich breiter und auch höher als der distopalatinale. Er beansprucht etwa drei Fünftel der Palatinalfläche, ist stärker abgerundet und bis auf wenige Ausnahmen immer der größte Höcker dieses Zahns. Beide Höcker werden durch die palatinale Fissur getrennt, die sich in der Regel bis etwa in die Mitte der palatinalen Fläche erstreckt.

Der mesiopalatinale Höcker ist durch das Auftreten des **Tuberculum Carabelli** gekennzeichnet, den man bei etwa 60 % aller oberen ersten Molaren antrifft.

Dieser flache, zusätzliche Höcker entspringt der Palatinalfläche und endet etwa zwei Millimeter unterhalb der Höckerspitze. Im Normalfall grenzt er sich durch eine bogenförmige Furche vom mesiopalatinalen Höcker ab. Form und Größe des Carabelli-Höckers sind stark schwankend.

## Approximalansicht

Mesiale und distale Approximalfläche entsprechen in ihren Umrissen einander, die distale ist aber kleiner und vor allem niedriger als die mesiale. Der größte Durchmesser des Zahns liegt im Zahnhalsdrittel, die Krone verjüngt sich zur Okklusalfläche hin. Gut erkennbar ist die unterschiedliche Form der Höcker: Die bukkalen sind wegen ihrer abscherenden Funktion scharfkantig, die palatinalen als Stampfhöcker deutlich abgerundet. Die mesiale Randleiste liegt höher als die distale und wird häufig von einer mesialen Randfissur geteilt, die sich noch ein Stück weit auf die mesiale Fläche erstreckt.

Das Profil der Bukkalfläche hat im Bereich des Zahnhalses seine stärkste Wölbung, ansonsten ist es bis zu den Höckerspitzen nur schwach gekrümmt. Das Profil der Palatinalfläche weist über die gesamte Fläche eine deutlich stärkere Krümmung auf, wodurch die palatinalen Höcker etwas mehr zur Zahnmitte verlagert werden. Der Abstand der Höckerspitzen beträgt deshalb immer etwas weniger als die Hälfte des bukkopalatinalen Kronendurchmessers.

## Okklusalansicht

Der Umriss der Okklusalfläche gleicht einer Raute: die spitzen Winkel liegen mesiobukkal und distopalatinal, die stumpfen Winkel mesiopalatinal und distobukkal. Gut zu erkennen ist, dass der Zahn mesial wesentlich breiter ist als distal; dieser Sachverhalt und der große mesiopalatinale Höcker sind auffallende Merkmale zur Unterscheidung des rechten oberen Molaren vom linken. Der mesiobukkale Höcker ragt an der Übergangsstelle in die mesiale Approximalfläche weit nach bukkal vor und ist deutlich stärker gekrümmt als der distobukkale. Die Bukkalfläche der Molaren hat also wie die anderen Zähne ein deutliches Krümmungsmerkmal.

Der größte der vier Höcker ist der mesiopalatinale, gefolgt vom mesiobukkalen, dem distobukkalen und dem distopalatinalen. Ein zusätzlicher, unterschiedlich großer Höcker kann auf der palatinalen Fläche des mesiopalatinalen Höckers vorhanden sein: das bereits beschriebene Tuberculum Carabelli. Die einzelnen Höcker sind entweder durch ein unregelmäßiges, H-förmiges Fissurenmuster voneinander getrennt, sehr häufig aber sind der mesiopalatinale und distobukkale Höcker durch eine transversal verlaufende Leiste, die **Crista transversa**, miteinander verbunden.

Ausgangspunkt der Transversalleiste ist die höchste Erhebung des mesiopalatinalen Höckers, von wo aus sich der distale Höckerabhang in einem ausgeprägten Bogen zur Okklusalfläche absenkt und sich in der Tiefe der Kaufläche mit dem Dreieckswulst des distobukkalen Höckers verbindet.

Der Verlauf der Crista transversa muss bei der Modellation unbedingt beachtet werden, da sonst kein störungsfreies Aus- und Eingleiten des unteren distobukkalen und des distalen Höckers möglich ist. Die Nichtbeachtung dieses funktionell bedingten Verlaufs der Crista transversa – häufig auch noch verbunden mit einer zu ausgeprägten Modellation des distalen Höckers des unteren ersten Molaren und einer zu geringen Verlagerung desselben nach lingual – ist eine der Hauptursachen für die gerade bei diesem Zahn häufig auftretenden Balancestörungen.

Der Dreieckswulst des mesiopalatinalen Höckers fällt direkt in die zentrale Grube ab und trifft dort auf den Dreieckswulst des mesiobukkalen Höckers. Nach mesial trennt ihn eine deutliche Fissur von der mesialen Randleiste ab. Häufig hat der mesiopalatinale Höcker mesial der Crista transversa einen zweiten, schmaleren Dreieckswulst. Dieser ist durch eine mehr oder weniger ausgeprägte Fissur getrennt, die in der Tiefe der zentralen Grube entspringt und sich nicht selten bis zum Höckergrat des mesiopalatinalen Höckers erstreckt. Sie wird **Stuart-Furche** genannt und hat eine wichtige funktionelle Bedeutung: Sie ermöglicht dem unteren distobukkalen Höcker das ungestörte Aus- und Eingleiten bei der Mediotrusion.

Die große zentrale Grube liegt ziemlich genau im Zentrum der Okklusalfläche und wird vom mesiobukkalen und distobukkalen Dreieckswulst und der Crista transversa gebildet. In der zentralen Grube entspringen mehrere Fissuren:

- In mesialer Richtung erstreckt sich die zentrale Fissur; sie mündet vor der mesialen Randleiste in der mesialen Grube. Kurze, sich aufgabelnde Ergänzungsfissuren ziehen von der mesialen Grube in die Randleiste und lassen dort häufig ein **mesiales Randhöckerchen** entstehen.
- In bukkaler Richtung und im rechten Winkel zur zentralen Fissur verläuft die bukkale Fissur. Sie trennt die beiden bukkalen Höcker und setzt sich noch etwa bis zur Mitte der Bukkalfläche fort.
- Die distale Fissur ist in den meisten Fällen sehr kurz und endet an der Crista transversa. Sie kann aber auch die Crista transversa überqueren und vor der distalen Randleiste in der distalen Grube auslaufen. Der distalen Grube entspringen häufig mehrere kurze Fissuren und lassen vor der distalen Randleiste mehrere kleine Randhöckerchen entstehen. Hinter der Crista transversa schneidet die palatinale Fissur tief in die Okklu-

salfläche ein. Sie beginnt etwa in der Mitte der Palatinalfläche in der Nähe des Kronenrands und zieht schräg nach distal über die gesamte Kaufläche zur distalen Randleiste; sie trennt auf diese Weise den mesiopalatinalen Höcker deutlich vom distopalatinalen und endet vor der distalen Randleiste in einer Gabelung. Der Höckergrat des distopalatinalen Höckers verläuft ungefähr parallel zur Crista transversa und geht in die distale Randleiste über.

### *5.2.16 Der obere zweite Motor*

Die Krone des oberen zweiten Molaren kommt vor allem in zwei typischen Ausbildungsformen vor.

Als **vierhöckerige Form** ist sie eine fast getreue aber verkleinerte Ausgabe des ersten Molaren, nur der distopalatinale Höcker ist noch stärker verkleinert als beim oberen ersten Molaren.

Bei der **dreihöckerigen Form** fehlt der distopalatinale Höcker, die Crista transversa bildet sich zur distalen Randleiste um. Der ursprünglich mesiopalatinale Höcker ist nach distal verschoben und steht fast genau gegenüber der bukkalen Fissur, welche die beiden bukkalen Höcker voneinander trennt. Die Krone erhält hierdurch einen nahezu trapezförmigen Querschnitt **(Abb. 5.35)**.

### *5.2.17 Der obere dritte Molar*

Der obere dritte Molar oder Weisheitszahn unterliegt in seiner Form und Größe außerordentlichen Schwankungen. Ebenso schwankend ist die Anzahl und Anordnung der Höcker: Sie reicht vom einhöckerigen Stiftzahn bis zur Kaufläche mit zahlreichen kleinen, unregelmäßig über die ganze Kaufläche verteilten Höckern.

Die häufigste Form ist die dreihöckerige mit zwei bukkalen und einem lingualen Höcker, seltener findet man vierhöckerige Typen mit einem stark verkleinerten distopalatinalen Höcker. In zahlreichen Fällen wird der Weisheitszahn überhaupt nicht mehr angelegt oder verbleibt, da kein Platz im Kiefer vorhanden ist, als *Retinierter Zahn* im Inneren des Kieferknochens **(Abb. 5.36)**.

### *5.2.18 Der untere erste Molar*

#### Allgemeines

Der untere erste Molar unterscheidet sich in mehreren Merkmalen vom oberen: Die Krone besitzt drei unterschiedlich große bukkale und zwei etwa gleich große linguale Höcker, die Krone ist insgesamt länger als breit, und ihr Fissurenrelief bildet eine Kreuzform. Wie alle Kronen unterer Zähne weisen auch die Kronen der unteren ersten Molaren eine Lingualneigung auf, die *Kronenflucht*, und sie haben nur eine

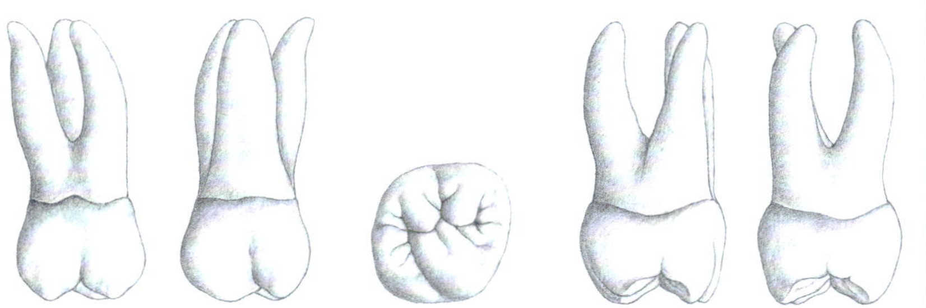


Abb. 5.35 Flächenansichten eines oberen zweiten Molaren

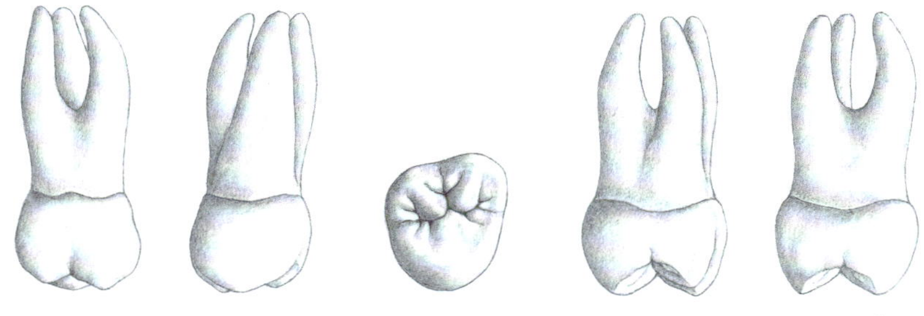


Abb. 5.36 Flächenansichten eines oberen dritten Molaren

mesiale und distale Wurzel. Seltener findet sich eine auf vier Höcker reduzierte Kronenform, die der des nachstehend beschriebenen unteren zweiten Molaren entspricht **(Abb. 5.37)**.

## Bukkalfläche

Die Bukkalfläche wird von drei Höckern gebildet: Der mesiobukkale Höcker ist der breiteste und höchste, der distobukkale (= zentrobukkale oder zentrale) Höcker ist geringfügig schmaler und etwas niedriger, der schmalste und niedrigste der drei Höcker ist der distale. Das Profil der beiden Approximalflächen weist eine starke Krümmung auf; dadurch verjüngt sich die Bukkalfläche stark zum Zahnhals hin. Die den mesiobukkalen und distobukkalen Höcker trennende mesiobukkale Fissur endet etwa in der Mitte der Fläche in einem teilweise recht tiefen Grübchen *(Foramen caecum)* – einer bevorzugten Angriffsstelle für die Karies. Die den distobukkalen und distalen Höcker trennende distobukkale Fissur erstreckt sich ebenfalls etwa bis zur Mitte der Bukkalfläche, läuft aber flach aus.

## Lingualfläche

Die Lingualfläche ist geringfügig kleiner als die bukkale. Sie wird von zwei Höckern gebildet, von denen der mesiolinguale nur unwesentlich breiter und höher ist als der

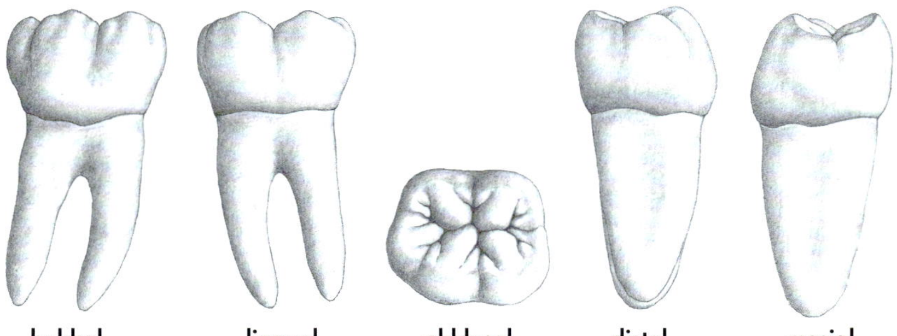


Abb. 5.37 Flächenansichten eines unteren ersten Molaren

distolinguale. Entsprechend ihrer Funktion als Scherhöcker sind die lingualen Höcker spitzer als die bukkalen. Die beide Höcker trennende linguale Fissur erstreckt sich nicht sehr weit auf die Lingualfläche.

## Approximalansicht

Das Profil der bukkalen Fläche neigt sich stark nach lingual und hat seine stärkste Krümmung im okklusalen Bereich, in der Mitte ist es flach oder leicht konkav und weist erst wieder im Bereich des Zahnhalses eine schwache Krümmung auf. Das Profil der Lingualfläche hat seine stärkste Krümmung im Höckerbereich, ansonsten ist die Fläche nur schwach gekrümmt bis plan und geht im Zahnhalsbereich in eine leichte Wölbung über.

Die Höckerspitzen der bukkalen Höcker sind als Folge der Kronenflucht wie bei allen unteren Seitenzähnen deutlich nach lingual verlagert. Als Stampfhöcker sind ihre Höckerspitzen stärker abgerundet, die lingualen Höcker sind entsprechend ihrer Funktion als Scherhöcker scharfkantiger geformt. Im Vergleich mit den lingualen Höckern sind die bukkalen etwas niedriger.

## Okklusalansicht

Die Okklusalfläche des am häufigsten vorkommenden fünfhöckerigen Kronentyps erhält durch die unterschiedliche Anzahl der bukkalen und lingualen Höcker einen leicht trapezförmigen Umriss.

Sie wird durch die in mesiodistaler Richtung verlaufende Zentralfissur in eine bukkale und eine linguale Hälfte geteilt. Diese verläuft aber nicht völlig geradlinig, sondern mehr zickzackartig, da sich der distobukkale Höcker leicht zwischen die beiden lingualen Höcker schiebt.

Die Größe und Höhe der bukkalen Höcker nimmt von mesial nach distal ab: Der größte ist der mesiobukkale, der distobukkale ist geringfügig schmaler, und der kleinste der drei Höcker ist der distale. Durch die Tatsache, dass der mesiobukkale Höcker nicht nur etwas weiter nach bukkal vorragt, sondern auch der distale Höcker deutlich nach lingual gedreht ist, weist der Zahn nicht nur ein deutliches Krümmungsmerkmal auf, sondern ist mesial geringfügig breiter als distal.

Mesiobukkaler, distobukkaler und distaler Höcker werden von zwei Fissuren getrennt, die der zentralen Grube entspringen. Die mesiobukkale Querfissur zweigt nahezu rechtwinklig von der Zentralfissur nach bukkal ab, die distobukkale Querfissur schräg nach distal. Für den Verlauf dieser Fissur gibt es ebenfalls eine funktionelle Erklärung: Sie entspricht in ihrer Ausrichtung der Bewegungsbahn des mesiopalatinalen Höckers des oberen ersten Molaren bei der Mediotrusion. Wie die bukkalen Höcker werden auch der mesiolinguale und distolinguale Höcker von einer in der zentralen Grube entspringenden und fast rechtwinklig von der Zentralfissur abzweigenden lingualen Fissur getrennt.

Die Okklusalfläche ist von drei Gruben gekennzeichnet:

- Die größte ist die nahezu in der Zahnmitte liegende zentrale Grube. Sie wird von den Dreieckswülsten des mesiobukkalen, distobukkalen und des mesiolingualen Höckers gebildet und dient der Abstützung des oberen mesiopalatinalen Höckers.
- Zwischen mesialer Randleiste, mesiolingualem und mesiobukkalem Dreieckswulst liegt die mesiale Grube. Ihr entspringt als Fortsetzung der Zentralfissur nach mesial eine kurze, sich aufgabelnde Fissur, die an der mesialen Randleiste häufig ein Randhöckerchen entstehen lässt. Zwischen distobukkalem, distolingualem und distalem Höcker bildet sich die flache distale Grube.
- In 90 % aller Fälle ist der mesiolinguale Höcker mit dem distobukkalen durch eine über die zentrale Grube hinweg ziehende Leiste verbunden.

### *5.2.19 Der untere zweite Molar*

**Allgemeines**
Von einzelnen Ausnahmen abgesehen ist die Krone etwas kleiner als die des unteren ersten Molaren und besitzt in den meisten Fällen vier Höcker **(Abb. 5.38)**.

**Bukkalfläche**
Die Bukkalfläche gleicht der des ersten Molaren, nur ist sie im Durchschnitt einen knappen Millimeter niedriger und schmaler. Die Bukkalfläche wird von zwei Höckern mit abgerundeten Spitzen gebildet, von denen der mesiobukkale Höcker geringfügig höher und breiter ist als der distobukkale. Die beide Höcker trennende bukkale Fissur erstreckt sich etwa bis in die Mitte der Bukkalfläche.

Das Profil beider Approximalflächen ist wie beim ersten Molaren konvex gekrümmt, wodurch sich die Bukkalfläche zum Zahnhals hin verjüngt, jedoch nicht so stark wie beim ersten Molaren.

**Lingualfläche**
Von den beiden lingualen Höckern ist der mesiolinguale etwas größer und höher als der distolinguale. Sie werden durch die linguale Fissur getrennt, die sich wie beim ersten Molaren auf der Mitte der Labialfläche verliert. Gegenüber den bukkalen Höckern sind die lingualen entsprechend ihrer Funktion als Scherhöcker scharfkantiger.

**Approximalansicht**
Aus mesialer und distaler Sicht ähnelt die Krone sehr stark dem unteren ersten Molaren; die geringfügig niedrigeren bukkalen Höcker sind ebenfalls deutlich nach lingual geneigt. Das Profil der bukkalen Fläche ist in der Nähe des Zahnhalses ausgeprägt konvex gekrümmt, zur Okklusalfläche hin flacht die Krümmung stark ab. Das Profil der lingualen Fläche weist eine schwache aber gleichmäßige Krümmung über die gesamte Fläche auf.

**Okklusalansicht**
Im Unterschied zum ersten Molaren sind Bukkal- und Lingualfläche annähernd gleich lang, die Krone ist im Durchschnitt einen Millimeter länger als breit. Zahnumriss und Kaufläche erhalten dadurch eine rechteckige bis nahezu quadratische Form.

Die Dreieckswülste der vier Höcker sind zum Zentrum der Kaufläche ausgerichtet. Sie treffen sich in der zentralen Fissur und formen zwei transversale, sich überkreuzende Leisten.

Die große zentrale Grube liegt ungefähr im Zentrum der Kaufläche, die kleine mesiale Grube liegt zwischen den Dreieckswülsten des mesiobukkalen und mesiolingualen Höckers und der mesialen Rand-

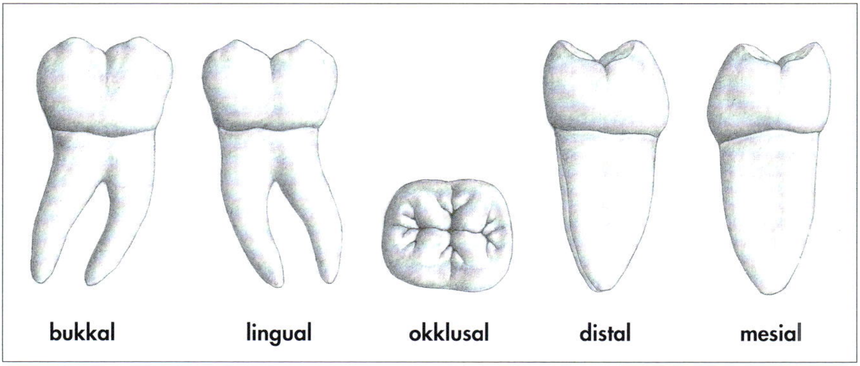


Abb. 5.38 Flächenansichten eines unteren zweiten Molaren

leiste, und die sehr kleine distale Grube liegt zwischen den beiden Dreieckswülsten des distobukkalen und distolingualen Höckers und der distalen Randleiste. Die mesiale Randleiste ist oft v-förmig eingeschnitten und lässt vor der Randleiste kleine Randhöckerchen entstehen.

Das typische Fissurenmuster der zweiten Molaren ist das eines Kreuzes. Die Zentralfissur beginnt in der zentralen Grube und erstreckt sich nach mesial und distal bis zur mesialen und distalen Randleiste. Bukkale und linguale Querfissur treffen im Zentrum der Kaufläche im rechten Winkel aufeinander oder sind leicht gegeneinander versetzt.

### *5.2.20 Der untere dritte Molar*

Der untere dritte Molar zeigt, wenn auch in viel geringerem Maße als der obere, eine große Variationsbreite in Form und Größe. Er ist in der Regel etwas kleiner als der untere zweite Molar, doch größer als der obere Weisheitszahn **(Abb. 5.39)**.

In etwa der Hälfte aller Fälle ist der Zahn vierhöckerig und stellt eine verkleinerte Kopie des unteren zweiten Molaren dar, die Ecken sind aber immer stark abgerundet, und die Fissuren sind sehr unregelmäßig angeordnet. Daneben finden sich dem unteren ersten Molaren entsprechende, fünfhöckerige Formen mit drei bukkalen und zwei lingualen Höckern, Zähne mit zwei bukkalen und einem lingualen Höcker und solche mit sechs oder mehr kleineren, unregelmäßig angeordneten Höckern.

## 5.3 Spezielle Morphologie der Milchzähne

Die Milchzähne weisen neben ihrer geringeren Zahl und Größe in ihrem Aufbau einige Unterschiede gegenüber den Zähnen des bleibenden Gebisses auf. Der Größenunterschied ist genau auf die Verhältnisse des Gesichtsschädels abgestimmt: Er ist beim Kind relativ breiter und niedriger als beim Erwachsenen, infolgedessen sind auch die Kronen der Milchzähne breiter und niedriger als die der Ersatzzähne.

Auffallend ist auch die starke Spreizung der Milchmolarenwurzeln. Die nachrückenden Prämolaren liegen zentral in der Mitte der Bifurkation bzw. Trifurkation und der Milchzahn bleibt durch diese Konstruktion bis kurz vor den Durchbruch des Prämolaren im Kiefer verankert. Eine weitere Besonderheit der Milchzähne ist der wulstartig verdickte Schmelzrand, durch den Krone und Wurzel deutlich voneinander abgesetzt sind.

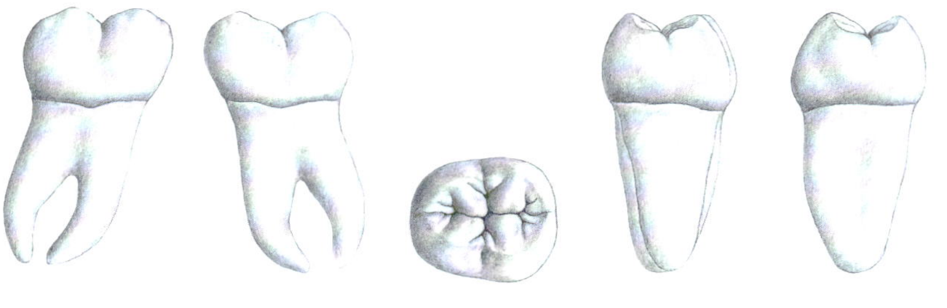


Abb. 5.39 Flächenansichten eines unteren dritten Molaren

Eine fast normale Erscheinung ist die starke Abrasion der Milchzähne. Sie hat ihre Ursache in einer wesentlich schwächeren Mineralisierung des Schmelzes der Milchzähne. Die schwächere Mineralisation des Milchzahnschmelzes gibt den Zähnen ein milchig-weißes bis bläulich-weißliches, porzellanartiges Aussehen.

Dieser Sachverhalt erklärt auch das Zustandekommen der Bezeichnung *Milchzahn*. Da Milchzähne vom Zahntechniker nicht ersetzt werden, wird auf eine Beschreibung verzichtet.

## 5.4 Approximale und okklusale Kontaktbeziehungen der Zähne

Die Stellung der Zähne bzw. die Form der Zahnreihen, sind das Ergebnis eines mehr oder weniger stabilen, dreidimensionalen Gleichgewichts zwischen dem Wangen-, Zungen- und Lippendruck sowie den auf die Zähne einwirkenden okklusalen Kräften und den in das marginale Parodont eingelagerten Kollagenfaserbündeln, die die Zähne untereinander zu einer geschlossenen Zahnreihe verankern. Zudem werden die beim Kieferschluss sowie die von Lippen-, Wangen- und Zungenmuskulatur erzeugten Druck- und Schubkräfte durch die bewegliche Aufhängung der Zähne in ihren Alveolen gleichmäßig auf den gesamten Zahnbogen verteilt. Damit wird verhindert, dass einzelne Bereiche des Kiefers und des Zahnhalteapparats überbelastet werden.

Approximale und okklusale Kontaktbeziehungen haben deshalb für die Stabilität der Zahnreihen – man sagt auch für die **Biostatik der Okklusion** – eine nicht zu unterschätzende Bedeutung **(Abb. 5.40)**: Schon der Verlust eines Zahns kann für die Stellung der Zähne und die Statik der Zahnreihen schwerwiegende Folgen haben; ebenso können einzelne Kronen durch falsch gestaltete Kauflächen oder fehlende okklusale Beziehung die gesamte Okklusion nachhaltig beeinflussen (die Krone soll den Patienten nicht stören und wird deshalb von vornherein leicht außer Kontakt gestellt). Die Zähne versuchen, durch Kippung und horizontale und vertikale Zahnwanderung neue Kontaktbeziehungen zu finden. Diese neuen Kontaktverhältnisse führen aber in den meisten Fällen zu Störungen der Funktion, Abrasionen und Überlastung einzelner Teile des Kausystems, sei es der Muskeln, der Kiefergelenke, der Parodontien und Alveolarknochen.

### 5.4.1 *Die Funktion der approximalen Kontaktbeziehungen*

Aus okklusaler wie aus lateraler Ansicht ist deutlich zu erkennen, dass sich im vollbezahnten Gebiss benachbarte Zähne mit ihren approximalen Flächen berühren. Aufgrund der konvexen Wölbung der Zahnkronen kommt es an den Berührungsflächen nur zu punktförmigen Kontakten. Die Berührungsstelle, die immer dicht unterhalb der Schneidekante oder Okklusalfläche liegt, wird deshalb als **Approximaler Kontaktpunkt** bezeichnet.

Die Approximalen Kontaktpunkte dienen mehreren Zielen:

- Sie dienen einmal zum Schutz der Interdentalpapille, die beim gesunden mar-

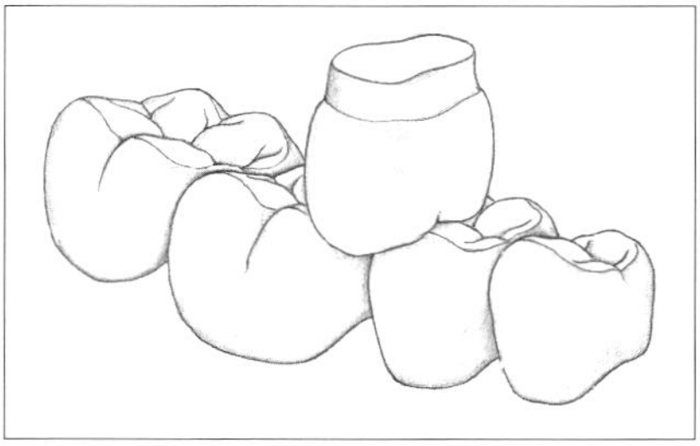

Abb. 5.40 Approximale und okklusale Kontakte sind für die Stabilität der Zahnreihen von größter Bedeutung, damit die Zähne durch einwirkende Kräfte nicht in andere Positionen bewegt werden

ginalen Parodont hoch in den Interdentalraum einragt,

- zum anderen verhindern sie das Einpressen von Speiseteilchen in den Interdentalraum, die sogenannte *Speiseimpaktion*,
- und nicht zuletzt dienen sie der horizontalen Abstützung der Zähne gegeneinander, d. h., sie stabilisieren jeden Zahn in seiner Stellung im Zahnbogen und verhindern die Zahnwanderung.

Geht der approximale Kontakt verloren, so kommt es zu Zahnkippungen, Zahnwanderungen sowie zum Herauswachsen **(Elongation)** der Zähne des Gegenkiefers **(Abb. 5.41)**. Die Folgen sind Fehlbelastungen, die nicht nur zu Schädigungen des Zahnhalteapparats führen, sondern darüber hinaus krankhafte und meist sehr schmerzhafte Veränderungen der Muskulatur (= Myopathien) und der Kiefergelenke (= Arthropathien) zur Folge haben.

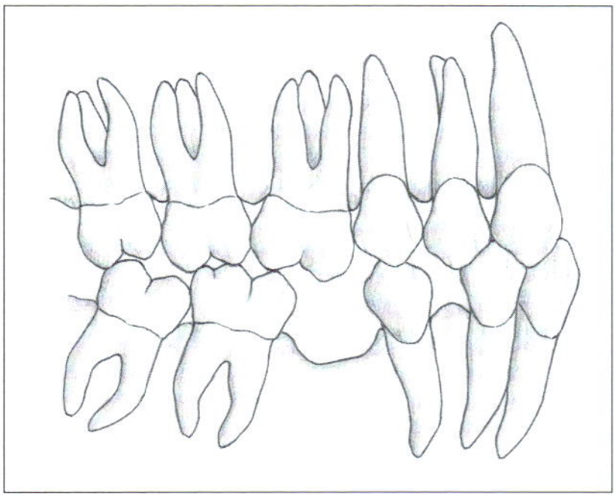

Abb. 5.41 Folgen fehlender oder falscher Kontaktbeziehungen

Weitere sinnvolle Konstruktionen dienen dazu, die Stabilität der Zahnreihe zu gewährleisten: Da der bukkale Umfang des Zahnbogens größer ist als der linguale, lässt sich die Anordnung der Zähne mit den Steinen eines gemauerten Torbogens vergleichen. Bei Krafteinwirkungen von vestibulär verkeilen sich die Zähne und die Kraft wird über die Kontaktpunkte an die Nachbarzähne weitergeleitet **(Abb. 5.42)**.

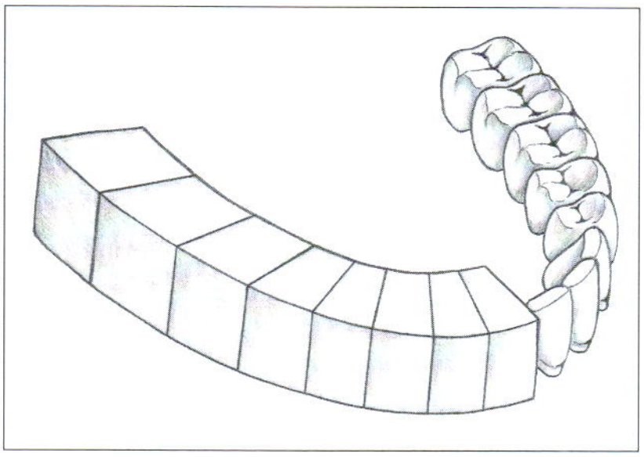

Abb. 5.42 Die Zähne verkeilen sich wie die Steine eines gemauerten Rundbogens

Gegenüber lingual ansetzenden Kräften ist der Zahn ebenfalls geschützt – nur weniger gut: Die ins marginale Parodont eingelagerten Kollagenfaserbündel – und hier insbesondere die interdentalen und in Achterwindungen die Zähne umlaufenden Längsfaserbündel – verkoppeln die Zähne miteinander. Lingual ansetzende Kräfte, die den Zahn nach vestibulär kippen wollen, führen zur Straffung dieser unelastischen Fasern und wirken dann der einwirkenden Kraft entgegen. Diese Art der Verbindung der Zähne untereinander wird als **Sagittale Gewebskoppelung** bezeichnet **(Abb. 5.43)**.

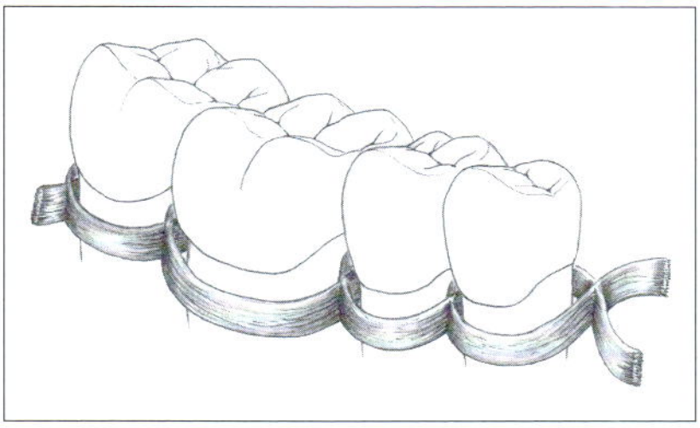

Abb. 5.43 Sagittale Gewebskoppelung

Schließlich dient die im Folgenden näher zu beschreibende okklusale Beziehung der Zähne über Höcker-Gruben- und Höcker-Randleisten-Kontakte, wie sie beim Kauen oder Schlucken auftreten, zur dreidimensionalen Stabilisierung der Zahnreihe und zur Verhinderung von Zahnbewegungen.

## Zahnbewegungen

Durch seine Konstruktion besitzt der Zahnhalteapparat die Fähigkeit, auf ihn einwirkende Kräfte aufzufangen und sich durch Umbauvorgänge veränderten Situationen anzupassen. Man unterscheidet dabei **Physiologische Zahnbewegungen**, **Physiologische Zahnwanderungen** und künstlich erzeugte, durch kieferorthopädische Apparaturen ausgelöste, **orthodontisch gesteuerte Zahnbewegungen**.

### 1. Physiologische Zahnbewegungen

Die beim Kauen, Sprechen, Schlucken, Pressen und Knirschen erzeugten Kräfte werden vom Zahnhalteapparat aufgefangen und führen, sofern die physiologischen Grenzen nicht überschritten werden, zu geringfügigen Zahnbewegungen: Der Zahn wird entweder in die Alveole gedrückt oder es kommt zu schwachen Auslenkungen. Nach Wegfall der einwirkenden Kraft erfolgt durch Blutgefäße und Sharpeysche Fasern eine Rückstellung in die ursprüngliche Lage. Diese physiologischen Zahnbewegungen bewirken aber nur die ständige Erneuerung der parodontalen Gewebe, haben jedoch keine bleibende Veränderung der Zahnstellung zur Folge.

### 2. Physiologische Zahnwanderungen

Physiologische Zahnwanderungen betreffen Stellungsänderungen einzelner Zähne im Alveolarfortsatz. Um die Stellung eines Zahns im Zahnfach bleibend zu verändern, ist ein Umbau des gesamten Halteapparats erforderlich. Die Zahnwanderung lässt sich vor allem in zwei Richtungen beobachten: als **horizontale Mesialwanderung** der Zähne und als **vertikale okklusale Drift**.

Als **Mesialwanderung** bezeichnet man die Tatsache, dass die bleibenden Zähne eines vollbezahnten Zahnbogens mit zunehmendem Alter des Menschen zur Mitte des Bogens rücken. Der Grund für dieses Verhalten der Zähne ist der durch die Kautätigkeit im Bereich der Approximalkontakte auftretende Schmelzverlust. Er führt zur Umwandlung der Kontaktpunkte zu Kontaktflächen, der Zahnbogen verkürzt dabei im Lauf des Lebens um etwa 0,5 Zentimeter. Die treibende Kraft für die Mesialwanderung liegt im Faserapparat des marginalen Parodonts, vor allem in den interdentalen Fasern. Wird ein Zahn aus einer geschlossenen Zahnreihe entfernt, so vereinigen sich die interdentalen Faserbündel auch über die Zahnlücke hinweg und der distal der Lücke stehende Zahn beginnt langsam nach mesial zu wandern und zu kippen (vgl. **Abb. 5.41**).

Die **Okklusale Drift** soll den Schmelzverlust an den Höckern der Kaufläche ausgleichen, der im Lauf der Jahre durch die Kautätigkeit auftritt. Durch Zementauflagerungen an der Wurzelspitze verdickt sich das apikale Wurzelzement und verlängert dadurch die Zahnwurzel. Gleichzeitig erfolgt auch am Boden der Alveole eine Neubildung von Knochensubstanz.

### 3. Orthodontisch gesteuerte Zahnbewegungen

Orthodontisch gesteuerte Zahnbewegungen werden durch kieferorthopädische Apparaturen ausgelöst, mit deren Hilfe unterschiedlich starke Kräfte auf den Zahnhalteapparat ausgeübt werden. Die Umbauvorgänge im Zahnhalteapparat gleichen grundsätzlich denen der physiologischen Zahnbewegungen, nur laufen sie wesentlich rascher ab, und es wird auch wesentlich mehr Gewebe ab- und aufgebaut. Bei orthodontisch gesteuerten Zahnbewegungen werden im Zahnhalteapparat je nach Angriffspunkt der einwirkenden Kraft unterschiedlich große Druck- und Zugzonen geschaffen: Dem Hebelgesetz entsprechend findet man bei kippenden Bewegungen die größten Druck- und Zugkräfte am Alveolarrand bzw. im Wurzelspitzenbereich.

## *5.4.2 Lage und Form der Approximalkontakte*

Im jugendlichen Gebiss berühren sich die Zähne punktförmig. Die korrekte Lage der Approximalkontakte aus frontaler und lateraler Sicht zeigen die **Abbildungen 5.44 und 5.45**.

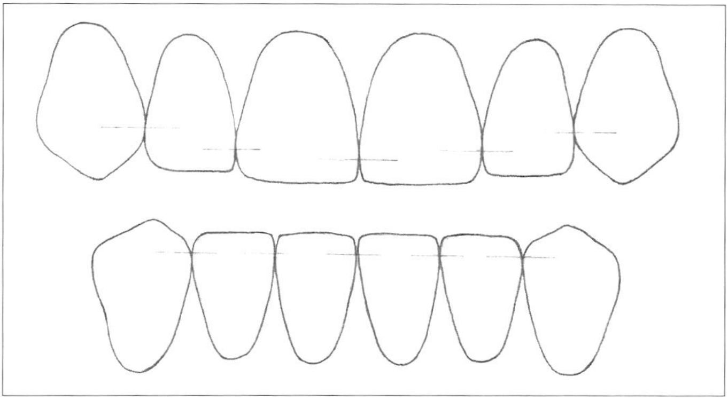

Abb. 5.44
Korrekte Lage der approximalen Kontaktpunkte aus frontaler Sicht

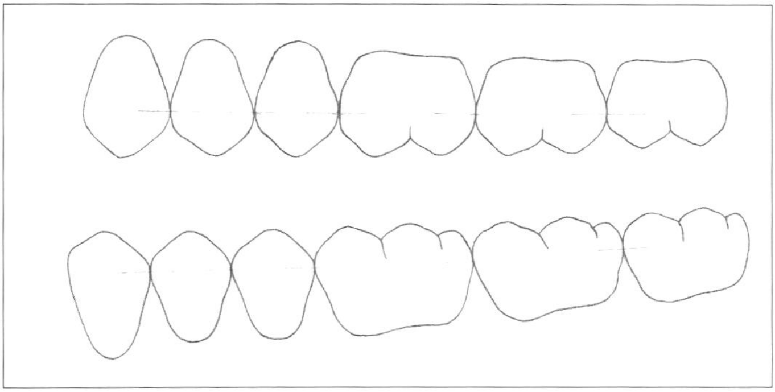

Abb. 5.45
Korrekte Lage der approximalen Kontaktpunkte aus lateraler Sicht

Durch die bewegliche Aufhängung der Zähne im Zahnfach und die Ableitung der einwirkenden Kräfte auf die Nachbarzähne reiben die Approximalflächen beim Kauen aneinander und die approximalen Kontaktpunkte wandeln sich mit zunehmendem Alter in Kontaktflächen um. Auffällig ist die typische, unterschiedlich gekrümmte Form zweier benachbarter Flächen: Die distale Approximalfläche eines Prämolaren oder Molaren ist konvex gekrümmt, die mesiale Approximalfläche konkav; man bezeichnet sie deshalb als **Sphärische Approximalkontakte (Abb. 5.46 und 5.47)**.

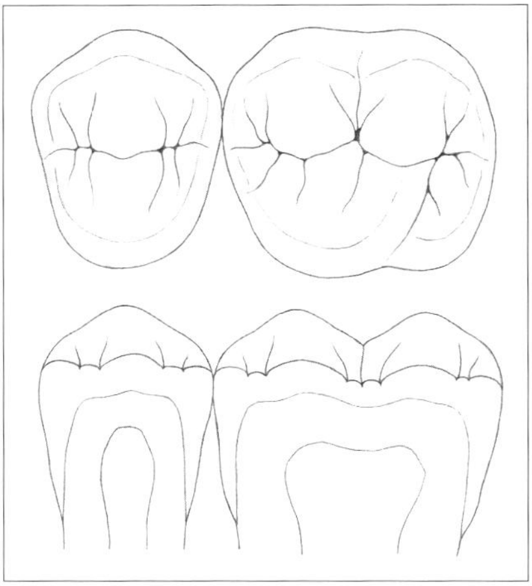

Abb. 5.46 Punktförmige Approximalkontakte

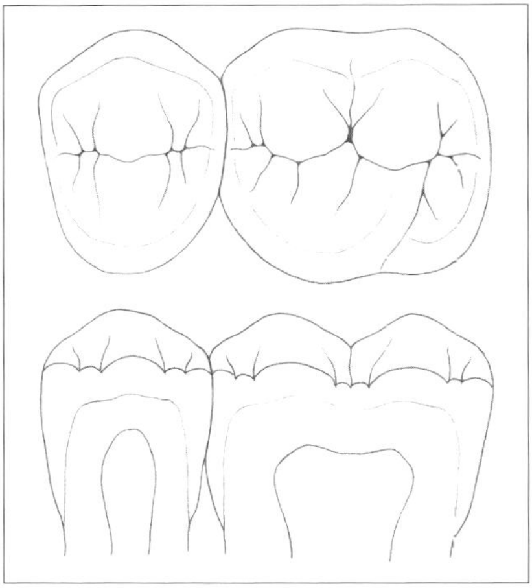

Abb. 5.47 Sphärische Approximalkontakte (Beachte: Mesiale Kontaktflächen sind stets konkav, distale immer konvex)

### 5.4.3 *Okklusale Kontaktbeziehungen*

Durch die Aktivität der Mundschließer lässt sich der Unterkiefer so weit an den Oberkiefer heranführen, bis die Kauflächen der Zähne eine weitere Cranialbewegung des Unterkiefers stoppen. Die dabei zwischen den Ober- und Unterkieferzähnen auftretenden Kontaktbeziehungen bezeichnet man als **Okklusale Kontakte**, die Lagebeziehung zwischen Oberkiefer und Unterkiefer unter Kontakt als **Okklusion**.

Während man früher zwischen Okklusion als statischer Position der Zähne im Kieferschluss und der Artikulation als dynamischem Geschehen bei Kieferbewegungen unterschied, bezeichnet man seit einigen Jahren jegliche Kontaktbeziehung der Zahnreihen als Okklusion. Damit enthält dieser Begriff sowohl die statische als auch die dynamische Komponente, wenn auch nicht verschwiegen werden darf, dass in jüngerer Zeit für die dynamische Komponente der Okklusion, also die Kontaktbeziehungen zwischen Ober- und Unterkieferzähnen während Kieferbewegungen wieder der Begriff **Dynamische Okklusion** bzw. der Doppelausdruck *Okklusion/Artikulation* zu finden ist.

#### 5.4.3.1 Die Zahn-zu-zwei-Zahn-Beziehung

**Schlussbiss oder Habituelle Interkuspidation**

Die Kieferposition bei maximaler Annäherung und größtmöglicher Verschlüsselung des Unterkiefers mit dem Oberkiefer wurde früher (und größtenteils auch noch heute) als Schlussbiss, Schlussokklusion oder Zentrische Okklusion bezeichnet. In den siebziger Jahren ersetzte man in der zahnmedizinischen Fachliteratur diesen Begriff durch den Ausdruck **Habituelle Okklusion**, der dann in den vergangenen Jahren eine nochmalige Veränderung zu dem Ausdruck **Habituelle Interkuspidation** erfuhr; er soll auch in diesem Buch anstelle des Begriffs Schlussbiss verwendet werden.

**Haupt- und Nebenantagonist**

Aus frontaler wie aus bukkaler Sicht lässt sich erkennen, dass im eugnathen Gebiss die unteren Zähne zu den oberen eine ganz bestimmte Position einnehmen: Aufgrund der unterschiedlichen Breite der oberen und unteren mittleren und seitlichen Schneidezähne kommt es zu einer Verschiebung beider Zahnreihen gegeneinander, beim Kieferschluss hat deshalb mit Ausnahme der unteren mittleren Schneidezähne und der oberen dritten Molaren jeder Zahn Kontakt zu zwei Zähnen des Gegenkiefers. Man bezeichnet diese bei den meisten Menschen anzutreffende Anordnung als **Zahn-zu-zwei Zahn-Beziehung**.

Der mit seinem gleichnamigen Zahn im Gegenkiefer zusammentreffende Zahn wird als **Hauptantagonist** bezeichnet, sein mitokkludierender Nachbar als **Nebenantagonist**. Nebenantagonist im Oberkiefer ist für die unteren Zähne der vor dem Hauptantagonisten stehende obere Zahn, Nebenantagonist im Unterkiefer ist für die oberen Zähne der hinter dem Hauptantagonisten stehende untere Zahn.

Hierzu zwei Beispiele:
Hauptantagonist für den Zahn 34 ist im Oberkiefer Zahn 24, Nebenantagonist ist 23. Für den Zahn 25 ist der Hauptantagonist im Unterkiefer 35, der Nebenantagonist 36 **(Abb. 5.48)**.

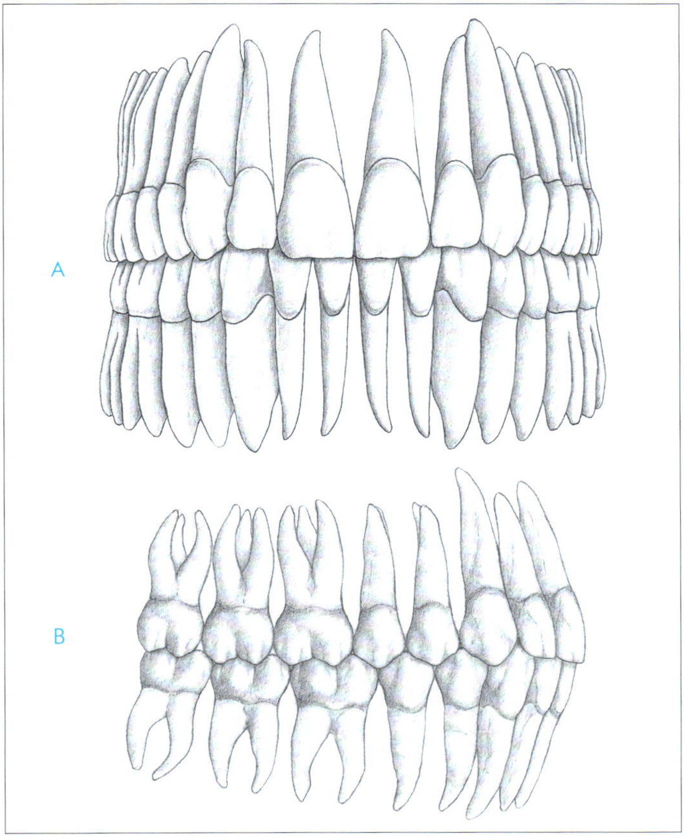


Abb. 5.48
Haupt- und Nebenantagonisten:
A Frontalansicht,
B Lateralansicht.
Hauptantagonist für den unteren 5er ist der obere 5er, also der gleichnamige Zahn. Nebenantagonist ist der davor stehende 4er.

## A-, B- und C-Kontakte

Zwischen konvexen Flächen sind in bukkolingualer Richtung prinzipiell drei punktförmige Kontaktbeziehungen möglich, die aus didaktischen Gründen mit den Buchstaben A, B und C bezeichnet werden **(Abb. 5.49)**.

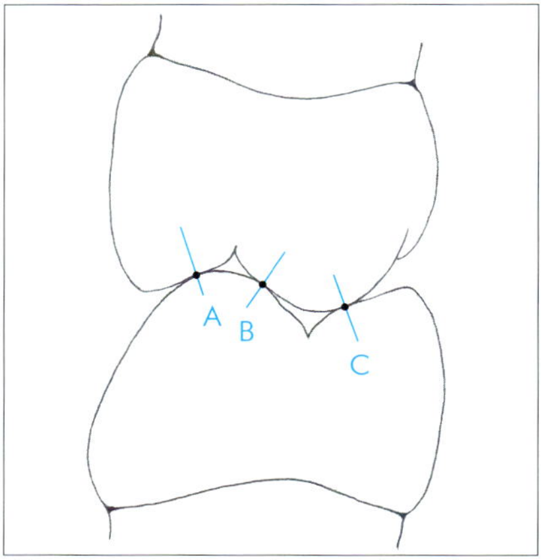


Abb. 5.49 A-, B- und C-Kontakte: Der wichtigste der drei Kontakte ist der B-Kontakt, da er ziemlich genau im Bereich der Zahnlängsachse liegt.

- Kontakte zwischen bukkalen Höckern nennt man **A-Kontakte**,
- Kontakte zwischen tragenden oder zentrischen Höckern **B-Kontakte** und
- Kontakte zwischen lingualen und palatinalen Höckern **C-Kontakte**.

Sind alle drei Kontakte vorhanden oder wenigstens ein A- und B-Kontakt oder ein B-und C-Kontakt, so wird der Kaudruck in Richtung der Zahnachsen abgeleitet und der Zahnhalteapparat gleichmäßig belastet. Die Kippung der Zähne wird verhindert, ebenso eine Aufteilung der Kaudruckkräfte in Zug- und Druckkräfte auf die Strukturen des Zahnhalteapparats, die eine Schädigung desselben, verbunden mit einer Lockerung der Zähne und sanduhrartigen Erweiterung der Alveole zur Folge haben. Daraus können wir ableiten: *Von den drei Kontakten ist der B-Kontakt der bedeutsamste, er und ein weiterer Kontakt sollten deshalb an jedem Zahn vorhanden sein* **(Abb. 5.50)**!

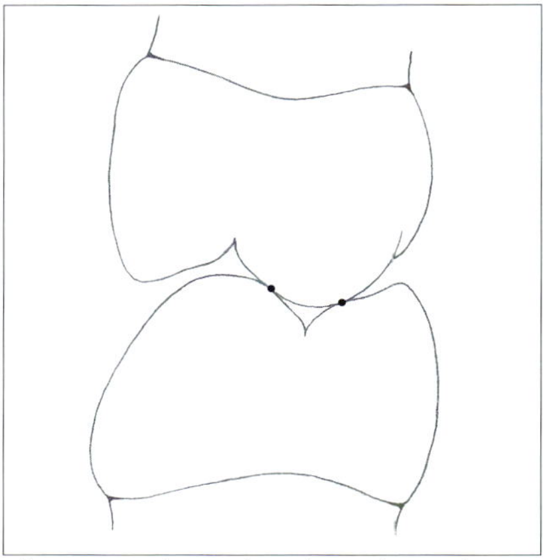

Abb. 5.50 B- und C-Kontakte (oder B-und A-Kontakte) sind stabil

Sind nur ein A- und ein B-Kontakt oder gar nur ein A- oder B-Kontakt vorhanden, dann beginnen Zähne entlang der Schrägflächen der Dreieckswülste zu wandern: Der untere Zahn kippt dabei so lange nach lingual, der obere nach bukkal, bis er einen neuen B-Kontakt gefunden hat. Dieser neue B-Kontakt ist aber kein korrekter B-Kontakt, und die Folge sind fast immer sogenannte *Balancestörungen* (auf die Begriffe Balancestörungen und Hyperbalancen wird noch näher eingegangen) **(Abb. 5.51)**. Durch die Kippung der oberen Seitenzähne nach bukkal und der unteren Seitenzähne nach lingual wird die *relative* Steilheit der Höckerabhänge größer **(Abb. 5.51 A)**. Dies kann die Kondylenbahn des Kiefergelenks nicht mehr kompensieren, das heißt, die Funktion des Kiefergelenks, bei einsetzender Unterkieferbewegung die Höcker der Seitenzähne zu trennen, wird ausgeschaltet. Die Folge ist ein Aufeinandertreffen der Höcker bei einsetzender Mediotrusion oder Laterotrusion. Tritt dieser störende Kontakt auf der Mediotrusionsseite auf, so bezeichnet man diesen als **Balancestörung**; tritt der Störkontakt auf der Laterotrusionsseite auf, so nennt man diesen **Hyperbalance**.

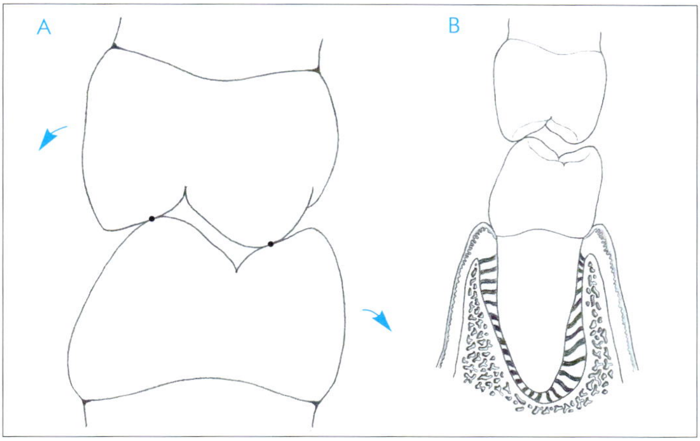


Abb. 5.51 A und B Fehlende oder falsche Kontakte führen zur Kippung der Zähne (A) und sanduhrförmigen Erweiterung der Alveole (B). Der untere Zahn kippt nach lingual, der obere Zahn nach bukkal.

Deswegen ist es für jede Zahntechnikerin und jeden Zahntechniker wichtig zu wissen, wo diese okklusalen Kontakte normalerweise liegen bzw. liegen sollten. Im Rahmen dieses Buches kann aber nur Grundlegendes zur Lage okklusaler Kontakte gesagt werden. Ausführliches Wissen erwirbt man nur durch Besuch guter Aufwachskurse oder das Studium spezieller Fachliteratur, wie das in gleicher Reihe erschienene Buch von U. Lotzmann *Die Prinzipien der Okklusion*.

Die Okklusalansichten einer Ober- und Unterkieferzahnreihe auf der vorderen und hinteren inneren Umschlagseite beruhen auf den idealtypischen Kauflächen der von Lundeen und Payne entwickelten Modelle für die Aufwachstechnik. Vorzug dieser Modelle ist, dass sie einfache, schematisierte, aber funktionsgerechte Kauflächen haben, an denen man deshalb die Funktion besonders gut lernen kann.

Die Zahntechnik der letzten Jahre hat zum Teil Kauflächen hervorgebracht, die auf den ersten Blick hin ungeheuer beeindrucken, bei genauerer Betrachtung aber erkennen lassen, dass sie funktionell falsch gestaltet sind und im Mund des Patienten zwangsläufig Störungen verursachen müssen.

Mit der farblichen Unterscheidung der Kontaktbeziehungen nach einem bestimmten Farbsystem soll verständlich gemacht werden, welche Kontakte zusammengehören und welche Funktion der jeweilige Kontakt hat.

## Schließstopper und Ausgleichskontakte und ihre Funktion

Zur Erklärung dieser beiden Begriffe sollen zunächst die unteren bukkalen Höcker betrachtet werden. Jeweils mesial von der Höckerspitze findet sich auf Innenseite des vorderen Umschlags ein rot eingezeichneter Kontakt, distal der Höckerspitze ein grüner Kontakt.

Beim Schließen des Unterkiefers treffen die roten, mesial von der Höckerspitze liegenden Kontaktpunkte auf den nach distal geneigten Randleisten der oberen bukkalen Höcker auf und stoppen die Schließbewegung des Unterkiefers.

> Man bezeichnet deshalb diese Kontakte als **Schließstopper** oder englisch als **Closure Stoppers**.

Die auf den inneren Umschlagseiten grün eingezeichneten, auf den nach distal geneigten Höckerabhängen liegenden Kontakte werden Ausgleichsstopper, **Ausgleichskontakte** oder **Equalizer** genannt. Werden beim Kieferschluss die Kontaktbeziehungen zwischen Schließstoppern und Ausgleichsstoppern in Ober- und Unterkiefer gleichzeitig erreicht, so wirken die Ausgleichskontakte genau in Gegenrichtung der Schließstopper. Die beiden Kontakte heben sich in ihren Kraftwirkungen auf und die Zahnreihe bleibt in mesiodistaler Richtung stabil.

### Folgen fehlender Schließstopper und Ausgleicher

Fehlen die entsprechenden Schließstopper, so gleitet der Unterkiefer durch den nach vorne gerichteten Zug der Kaumuskulatur nach mesial weg. Da die Zahnfront reine Abbeiß- und Tastfunktion hat, ist sie von Natur aus nicht in der Lage, bei fehlenden Schließstoppern den Unterkiefer in seiner Position zu halten. Man braucht also für eine stabile Zahnfront Schließstopper im Seitenzahnbereich.

> Ein auffälliges, typisches Merkmal fehlender Schließstopper ist die sich auffächernde Zahnfront.

Entsprechend führen fehlende Ausgleichskontakte zu einem Abgleiten des Unterkiefers nach distal. Als Folge davon wird der Gelenkkopf des Unterkiefers tiefer in die Gelenkgrube gezogen. Er verdrängt den Discus articularis nach vorn in Richtung Gelenkhöckerchen und lagert sich in die Biläminäre Zone ein. Da die Biläminäre Zone von Nerven durchzogen ist, erzeugt der sich einlagernde Kondylus insbesondere bei Knirschern teilweise sehr starke Kiefergelenksschmerzen. Den Ausgleichskontakten kommt also die wichtige Aufgabe zu, die Kiefergelenke zu schützen. Man kann also sagen: Die Schließstopper und Ausgleichskontakte stabilisieren die Zahnreihe nicht nur in mesiodistaler Richtung, insbesondere schützen die Schließstopper die Zahnfront, die Ausgleicher die Kiefergelenke **(Abb. 5.52)**.

### Aktive und Passive Zentrik

Nimmt man ein Modellpaar mit Zahn-zu-zwei-Zahn-Beziehung zur Hand und betrachtet die Stellung der Höcker nahe der habituellen Interkuspidation, so kann man gut erkennen, wie sich die zentrischen Höcker der Ober- und Unterkieferzähne beim weiteren Kieferschluss *aktiv* in die Gruben und gegen die Randleisten ihrer Antagonisten bewegen. Aus der Sicht der Gruben und Randleisten kann man sagen, dass sie die unteren zentrischen Höcker über punktförmige Kontakte *passiv aufnehmen*.

Deshalb bezeichnet Slavicek die auf den unteren bukkalen Höckern liegenden Kontaktpunkte als **Aktive Zentrik** des Unterkiefers, die zugehörige **Passive Zentrik** des Oberkiefers liegt auf den Randleisten und in den zentralen Gruben der oberen Molaren.

Die Aktive Zentrik des Oberkiefers liegt entsprechend auf den palatinalen Höckern der Prämolaren und Molaren, die zugehörige Passive Zentrik des Unterkiefers liegt in den distalen Gruben der Prämolaren, bei den Molaren in den zentralen Gruben und auf den Randleisten.

Abb. 5.52
Schließstopper und Ausgleichskontakte

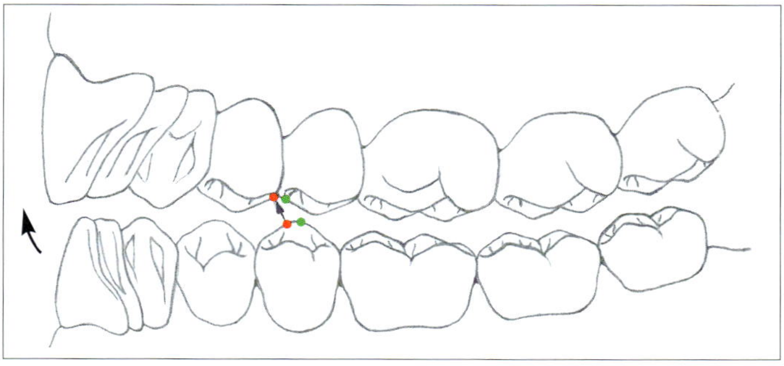

## Aktive und Passive Zentrik der Ober- und Unterkieferzähne

Mithilfe der auf der Innenseite der vorderen Umschlagseite abgebildeten Kontaktbeziehungen sollen die Kontakte der aktiven und passiven Zentrik in Ober- und Unterkiefer besprochen werden. Die Farben geben dabei jeweils an, ob es sich um einen Schließstopper, einen Ausgleicher oder einen B-Kontakt handelt:

- **Schließstopper** sind rot
- **Ausgleichskontakte** sind grün
- **B-Kontakte** sind blau dargestellt (innere Umschlagseiten).

## Aktive Zentriken der Unterkieferzähne

### Unterer erster Prämolar

Der bukkale Höcker des unteren ersten Prämolaren trifft auf die distale Randleiste des oberen Eckzahns und die mesiale Randleiste des oberen ersten Prämolaren.

### Unterer zweiter Prämolar

Der bukkale Höcker des unteren zweiten Prämolaren trifft auf die distale Randleiste des oberen ersten Molaren und die mesiale Randleiste des oberen zweiten Molaren.

### Unterer erster Molar

Der mesiobukkale Höcker des ersten Molaren trifft auf die distale Randleiste des oberen zweiten Prämolaren und die mesiale Randleiste des oberen ersten Molaren.

Der distobukkale Höcker des unteren ersten Molaren stützt sich dreipunktartig in der zentralen Grube der unteren Molaren ab.

Der dritte, distale Höcker des ersten unteren Molaren hat keinen Kontakt mit seinem Antagonisten.

### Unterer zweiter Molar

Der mesiobukkale Höcker des unteren zweiten Molaren verhält sich wie der erste Molar: Er hat Randleistenkontakte mit der distalen Randleiste des oberen ersten Molaren und der mesialen Randleiste des oberen zweiten Molaren.

Der distobukkale Höcker des unteren zweiten Molaren hat wie der distobukkale Höcker des unteren ersten Molaren Grubenkontakt in der zentralen Grube des oberen zweiten Molaren.

### Unterer dritter Molar

Da die unteren dritten Molaren in ihrer Form stark unterschiedlich sind, lässt sich keine allgemeingültige Aussage über die Kontaktbeziehung machen. Es ist entweder eine verkleinerte Form des unteren zweiten Molaren oder er besitzt in der Regel nur einen palaten Höcker (Grubenkontakt).

## Aktive Zentriken der Oberkieferzähne

### Oberer erster Prämolar

Der palatinale Höcker des oberen ersten Prämolaren hat fast nie Kontakt mit der distalen Grube des unteren ersten Prämolaren. Wird dort ein Dreipunktkontakt gestaltet, so entspricht dieser dem des oberen zweiten Prämolaren.

### Oberer zweiter Prämolar

Der palatinale Höcker des oberen zweiten Prämolaren stützt sich dreipunktartig in der distalen Grube des unteren zweiten Prämolaren ab.

### Oberer erster Molar

Der mesiopalatinale Höcker des oberen ersten Molaren okkludiert mit einem Dreipunktkontakt in der zentralen Grube des unteren ersten Molaren.

Der distopalatinale Höcker des oberen ersten Molaren trifft auf die distale Randleiste des unteren ersten Molaren und auf die mesiale Randleiste des unteren zweiten Molaren.

### Oberer zweiter Molar

Der obere zweite Molar entspricht in den meisten Fällen in seiner Gestalt dem oberen ersten Molaren und hat deshalb dieselben Kontaktbeziehungen, wie sie zuvor für den oberen ersten Molaren beschrieben wurden.

### Oberer dritter Molar

Auch er weist wie die unteren dritten Molaren eine so starke Abweichung in der Form auf, dass allgemeingültige Aussagen nicht sinnvoll sind.

Zusammenfassend lässt sich für die korrekte Lage der Kontakte Folgendes sagen:

### Unterkiefer

- Schließstopper (= Closure Stoppers) liegen immer auf nach mesial geneigten Abhängen.
- Ausgleichkontakte (= Equalizer) liegen auf nach distal geneigten Abhängen.
- B-Kontakte liegen auf nach distal geneigten Abhängen.

### Oberkiefer

- Schließstopper liegen immer auf nach distal geneigten Abhängen.
- Ausgleichskontakte liegen immer auf nach mesial geneigten Abhängen.
- B-Kontakte liegen immer auf nach mesial geneigten Abhängen.

### 5.4.3.2 Die Zahn-zu-Zahn-Beziehung

Die Zahn-zu-Zahn-Beziehung kommt im natürlichen Gebiss seltener vor, gelegentlich findet man auf der einen Gebisshälfte eine Zahn-zu-zwei-Zahn-Beziehung und auf der anderen Seite eine Zahn-zu-Zahn-Beziehung.

Die Zahn-zu-Zahn-Beziehung ist – verglichen mit der Zahn-zu-zwei-Zahn-Beziehung – eigentlich ein kieferorthopädisches Krankheitsbild: eine Distalbisslage des Unterkiefers um eine halbe Prämolarenbreite.

Lange Jahre galt in der Gnathologie die von dem verstorbenen amerikanischen Zahnarzt Peter K. Thomas entwickelte Zahn-zu-Zahn-Beziehung als das anzustrebende Idealziel einer organischen Okklusion, und jede größere Versorgung wurde in Zahn-zu-Zahn-Relation gestaltet.

Die Zahn-zu-Zahn-Beziehung ist ein *durchgestyltes Okklusionskonzept* einer reinen Höcker-Gruben-Beziehung zwischen Zähnen: Jeder Höcker der Backenzähne stützt sich in einer Grube des Gegenzahns ab, Randleistenkontakte sind nicht vorhanden. Nach Thomas wird dadurch nicht nur jeder Zahn in Richtung der Zahnlängsachse belastet und schädigende Horizontalkräfte weitestgehend vermieden, sondern es wird vor allem auch das Einpressen von Nahrung in den Interdentalraum, die **Speiseimpaktierung**, verhindert.

Grundsätzlich gilt es zu beachten, dass sich bei der Zahn-zu-Zahn-Beziehung immer drei Kontaktpunkte um die Höckerspitze herum anordnen. Die drei Stopps sollten sehr nahe beieinander liegen, damit zum einen der Höcker nicht zu breit wird, zum anderen ergeben breite Höcker eine viel zu breite antagonistische Kaufläche und nicht zuletzt stören breite Höcker häufig bei Kieferbewegungen.

Eine ausführliche Beschreibung der Kontakte der Aktiven und Passiven Zentrik bei der Zahn-zu-Zahn-Beziehung unterbleibt, die korrekte Lage ist der Abbildung auf der hinteren inneren Umschlagseite zu entnehmen. Auch für ihre prinzipielle Lage gilt, was bei der Zahn-zu-zwei-Zahn-Beziehung schon gesagt wurde.

Vor allem der Anfänger sollte sich von vielen *Konfettis* auf der Kaufläche nicht beeindrucken lassen und in einem solchen Fall erst einmal überprüfen, ob all diese Kontakte funktionell richtig angeordnet sind.

Bei der Zahn-zu-Zahn-Beziehung wie bei Zahn-zu-zwei-Zahn-Beziehung gilt: Ein eindeutiger, funktionell richtig gestalteter Dreipunktkontakt bei jedem Zahn ist vollkommen ausreichend und besser als viele, zu Störungen neigende, falsch platzierte Dreipunktkontakte!

# Kapitel 6
# Physiologie des Kausystems

## Der Inhalt auf einen Blick


| | | |
|---|---|---|
| 6.1 | Funktionen des Kausystems | 217 |
| 6.1.1 | Funktionen im Rahmen des Verdauungssystems | 217 |
| 6.1.1.1 | Kauen | 218 |
| 6.1.1.2 | Schlucken | 220 |
| 6.1.2 | Funktionen im Rahmen des Atmungssystems | 220 |
| 6.1.2.1 | Atmen | 221 |
| 6.1.2.2 | Sprechen | 222 |
| 6.1.3 | Funktionen des Nervensystems | 223 |
| 6.1.3.1 | Bau, Einteilung und Funktionen des Nervensystems | 224 |
| 6.1.3.2 | Bau und Funktion von Leitungsbögen | 225 |
| 6.2 | Die Bewegungen des Unterkiefers, ihre Aufzeichnung und Simulation in Artikulatoren | 227 |
| 6.2.1 | Grundbewegungen der Kiefergelenke | 227 |
| 6.2.2 | Grundbewegungen des Unterkiefers | 227 |
| 6.2.3 | Grenzbewegungen und funktionelle Bewegungen | 228 |
| 6.2.4 | Rotationsachsen des Unterkiefers bei Kieferbewegungen | 231 |
| 6.2.5 | Die Scharnierachse des Unterkiefers und die zentrische Scharnierachse | 232 |
| 6.2.6 | Individuelle und arbiträre Scharnierachsenlokalisation | 234 |
| 6.3 | Unterkieferpositionen und Kondylenposition | 237 |
| 6.3.1 | Ruhelage | 237 |
| 6.3.2 | Habituelle Interkuspidation (Interkuspidationsposition = IKP) | 238 |
| 6.3.3 | Zentrische Relation, zentrische Kondylenposition und der Begriff *Zentrik* | 239 |
| 6.3.4 | Retrale Kontaktposition (= RKP) | 241 |
| 6.3.5 | Habituelle Interkuspidation in zentraler Relation (IKP = RKP) | 242 |
| 6.4 | Gründe für die Aufzeichnung von Kieferbewegungen | 243 |
| 6.5 | Verfahren für die Aufzeichnung von Kieferbewegungen | 245 |
| 6.5.1 | Intraorale Aufzeichnungsverfahren | 247 |
| 6.5.2 | Extraorale Aufzeichnungsverfahren | 249 |
| 6.6 | Die Bewegungen der Kondylen | 252 |
| 6.6.1 | Bewegungsbahnen in der Sagittalebene | 252 |
| 6.6.2 | Bewegungsbahnen in der Horizontal- und Frontalebene | 255 |
| 6.6.3 | Formen der Bennett-Bewegung und ihre Ursachen | 258 |
| 6.7 | Bewegungen des Inzisalpunkts | 260 |
| 6.7.1 | Bewegungen in der Sagittalebene | 260 |
| 6.7.2 | Bewegungen in der Horizontalebene | 262 |
| 6.7.3 | Bewegungen in der Frontalebene | 263 |
| 6.8 | Bestimmungsfaktoren des okklusalen Reliefs | 263 |
| 6.8.1 | Kondylenbahn und Frontzahnführung | 263 |

| | | |
|---|---|---|
| 6.8.2 | Bennett-Bewegung | 264 |
| 6.8.3 | Interkondylarabstand | 268 |
| 6.8.4 | Die Lage der Okklusionsebene im Verhältnis zur Kondylenbahn | 268 |
| 6.8.5 | Der Verlauf von Spee-Kurve und Wilson-Kurve | 269 |
| 6.8.6 | Überbissverhältnisse in der Front | 271 |
| 6.9 | Die Simulation von Bewegungen in Artikulatoren | 271 |
| 6.9.1 | Die Anwendungsbereiche von Artikulatoren in der Zahnheilkunde | 271 |
| 6.9.2 | Arcon- und Non-Arcon-Artikulatoren | 274 |
| 6.9.3 | Artikulatorenarten und ihre Einsatzbereiche | 277 |
| 6.9.3.1 | Mittelwertartikulatoren | 278 |
| 6.9.3.2 | Teiljustierbare Artikulatoren | 279 |
| 6.9.3.3 | Volljustierbare Artikulatoren | 284 |
| 6.10 | Die Modellmontage in Artikulatoren und ihre Auswirkung auf die Simulation der Kieferbewegungen | 288 |
| 6.10.1 | Die Modellmontage in Mittelwertartikulatoren | 289 |
| 6.10.2 | Die Modellmontage in teiljustierbaren Artikulatoren | 290 |
| 6.10.2.1 | Die Bedeutung der Scharnierachse und des anterioren Referenzpunkts für die schädel- und achsenbezügliche Modellmontage | 290 |
| 6.10.2.2 | Die Übertragung des Oberkiefermodells mithilfe des Übertragungsbogens und der individuellen Scharnierachse | 292 |
| 6.10.2.3 | Die Übertragung des Oberkiefermodells mithilfe des Schnellübertragungsbogens und der arbiträren Scharnierachse | 296 |
| 6.10.2.4 | Die Zuordnung des Unterkiefers zum Oberkiefer | 303 |
| 6.11 | Die neuronale Steuerung der Kaubewegungen | 304 |

# 6.1 Funktionen des Kausystems

Tiefergehende Kenntnisse über die Funktionen des Kausystems sind in der Zahntechnik unabdingbar, da der Zahnersatz diese Funktionen mehr oder weniger stark beeinflusst. Wie in Kapitel 1.6 erwähnt, hat das Kausystem im Wesentlichen die nachstehenden Funktionen; sie stellen zugleich Teilfunktionen anderer Organsysteme dar:

**Kaufunktion** (= Mastikatorische Funktion)
Nahrungsaufnahme, Nahrungszerkleinerung, Nahrungsverarbeitung und Nahrungstransport (Beißen, Kauen, Saugen, Lecken, Schlucken, Rülpsen, Spucken, Würgen, Erbrechen).

**Wahrnehmungsfunktion**
(= Sensitiv-sensorische Funktion)
Wahrnehmung von Tastempfindungen (Berührung, Druck, Stellung, Bewegung), Schmerz-, Temperatur-, Geschmacks- und erotisierender Empfindungen (Küssen).

**Lautbildungsfunktion**
(= Phonetische Funktion)
Sprechen, Singen, Zischen, Pfeifen und Geräusche nachahmen.

**Ästhetisch-physiognomische Funktion**
Veränderungen des Gesichtsausdrucks (Lachen, Weinen).

**Atmungsfunktion**
(= Respiratorische Funktion)
Atmen, Schnarchen, Blasen, Husten, Niesen, Schnupfen.

Die Kaufunktion wird von den im Bereich des Mundes und Rachens gelegenen Organen des Verdauungssystems wahrgenommen, die Atmungs- und Lautbildungsfunktion von Organen des Atmungssystems im Bereich der Oberen Luftwege und die Wahrnehmungsfunktion von Sinnesorganen des Nervensystems. An der ästhetisch-physiognomischen Funktion sind Organe zahlreicher Organsysteme beteiligt, deren Funktionen und Bedeutungen im Rahmen des jeweiligen Organsystems ausführlicher dargestellt werden.

### *6.1.1 Funktionen im Rahmen des Verdauungssystems*

Das Verdauungssystem wird von den Organen des sogenannten Verdauungstrakts und den dort einmündenden Verdauungsdrüsen gebildet. Der Verdauungstrakt ist sozusagen ein Rohr, das den Körper durchzieht und in seinen verschiedenen Abschnitten unterschiedlich geweitet ist. Der Mundspalt stellt den Eingang, der After den Ausgang des Rohrs dar. Innerhalb dieses Rohrs laufen die Verdauungsprozesse ab, bei denen die Nährstoffe aus den Nahrungsmitteln herausgelöst werden. Hierzu sind Verdauungsenzyme aus den benachbarten Verdauungsdrüsen nötig.

Der **Verdauungstrakt** untergliedert sich grob in folgende Abschnitte:

- Mund
- Speiseröhre
- Magen
- Dünndarm
- Dickdarm
- Enddarm.

Zu den Verdauungsdrüsen zählen:

- Speicheldrüsen
- Bauchspeicheldrüse
- Leber
- Galle.

Alle Organe eines Organsystems arbeiten im Rahmen einer wichtigen, übergeordneten Funktion zusammen, wobei jedes Organ bestimmte Teilfunktionen übernimmt. Welche Teilfunktionen im Rahmen der Verdauung jedes Verdauungsorgan des Verdauungssystems übernimmt, zeigt **Tabelle 6.1**. Mit Ausnahme des Mundes spielen die Organe des Verdauungssystems in der Zahntechnik keine Rolle, auf eine ausführliche

Beschreibung ihres Aufbaus wurde deshalb bewusst verzichtet (**Tabelle 6.1 und Abb. 6.1**).

Die Verdauungsvorgänge im Bereich des Mundes, auch Mundverdauung genannt, werden unter den Stichworten *Kauen* und *Schlucken* im nachfolgenden Text näher erläutert.

Zum Begriff *Kauen* ist ferner noch anzumerken, dass man darunter in der Zahnheilkunde nicht nur das Zerbeißen von Nahrung versteht, sondern alle Vorgänge der Mundverdauung, beginnend mit der Nahrungskontrolle und -aufnahme bis hin zum Schluckvorgang.

#### 6.1.1.1 Kauen

Das Kauen beginnt eigentlich schon mit dem Betrachten der Nahrung und seiner Geruchswahrnehmung vor der Nahrungsaufnahme. Dies dient zum einen der Kontrolle der Nahrung und zum anderen der Auslösung der Speichelsekretion. Redewendungen wie *das Auge isst mit* oder *da läuft einem ja gleich das Wasser im Munde zusammen* verdeutlichen dies.

Die **Nahrungskontrolle** spielt eine ganz wesentliche Rolle. Sie soll verhindern, dass der Organismus durch verdorbene, ungenießbare Nahrung vergiftet wird und dass die Schleimhäute und Verdauungsorgane nicht durch scharfkantige oder spitze Nah-

| Organ | Funktionen |
|---|---|
| **Mund** | Nahrungskontrolle, mechanische Zerkleinerung und Einspeichelung der Nahrung, Vorverdauung von Kohlehydraten |
| **Speiseröhre** | Weiterleitung des Speisebreis an den Magen |
| **Magen** | Fortsetzung der Kohlehydratvorverdauung<br>Vorverdauung von Eiweißen |
| **Dünndarm** | Endverdauung von Kohlehydraten und Eiweißen, Fettverdauung, Aufnahme der Nährstoffe durch die Darmwand in das Blut |
| **Dickdarm** | Wasserrückgewinnung und damit verbundene Eindickung unverdaulicher Nahrungsreste, Kotbildung |
| **Enddarm** | Ansammlung und Ausscheidung des Kots |
| **Speicheldrüsen** | Anfeuchten (Lösen) und Neutralisieren der Nahrung, Produktion von Enzymen zur Kohlehydratvorverdauung, Gleitfähigmachen der Nahrung |
| **Bauchspeicheldrüse** | Produktion von Enyzmen zur Endverdauung von Kohlehydraten und Eiweißen und zur Fettverdauung |
| **Leber** | Produktion des Gallensafts (eines **Emulgators**) |
| **Galle** | Ausscheidung des Gallensafts zur Unterstützung der Fettverdauung |

Tab. 6.1 Funktionen der Verdauungsorgane

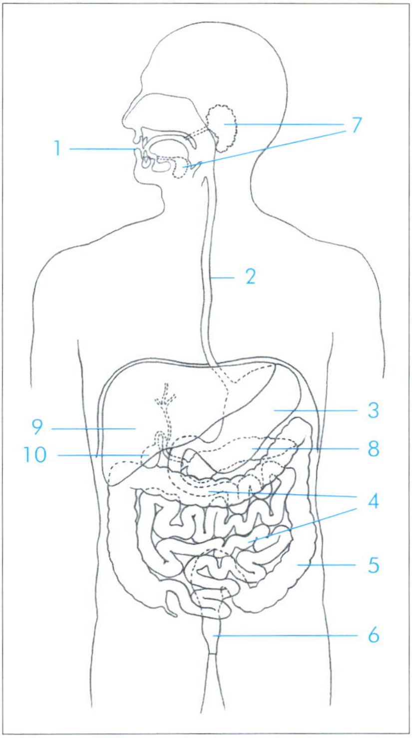


Abb. 6.1 Organe der Verdauung: 1 Mund, 2 Speiseröhre, 3 Magen, 4 Dünndarm, 5 Dickdarm, 6 Enddarm, 7 Speicheldrüsen, 8 Bauchspeicheldrüse, 9 Leber, 10 Gallenblase.

rungsbestandteile verletzt werden. Die Nahrungskontrolle findet während des gesamten Kauvorgangs statt. Dazu werden im Gehirn Sinneswahrnehmungen der Augen sowie Geruchs-, Geschmacks-, Tast-, Schmerz- und Temperaturwahrnehmungen verarbeitet, um im Notfall das Ausspucken oder Erbrechen der Nahrung zu veranlassen.

Damit für das spätere Einspeicheln der Nahrung genügend Speichel zur Verfügung steht, bedarf es einer rechtzeitigen **Auslösung der Speichelproduktion**, denn die Speicheldrüsen produzieren keinen größeren Speichelvorrat. Auf diese Weise wird einer möglichen Selbstverdauung durch Speichelenzyme vorgebeugt. Die Speichelproduktion wird durch Geschmacksstoffe der Nahrung ausgelöst und vom Geschmack hängt die Menge und Zusammensetzung des Speichels weitgehend ab.

Die **Nahrungsaufnahme** kann unterschiedlich erfolgen: Mundgerecht portionierte Nahrung wird mit den Fingern oder dem Essbesteck direkt in die Mundhöhle befördert und dort von der Zunge übernommen. Sie kann aber auch durch Abbeißen von Brocken mit den Schneidezähnen (bei fester Nahrung) oder mit den Eckzähnen und Prämolaren (bei zäher Nahrung) in die Mundhöhle gelangen.

Flüssigkeit wird auf zweierlei Art aufgenommen: Entweder wird sie schluckweise aus einem Gefäß in die Mundhöhle geleert oder durch Erzeugung von Unterdruck in die Mundhöhle gesaugt und anschließend geschluckt.

Die mechanische Reizung der Mundschleimhaut durch den Nahrungsbissen löst eine verstärkte **Speichelsekretion** aus. Die Kontraktion des Großen Kaumuskels und der Oberen Zungenbeinmuskeln unterstützen den Speichelabfluss aus den großen Speicheldrüsen, indem diese Muskeln im Rahmen der Kieferbewegungen leicht auf die benachbarten Speicheldrüsen drücken.

Als Nächstes transportiert die Zunge den Nahrungsbissen zwischen die Prämolaren der linken oder rechten Kieferseite, wo er durch Mahlbewegungen mechanisch grob zerkleinert und mit Speichel durchmischt wird. Die **Zerkleinerung der Nahrung** dient der Oberflächenvergrößerung, um den Speichelenzymen eine größere Angriffsfläche zu bieten und so eine intensivere Vorverdauung der Kohlenhydrate zu ermöglichen.

Mahlbewegungen sind *kreisende*, sich wiederholende (zyklische) freie Kieferbewegungen, deren Bewegungsmuster von Mensch zu Mensch und manchmal auch von Zyklus zu Zyklus verschieden ist. Ein typischer Kauzyklus eines Erwachsenen, der **Vier-Phasen-Rundbiss nach Gysi**, ist im Kapitel 6.2.3 beschrieben.

Das Abgleiten des abgequetschten Anteils des Bissens in den unteren Mundvorhof wird durch die dicht an den Zahnreihen anliegende Wange verhindert. (Deswegen beißt man sich auch manchmal auf die Wange.) Damit der zerstampfte und teilweise schon mit Speichel durchmischte Bissen weiter zerkleinert und durchmischt werden kann, formt die Zunge aus den zerquetschten Anteilen mithilfe des Gaumens wieder einen neuen Bissen. Anschließend wendet sie ihn, indem sie ihn gegen die Gaumenfalten drückt und sich selbst zur Seite bewegt, und schiebt ihn dann auf der anderen Kieferseite zwischen die Prämolaren. Dort wird der Bissen weiter durch Mahlbewegungen zerkleinert und mit Speichel durchmischt.

Im weiteren Verlauf, in dem sich Mahlbewegungen mit anschließender Bissenformung, Bissenwendung sowie Transport zwischen die Backenzähne mehrfach wiederholen, wird der Bissen von der Zunge zur Feinzermahlung zwischen die Molaren geschoben. Nach Abschluss der Zerkleinerung und Durchmischung schiebt die Zunge den Bissen in Richtung Rachenenge, drückt ihn dort gegen das Gaumensegel und löst dadurch den Schluckvorgang aus.

### 6.1.1.2 Schlucken

Der Schluckvorgang dient zum einen der Sicherung der Atemwege, zum anderen dem Transport der zerkleinerten und eingespeichelten Nahrung durch den Rachen zur Speiseröhre.

Bevor der Bissen durch den Rachen transportiert werden kann, muss verhindert werden, dass Teile des Bissens vom Rachen in die Nasenhöhle oder vom Rachen in Kehlkopf und Luftröhre gelangen können. Daher wird zu Beginn des Schluckvorgangs das Gaumensegel angehoben, gespannt und gegen die hintere Schlundwand gedrückt. Diese wölbt sich wulstartig vor und versperrt so den Zugang zur Nasenhöhle. Der Kehlkopf hebt sich, der Kehlkopfeingang nähert sich dem Kehldeckel. Letzterer wird nun durch Rückwärtsbewegung des Zungengrunds auf den Kehlkopfeingang gedrückt, gleichzeitig schließt sich im Kehlkopf die Stimmritze und die Atemtätigkeit wird kurzzeitig eingestellt. So wird verhindert, dass Nahrung in die Luftröhre gelangen kann.

Anschließend quetscht die Zunge wie ein Stempel den Bissen durch die Rachenenge in den Rachenraum, von wo aus er durch Einschnürung der Rachenwand nach unten zur Speiseröhre geschoben wird. Die Speiseröhre übernimmt nun den Bissen und befördert ihn weiter in den Magen.

In der Mundhöhle befindliche Flüssigkeiten werden zum einen durch den großen Stempeldruck der Zunge, zum anderen durch eine ruckartige, kräftige Kontraktion des Mundbodens und des oberen Schlundschnürers durch den Rachen und die Speiseröhre bis in den Magen gespritzt *(Spritzschluck)*.

## *6.1.2 Funktionen im Rahmen des Atmungssystems*

Die Organe des Atmungssystems ermöglichen zusammen die Atmung, wobei zwischen Äußerer und Innerer Atmung unterschieden wird. Hauptfunktion der Äußeren Atmung ist, Sauerstoff aus der Luft aufzunehmen und Kohlendioxid an diese abzugeben. Die Innere Atmung sorgt dafür, dass Sauerstoff aus dem Blut in die Zellen und Kohlendioxid aus den Zellen ins Blut gelangt.

Zu den Organen des Äußeren Atmungssystems rechnet man die luftleitenden Atmungsorgane, die dem Gasaustausch dienenden Lungen und die die Ventilation der Lungen bewirkenden Organe.

Der obere Teil der luftleitenden Organe liegt im Kopf und wird als **Oberer Luftweg** bezeichnet. Er wird gebildet von

- der Nase mit den Nasenhöhlen
- den Nasennebenhöhlen
- dem Rachen.

Der untere Teil der luftleitenden Organe liegt im Hals und im Rumpf und wird als **Unterer Luftweg** bezeichnet. Er wird gebildet von

- Kehlkopf,
- Luftröhre,
- Bronchien und Bronchiolen sowie
- den Lungenbläschen (Lungenalveolen).

Brustkorb und Zwerchfell bewirken die Ventilation der Lunge, worunter man die Bewegung von Luft in die Lunge hinein oder aus ihr heraus versteht **(Abb. 6.2)**.

Die **Tabelle 6.2** zeigt, welche Funktionen im Rahmen der äußeren Atmung jedes der erwähnten und in **Abbildung 6.2** dargestellten Organe übernimmt.

Von den Funktionen Atmen und Sprechen, an deren Ausführung sich auch Organe außerhalb des Kausystems beteiligen, sind nur die Vorgänge im Bereich von Nasenhöhle, Mundhöhle und Rachenraum für die Zahntechnik von Bedeutung; nur diese werden deshalb auch beschrieben.

### 6.1.2.1 Atmen

Die Atemluft wird beim Durchströmen durch die Nasenhöhle gereinigt, indem Partikel der Luft teilweise an den kurzen, steifen Haaren im Bereich der Nasenöffnungen, die wie ein Schutzgitter wirken, hängenbleiben, oder am Schleimfilm des Flimmerepithels der Nasenschleimhaut haften. Der Schleim mitsamt den Partikeln wird dann durch den Flimmerschlag des Epithels zum Rachen transportiert und anschließend verschluckt.

Die vielen Nasenschleim produzierenden Becherzellen und zahlreiche kleine Drüsen sorgen für eine Befeuchtung der Atemluft, ein Venengeflecht der Nasenschleimhaut

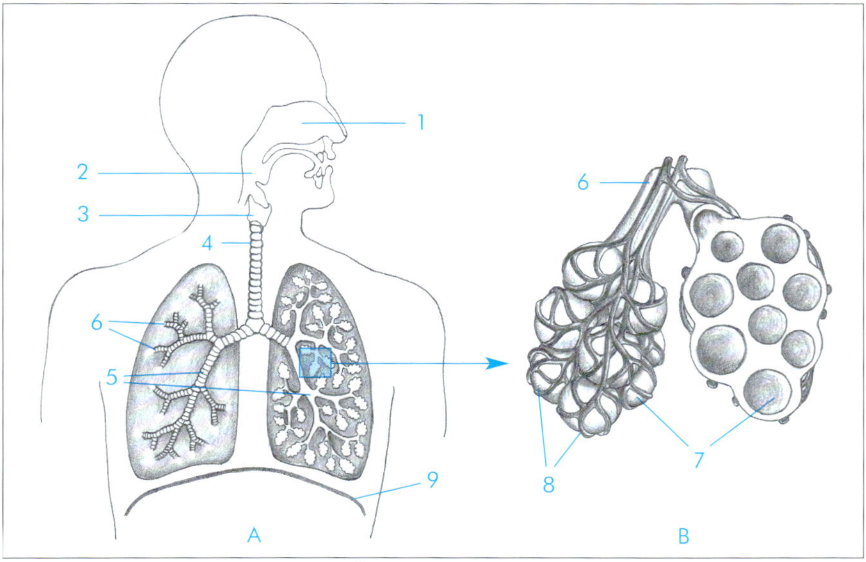


Abb. 6.2 Organe der Atmung: A Die Organe in der Übersicht, B Bronchiole mit einer Traube von Lungenbläschen – links in der Aufsicht mit umgebenden Lungenkapillaren, rechts im Längsschnitt dargestellt (stark vergrößerter Ausschnitt aus [A]).1 Nasenhöhle, 2 Rachen, 3 Kehlkopf, 4 Luftröhre, 5 Bronchien, 6 Bronchiolen, 7 Lungenbläschen, 8 Lungenkapillaren, 9 Zwerchfell.

| Organ | Funktionen |
|---|---|
| **Nase** und **Nasenhöhle** | Vorwärmung, Anfeuchtung und Reinigung der Atemluft |
| **Nasennebenhöhle** | Vorwärmung der Atemluft |
| **Rachen** | Verschließen des oberen Atemwegs beim Schlucken |
| **Kehlkopf** | Verschließen des unteren Atemwegs beim Schlucken |
| **Luftröhre** | Leitung und Reinigung der Atemluft |
| **Bronchien/Bronchiolen** | Leitung, in den Bronchien auch noch Reinigung der Atemluft |
| **Lungenalveolen** | Gasaustausch zwischen Blut und Atemluft |
| **Brustkorb** und **Zwerchfell** | Erzeugung der Luftzirkulation in der Lunge und in den luftleitenden Organen |

Tab. 6.2 Funktionen der Atmungsorgane

im Bereich der mittleren und unteren Nasenmuschel für deren **Erwärmung**.

Für die **Geruchswahrnehmung** ist die Riechschleimhaut auf der oberen Nasenmuschel und an der Nasenscheidewand zuständig.

Zur **Reinigung** der Nase durch Ausschnupfen (Schnäuzen) wird beim Ausatmen eine große Luftmenge schnell durch die Nasenhöhle gepresst, wodurch Sekretanhäufungen auf der Nasenschleimhaut mitgerissen und nach draußen befördert werden.

### 6.1.2.2 Sprechen

Die Fähigkeit der Sprache ist eines von mehreren Merkmalen, in denen sich Mensch und Tier unterscheidet. Die Sprache ist für ihn von zentraler Bedeutung, weil sie ihm eine intensive Kommunikation mit anderen Menschen ermöglicht. Dies wird besonders in Fällen fehlender Frontzähne, Hasenscharten oder Wolfsrachen, Verlust von Zunge oder Lippengewebe sowie Hirn- und Nervenverletzungen deutlich, bei denen die Sprache stark an Verständlichkeit einbüßt. Die Wiederherstellung der Sprechfunktion ist eine von mehreren Aufgaben, die Zahnersatz und Defektprothesen (Obturatoren) zu erfüllen haben.

Voraussetzung für die **Tonerzeugung** ist ein ununterbrochener Luftstrom ausreichender Luftmenge und Drucks, der durch den Atmungsapparat beim Ausatmen bereitgestellt wird. Die aus den Lungen strömende Luft passiert den Kehlkopf, setzt dabei die Stimmbänder in Schwingungen und lässt einen Ton entstehen (auch Phonation genannt). Dieser kann durch unterschiedliche Einstellungen der Stimmbänder in Höhe und Lautstärke verändert werden.

Die Tonwellen, die durch die Stimmbänder hervorgerufen werden, sind jedoch weit von dem entfernt, was wir als Sprache hören. Erst verschiedene Resonanzkörper verleihen der Stimme ihre charakteristischen Eigenschaften und verstärken den Ton. Diesem Zweck dienen die vielen kleinen Hohlräume in Knochen, wie beispielsweise die Kiefer-, Stirn- und Keilbeinhöhlen und die größeren Hohlräume wie der Rachen, die Nasenhöhle und die Mundhöhle sowie der Brustkorb.

In der Mundhöhle und dem unteren Rachen, zusammen als **Ansatzrohr** bezeichnet, werden letztendlich die **Sprachlaute** erzeugt (auch Artikulation genannt), an deren charakteristischer Formung fast alle Strukturen der Mundhöhle beteiligt sind.

Bei den **Vokalen** (a/e/i/o/u) spielen die Weite und Öffnung der Mundhöhle eine wichtige Rolle, die nicht zuletzt auch durch die Kieferstellung und die Lage der Zunge, Zungenform und Abschluss des Nasenrachens durch das Gaumensegel und die vorgewölbte Rachenwand bestimmt wird. Zudem wölbt sich der Gaumen des Menschen hoch auf, damit die Zunge genügend Spielraum hat und ein Hohlraum für die Vokalbildung vorhanden ist.

Die **Konsonanten** entstehen an drei verschiedenen **Artikulationszonen**: den Lippen, den Zähnen und dem Gaumen. (Man spricht daher von **Lippenlauten** oder labialen Lauten, **Zahnlauten** oder dentalen Lauten und von **Gaumenlauten** oder gutturalen Lauten.)

Für die Lippenlaute sind fleischige (wulstige) und sehr bewegliche Lippen notwendig, für die Zahnlaute eine geschlossene Zahnreihe mit annähernd gleich hohen Zähnen.

Für die sogenannten nasalen Konsonanten (m/n/ng) wird der Nasenrachenraum ausnahmsweise nicht verschlossen, damit die Atemluft durch die Nasenhöhle geleitet werden kann, wodurch diese Laute ihre typisch *näselnde* Klangfarbe erhalten. Überhaupt spielt die Nasenhöhle zusammen mit dem Harten und Weichen Gaumen als Resonanzboden eine wichtige Rolle. Änderungen ihrer Resonanzverhältnisse, beispielsweise durch eine bei Schnupfen angeschwollene Schleimhaut, kann die Sprache stark beeinflussen.

Man unterscheidet bei den Konsonanten Reibelaute von Explosionslauten und stimmhafte von stimmlosen Konsonanten. **Reibelaute** entstehen, wenn der Luftstrom an Verengungsstellen (an Spalten zwischen den Lippen oder den Zähnen oder zwischen Gaumen und Zunge) verwirbelt wird. **Explosionslaute** kommen durch völligen Verschluss der Artikulationsstellen und plötzlichem Öffnen zustande. **Stimmlose Konsonanten** werden nur durch den Luftstrom der ausgeatmeten Atemluft erzeugt, während bei den **stimmhaften Konsonanten** vom Kehlkopf zusätzlich noch Schwingungen erzeugt werden. **Tabelle 6.3** gibt eine Übersicht über die Konsonantenarten und ihre Artikulationszonen.

| | stimmhaft | stimmlos |
|---|---|---|
| a) **Reibelaute:** | | |
| labio-dental | w | f |
| dental | s | ss |
| guttural | j | sch u. ch |
| b) **Explosionslaute:** | | |
| labial | b | p |
| dental | d | t |
| guttural | g | k |
| c) **Nasale Laute:** | | |
| labial | m | |
| dental | n | |
| guttural | ng | |

Tab. 6.3 Unterteilung der Konsonanten

Eine bedeutsame Rolle beim Sprechen spielt auch das Gehirn. Es muss die vielen komplexen Vorgänge steuern, wozu ein mehrjähriger Lernprozess und die Fähigkeit zum Hören notwendig sind. Es ist dabei zu erstaunlichen Leistungen fähig. Ist die Artikulation beispielsweise durch Missbildungen des Kausystems, wie Hasenscharte oder Wolfsrachen gestört, so sind die betroffenen Menschen dank des Gehirns meist in der Lage, Laute zu erzeugen, die den normalen Sprachlauten sehr nahekommen.

### *6.1.3 Funktionen des Nervensystems*

Der Mensch muss Vorgänge in der Umwelt, aber auch im Körperinneren wahrnehmen können, wozu er sich seiner vielen Sinnesorgane bedient. Ihre Informationen ermöglichen dem Gehirn, geeignete Körperreaktionen auf Umwelteinflüsse zu veranlassen oder die Vorgänge im Körperinneren zu koordinieren und zu steuern. Im Bereich des Kausystems liegen auffallend viele Sinnesorgane, deren Wahrnehmungsfunktionen nicht nur dem Kausystem, sondern dem ganzen Körper dienen.

In der Zahnheilkunde gewinnen Studien über die Steuerung der Muskelbewegungen des Kausystems (die sogenannte Neuromuskuläre Steuerung) immer mehr an Bedeutung. Aus diesen Studien weiß man, dass auch die in der Zahntechnik eine zentrale Rolle spielenden Kieferbewegungen das Ergebnis eines wohl koordinierten Zusammenwirkens zwischen Kaumuskulatur, Kiefergelenken und Zähnen darstellen. Wird das harmonische Zusammenspiel gestört, so hat dies auf alle Fälle eine Änderung der komplexen Steuerungsmechanismen zur Folge, was wiederum negative Auswirkungen auf die Kaumuskeln, das Kiefergelenk und die Zähne haben kann. Um diesen Zusammenhang besser verständlich zu machen, folgt in den nachfolgenden beiden Teilkapiteln die Darstellung des allgemeinen Aufbaus und der Funktionsprinzipien des Nervensystems.

## 6.1.3.1 Bau, Einteilung und Funktionen des Nervensystems

### Aufbau des Nervensystems

Die Steuerung und Koordination der Körpervorgänge wird durch viele Milliarden einzelner **Nervenzellen** (Neuronen) ermöglicht, die über ihre Fortsätze miteinander in Verbindung stehen und ein Netzwerk bilden, unterstützt von den **Gliazellen**. Das Gehirn und das Rückenmark setzen sich aus etwa hundert Milliarden Nervenzellen zusammen, von denen jede mit einigen Hundert oder bis zu zehntausend anderen Nervenzellen in Verbindung steht. (Anm.: Zahlen verschiedener Autoren schwanken zwischen 14 und 100 Mrd.)

Die einzelne Nervenzelle stellt den Grundbaustein des Nervensystems dar. Im Nervennetz sind die Nervenzellen in bestimmter Weise miteinander verschaltet. Sie bilden entweder durch Anordnung hintereinander sogenannte **Neuronenketten** oder, wenn Nervenzellen über zurückgeführte Nervenfaserabzweigungen selbst wieder erregt werden, sogenannte **Neuronenkreise**; dies ist im Gehirn und Rückenmark der Fall. Die Art der Verschaltung der Nervenzellen ist für die Leistungsfähigkeit des Nervensystems von entscheidender Bedeutung.

Funktionelle Baueinheit des Nervensystems ist der sogenannte **Leitungsbogen**, der sich aus kettenartig hintereinander angeordneten Nervenzellen zusammensetzt. Er besteht im einfachsten Fall aus einer sensiblen und einer motorischen Nervenzelle. Meistens setzt sich jedoch ein Leitungsbogen aus mehreren hintereinander geschalteten, sensiblen und motorischen Nervenzellen zusammen. Kompliziert gebaute Leitungsbögen umfassen mehrere sensible und motorische Neuronenketten, die dann als (sensible bzw. motorische) **Leitungsbahnen** bezeichnet werden.

Die verschiedenen Nervenzellen eines Leitungsbogens sind zugleich auch Bestandteile von Organen des Nervensystems mit ganz bestimmten Funktionen.

### Einteilung des Nervensystems

Das Nervensystem wird üblicherweise nach zwei verschiedenen Kriterien eingeteilt.

Nach dem **Kriterium der Lage** unterscheidet man:

- **Zentrales Nervensystem (ZNS)**
  Es stellt den Teil des Nervensystems dar, der im Zentrum des Körpers liegt. Gemeint sind Gehirn und Rückenmark.
- **Peripheres Nervensystem (PNS)**
  Es umfasst den Teil des Nervensystems, der an der Peripherie des Körpers liegt. Darunter versteht man alle Nerven, die zum ZNS hin- und von diesem wegführen.

Nach dem **Kriterium der Funktion** unterscheidet man:

- **Animalisches Nervensystem**
  *(Umweltnervensystem)*
  Es ist der Teil des Nervensystems, der die

Beziehung des Organismus zur Umwelt steuert.

- **Vegetatives Nervensystem**
  *(Eingeweidenervensystem)*
  ist der Teil des Nervensystems, der den inneren Betrieb des Organismus regelt.

## Einteilung der Nervenfasern

Nerven können aus zweierlei Nervenfasern bestehen:

- **Sensible Nervenfasern** = Nervenfasern, die Reize von den Sinnesorganen zum ZNS leiten;
- **Motorische Nervenfasern** = Nervenfasern, die Reize vom ZNS zu den Organen leiten, die auf einen Reiz reagieren sollen.

## Aufgaben des Nervensystems

Die Organe des Nervensystems arbeiten im Organismus bei folgenden Funktionen zusammen:

- Aufnahme von Reizen
- Weiterleitung von Reizen
- Verarbeitung von Reizen
- Speicherung von Reizen und
- Beantwortung von Reizen.

> Unter Reizen versteht man Wahrnehmungen oder Informationen aus der Umwelt oder dem Körperinneren.

## 6.1.3.2 Bau und Funktion von Leitungsbögen

Den prinzipiellen Aufbau eines Leitungsbogens zeigt **Abbildung 6.3**, das auch **Reiz-Reaktions-Schema** genannt wird. Es zeigt zum einen, wie es durch einen aufgenommenen Reiz zu einer Reaktion eines Organs mithilfe des Nervensystems kommt, zum anderen zeigt es auch, welche Funktionen die einzelnen Nervenzellen eines Leitungsbogens haben. Das Schema wird im anschließenden Text erklärt.

Am Anfang jedes Steuerungsvorgangs durch das **Nervensystem** steht die Aufnahme von Reizen. Die Reize stammen entweder aus der Umwelt oder aus dem Körperinneren und werden in Sinnesorganen mithilfe von sogenannten Rezeptoren aufgenommen. **Rezeptoren** sind spezielle Nervenzellen (Sinneszellen), die sich auf die Wahrnehmung ganz bestimmter Reize spezialisiert haben. Da jeder Rezeptor immer nur eine ganz bestimmte Reizart wahrnehmen kann, verfügt der Körper über eine Vielzahl verschiedener Rezeptortypen und damit auch über verschiedene Arten von Sinnesorganen.

Die **Weiterleitung aufgenommener Reize** an das Gehirn geschieht **mithilfe von sensiblen Nervenfasern**. Hierunter versteht man Nervenfasern, die vom Ort der Reizaufnahme direkt zum Gehirn hin verlaufen und ausschließlich Sinneswahrnehmungen weiterleiten.

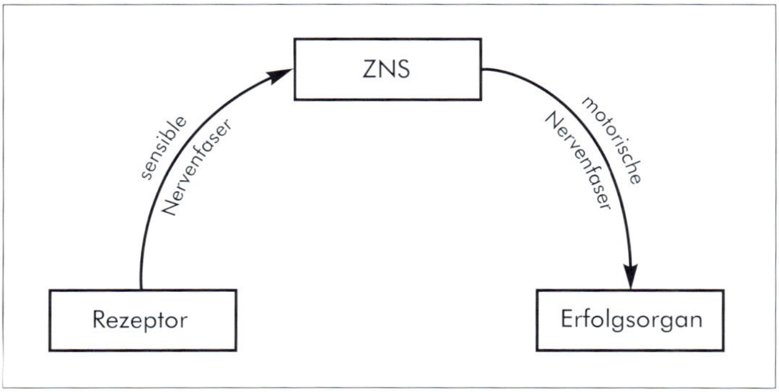


Abb. 6.3
Schema eines Leitungsbogens *(Reiz-Reaktions-Schema)*

Die im Gehirn ankommenden Reize werden über sogenannte (Leitungs-)Bahnen den zuständigen Feldern und Zentren zur **Reizverarbeitung** und **Reizspeicherung** zugeführt. Bei der Reizverarbeitung vergleicht das Gehirn im Wesentlichen die neu eingetroffenen Daten (z. B. Reizart oder Reizstärke) mit vorhandenen Daten.

Werden dabei Abweichungen festgestellt, so kann das Gehirn notwendige Korrekturen veranlassen – z. B. einer Kieferbewegung. Viele neu eintreffende Reize werden gespeichert. Dies hilft dem Gehirn, Abläufe von sich ständig wiederholenden Vorgängen zu merken (zu *erlernen*), um sie später gezielt steuern zu können. (Diesem Zweck dient das **ständige Üben**, z. B. beim Modellieren, im Sport, in der Fahrstunde oder beim Lernen von Fachbegriffen.)

Die **Weiterleitung von Steuerbefehlen des Gehirns an** jene **Organe**, die auf einen Reiz reagieren sollen, geschieht **über motorische Nervenfasern**. Gemeint sind damit Nervenfasern, die vom Gehirn aus zu den Erfolgsorganen verlaufen. Als **Erfolgsorgane** bezeichnet man die Organe, durch die eine **Beantwortung eines Reizes** (eine Reaktion) erfolgen soll.

Da auch die Erfolgsorgane Sinneszellen enthalten, ist das Gehirn in der Lage, die Ausführung der **Reizbeantwortung** durch die Erfolgsorgane zu kontrollieren. Somit schließt sich der *Regelkreis*, denn das Nervensystem stellt ein Regelsystem dar, das sich durch Rückkoppelung selbsttätig steuert.

## Reflexbögen

In vielen Fällen sind die sensiblen Nervenfasern von Sinnesorganen so verschaltet, dass die von ihnen weitergeleiteten Reize im Organismus immer wieder dieselben Reaktionen hervorrufen, die sich als besonders zweckmäßig herausgestellt haben. Sich andauernd wiederholende Reaktionen des Organismus auf Reizungen von Sinnesorganen nennt man **Reflexe**. Die Leitungsbögen, die Reflexe erzeugen, sind einfacher gebaut **(Abb. 6.4)** und werden **Reflexbögen** genannt.

Da nur wenige Nervenzellen beteiligt sind, können Reflexe sehr schnell ausgelöst und dadurch einfache Reizsituationen wirksam beantwortet werden. Da in diesen Fällen die Mitwirkung von höheren Zentren des Gehirns nicht notwendig ist, wird das Gehirn nicht direkt in den Reflexbogen einbezogen. Daher können Reflexe in der Regel nicht durch das Gehirn beeinflusst werden.

Die meisten Reflexe sind Schutzreflexe, bei denen es auf Schnelligkeit ankommt, um den Körper vor Schaden zu bewahren (z. B. wenn man ahnungslos auf einen Kirschkern beißt und dadurch der Kieferöff-

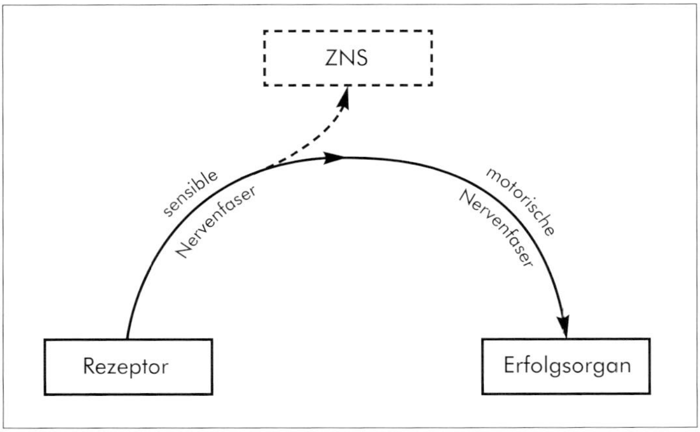


Abb. 6.4 Schema eines Reflexbogens. Man beachte: Die Erregung einer sensiblen Nervenfaser wird unmittelbar auf die motorische Nervenfaser übertragen, die das zuständige Erfolgsorgan zur Reaktion veranlasst. In vielen Fällen wird das Gehirn lediglich *über die Vorgänge informiert* (gestrichelte Linien).

nungsreflex ausgelöst wird). Andere Reflexe dienen der Aufrechterhaltung des Gleichgewichts, ohne die wir nicht aufrecht stehen, gehen und sitzen könnten oder der Ausführung ganz normaler Körperfunktionen wie dem Schlucken (Schluckreflex).

Bei den Reflexen unterscheidet man:

- **Eigenreflexe** sind Reflexe, bei denen das reizaufnehmende Organ selbst seinen eigenen Reiz beantwortet,
- bei **Fremdreflexen** geschieht die Reizbeantwortung durch andere, fremde Organe.
- **Unbedingte Reflexe** sind durch das Erbgut vorprogrammiert und stehen von Geburt an dem Menschen zur Verfügung. Der bekannteste dieser Reflexe ist der Saugreflex, bei dem auch leicht zu verstehen ist, warum er angeboren sein muss.
- Die **bedingten Reflexe** erwirbt der Mensch erst im Lauf seines Lebens.

## 6.2 Die Bewegungen des Unterkiefers, ihre Aufzeichnung und Simulation in Artikulatoren

### *6.2.1 Grundbewegungen der Kiefergelenke*

#### Rotation und Translation

Bereits bei der Beschreibung des Kiefergelenkbaus wurde darauf hingewiesen, dass sich das Kiefergelenk sowohl im Bau als auch in der Funktion von anderen Gelenken des menschlichen Körpers unterscheidet. Als Grundbewegungen der Kiefergelenke lassen sich unterscheiden:

1. **Drehbewegungen** (= Scharnierbewegungen oder Rotationsbewegungen),
2. **Gleitbewegungen** (= Translationsbewegungen).

Der untere und der obere Gelenkraum unterscheiden sich in ihrer Funktion völlig voneinander:

- Reine Rotationsbewegungen, wie sie beim Sprechen oder leichten Öffnen des Mundes bis etwa 2,5 Zentimeter Inzisalkantenabstand erfolgen, spielen sich ausschließlich im unteren Gelenkraum ab; hierbei dreht sich der Kondylus an der unteren Fläche des Diskus.
- Bei Gleitbewegungen, wie sie der Unterkiefer beim Vorschieben in die Abbeißstellung durchführt, gleitet der Diskus mit seiner oberen Fläche auf der Gelenkfläche des Gelenkhöckerchens. Man bezeichnet deshalb das Kiefergelenk auch als *Gelenk mit transportabler Gelenkgrube*.

Die häufigsten Kiefergelenksbewegungen sind kombinierte Drehgleitbewegungen, wie dies beim weiten Öffnen des Munds, beim Sprechen oder Kauen der Fall ist.

Die rein geometrische Betrachtung der Unterkieferbewegung ist ein vereinfachtes Modell der tatsächlichen Bewegungsvorgänge: Die eigentliche Bewegungsfunktion resultiert aus einem dynamischen Gleichgewicht der gesamten, an der Bewegung in irgendeiner Form beteiligten Muskulatur. Sie wird in mehreren untereinander verknüpften Regelkreisen über Rezeptoren im Inneren des Zahnmarks, im Parodont, den Muskeln selbst, den Bändern und den Gelenkkapseln gesteuert. Indem stets mehrere Muskeln aktiviert sind, wird der Unterkiefer in seiner Position gehalten sowie in seiner Lage verändert. Diese muskulär geführte Bewegung bewirkt ihrerseits Stellungsänderungen des Kondylus und des Diskus, die weiter oben beschrieben wurden.

### *6.2.2 Grundbewegungen des Unterkiefers*

Die hohe Beweglichkeit der Kiefergelenke und die Tatsache, dass sich der Unterkiefer als einziger Knochen des Körpers in zwei

Gelenken gleichzeitig bewegt, haben komplizierte dreidimensionale Bewegungen zur Folge. Sie lassen sich in nachstehende Grundbewegungen einteilen:

1. **Öffnungs- und Schließbewegung**, sie werden als **Depression** und **Elevation** bezeichnet,
2. **Vorschub- und Rückschubbewegung**, **Protrusion** und **Retrusion** genannt,
3. **Seitwärtsbewegungen**, sogenannte **Links-** und **Rechtslateralbewegungen** oder **Laterotrusionsbewegungen**,
4. **Seitwärtsbewegungen**, die mit einer Vorschub- oder Rückschubbewegung kombiniert sind, sie heißen **lateroprotrusive** und **lateroretrusive Bewegungen**.

Daneben bezeichnet man alle Bewegungen des Unterkiefers aus der Habituellen Interkuspidation heraus in protrusive oder laterale Stellungen auch als **Exkursionsbewegungen**.

Die Öffnungs- und Schließbewegungen sind symmetrische Bewegungen, bei denen die Kondylen nach vorne rotieren sowie die Gelenkscheiben und die Kondylen sich nach vorne bewegen, je weiter der Mund geöffnet wird; der Kieferschluss verläuft genau umgekehrt.

Lateralbewegungen des Unterkiefers sind asymmetrisch, die Bewegungen der Kondylen unterscheiden sich: Bei einer Linkslateralbewegung gleitet der rechte Kondylus mit dem ihm aufgelagerten Diskus aus der Gelenkgrube heraus nach vorne, innen und unten. Er bewegt sich dabei in einem leichten Bogen um eine im linken Kondylus gelegene, vertikale Achse, die sich im Verlauf der Bewegung zudem nach außen verlagert. Durch diese Vielfalt an Bewegungsmöglichkeiten wird verständlich, dass es trotz jahrzehntelanger, intensivster Forschungen bis heute noch nicht völlig gelungen ist, die komplexen Unterkieferbewegungen letztgültig zu beschreiben.

## Die Bewegungen des Unterkiefers und ihre Beziehung zur Okklusion

Die Bewegungen des Unterkiefers werden durch das Zusammenspiel von Nerven und Muskeln des Kausystems ausgelöst und ausgeführt.

Stehen die Zähne außer Kontakt, dann wird die Unterkieferbewegung rein neuromuskulär gesteuert, d. h., die in den Kiefergelenksstrukturen und den Muskeln gelegenen Rezeptoren steuern die Bewegungen des Unterkiefers durch Übermittlung von Informationen über Lage-, Druck- und Zugverhältnisse in diesen Organen **(Abb. 6.5)**.

Bewegt sich der Unterkiefer dagegen unter Zahnkontakt, dann spielen die Gelenke eher eine passive Rolle und die Bewegung wird über in die Parodontien und Pulpen der Front-, Eck- und Backenzähne eingelagerte Rezeptoren gesteuert **(Abb. 6.6)**.

### *6.2.3 Grenzbewegungen und funktionelle Bewegungen*

## Grenzbewegungen

Die Bewegungsmöglichkeiten der Kiefergelenke werden durch die Anatomie der beiden Gelenke, die Kauflächen der Zähne und die Kontraktionsmöglichkeiten der am Unterkiefer ansetzenden Muskeln beeinflusst, vor allem aber durch die Elastizität der Gelenkbänder und der Gelenkkapseln begrenzt.

Die äußersten Bewegungen, die der Unterkiefer ausführen kann, heißen deshalb **Grenzbewegungen**. Sie zeigen die Grenzen der Bewegungsmöglichkeiten des Unterkiefers auf, über die hinaus Bewegungen nur unter Schädigung der Kiefergelenke möglich sind.

Mithilfe von Aufzeichnungsgeräten lassen sich die Grenzbewegungen in den drei Raumebenen festhalten. Sie ergeben charakteristische, reproduzierbare Bewegungsbahnen, die noch ausführlicher besprochen werden. Der gesamte Bereich der gelenk- und zahngeführten Grenzbewegungen des

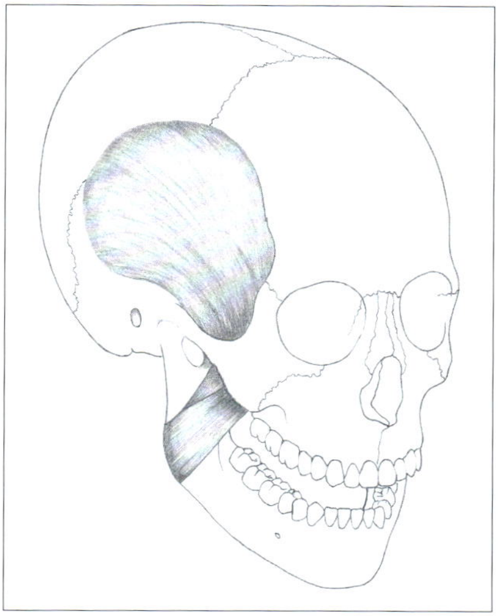

Abb. 6.5 Unterkieferbewegungen ohne Zahnkontakt: Die Gelenke führen, die Muskeln bewegen, das ZNS kontrolliert und koordiniert die Bewegungen.

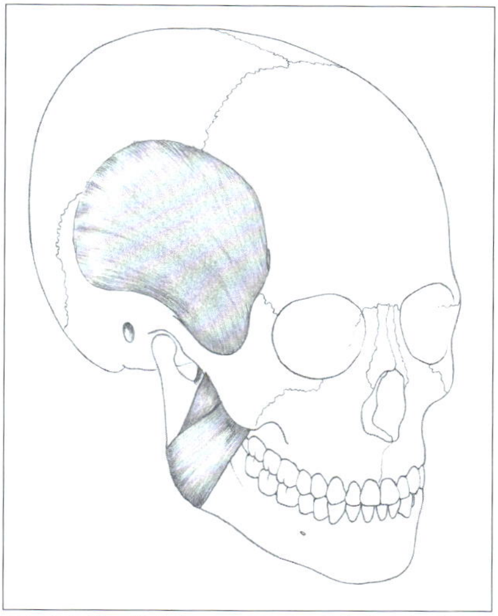

Abb. 6.6 Unterkieferbewegungen mit Zahnkontakt: Die Zähne führen, die Muskeln bewegen, das ZNS kontrolliert und koordiniert.

Unterkiefers lässt sich besonders anschaulich am räumlichen Bewegungsdiagramm des Inzisalpunkts darstellen. Der schwedische Wissenschaftler U. Posselt zeichnete die dreidimensionalen Unterkieferbewegungen in einem dunklen Raum mithilfe dreier in den Raumebenen aufgestellten Kameras und mit am Kinn seiner Studenten befestigten Glühlämpchen auf. Das Ergebnis war die in **Abbildung 6.7** dargestellte räumliche Hüllkurve, die in der Literatur als ***Posseltsche Banane*** bezeichnet wird.

Die Aufzeichnung der Kieferbewegungen erfolgt entweder **im Inneren der Mundhöhle mit Schreibplatten** (= intraorale Registrierung) oder **außerhalb des Mundes mithilfe eines** als **Pantografen** bezeichneten Aufzeichnungsgerätes (= extraorale Registrierung).

In den Anfängen der Artikulationslehre dienten die Aufzeichnungen zum besseren Verständnis der Bewegungsabläufe im Kausystem, später vor allem dazu, volljustierbare Artikulatoren zu entwickeln und sie mit den bei der Aufzeichnung ermittelten Patientenwerten individuell einzustellen.

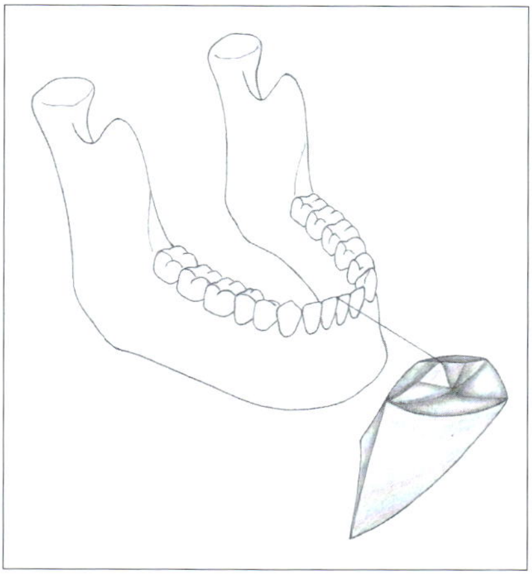

Abb. 6.7 Posseltsche *Banane*

Heutzutage dienen sie neben der Artikulatorenprogrammierung für die Beurteilung der Okklusion im Artikulator, der Kiefergelenksdiagnostik und für eine umfassende

Behandlungsplanung: So kann eine Aufzeichnung der Kieferbewegungen Aufschluss über Störungen der Okklusion geben (Vorkontakte vor Erreichen der Zentrik = **zentrische Vorkontakte**), vor allem über mögliche Störungen der Bewegungsabläufe in den Gelenken und deren mögliche Ursachen. Diese sollten dann vor Beginn der prothetischen Versorgung behoben werden.

## Funktionelle Unterkieferbewegungen, Artikulationsbewegungen und freie Bewegungen

Die Grenzbewegungen stellen zwar den größtmöglichen Bewegungsraum des Unterkiefers dar, jedoch reichen die meisten Kieferbewegungen, die der Unterkiefer beim Sprechen, Kauen oder Schlucken ausführt, selten bis an die Grenze des größtmöglichen Bewegungsraums.

Die beim Sprechen, Kauen oder Schlucken ausgeführten Unterkieferbewegungen, die der eigentlichen Funktion des Kausystems entsprechen, werden deshalb **Funktionelle Bewegungen** genannt. Sie laufen entweder wie beim Sprechen völlig ohne Zahnkontakt ab oder unter Kontakt der Zähne, wie dies in der Endphase der Nahrungszerkleinerung und beim Schlucken der Fall ist. Man bezeichnet die Bewegungen unter Zahnkontakt früher als **Artikulationsbewegungen**; nach aktuell gültiger Terminologie der Deutschen Gesellschaft für Zahn-, Mund- und Kieferheilkunde (DGZMK) und der Deutschen Gesellschaft für Funktionsdiagnostik und Therapie (DGFDT) als **Dynamische Okklusion**; Bewegungen ohne Zahnkontakt dagegen als **Freie Bewegungen**.

## Funktionelle Bewegungen: Kauen, Schlucken und Sprechen

Kauen, Schlucken und Sprechen sind mit die wichtigsten Funktionen des Kausystems. Die Lautbildung wurde bereits näher beschrieben, sodass hier nur auf die Bewegungen beim Kauen und Schlucken eingegangen wird.

### Kauen

Ein typischer Kauzyklus lässt sich in drei Phasen untergliedern:

1. Die **Öffnungsphase**, in der sich der Unterkiefer absenkt,
2. die **Schließphase**, in der der Unterkiefer angehoben wird, und
3. die **Okklusionsphase**, während der die maximale Interkuspidation der Zähne erreicht wird.

Schon um die Jahrhundertwende zeichnete der große Pionier der Funktionsanalyse, A. Gysi, den Kauzyklus auf. Er unterschied vier Phasen der Unterkieferbewegung, indem er zwischen die Öffnungs- und Schließphase noch eine weitere Phase der Seitverlagerung des Unterkiefers zur Arbeitsseite hin einfügte. Man spricht daher vom **Vier-Phasen-Rundbiss** nach Gysi **(Abb. 6.8)**.

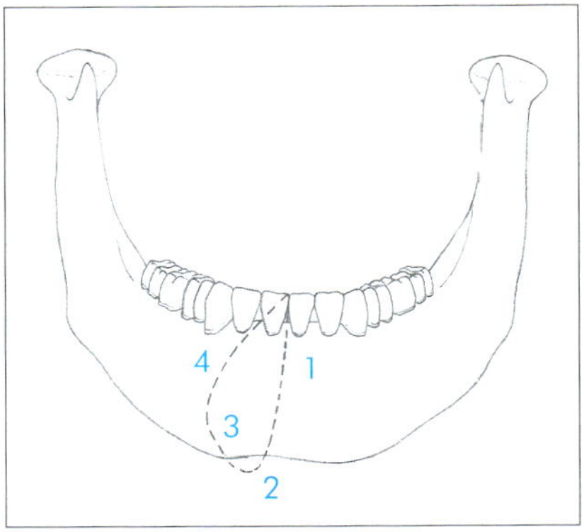


Abb. 6.8 Kauzyklus in der Frontalebene (*4-Phasen-Rundbiss*, wie ihn Gysi zu Anfang des Jahrhunderts beschrieb)

Die Kieferbewegungen des Erwachsenen beim Kauvorgang beginnen damit, dass sich der Unterkiefer in der Öffnungsphase aus der habituellen Interkuspidation (früher: Schlussbiss) normalerweise direkt nach kaudal absenkt. Nur bei starker Kautätigkeit verlagert er sich zunächst geringfügig über die Medianebene hinweg zur Nichtarbeitsseite und senkt sich dann parallel zur Medianebene weiter nach unten ab (1). Am Ende der Öffnungsbewegung erfolgt eine Verlagerung des Unterkiefers in Richtung der Kauseite (2); diese Seitverlagerung setzt sich noch bis in die Anfangsphase der Schließbewegung fort (3). Die Okklusionsphase (4) beginnt mit dem Kontakt der oberen und unteren bukkalen Höcker der Arbeitsseite. Am Ende der Okklusionsphase führt die Muskelaktivität der Mundschließer den Unterkiefer nach oben und zur Mitte hin in die maximale Verschlüsselung der Zähne; dabei gleiten die unteren bukkalen Höcker auf den oberen bukkalen Höckern weiter nach medial und zerteilen die Speise.

Die Ausrichtung der Zähne und der Kieferkämme sind somit ein Ausdruck ihrer Funktion: Die beim Zerkauen der Speisen auftretenden, teilweise sehr hohen Kräfte, werden durch diese Anordnung in Richtung der Zahnlängsachsen abgeleitet (sie erreichen bei Vollbezahnten im Molarenbereich Werte von 450 bis 700 N).

Hier ist anzumerken, dass beim normalen Kauvorgang die ersten Schließbewegungen durch die sich zwischen den Zahnreihen befindliche Nahrung ohne Zahnkontakt erfolgen. Erst wenn die Speise stärker zerkleinert ist, kommen bei jedem Kauzyklus minimale okklusale Kontakte zustande. Sobald der Unterkiefer vollständig in der habituellen Interkuspidation schließt, tritt bei Patienten mit einer normalen Okklusion eine kurze Bewegungspause (ca. 200 ms) ein.

Auffallend ist, dass bei Europäern der Kauzyklus relativ schmal und oval ist. Völker mit einfacheren Lebens- und Ernährungsgewohnheiten, z. B. die australischen Ureinwohner oder die Eskimos, besitzen breite Kauzyklen. Die kräftigen, weit ausholenden Mahlbewegungen dienen dazu, die festen und zähen Speisen wirksam zu zerkleinern. Dabei werden die Höcker sehr stark abradiert und es entstehen breite, in Relation zur Frontzahnführung und den Kiefergelenken geneigte Kauflächensegmente, die planparallel aufeinander eingebissen sind. Bei Europäern mit kleinen Mahlbewegungen ist der Abrieb der Zähne entsprechend geringer, es sei denn, die Zähne werden durch Parafunktionen über das normale Maß hinaus beansprucht.

#### Schlucken

Zu Beginn des Schluckvorgangs hebt sich in der Regel der Unterkiefer in die Habituelle Interkuspidation und schafft so eine stabile Position, von der aus die unteren Zungenbeinmuskeln zu kontrahieren beginnen und den Schluckvorgang einleiten. Hat die Nahrung in der Speiseröhre etwa die Höhe der Schlüsselbeine erreicht, so erschlafft der Gaumen, der Kehlkopf senkt sich und Unterkiefer und Zunge werden wieder in ihre Ruhelage gebracht.

### 6.2.4 *Rotationsachsen des Unterkiefers bei Kieferbewegungen*

Der Unterkiefer bewegt sich im Raum um drei Achsen: Bei Öffnungs- und Schließbewegungen dreht sich der Unterkiefer um eine horizontale Achse, die sich bei Vorschub- und Rückschubbewegungen in Richtung der Bewegung verlagert. Bei Seitwärtsbewegungen des Unterkiefers, wie z. B. einer Linkslateralbewegung, schwingt der Unterkiefer um eine im linken Gelenk gelegene, vertikale Achse. Diese verlagert sich im Verlauf der Bewegung zudem noch etwas nach außen, und gleichzeitig bewegt sich der Unterkiefer – aus frontaler Sicht betrachtet – auch noch um eine sagittale Achse.

Von diesen drei Achsen ist nur die horizontale Achse von besonderer Bedeutung, denn sie ist die einzige der drei Achsen, die sich mit einfachen Mitteln außerhalb des Kopfes lokalisieren und durch Aufzeichnung in ihren Bewegungen beschreiben lässt.

Nur mithilfe elektronischer Aufzeichnungsverfahren lassen sich auch die beiden anderen Achsen darstellen und diagnostisch auswerten. (So sind beispielsweise Beschleunigungen und Verzögerungen der Vertikalachse wichtig für die Diagnostik von Diskusstörungen) **(Abb. 6.9)**.

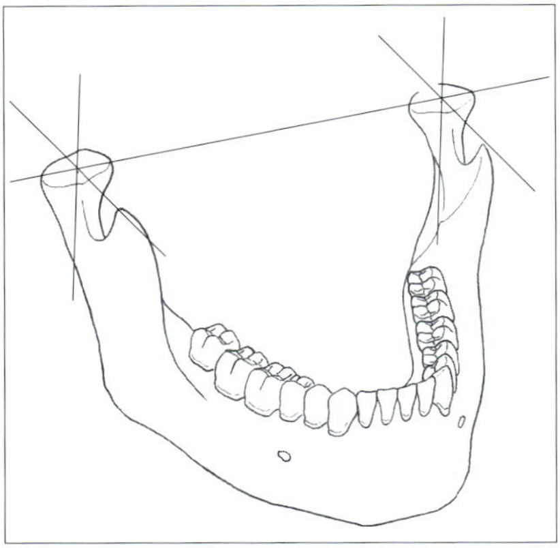

Abb. 6.9 Rotationsachsen des Unterkiefers

### *6.2.5 Die Scharnierachse des Unterkiefers und die zentrische Scharnierachse*

Wie die **Abbildung 6.9** zeigt, führt der Unterkiefer bei Öffnungs- und Schließbewegungen scharnierähnliche Bewegungen um eine horizontale Achse aus. Man bezeichnet deshalb die **horizontale Rotationsachse des Unterkiefers** als **Scharnierachse.**

Wird der Unterkiefer weiter geöffnet, so gleiten die Kondylen aus den Gelenkgruben heraus und die Scharnierachse wandert nach vorne und unten. Die Scharnierachse ist also eine zum Unterkiefer gehörige Achse, die sich bei Bewegungen entsprechend verlagert. Da die Unterkieferbewegung im Allgemeinen eine kombinierte Dreh-Gleitbewegung der Kondylen darstellt, ist ein genaues Bestimmen der Scharnierachse nur in einer ganz bestimmten Position möglich.

> Als Scharnierachse bezeichnet man die horizontale Rotationsachse des Unterkiefers.

Zur Bestimmung der individuellen Scharnierachsenposition des Patienten bringt man am Unterkiefer ein Registriergerät an, den sogenannten **Scharnierachsenlokalisator** (siehe **Abb. 6.10**). Der Zahnarzt führt den Unterkiefer in eine leicht rückwärtige (sogenannte cranioventrale) Position und lässt den Patienten Öffnungs- und Schließbewegungen ausführen.

Dabei lässt sich feststellen: Der Unterkiefer führt bei Öffnungs- und Schließbewegungen (unter Führung des Zahnarztes) bis zu einem Schneidekantenabstand von etwa 2,5 Zentimetern reine Rotationsbewegungen um eine scheinbar feststehende Achse aus. Markiert man diesen Hautaustrittspunkt der Scharnierachse auf der Haut und wiederholt diesen Vorgang, so zeigt sich, dass die Scharnierachsenpunkte immer wieder an derselben Stelle lokalisiert werden können.

Man bezeichnete diese reproduzierbare Position des Unterkiefers bzw. seiner Kondylen **früher** als **terminale Scharnierachsenposition**, die Lage der Scharnierachse in dieser Position als **terminale Scharnierachse**. Nach Empfehlungen der Deutschen Gesellschaft für Funktionsdiagnostik und Therapie (DGFDT) und der Deutschen Gesellschaft für Zahn- Mund- und Kieferheilkunde DGZMK) wurde der Begriff *terminal* gegen den Begriff *zentrisch* ersetzt, weshalb **heute** von **zentrischer Scharnierachse** und **zentrischer Scharnierachsenposition** gesprochen wird; entsprechend dieser Terminologie wird die Lage der Kondylen als **zentrische Kondylenposition** bezeichnet.

> Die **zentrische Scharnierachsenposition** ist die kranio-ventrale, nicht seitenverschobene Position der Kondylen bei physiologischer Kondylus-Diskus-Relation und physiologischer Belastung der beteiligten Gewebestrukturen.

Der Begriff zentrische Scharnierachsenposition beschreibt also jene Position des

Abb. 6.10
Scharnierachsenlokalisator und das Prinzip der individuellen, exakten Scharnierachsenlokalisation
1 Achsnadel
2 Teleskopstab für sagittale Verstellung
3 Wippe für vertikale Verstellung
4 Orbitaanzeiger (Orbitareferenz)

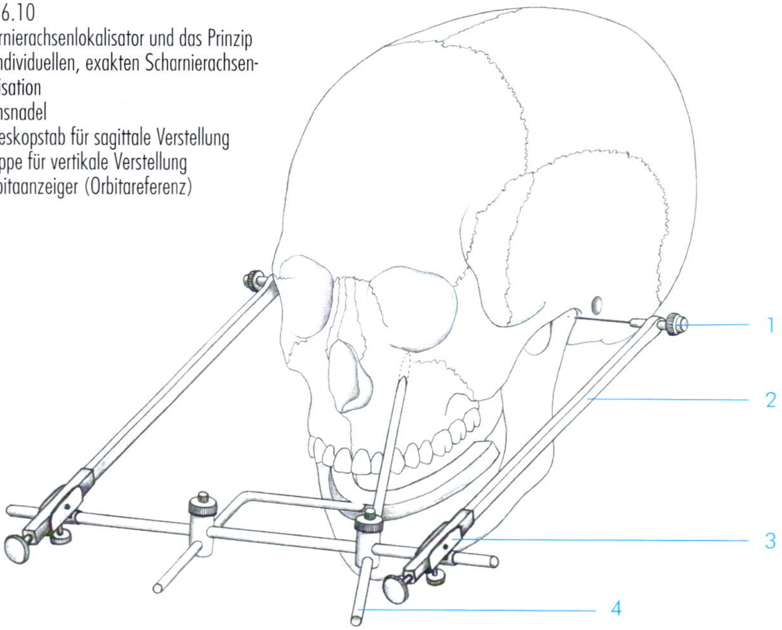


Unterkiefers, bei der sich die Kondylen in den Gelenkgruben nicht mehr in retraler (rückwärtiger) und beim Gesunden gleichzeitig in cranialer (höchstgelegener) Stellung befinden (der Zenitstellung nach Gerber), sondern eine Position, die etwas weiter ventral (nach vorne) liegt.

Diese möglicherweise etwas unverständliche Definition soll im Folgenden etwas näher erläutert werden:

In Kapitel 4.1.5 wurden Bau und Funktion des Kiefergelenks beschrieben. **Abbildung 6.11** zeigt das Kiefergelenk in der Position, bei der die Zahnreihen maximal ineinander verzahnt sind. Diese Position wurde bereits als Habituelle Interkuspidation oder Habituelle Okklusion beschrieben.

In habitueller Interkuspidation positioniert sich der Kondylus nicht in Richtung der tiefsten Stelle der Gelenkgrube, sondern zum Gelenkhöckerchen – er steht also mit dem ihm aufgelagerten Diskus genau am

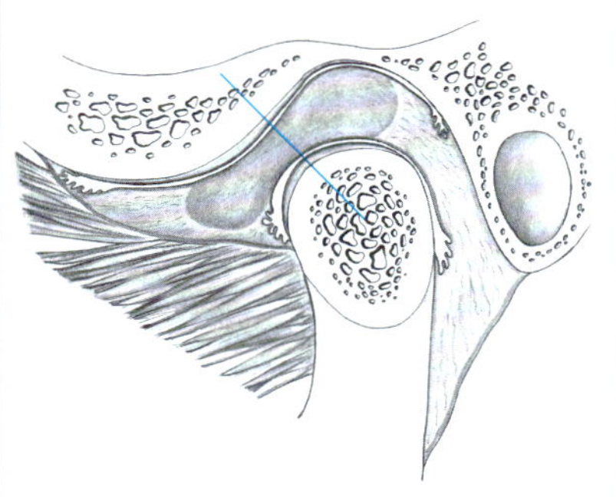

Abb. 6.11 Die Zuordnung der Diskus-Kondylus-Einheit in habitueller Interkuspidation erfolgt zum Gelenkhöckerchen am Übergang der Gelenkgrube zum Tuberculum articulare

Wendepunkt von der Tiefe der Gelenkgrube zur Gelenkfläche des Gelenkhöckerchens.

Da im gesunden Kausystem die Zähne beim Einnehmen der habituellen Okklusion einen allseitigen, gleichmäßigen Vielpunktkontakt erreichen und ein weiteres Anheben des Unterkiefers und damit Druck auf den Kondylus und die Gelenkstrukturen verhindern, positioniert sich die Diskus-Kondylus-Einheit drucklos zum Gelenkhöckerchen. Dies wird als **Physiologische Kondylenposition** bezeichnet.

Will man eine eindeutige, reproduzierbare Unterkieferposition, so führt der Behandler unter schwacher Führung leichte Öffnungs- und Schließbewegungen aus. Der Unterkiefer gleitet dabei minimal nach oben und hinten und führt in dieser zentrischen Scharnierachsenposition reine Scharnierbewegungen um eine imaginäre Achse aus **(Abb. 6.12 und 6.13)**. Diese Position kann – sofern ein mechanischer Scharnierachsenlokalisator oder ein elektronischer Taststift oder Stylus verwendet wird – nach der Bestimmung auf der Haut markiert und für die Übertragung der Modelle in den Artikulator genutzt werden (Siehe Kapitel 6.10.2.2).

Die Bestimmung der zentrischen Scharnierachse (früher: terminale Scharnierachse) hat zum einen Bedeutung für das Einartikulieren des Oberkiefermodells in den Artikulator, zum anderen für die grafische Aufzeichnung von Kieferbewegungen mithilfe analoger oder elektronischer Aufzeichnungsgeräte.

### 6.2.6 *Individuelle und arbiträre Scharnierachsenlokalisation*

#### Individuelle, exakte Scharnierachsenlokalisation

Die Technik der Scharnierachsenbestimmung geht von der Überlegung aus, dass das Rotationszentrum eines rotierenden Körpers der Ort der geringsten Bewegung ist. Nach diesem Prinzip lassen sich mithilfe eines am Unterkiefer befestigten **Scharnierachsenlokalisators** die beiden Rotationszentren lokalisieren und die gedachten Austrittsstellen

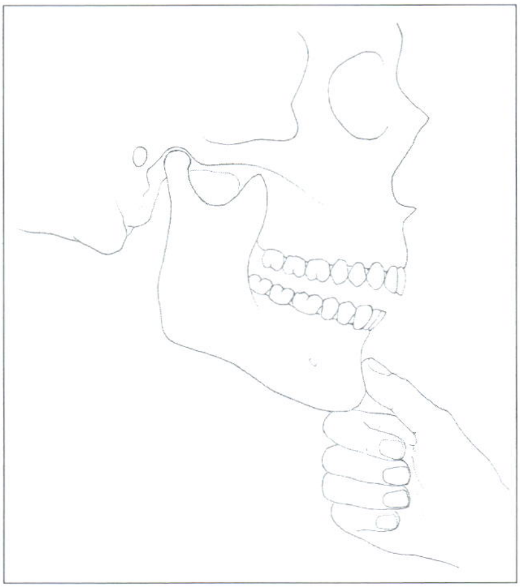

Abb. 6.12 Scharnierachsenbewegung des Unterkiefers in zentrischer Scharnierachsenposition

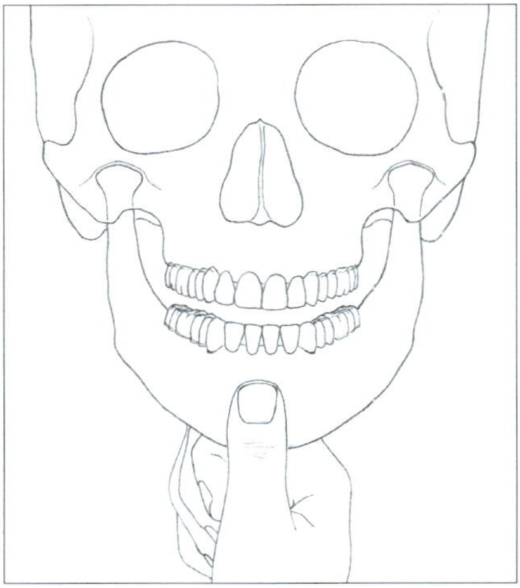

Abb. 6.13 In zentrischer Scharnierachsenposition sollten sich die Kondylen in nicht seitenverschobener Lage in den Gelenkgruben befinden

der terminalen Scharnierachse auf der Haut bestimmen. Ein weitverbreitetes Gerät zur Scharnierachsenlokalisation ist der **Almore-Bogen**, dessen prinzipieller Bau in **Abbildung 6.10** schematisch dargestellt ist und dessen Funktion kurz beschrieben werden soll:

Zunächst wird ein mit einem Stiel versehener Löffel mit Zinkoxideugenolpaste, Gips, Alginat oder Ähnlichem gefüllt und auf die Unterkieferzähne gedrückt. Nach Abbinden des Materials wird mittels einer Klemmschraube ein Querstab angebracht, der an beiden Seiten zwei Seitenarme besitzt. Die teleskopartigen Seitenarme haben an ihrem vorderen Ende zwei Wippen, mit deren Hilfe sich ihre Neigung verändern lässt, und mit einer am vorderen Ende befindlichen Schraube lassen sie sich auch in der Länge verstellen. An ihrem hinteren Ende befindet sich eine Buchse, in die nun in horizontaler Richtung Lokalisationsnadeln eingesteckt werden.

Die Seitenarme werden auf den ungefähren Scharnierachsenpunkt ausgerichtet und leichte Öffnungs- und Schließbewegungen in der zentrischen Scharnierachsenposition durchgeführt. Dabei beobachtet man den Ausschlag der der Haut aufliegenden Lokalisationsnadeln und verstellt so lange die Seitenarme in Neigung und Länge, bis die Nadelspitzen keinen Ausschlag mehr zeigen. Drehen sich die Nadeln bei Öffnungs- und Schließbewegungen nur noch um sich selbst, so sind die Austrittsstellen der zentrischen Scharnierachse auf der Haut ermittelt. Hat man sich überzeugt, dass die Scharnierachse exakt lokalisiert wurde, so kann diese mit Tätowierfarbe dauerhaft fixiert werden; dies erspart bei zukünftigen Maßnahmen eine erneute Ermittlung.

## Arbiträre Scharnierachsenlokalisation

Die exakte Ermittlung der terminalen Scharnierachse als Voraussetzung für eine räumlich korrekte Modellmontage ist in der Zahnheilkunde unumstritten, erfordert aber einen gewissen Zeitaufwand. Bei vielen Patienten mit gesunden Gelenken und einer befriedigenden Okklusion ist deshalb diese größtmögliche Genauigkeit für die Übertragung der Modelle nicht erforderlich, dennoch sollen die Modelle so genau als möglich übertragen werden.

Diesem Zweck dient die **Arbiträre Scharnierachsenbestimmung**, die das zeitaufwändige, genaue Lokalisieren der Scharnierachse vermeidet und sich mit einer angenommenen, mittelwertigen Scharnierachsenposition begnügt (arbiträr = nach Ermessen, willkürlich). Für die Bestimmung der arbiträren Scharnierachsenpunkte gibt es zwei **gebräuchliche Verfahren**:

1. Beim ersten Verfahren geht man davon aus, dass der Scharnierachsenpunkt auf einer Verbindungslinie von der Mitte des Tragus zum Augenwinkel liegt, 13 Millimeter vor dem hinteren Tragusrand. Man legt zur Bestimmung der Scharnierachse ein Lineal so der Haut auf, dass es auf die Mitte des Tragus und auf den Augenwinkel zeigt, zeichnet auf der Haut vor dem Ohr eine kleine Strecke an und trägt auf dieser vom hinteren Tragusrand 13 Millimeter ab; der Schnittpunkt markiert den arbiträren Scharnierachsenpunkt. Da die Modelle bei dieser Methode häufig zu stark zur Okklusionsebene geneigt im Artikulator stehen, wird nicht selten der tiefergelegene Infraorbitalpunkt (= Orbitale) als vorderer Bezugspunkt gewählt, der Scharnierachsenpunkt wird dabei ebenfalls 13 Millimeter vor dem Tragusrand festgelegt **(Abb. 6.14)**.
2. Eine andere Möglichkeit der arbiträren Scharnierachsenbestimmung ist konstruktiv in die als **Ohroliven** bezeichneten Ohrstöpsel eines Schnellübertragungsbogens eingegeben. Sie beruht auf Messungen, die folgenden Sachverhalt ergaben: Werden die Ohroliven in die äußeren Gehöreingänge eingesetzt und leicht nach innen gedrückt, dann befindet sich die arbiträre Scharnierachse im Durchschnitt 13 mm vor dem hinteren Tragusrand auf der Verbindungslinie Tragusmitte – Orbitale (= Infraorbitalpunkt).

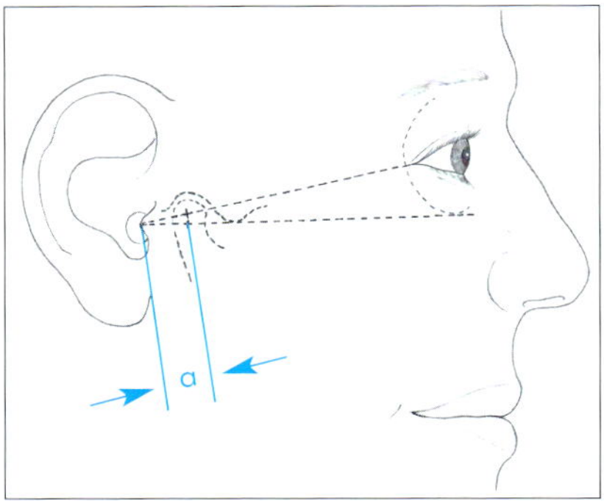


Abb. 6.14 Arbiträrer Scharnierachsenpunkt. a=13 mm.

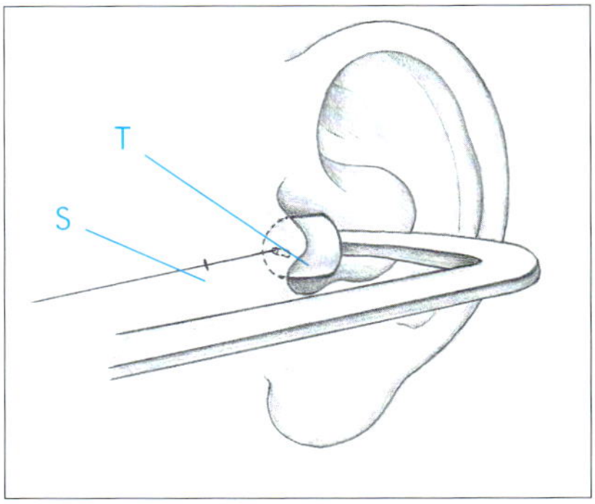


Abb. 6.16 Die Beziehung der Ohroliven zur exakten Scharnierachse: Der exakte Scharnierachspunkt (S) liegt im Durchschnitt 13 mm vor dem hinteren Tragusrand auf der Verbindungslinie Tragusmitte (T) – Orbitale (= Infraorbitalpunkt).

Deshalb haben die Schnellübertragungsbögen in den Ohroliven kleine Bohrungen, die dieser Beziehung entsprechen. Bei der Abnahme des Gesichtsbogens vom Patienten und der Übertragung des Gesichtsbogens auf den Artikulator wird diese Relation dann direkt übernommen **(Abb. 6.15 und 6.16)**.

Abb. 6.15 Angelegter Schnellübertragungsbogen mit Ohroliven

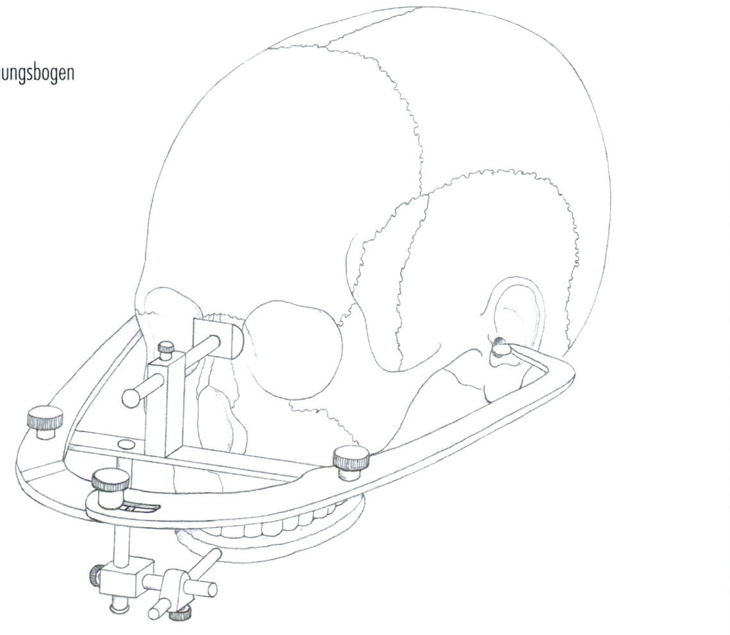

## 6.3 Unterkiefer-positionen und Kondylenposition

Gerade auf dem Gebiet der Beschreibung der Okklusionspositionen und der zugehörigen Gelenkspositionen wurde in den vergangenen Jahren eine Vielzahl von Begriffen geschaffen. Sie sind einander teilweise so ähnlich, dass ohne Wissen um die Bedeutung der einzelnen Begriffe eine Verwechslung leicht möglich ist und somit die Gefahr besteht, dass Begriffe falsch verstanden werden. Nicht zuletzt wurden zahlreiche dieser Begriffe mit einer ganz bestimmten Vorstellung verbunden, wie die *ideale Okklusion* auszusehen habe und mit welchen Maßnahmen diese bei der Versorgung mit Zahnersatz erreicht werden könne.

In den folgenden Kapiteln soll deshalb versucht werden, die den entsprechenden Unterkieferpositionen im Lauf der Jahre zugeordneten Begriffe umfassend darzustellen und deutlich voneinander abzugrenzen. Denn erst wenn der Sinngehalt der einzelnen Begriffe verstanden ist, lässt sich der mit ihnen verbundene Sachverhalt gedanklich von anderen Begriffen trennen, die von der Schreibweise zwar sehr ähnlich oder gleich erscheinen, in ihrer Bedeutung aber völlig unterschiedlich oder sogar gegensätzlich sind.

### *6.3.1 Ruhelage*

In aufrechter Körperhaltung und entspanntem Zustand nimmt der Unterkiefer stets einen bestimmten Abstand zum Oberkiefer ein. In dieser Stellung zeigt die Muskulatur die geringste Aktivität, und der Unterkiefer schwebt praktisch in seiner muskulären Aufhängung. Deshalb bezeichnet man diese neuromuskulär gesteuerte, fest im Gehirn einprogrammierte, unbewusste Abstandshaltung des Unterkiefers zum Oberkiefer als **Ruhelage**, **Ruheschwebe** oder **Ruheschwebelage**; der aktuell gültige Begriff ist die **Ruhelage**.

Misst man dabei den Abstand zwischen den Zahnreihen, so lässt sich feststellen, dass diese im Durchschnitt zwei bis vier Millimeter außer Kontakt sind, wobei dieser Wert von zwei bis sieben Millimeter schwanken kann. Deshalb wird für den Ausdruck Ruhelage häufig auch der Begriff **Interokklusalabstand** verwendet, in der englischsprachigen Literatur findet man dafür die Bezeichnung **free way space**.

Früher nahm man an, dass die Ruhelage zeitlebens unveränderlich ist. Elektromyografische Untersuchungen haben aber ergeben, dass sich auch die Ruhelage verändert, wenn sich die okklusalen Verhältnisse des Patienten ändern. Dies ist beispielsweise der Fall, wenn Zähne extrahiert werden oder die Okklusionsebene durch prothetische Maßnahmen verändert wird. Ferner ist bekannt, dass sich die Aktivität der Kaumuskulatur durch Stress oder starke Erregung erhöht und dies zu einer Verringerung der Ruhelage führt. Zudem zeigte sich, dass eine geringfügige Vergrößerung des Interokklusalabstands (bis ca. zwei Millimeter) vom Kausystem ohne Schwierigkeiten angenommen wird, die Verringerung des Interokklusalabstands jedoch in den meisten Fällen eine erhöhte Muskelaktivität zur Folge hat.

Somit ist die Ruhelage die wichtigste Kieferposition der Prothetik, vor allem für die Totalprothetik: Ergibt sich nämlich beim Zahnlosen nach mehrmaligem Messen ein konstanter Abstand, so lässt sich über diesem Wert die vertikale Relation des Patienten festlegen, also die für die Aufstellung der Zähne als prothetische Bezugsebene benötigte Okklusionsebene.

Betrachtet man die Lage der Kondylen und des gesamten Unterkiefers in der Ruhelage, so lässt sich feststellen, dass sich die Diskus-Kondylus-Einheit durch Kontraktion der Kaumuskulatur in den meisten Fällen leicht nach vorne gegen den Abhang des Gelenkhöckerchens abstützt. Die Kondylen liegen also nicht in der Tiefe der Gelenkgruben, sondern geringfügig davor. Entsprechend liegt der Unterkiefer in der Ruhelage etwas nach vorn verlagert und unterhalb der nachstehend beschriebenen habituellen Interkuspidation **(Abb. 6.17)**.

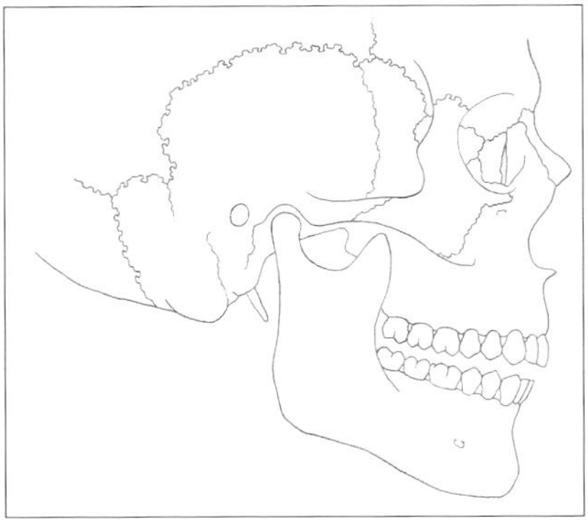

Abb. 6.17 Ruhelage des Unterkiefers

### 6.3.2 *Habituelle Interkuspidation (Interkuspidationsposition = IKP)*

Schließt der Patient aus der Ruhelage oder einer anderen Unterkieferposition heraus seine Zahnreihen, so müssen sich die Zähne nicht erst in die größtmögliche Verschlüsselung der Zahnreihen hineintasten, sondern bewegen sich aufgrund erlernter Reflexmuster sofort in diese Stellung. Weil in dieser Position die Schließbewegung des Unterkiefers endet, wurde für **früher** diese Kieferposition der Ausdruck **Schlussbiss** oder **Schlussokklusion** geprägt. Sie sollten aber nach Empfehlung der DGMZK nicht mehr verwendet werden.

Sie ist eine vom neuronalen Steuerungssystem erlernte und nur durch die Höcker-Fissuren-Verzahnung bestimmte Kieferposition – unabhängig von der Lage der Kondylen in ihren Gelenkgruben. Dennoch fällt auf, dass bei etwa 90 % der Bevölkerung die Kondylen meist etwas nach vorn und etwas nach unten gegen den Abhang des Gelenkhöckerchens verlagert sind; nur bei etwa 10 % der Bevölkerung liegen die Kondylen in dieser Position geringfügig retral in der Tiefe der Gelenkgrube (= zentrische Kondylenposition).

Diese gewohnheitsbedingte Position, bei der sich die Zähne des Unterkiefers mit denen des Oberkiefers maximal ineinander verzahnen, wird deshalb **Habituelle Interkuspidation** genannt (habituell = gewohnheitsmäßig, Interkuspidation = Höckerverzahnung). Dieser Ausdruck und der Begriff **Habituelle Okklusion** sind die beiden von der Deutschen Gesellschaft für Funktionsdiagnostik und Therapie (DGFDT) empfohlenen und inzwischen gebräuchlichen Begriffe.

Sehr häufig aber wird anstelle des Ausdrucks Habituelle Interkuspidation die Kurzform **IKP** verwendet; sie leitet sich vom Begriff **Interkuspidationsposition** ab. Da sich in dieser Position die Zahnreihen größtmöglich ineinander verzahnen, findet man ferner noch die Bezeichnung **Maximale Interkuspidation** und neuerdings den Ausdruck **Statische Okklusion mit maximalem Vielpunktkontakt (Abb. 6.18)**.

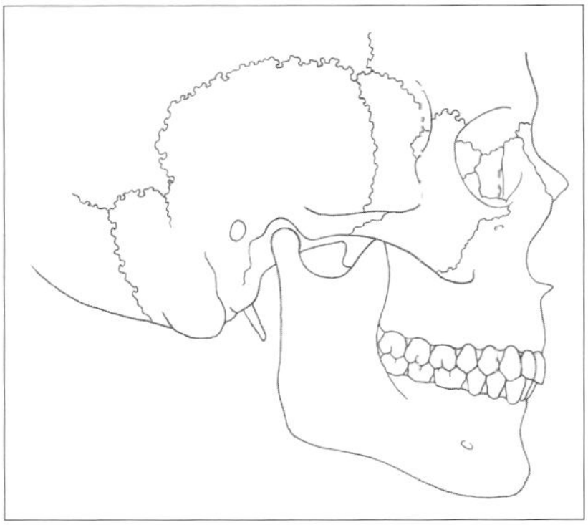

Abb. 6.18 Habituelle Interkuspidation

Weil sich beim Kieferschluss die Zähne gleichsam selbst ineinander zentrieren, wurde in der amerikanischen Literatur *centric occlusion* geprägt. Deshalb kann es sein, dass man auch in einem deutschsprachigen Fachbuch auf den Begriff **Zentrische Okklusion** stößt. Dieser Begriff bezieht sich aber ausschließlich auf eine Okklusionsposition, die der habituellen Interkuspidation entspricht, und ist leicht mit dem Ausdruck zentrische Kondylenposition oder zentrische Relation zu verwechseln; diese beiden Begriffe beschreiben – wie nachfolgend beschrieben – eine bestimmte Position der Kondylen in den Gelenkgruben!

### 6.3.3 *Zentrische Relation, zentrische Kondylenposition und der Begriff Zentrik*

Der Begriff **Zentrische Relation** oder **Zentrik** leitet sich vom englischen Begriff **centric relation** ab. Er wurde von der Gnathologie geprägt, um damit eine bestimmte, eindeutige Stellung des Unterkiefers bzw. der Kondylen in den Gelenkgruben zu beschreiben:

> In zentrischer Relation bzw. zentrischer Kondylenposition befinden sich die Kondylen in ihrer cranioventralen und aus frontaler Sicht nicht seitenverschobenen Lage in den Gelenkgruben.

Man sagt deshalb auch, die Kondylen befinden sich *in Zentrik*; Gerber prägte dafür den Ausdruck *Zenitstellung der Kondylen*.

Die Bedeutung der Reproduzierbarkeit dieser Position aus damaliger gnathologischer Sicht soll an einem Beispiel verdeutlicht werden: Legt man eine Murmel an den Rand einer kleinen Kuhle und versetzt ihr einen leichten Stoß, so wird die Kugel in der Tiefe der Grube immer dieselbe zen-trierte Lage einnehmen (**Abb. 6.19**).

Übertragen wir dieses Bild auf die Position der Kondylen in der Tiefe der Gelenkgruben: Wird der Unterkiefer leicht geöffnet. und damit die Zahnführung ausgeschaltet, und wird der Unterkiefer durch leichte Führung des Zahnarztes etwas nach rückwärts bewegt, dann nehmen die Kondylen stets dieselbe zentrierte, also reproduzierbare Lage in der Tiefe der Gelenkgruben ein wie im obigen Kugelbeispiel.

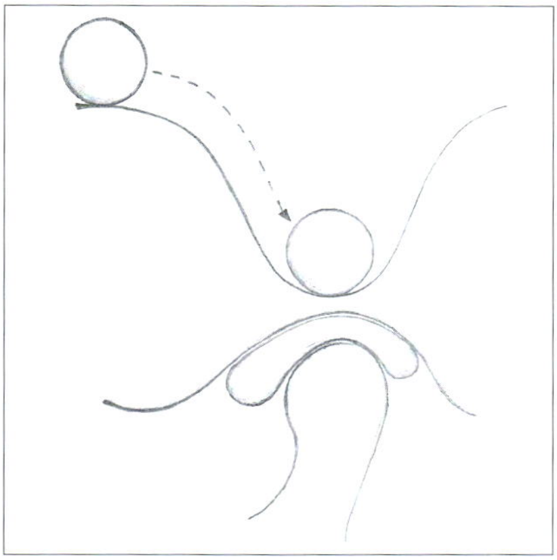

Abb. 6.19 Die Kugel nimmt auch bei mehrmaliger Wiederholung dieselbe Position ein, also eine reproduzierbare Position; dasselbe gilt für den Kondylus in der Tiefe der Gelenkgrube, wenn die Zahnführung ausgeschaltet ist.

Als Kritik an dieser früheren gnathologischen Lehrmeinung ist aus heutiger Sicht anzumerken: In dieser zentrischen Relation der Kondylen oder zentrischen Kondylenposition führt der Mensch zwar dieselbe Scharnierbewegung wie der Artikulator aus – es stimmen also Schließbewegung von Unterkiefer und Artikulator überein – jedoch ist eindeutig nachgewiesen, dass sich in maximaler Interkuspidation bei ca. 90% der Menschen die Kondylen nicht in der Tiefe der Gelenkgrube befinden, sondern leicht anterior und kaudal (Vgl. S 232 Kap. 6.2.5).

> Um es deutlich herauszustellen: Die Begriffe **„Zentrale Relation"**, **„Zentrische Kondylenposition"** oder **„Zentrik"** dienen ausschließlich zur Beschreibung einer bestimmten Kondylenposition und bezeichnen die Lage der Kondylen in den Gelenkgruben; sie beziehen sich nicht auf eine bestimmte Okklusionsposition der Zahnreihen!

## Kleiner historischer Überblick zur Positionierung der Kondylen

Bis zum Beginn des 20. Jahrhunderts beschränkte sich die Zahnmedizin bekanntermaßen auf die Behandlung kariöser Zahndefekte und Entzündungen im Mundbereich sowie die prothetische Versorgung des Lückengebisses und der Zahnlosigkeit. Die funktionellen Aspekte spielten in dieser Zeit bei der Anfertigung von Zahnersatz eine untergeordnete Rolle.

**Campion** entwickelte 1905 eine Apparatur zur Ermittlung der Scharnierachse und beschrieb als Erster deren Vorhandensein sowie die in zwei Phasen verlaufende Bewegungscharakteristik der Kondylen: der reinen Drehbewegung (Rotation) zu Beginn der Öffnung und der sich anschließenden Verlagerung der Kondylen aus der Gelenkgrube (Translation) bei weiterer Mundöffnung oder Lateralbewegung.

Erst die Forschungsarbeiten von **Gysi** schafften ein Umdenken. Er vertrat die Meinung, die zentrische Kondylenposition sei über die zentrale Okklusion (= habituelle Interkuspidation) reproduzierbar, und die Spitze des gotischen Bogens beschreibe die physiologische Kieferrelation und damit auch die physiologische Kondylenposition eindeutig.

**McCollum** formulierte dagegen 1921, dass nur über die Scharnierachse in terminaler Scharnierachsenposition die physiologische Kondylenposition zu bestimmen sei. Diese Position bezogen sehr bald zahlreiche Wissenschaftler wie **Stuart**, **Stallard**, **Thomas** und zahlreiche andere, was nicht nur zur Entwicklung des Scharnierachsenlokalisators (Almore-Bogen), des Stuart-Pantografen und des zugehörigen, voll justierbaren Stuart-Artikulators und vergleichbarer Geräte führte, sondern die Zahnheilkunde für viele Jahre entscheidend mitprägte. Restaurationen wurden in terminaler Scharnierachsenposition gefertigt, Okklusionen wurden funktionell eingeschliffen und Restaurationen in Zahn-zu-Zahn-Beziehung angefertigt. **Lauritzen** griff 1964 den Gedanken von McCollum wieder auf, dass eine terminale Scharnierachse existiere, welche die korrekte Position des Unterkiefers definiere; deshalb müsse immer zuerst die terminale Scharnierachse bestimmt werden, um anschließend Aussagen über die Kondylenposition machen zu können, in der dann die Versorgungen angefertigt werden sollten.

**Bauer** ergänzte 1978 diese Sichtweise mit dem Hinweis, die Symmetrie des rechten und linken Kondylus bei der Positionierung der Kondylen mit zu berücksichtigen. Die rückwärtige, cranial nicht seitenverschobene, zentrische Kondylenposition sei die richtige. Ebenfalls 1978 veröffentlichte Stuart seine Ergebnisse zur Bestimmung der zentrischen Kondylenposition. Er legte Wert auf die Reproduzierbarkeit seiner Registrate. Da nur die retrale Kondylenposition (Scharnierachsenposition) reproduzierbar sei, solle auch diese für die Rekonstruktion verwendet werden.

Schon 1959 vertrat dagegen **Sheppart** die Meinung, nicht die retrale Lage, sondern eine etwas weiter vorne gelegene, von ihm als intermediäre Position bezeichnet, sei die physiologisch richtige. Nur in dieser Position der Kondylen stünden Muskulatur und Zähne in einem harmonischen Gleichgewicht.

**Gerber** gehörte mit zu den heftigsten Kritikern der gnathologischen Sichtweise und bezeichnete die retrale Kondylenposition als physiologisch falsch. Nach seiner Auffassung geben die Muskeln eindeutig die Position der Kondylen vor und auch der Symmetrie-Aspekt sei sehr wichtig. So formulierte er 1986: „Eine forcierte Retrusion des Unterkiefers (und damit der Kondylen) ist abzulehnen, denn die Muskeln geben die Position vor. Es ist dabei darauf zu achten, dass in kranioventraler Richtung die Symmetrie der beiden Kondylen einzuhalten ist". Mit anderen Worten: nicht – wie die klassische Gnathologie dies forderte – die rückwärtigste und gleichzeitig höchste Stellung des Kondylus (rum position = rearmost, uppermost) entspricht beim Menschen der physiologischen Kondylenposition, sondern die etwas weiter nach vorn und leicht nach unten gegen das Gelenkhöckerchen eingenommene Stellung. Zahlreiche Untersuchungen in den 80er-Jahren bestätigten Gerbers Auffassung: Bei dorsal und nach cranial gerichteter Positionierung der Kondylen und anhaltender Druckbelastung durch Parafunktionen kommt es zu einer deutlichen Zunahme von Muskelaktivitäten der Kaumuskulatur (insbesondere auch des M. temporalis und des seitlichen Flügelmuskels), zu Druckbelastungen der bilaminären Zone und in der Folge zu Muskelschmerzen (= Myopathien) und Gelenkschmerzen (= Arthropathien).

**Kubein-Meesenburg** beschrieb 1985 in seiner Habilitationsschrift sehr genau die Lage der Kondylen in der von ihm als physiologische Kondylenposition bezeichneten Stellung am Wendepunkt der Gelenkgrube zum Gelenkhöckerchen und schließlich einigte sich 1992 die Arbeitsgemeinschaft für Funktionsdiagnostik und Therapie (DGFDT), eine Fachgruppe innerhalb der Deutschen Gesellschaft für Zahn-, Mund- und Kieferheilkunde (DGZMK), auf eine vorläufige, gemeinsame Definition. Diese Definition ist der kleinste gemeinsame Nenner der derzeitigen Lehrmeinungen:

> Die zentrische Kondylenposition ist eine in kranioventraler Richtung, nicht seitenverschobene Position beider Kondylen, die bei physiologischer Kondylus-Diskus-Relation und physiologischer Belastung der beteiligten Gewebe eingenommen wird.

Die zentrische Kondylenposition ist demnach völlig unabhängig von der Okklusion eines Patienten und kann daher klinisch nur erfasst werden, wenn keine Zahnkontakte vorliegen. Die Positionierung des Kondylus in kranio-ventraler Richtung erfolgt ausschließlich über das neuromuskuläre System.

> Die habituelle bzw. zentrische oder pysiologische Kondylenposition wird nach gegenwärtig gültiger Auffassung definiert und beschrieben als: „gewohnheitsmäßig eingenommene cranioventrale Lage des Kondylus an der Protuberantia articularis des Gelenkhöckerchens."

Die habituelle Kondylenposition ist ausschließlich von der habituellen, statischen Okklusion des Patienten abhängig und damit völlig unabhängig von der Gelenkgrube und der Position des Diskus. Im Idealfall kann die habituelle Kondylenposition mit der zentrischen übereinstimmen, wie es **van Blarcon** 1994 und **Lotzmann** 1999 formulierten.

> Wenn also von Zentrik gesprochen wird, ist zunächst zu klären, welche Vorstellung der oder die Betreffenden mit der entsprechenden Kondylenposition verbinden.

### *6.3.4 Retrale Kontaktposition (= RKP)*

Bei etwa 90 % der Bevölkerung lässt sich der Unterkiefer aus der habituellen Interkuspidation noch etwa um einen Millimeter nach rückwärts ziehen. Bleibt dabei der Zahnkontakt beibehalten, so gleiten die Zähne aus ihrer maximalen Interkuspidationsposition in eine rückwärtige und etwas weiter kaudale Stellung; bei den meisten Menschen bestehen dann nur noch Kontakte im Seitenzahnbereich. Diese gegenüber der habituellen Interkuspidation geringfügig nach rückwärts oder retral verlagerte Unterkieferposition, in der nur noch zwischen den Seitenzahnreihen Höckerkontakt besteht, bezeichnet man deshalb als **Retrale Kontaktposition** abgekürzt: **RKP**.

Betrachtet man die Position der Kondylen in retraler Kontaktposition, so lässt sich feststellen, dass bei den oben beschriebenen 90 % der Bevölkerung die Kondylen in den Gelenkgruben liegen. In retraler Kontaktposition befinden sich somit die Kondylen in zentrischer Relation, der Unterkiefer in der zentrischen Scharnierachsenposition.

### Retrale Kontaktposition und Zentrisches Registrat

Ihre besondere Bedeutung erhält diese retrale Kontaktposition für die exakte, der Geometrie des Patienten entsprechenden Übertragung der Modelle in einen Artikulator durch den zuvor beschriebenen Sachverhalt: Führt der Zahnarzt den leicht geöffneten Unterkiefer des Patienten etwas nach rückwärts, dann nehmen die Kondylen die zentrische Relation bzw. zentrische Kondylenposition in den Gelenkgruben ein.

Sie befinden sich dann in zentrischer Relation, der einzig reproduzierbaren Kondylenposition, in der der Unterkiefer reine Scharnierbewegungen ausführt. Bringt der Behandler nun am Oberkiefer eine im Wasserbad erwärmte Wachsplatte an und lässt den Patienten unter Führung eine Schließbewegung in zentrischer Relation (= zentrischer Kondylenposition) ausführen, dann erfolgt der erste Zahnkontakt logischerweise in retraler Kontaktposition.

> Mithilfe eines als **zentrisches Registrat** bezeichneten Wachsbisses lässt sich über die Retrale Kontaktposition die Zentrale Relation der Kondylen und damit die zentrische Scharnierachsenposition des Unterkiefers eindeutig und reproduzierbar festhalten.

Auf den Einsatz und die Bedeutung des zentrischen Registrats zur Überprüfung der patientenidentischen Übertragung der Modelle in den Artikulator wird im Kapitel 6.10.2.4 die Zuordnung des Unterkiefers zum Oberkiefer noch näher eingegangen.

An dieser Stelle muss noch darauf hingewiesen werden, dass im Laboralltag sehr häufig der ausschließlich auf die Kieferposition bezogene Begriff der RKP mit der zuvor beschriebenen zentrischen Relation der Kondylen gleichgesetzt wird. Man sagt häufig: *Die Kondylen befinden sich in RKP* und meint genau genommen, dass sich der Unterkiefer in retraler Kontaktposition bzw. zentrischer Scharnierachsenposition und die Kondylen in zentraler Relation bzw. zentrischer Kondylenposition – kurz Zentrik – befinden **(Abb. 6.20)**.

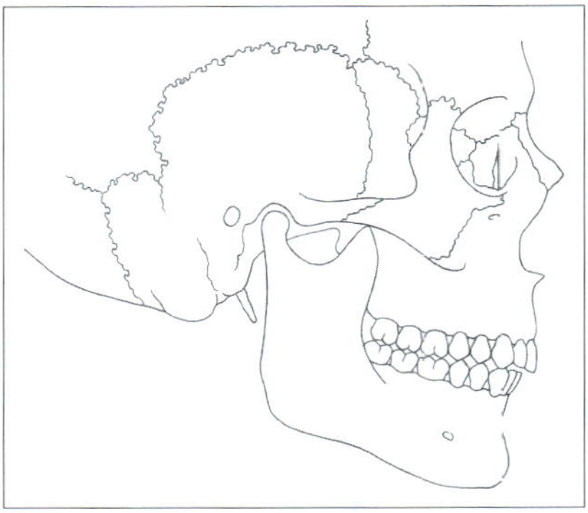

Abb. 6.20 Retrale Kontaktposition

### *6.3.5 Habituelle Interkuspidation in zentraler Relation (IKP = RKP)*

Nur bei etwa 10 % der Bevölkerung findet man, dass sich in habitueller Interkuspidation auch die Kondylen in zentraler Relation befinden: Wenn sich bei diesen Menschen die Zahnreihen unter maximalem Vielpunktkontakt ineinander verzahnen, stehen die Kondylen in den Gelenkgruben in ihrer höchsten, also cranialsten, nicht seitenverschobenen Position.

Ein anderer, häufiger gebrauchter Begriff für diese Position ist **IKP = RKP** oder **IKP in Zentrik**, seltener werden der Ausdruck Maximale Interkuspidation in Zentraler Relation verwendet oder der von Lauritzen stammende Begriff der TSIOS (= Terminale Scharnierachsen-Interokklusale Stellung).

Gefährlich ist die Bezeichnung Zentrale Okklusion, da er dem für die Habituelle Interkuspidation verwendeten Ausdruck *Zentrische Okklusion* sehr ähnlich ist; er wird aber glücklicherweise nur selten verwendet **(Abb. 6.21)**.

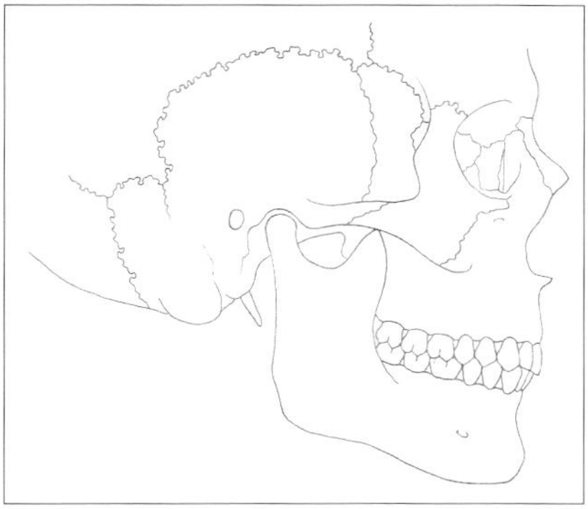

Abb. 6.21 IKP = RKP

## 6.4 Gründe für die Aufzeichnung von Kieferbewegungen

Im vorletzten Jahrhundert und bis in die zwanziger Jahre des letzten Jahrhunderts – in den Anfängen der Artikulationslehre – dienten Aufzeichnungen der Kieferbewegungen vor allem für das Begreifen funktioneller und okklusaler Zusammenhänge. Später, als man die Bedeutung individueller Patientenwerte für die Simulation von Bewegungen erkannte, ging es vor allem darum, mithilfe der aufgezeichneten Bewegungen einen Artikulator so zu programmieren, dass sich die individuellen Patientenbewegungen bei der Herstellung von Zahnersatz möglichst genau simulieren ließen.

In den letzten Jahrzehnten des vergangenen Jahrhunderts wurden die Aufzeichnungsgeräte immer mehr verfeinert und die Aufzeichnungen der Kieferbewegungen (Axiografie von SAM, Rotografie von Girrbach, ArcusDigma Pro von KaVo) dienten neben der Ermittlung von Patientendaten zur Programmierung der Artikulatoren in erster Linie der Diagnose von okklusalen und Kiefergelenksproblemen und der sich anschließenden Behandlungsplanung (funktionelles Einschleifen im Mund, der Schienentherapie, Langzeitprovisorien etc.).

Die Frage, ob bei einem Patienten die Kieferbewegungen aufgezeichnet werden sollen oder müssen, stellt sich zwar häufig, die Antwort weiß man aber meist erst nach der Aufzeichnung – mit Ausnahme einiger weniger klinischer Anzeichen wie: einer sehr ungleichmäßigen Abrasion der Kauflächen, Ausbildung starker Schlifffacetten, das Vorhandensein einer großen Immediate Side Shift oder Muskel- und Gelenkschmerzen u. Ä. Nur etwa 10 bis 15 % aller Patienten, die prothetisch versorgt werden müssen, bedürfen einer Aufzeichnung der Kieferbewegungen zum Zwecke der Diagnose und Behandlungsplanung!

Spätestens seit den neunziger Jahren haben der Computer und die Datenverarbeitung auch die Zahnarztpraxis und das Dentallabor erreicht. Waren die ersten elektronischen Aufzeichnungsgeräte dieser Jahre (Syrognathograf von Siemens, AxioComp von SAM, das ECRS System von Girrbach) noch teuer und fast genauso aufwändig in der Bedienung wie die analogen Verfahren, so hat diese Entwicklung zu Beginn dieses Jahrtausends eine sprunghafte Entwicklung genommen: Elektronische Registriersysteme wie das ArcusDigma-System von KaVo, der Axioquick-Recorder II von SAM, das Cadiax-System von Gamma, der Freecorder-Bluefox von Klett und der Jaw-Motion-Analyser (JMA) von Zebris sind extrem leicht und schnell am Patienten anzubringen. Der Unterkieferbügel braucht wegen seines geringen Gewichts von ca. 40 g nur mit Silikon temporär befestigt werden und ist rückstandsfrei entfernbar, eine zeitaufwändige und störende Verkabelung entfällt in den meisten Fällen, und auch die gesamte Registrierung der Kieferbewegungen erfordert nur einen geringen Zeitaufwand (laut Herstellern nur etwa 15 Minuten!).

Die Patientendaten wie horizontale, sagittale und frontale Bewegungsbahnen des Inzisalpunkts, Kondylenbahnen der beiden Kondylen, Laterotrusiv-, Retrusiv- und Surtrusivbewegungen des Laterotrusionskondylus, Interkondylarabstand, Immediate Side Shift und die Hautaustrittspunkte der zentrischen Scharnierachse werden sofort nach

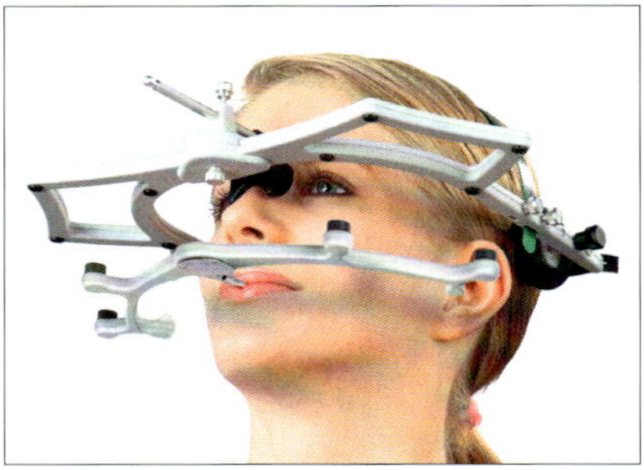

Abb. 6.22 Patientin mit angelegtem JMA-Registriergerät der Firma Zebris

der Aufzeichnung auf dem Bildschirm dargestellt und können ausgewertet werden. Sie können dem Patienten sofort gezeigt, erklärt und mit ihm zusammen eine erste Analyse und Therapieplanung besprochen werden.

Die Einstellwerte für die Programmierung verschiedener Artikulatoren lassen sich ausdrucken und können dem Labor zusam-

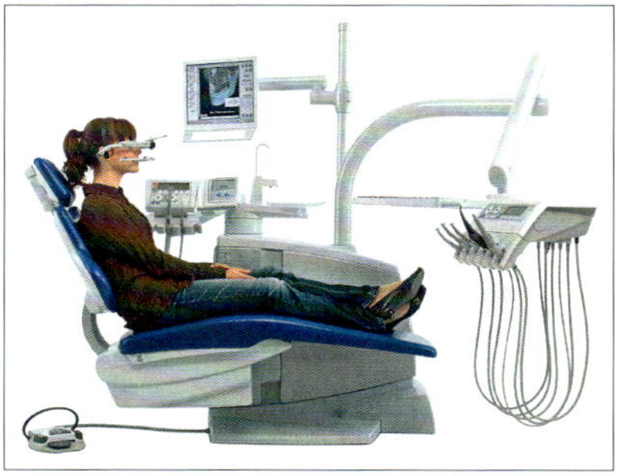

Abb. 6.23 Patientin mit angelegtem Registriergerät Arcus Digma II von KaVo, Lang

men mit den Abformungen, Registraten, Gesichtsbogen oder Transferstand zugesandt oder als E-Mail übermittelt werden.

Durch Zusatzgeräte kann eine Analyse von Gelenkgeräuschen (wie Reibegeräuschen und Gelenkknacken) durch hochempfindliche Körperschallmikrofone aufgezeichnet und schließlich mittels Haut-

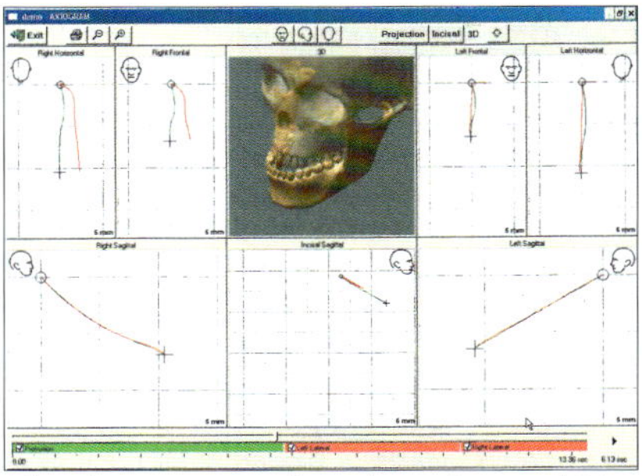


Abb. 6.24 Monitor mit aufgezeichneten Kurven und Schädel (SAM Axioquick Recorder II)

oberflächenelektroden Muskelaktionspotenziale verschiedener Muskelgruppen wie des M. temporalis und des M. masseter und anderer Muskeln gemessen werden und ursächliche Zusammenhänge zwischen gestörter Okklusion und anderen Schmerzzuständen des stomatognathen Systems aufgezeigt werden. Zur Klärung von Problemfällen können dann die Daten über das Internet an einen Spezialisten geschickt und von diesem begutachtet werden.

Diese aktuellen Verfahren ermöglichen damit der normalen Zahnarztpraxis eine Diagnostik, die vor Jahren noch nicht vor-

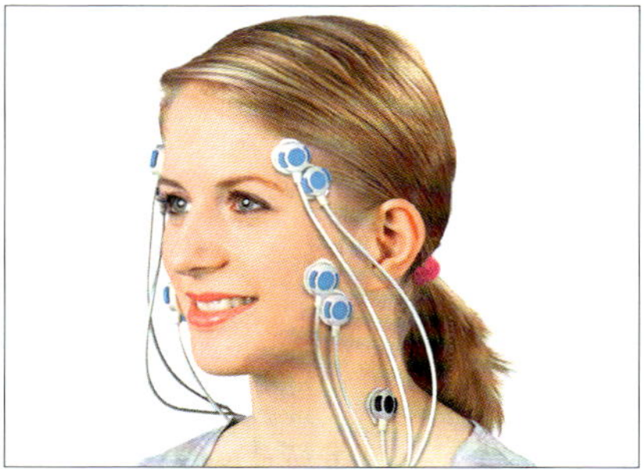

Abb. 6.25 EMG-Messanordnung der Firma Zebris

stellbar war und bei den mit okklusalen Problemen verbundenen Schmerzzuständen der Kau-, Kopf-, Nacken- und Schultermuskulatur den Gang in Spezialpraxen erforderlich machte.

Gleichzeitig wurde auch ein Instrument geschaffen, das zusätzlich helfen kann, die durch Anamnese und klinische Funktionsanalyse gewonnenen Erkenntnisse mithilfe der elektronischen Registrierung und dem Einsatz der Schall- und Muskelelektroden weiter zu untermauern. Dies gilt insbesondere bei dem immer stärker zunehmenden Symptomkreis der craniomandibulären Dysfunktionen (CMD) sowie beim Erkennen der Ursachen für Muskel- und Gelenkerkrankungen wie Myopathien, Arthropathien und Diskopathien, um schneller zu einer aussagefähigen Diagnose und möglichen Therapieansätzen zu gelangen. Hier können sehr rasch Zusammenhänge zwischen zentrischen Vorkontakten, Balancekontakten und Parafunktionen mit den genannten Schmerzzuständen der Kiefergelenke, der Kaumuskulatur und der akzessorischen cranialen Muskulatur hergestellt werden.

Zudem lässt sich mithilfe der Muskelelektroden die vom Patienten – und damit nicht vom Behandler auf der Grundlage seines Wissens, seiner Erfahrung oder seines Könnens – bestimmte muskuläre Zentrik oder Myozentrik exakt ermitteln. Sie wird angezeigt, wenn die mit Elektroden versehenen Muskeln die geringste Anzahl an Aktionspotenzialen zeigen, also die geringste Muskelaktivität.

Durch die Bildschirmdarstellung lässt sich nicht zuletzt auch die mithilfe Muskelelektroden gefundene neuromuskuläre Unterkieferposition mit der habituellen Interkuspidation des Patienten vergleichen und bei starken Diskrepanzen für eine Schienentherapie die therapeutische Kondylenposition bestimmen, in der dann eine Schiene gefertigt wird. Schließlich bilden dann diese Daten auch die Grundlage für die nach Abschluss Schienentherapie anzufertigende definitive Versorgung mit Kronen, Brücken oder kombiniertem Zahnersatz.

Es liegt nahe, im Zeitalter der fortschreitenden Digitalisierung die erfassten elektronischen Patientendaten der Kieferbewegungen nicht nur für eine Funktionsanalyse und Therapieplanung weiter zu verwenden. Interessant und spannend wird es sicher in den nächsten Jahren, was den virtuellen Artikulator, den Laborscanner und die CAD/CAM Technik angeht: Die Simulation der exakten Patientenbewegungen auf der Grundlage der übermittelten Patientendaten im virtuellen Artikulator, bei der am Rechner dann mit dem virtuellen Wachsmesser modelliert wird; ganz zu schweigen von der anschließenden Übermittlung der Daten an eine Fräsmaschine, die dann z. B. die Kronen, Brücken, Stege usw. aus dem entsprechenden Rohling fräsen oder an einen Plotter, der die Modellgussbasis mittels Rapid Prototyping anfertigt.

Die digitale Zukunft hat längst begonnen und ist nicht mehr aufzuhalten, auch wenn die Verfahren unseres Erachtens im Vergleich mit guten Zahntechnikern und Zahntechnikerinnen noch nicht so weit sind, wie die Hersteller der Geräte oft glauben machen. Täuschen wir uns jedoch nicht: Die Angleichung kann schneller kommen, als wir vielleicht denken!

## 6.5 Verfahren für die Aufzeichnung von Kieferbewegungen

Schon im vergangenen Jahrhundert, in den Anfängen der modernen Zahnheilkunde, erkannte man, dass ohne das Verständnis der Bewegungsabläufe im Kausystem und ohne geeignete Simulationsgeräte kein funktioneller Zahnersatz angefertigt werden konnte. Deshalb wurde schon um das Jahr 1860 versucht, die Kieferbewegungen aufzuzeichnen und geeignete Simulationsgeräte zu entwickeln. Urväter dieser Anfänge der Artikulationslehre waren Bonwill, Balkwill, Walker, Dalbey, aber auch deutsche Wissenschaftler wie Wustrow, Gysi, Schröder, Hanau und Fischer, um nur einige Namen zu nennen.

Ein Versuch, die Kieferbewegungen des Patienten im Innern der Mundhöhle aufzuzeichnen, war der in prothetischen Büchern häufig dargestellte, von Wustrow entwickelte *Kaubahnträger*. Das Aufzeichnungsgerät bestand aus einer OK-Platte mit drei darin befestigten Stiften, die in drei mit Amalgam gefüllte Näpfchen zeigten, die auf einer UK-Platte befestigt waren. Der Patient wurde nun aufgefordert, Kieferbewegungen auszuführen, und er formte mithilfe der Stifte in den Näpfen ein dreidimensionales Bewegungsmuster des Unterkiefers aus. Die beiden Schablonen wurden in habitueller Interkuspidation verschlüsselt und in einen Artikulator übertragen. Dessen Gelenke bestanden ebenfalls aus Näpfchen, die mit Amalgam beschickt waren, und durch Nachfahren der Bewegungen konnten so die Kieferbewegungen des Patienten dreidimensional in den Artikulator übertragen werden. Ein modernes Verfahren, das auf diesen Überlegungen beruht, ist das in den **Abbildungen 6.25 A und B und 6.26** dargestellte TMJ-Verfahren. Die in Unter- und Oberkiefer angebrachten Aufzeichnungsplatten (sogenannte *Clutches* = Kupplungen) zeigt **Abbildung 6.25**.

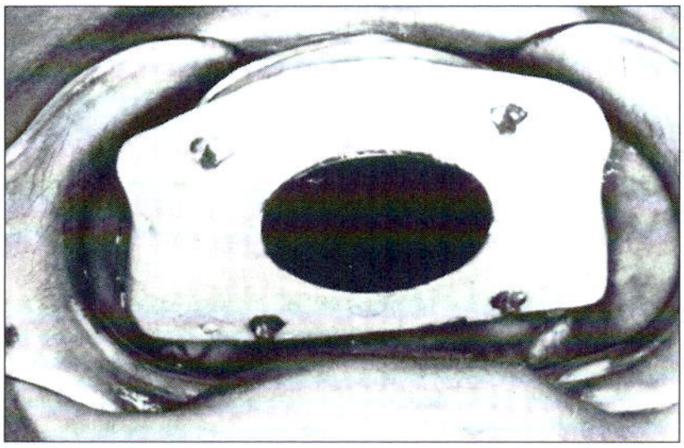

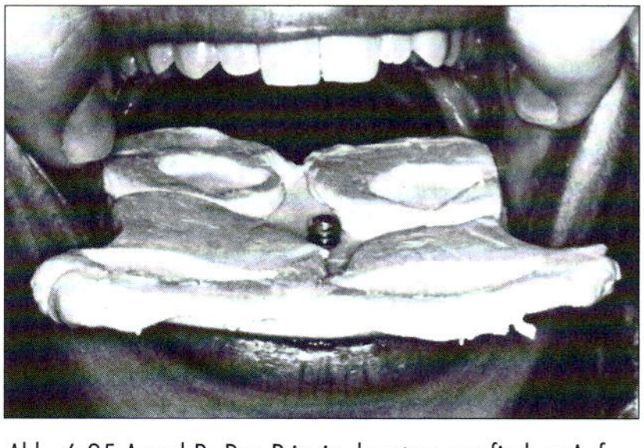

Abb. 6.25 A und B Das Prinzip der stereografischen Aufzeichnung der Kieferbewegungen: Die Oberkieferplatte mit den vier Schneidefüßchen (A). Nachdem der Patient unter Führung des Behandlers alle Grenzbewegungen durchgeführt hat, ergeben sich räumliche, in den Kunststoff eingravierte Bewegungsbahnen (B).

*Foto: Ulrich Lotzmann aus Die Prinzipien der Okklusion*

Das gebräuchlichste intraorale Verfahren ist die zweidimensionale Aufzeichnung des Pfeilwinkels oder gotischen Bogens auf einer innerhalb der Zahnbögen in der Horizontalebene angebrachten Schreibplatte.

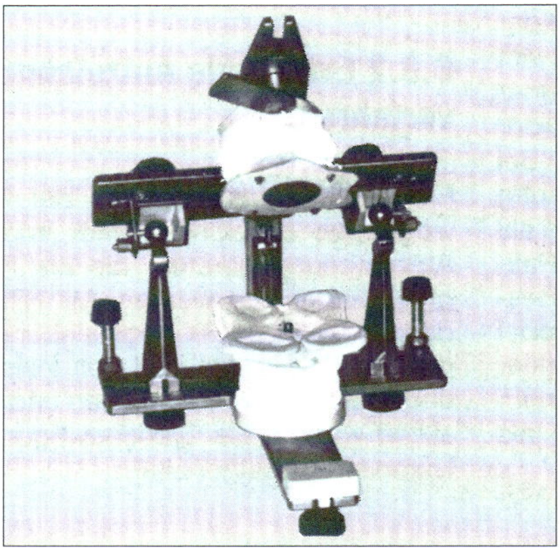

Abb. 6.26 Die Schablonen werden in den TMJ-Artikulator übertragen, die Gelenkboxen mit langsam aushärtendem Kunststoff gefüllt, und durch Nachfahren der Bewegungen lassen sich die individuellen, räumlichen Gelenkbahnen des Patienten nachformen. *(Foto: Ulrich Lotzmann aus Die Prinzipien der Okklusion)*

Im Gegensatz zur intraoralen Aufzeichnung versuchten die meisten Wissenschaftler, die Kieferbewegungen mithilfe von außerhalb des Munds befestigten Aufzeichnungsgeräten darzustellen. Man wählte zu diesem Zweck drei markante Unterkiefermesspunkte, den Inzisalpunkt und die auf der Haut lokalisierbaren Rotationszentren der beiden Kondylen (= Scharnierachsenpunkte), deren Bewegungen mithilfe von in den drei Raumebenen angebrachten Schreibplatten aufgezeichnet wurden.

### 6.5.1 *Intraorale Aufzeichnungsverfahren*

Das gebräuchlichste Verfahren zur Aufzeichnung der Grenzbewegungen des Unterkiefers in der Horizontalebene ist die **Intraorale Stützstiftregistrierung**. Dieses Verfahren geht auf den genialen Hochschullehrer, Forscher und Konstrukteur Alfred Gysi zurück, der diese Aufzeichnung 1912 unter dem Namen ***Pfeilwinkelregistrierung*** (oder *Gotischer Bogen*) bekannt machte.

McGrane griff 1949 diese Methode wieder auf, ebenso Gysis Schüler Gerber. Sie verlegten jedoch Schreibplatte und Stützstift aus Stabilitätsgründen ins Innere des Mundes, weshalb diese Registrierung als Intraorales Aufzeichnungsverfahren bezeichnet wird; die intraoralen Registrierbehelfe sind unter der Bezeichnung *Gerber-Registrierung* oder *McGrane-Platten* bekannt. Die Stützstiftregistrierung findet vor allem Anwendung in der Totalprothetik zur exakten Ermittlung der horizontalen Kieferrelation des Patienten. Ihr technischer Ablauf soll im Folgenden kurz dargestellt werden **(Abb. 6.27 A – F)**.

Auf dem unteren Wachswall wird die Registrierplatte befestigt, auf dem oberen Wachswall wird eine Platte mit Schreibstift so aufgesetzt, dass dieser auf die Mitte der Schreibplatte zeigt; diese wird vor dem Einsetzen mit einem Fettstift (Wachsmalkreide) eingefärbt. Wichtig für eine korrekte Aufzeichnung ist, dass der Stützstift in der Medianebene liegt und senkrecht auf der Schreibplatte steht. Das Gerbersche Registrierbesteck besitzt einen herausdrehbaren zentralen Stützstift, mit dessen Hilfe der Biss soweit gesperrt werden kann, dass die Bissschablonen störungsfrei gegeneinander bewegt werden können.

Da die Zahnführung ausgeschaltet und der Unterkiefer rein muskulär bewegt wird, trifft der Schreibstift beim Kieferschluss in einer Position auf der Registrierplatte auf, die der habituellen Interkuspidation entspricht. Bei mehrfachem Kieferschluss bildet sich häufig ein kleines Feld von Markierungen, das als **Adduktionsfeld** bezeichnet wird. Der Patient wird nun gebeten, Vorschub- und Seitwärtsbewegungen auszuführen, wobei sich die Grenzbewegungen des Unterkiefers in Form einer Pfeilspitze aufzeichnen. Deshalb wird die Aufzeichnung auch als **Pfeilwinkelregistrat** bezeichnet.

Auf die Aufzeichnung wird nun ein mit einer Bohrung versehenes Plättchen aus Plexiglas gelegt und die Bohrung genau auf die Pfeilspitze ausgerichtet oder, bei abgerundeter Pfeilspitze, einen halben bis einen Millimeter hinter der Pfeilspitze. Mittels Schraube lässt sich dann das Plättchen auf der Schreibplatte fixieren, die Schablonen werden wieder in den Mund eingebracht und der Patient gebeten, die Zahnreihen zu schließen. Im Normalfall findet der Patient mühelos seine habituelle Interkuspidation, der Stützstift rastet in der Bohrung ein, und mithilfe von Abdruckgips werden die Registrierplatten in dieser Lage verschlüsselt.

> Die Stützstiftregistrierung dient in erster Linie dazu, mithilfe der Pfeilwinkelspitze die richtige horizontale Lagebeziehung von Unter- und Oberkiefer in habitueller Interkuspidation zu ermitteln.

Sind die Kiefergelenke gesund und weisen noch eine straffe Führung auf – was bei den wenigsten zahnlosen Menschen der Fall ist – so lässt sich aus der Pfeilwinkelspitze die Position des Unterkiefers in Habitueller Interkuspidation ableiten: Sie liegt im Durchschnitt einen halben bis einen Millimeter hinter der Pfeilspitze. In den meisten Fällen ist sie abgerundet, und die Lage der habituellen Interkuspidation muss dann durch Anlegen einer Tangente ermittelt werden.

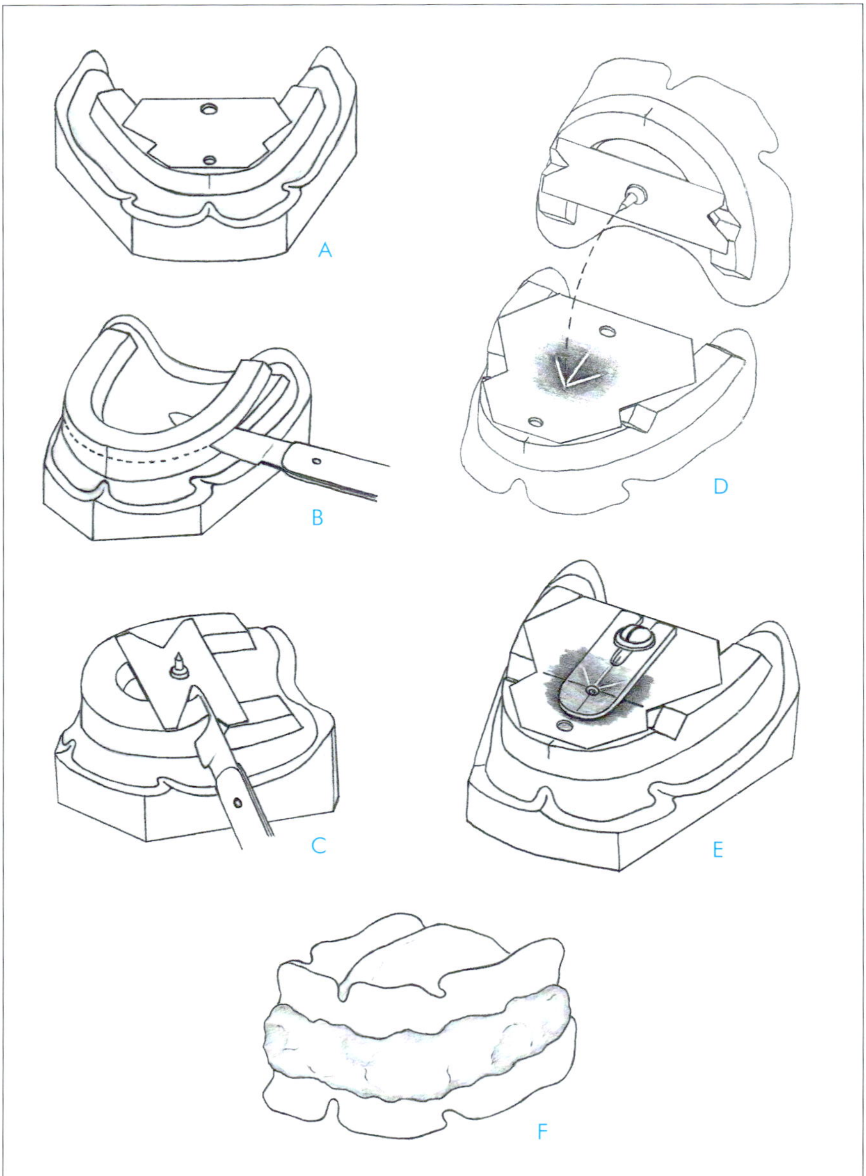


Abb. 6.27 A – F Prinzip der intraoralen Registrierung *(Pfeilwinkelregistrierung)*

## 6.5.2 *Extraorale Aufzeichnungsverfahren*

Extraorale Aufzeichnungen der Grenzbewegungen des Unterkiefers erfolgen mit Aufzeichnungsgeräten, die als Pantografen bezeichnet werden. Das klassische Gerät dieser Ära sind der Stuart-Pantograf und der zugehörige Stuart-Artikulator – allein schon die **Abbildung 6.29** lässt erahnen, wie zeitaufwändig das Einstellen der individuellen Werte ist.

Zunächst wurde der Pantograf als Forschungsgerät entwickelt, um die komplizierten dreidimensionalen Kieferbewegungen durch zweidimensionale Aufzeichnung besser verstehen zu können. Bald wurde nicht nur ein zugehöriger Artikulator konstruiert, sondern auch ein Verfahren entwickelt, mit dem sich die aufgezeichneten individuellen Grenzbewegungen eines Patienten auf den Artikulator übertragen ließen. Hierzu befestigt man nach erfolgter Registrierung der Patientenbewegungen den Pantografen am Artikulator, und durch anschließendes Nachfahren der Bewegungen und Einstellen des mit allen Einstellmöglichkeiten ausgestatteten Artikulators lässt sich die Patientengeometrie in den Artikulator eingeben. Die individuellen Patientenbewegungen lassen sich so im Artikulator sehr genau nachvollziehen **(Abb. 6.28)**.

Weil die klassische Stuart-Pantografie sehr zeitintensiv und teuer war – für die

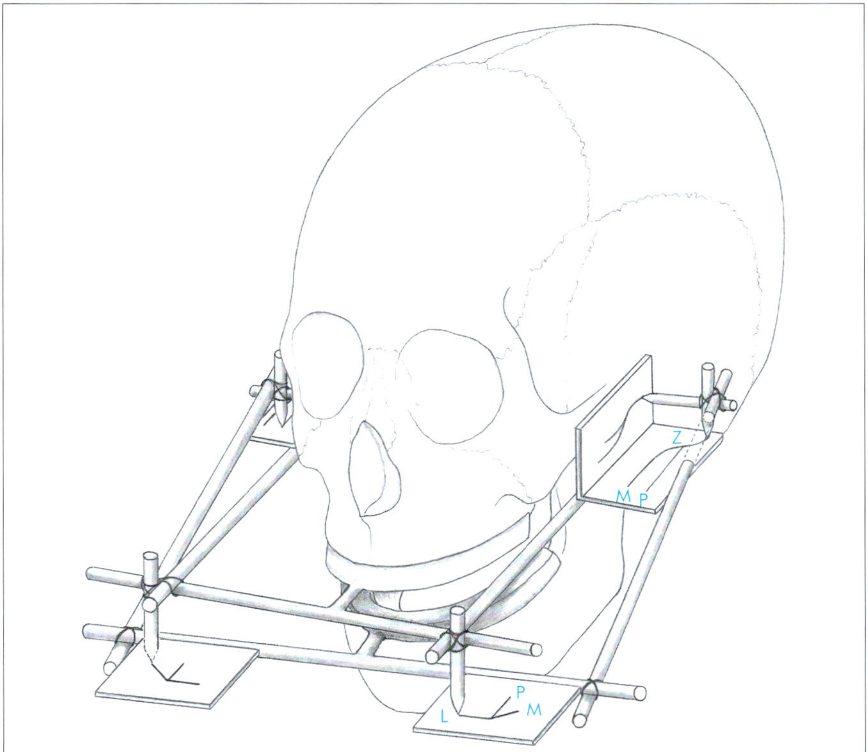


Abb. 6.28 Prinzip der pantografischen Aufzeichnung. L = Laterotrusion, M = Mediotrusion, P = Protrusion, Z = Zentrik.

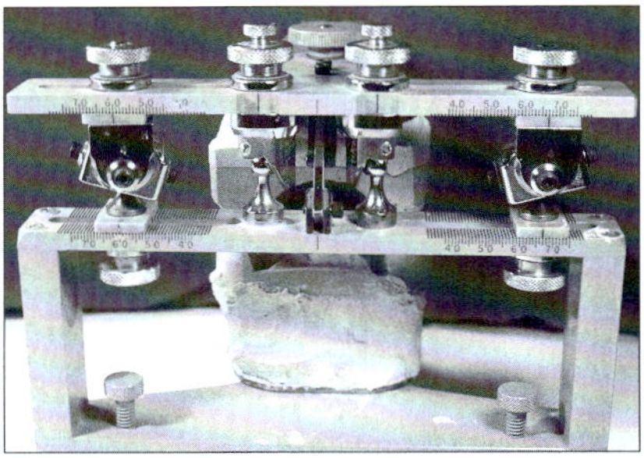

Abb. 6.29 Stuart-Artikulator

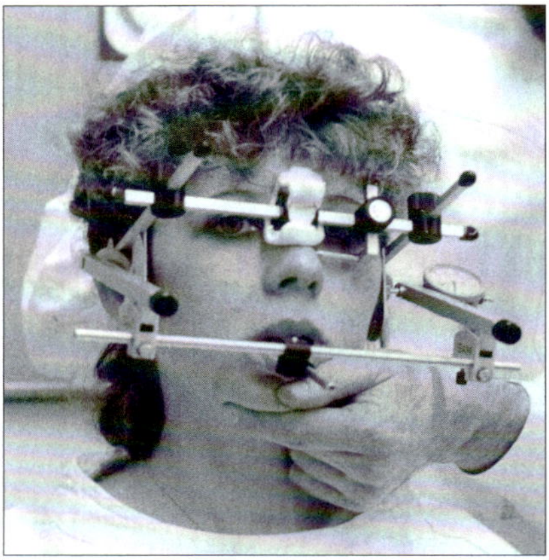

Abb. 6.30 Angelegter Axiograf

Grundausstattung Pantograf und Artikulator waren etwa 20.000 DM zu bezahlen, etwa zwei bis drei Stunden dauerte die Vorbereitung und die anschließende Registrierung der Bewegungen am Patienten, mindestens dieselbe Zeit war für das Übertragen des Pantografen auf den Stuart-Artikulator, das Nachfahren der aufgezeichneten Bahnen auf den Schreibplatten und die dabei vorgenommene Programmierung des Artikulators anzusetzen – wird verständlich, dass es für den normalen Praxis- und Laboralltag nie infrage kommen und nur in speziellen Zahnarztpraxen eingesetzt wurde.

Es ist das unbestreitbare Verdienst der Gnathologie, alle grundlegenden Erkenntnisse über Bewegungsabläufe und Störungen im Kausystem mithilfe zahlreicher Pantografien erforscht und mit der Entwicklung volljustierbarer Artikulatoren auch eine vorher nicht gekannte Präzision in die Zahnheilkunde eingebracht zu haben.

Das Prinzip einer Pantografie soll anhand der **Abbildung 6.28** kurz erläutert werden – für eine ausführliche Beschreibung wird Interessierten das Buch von Bauer/Gutowski empfohlen: *Gnathologie – Einführung in Theorie und Praxis*, Kapitel 15.5 *Der Stuart-Artikulator*, – in dem die Stuart-Pantografie, die Übertragung der Registrierung auf den Artikulator und seine Programmierung sehr ausführlich und verständlich dargestellt sind.

An Ober- und Unterkiefer wird eine Schreibeinheit mit beweglichen Schreibstiften und Schreibplatten befestigt. Die Schreibplatten befinden sich dorsal in der Nähe der beiden Kiefergelenke und anterior links und rechts vom Inzisalpunkt und sind jeweils in der Sagittal- und Horizontalebene angeordnet **(Abb. 6.28)**.

Die horizontalen Stifte werden im Bereich des Kiefergelenks vor Beginn der Aufzeichnung auf die mithilfe des Scharnierachsenlokalisators ermittelten Hautaustrittspunkte der Scharnierachse ausgerichtet (siehe Text und **Abb. 6.10**). Der Patient führt nun Grenzbewegungen nach vorn, links und rechts aus; dabei zeichnen die Schreibstifte auf den Schreibplatten die Grenzbewegungsbahnen des Patienten in der Horizontalebene und Sagittalebene auf **(Abb. 6.28)**.

Nach erfolgter Aufzeichnung überklebt man die aufgezeichneten Bahnen mit einem durchsichtigen Klebeband, um sie vor dem Verwischen zu schützen. Die beiden Teile des Pantografen werden nun in zentrischer Scharnierachsenposition und in räumlicher Lage zum Infraorbitalpunkt mit Gips verschlüsselt, vom Patienten abgenommen und auf die Scharnierachsenpunkte und die Orbitareferenz des Artikulators ausgerichtet. Die Position des Pantografen im Artikulator entspricht nun der Position des Pantografen am Schädel des Patienten zu Beginn bzw. nach erfolgter Aufzeichnung.

Man fährt nun die aufgezeichneten Bewegungsbahnen auf den Schreibplatten nach und verstellt die Gelenke des Artikulators so lange (d. h. Interkondylarabstand, Kondylenbahnneigung, Bennettwinkel, Immediate Side Shift sowie Surtrusion und Retrusion) bis die Schreibstifte genau den aufgezeichneten Bahnen folgen. Nun ist der Artikulator exakt auf die individuelle Patientengeometrie eingestellt; man sagt, der Artikulator ist mit den individuellen Patientenwerten programmiert.

(Anmerkung: Was mit entsprechendem Aufwand als perfektes Ergebnis herauskommt, hat einer der Autoren vor Jahrzehnten selbst erfahren können: Da eine neue neungliedrige Frontzahnbrücke angefertigt werden sollte, bat er 1981 seinen Freund Dr. A. Schmierer, im Rahmen des Unterrichts an der Bundesmeisterschule für Zahntechnik in Stuttgart, im Beisein der Meisterschüler bei ihm eine Stuart-Pantografie durchzuführen. Zuvor waren in der Praxis Modelle angefertigt worden, die Modelle wurden in das Gerät übertragen und der Stuart-Artikulator unter den Augen der Schüler durch Nachfahren der Aufzeichnungen programmiert. Die keramisch verblendete, neungliedrige Frontzahnbrücke fertigte dann der befreundete ehemalige Meisterschüler Jan Langner an. Sie fühlte sich schon unmittelbar nach dem Eingliedern endlich wieder wie die 1962 durch einen Motorradunfall verloren gegangenen eigenen Zähne an und nicht wie der 1962 und 1976 angefertigte Zahn*ersatz* und funktionierte vom ersten Tag auch so. Erst im Jahre 2005 musste die Brücke dann wegen wiederholter Lockerung durch eine neue ersetzt werden. Sie sah immer noch so aus wie beim Eingliedern und hätte sicherlich noch viele Jahre problemlos getragen werden können!).

Die klassische Pantografie wurde in den 1970er Jahren von Verfahren abgelöst, die als *Mini-Pantografie* bezeichnet werden; zu ihnen zählen der Denar-Mini-Recorder, der Lee-Quick-Analyzer und die Axiografie von Slavicek und Mack, die in unserem Sprachraum mit die weiteste Verbreitung gefunden hat. Auch hier muss auf entsprechende Fachliteratur (siehe Literaturverzeichnis) verwiesen werden. Leider war auch dieses Verfahren noch zu zeitaufwändig, sodass es sich nicht in der alltäglichen Zahnarztpraxis durchsetzen konnte.

Dasselbe galt für die ersten elektronischen Registriergeräte der 1980er und neunziger Jahre: String-Recorder, Axiocomp oder das ECRS-System waren immer noch relativ teuer, relativ schwer, zu zeitaufwändig und aufgrund der geringen Rechnerleistung noch fehleranfällig (regelmäßige Abstürze des Systems), sodass auch sie keinen echten Durchbruch brachten.

Erst mit Entwicklung der elektronischen Registriergeräte zeigt sich ein seit etwa fünfzehn Jahren deutlich zunehmender Trend: Die Geräte sind im Preis deutlich billiger geworden, die am Kopf zu befestigenden Registriereinheiten sind sehr leicht (so wiegt der Unterkieferbogen beim Zebris-Registriersystem nur noch ca. 40 g), ermüden oder beeinträchtigen den Patienten nicht und verfälschen deshalb auch nicht das Ergebnis der Aufzeichnung. Sie sind ferner sehr schnell am Patienten anzubringen, wodurch sich der Zeitaufwand für eine Registrierung stark reduziert, sie arbeiten nahezu alle berührungslos, sodass eine aufwändige Verkabelung mit den Registrierbögen entfällt und die Daten können online verschickt und für viele Zwecke weiterverarbeitet werden.

Letztlich beruhen aber alle elektronischen bzw. digitalen Aufzeichnungsverfahren und auch die neuesten Geräte auf Forschungsergebnissen, die mithilfe der klassischen Pantografie gewonnen wurden.

# 6.6 Die Bewegungen der Kondylen

## 6.6.1 *Bewegungsbahnen in der Sagittalebene*

### Kondylenbahn

Bei Vorschubbewegungen und weiter Mundöffnung, wie dies beim Sprechen, Abbeißen oder Gähnen der Fall ist, aber auch bei Seitwärtsbewegungen wie beim Kauen, gleiten die Kondylen mit dem aufgelagerten Diskus nach vorne und unten. Bringt man vor dem Ohr im Bereich des Kiefergelenks eine Schreibplatte an und zeichnet diese Bewegungsbahn auf, dann wird deutlich, dass sich die Kondylen auf einer mehr oder weniger stark gekrümmten Bahn bewegen. Diese *kaudal konvexe Bahn* ist im Durchschnitt zehn bis fünfzehn Millimeter lang und wird **Kondylenbahn** genannt. Anzumerken ist, dass man bei der Aufzeichnung der Bewegung am Patienten nicht die tatsächliche, anatomische Bewegung des Kondylus registriert, sondern vielmehr den Bewegungsverlauf der Scharnierachse. Die Bahn ist zu Beginn der Bewegung steil (ca. 60°) und läuft zum Ende der Bewegung flach aus. Durch die Steilheit der Kondylenbahn zu Beginn der Bewegung kommt es zur sofortigen Trennung der Zahnkontakte (Disklusion).

> Der Begriff Kondylenbahn bezeichnet die Bahn, die ein bestimmter Punkt der Scharnierachse während der Vorwärts- und Seitwärtsbewegung des Unterkiefers in der Sagittalebene durchläuft.

Die individuell geneigte und unterschiedlich stark gekrümmte Bewegungsbahn der Kondylen lässt sich als **vereinfachte Kondylenbahn** in Form einer Geraden darstellen, indem man den Anfangs- und Endpunkt der Kondylenbewegung durch eine Gerade verbindet; in dieser vereinfachten Form als plane Fläche oder eingefräster Schlitz wird sie auch in den meisten Artikulatoren simuliert **(Abb. 6.31)**.

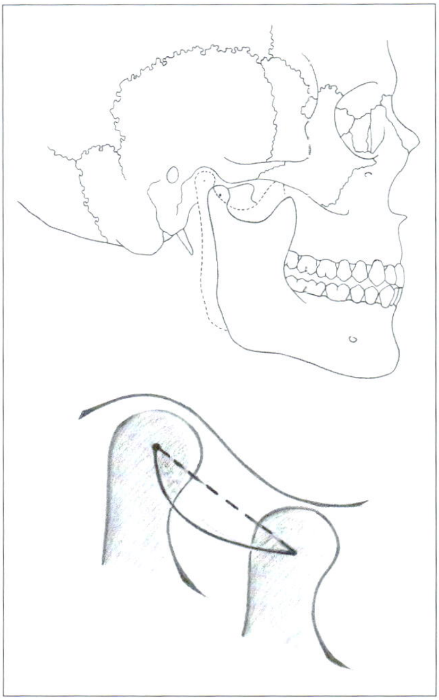

Abb. 6.31 Tatsächliche Kondylenbahn und vereinfachte Kondylenbahn

### Kondylenbahnwinkel

Um die unterschiedliche Neigung der individuellen Kondylenbahn, die sogenannte **Gelenkbahnneigung** oder **Kondylenbahnneigung** anzugeben, bedient man sich des Begriffs **Kondylenbahnwinkel**. Da Winkel bekanntlich durch Schnitt zweier Geraden entstehen, benötigt man neben der vereinfachten Kondylenbahn eine zweite Gerade. Man wählt zu diesem Zweck eine durch Schädelbezugspunkte festgelegte Gerade. Da es hierfür mehrere Möglichkeiten gibt, ist diese zweite Bezugsgerade jeweils anzugeben.

Der Kondylenbahnwinkel gibt die Steilheit der Kondylenbahn in Winkelgraden an. Er wird von folgenden Geraden gebildet:

1. Gerade:
Vereinfachte Kondylenbahn (oder Tangente an die tatsächliche Kondylenbahn).
2. Gerade:
Eine Schädelbezugsgerade – diese ist anzugeben.

**1. Bezugsgerade ist die Campersche Ebene**

Die Campersche Ebene ist die klassische Bezugsebene, zu der die Kondylenbahnneigung in Beziehung gesetzt wurde. Sie verläuft vom unteren Rand des äußeren Gehöreingangs leicht nach vorne geneigt zum vorderen Nasendorn (Siehe **Abb. 1.8 und 4.81**).

Die durchschnittliche Neigung der Kondylenbahn zur Camperschen Ebene ermittelten Wissenschaftler wie A. Gysi um das Jahr 1910 mit durchschnittlich 33 bis 34° und bezeichneten diesen Winkel als Gelenkbahnneigungswinkel **(Abb. 6.32)**.

In dieser Größe wurde er in Mittelwertartikulatoren wie dem Heilborn-Artikulator, dem Gysi-Simplex-Artikulator, dem New-Simplex und anderen Geräten eingegeben – Geräte, die bis in die 1980er Jahre in den Laboratorien anzutreffen waren und die heute wahrscheinlich noch zahlreiche Laborvitrinen schmücken.

Nur der Artex-CN-Artikulator (Amann-Girrbach), der vom DT&Shop vertriebene Finesse-Artikulator und der Stratos 300 (Ivoclar-Vivadent), besitzen bei aktuellen Mittelwertartikulatoren eine Kondylenbahnneigung von 35°, beim ASA-Artikulator und Fino Dream (beide ebenfalls von DT&Shop), dem in den 1990er-Jahren weitverbreiteten Artex-S-Artikulator und bei Protar evo 2 und Protar evo 3 der Firma KaVo wurde die Kondylenbahn auf 30° reduziert, und bei Atomic-B-Artikulator, Balance-Artikulator und dem mit ihm baugleichen Rational-Artikulator sowie dem Shofu Handy II M-Artikulator sogar auf 25°.

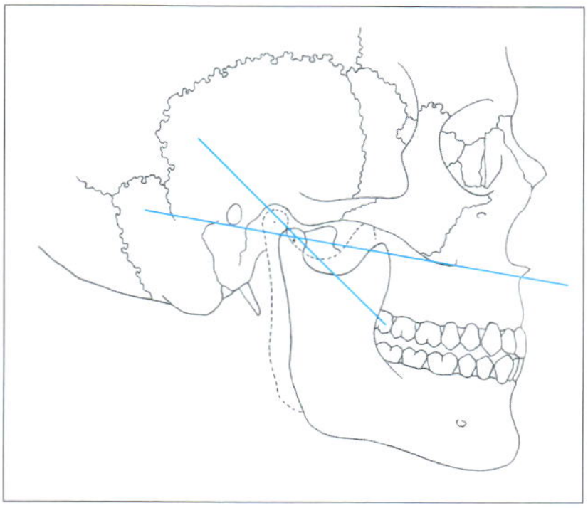

Abb. 6.32 Der Kondylenbahnwinkel mit der Camperschen Ebene als Bezugsgeraden beträgt im Durchschnitt 33°

Grund für die Verringerung der kondylären Führung ist das als Christensensches Phänomen (siehe Text und **Abb. 6.58**) bekannte Verhalten des Unterkiefers bei Vorschub- und Seitwärtsbewegungen: Je steiler die Kondylenbahn, desto stärker ist das dorsale Klaffen planer Bisswälle bzw. der Seitenzahnreihen.

Umgekehrt gilt:

Wird der Kondylenbahnwinkel verkleinert, so kommt es beim Einsetzen einer Vorschub- oder Seitwärtsbewegung zu einer wesentlich schwächeren Disklusion der Seitenzähne. Diese Abflachung der Kondylenbahn zwingt den Zahntechniker zu einer flacheren Modellation.

### 2. Bezugsgerade ist die Frankfurter Horizontale

Im Gegensatz zur Camperschen Ebene verläuft die Frankfurter Horizontale vom oberen Rand des äußeren Gehöreingangs zum Infraorbitalpunkt leicht nach vorne oben – im Durchschnitt liegt sie etwa um 10° über der Camperschen Linie (Siehe **Abb. 1.8 und Abb. 4.83**).

Bei Wahl der Frankfurter Horizontalen als Bezugsebene wird deshalb der durchschnittliche Kondylenbahnwinkel des Patienten mit 40° angenommen **(Abb. 6.33)**.

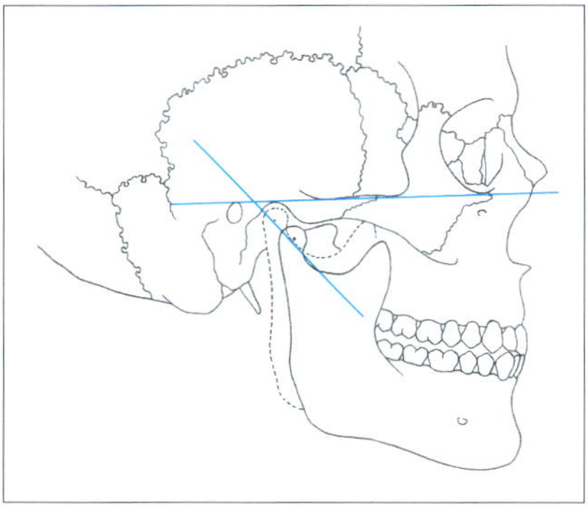

Abb. 6.33 Der Kondylenbahnwinkel mit der in ihrer Lage der Frankfurter Horizontalen nahezu entsprechenden Scharnierachsen-Orbital-Ebene als Bezugsgeraden beträgt im Durchschnitt 40°

Für die auf die Frankfurter Horizontale bezogene Kodylenbahnneigung verwendet man deshalb im nationalen wie internationalen Sprachgebrauch die Begriffe Horizontale Kondylenbahnneigung oder Horizontale Kondylarbahnneigung – abgekürzt HCN beziehungsweise HCI (= Horizontal Condylar Inclination) **(Abb. 6.33)**.

Genau genommen ist es aber nicht die Frankfurter Horizontale, die in teiljustierbaren Artikulatoren als Bezugsebene verwendet wird, sondern die in der Lage nahezu identische Arbiträre Scharnierachsen-Orbital-Ebene.

Ausnahmen bei teiljustierbaren Artikulatoren bilden der von Prof. Gerber entwickelte Condylator (Firma Candulor), der Stratos 300 von Ivoclar-Vivadent und die Protar-Artikulatoren von KaVo, bei denen die Campersche Ebene als Bezugsebene dient. Anzumerken ist, dass bei den Protar-Artikulatoren auch die Frankfurter Horizontale als Referenzebene verwendet werden kann.

### 3. Bezugsebene ist die Scharnierachsen-Orbital-Ebene

Bestimmt man mit einem Scharnierachsen-Lokalisationsgerät wie dem Almore-Bogen die Scharnierachse des Patienten und verbindet den Scharnierachsenpunkt mit dem Infraorbitalpunkt, so erhält man einen patientenindividuellen Kondylenbahnwinkel. Bedeutung hat dieser Kondylenbahnwinkel für die Auswahl vorgefertigter Einsätze zur Programmierung von volljustierbaren Artikulatoren und für die Einstellung des individuellen Kondylenbahnwinkels bei teiljustierbaren Artikulatoren.

## Der Fischer-Winkel

Zeichnet man neben dieser reinen Protrusionsbewegung auch die Mediotrusionsbewegung auf, so stellt man fest, dass zu Beginn der Bewegung die Mediotrusionsbahn mit der Protrusionsbahn übereinstimmt. Erst zum Ende der Mediotrusionsbewegung trennt sie sich von der Protrusionsbahn und weicht weiter nach kaudal ab; auch ist die Mediotrusionsspur stets einige Millimeter länger als die Protrusionsspur. Der zwischen Protrusionsbahn und Mediotrusionsbahn entstehende Winkel wird als **Fischer-Winkel** bezeichnet. Er beträgt im Durchschnitt etwa 10°.

Wie die **Abbildung 6.34** zeigt, ist der Fischer-Winkel in erster Linie ein projektionsbedingtes Phänomen und hat deshalb keine Bedeutung für die Kieferbewegungen und die Okklusion, wie man zu Zeiten der gelenkfernen pantografischen Aufzeichnung annahm.

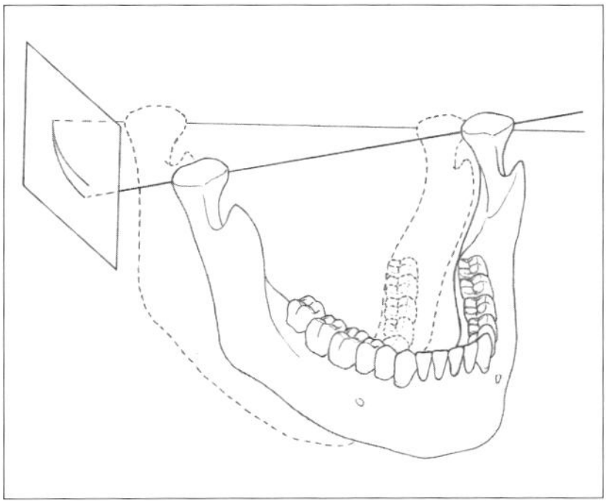

Abb. 6.34 Der Fischer-Winkel ist in erster Linie ein projektionstechnisch bedingtes Phänomen

Der Grund für diese Überbewertung ist in der Tatsache zu suchen, dass bei den älteren Aufzeichnungsverfahren die Schreibplatten wesentlich weiter von den Kondylen entfernt angebracht waren. Durch projektionsbedingte Verzeichnung (entsprechend den Gesetzmäßigkeiten des Strahlensatzes) und durch eine geringfügig steilere Neigung der inneren Gelenkgrubenfläche trennen sich die Bahnen schon nach 1 bis 2 mm deutlicher voneinander als bei gelenknaher Aufzeichnung.

### 6.6.2 *Bewegungsbahnen in der Horizontal- und Frontalebene*

Die **Abbildung 6.35** zeigt schematisch eine Unterkieferbewegung nach links. Um die Bewegungsabläufe zu verstehen, soll die Bewegung zunächst stark vereinfacht beschrieben werden; auf die genauen Bewegungsabläufe und ihre Auswirkungen auf die Okklusion wird danach eingegangen. Wir nehmen zu diesem Zweck an, dass der Unterkiefer eine Linkslateralbewegung ausführt und der linke Kondylus sich dabei um eine feststehende vertikale Achse dreht (tatsächlich erfolgt eine Verlagerung des gesamten Unterkiefers zu dieser Seite hin).

Zunächst aber sollen anhand der vereinfachten Kondylenbewegung eine Reihe von Begriffen erläutert werden. Sie wurden im Laufe der vergangenen Jahrzehnte geprägt und werden heute noch in unterschiedlicher Häufigkeit verwendet.

- Da sich bei einer Linkslateralbewegung die linke Unterkieferseite im Bezug zu ihrer Ausgangslage von der Medianebene wegbewegt, wird diese sich zur Seite hin verlagernde Unterkieferhälfte als **Laterotrusionsseite** bezeichnet, der zugehörige, sich gleichzeitig mit nach außen verlagernde Kondylus wird **Laterotrusionskondylus** genannt.
- Da für das Kausystem *kauen* soviel wie arbeiten bedeutet und der Unterkiefer sich stets zu der Seite hinbewegt, auf der Nahrung zerkaut werden soll, wurde für diese Seite der ebenfalls häufig anzutreffende Begriff **Arbeitsseite** geprägt. Der Kondylus der Arbeitsseite. wird entsprechend **Arbeitskondylus** genannt.
- Die sich zur Medianebene hin verlagernde Seite – in unserem Beispiel also die rechte Kieferseite – bezeichnet man als **Mediotrusionsseite**, den nach vorne und innen schwingenden Kondylus als **Mediotrusionskondylus**. Andere, gebräuchliche Begriffe für diese Seite bzw. die Kondylen sind **Leerlaufseite** oder **Nichtarbeitsseite**.
- Ältere, aus den Anfängen der Artikulationslehre stammende Begriffe sind **Ruhender Kondylus** für den Laterotrusionskondylus; man war der Auffassung, dass der Kondylus bei Bewegungen in der Tiefe der Gelenkgrube verbleibe und nur leichte Rotationsbewegungen ausführe. Im Gegensatz dazu wurde der Mediotrusionskondylus, der bei Kieferbewegungen nach vorne, unten und innen gleitet – gleichsam im Raume schwingt – als **Schwingender Kondylus** bezeichnet. Der Statik der Totalprothese und den dort geltenden Gesetzmäßigkeiten entstammen die für die Mediotrusionsseite gelegentlich noch anzutreffenden Begriffe **Balanceseite** und **Stützseite**.

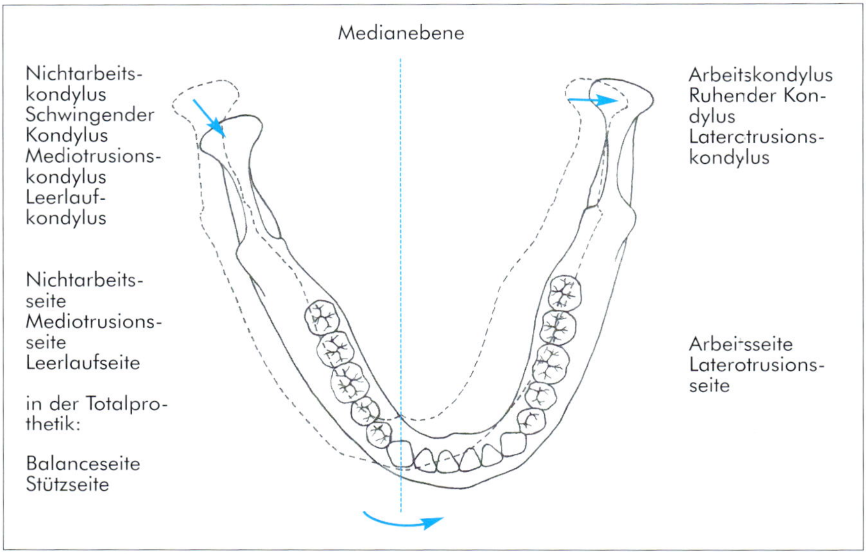


Abb. 6.35 Begriffe, die den Seiten und Kondylen bei der Seitwärtsverlagerung des Unterkiefers zugeordnet werden

## Der Bennett-Winkel

Projiziert man die Verlagerung der Kondylen auf eine in Höhe der Frankfurter Horizontalen gelegene, horizontale Ebene, so stellt sich der Bewegungsverlauf der Kondylen wie folgt dar:

Bei einer Linkslateralbewegung bewegt sich der rechte, als Mediotrusionskondylus bezeichnete Kondylus nach vorwärts und einwärts. Legt man (entsprechend der vereinfachten Kondylenbahn in der Sagittalebene) eine Verbindungsgerade durch Anfangs- und Endpunkt der Mediotrusionsbewegung und zieht durch den Ausgangspunkt der Mediotrusionsbewegung eine Parallele zur Medianebene, so bildet sich zwischen beiden Geraden ein dem Kondylenbahnwinkel vergleichbarer Winkel; er wird als **Bennett-Winkel** bezeichnet. Da die Parallele zur Medianebene in ihrer Verlaufsrichtung der Protrusionsbewegung des Unterkiefers entspricht, lässt sich der Bennett-Winkel auch folgendermaßen definieren:

Der Bennett-Winkel ist der vom Mediotrusionskondylus zwischen der Protrusions- und Mediotrusionsbahn gebildete und der in der Horizontalebene gemessene Winkel **(Abb. 6.36)**.

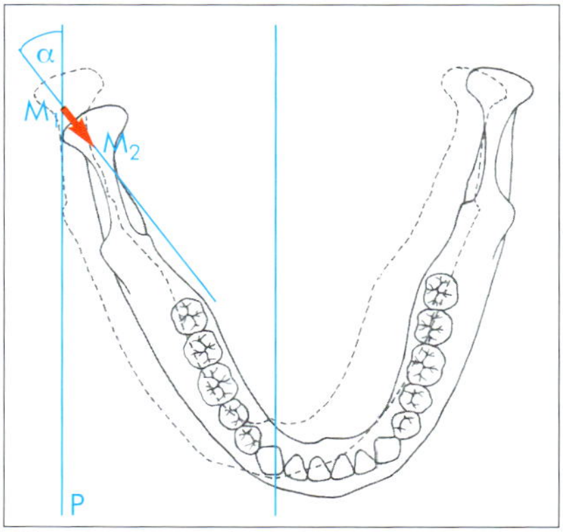


Abb. 6.36 Bennett-Winkel

## Die Bennett-Bewegung des Unterkiefers

Die Bennett-Bewegung wurde von Sir N. G. Bennett im Jahre 1907 zum ersten Mal umfassend beschrieben. Die kürzeste Definition dieses Begriffs lässt sich in etwa so formulieren: Sie ist das seitliche, räumliche Versetzen des Unterkiefers während der Lateralbewegung und lässt sich im Laterotrusionsgelenk als eine mehr oder weniger starke Verlagerung des Kondylus nach außen beobachten. Der seitliche Versatz beträgt im Durchschnitt etwa einen Millimeter, wobei sich der Kondylus fast immer noch in einer weiteren Raumebene verlagert.

Deshalb wird die Bennett-Bewegung meist wie folgt definiert:

> Als Bennett-Bewegung bezeichnet man das seitliche und räumliche Verlagern des Laterotrusionskondylus bei einer Seitwärtsbewegung.

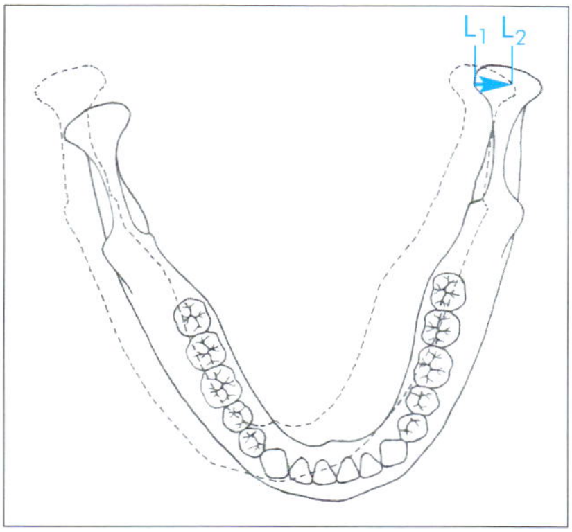


Abb. 6.37 Laterotrusion: $\overrightarrow{L_1 L_2}$ = Bennett-Bewegung Sie ist das seitliche und gleichzeitig räumliche Versetzen des Laterotrusionskondylus während der Lateralbewegung.

Die **Abbildungen 6.37 bis 6.41** sollen die räumlichen Bewegungen im Laterotrusionsgelenk verdeutlichen:

- im einfachsten Fall bewegt sich der Kondylus nur nach lateral; dies wird als **Laterotrusion** bezeichnet
- er kann sich aber auch zur Seite und nach hinten (= **Latero-Retrusion**)
- zur Seite und nach vorn (= **Latero-Protrusion**)
- zur Seite und nach unten (= **Latero-Detrusion**) oder
- zur Seite und nach oben (= **Latero-Surtrusion**) bewegen.

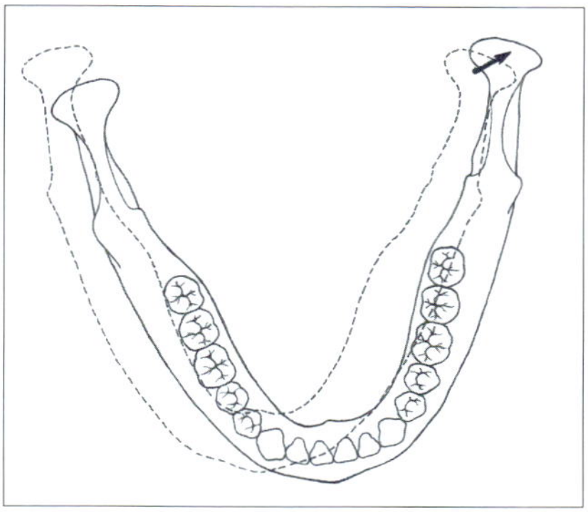

Abb. 6.38 Latero-Retrusion

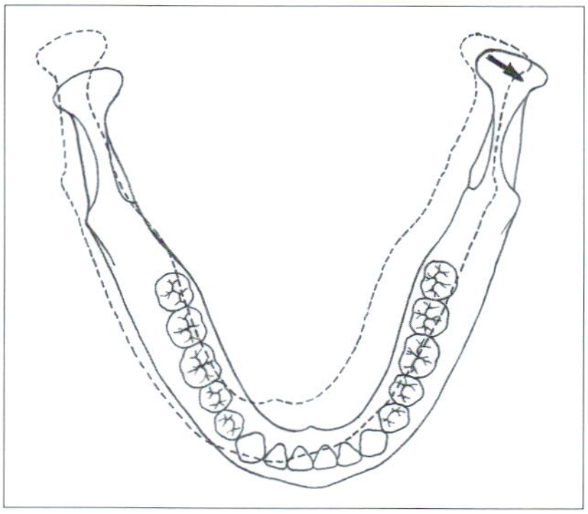

Abb. 6.39 Latero-Protrusion

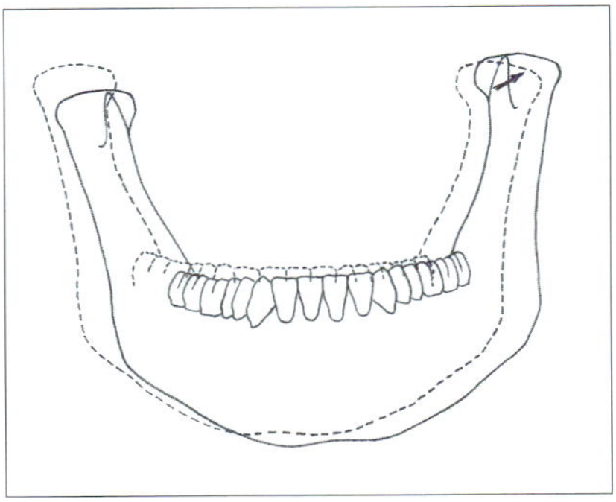

Abb. 6.40 Latero-Surtrusion

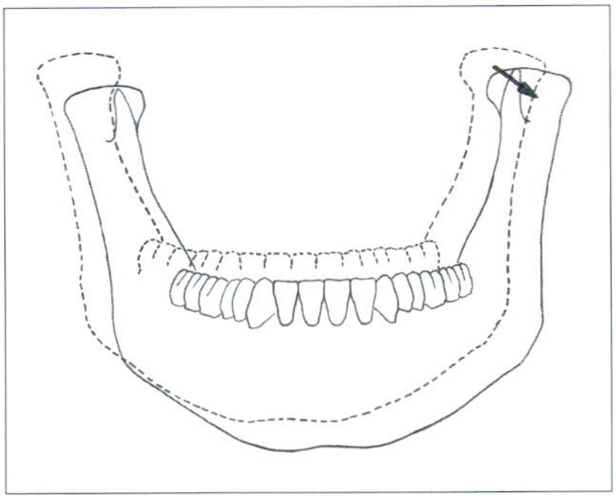

Abb. 6.41 Latero-Detrusion

Die Bennett-Bewegung wirkt sich aber verständlicherweise auch auf die Bewegung im Mediotrusionsgelenk aus und damit auf die Größe des Bennett-Winkels: Ohne Bennett-Bewegung des Laterotrusionskondylus ließe sich am Mediotrusionskondylus nur ein Bennett-Winkel von etwa 6° messen, durch den seitlichen Versatz ergibt sich ein Bennett-Winkel von durchschnittlich 15° (in Mittelwertartikulatoren wird deshalb der Bennett-Winkel in dieser Größe als fester Wert eingegeben).

### *6.6.3 Formen der Bennett-Bewegung und ihre Ursachen*

#### Normale und Initiale Bennett-Bewegung (Immediate Side Shift)

Normalerweise verläuft die Bennett-Bewegung nahezu synchron zur Seitwärtsbewegung des Unterkiefers: Je weiter sich der Mediotrusionskondylus nach vorne und innen bewegt, desto weiter wandert der Laterotrusionskondylus nach außen. Diese gleichmäßig verlaufende Bennett-Bewegung wird als **Gleichmäßige Seitwärtsbewegung** oder **Progressive Side Shift** bezeichnet.

Die Größe und der zeitliche Beginn der Bennett-Bewegung weichen bei verschiedenen Menschen stark voneinander ab. Bei Aufzeichnung von Bewegungen fällt auf, dass die Bewegungsbahn des Mediotrusionskondylus vor allem auf den ersten vier Millimetern stark variieren kann. Die **Abbildung 6.42** zeigt deutlich, dass sich trotz völlig unterschiedlicher Bewegungsverläufe ein scheinbar gleich großer Bennett-Winkel ergibt.

Bei etwa 90 % der erwachsenen Patienten erfolgt unmittelbar vor Beginn der eigentlichen Seitwärtsbewegung ein deutlicher Versatz des Unterkiefers zur Medianebene hin in Richtung der Scharnierachse, noch bevor sich der Mediotrusionskondylus nach vorn und einwärts zu bewegen beginnt.

> Das auffällige, unmittelbare Versetzen des Unterkiefers auf der Scharnierachse vor Beginn der eigentlichen Lateralbewegung wird **Initiale Bennett-Bewegung** oder **Immediate Side Shift (= ISS)** genannt.

Die Auswirkungen dieser unmittelbaren Seitwärtsbewegung auf die Bewegungen der Höcker werden noch näher beschrieben **(Abb. 6.43)**.

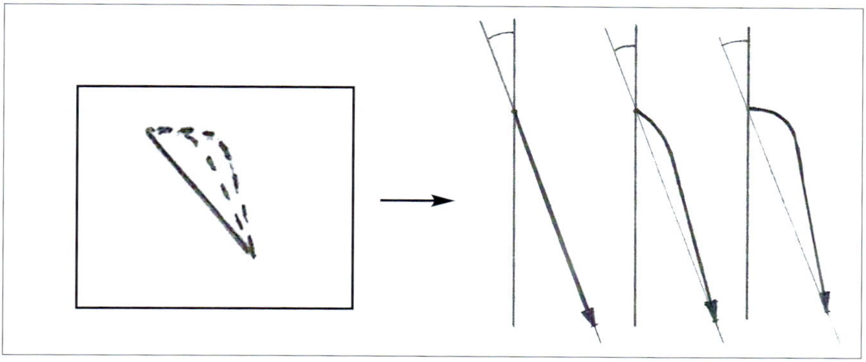

Abb. 6.42 Trotz scheinbar gleichem Bennett-Winkel sind die Bahnen in der Anfangsphase der Bewegung völlig unterschiedlich

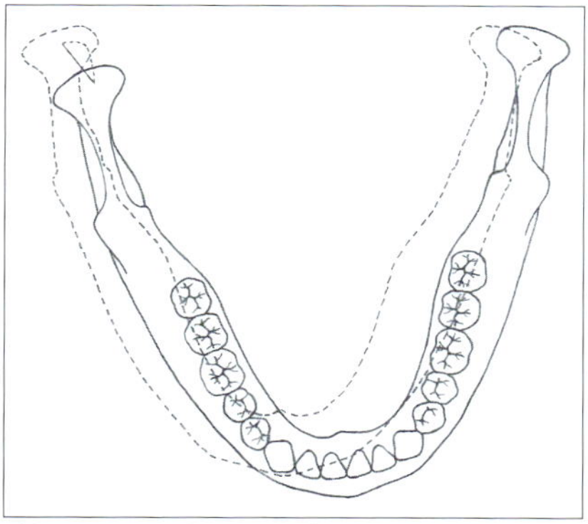

Abb. 6.43 Normale (gleichmäßige) und Initiale Bennett-Bewegung (ISS):
Normale Bennett-Bewegung
Initiale Bennett-Bewegung

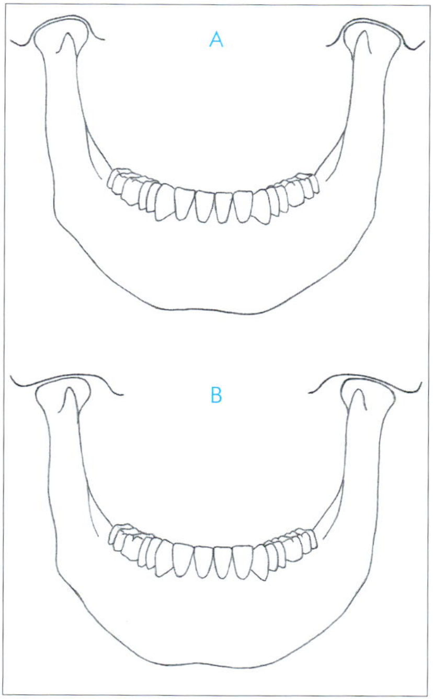


Abb. 6.44 Gesundes Gelenk (A), Gelenk mit Immediate Side Shift (B); der Diskus articularis wurde weggelassen.

## Ursache für die Initiale Bennett-Bewegung

Im Frontalschnitt betrachtet liegen bei gesunden, normalen Gelenken die Kondylen zusammen mit dem Diskus der medialen Gelenkgrubenwand an **(Abb. 6.44)**, auf der gegenüberliegenden Seite verhindern die Gelenkkapsel und das ihr aufgelagerte relativ straff gespannte Schläfen-Unterkieferband zudem ein Versetzen des Laterotrusionskondylus.

Bei Gelenken mit initialer Bennett-Bewegung besteht zwischen Kondylus und medialer Gelenkgrubenwand ein Spielraum, und das gegenüberliegende Schläfen-Unterkieferband ist mehr oder weniger stark überdehnt.

Die Initiale Bennett-Bewegung ist also auch ein deutliches Zeichen für eine Überdehnung des die Gelenkkapsel verstärkenden Schläfen-Unterkieferbands und der Gelenkkapsel und steht in engem Zusammenhang mit Artikulationsstörungen und Parafunktionen (Knirschen). Um die Initiale Bennett-Bewegung beim Patienten zu ermitteln, wird mit einer Hand der Kopf seitlich abgestützt und mit der anderen Hand der Unterkiefer im Bereich des Unterkieferwinkels zur Mitte hin gedrückt.

Es ist sinnvoll, vor größeren Rehabilitationen im Rahmen der klinischen Funktionsanalyse diese Grenzbewegung zu erfassen, da der Patient beim Aufstützen des Kopfes, bei einer seitlichen Schlaflage oder vor allem bei Parafunktionen solche Unterkieferhaltungen regelmäßig einnimmt.

Dies bestätigt sich immer wieder bei Funktionsanalysen, wenn die Schliffflächen am Modell im Artikulator mit geraden Bennett-Einsätzen nicht nachzuvollziehen sind, jedoch bei Verwendung sogenannter Side Shift-Einsätze oder Gelenkboxen mit Retrusiv-Surtrusiv-Möglichkeiten klar aufgefunden werden.

Hier zeigt sich ein entscheidender Nachteil aller mechanischen Simulationsgeräte:
Artikulatoren sind aufgrund ihrer starren Konstruktion nicht in der Lage, die Nachgiebigkeit von Geweben oder die Verwindung und Durchbiegung des Unterkiefers bei Kaubewegungen oder Parafunktionen zu simulieren.

## 6.7 Bewegungen des Inzisalpunkts

### *6.7.1 Bewegungen in der Sagittalebene*

#### Das Posselt-Diagramm

Es wurde bereits aufgezeigt, dass die Grenzbewegungen des Unterkiefers eine räumliche Hüllkurve umschreiben, die von Posselt ausführlich erforscht und beschrieben wurde. Bekannter noch als diese dreidimensionale *Posseltsche Banane* ist das zweidimensionale *Posselt-Diagramm*: Es verdeutlicht die Grenzbewegungen des Inzisalpunkts in der Sagittalebene. Die markanten Positionen werden **Grenzpositionen** genannt **(Abb. 6.45)**. Einige wurden als Unterkieferpositionen bereits beschrieben.

#### Grenzpositionen des Posselt-Diagramms

- Die obere, durch die Zahnreihen begrenzte Bahn entspricht der Bewegungsmöglichkeit des Unterkiefers nach vorn und hinten unter Beibehaltung des Zahnkontakts, wobei **Position 1** den Startpunkt der Bewegungen bezeichnet. Diese Position stellt die maximale Annäherung des Unterkiefers an den Oberkiefer dar und wurde bereits als **Habituelle Interkuspidation** oder IKP beschrieben.
- Aus dieser dem Patienten eigenen Okklusionsposition kann der Unterkiefer aktiv nach vorne bewegt werden. Er gleitet dabei mit den inzisalen Kanten der unteren Schneidezähne an den palatinalen Führungsflächen der oberen Frontzähne in die **Position 2**, die **Kopfbissstellung** oder **Schneidekantenstellung** der Frontzähne.
- Durch weitere Kontraktion der Kaumuskulatur kann der Unterkiefer in die **Position 3** bewegt werden. Sie stellt die größtmögliche Vorschubbewegung des Unterkiefers oder **Maximale Protrusion** dar. Im gesunden Kauorgan ist diese Bewegung stets symmetrisch, d. h., sie er-

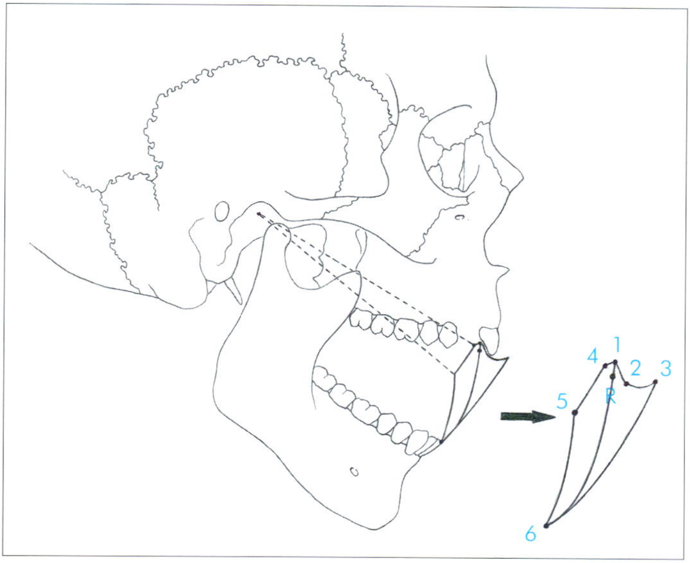


Abb. 6.45
Posselt-Diagramm:
1 Habituelle Interkuspidation,
2 Kopfbissstellung,
3 Maximale Protrusion,
4 Retrale Kontaktposition,
5 Endpunkt der Scharnierbewegung,
6 Maximale Öffnung,
R Ruhelage des Unterkiefers.

folgt ohne ein seitliches Versetzen des Unterkiefers. Tritt bei dieser Bewegung ein laterales Verschieben des Unterkiefers auf, so weist dies auf eine gestörte Bewegung im linken oder rechten Kiefergelenk hin.

- Aus der habituellen Interkuspidation lässt sich der Unterkiefer bei etwa 90 % aller Menschen noch geringfügig nach rückwärts verlagern. Dabei gleitet der Unterkiefer auf den als Retrusionsfacetten bezeichneten Flächen der Zähne in die gegenüber der IKP weiter hinten und unten gelegene **Position 4**, die **Retrale Kontaktposition**.
- Aus dieser als zentrische Scharnierachsenposition (früher: Terminale Scharnierachsenposition) des Unterkiefers beschriebenen Grenzposition, in der sich die Kondylen in der Tiefe der Gelenkgrube in einer zwanglosen, nicht seitenverschobenen Stellung befinden, kann der Unterkiefer bis zu einem Schneidekantenabstand von etwa 25 Millimetern reine Rotations- oder Scharnierbewegungen ausführen.

Die Unterkieferbewegung um die zentrische Scharnierachse (früher terminale Scharnierachse) ist die einzig reproduzierbare Unterkieferbewegung, die mit der Öffnungs- und Schließbewegung im Artikulator übereinstimmt.

- Die **Position 5** bezeichnet den **Endpunkt der reinen Scharnierbewegung** um die zentrische Scharnierachse. Wird der Unterkiefer über diesen Punkt hinaus geöffnet, dann setzt durch Zug der nach vorne gerichteten Kaumuskulatur eine Gleitbewegung der Kondylen ein.
- Die Öffnungsbewegung endet in **Position 6**; sie markiert die **maximale Mundöffnung**. Die Grenzbewegungsfigur wird durch die Schließbewegung aus der maximalen Mundöffnung in die maximale Protrusion ergänzt.
- Die normale Mundöffnung aus der habituellen Interkuspidation heraus bis in die maximale Öffnung verläuft in sagittaler Richtung in einer schwach gekrümmten

oder leicht fließenden Linie; auf dieser Bahn liegt die mit R bezeichnete Ruhelage des Unterkiefers.

Beim gesunden Menschen betragen die Durchschnittswerte für die Bewegungen aus der Habituellen Interkuspidation in die verschiedenen Grenzpositionen: Retrusion 0 bis 2 Millimeter, Protrusion 7 bis 10 Millimeter, Öffnung 40 bis 60 Millimeter.

### 6.7.2 *Bewegungen in der Horizontalebene*

#### Pfeilwinkel oder Gotischer Bogen

Die Aufzeichnung der Grenzbewegungen in der Horizontalebene erfolgt meist nicht genau im Bereich des Inzisalpunkts, sondern mit innerhalb der Zahnbögen oder Wachswälle befestigten Aufzeichnungsapparaturen. Die gebräuchlichsten Verfahren (McGrane und Gerber) wurden bereits beschrieben. Das Ergebnis ist die in **Abbildung 6.46** gezeigte, symmetrische Figur; sie wird nach ihrer Form **Pfeilwinkel** oder **Gotischer Bogen** genannt.

Zu beachten ist, dass sich durch Anbringen der Schreibplatte im Unterkiefer ein spiegelbildlicher Pfeilwinkel ergibt. Weniger bekannt und verbreitet ist die von Lucia aufgezeigte Methode des *frontalen Jig*, bei der an den unteren Schneidezähnen im Bereich des Inzisalpunkts ein abgezwickter Nagel festgewachst und entsprechend an den Oberkieferfrontzähnen eine kleine Schreibplatte befestigt wird. Mit diesem Verfahren ergibt sich der Pfeilwinkel tatsächlich als Grenzbewegungsdiagramm des Inzisalpunkts in der Horizontalebene. Zeichnet man die Bewegungen des Unterkiefers mit extraoralen Verfahren auf, z. B. dem Pantografen, bei denen vorn zu beiden Seiten des Inzisalpunkts Schreibplatten angebracht werden, so erhält man zwei asymmetrische Pfeilwinkel (vgl. **Abb. 6.28**).

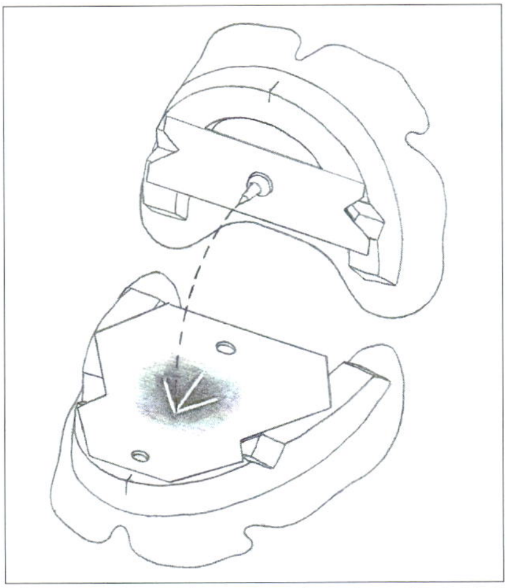

Abb. 6.46 Registrierplatten und aufgezeichneter Pfeilwinkel

Die Bezeichnung *Pfeilwinkel* geht aus der Form der aufgezeichneten Bewegung eindeutig hervor und wird aus der **Abbildung 6.46** leicht verständlich. Der Begriff *Gotischer Bogen* stammt von A. Gysi und beschreibt die Form des Pfeilwinkels, wie er bei Zahnlosen meistens angetroffen wird: Da diese Patienten keine Zahnführung besitzen und die Gelenke ausgeleiert sind, zeichnet sich im Gegensatz zu bezahnten Patienten meist ein Pfeilwinkel auf, dessen beide Schenkel in einem leicht gekrümmten Bogen auf die Spitze zulaufen. Mit Fantasie kann man darin den spitz zulaufenden Bogen eines gotischen Kirchenfensters oder Torbogens erkennen.

Sind die Kiefergelenke gesund und besitzt der Patient eine Front-Eckzahn-Führung, dann entspricht die Pfeilwinkelspitze der Position des Unterkiefers in retraler Kontaktposition oder RKP. Die habituelle Interkuspidation oder IKP liegt im Durchschnitt einen halben bis einen Millimeter hinter der Pfeilspitze.

Bei Patienten mit initialer Bennett-Bewegung oder Totalprothesenträgern ist sie in der Regel abgerundet und die RKP muss dann durch Anlegen von Tangenten ermittelt werden.

### 6.7.3 *Bewegungen in der Frontalebene*

Die Grenzbewegungen des Inzisalpunkts sind in der **Abbildung 6.47** dargestellt und ergeben sich als Schnitt durch die Posseltsche Banane in frontaler Richtung. Position 1 markiert die habituelle Interkuspidation, der Gleitweg in die laterale Grenzposition führt in eine Stellung, bei der bei vorhandener Front-Eckzahn-Führung nur noch die Eckzahnspitzen Kontakt haben (Position 2). Über diese funktionelle Position hinaus kann der Unterkiefer noch weiter nach lateral in die größtmögliche rechts- und linkslaterale Stellung bewegt werden, bis die Kapsel- und Bandstrukturen die Bewegung beenden (Position 3). Die Bewegung aus diesen Positionen in die maximale Öffnung vervollständigt das Diagramm (Position 4). Bei gesunden Gelenken und störungsfreier Okklusion ist festzustellen, dass die Öffnungsbewegung ziemlich genau in der Medianebene erfolgt. Bei Patienten, deren Gelenke durch Parafunktionen eine Initiale Bennett-Bewegung aufweisen, zeigen sich bei der Öffnungsbewegung s-förmig gekrümmte Bahnen. Bei Gelenksschäden ist die Mundöffnung teilweise stark eingeschränkt und die Figur flacht sich in vertikaler Richtung stark ab.

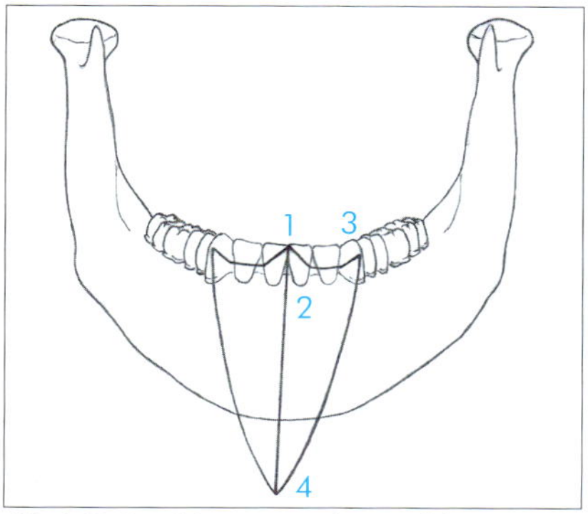


Abb. 6.47 Posselt-Diagramm in der Frontalebene. 1 = habituelle Interkuspidation, 2 = Kopfbissstellung, 3 = Maximale Laterotrusion, 4 = Maximale Öffnung.

## 6.8 Bestimmungsfaktoren des okklusalen Reliefs

Das okklusale Relief, d. h. die Anordnung und Ausformung der Höcker, der damit zusammenhängende Verlauf und die Tiefe der Fissuren der Seitenzähne und nicht zuletzt die Konturen der Palatinalflächen oberer Frontzähne sind von einer Reihe individueller Faktoren abhängig. **Bestimmende Faktoren** sind:

- Die **Kondylenbahn** bzw. der **Kondylenbahnwinkel**
- der **Bennett-Winkel** und die **Bennett-Bewegung**
- der **Interkondylarabstand**
- die **Lage der Okklusionsebene** im Verhältnis zur Kondylenbahn
- der Verlauf von **Spee-Kurve** und **Wilson-Kurve**
- die **Überbissverhältnisse** in der Front.

### 6.8.1 *Kondylenbahn und Frontzahnführung*

Die Funktion der Kondylenbahn ist, bei Vorschub- oder Seitwärtsbewegungen zusammen mit den Frontzähnen die sofortige Trennung des Zahnkontakts im Seitenzahnbereich zu gewährleisten. Dieser Sachverhalt wurde bereits zuvor im Zusammenhang mit dem Christensenschen Phänomen dargestellt. Deshalb gelten für die Kauflächenmodellation folgende Regeln:

- Je steiler die Kondylenbahn ist, desto steiler *können* die Höcker gestaltet werden,
- je flacher die Kondylenbahn, desto flacher *müssen* die Höcker gestaltet werden.

Die palatinalen Konkavitäten der oberen Frontzähne verhalten sich dabei in ihrer Form genau umgekehrt wie die Kondylenbahn: Sie beginnen mit einer flachen, fast horizontalen Führungsfläche und gehen dann erst in eine sehr steile, nach vorne abwärts geneigte Bahn über **(Abb. 6.48)**.

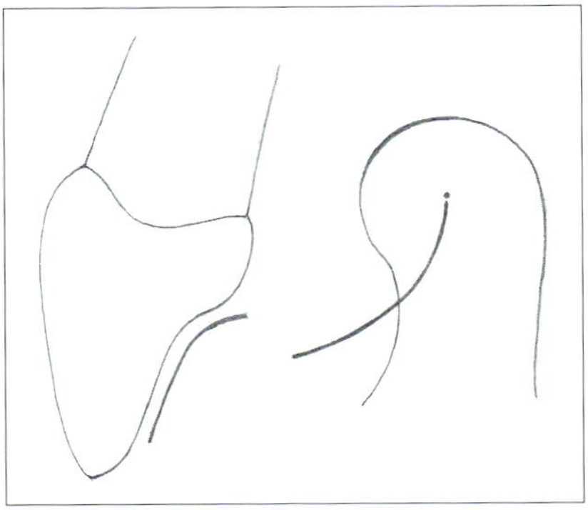

Abb. 6.48 Die Kondylenbahn verhält sich in ihrem Verlauf genau umgekehrt wie die palatinale Kontur der Frontzähne

### 6.8.2 *Bennett-Bewegung*

#### Frontzahngestaltung

Die Gestaltung der Palatinalflächen der oberen Frontzähne hängt vom Ausmaß der Initialen Bennett-Bewegung ab:

- Bei kleiner Immediate Side Shift *können* die palatinalen Führungsleisten steil modelliert werden.
- Bei großer Initialer Bennett-Bewegung *müssen* diese stärker konkav gestaltet werden.

Man vermeidet damit, dass der Patient sich in der Front gleichsam *eingesperrt* fühlt, wenn er hinten im Gelenk ein zu großes seitliches Spiel hat **(Abb. 6.49)**.

#### Seitenzahngestaltung

Für die Rekonstruktion des Seitenzahngebiets ist das Ausmaß der initialen Bennett-Bewegung von entscheidender Bedeutung. Im gesunden Gelenk oder in Gelenken mit

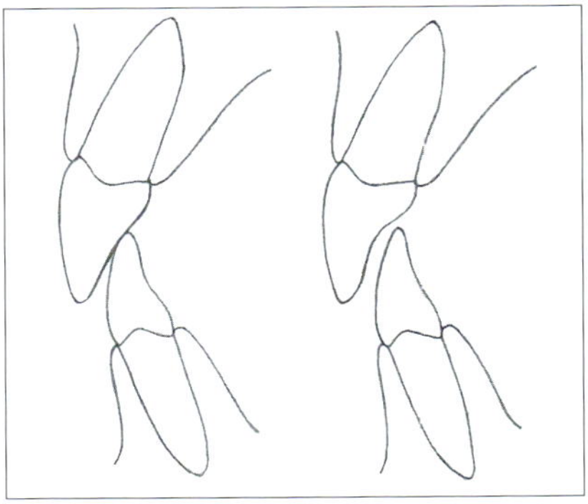

Abb. 6.49 Die Größe der initialen Bennett-Bewegung bestimmt die Form der Palatinalflächen:
- Schwach konkave Palatinalflächen bei kleiner initialer Bennett-Bewegung,
- stark konkave Palatinalflächen bei großer ISS.

geringer initialer Bennett-Bewegung liegt – wie schon zuvor beschrieben – der Kondylus in habitueller Interkuspidation der medialen Gelenkgrubenwand an. Bei einer Seitwärtsbewegung kommt es deshalb zu einer raschen Disklusion der Seitenzahnreihen.

Bei großer initialer Bennett-Bewegung hat der Kondylus zur medialen Gelenkgrubenwand einen Spielraum, weshalb die Immediate Side Shift schon als ein *Ausleiern* der Gelenkgrube bezeichnet wurde. Da die Gelenkführung zu Beginn der Bewegung fehlt, ist ein sofortiges Trennen der Seitenzahnreihen unmöglich. Die Folge ist, dass die Höcker sowohl auf der Mediotrusionsseite wie vor allem auch auf der Laterotrusionsseite aufeinandertreffen. Auf der Mediotrusionsseite auftretende Störkontakte bezeichnet man dabei als **Balancekontakte** oder **Hyperbalancen**, Störkontakte auf der Laterotrusionsseite als **Laterotrusionsstörungen**.

Wie oben beschrieben, hat die Bennett-Bewegung einen entscheidenden Einfluss auf die Bewegungsbahnen der Höcker, vor allem in Form der unmittelbaren Seitwärtsbewegung oder initialen Bennett-Bewegung des Unterkiefers. Ihre Auswirkung soll in der Horizontal- und Frontalebene dargestellt werden.

### Die Bewegungsbahnen der Zähne im Kauflächenrelief des Gegenkiefers bei normaler Bennett-Bewegung

Um den Sachverhalt verständlich zu machen, soll die tatsächliche Bewegung zunächst so vereinfacht werden, dass sich der Kondylus der Arbeitsseite nicht entsprechend der Bennett-Bewegung nach außen versetzt, sondern sich um eine feststehende vertikale Achse dreht. In diesem Fall lässt sich die Arbeits- oder Laterotrusionsbahn eines Höckers als Kreisbogen darstellen, Kreismittelpunkt ist der angenommene Kondylenmittelpunkt, der Radius entspricht der Strecke Laterotrusionskondylus–Höckerspitze. Auf dieselbe Weise lässt sich die Mediotrusionsbahn dieses Höckers ermitteln. Zeichnet man nun noch die Protrusionsspur ein, so wird deutlich, dass jede Höckerspitze bei ihren Bewegungen ein dem Pfeilwinkel entsprechendes Bewegungsmuster schreibt, jedoch ist dieses nur im Bereich des Inzisalpunkts symmetrisch, für alle Höcker asymmetrisch **(Abb. 6.50)**.

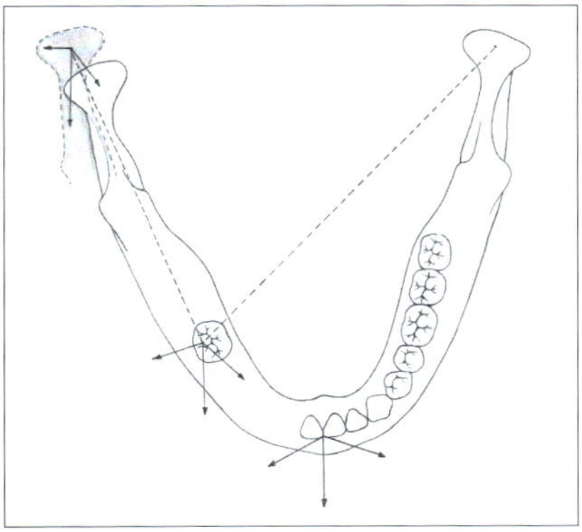

Abb. 6.50 Bei Kieferbewegungen beschreibt jeder Höcker ein pfeilwinkelartiges, asymmetrisches Bewegungsmuster; nur im Bereich des Inzisalpunkts ergibt sich ein symmetrischer Pfeilwinkel

Die **Abbildung 6.51** soll verdeutlichen, wie sich ein Höcker durch das Kauflächenrelief seines Gegenzahns bewegt; er schreibt dabei sein Bewegungsmuster spiegelbildlich in die Kaufläche des Gegenzahns.

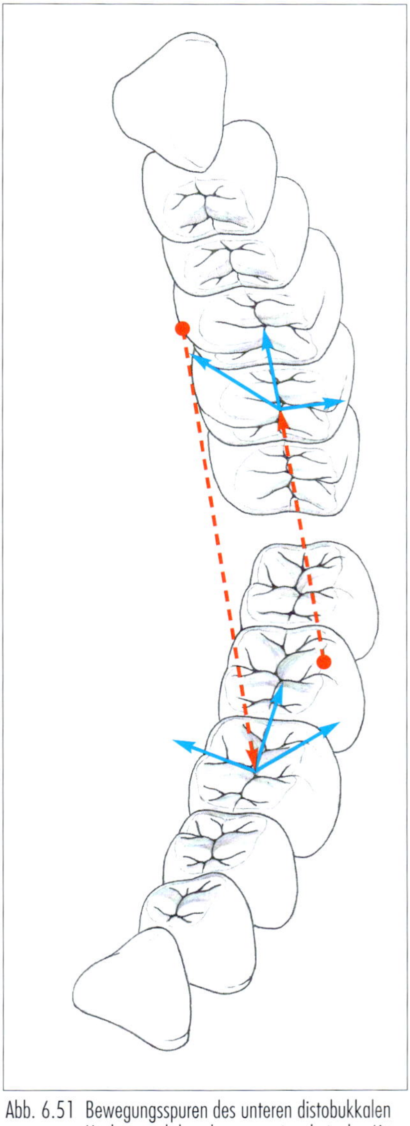

Abb. 6.51 Bewegungsspuren des unteren distobukkalen Höckers und des oberen mesiopalatinalen Höckers

Betrachtet man unter diesem Gesichtspunkt den Fissurenverlauf eines Zahns, so wird einem der Zusammenhang zwischen Höckerbewegung und Ausrichtung der Fissuren sehr rasch verständlich:

Die Fissuren eines Zahns – insbesondere bei Molaren – sind so angeordnet, dass bei Kieferbewegungen ein störungsfreies *Durchgleiten* der Höcker des Gegenzahns möglich ist.

Gerber bezeichnete deshalb die Fissuren anschaulich als *Einflugschneisen* für die antagonistischen zentrischen Höcker und nicht ohne Grund sagt Motsch:

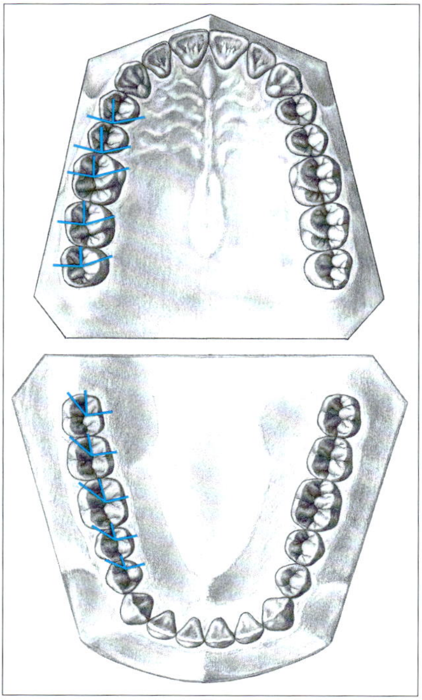

Abb. 6.52 Die Bewegungsbahnen oberer zentrischer Höcker im Kauflächenrelief der Unterkieferzähne und der unteren zentrischen Höcker im Oberkiefer bei normaler Bennett-Bewegung

Die Gestalt der Kaufläche eines Zahns ist die erstarrte Funktion der Kieferbewegungen!

Zusammenfassend sind in **Abbildung 6.52** alle Bewegungsbahnen unterer und oberer Zentrischer Höcker bei normaler Bennett-Bewegung eingezeichnet.

## Bewegungsbahnen bei initialer Bennett-Bewegung (ISS)

An der Okklusalansicht eines unteren ersten Molaren soll beispielhaft verdeutlicht werden, wie sich die Höcker bei normaler und initialer Bennett-Bewegung im Kauflächenrelief des Antagonisten bewegen: In **Abbildung 6.53** ist der Weg eingezeichnet, den der mesiopalatinale Höcker eines oberen Molaren bei der Protrusion, Mediotrusion und Laterotrusion im Kauflächenrelief des ersten unteren Molaren beschreibt: Bei normaler Bennett-Bewegung (Bahn 1) bewegt sich der mesiopalatinale Höcker des oberen ersten Molaren bei einer Mediotrusion korrekt in der Einflugschneise zwischen dem distobukkalen und distalen Höcker des unteren Molaren, bei der Laterotrusion durch die linguale Querfissur zwischen mesiolingualem und distolingualem Höcker.

Die Bahn 2 zeigt, was bei einer großen Immediate Side Shift passiert: Die beiden wichtigsten zentrischen Höcker bewegen sich zunächst gegeneinander in Richtung der Scharnierachse und kollidieren somit zwangsläufig miteinander.

Aus der **Abbildung 6.53** wird eine wichtige Grundregel deutlich:

Je größer die Initiale Bennett-Bewegung,

- desto weiter mesial verlaufen die Bewegungsbahnen oberer Höcker im Kauflächenrelief der unteren Zähne und
- desto weiter distal bewegen sich die Unterkieferhöcker im Kauflächenrelief der oberen Zähne.

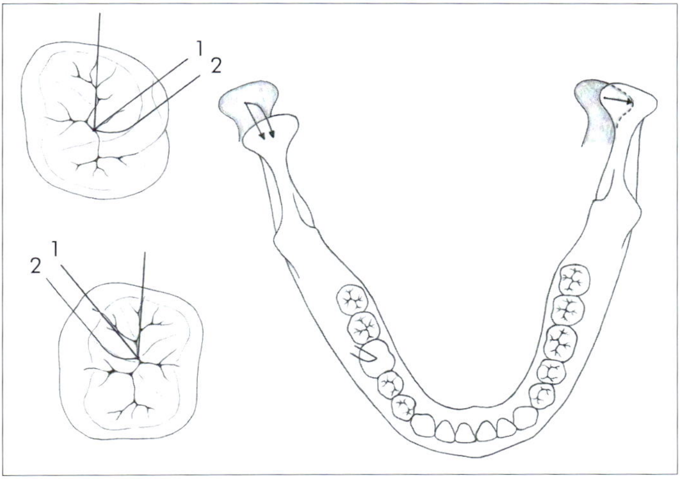


Abb. 6.53
Projektion der Bewegungsbahn des mesiopalatinalen Höckers eines Oberkiefermolaren im antagonistischen Unterkieferzahn bei normaler (1) und bei initialer Bennett-Bewegung (2)

Es wurde bereits auf die **Ursachen der Initialen Bennett-Bewegung** hingewiesen:

- Die medialen Grubenwände sind als Folge lang anhaltender Parafunktionen (wie dem Zähneknirschen) ausgearbeitet,
- die lateralen Gelenkbänder sind überdehnt und der Unterkiefer hat ein seitliches Spiel
- und durch die fehlende (weil heruntergeknirschte) Eckzahnführung können die Seitenzahnreihen nicht sofort getrennt werden.

Als Folge davon treffen auf der Mediotrusionsseite die unteren bukkalen Höcker mit den oberen palatinalen zusammen, auf der Laterotrusionsseite untere und obere bukkale Höcker.

Hieraus lässt sich eine weitere Grundregel ableiten:

> Je stärker die Initiale Bennet-Bewegung ist, desto flacher *müssen* die Höcker und Gruben der Seitenzähne sein **(Abb. 6.54)**.

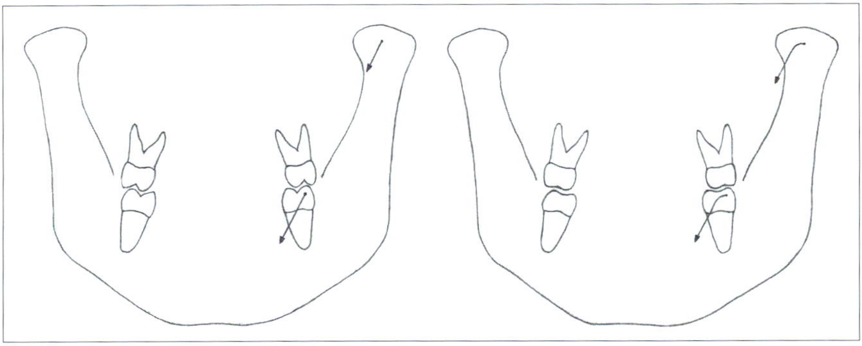

Abb. 6.54 Einfluss der initialen Bennett-Bewegung auf die Höckerhöhe aus frontaler Sicht

Leider sind nur wenige Artikulatoren in der Lage, diese für eine störungsfreie Okklusion bedeutsame Bewegung zu simulieren. Gerade sie ist (neben retrusiv-surtrusiven Bewegungen) die Ursache dafür, dass der Zahnersatz, der *„im Artikulator so gut und störungsfrei funktioniert hatte"*, im Mund des Patienten Störungen verursacht und dann vom Zahnarzt mit mehr oder weniger großem, zusätzlichem Zeitaufwand eingeschliffen werden muss.

Voraussetzung für eine störungsfreie Okklusion ist aber nicht nur das Wissen um funktionelle Bewegungsabläufe und die Verwendung geeigneter Artikulatoren, sondern vor allem die Montage der Patientenmodelle genau in der Situation, die der räumlichen Lage der Zahnreihen im Schädel entspricht.

### *6.8.3 Interkondylarabstand*

Bisher wurde deutlich, dass der Abstand des Höckers vom Rotationszentrum Einfluss auf dessen Bewegungsbahn hat. Ist also bei einem Patienten der Abstand zwischen seinen beiden Kondylen, der sogenannte Interkondylarabstand, größer (3), dann verlaufen die Laterotrusionsbahnen der unteren Zähne im Kauflächenrelief der oberen weiter distal und die Mediotrusionsbahnen weiter lingual. Ist er kleiner (1), dann verlaufen die Laterotrusionsbahnen der Unterkieferzähne im Kauflächenrelief der oberen weiter mesial und die Mediotrusionsbahnen weiter bukkal **(Abb. 6.55)**.

Da der Interkondylarabstand aber im Gegensatz zur Initialen Bennett-Bewegung nur unwesentliche Auswirkung auf das okklusale Relief hat, besitzen nur volljustierbare Artikulatoren die Möglichkeit, den Interkondylarabstand individuell einzustellen. Eine Ausnahme bildete der Whip Mix 1 Artikulator, bei dem der Interkondylarabstand in drei Stellungen variiert werden kann. (Gysi erkannte aber bereits zu Anfang des Jahrhunderts bei seinen Untersuchungen, dass sich die Bewegungsbahnen der Höcker zwischen kleinem und großem Interkondylarabstand nur insgesamt um drei bis fünf Grad unterscheiden und ließ deshalb diese Einstellmöglichkeit bei späteren Konstruktionen fallen.)

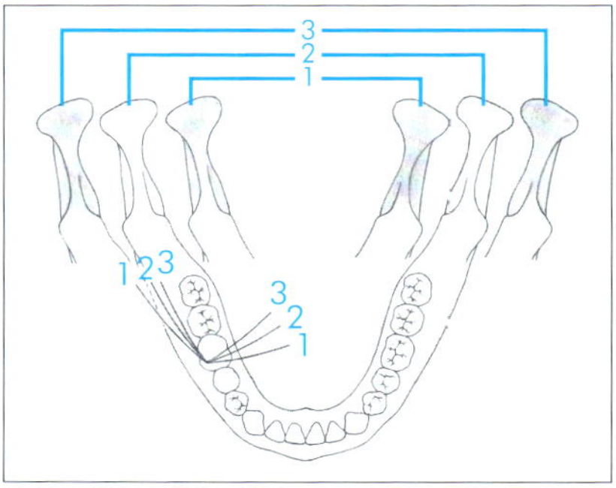

Abb. 6.55 Einfluss des Interkondylarabstandes auf die Bewegungsbahn antagonistischer Höcker: 1 = kleiner, 2 = mittlerer, 3 = großer Interkondylarabstand.

### *6.8.4 Die Lage der Okklusionsebene im Verhältnis zur Kondylenbahn*

Aus **Abbildung 6.56** ist ersichtlich, dass bei gleicher Steilheit der Kondylenbahn, also gleichem Kondylenbahnwinkel, die Okklusionsebene zur Kondylenbahn eine unterschiedliche Neigung haben kann. Es leuchtet ein, dass eine stärkere Neigung der Okklusionsebene den Winkel zwischen ihr und der Kondylenbahn entsprechend verringert. Dies hat zur Folge, dass die Disklusion der Seitenzähne bei Vorschub- und Seitwärtsbewegungen nur sehr langsam einsetzt.

> Je kleiner der Winkel zwischen Okklusionsebene und Kondylenbahn ist, desto flacher *müssen* die Höcker und Gruben der Zähne gestaltet werden,
> je größer der Winkel zwischen Okklusionsebene und Kondylenbahn ist, desto höher *können* die Höcker und desto tiefer die Gruben modelliert werden.

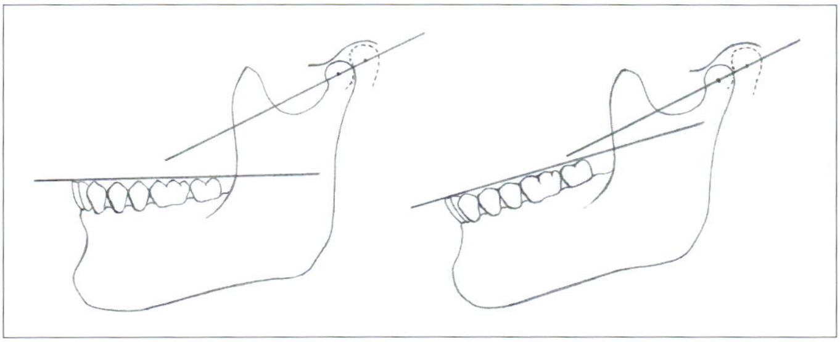

Abb. 6.56
Die Lage der Okklusionsebene im Bezug zur Kondylenbahnneigung beeinflusst die Höckerhöhe

> Dennoch ist vor einer tiefen Verzahnung zu warnen, vor allem, wenn die Modellation im Mittelwertartikulator erfolgt, da hier die tatsächlichen geometrischen Verhältnisse des Patienten nicht berücksichtigt werden.

Deshalb wurde in den vergangenen Jahren damit begonnen, die Modelle im Mittelwertartikulator teilweise so einzuartikulieren, dass zwar der Inzisalpunkt auf die Spitze des Inzisalanzeigers ausgerichtet wird, die Modelle distal aber über die Okklusionsebene hinaus angehoben werden.

Die Erklärung liegt auf der Hand: Durch dieses distale Anheben wird der Winkel zwischen Okklusionsebene und Kondylenbahn verkleinert und damit auch die Kondylenbahn entsprechend abgeflacht.

### 6.8.5 *Der Verlauf von Spee-Kurve und Wilson-Kurve*

Bei der Betrachtung der Zahnreihen von der Seite fällt auf, dass die Höcker immer höher und die Höckerabhänge immer steiler werden, je weiter wir in die Richtung der Frontzähne kommen; je weiter wir uns dem Gelenk nähern, desto flacher werden die Höcker und Höckerabhänge. Der Grund ist in der Tatsache zu suchen, dass nur durch diese Art der Höckergestaltung am Ende der Schließrotation des Unterkiefers in die habituelle Interkuspidation ein gleichzeitiger, allseitiger und gleichmäßiger Kontakt aller Zähne erreicht werden kann.

Gleichzeitig wissen wir, dass die Zähne in Kurven angeordnet sind; die Kurve wird in sagittaler Richtung als Spee-Kurve bezeichnet, in transversaler Richtung als Wilson-Kurve.

> Bei stark ausgeprägter Spee- und Wilson-Kurve erfolgt die Trennung der Seitenzähne bei Vorschub- und Seitwärtsbewegungen nur sehr langsam, vor allem dann, wenn die Front-Eckzahnführung nur schwach ausgebildet oder überhaupt nicht vorhanden ist.
>
> Als Folge davon *müssen* die Höcker und Gruben entsprechend flacher gestaltet werden, um störende Balancekontakte zu vermeiden; bei flacherer Spee- und Wilson-Kurve *können* die Höcker entsprechend steiler gestaltet werden **(Abb. 6.57)**.

## Das Christensensche Phänomen

Der Verlauf der Vorschubbewegungen des Unterkiefers unter Zahnkontakt wird neben der Frontzahnführung durch die Steilheit der Kondylenbahn bestimmt. Man kann dies feststellen, indem man zahnlose Kiefer mit planen Bisswällen versieht. Führt der Unterkiefer dann eine Vorschubbewegung unter Beibehaltung des Kontakts in der Front durch, so beginnen die planen Bisswälle

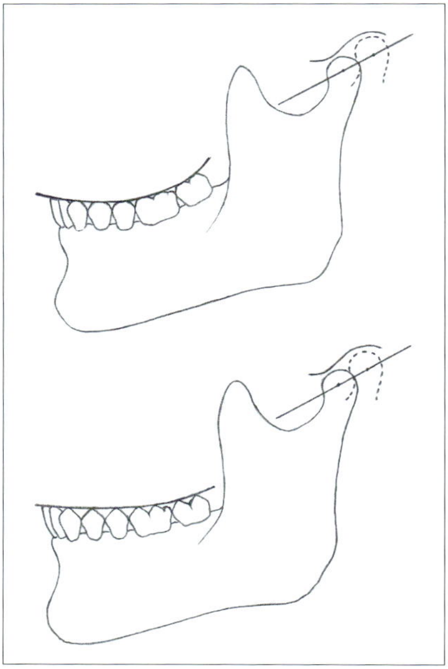

Abb. 6.57 Der Einfluss der Spee-Kurve auf die Höckerhöhe

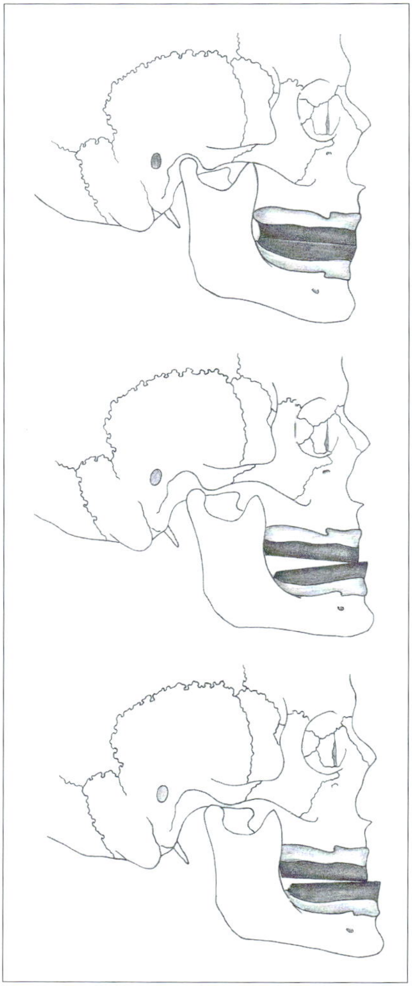

Abb. 6.58 Sagittales Christensensches Phänomen

dorsal zu klaffen. Das Klaffen ist umso stärker, je steiler die Kondylenbahn ist.

Dieses Phänomen wurde zum ersten Mal von dem dänischen Zahnarzt Christensen beschrieben, der diesen Sachverhalt im zahnlosen Mund mithilfe planer Bisswälle entdeckte. Dieser Sachverhalt gilt sowohl für die Sagittalebene ***(Sagittales Christensensches Phänomen)***, wie auch für die Frontalebene ***(Transversales Christensensches Phänomen)*** **(Abb. 6.58)**.

### 6.8.6 *Überbissverhältnisse in der Front*

Je größer die sagittale Stufe, desto später (oder überhaupt nicht) setzt bei Vorschub- und Seitwärtsbewegungen die Front-Eckzahnführung ein, und kommt es zur Trennung der Seitenzahnreihen.
Deshalb *müssen* die Höcker und Gruben der Seitenzähne entsprechend flacher gestaltet werden, um in der Funktion nicht zu stören.
Dasselbe gilt für einen schwachen vertikalen Überbiss der Frontzähne in habitueller Interkuspidation, für den Kopfbiss und nicht zuletzt für die Progenie.

Ebenso gilt, dass bei größerem oder großem vertikalem Überbiss, wie dies beim Deckbiss der Fall ist, eine ausgeprägte Front-Eckzahnführung besteht.

Als Folge davon kommt es bei Vorschub- und Seitwärtsbewegungen zur sofortigen Trennung (= Disklusion) der Seitenzähne, die Höcker können in solchen Fällen steiler und die Gruben tiefer gestaltet werden.

Dennoch ist von einer allzu tiefen Verzahnung in habitueller Interkuspidation grundsätzlich abzuraten.

Es ist eine falsche und für den Patienten folgenschwere Auffassung, dass bei besonders steiler Frontzahnführung besonders tief verschlüsselt werden könnte.

Beim tiefen Biss führen nämlich die Kiefergelenke zu Beginn des Öffnens zunächst keine Rotation, sondern eine Kaudalbewegung von zwei bis zehn Millimetern durch, um das Seitenzahngebiet zu entschlüsseln. Diese unphysiologische Bewegung kann in der Folge zu Parafunktionen und starken Kiefergelenksproblemen führen.

## 6.9 Die Simulation von Bewegungen in Artikulatoren

### 6.9.1 *Die Anwendungsbereiche von Artikulatoren der Zahnheilkunde*

Schon im Jahr 1892 schrieb der Berliner Zahnarzt Warnekros: *„Unter den Menschen, die gezwungen sind, wegen eines Zahndefekts ein Ersatzstück zu tragen, begegnet man fast allgemein der Klage, dass dasselbe beim Kauen nicht genügend Dienste leiste, und zwar um so weniger, je größer das betreffende Stück ist. Um den berechtigten Klagen über die Unzulänglichkeiten des Zahnersatzes abzuhelfen und demselben die möglichste Vollkommenheit zu geben, kommt es also darauf an, die Ersatzstücke nicht lediglich nach dem Zahnreihenschluss herzustellen, sondern in der allergenauesten Weise die Bewegungen des Unterkiefers beim Kauen im Munde jedes einzelnen Patienten zu berücksichtigen."*

Warnekros, etwas später Gysi und nach ihnen viele andere Wissenschaftler zeichneten deshalb die Kieferbewegungen nicht nur zu wissenschaftlichen Zwecken auf, sondern entwickelten Artikulatoren, mit deren Hilfe sich die Bewegungen des Unterkiefers nachvollziehen ließen.

Artikulatoren sind in der Zahnheilkunde unentbehrliche Hilfsmittel, mit deren Hilfe versucht wird, außerhalb des Mundes die Unterkieferbewegungen des Patienten zu simulieren.

Deshalb wird in den letzten Jahren neben der gebräuchlichen Bezeichnung Artikulator der Ausdruck Bewegungssimulator und Kieferbewegungssimulator verwendet.

Artikulatoren dienen aber nicht nur, wie man als Zahntechniker/in glauben könnte, zur Simulation der Patientenbewegungen bei der Anfertigung von Zahnersatz, sondern haben eine ebenso wichtige Funktion in der zahnärztlichen Praxis.

## Zahnärztliche Praxis

### Anamnese

Kommt ein Patient zum ersten Mal zum Zahnarzt, so wird dieser sich zunächst im Rahmen der Anamnese ein Bild vom gesundheitlichen Zustand, Auftreten und äußeren Erscheinungsbild der Patientin oder des Patienten machen. Geht er aufrecht? Geht er gebückt? Geht er schief? Was drückt seine Gesamtpersönlichkeit aus (Durchsetzungskraft, Ängstlichkeit, Unsicherheit)? Scheint er Schmerzen zu haben (Kopfschmerzen, Gliederschmerzen, Gelenkschmerzen im Kiefergelenk oder anderen Gelenken)? Er wird ihn nach früheren oder noch bestehenden Krankheiten oder Beschwerden befragen (muskuläre Verspannungen, Schlafstörungen), früheren zähnärztlichen Behandlungen, nach seiner privaten und beruflichen Situation und vor allem der derzeitigen beruflichen und privaten Belastung.

Als Nächstes wird er den Gebisszustand in seinen Patientenunterlagen festhalten und sich ein Bild von der Bereitschaft des Patienten zur Mundhygiene machen. Häufig ergänzt dann eine Gesamtröntgenaufnahme des Gebisses (= Orthopantomogramm) diesen ersten Abschnitt der Untersuchung.

### Klinische Funktionsanalyse

Im Rahmen einer als Klinische Funktionsanalyse bezeichneten Untersuchung wird sich der Behandler dann durch Abtasten der Nacken-, Schulter-, Kaumuskulatur und der Kiefergelenke Klarheit über den Gesundheitszustand des stomatognathen Systems zu verschaffen versuchen.

In vielen Fällen kommt er zum Schluss, dass mit Ausnahme von mehr oder weniger ausgeprägten Zahnfleischtaschen an einzelnen Zähnen, Zahnfleischschwund, einem erhöhten Lockerungsgrad einzelner Zähne und dem Fehlen einzelner Zähne keine okklusalen Störungen oder Muskel- und Gelenkerkrankungen vorhanden sind.

Manchmal ist das Ergebnis der klinischen Funktionsanalyse, dass es sich im vorliegenden Fall um einen Patienten handelt, dessen Zähne starke Schlifffacetten aufweisen und dessen Kieferbewegungen stark eingeschränkt sind: Der Patient kann den Mund kaum noch öffnen, seine Kaumuskulatur reagiert beim Abtasten stark schmerzempfindlich, und die Kiefergelenke verursachen bei Bewegungen stark knackende Geräusche und schmerzen, und der Patient berichtet von regelmäßigen Kopfschmerzen und gelegentlichen Pfeifgeräuschen in den Ohren. Schon hier ergeben sich erste Anhaltspunkte, die dann im Rahmen einer instrumentellen Funktionsanalyse noch genauer untersucht werden. Sollten keine Befunde vorliegen – z. B. auf eine craniomandibuläre Funktionsstörung (CMD) wird darauf verzichtet.

### Instrumentelle Funktionsanalyse

In dem beschriebenen Fall wird der Zahnarzt als nächsten Schritt eine instrumentelle Funktionsanalyse durchführen. Ihr Ziel ist es, außerhalb des Mundes an Modellen die Stellung der Zahnreihen zueinander zu überprüfen. Voraussetzung hierfür ist, dass die Modelle des Patienten mithilfe eines Übertragungsbogens und zentrischen Registraten so in den Artikulator eingestellt werden, wie dies der dreidimensionalen Lage von Ober- und Unterkiefer im Schädel des Patienten entspricht.

Da beim Nachahmen der Unterkieferbewegungen im Artikulator mögliche Ausweichbewegungen des Patienten entfallen, mit denen er sonst unbewusst störende Kontakte zu vermeiden sucht, lassen sich so die bei der klinischen Funktionsanalyse festgestellten Beschwerden und ihre möglichen Ursachen genauer beurteilen und bestimmen – z. B. Vorkontakte beim Kieferschluss oder Balancestörungen bei Kieferbewegungen.

Das Ergebnis der instrumentellen Funktionsanalyse kann sein, dass es ausreicht, Vorkontakte in der Zentrik oder Balancekontakte bei Kieferbewegungen durch Einschleifen im Mund zu beseitigen. Der Behandler kann aber auch zu der Erkenntnis kommen, dass die Ursachen für die Parafunktionen des Patienten oder seine Gelenkbeschwerden in der großen Diskrepanz zwischen erstem Zahnkontakt und habitueller Interkuspidation liegen und eine starke psychische Belastung des Patienten seine Parafunktionen noch verstärkt.

Ebenso kann der Zahnarzt zu der Erkenntnis gelangen: Vor der eigentlichen prothetischen Versorgung sollte eine kieferorthopädische Behandlung durchgeführt werden, um zu einem befriedigenden Ergebnis zu kommen.

Eine weitere Feststellung kann sein, dass eine körperliche Fehlhaltung (ungleiche Beinlänge, schiefe Beckenstellung, Wirbelsäulenverkrümmung usw.) und Verspannungen in der Kopf-, Hals-, Schulter- und Rückenmuskulatur sowie beruflicher und privater Stress entscheidend zu den okklusalen, muskulären und artikulären Problemen beigetragen haben und er nur in Zusammenarbeit mit anderen Kollegen und Therapeuten die Probleme des Patienten lösen kann.

Für eine instrumentelle Funktionsanalyse bieten sich mit der elektronischen Kieferregistrierung auch für die normale Zahnarztpraxis völlig neue Möglichkeiten. Wie schon beschrieben, lässt sich die Registriereinheit sehr rasch am Kopf des Patienten befestigen, sie ist sehr leicht und verfälscht deswegen nicht die Ergebnisse und durch die bereits beschriebenen Zusatzmodule wie Muskelelektroden und Schallmikrofone können zusätzliche Informationen über die Muskelaktivität – insbesondere Hyperaktivitäten – und Gelenkgeräusche erfasst werden, die auf mögliche Hyperaktivitäten und Asynchronitäten der Muskulatur und eine Diskusverlagerung hindeuten könnten. Ebenso einfach lassen sich Zusammenhänge zwischen Parafunktionen, zentrischen Vorkontakten in bestimmten okklusalen Kieferstellungen und dabei auftretenden Gelenkschmerzen eindeutig zuordnen.

Um die dadurch ausgelösten Muskel- und Gelenkschmerzen zu beseitigen oder wenigstens zu bessern, muss in diesem Fall zunächst eine Schienentherapie durchgeführt werden, bei der das Kiefergelenk durch die Schiene entlastet und die Kondylen in eine physiologisch günstige Position eingestellt werden können.

Die instrumentelle Funktionsanalyse mithilfe des Artikulators und in zunehmendem Maße mit Unterstützung der elektronischen Kieferregistrierung dient neben der Diagnose von okklusalen Problemen, Muskel- und Gelenkserkrankungen vor allem auch der Behandlungsplanung und Therapie. Unabdingbare Voraussetzung bei der Simulation von Kieferbewegungen im Artikulator ist eine exakte schädel- und achsenbezügliche Übertragung der Modelle entsprechend der Schädelgeometrie des Patienten.

## Zahntechnisches Labor

Im Bereich des zahntechnischen Labors dienen Artikulatoren dazu, durch Simulation der Kieferbewegungen mit den in das Gerät eingestellten Patientenmodellen die Herstellung von funktionellem Zahnersatz zu ermöglichen. Dieser Zahnersatz kann jedoch immer nur so gut sein, wie der Artikulator in der Lage ist, die räumlichen Bewegungen des Patienten zu simulieren.

Hierfür müssen zwei Grundvoraussetzungen erfüllt werden:

1. Der Artikulator muss konstruktiv so gestaltet sein, dass einzelne, am Patienten gemessene, individuelle Werte eingestellt werden können oder durch mittelwertige Einstellmöglichkeiten wenigstens eine gute Annäherung an die Unterkieferbewegungen erreicht wird.
2. Die Modelle müssen räumlich so in den Artikulator eingestellt werden, dass sie mit der dreidimensionalen Lage der Zahnreihen im Schädel möglichst genau übereinstimmen.

In den Anfängen der Zahnheilkunde waren die Zahnärzte und Zahntechniker in erster Linie darum bemüht, mithilfe einfacher, handlicher Geräte die Ober- und Unterkiefermodelle möglichst unkompliziert zueinander in Beziehung setzen zu können. Heute liegt der Schwerpunkt auf möglichst großer Genauigkeit bei der Übertragung der Modelle in den Artikulator und bei der Nachahmung der Patientenbewegungen.

Deshalb muss der Zahntechniker ein grundlegendes Wissen über die Funktionsabläufe im Kausystem besitzen, denn nur mit diesem Wissen kann er bestimmte Maßnahmen des Zahnarztes richtig einordnen und kann beurteilen, warum in diesem Fall gerade diese Maßnahme durchgeführt wurde. Nicht zuletzt aber kann er die konstruktiven Möglichkeiten entsprechender Artikulatoren ausnützen und so der genauen Simulation der Patientenbewegungen ein gutes Stück näherkommen.

### 6.9.2 *Arcon- und Non-Arcon-Artikulatoren*

Bei Artikulatoren gibt es zwei grundsätzlich verschiedene Prinzipien der kondylären Führung. Bergström prägte dafür im Jahr 1950 die Ausdrücke *Arcon-Artikulatoren und Non-Arcon-Artikulatoren*. Es kann im Rahmen eines Anatomiebuchs nur auf die grundsätzlichen Unterschiede dieser beiden Artikulatorentypen eingegangen werden. Genauere Einzelheiten über den konstruktiven Aufbau der einzelnen Geräte und die jeweilige Modellmontage sind in entsprechenden Prothetik-Fachbüchern nachzulesen.

#### Arcon-Artikulatoren

Der Begriff *Arcon* ist die abgekürzte Zusammenfassung der Worte **AR**ticulatio = Gelenk und **CON**dylus = Gelenkkopf.

> Arcon-Artikulatoren zeigen konstruktiv denselben Aufbau wie das Kausystem: Wie am Schädel befinden sich am Artikulatorenoberteil zwei einstellbare Kondylargehäuse oder Kondylenboxen für die Gelenkführung, die den Kondylen entsprechenden Kondylarkugeln sind am Artikulatorenunterteil angebracht.

Deshalb erfolgt auch der Bewegungsverlauf im Artikulator in gleicher Richtung wie am Patienten **(Abb. 6.59)**.

Ein Nachteil der Arcon-Artikulatoren ist das leichte Abheben der Kondylarkugeln – sowohl in der Artikulatorzentrik wie auch beim Nachfahren der Kieferbewegungen. Bei der Führung des Artikulators muss deshalb durch leichten Druck auf das Artikulatorenoberteil im Bereich der Kondylargehäuse eine versehentliche Trennung verhindert werden.

Häufig verwendete Artikulatoren sind bei Mittelwertartikulatoren:

- Artex N, Artex NK, Artex CN (Amann-Girrbach),
- Protar evo2 und Protar evo3 (KaVo).

Bei teiljustierbaren Artikulatoren:

- SAM 2 P und SAM 3 (SAM Gauting),
- Artex NT, Artex TK, Artex TR, Artex CR, Reference SL, Artex SL und die aktuellen Geräte Artex CP und Artex CR,
- Protar evo5B, Protar evo7 und Protar evo 9

Seltener zu finden sind teiljustierbare Artikulatoren amerikanischer Hersteller wie Whip Mix 2, Denar Mark II und Panadent.

(Anmerkung: Die volljustierbaren Artikulatoren, wie sie in Kapitel 6.9.3.3 besprochen werden, sind allesamt Arcon-Artikulatoren.)

#### Non-Arcon-Artikulatoren

> Bei den Non-Arcon-Artikulatoren ist die Beziehung Kondylargehäuse – Kondylen genau umgekehrt. Die Kondylargehäuse mit der einstellbaren Kondylenführung befinden sich am Artikulatoren-

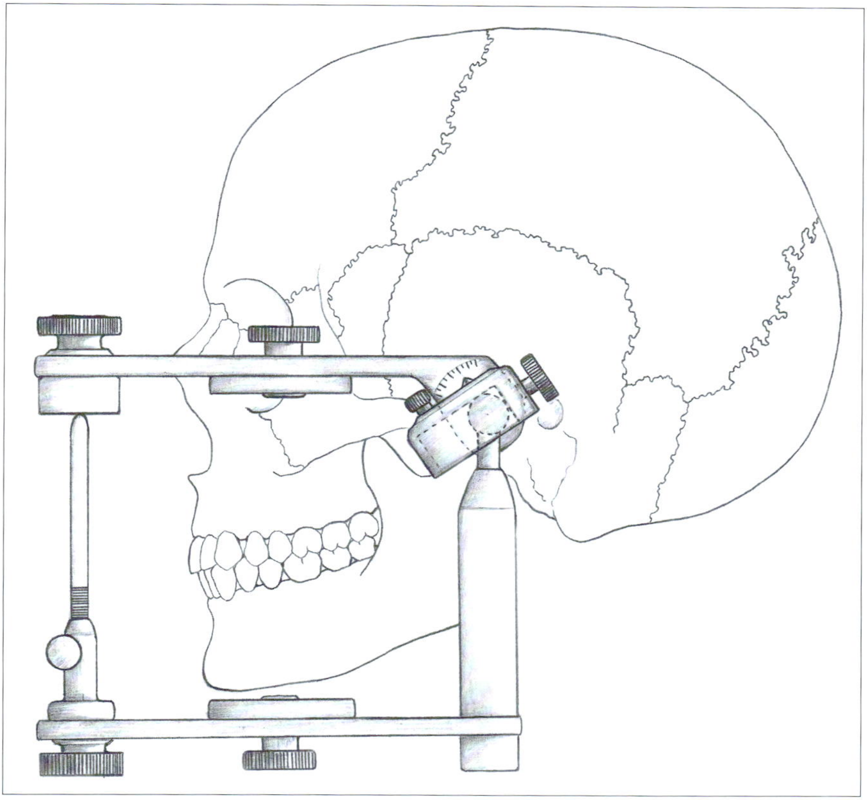

Abb. 6.59 Arcon-Artikulator (schematisch)

unterteil (sie werden bei diesen Artikulatoren als Gelenktrommeln oder Kondylentrommeln bezeichnet), das Artikulatorenoberteil besitzt an seinem hinteren Ende eine Achse, auf der zwei Kondylenkugeln beweglich angebracht sind.

Die Führung der Kondylenkugeln erfolgt in einer Fräsung der Kondylentrommeln, die Kondylenbahnneigung wie die Einstellung des Bennett-Winkels ist durch Verdrehen der Kondylentrommeln möglich. Bei einfachen Artikulatoren dieses Typs wie dem Atomic besteht die Kondylenführung nur aus einem eingefrästen Schlitz, in dem die Achse des Oberteils gleitet.

Da die kondylären Führungselemente bei Non-Arcon-Artikulatoren genau umgekehrt sind, erfolgt auch die Simulation der Bewegungen in umgekehrter Richtung: Der Leerlauf- oder Mediotrusionskondylus macht entgegen seiner sonst üblichen Vorwärts-Abwärts-Einwärts-Bewegung in Non-Arcon-Geräten eine Rückwärts-Aufwärts-Auswärts-Bewegung **(Abb. 6.60)**.

Durch die Verbindung beider Artikulatorenteile können sich diese nicht voneinander trennen und erlauben dadurch eine

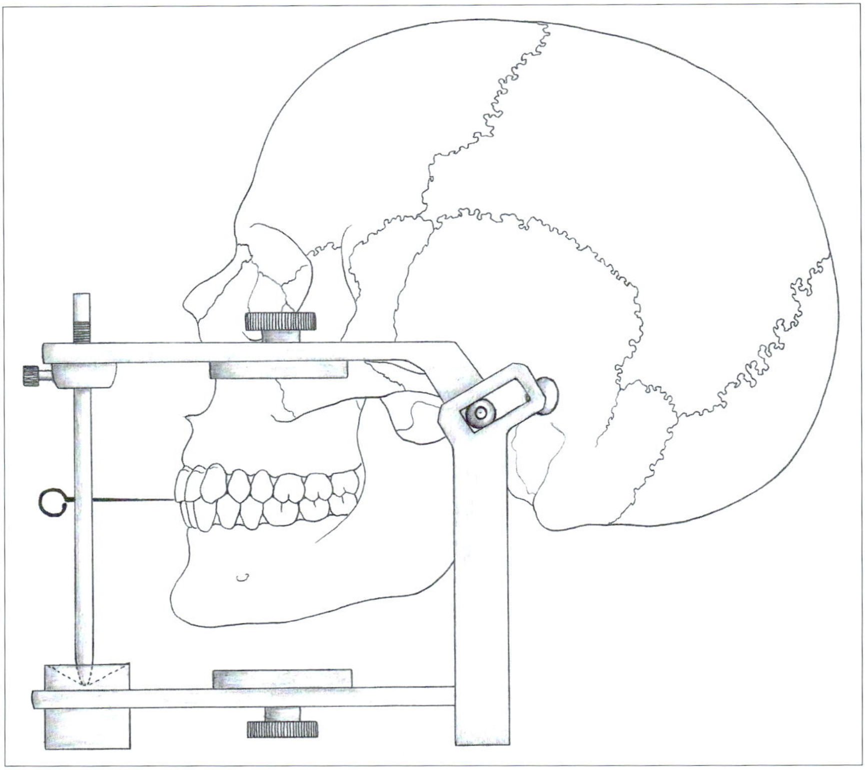

Abb. 6.60 Non-Arcon-Artikulator (schematisch)

exakte Schließbewegung in die Zentrik. Ein großer Nachteil aber ist, dass die gekrümmten Bahnen der Kondylenbewegungen meist nur als lineare Bewegungen wiedergegeben werden können und die Simulation einer initialen Bennett-Bewegung nicht oder ebenfalls nur geradlinig durch Versatz der Kugeln auf der Achse möglich ist. Bei den Artex Artikulatoren wie Artex S und TS und den aktuellen Artex CN und Artex CT werden sie immerhin schon durch gekrümmte Fräsungen in den Kondylargehäusen nachgeahmt.

In deutschen Laboratorien verwendete Artikulatoren dieses Typs sind bei Mittelwertartikulatoren:

- Atomic B (Hager&Werken),
- Artex S, Artex TS, Artex N, NF, NR, Artex TR und Artex CN,
- Balance und Balance de Luxe (Hager & Werken),
- Rational (baugleich mit Balance),
- Shofu Handy II M,

bei teiljustierbaren Artikulatoren:

- Artex T und TS und Artex CT,
- Dentatus ARH und ARL,
- Hanau H2.

### 6.9.3 *Artikulatorenarten und ihre Einsatzbereiche*

Der Markt bietet im Wesentlichen vier Artikulatorenarten an:

- Okkludatoren.
- Mittelwertartikulatoren.
- Teiljustierbare Artikulatoren. (Sie werden häufig auch als *Halbjustierbare Artikulatoren* oder *Halbeinstellbare Artikulatoren* bezeichnet)
- Volljustierbare Artikulatoren.

Bevor man sich für ein bestimmtes Aufzeichnungssystem und oder einen bestimmten Artikulator entscheidet, sollte man wissen, was man von dem ausgewählten System erwarten kann.

**Okkludatoren**
Die Okkludatoren reduzieren die Kieferbewegungen aufgrund ihrer einfachen Konstruktion zu reinen scharnierartigen Öffnungs- und Schließbewegungen, die Simulation von Kieferbewegungen ist nicht möglich *(Klipp-Klapp)*. Für die Simulation von Patientenbewegungen scheidet er aus.

**Mittelwertartikulatoren**
Sollen nur einzelne Kronen innerhalb einer funktionierenden Okklusion ersetzt werden, so ist in vielen Laboratorien immer noch der Mittelwertartikulator das Standardgerät, für Brücken oder größere Versorgungen sollte er nicht mehr eingesetzt werden. Die Nachteile von Mittelwertartikulatoren liegen in folgenden Tatsachen begründet:

- schon das *mittelwertige* Einstellen der Modelle in den Artikulator hat nichts mit der individuellen Patientengeometrie gemein,
- es gibt keine Einstellmöglichkeiten für individuelle Patientenwerte, weshalb bei der Modellation auch nicht die exakten Patientenbewegungen simuliert werden.

Ob man mit Mittelwertartikulatoren dem Ziel nahekommt, funktionellen Zahnersatz anzufertigen, beantwortet sich so wohl von allein.

**Teiljustierbare Artikulatoren**
Schon Brücken wie auch größere oder sehr große Rehabilitationen sollten heutzutage grundsätzlich nur noch in teiljustierbaren Artikulatoren angefertigt und die Modelle wenigstens mit einem Schnellübertragungsbogen in den Artikulator eingestellt werden. Durch die Übertragung der Modelle mithilfe eines Gesichtsbogens entspricht die Modellsituation im Artikulator schon recht genau der Patientensituation, und durch Einstellmöglichkeiten am Artikulator nähert man sich ebenfalls mehr der individuellen Bewegungscharakteristik des Patienten an. Fehler lassen sich so zwar nicht vermeiden, aber auf ein geringeres Maß reduzieren. Besonders die Spitzengeräte der namhaften Hersteller nähern sich mit ihren vielfältigen Einstellmöglichkeiten nahezu völlig an die volljustierbaren Artikulatoren an.

**Volljustierbare Artikulatoren**
Selbst bei großen Arbeiten wird man heute keine volljustierbaren Artikulatoren mehr verwenden. Dies liegt zum einen in der Tatsache begründet, dass diese Geräte recht teuer und zu zeitaufwändig waren, zum anderen sind die elektronischen Aufzeichnungsverfahren günstiger geworden und erfordern für eine Registrierung nur noch einen geringen Zeitaufwand. Nicht zuletzt haben die Spitzengeräte bis auf den Interkondylarabstand alle Einstellmöglichkeiten eingebaut, die eine nahezu patientenidentische Simulation der Bewegungen zulassen.

Durch die elektronischen Registrierverfahren wie ArcusDigma, Axioquick Recorder II, FreecorderBluefox und Zebris JMA-Kieferregistrierungssystem lassen sich heute Störungen der Gelenksfunktion verhältnismäßig rasch diagnostizieren und alle individuellen Patientenwerte schnell und genau erfassen, sodass auch in diesen Fällen ein teiljustierbares Spitzengerät vollkommen ausreicht. Selbstverständlich werden die Modelle mithilfe des Übertragungsbogens in den Artikulator eingestellt.

### 6.9.3.1 Mittelwertartikulatoren

Die weiteste Verbreitung in den Laboratorien hatten in den vergangenen Jahrzehnten die als *Mittelwertartikulatoren* bezeichneten Geräte. Wie der Name schon andeutet, lassen sich mit diesen Geräten zwar Bewegungen simulieren, jedoch nur auf der Grundlage fest in das Gerät eingegebener Mittelwerte. Diese Werte beruhen auf Untersuchungen von Bonwill, Balkwill, v. Spee, Gysi, Bennett, Wilson, Walker, Schröder und vielen anderen Wissenschaftlern und entsprechen anatomischen Mittelwerten.

Einstellmöglichkeiten bei Mittelwertartikulatoren, wie das Austauschen der Kondylenbahnneigungseinsätze oder die Einstellmöglichkeit des Bennett-Winkels, finden sich erst bei neueren Konstruktionen, so z. B. beim Artex N, NK und CN sowie Balance und dem baugleichen Rational.

In der Regel sind folgende Mittelwerte fest in das Gerät eingegeben:

- Das Bonwill-Dreieck mit 105 bis 110 Millimeter Seitenlänge.
- Die Kondylenbahnneigung schwankt; sie beträgt bei älteren Mittelwertartikulatoren 33°, bei Artikulatoren neueren Datums reicht sie von 35° (Artex CN) über 30° (Stratos 100 und Protar evo2, evo 3) bis 25° wie beim Balance-Artikulator (Hager & Werken); für Letzteren gibt es auswechselbare, verschieden steile Kondylarführungen von 20°, 30° und 40°.
- Der Bennett-Winkel mit 15°.
- Die Frontzahn- oder Inzisalführung mit 10 bis 15°
- Der Balkwill-Winkel mit 22,5° (Artex) oder 20° (Protar evo) **(Abb. 6.61)**.

Abb. 6.61
Mittelwertartikulator mit mittlerer Kondylenbahnneigung. Der Inzisalanzeiger zeigt auf den Inzisalpunkt, den vorderen Bezugspunkt der Okklusionsebene und zugleich vordere Spitze des Bonwill-Dreiecks. $\alpha$ = Balkwill-Winkel, b = Schenkel des Bonwill-Dreiecks, OE= Okklusionsebene.

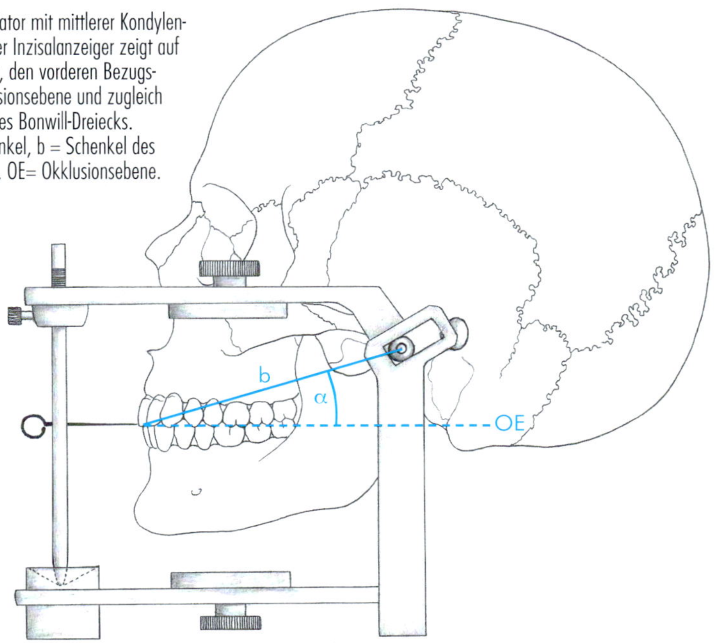

Die Simulation der Kondylenbahn und der Inzisalführung erfolgt bei Mittelwertartikulatoren in Form der vereinfachten, geraden Bahn. Die Auswirkung einer flacheren Kondylenbahn wurde bereits bei der Beschreibung der Kondylenbahn dargestellt: Sie bewirkt im Seitenzahnbereich eine wesentlich geringere Disklusion und zwingt zu flacherer Modellation. Den gleichen Effekt erreicht man, wie bereits erwähnt, wenn die Modelle so einartikuliert werden, dass sie distal etwas über die Okklusionsebene des Artikulators angehoben werden. Hierdurch verkleinert sich der Winkel zwischen Okklusionsebene und Kondylenbahn, und dies entspricht einer wesentlich verringerten Kondylenbahnneigung (vgl. Kapitel 6.8.4).

### 6.9.3.2 Teiljustierbare Artikulatoren

Wie der Name bereits andeutet, besitzen die Geräte verstellbare Gelenke und einen individuell einstellbaren Frontzahnführungsteller. In manchen Fachbüchern werden die teiljustierbaren Artikulatoren auch als *halb einstellbare* oder *halb individuelle* Artikulatoren bezeichnet, der Ausdruck teileinstellbar oder teiljustierbar ist aber sicherlich der geeignetere Begriff.

Durch die Verstellmöglichkeiten lassen sich individuelle, am Patienten ermittelte Werte in das Gerät eingeben und damit die Kieferbewegungen wesentlich patientennaher simulieren, als dies mit Mittelwertartikulatoren und den ohne Patientenbeziehung eingestellten Modellen der Fall ist.

> Neben der Einstellung individueller Patientenwerte besitzen diese Geräte den großen Vorteil, dass mithilfe eines zum System gehörigen Gesichtsbogens die schädel- und achsenbezügliche Montage des Ober- und Unterkiefermodells möglich ist. Damit erfolgt eine weitgehend patientengenaue Übertragung der Patientensituation auf den Artikulator.

An dieser Stelle sollen zunächst die für die Übertragung der Modelle in teiljustierbare Artikulatoren gebräuchlichen Begriffe *schädel- und achsenbezügliche Montage der Modelle* bzw. *schädel- und achsenbezügliche Übertragung der Modelle in den Artikulator* erklärt werden. Es wurde schon im Kapitel 6.9.3 deutlich zu machen versucht, dass das mittelwertige, sogenannte *schädelbezügliche* Einartikulieren der Patientenmodelle in den Mittelwertartikulator mit dem Schädel des Patienten wenig gemeinsam hat.

Will man die Modelle entsprechend der Schädelgeometrie des Patienten in den Artikulator übertragen – also schädelbezüglich genau so, wie die Oberkieferzahnreihe im Schädel des Patienten eingebaut ist – dann benötigt man ein definiertes Bezugssystem, zu dem man dann die Lage der Oberkieferzahnreihe im Schädel des Patienten abgreifen kann und Referenzpunkte oder Aufnahmepunkte am Artikulator, die mit diesem Bezugssystem übereinstimmen.

Das Übertragungssystem stellen die beiden Scharnierachsenpunkte und ein dritter, anteriorer Referenzpunkt dar, zu denen über die Einbissmarken in der Bissgabel die Beziehung der Oberkieferzähne festgehalten wird.

> Greift man mithilfe der an die Oberkieferzahnreihe angelegten Bissgabel die Lage der Oberkieferzähne zu den drei Referenzpunkten Scharnierachsenpunkte und Infraorbitalpunkt ab – wie dies mit dem Übertragungsbogen erfolgt – und richtet den Bogen anschließend auf die drei korrespondierenden Referenzpunkte des Artikulators aus, dann muss das Modell im Artikulator exakt die gleiche Lage einnehmen, wie die Oberkieferzahnreihe im Schädel des Patienten.

Dieses Vorgehen wird als schädel- und achsenbezügliche Modellübertragung bezeichnet.

Deshalb gehört zu jedem teiljustierbaren Artikulator auch ein auf das System abgestimmter Übertragungsbogen. Die meisten teiljustierbaren Artikulatoren sind so konstruiert, dass die Ausrichtung des zugehörigen Gesichtsbogens nach der Frankfurter Horizontalen erfolgt und damit auch das Artikulatorenoberteil zur Frankfurter Horizontalen ausgerichtet ist (korrekt: zur arbiträren Scharnierachse-Orbital-Ebene oder arbiträren Achs-Orbital-Ebene).

Ausnahmen von der am häufigsten verwendeten Scharnierachsen-Orbital-Ebene sind die Gerber Condylatoren von Candulor und die Protar evo Artikulatoren von KaVo, deren Gesichtsbögen nur auf die Campersche Ebene ausgerichtet werden können.

Der Protar evo arbeitet außerdem mit zwei Skalierungen (Frankfurter Horizontale und Camperscher Ebene), wodurch die Modelle im Artikulator trotz Ausrichtung des Gesichtsbogens zur Frankfurter Horizontalen eine waagrechte Lage einnehmen – entsprechend der Ausrichtung zur Camperschen Ebene.

Eine weitere Bezugsebene stellt die im Artex Übertragungsbogen verwendete Patientenhorizontale dar: eine zwischen Scharnierachsen-Orbital-Ebene und Camperscher Ebene gelegene Referenzebene; sie geht auf Empfehlungen des amerikanischen Zahnarztes N. Guichet zurück, der sie als Patientenhorizontale bezeichnete (siehe Kapitel 6.10.2.3).

Letztlich entscheidet die Auswahl der jeweiligen Bezugsebene, die für die Konstruktion des Übertragungsbogens gewählt wurde, über die Lage der Modelle im Artikulator.

Grundsätzlich lassen sich bei allen teiljustierbaren Artikulatoren folgende Werte individuell einstellen:

### 1. Die Inzisalführung

Für teiljustierbare Artikulatoren gibt es einstellbare Inzisalteller, mit denen die Frontzahnführung den individuellen Gegebenheiten des Patienten angepasst werden kann; in vielen Fällen wird nach Einstellen des Artikulators mit den einartikulierten Modellen ein individueller Frontzahnführungsteller aus langsam polymerisierendem Kaltpolymerisat aufgebaut **(Abb. 6.62)**.

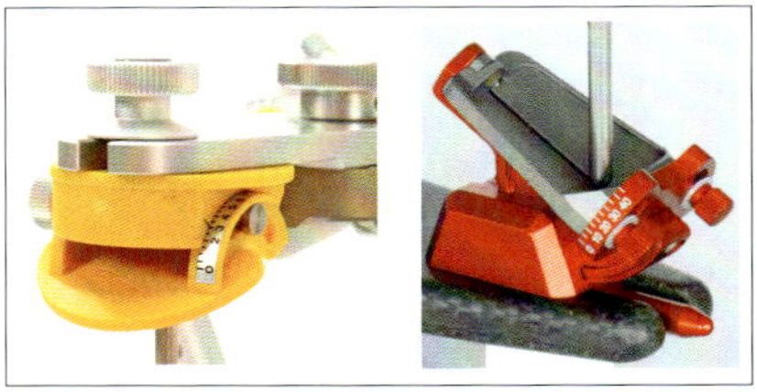

Abb. 6.62 Einstellbare Inzisaltische von SAM (links) und Artex (rechts)

### 2. Die Sagittale Kondylenbahnneigung oder Horizontale Kondylarbahnneigung (SKN, HCN, HKN)

Die Kondylargehäuse der Arcon-Artikulatoren wie auch die Kondylartrommeln der Non-Arcon-Artikulatoren, besitzen zu diesem Zweck eine Gradeinteilung, mit deren Hilfe die Kondylenbahn individuell einstellbar ist **(Abb. 6.63)**.

Im Gegensatz zu älteren Geräten besitzen die Kondylargehäuse neuerer und aller

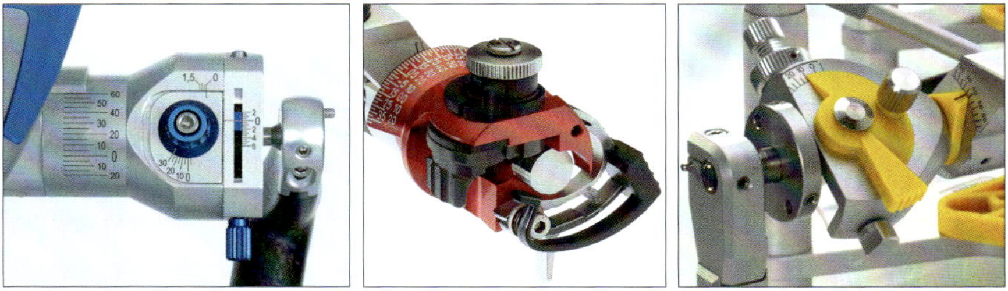

Abb. 6.63 Einstellmöglichkeiten der sagittalen Kondylenbahnneigung bei verschiedenen Herstellern (Artex, KaVo evo, SAM)

aktuell angebotenen Arcon-Artikulatoren entweder mittelwertig gekrümmte Kondylenbahnen oder es werden zusätzliche austauschbare Kondylargehäuse mit unterschiedlichen Krümmungen oder Kurvaturen angeboten wie beim SAM 2 oder es werden nur unterschiedlich gekrümmte Einsätze ausgetauscht wie beim Artex AN. Bei Non-Arcon-Artikulatoren wie dem Artex CT ist die Führung der Kondylarkugel als gekrümmte Bahn dargestellt **(Abb. 6.64)**.

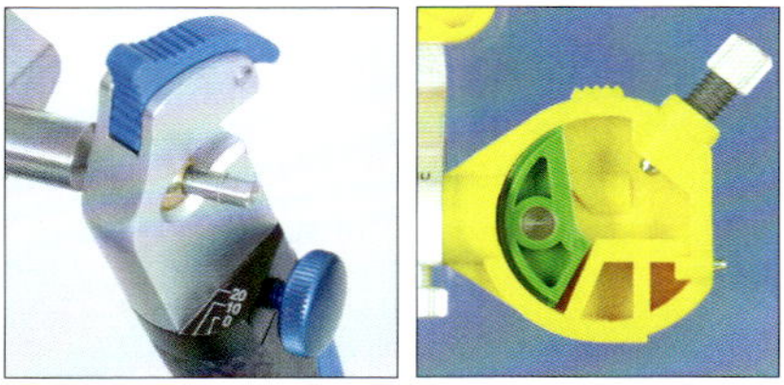

Abb. 6.64 Gekrümmte Kondylarführung bei Non-Arcon-Artikulatoren und Kurvatur bei Arcon-Artikulatoren

### 3. Der Bennett-Winkel und die Immediate Side Shift

Die Berücksichtigung von Bennett-Winkel und Bennett-Bewegung werden konstruktiv unterschiedlich gelöst. Der Bennett-Winkel ist bei Non-Arcon-Artikulatoren durch Verdrehen des Kondylargehäuses, bei Arcon-Artikulatoren durch Verdrehen der Bennett-Führungen oder Bennett-Klappen einstellbar; die Nachahmung der Mediotrusionsbewegung erfolgt linear durch Gleiten der Kondylenkugeln an den planen Flächen dieser Einsätze.

Bei Artex TR, einem Non-Arcon-Artikulator, kann die Immediate Side Shift durch Lösen der Achsenschrauben des Artikulatoroberteils simuliert werden. Durch den Schnellzentrikknopf in der Mitte des Artikulatorenoberteils kann dann durch Verdrehen die Größe der ISS festgelegt werden.

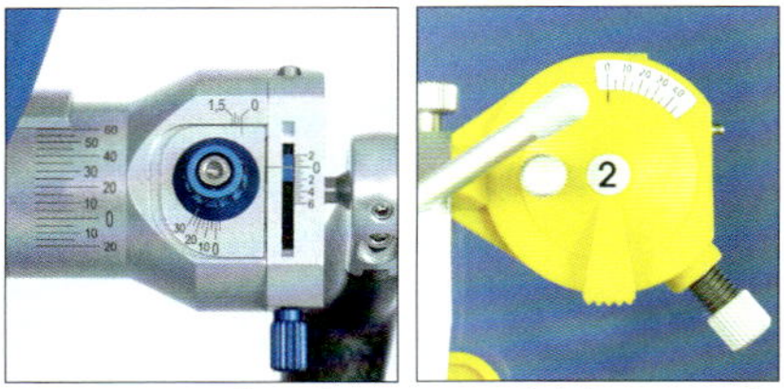


Abb. 6.65 Einstellung des Bennett-Winkels bei Artex und SAM 2

Bei Geräten jüngeren Datums lässt sich die Initiale Bennett-Bewegung wie beim SAM 2 und SAM 2P Artikulator durch Austausch der linearen Bennett-Einsätze gegen entsprechend ausgeformte Einsätze simulieren.

Beim Artex CR kann die Immediate Side Shift durch stufenloses Verschieben der Kondyleneinsätze erreicht werden; beim Protar Protar evo7 und evo9 erfolgt Einstellung auf dieselbe Weise aber nur in 0,5 mm Schritten.

Durch diese individuellen, vom Zahnarzt über eine Axiografie oder ein elektronisches Registrierverfahren ermittelten Patientendaten, kann eine festgestellte initiale Bennett-Bewegung schon bei der Kauflächengestaltung berücksichtigt und so ein mögliches Aufeinandertreffen der Höcker von vornherein ausgeschaltet werden. Unnötige Schleifkorrekturen an der fertigen Arbeit im Mund des Patienten entfallen.

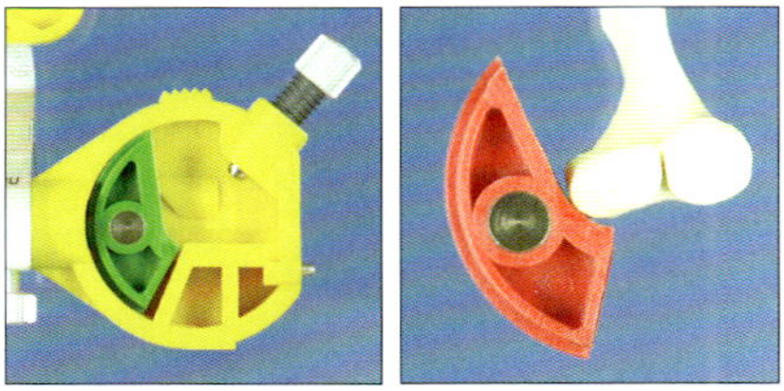

Abb. 6.66 Die unterschiedlich geformten Bennett-Führungen lassen eine kleinere (grün) oder größere (rot) Immediate Side Shift simulieren

Eine noch größere Annäherung an die natürlichen, gekrümmten Bewegungsbahnen erreicht man mit anatomisch ausgeformten Gelenkboxen. Sie wurden zuerst im Panadent-Artikulator verwendet und haben neben räumlich gekrümmten Kondylenbahnen auch eine unterschiedliche Immediate Side Shift. Entsprechende Boxen mit unterschiedlicher Krümmung und initialer Bennett-Bewegung besitzt auch der Artex AT.

Die Forschungsergebnisse der Funktionsdiagnostik und craniomandibuläre Dysfunktionen (= CMD) sowie die Erkenntnis, dass Patienten mit Parafunktionen neben einer mehr oder weniger großen Immediate Side Shift latero-protrusive und vor allem latero-retrusive Bewegungen ausführen (wie beim nächtlichen Zähneknirschen), hatte in zunehmendem Maß auch Einfluss auf die Neukonstruktionen von Artikulatoren: Die Kondylargehäuse der Spitzengeräte namhafter Hersteller wie AmannGirrbach, KaVo und SAM besitzen deshalb nicht nur anatomisch geformte Kondylenbahnen, sondern erlauben durch zahlreiche Einstellmöglichkeiten die Simulation nahezu aller Bewegungscharakteristika eines pathologisch veränderten Kausystems.

Da viele Zahntechniker bei Non-Arcon-Artikulatoren stets die leichte Trennung von Ober- und Unterteil bemängelten und deshalb lieber zu Non-Arcon-Geräten griffen, aber auch wegen der schwierig umsetzbaren Gestaltung von Retrusiv- und Surtrusivbewegungen in den Kondylargehäusen von Arcon-Artikulatoren, wurde die Anordnung der Kondylen verändert: Die seither vertikal positionierten Kondylarkugeln sind bei aktuellen Geräten horizontal angeordnet. Die Geräte besitzen damit eine eindeutige Zentrik wie Non-Arcon-Artikulatoren und alle Einstellmöglichkeiten zur Simulation von Gelenkbewegungen wie Latero-Protrusions- und Latero-Retrusionsbewegungen (Shiftwinkel bei den Protar-evo-Artikulatoren) oder zusätzliche Surtrusivbewegungen wie bei den Arcon-Artikulatoren Artex CR und SAM 3.

Damit entsprechen diese Geräte – bis auf die fehlende Einstellmöglichkeit des individuellen Kondylarabstands – nahezu den volleinstellbaren Artikulatoren.

Als Ausblick in die Zukunft lässt sich erahnen, dass spätestens im virtuellen Artikulator, in den über eine digitale Abformung und über eine elektronische Registrierung der Kieferbewegungen die statische und dynamische Okklusion erfasst, die individuelle Bewegungscharakteristik eingespeist und damit alle für eine patientenidentische Simulation der Kieferbewegungen erforderlichen Patientendaten berücksichtigt werden können.

Dann wird das Ziel erreicht sein, bei der Gestaltung des Zahnersatzes die Patientenbewegungen im Artikulator auch nahezu exakt zu simulieren. Allein die Nachgiebigkeit der Gewebe und die Verformbarkeit des Unterkiefers wären dann noch zu berücksichtigen.

### 4. Interkondylarabstand

Bis auf den Whip Mix 1-Artikulator, bei dem der Interkondylarabstand auf drei Positionen einstellbar ist (groß, mittel, klein), verzichten alle anderen Artikulatorenhersteller bei teiljustierbaren Artikulatoren auf diese Möglichkeit. Zum einen stellte schon Gysi zu Anfang des letzten Jahrhunderts fest, dass die Bewegungsbahnen zwischen großem und kleinem Interkondylarabstand nur um etwa 3° bis 5° voneinander abweichen, zum anderen lässt sich nach H. Mack ein größerer Interkondylarabstand durch ge-

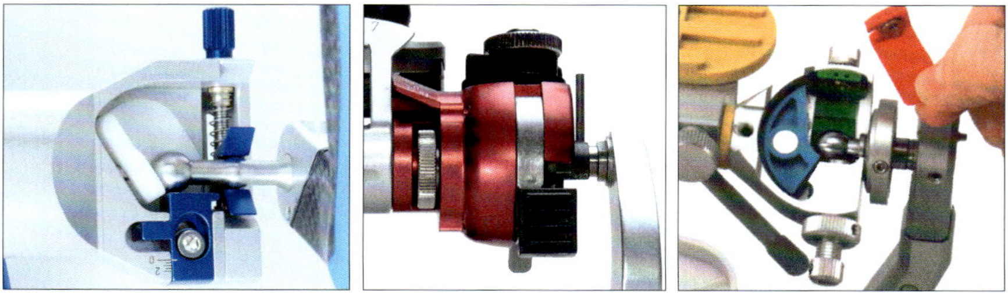

Abb. 6.67 Horizontale Anordnung der Kondylarkugeln bei Artex, Protar evo und SAM

ringfügige Verkleinerung des Bennett-Winkels kompensieren – ein kleinerer Interkondylarabstand entsprechend durch Vergrößerung des Bennett-Winkels. Deshalb ist in den meisten teiljustierbaren Artikulatoren

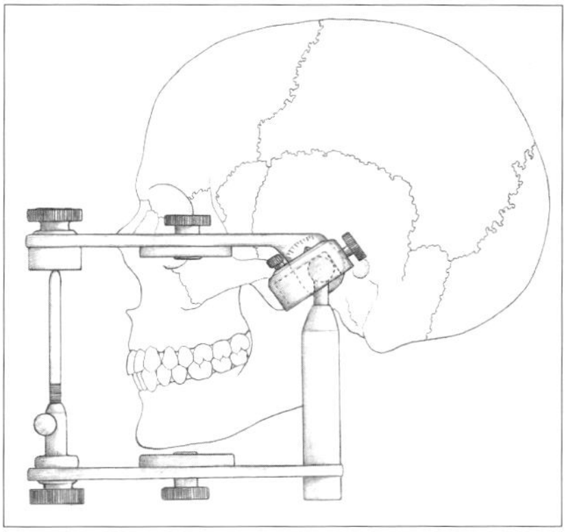

Abb. 6.68 Teiljustierbarer Artikulator, auf die nahezu der Frankfurter Horizontalen entsprechenden Scharnierachsen-Orbital-Ebene ausgerichtet. Da die Frankfurter Horizontale höher liegt als die Campersche Ebene und das Artikulatorenober- und -unterteil horizontal ausgerichtet sind, stehen die Modelle im Artikulator steiler.

ist der Interkondylarabstand mit 110 Millimetern fest eingegeben (Abb. 6.57).

Ein ganz ausgezeichnetes Lehrmittel zur Verdeutlichung der Kieferbewegungen in Abhängigkeit der zuvor beschriebenen Parameter war der von der Firma KaVo für den Unterricht entwickelte Logic I und II. Diese bezeichneten zwei Module aus Acrylplatten, die auf den Overhead-Projektor gelegt werden konnten. Mit ihrer Hilfe war es möglich, durch Einstellung des Bennett-Winkels, des Shift-Winkels und der Kondylenbahnneigung den unterschiedlichen Verlauf der Bewegungsbahnen von Höckern im Kauflächenrelief der antagonistischen Zähne äußerst anschaulich und verständlich zu erklären. Wie Herr Lang von der Firma KaVo uns in einem Gespräch sagte, wurden die Module früher von den Auszubildenden im Rahmen der fachpraktischen Ausbildung gefertigt. Nach Umstrukturierung der Firma war eine Herstellung durch Auszubildende nicht mehr möglich und hätten den Preis so erhöht, dass sie mit Sicherheit unverkäuflich geworden wären – zum Bedauern vieler Kollegen, die sie gerne erworben hätten. Wer von unseren Kollegen den Koffer noch besitzt, sollte sich glücklich schätzen und die Platten so oft als möglich im Unterricht einsetzen. Die folgenden Abbildungen sollen eine Vorstellung dieser ausgezeichneten Lern- und Lehrmitteln geben.

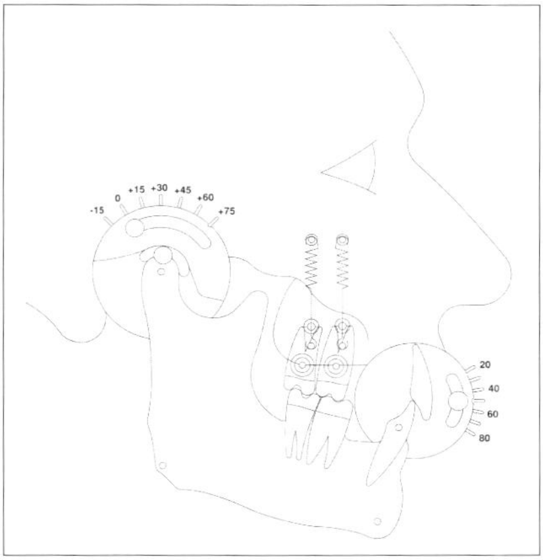


Abb. 6.69 Logic I, Firma KaVo, Lang

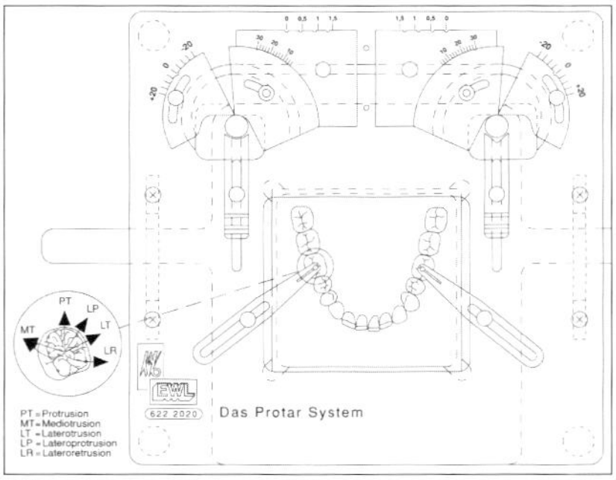


Abb. 6.70 Logic II, Firma KaVo, Lang. In den Schreibstifthaltern können Faserschreiber platziert und die unterschiedlichen Bewegungsbahnen aufgezeichnet werden.

#### 6.9.3.3 Volljustierbare Artikulatoren

Diese Artikulatoren gehören zur Gruppe der Arcon-Artikulatoren und erlauben die individuelle Einstellung des Geräts auf patientenspezifische Werte. Voraussetzung ist, wie im Kapitel 4.3 beschrieben, eine Aufzeichnung der Grenzbewegungen des Patienten mithilfe eines Pantografen oder Stereografen.

Die *Programmierung* des Artikulators, das heißt, die Einstellung der individuellen Schädelgeometrie des Patienten auf die Artikulatorengeometrie, erfolgt durch Nachfahren der aufgezeichneten oder eingravierten Bewegungsbahnen.

Im Einzelnen lassen sich bei volleinstellbaren Artikulatoren folgende individuellen Patientenwerte einstellen:

- der Interkondylarabstand,
- die Kondylenbahnneigung ,
- die Krümmung der Kondylenbahn (= Kurvatur),
- der Bennett-Winkel und
- die Bennett-Bewegung.

Die Front-Eckzahnführung wird in der Regel als individueller Frontzahnführungsteller mit langsam polymerisierendem Kaltpolymerisat aufgebaut oder mit einem einstellbaren Frontzahnführungsteller den Bewegungsbahnen des Patienten angepasst.

Die Bennett-Bewegung lässt sich in ihrer Größe und räumlichen Verlaufsrichtung sehr genau auf die tatsächlich im Mund des Patienten ablaufende Bewegung einstellen. Die Simulation einer im Gelenk des Patienten vorhandenen Initialen Bennett-Bewegung, gekoppelt mit möglicherweise vorhandenen latero-retrusiven und, vor allem bei Parafunktionen häufig ausgeführten, latero-surtrusiven und surtrusiv-retrusiven Bewegungen wird durch kardanisch aufgehängte, dreidimensional neigbare Gelenkboxen ermöglicht. Diese sind zudem noch mit Einsätzen versehen, die für eine exakte Annäherung an die Gelenksituation des Patienten noch individuell beschliffen werden können und dadurch den tatsächlichen Patientenbewegungen sehr nahekommen.

Eine hundertprozentige, also völlig exakte Simulation ist alleine schon deshalb nicht möglich, da der starre, von Hand geführte Artikulator die bei den Kieferbewegungen Resilienz der Weichgewebestrukturen des Kiefergelenks, die physiologischen und pathologischen Zahnbewegungen in den Parodontien und auftretende Verformungen der Knochenspange des Unterkiefers niemals nachahmen kann, wie dem Aufbiegen der Knochenspange beim weiten Öffnen oder das Durchbiegen des Unterkiefers durch Kaukräfte beim Zerkauen harter Nahrung.

Dennoch erreichte man mit volljustierbaren Artikulatoren ein Höchstmaß an Genauigkeit bei der Simulation der Bewegungen, jedoch erkauft mit einem immens hohen Zeitaufwand bei der pantografischen Aufzeichnung der Grenzbewegungen der Übertragung der Modelle auf den Artikulator und der anschließenden und Programmierung des Geräts durch Nachfahren der aufgezeichneten Bewegungen **(Abb. 6.71)**.

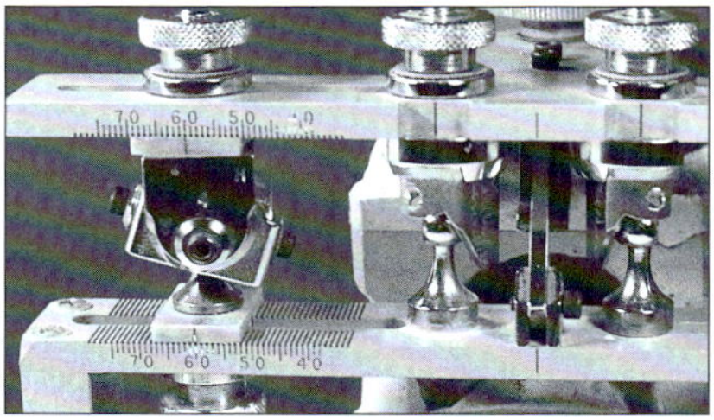

Abb. 6.71 Volljustierbarer Artikulator (Stuart-Artikulator)

Deshalb waren diese Geräte schon immer Spezialpraxen und Speziallaboratorien vorbehalten und wurden schon in den Neunzigerjahren immer seltener eingesetzt. Beschleunigt wurde ihr Verschwinden nicht nur durch die Entwicklung vereinfachter Aufzeichnungsverfahren wie der Axiografie (SAM), sonder vor allem auch durch die Entwicklung elektronischer Kieferregistrierungsverfahren und die parallel verlaufende Entwicklung der Artikulatoren. Deren

Gelenke und inzisale Führungen besitzen – wie im Kapitel zuvor beschrieben – heute nahezu alle Einstellmöglichkeiten individueller Patientenparameter, um bei der Anfertigung von Schienen, Langzeitprovisorien oder definitivem Zahnersatz tatsächlich patientennah alle Kieferbewegungen zu simulieren.

Hier wird die elektronische Registrierung der Kieferbewegungen entscheidende Verbesserungen bringen können, da nicht nur die Bewegungen der Achsen ohne Zahnkontakt und unter Zahnkontakt, freie Bewegungen und Grenzbewegungen, sondern jeder beliebige Punkt des Unterkiefers erfasst werden – also auch der Auslenkung oder Intrusion von Zähnen bei gesunden wie bei krankhaft veränderten Kausystemen oder Kompressionen des Diskus und der Gelenkstrukturen, wie sie bei surtrusiv-retrusiven Bewegungen vom Patienten ausgeführt werden – z. B. beim Zähneknirschen.

Es leuchtet ein, dass als Referenzebene für die Übertragung der Modelle in volljustierbare Artikulatoren nur die Scharnierachsen-Orbital-Ebene infrage kommen konnte.

Spannend ist es bereits heute, die Entwicklung zu verfolgen, die der virtuelle Artikulator und das virtuelle Wachsmesser – unserer Meinung nach besser als digitales oder virtuelles Modellierinstrument und digitales oder virtuelles Modellierwerkzeug bezeichnet – in den nächsten Jahren im Laboralltag spielen werden. An dieser Stelle sei eine Anmerkung erlaubt: Der Begriff digitales Wachsmesser ist unseres Erachtens sehr schlecht gewählt – oder soll er etwa zeigen, dass man sich bei diesen Techniken noch oder wieder auf dem Stand der fünfziger und sechziger Jahre des vergangenen Jahrhunderts befindet, wo mit dem Wachsmesser nicht nur Prothesenbasen modelliert, Totalprothesen aufgestellt, sondern auch Zähne modelliert wurden? In den Jahren danach wurden über die aufkommende Aufwachstechnik zahlreiche Modellierinstrumente in die Zahntechnik eingeführt, um hochfiligrane, funktionelle Wachsmodellationen anfertigen zu können. Unseres Erachtens wären deshalb die genannten Bezeichnungen wesentlich bessere, zutreffende Begriffe.

Um zum Thema zurückzukehren: In Fachzeitschriften, bei Fortbildungsveranstaltungen und Dentalschauen wird orakelt, das Zeitalter des abdruck-, gips-, wachs- und artikulatorfreien Labors stehe nicht nur vor der Tür, nein, es habe schon längst begonnen.

Spricht man mit namhaften Herstellern dieser Produkte und Zahntechnikermeistern, die sich schon seit Jahren mit dieser Entwicklung befassen, so ist nicht nur Euphorie zu erkennen. Es ist auch zu hören, dass diese Technologie teilweise doch erst am Anfang steht und noch lange nicht die Präzision guter Zahntechniker/innen erreicht hat – man denke an die Wiedergabe eines dünn auslaufenden Kronenrandes im Scan und die funktionelle Gestaltung okklusaler Kontaktpunktbeziehungen größerer Seitenzahnrestaurationen ohne okklusale Relation zum Gegenkiefer. Auch hier braucht der Zahntechniker trotz digitaler Technik fundiertes Wissen und Zeit.

Nicht ohne Grund gibt es zurzeit neben den rein digitalen Lösungen Systeme wie die analog-digitalen Verfahren von AmannGirrbach und KaVo. Hier werden die konventionell abgeformten Meistermodelle vor dem digitalen 3-D-Scan und der anschließenden Übernahme der Daten in den virtuellen Artikulator in einen der Artikulatorsituation entsprechenden Übertragungsstand eingestellt (Ceramill-Fixator bei AmannGirrbach) **(Abb. 6.72)**.

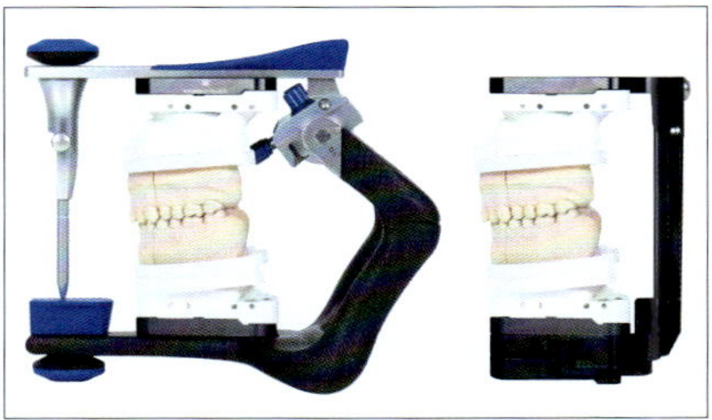

Abb. 6.72 Artex Ceramill-Fixator, vorbereitet für den 3-D-Scan

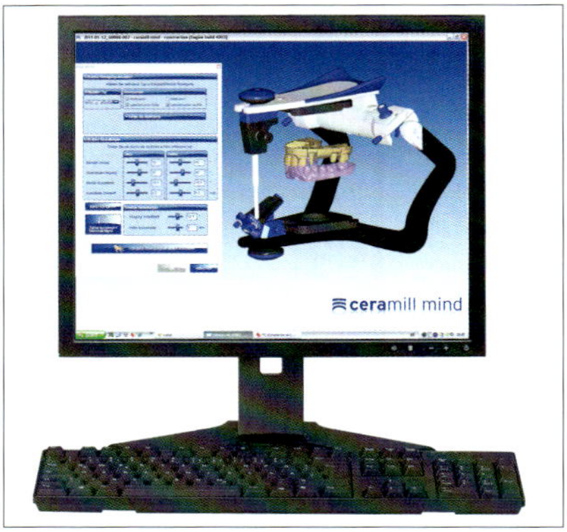


Abb. 6.73 Ceramill-Mind-Monitor

Analoge und virtuelle Artikulatoren sehen sich zum Verwechseln ähnlich. Ob sie auch dasselbe leisten, müssen sie noch beweisen. Sie könnten aber in der Zukunft sicherlich noch genauer als jeder analoge Artikulator die Kieferbewegungen der Patienten simulieren, wenn durch eine elektronische Erfassung auch alle Zahnbeweglichkeiten, Intrusion von Zähnen, Verformungen des Unterkiefers und der Gelenkstrukturen mit in die Simulation einfließen **(Abb. 6.74 und 6.75)**.

Ein Problem, das sich aus einem kompletten Umstieg auf digitale Verfahren ergibt, soll hier kurz dargestellt werden: Zur Anfertigung einer größeren Restauration wird zunächst digital abgeformt, die Bewegungen des Patienten werden digital aufgezeichnet, zusammengerechnet oder gematcht, die virtuellen Modelle des Patienten in den virtuellen Artikulator eingestellt und die Arbeit – z. B. Gerüste, mehrgliedrige Brücken oder ähnliche Restaurationen – unter Simulation der Kieferbewegungen mit dem digitalen Wachsmesser modelliert.

Wird diese am Rechner virtuell erstellte Arbeit nun an ein Fräszentrum weitergeleitet, gefräst und wieder ans Labor zurückgesandt, so wird sie möglicherweise noch bemalt, mit Glanzbrand versehen und dann zum Eingliedern verschickt. Bis hierher spielte sich der ganze Prozess in einer virtuellen Welt ab – ohne jegliche Kontrolle wie bisher. Wann und wie erfolgt eine Kontrolle zur Beantwortung von Fragen wie: Ist in der mir vorliegenden Abformung jedes erforderliche Detail erkennbar oder wird eine neue Abformung benötigt? Lässt sich die gefräste Arbeit dem Modell exakt aufpassen? Muss ich nacharbeiten? Fehlt etwas? Oder werden die Fehler erst offenbar, wenn die virtuell gefertigte Arbeit eingegliedert werden soll? Wie können Qualitätskontrollen aussehen, um zum gleichen Ergebnis wie beim herkömmlich produzierten Zahnersatz zu kommen? Aus unserer Sicht müssen hier noch einige Fragen beantwortet werden.

Wir möchten an dieser Stelle ZTM R. Riquier zitieren, der sich schon seit vielen

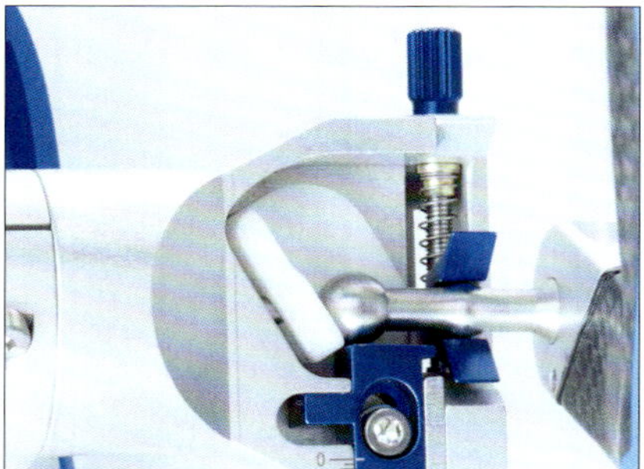

Abb. 6.74 Kondylargehäuse Artex CR (analog)

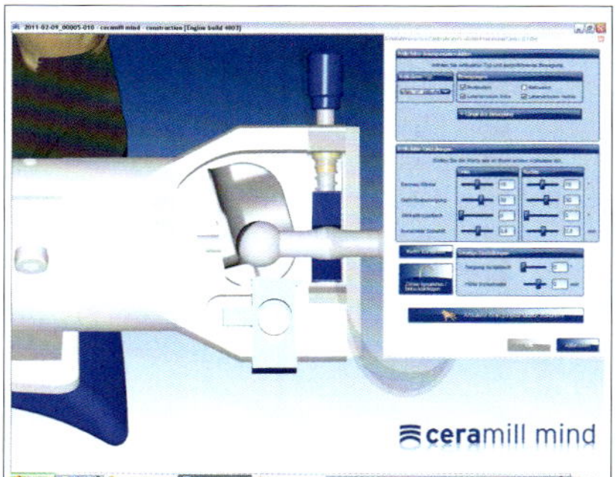


Abb. 6.75 Kondylargehäuse Artex CR (virtuell)

Jahren mit digitalen Systemen befasst. Er schreibt zur Problematik der Qualitätskontrolle in einer virtuellen Welt:

*„Die Qualitätssicherung von traditionell handwerklich hergestelltem Zahnersatz fordert eine qualifizierte Ausbildung und gewissenhafte Vorgehensweise der Techniker unter der Kontrolle und Verantwortung durch einen Handwerksmeister, dessen Anspruch an Qualität den Qualitätsstandard des Labors definierte. Da bei klassisch hergestelltem Zahnersatz nahezu alle Prozessschritte im Labor erfolgen, kann die Ausführung ständig kontrolliert und beeinflusst werden bis hin zum fertigen Ergebnis.*

*Der Wandel von analog zu digital führt dazu, dass auch die qualitätssichernden Maßnahmen an die neue Technik angepasst werden müssen – unabhängig davon, wo gefertigt wird. Die auf der Basis digitaler Daten gefertigten Strukturen müssen kontrolliert werden. Wurden die digitalen Daten auf der Grundlage eines physischen Meistermodells erstellt, stellt dieses im Endeffekt die Sollsituation dar und kann daher für die Endkontrolle hinzugezogen werden. Wie aber sieht es aus, wenn der Konstruktion ein rein digitaler Workflow zugrunde liegt? Das Labor steht für die von ihm gefertigte Restauration in der Verantwortung – egal, ob komplett selbst produziert oder teilweise fremdgefertigt und im Labor nur komplettiert.*

*Solange das Modell als Referenz für die gefertigte Restauration noch zur Verfügung steht, ist eine analoge Qualitätsprüfung möglich. Aber spätestens mit der Einführung der intraoralen Datenerfassung oder des Abformungsscans steht eigentlich kein physisches Modell als Qualitätsreferenz zur Verfügung. Ein Glaube an die Präzision der digitalen Prozesskette sollte aber nicht eine Überprüfung der einzelnen Prozessschritte ausschließen. Fehler in der Fertigung sind immer möglich und die Fehlersuche und deren Vermeidung kann nur in einem Abgleich von digitalen Daten zu real existierenden Objekten erfolgen."*

Eines steht aber aus unserer Sicht eindeutig fest: Selbst wenn sich das Berufsbild und die Tätigkeit von Zahntechniker/innen in den nächsten Jahren möglicherweise stark verändern wird, benötigen die Mitarbeiter/innen für die Anfertigung und Kontrolle zahntechnischer Produkte auch im digitalen Laboralltag ein fundiertes theoretisches Fachwissen und eine umfassende praktische Ausbildung – vielleicht mehr denn je.

Die Angst, der Einzug der digitalen Technik im Labor mache den Zahntechniker zu *Knöpfchendrückern* oder viele gar arbeitslos, ist unbegründet. Um nur einige Beispiele zu nennen: Der KFZ-Mechaniker wurde durch den Einbau zahlreicher elektronischer Bauteile in Pkws nicht arbeitslos, sondern zum Mechatroniker; Ingenieure konstruieren heute mit CAD/CAM. Bei der letzten Fachlehrertagung der Berufsschullehrer 2011 bei der Firma Brasseler (Komet) erhielten dann die Autoren eine weitere eindeutige Antwort. Nach einem Vortrag über aktuelle Scanner und Frässysteme und der Frage: *„Bleibt bei diesem digitalen Workflow der Zahntechniker auf der Strecke?* erwiderte der Geschäftsführer der Firma: *„Wir arbeiten seit fast 30 Jahren im Bereich Metall mit CAD/CAM, trotzdem lernen unsere Auszubildenden in den Metallberufen immer noch von Anfang an das manuelle Feilen und das anschließende Kontrollieren im Bereich von 100stel Millimetern".*

Auch in der Zukunft wird es für die Auszubildenden und künftigen Zahntechniker wichtig sein, die Morphologie der einzelnen Zähne zu kennen und die Zahnformen mit dem Wachsinstrument ausgiebig zu modellieren, um sie zu verstehen und bei der manuellen wie virtuellen Gestaltung von funktionellem Zahnersatz anwenden zu können. Dasselbe gilt für den Bau und die Funktion des stomatognathen Systems, für Kieferbewegungen und Simulation in Artikulatoren. Aus zahlreichen Gesprächen ergab sich immer wieder: Gut ausgebildete Zahntechniker/innen sind auch im Zeitalter zunehmender Digitalisierung als Spezialisten gefragt – gestern, heute und morgen!

## 6.10 Die Modellmontage in Artikulatoren und ihre Auswirkung auf die Simulation von Bewegungen

Die einfachste Art, Modelle in eine räumliche Beziehung zueinander zu bringen, ist der **Okkludator**. Da er aber außer einer Scharnierbewegung keine anderen räumlichen Unterkieferbewegungen simulieren kann, hat er heutzutage allenfalls noch eine Daseinsberechtigung in der Ausstellungsvitrine des Labors.

Räumliche Bewegungen lassen sich erst mit **Artikulatoren** simulieren. Die Genauigkeit der Nachahmung ist aber davon abhängig, ob die Modelle entsprechend der Schädelgeometrie des Patienten in den Artikulator eingestellt wurden und ob und wie umfangreich die Einstellmöglichkeiten des Artikulators sind. Erst dann lassen sich tatsächlich auch die individuellen Patientenbewegungen bei der Gestaltung des Zahnersatzes simulieren.

Werden **Mittelwertartikulatoren** verwendet und die Modelle mittelwertig in das Gerät eingestellt, so hat der Artikulator – selbst wenn er Austauschmöglichkeiten der Artikulatorengelenke mit unterschiedlichen Kondylenbahnneigungen bietet (Balance und Rational), vielleicht sogar individuelle Einstellmöglichkeiten der Kondylenbahnneigung und des Bennett-Winkels besitzt – höchstens die Funktion eines Modellhalters: Die simulierten Bewegungen haben mit den Patientenbewegungen herzlich wenig zu tun.

> Entscheidend für eine patientennahe Simulation der Kieferbewegungen ist ein Einstellen der Modelle entsprechend der individuellen Schädelgeometrie des Patienten. Dies aber setzt die Übertragung der Modelle mithilfe eines Gesichtsbogens voraus.

**Teiljustierbare Artikulatoren** kommen der patientengenauen Simulation der Kieferbewegungen schon ganz nahe. Zum einen setzt die Verwendung eines teiljustierbaren Artikulators die Übertragung der Modelle mithilfe eines Gesichtsbogens voraus, zum anderen besitzen insbesondere die Spitzengeräte namhafter Hersteller wie Artex, Protar, SAM oder Denar, Hanau oder Panadent nahezu alle Einstellmöglichkeiten der volljustierbaren Artikulatoren.

Vor allem, wenn die Ermittlung der Patientendaten mithilfe einer elektronischen Kieferregistrierung erfolgt und die Modelle zur Scharnierachse des Patienten übertragen werden, sind diese Geräte ein nahezu vollwertiger Ersatz für volljustierbare Artikulatoren. Laut Anbietern entsprechender Geräte dauert die Registrierung gerade mal eine Viertelstunde, die Übertragung der Kiefer erfolgt zur exakt ermittelten Scharnierachse und dem dritten Referenzpunkt entsprechend der Schädel- und Scharnierachsengeometrie des Patienten. Alle Daten werden dann entweder als Ausdruck zusammen mit den Modellen, dem Übertragungsbogen oder dem Übertragungsstand und den Registraten ins Labor gesandt oder als Datei verschickt.

Am genauesten können **volljustierbare Artikulatoren** die Kieferbewegungen des Patienten nachahmen, da sie nicht nur aufwändig gestaltete Gelenkboxen besitzen, sondern durch Verstellmöglichkeiten auf die exakte Patientengeometrie eingestellt werden können. Die früher sehr zeitintensive mechanische Aufzeichnung der Kieferbewegungen entfällt durch die elektronische Erfassung der Kieferbewegungen, bei der gleichzeitig auch alle patientenspezifischen Einstellwerte für den Artikulator ermittelt werden. Im nächsten Schritt in die digitale Laborzukunft, wenn virtuelle Artikulatoren die mechanischen abgelöst haben, werden die durch eine Kieferregistrierung ermittelten Daten direkt in das Gerät eingespeist. Dieser **virtuelle Artikulator** kann dann alle Kieferbewegungen des Patienten – besser noch als jeder mechanische Vollwertartikulator oder teiljustierbare Spitzengeräte – exakt so simulieren, wie dieser sie beim Sprechen, Kauen und bei Parafunktionen ausführt.

Da, wie schon gesagt, parallel zur Entwicklung der elektronischen Registriergeräte die bereits genannten Spitzengeräte bis auf den Interkondylarabstand nahezu alle Einstellmöglichkeiten besitzen, um gesunde wie pathologisch veränderte Kausysteme zu simulieren, macht der Einsatz von volljustierbaren Artikulatoren keinen Sinn mehr – ganz zu schweigen vom Preis, den solche Geräte kosten.

### *6.10.1 Die Modellmontage in Mittelwertartikulatoren*

Die Modellmontage in Mittelwertartikulatoren erfolgt **schädelbezüglich**.

> Schädelbezüglich bedeutet nicht, wie man vom Begriff her annehmen möchte, dass die Modelle entsprechend der Schädelgeometrie des Patienten in den Artikulator übertragen werden!

Die Modelle werden ohne jegliche Patientenbeziehung nur entsprechend den Artikulatorenvorgaben *mittelwertig* in Beziehung zum Inzisalpunkt und einer Schädelbezugsebene in den Artikulator eingestellt. Bezugsebene in Mittelwertartikulatoren ist die Campersche Ebene; sie wird durch das Artikulatorenoberteil dargestellt.

Ober-, Unterteil und Okklusionsebene sind aus Gründen der einfachen Handhabung parallel zur Tischfläche ausgerichtet und erleichtern so das Einartikulieren. Die Okklusionsebene wird vorne durch den Inzisalanzeiger oder eine Nut im Inzisalstift markiert, hinten meist durch zwei in die Streben des Artikulatorenunterteils eingefräste Nuten. Ein über diese Punkte gespanntes Gummiband dient beim Einartikulieren als Orientierungshilfe.

Durch Ausrichten der Modelle zur Okklusionsebene des Artikulators und den durch den Inzisalanzeiger markierten vorderen Punkt des Bonwill-Dreiecks erfolgt eine mittelwertige, räumliche Zuordnung der Modelle zu den Artikulatorengelenken und der Camperschen Ebene. Dies ist aber nur dann der Fall, wenn der Artikulator einen Inzisalanzeiger besitzt und der Inzisalpunkt des Unterkiefermodells mit der Zeigerspitze in Berührung gebracht wird.

Die Spitze des Zeigers markiert dann die Lage der Okklusionsebene in der Front und zugleich den vorderen Punkt des Bonwill-Dreiecks. Damit wird auch der in das Gerät als Mittelwert eingegebene Balkwill-Winkel berücksichtigt, also die Neigung des Bonwill-Dreiecks auf die Okklusionsebene **(Abb. 6.76)**.

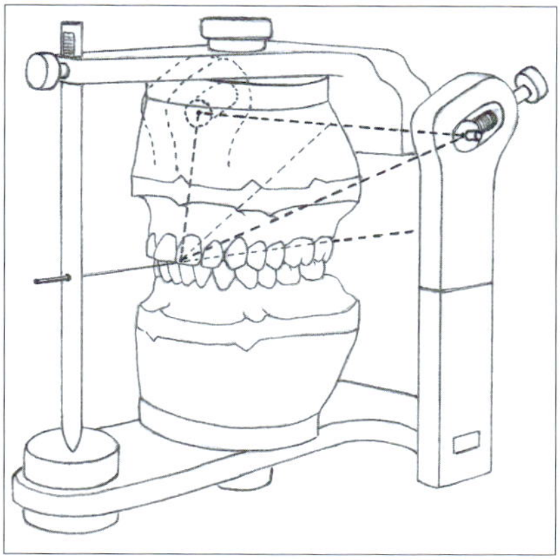

Abb. 6.76
*Richtige* Lage der Modelle im Mittelwertartikulator in Bezug auf Okklusionsebene, Inzisalpunkt, Bonwill-Dreieck und Balkwill-Winkel (vergl. Abb. 4.81 – Okklusionsebene und Abb. 4.84 – Balkwill-Winkel):
- Das Unterkiefermodell ist zum Inzisalpunkt und zur Okklusionsebene ausgerichtet, der Inzisalanzeiger definiert die Position des Inzisalpunkts.
- Die horizontalen Kerben in den Artikulatorholmen geben die Lage der distobukkalen Höcker des zweiten unteren Molaren an – also die Lage der Okklusionsebene.
- Die Neigung des Bonwill-Dreiecks zur Okklusionsebene wird Balkwill-Winkel genannt.

Besitzt der Artikulator keinen Inzisalanzeiger und werden die Modelle *gefühlsmäßig* nur mithilfe eines Gummibandes einartikuliert, so liegen Patientensituation und räumliche Lage der Modelle im Artikulator möglicherweise sehr weit auseinander und der Artikulator simuliert weder die zentrische Schließrotation, noch Bewegungen, die mit den tatsächlichen Bewegungsabläufen im Mund des Patienten viel gemeinsam haben. Werden die Kronen nicht schon von vornherein leicht außer Kontakt gestellt und auch noch sehr flach gehalten, dann bedarf der so gefertigte Zahnersatz in den meisten Fällen einer mehr oder weniger aufwändigen Korrektur im Mund des Patienten.

- Für größere Arbeiten sollte heutzutage kein Mittelwertartikulator mehr verwendet werden.
- Er entspricht nicht mehr heutigen Anforderungen an eine exakte schädel- und achsenbezügliche Ausrichtung der Modelle im Artikulator und der Simulation von patientennahen Kieferbewegungen bei der Anfertigung von funktionellem Zahnersatz.

### *6.10.2 Die Modellmontage in teiljustierbaren Artikulatoren*

#### 6.10.2.1 Die Bedeutung der Scharnierachse und des anterioren Referenzpunkts für die schädel- und achsenbezügliche Modellmontage

Für eine patientengenaue Simulation der Kieferbewegungen müssen sich die Modelle im Artikulator in der gleichen Neigung und in gleichem Abstand von den Rotationszentren befinden, wie die Zahnreihen des Patienten in Relation zum Schädel und zu den Gelenken.

Für die exakte Übertragung benötigt man drei eindeutig am Schädel bestimmbare Bezugspunkte, zu der die räumliche Lage der Oberkieferzahnreihe erfasst werden kann.

Wie schon beschrieben, muss der Artikulator so konstruiert sein, dass diese am Schädel abgegriffene, dreidimensionale Beziehung des Oberkiefers durch Ausrichten des Übertragungsgeräts (= Gesichtsbogen) auf die entsprechenden Aufnahmepunkte am Artikulator exakt übertragen werden kann.

Die Grundlage des Bezugssystems zwischen Artikulator und Patient ist die Scharnierachse. Man wählte die Scharnierachse nicht nur wegen der Tatsache, dass sie eine immer wieder an derselben Stelle auffindbare Position des Unterkiefers darstellt, sondern vor allem deshalb, weil die Bewegung des Unterkiefers in zentrischer (früher: terminaler) Scharnierachsenposition die einzige ist, die auch der Artikulator exakt nachvollziehen kann.

Deshalb bietet es sich an, diese auf der Haut lokalisierbaren Austrittsstellen der Scharnierachse als gemeinsame Übertragungspunkte zu wählen und die durch diese Punkte verlaufende Scharnierachse mit der Artikulatorenachse in Übereinstimmung zu bringen **(Abb. 6.77)**. Eine brauchbare Annäherung an die exakten Scharierachsenpunkte bieten die durch eine Bohrung in den Ohroliven angezeigten arbiträren Scharnierachsenpunkte.

Um nicht nur eine eindeutige Relation der Modelle in Bezug zur Scharnierachse zu bekommen, sondern auch das Oberkiefermodell zu einer dem Artikulatorenoberteil entsprechenden Bezugsebene des Schädels auszurichten, benötigt man einen dritten, vorderen oder anterioren Schädelbezugspunkt.

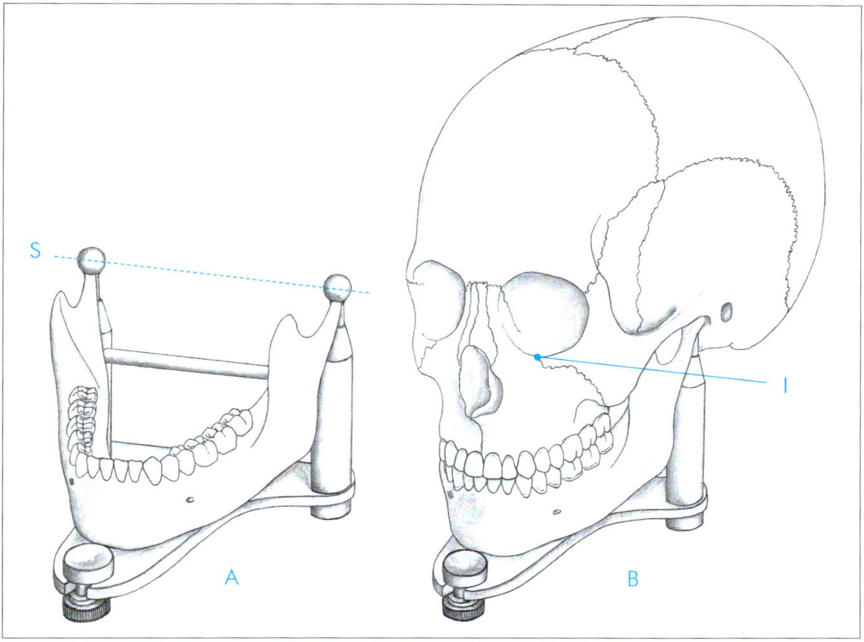


Abb. 6.77 A und B: Für eine nahezu patientengenaue Simulation der Kieferbewegungen müssen die Unterkiefer- und Oberkieferzahnreihen im Artikulator dieselbe räumliche Lage haben wie im Schädel des Patienten. Hierfür dienen die Scharnierachse (S) und der Infraorbitalpunkt (I).

Der am meisten benutzte Punkt ist der **Infraorbitalpunkt**, auch **Orbitale** genannt. Er ist uns von der Anatomie des Schädels her als unterer Rand der knöchernen Augenhöhle bekannt und wurde wegen seiner guten Tastbarkeit als vorderer Bezugspunkt gewählt. Der entsprechende Bezugspunkt am Artikulator wird durch den **Orbitalanzeiger** oder **Orbita-Referenz** markiert.

Die durch die Scharnierachsenpunkte und den Infraorbitalpunkt festgelegte Ebene entspricht in ihrer räumlichen Lage annähernd der Frankfurter Horizontalen und wird **Scharnierachsen-Orbital-Ebene** oder **Scharnierachse-Orbita-Ebene** genannt. Sie bietet zudem noch den Vorteil, dass die Modelle bei Ausrichtung auf diese Ebene nahezu in der Mitte des Artikulators zu liegen kommen. Man vermeidet damit, dass das Oberkiefermodell zu nahe am Artikulatorenoberteil einartikuliert wird bzw. der Unterkiefer zu nahe am Artikulatorenunterteil.

Mit einem sogenannten Gesichtsbogen, Übertragungsbogen oder Anatomischen Transferbogen, der auf die beiden Scharnierachsenpunkte und den Infraorbitalpunkt ausgerichtet, kann nun die räumliche Beziehung der Oberkieferzähne im Bezug zur Scharnierachse und zur Scharnierachsen-Orbital-Ebene des Patienten festgehalten und in einen Artikulator übertragen werden.

Hierfür bieten sich zwei Möglichkeiten an, die nachfolgend näher beschrieben werden sollen: die Verwendung der individuellen, exakten Scharnierachse und die der arbiträren Scharnierachse.

### 6.10.2.2 Die Übertragung des Oberkiefermodells mithilfe des Übertragungsbogens und der individuellen Scharnierachse

In gewerblichen Laboratorien kommt es nicht selten vor, dass die Modelle bereits einartikuliert angeliefert werden. In diesen Fällen wurde die Übertragung der Lage des Oberkiefermodells mithilfe eines Übertragungsbogens vorgenommen, der auf die zuvor mit dem Scharnierachsenlokalisator **(Abb. 6.10)** oder elektronischem Registrierverfahren ermittelte, exakte Scharnierachse ausgerichtet wird.

Da der Techniker in der Regel nur die bereits einartikulierten Modelle erhält, soll hier kurz dargestellt werden, in welchen Fällen dieses Verfahren angewandt und wie dieses in seinen wichtigsten Schritten durchgeführt wird.

Die Übertragung der Modelle mithilfe der exakten Scharnierachse wird in der Regel nur bei Patienten mit Gelenkproblemen und bei großen Versorgungen angewandt.

> Der Zahnarzt benötigt die exakte schädel- und achsenbezügliche Montage der Modelle, wenn
>
> - er im Rahmen der Diagnose und der Behandlungsplanung eine instrumentelle Funktionsanalyse durchführt,
> - eine therapeutische Aufbissschiene zur Behandlung einer Diskusverlagerung, einer Gelenkskompression (Distraktionsschiene) oder von Parafunktionen angefertigt oder
> - große prothetische Versorgungen in zentrischer Scharnierachsenposition oder nach einer Vorbehandlung in einer neuen therapeutischen Kondylenposition vorgenommen werden sollen.

Das gebräuchliche Verfahren der exakten Übertragung der Modelle entsprechend der Schädelgeometrie des Patienten ist die schädel- und achsenbezügliche Übertragung mithilfe des Übertragungsbogens oder Gesichtsbogens. In seinem Aufbau stimmt der Übertragungsbogen oder Gesichtsbogen praktisch mit dem Scharnierachsenlokalisator **(Abb. 6.10)** überein. Der einzige Unterschied ist, dass er anstelle des an den Unterkieferzähnen zu befestigenden Löffels eine u-förmige Bissgabel hat.

Die Bissgabel wird mit Wachs beschichtet oder es werden drei Kerr-Stops aufgebracht; dann wird die Bissgabel leicht an den Oberkieferzähnen angelegt. Der Patient hält die Bissgabel entweder durch Gegenbeißen in jeder beliebiger Unterkieferposition fest oder sie wird vom Behandler mit der Hand an den Oberkieferzähnen adaptiert.

Die Seitenarme werden mit ihren Scharnierachsnadeln oder Scharnierachszeigern auf die markierten Hautpunkte der Scharnierachse ausgerichtet und der Orbitalanzeiger auf den Orbitalpunkt. Damit ist die räumliche Lage der Oberkieferzähne und damit die Lage des Oberkiefermodells im Bezug zur Scharnierachse und einem dritten, anterioren Punkt eindeutig erfasst **(Abb. 6.78 A und B)**. Nun kann der Gesichtsbogen vom Kopf des Patienten entfernt werden.

Als Nächstes nimmt man den Artikulator und richtet die Scharnierachszeiger des Übertragungsbogens auf die Scharnierachsaufnahmen der Artikulatorgelenke aus. Damit stimmt die Lage der Bissgabel mit ihren Impressionen (= Lage der Oberkieferzahnreihe) sowohl mit der zentrischen Scharnierachse des Patienten wie auch mit der Artikulatorenachse überein.

Das Artikulatorenoberteil wird nun soweit geschlossen, dass die am Oberteil angebrachte Orbitareferenz gerade die Spitze des Orbitalanzeigers berührt, und der Stützstift wird nun in dieser Höhe fixiert **(Abb. 6.79)**.

Als Letztes folgt das Einartikulieren der Modelle: Man legt zunächst das mit einem

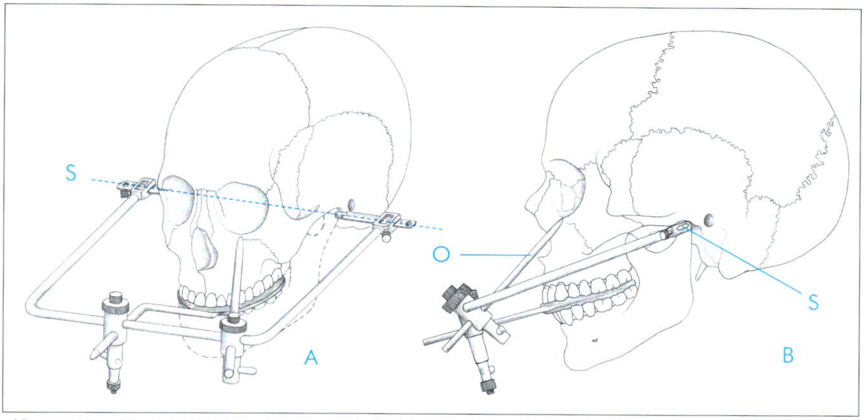


Abb. 6.78 A und B: Am Schädel angelegter und auf die Scharnierachsenpunkte und den dritten, anterioren Referenzpunkt (Infraorbitalpunkt = Orbitale) ausgerichteter Dentatus-Übertragungsbogen. Die mit Wachs beschichtete Bissgabel greift die Beziehung der Oberkieferzähne zur Scharnierachse und dem (dritten) anterioren Referenzpunkt ab. S = Scharnierachse, O = Orbitalanzeiger.

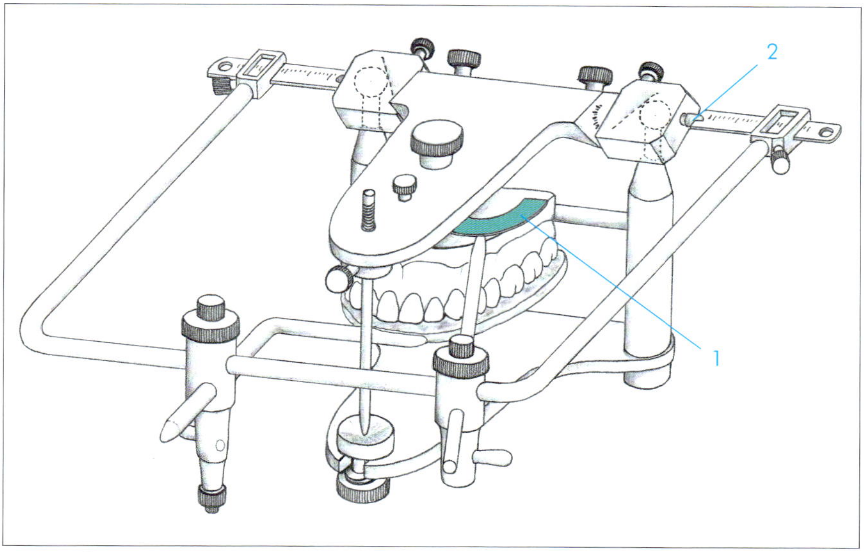


Abb. 6.79 Übertragung des Oberkiefermodells mithilfe des Gesichtsbogens auf den Artikulator. Das Artikulatoroberteil liegt der Orbitareferenz auf und entspricht nun in seiner Lage der Scharnierachsen-Orbital-Ebene. 1 = Orbitarefernz, 2 = Scharnierachsenanzeiger.

Kontrollsockel versehene Oberkiefermodell in die Einbissmarken der Bissgabel und gipst es in den Artikulator ein **(Abb. 6.79)**.

Um den Unterkiefer in zentrischer Scharnierachsenposition dem Oberkiefer zuordnen zu können, muss zuvor in der zahnärztlichen Praxis ein **zentrisches Registrat** genommen werden: Der Zahnarzt legt den Oberkieferzähnen eine Wachsplatte auf, führt den Unterkiefer in die zentrische Scharnierachsenposition (= zentrische Kondylenposition) und lässt den Patienten in dieser retralen Kontaktposition mit seinen Unterkieferzähne vorsichtig in die Unterseite der Wachsplatte beißen.

Durch diese leichten Einbisse im Wachsregistrat werden an der Oberseite die räumliche Lage der Oberkieferzähne und an der Unterseite die räumliche Lage der Unterkieferzähne im Bezug zur Scharnierachse eindeutig festgehalten. Damit ist im zentrischen Registrat sowohl die Lage des Oberkiefers als auch die des Unterkiefers im Bezug zur zentrischen Scharnierachse und der Artikulatorenachse fixiert.

Dieses Wachsregistrat wird, weil es die Lage von Unter- und Oberkiefer im Bezug zur zentrischen Scharnierachsenposition festhält, zentrisches Registrat genannt.

Für die anschließende Überprüfung, ob die Übertragung der Modelle in den Artikulator im Bezug zur zentrischen Scharnierachse exakt vorgenommen wurde, nimmt der Behandler mindestens zwei oder besser drei dieser zentrischen Registrate; sie werden auch **Zentrikregistrate**, **Zentrikbisse**, und – wie noch näher erklärt wird – **Kontrollbisse** oder **Checkbisse** (engl. **Check Bite**) genannt.

(Anmerkung: Manchmal wird der Begriff Zentrikbiss für einen Wachsbiss verwendet, der in habitueller Interkuspidation (= IKP) genommen wurde und nur zur Positionierung von Unter- und Oberkiefer in dieser Lage im Artikulator dient. Dieser hat mit dem bereits beschriebenen Zentrikbiss nichts zu tun! Man bezeichnet deshalb dieses Registrat korrekt als **IKP-Registrat**).

Deshalb versteht es sich von selbst, dass das Einartikulieren der Modelle in der Zahnarztpraxis erfolgen muss. Würde dies erst im zahntechnischen Labor erfolgen, so könnten sich beim Transport des Übertragungsbogens Veränderungen ergeben und der zuvor betriebene Aufwand wäre sinnlos; anders ist dies bei Verwendung eines Übertragungsstands und gleichgeschalteter Artikulatoren.

#### Die Bedeutung des zentrischen Registrats *(Checkbiss)* und der Kontrollsockelmethode

Wahrscheinlich haben sich manche Auszubildenden schon gefragt, warum bestimmte Zahnärzte mit den Modellen ein ganzes Sammelsurium an Bissen mitliefern. Wozu diese Bisse angefertigt und mitgeliefert wurden, soll im Folgenden kurz (und hoffentlich auch verständlich) erklärt werden. Außerdem soll erklärt werden, welche ursprüngliche Bedeutung der Kontrollsockel oder Split-Cast in der Modellübertragung auch heute noch hat; er dient nicht, wie viele zunächst glauben, dem besseren Handling beim Herausnehmen des Arbeitsmodells aus dem Artikulator und dem präzisen Wiedereinsetzen in den Artikulator.

Üblicherweise werden die Modelle nach dem Sägen und Sockeln mit einem **Kontrollsockel** oder **Split-Cast** versehen. Eigentlich gehören der Kontrollsockel und die Kontrollsockelmethode zum Oberkiefermodell und besteht aus zwei Teilen: einem Primär- und einem Sekundärsockel. Heute wird aber meist auch der Unterkiefer wegen des besseren Handlings mit einem Split-Cast versehen.

Die **Kontrollsockelmethode** wurde vom amerikanischen Zahnarzt und Universitätslehrer Prof. A. Lauritzen in die Zahnheilkunde eingeführt. Sie dient als Kontrollverfahren für die übereinstimmende Lage der Zahnreihensituation des Patienten mit der Lage seiner Modelle im Artikulator:

**Im ersten Schritt** wird, wie oben beschrieben, der Oberkiefer mithilfe des auf die individuelle, exakte Scharnierachse und die Orbitareferenz ausgerichteten Übertragungsbogens in den Artikulator eingestellt.

**Im zweiten Schritt** wird der Artikulator umgedreht und das erste der drei zentrischen Registrate dem Oberkiefer aufgelegt. Man legt nun das Unterkiefermodell in die Impressionen an der Unterseite des zentrischen Registrats und gipst den Unterkiefer in dieser Position ein. Stimmt aber diese Modellsituation im Artikulator tatsächlich mit der Oberkieferposition im Schädel des Patienten überein?

**Im dritten Schritt**, um die Übereinstimmung überprüfen oder kontrollieren zu können, entfernt man deshalb das erste Registrat. Man nimmt auch den Oberkiefer aus dem Artikulator und den Magneten aus dem mit Split-Cast versehenen Oberkiefer-Modellsockel. Damit wird bei der Kontrolle des Split-Cast die magnetische Wirkung ausgeschaltet.

**Im vierten Schritt** wird jetzt das zweite Zentrikregistrat mit seiner Unterseite den Unterkieferzähnen aufgelegt und anschließend das Oberkiefermodell in die Wachsimpressionen auf der Oberseite des Registrats.

**Im fünften Schritt** erfolgt nun die Kontrolle. Schließt man den Artikulator und kontrolliert dabei den Split-Cast, so wird sich Folgendes zeigen:

- Primär- und Sekundärsockel schließen ohne den geringsten Spalt. Wenn also zwischen Registrat 1 (mit dem der Unterkiefer dem Oberkiefer zugeordnet wurde) und Registrat 2 (mit dem dies jetzt kontrolliert wird) kein Spalt zwischen den Kontrollsockelteilen erkennbar ist, dann ist dies der eindeutige Beweis, dass die Übertragung in den Artikulator exakt durchgeführt wurde.
- Kommt es beim Schließen des Artikulatoroberteils zu einem Klaffen des Split-Cast, dann ist der Unterkiefer dem Oberkiefer nicht exakt in zentrischer Kondylen- bzw. Scharnierachsenposition zugeordnet.

Das ist auch die Erklärung für das in der Zahnarztpraxis häufig genommene dritte zentrische Registrat: Sollte der Split-Cast klaffen, dann legt man nun das dritte Registrat zwischen Unter- und Oberkieferzähne. Schließt nun der Split-Cast spaltfrei, dann stimmen Registrat 1 und 2 überein und das zweite Registrat war fehlerhaft.

Hierfür gibt es eine plausible Erklärung: Man kann in diesem Fall nicht zweimal denselben Fehler gemacht haben. Wenn mit dem ersten Registrat eingegipst wurde und mit dem dritten Registrat der Split-Cast schließt, dann wurde in beiden Fällen das Registrat in derselben zentrischen Scharnierachsenposition genommen.

Das dritte Registrat ist also nicht etwas, was nur des Abrechnens wegen angefertigt wurde, sondern macht durchaus Sinn, da ansonsten der Zahnarzt den Patienten für eine erneute Zentrikbissnahme einbestellen müsste.

Klafft nun aber auch beim dritten Registrat ein Spalt, so ist Registrat zwei und drei zu vergleichen. Klafft der Spalt an den gleichen Stellen, dann stimmen Registrat zwei und drei überein und bei der ersten Zentrikbissnahme trat ein Fehler auf. Man entfernt dazu am Oberkiefersockel den Artikulationsgips, gipst mit Registrat zwei ein und überprüft mit Registrat drei. Stimmen diese überein, dann ist die Übertragung der Modelle ebenfalls korrekt vorgenommen.

Die patientenidentische, schädel- und achsenbezügliche Montage der Modelle in den Artikulator lässt sich mithilfe der Kontrollsockel-Methode und zwei bzw. drei weiteren, in zentrischer Scharnierachsenposition genommenen Zentrikbissen oder Checkbissen überprüfen.
Ist beim Schließen des Artikulators mit den verschiedenen Wachsbissen am Kontrollsockel kein Spalt zu erkennen, so sind die Modelle patientengenau in den Artikulator eingestellt.

Die Bedeutung der zentrischen Relation und eines in dieser Position genommenen zentrischen Registrats ist offensichtlich: Es ermöglicht eine genaue und vor allem überprüfbare schädel- und achsenbezügliche Modellmontage des Oberkiefers.

Es zeigt an – wenn der Split-Cast beim Schließen des Artikulators nirgends klafft –, dass der Unterkiefer dem Oberkiefer tatsächlich in zentrischer Scharnierachsenposition zugeordnet wurde.

## 6.10.2.3 Die Übertragung des Oberkiefermodells mithilfe des Schnellübertragungsbogens und der arbiträren Scharnierachse

### Arbiträre Scharnierachse und Schnellmontage

Es wäre zwar ideal, für jede Gesichtsbogenübertragung und Montage der Modelle die exakte Scharnierachse zu ermitteln, doch ist dies nicht bei jedem Patienten erforderlich. Eine große Genauigkeit in der Übereinstimmung zwischen Patienten- und Artikulatorsituation erreicht man mit einem **Schnellübertragungsbogen** (**Quickmount Facebow** – kurz **Quickmount**) oder anatomischen Transferbogen – und das bei äußerst geringem Zeitaufwand von maximal zehn Minuten; die vorbereitenden Maßnahmen durch die zahnmedizinische Fachhelferin eingeschlossen.

> Der Schnellübertragungsbogen dient zur Übertragung der räumlichen Lage des Oberkiefers in den Artikulator.

Man wählt bei diesem Verfahren als Bezugspunkt für die Scharnierachsen-Orbital-Ebene (Achs-Orbital-Ebene) nicht die exakte Scharnierachse, sondern die in Kapitel 6.2.6 beschriebene arbiträre Scharnierachse. Mithilfe dieser arbiträren Achse und des dritten, vorderen Bezugspunkts wird wie bei der exakten Scharnierachse eine horizontale Schädelbezugsebene festgelegt, die arbiträre Scharnierachsen-Orbitcl-Ebene des Schädels.

Weit verbreitet sind: **Anatomischer Transferbogen** von SAM, der **Whip-Mix-Schnellübertragungsbogen**, der **Artex Gesichtsbogen** von AmannGirrbach und der **Arcus Servo Gesichtsbogen** von KaVo – letzterer kann auch zur Übertragung der Modelle im Bezug zur Camperschen Ebene verwendet werden.

### Modellmontage mit unterschiedlichen arbiträren Gesichtbögen

#### Dentatus-Gesichtsbogen

Auch wenn dieser Bogen heute nicht mehr so weit verbreitet ist wie im vergangenen Jahrtausend, soll die Vorgehensweise hier kurz dargestellt werden.

Beim Dentatus-Gesichtsbogen wird zunächst die arbiträre Scharnierachse mithilfe der Tragus-Augenwinkel-Linie bestimmt und auf der Haut markiert (siehe Text bei **Abb. 6.14**). Dann wird eine mit Wachs oder Kerr beschichtete Bissgabel der Oberkieferzahnreihe aufgelegt. Der aus einem Stück bestehende, u-förmige Gesichtsbogen wird mit den an den Seitenarmen befestigten Scharnierachsen-Anzeigern auf die arbiträren Scharnierachsenpunkte und der Orbitalanzeiger auf den Infraorbitalpunkt ausgerichtet. Übertragungsbogen und Bissgabel werden nun in dieser Position fest miteinander verschraubt. Damit ist die räumliche Lage der Oberkieferzahnreihe im Bezug zur arbiträren Achse und dem dritten, anterioren Bezugspunkt eindeutig festgelegt (siehe **Abb. 6.78 A und B**).

Das weitere Verfahren der Modellmontage des Oberkiefermodells entspricht dem zuvor beschriebenen Vorgehen mithilfe der exakten Scharnierachse: Die Scharnierachsenanzeiger werden auf die Artikulatorenachse ausgerichtet, der Infraorbitalanzeiger auf den Infraorbitalpunkt und das Oberkiefermodell in dieser Lage in den Artikulator eingegipst (siehe **Abb. 6.79**).

## Modellmontage mit dem anatomischen Transferbogen und vergleichbaren Bögen

Der Whip-Mix-Schnellübertragungsbogen, der baugleiche anatomische Transferbogen von SAM **(Abb 6.80)**, der Artex-Gesichtsbogen von AmannGirrbach und der Arcus Servo Gesichtsbogen von KaVo benützen zur räumlichen Übertragung des Oberkiefermodells ebenfalls die arbiträre Scharnierachse und einen anterioren Referenzpunkt für die Festlegung der arbiträren Scharnierachsen-Orbital-Ebene.

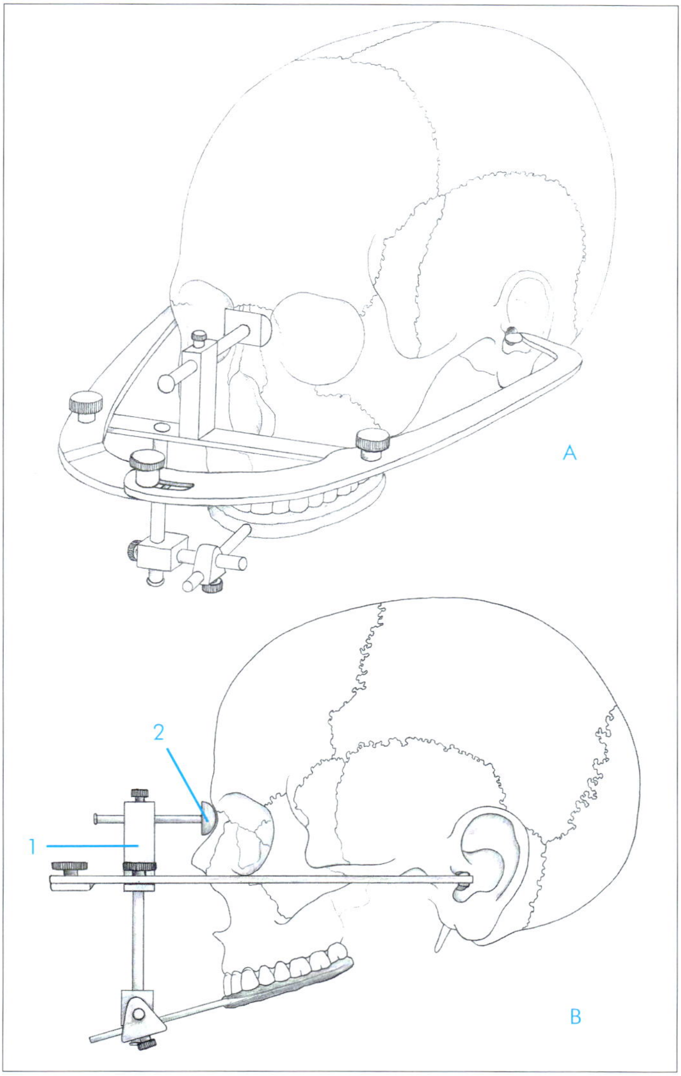


Abb. 6.80 A und B
Am Schädel angebrachter Anatomischer Transferbogen. Die Ohroliven sind in die äußeren Gehöreingänge eingedrückt, durch die Glabellastütze wird der Bogen annähernd auf den Infraorbitalpunkt ausgerichtet.
1 Nasenstütze oder Nasensteg (fest oder höhenverstellbar),
2 Glabellastütze.

Sie weisen aber gegenüber dem Dentatus-Gesichtsbogen zwei konstruktive Unterschiede auf:

1. Im Gegensatz zum Dentatusbogen besitzen diese Gesichtsbögen keine Scharnierachsenanzeiger, die auf die arbiträren Scharnierachsenpunkte der Haut ausgerichtet werden, sondern **Ohrstöpsel, Ohroliven** oder **Poruskugeln**, die in den äußeren Gehöreingängen platziert werden. Die Ohroliven besitzen eine Bohrung, die Beziehung der Ohroliven zur arbiträren Achse wird beim Festziehen des Gesichtsbogens automatisch festgelegt.
2. Der vordere Referenzpunkt wird nicht exakt mit einem Infraorbitalzeiger ermittelt, sondern mit einer **Nasenstütze (= Glabellastütze)** bestimmt. Sie wird dem Gesichtsbogen aufgesteckt, an die Nasenwurzel (Glabella) gedrückt und richtet so den arbiträren Gesichtsbogen vorne ungefähr auf die Höhe des je nach Nasensteghöhe gewählten Referenzpunktes aus. Beim Artex-Bogen wählte man für die Ausrichtung des Bogens die geometrische Mitte zwischen Orbitalpunkt und Nasendorn bzw. Subnasalpunkt, die sogenannte Patienten-Horizontale.

Bei der Übertragung auf den Artikulator werden die Ohroliven (Poruskugeln) mit ihren Bohrungen auf die am Artikulatorgelenk angebrachten Arbiträrstifte gesteckt. Liegen die Arbiträrstifte auf dem beweglichen Kondylargehäuse, muss vor dem Einartikulieren der Modelle durch Einstellen eines vom Artikulatorenhersteller angegebenen Kondylenbahnwinkels eine gerätespezifische *Nulllage* hergestellt werden.

Bei Verwendung des SAM-Übertragungsbogens ist diese Nulllage gegeben, wenn die Kondylenbahnneigung für die Montage des Oberkiefermodells auf 30° eingestellt wird. Die Erklärung hierfür ist, dass die Aufnahme zur Befestigung des Transferbogens an der Gelenkbox nicht genau auf der Scharnierachse des Artikulators liegt, sondern etwas extraaxial. Nur durch Einstellung der Kondylenbahn auf 30° stimmt die Ausrichtung des Transferbogens zur Scharnierachsen-Orbital-Ebene.

Diese *Nullstellung* auf bei 30° beim SAM Artikulator entspricht bei den Artex-Non Arcon Artikulatoren der Einstellung auf 60° und beim Whip-Mix Artikulator auf 30°; es empfiehlt sich aber, die jeweiligen Gebrauchsanweisungen zu lesen oder Geräte zu verwenden, bei denen die Arbiträrstifte auf den unbeweglichen Artikulatorholmen (oder Artikulatorstützen) liegen, z. B. SAM 3, Artex Arcon, Protar evo etc.).

Die weitere Übertragung entspricht den bereits beschriebenen Vorgehensweisen und wird in den **Abbildungen 6.80 A und B** deutlich.

Da in manchen Laboratorien der Gesichtsbogen immer seltener angeliefert wird und inzwischen viele Zahnärzte mit einem sogenannten Übertragungsstand (Artex), Transferstand (KaVo) oder Montagestand (SAM) arbeiten, sieht man den mit dem Bissregistrat versehenen Gesichtsbogen zunehmend seltener im Labor.

Deshalb soll im Folgenden anhand einer Bildfolge aus einer Anleitung für den Gebrauch des anatomischen Transferbogens der Firma SAM der Ablauf einer Gesichtsbogenregistrierung und die Übertragung der Modelle auf den Artikulator etwas ausführlicher dargestellt werden. Diese Bildfolge durfte dankenswerterweise dem Buch *Kieferorthopädie* von Kuno Frass aus der Reihe *Grundwissen für Zahntechniker Bd. 14*, Verlag Neuer Merkur, entnommen werden.

**Abbildung 6.81** zeigt den anatomischen Transferbogen der Firma SAM mit der am

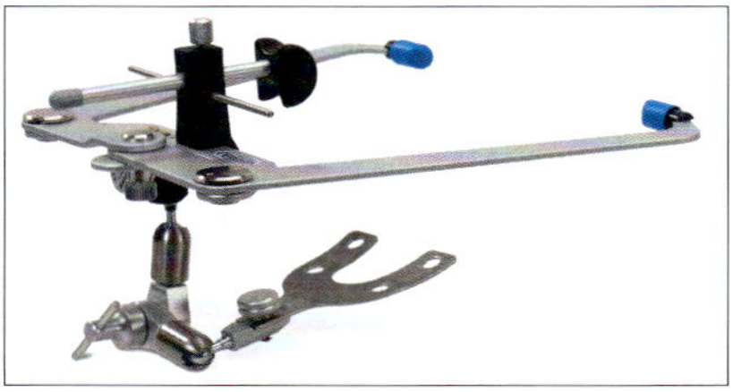

Abb. 6.81

Bissgabelträger festgeschraubten Bissgabel und aufgesteckter Nasionstütze, **Abbildung 6.82** die Nasionstütze mit einem Querstab zur Anpeilung der Bipupillarlinie.

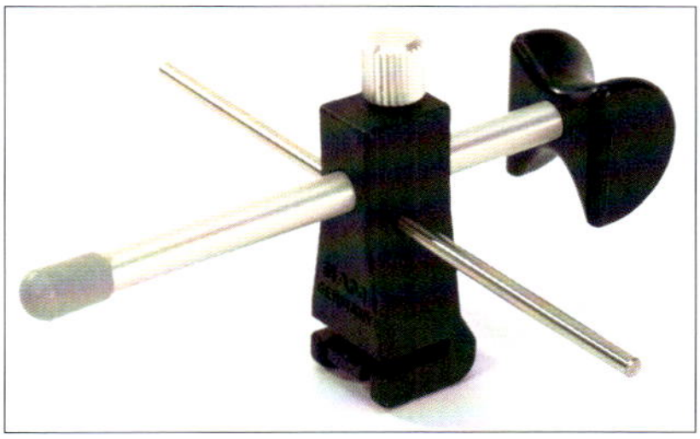

Abb. 6.82

Nun wird eine mit Wachs beschichtete Bissgabel dem Oberkiefer angelegt und dann durch Zusammenbeißen vom Unterkiefer festgehalten **(Abb. 6.83)**.

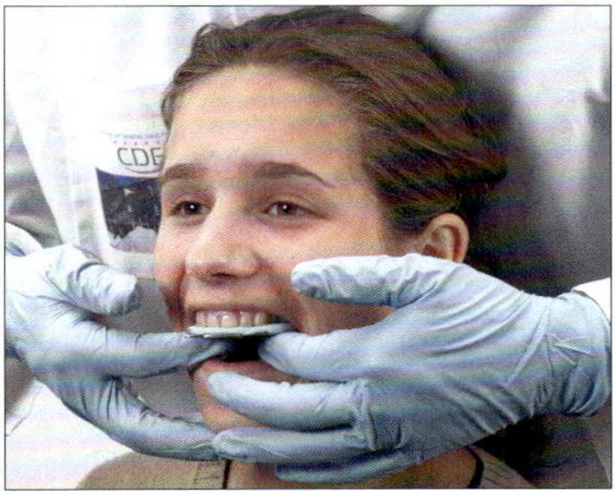

Abb. 6.83

Wird die Unterseite der Bissgabel mit Silikon beschichtet, dann benötigt man keine Watterollen zum Gegenhalten mit dem Unterkiefer **(Abb. 6.84)**.

Die Patientin hilft beim Anlegen des Gesichtbogens, indem sie die an den beiden Bogen angebrachten Ohroliven leicht nach innen in die äußeren Gehöreingänge führt. Die Scharnierachsenpunkte werden automatisch bestimmt, da die Ohroliven eine Bohrung haben, die der Position der arbiträren Scharnierachse entspricht. Ferner ist zu erkennen, dass der Bissgabelträger bereits am Transferbogen angebracht ist und lose herunterhängt. Auch die Nasionstütze ist schon aufgesteckt (**Abb. 6.85**; siehe auch **Abb. 6.16**).

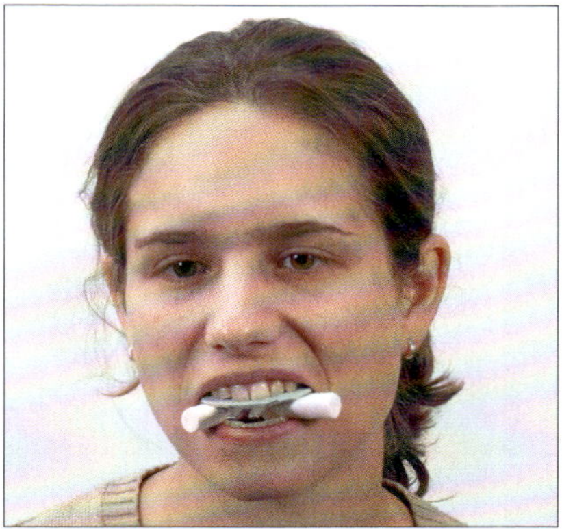

Abb. 6.84

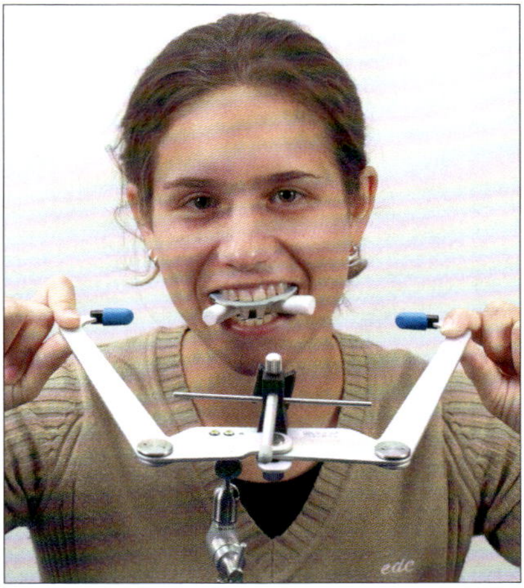

Abb. 6.85

Die Nasionstütze ist beim Transferbogen von SAM in ihrer Höhe so konstruiert, dass der Gesichtsbogen in seiner horizontalen Ausrichtung ungefähr auf den Infraorbitalpunkt zeigt. Der Gesichtsbogen ist damit in seiner Lage annähernd zur Scharnierachsen-Orbital-Ebene ausgerichtet **(Abb. 6.86)**.

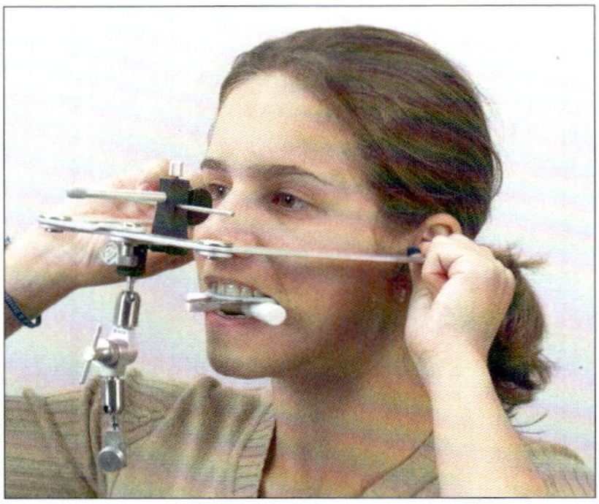

Abb. 6.86

Der Behandler löst die Schraube der Nasionstütze und verschiebt sie an das Nasion **(Abb. 6.87)**.

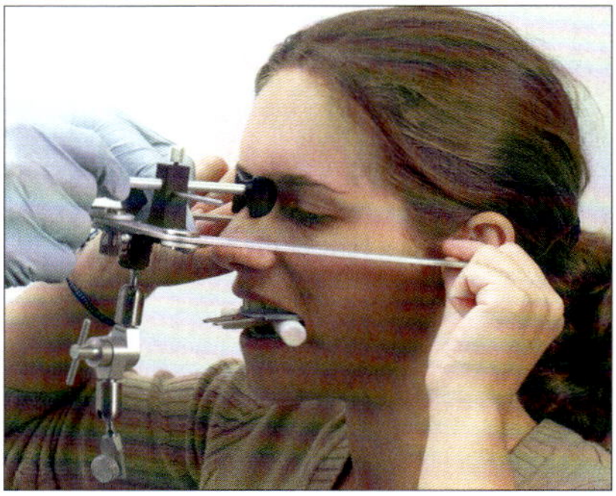

Abb. 6.87

Der Bissgabelträger wird auf die Bissgabel aufgesteckt, verschraubt **(Abb. 6.88)**

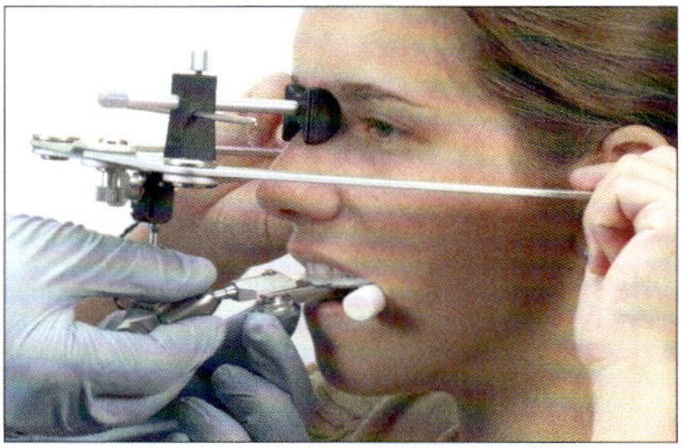

Abb. 6.88

und die Knebelschraube des Bissgabelträgers festgezogen **(Abb. 6.89)**.

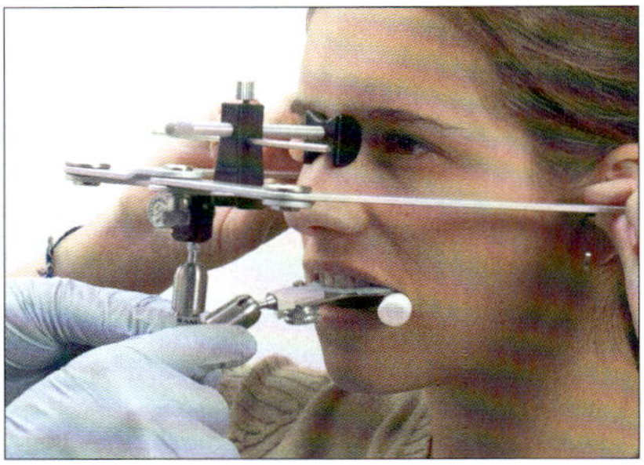

Abb. 6.89

Damit ist die Lage der Obe-kieferzahnreihe zur arbiträren Scharnierachse und dem Infraorbitalpunkt im Übertragungsbogen festgehalten. Die korrekte Ausrichtung des Bogens wird nochmals kontrolliert **(Abb. 6.90)**.

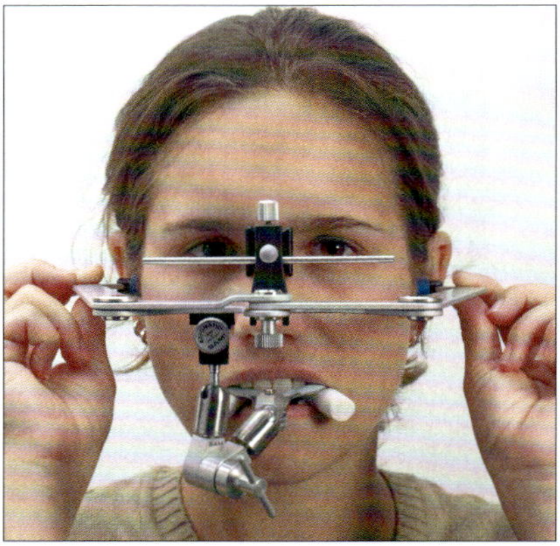

Abb. 6.90

Dann wird der Gesichtsbogen durch Lösen der Rändelschraube abgenommen **(Abb. 6.91)**.

Verbleibt der Gesichtsbogen in der Zahnarztpraxis, so löst man den Bissgabelträger mit der Bissgabel vom Gesichtsbogen, befestigt den Bissgabelträger am Montagestand (Transferstand) und kann diesen

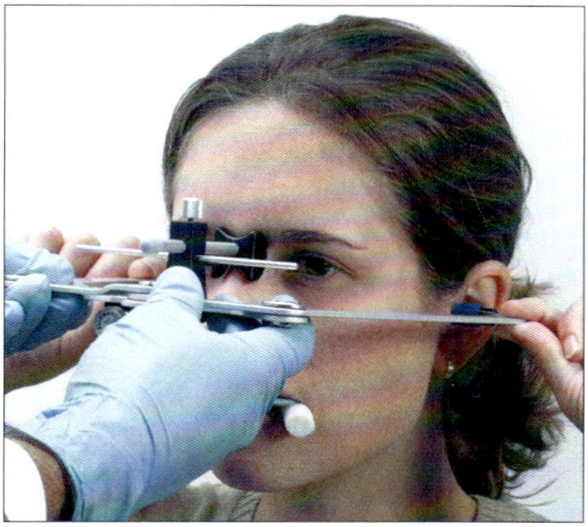

Abb. 6.91

zusammen mit den Ober- und Unterkieferabformungen ins Labor schicken.

Im Labor wird der Übertragungsstand am Artikulator befestigt, das gesockelte und mit Split-Cast versehene Oberkiefermodell auf die Bissgabel gelegt und eingegipst (**Abb. 6.92 und Abb. 6.93**). Damit hat man die räumliche Lage des Oberkiefers zur arbiträren Scharnierachse und zur Scharnierachsen-Orbital-Ebene des Patienten auf den Artikulator übertragen.

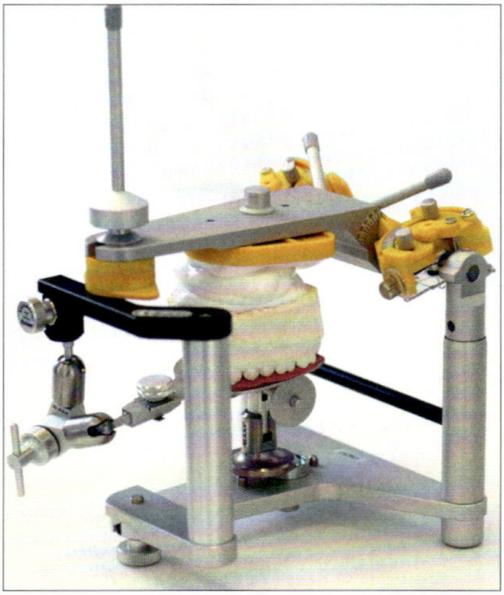

Abb. 6.92

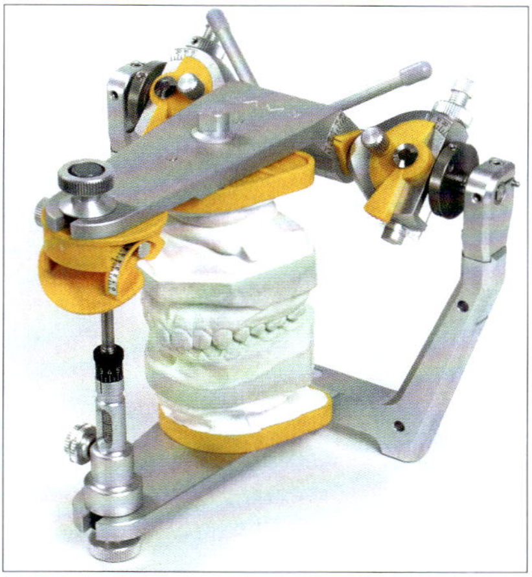

Abb. 6.93

Verwendet die Zahnarztpraxis keinen Übertragungsstand, so nimmt man den Bissgabelträger vom Gesichtbogen ab, verpackt ihn zusammen mit dem Gesichtsbogen und den Unter- und Oberkieferabformungen und schickt alles ins Labor.

Im zahntechnischen Labor befestigt man als Erstes den Gesichtbogen am Artikulatorenoberteil. Zu diesem Zweck haben die Kondylargehäuse des Artikulators an den Seiten kleine Dorne (die sogenannten Arbiträrstifte), die man in die Bohrungen der Ohroliven einrasten lässt **(Abb. 6.94)**.

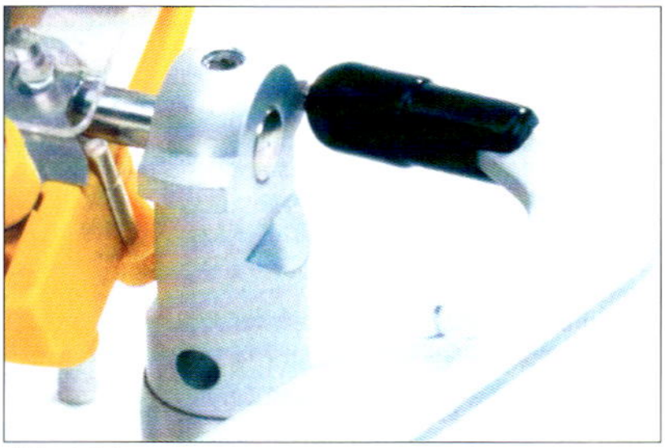

Abb. 6.94

Der Gesichtsbogen wird durch Anziehen der Rändelmutter fest mit dem Artikulatorenoberteil verbunden. Nun wird das Artikulatorenoberteil mit dem Inzisaltisch auf den Gesichtsbogen gelegt (beim SAM Artikulator entspricht der aufgelegte gelbe Inzisaltisch der Lage des Infraorbitalpunkts auf dem Übertragungsbogen. Übertragungsbogen mit Artikulatorenoberteil werden in einer Montagehilfe fixiert und wie üblich eingegipst.

Es wurde weiter oben auf die Nulllage hingewiesen, die vor dem Eingipsen am Artikulatorgelenk einzustellen ist; diese Nulllage ist beim SAM Artikulator gegeben, wenn die Kondylenbahnneigung auf 30° eingestellt ist.

Zuletzt wird wieder das Oberkiefermodell in die Wachseinbisse auf der Oberseite der Bissgabel gelegt und eingegipst. Damit hat man ebenfalls die räumliche Lage des Oberkiefers zur arbiträren Achse und zur arbiträren Scharnierachsen-Orbital-Ebene auf den Artikulator übertragen. Das weitere Einartikulieren entspricht den zuvor beschriebenen Vorgehensweisen.

Eine dritte Möglichkeit besteht darin, die Bissgabel zu verschlüsseln. Hierzu wird der Bissgabelträger in den Montagetisch eingeschraubt, der mit expansionsarmem Gips beschickt ist. Bissgabelträger und Gesichtsbogen verbleiben in der Praxis und können sofort weiterverwendet werden. Der Montagetisch mit der eingegipsten Bissgabel wird ins Labor verschickt.

**Konstruktive Besonderheiten** gegenüber den anderen Bögen weisen der Artex-Gesichtsbogen von AmannGirrbach und der ArcusServo Gesichtsbogen der Firma KaVo auf:

Der **Artex Gesichtsbogen** ist nicht zur Scharnierachsen-Orbital-Ebene ausgerichtet, sondern verwendet die sogenannte Patientenhorizontale. Die Patientenhorizontale geht auf Empfehlungen des amerikanischen Zahnarztes N. Guichet zurück. Da bei Verwendung der Frankfurter Horizontalen durch die gnathologische Schule die Modelle recht steil im Artikulator stehen, empfahl er eine zwischen der Camperschen Ebene und der Frankfurter Horizontale (= Scharnierachsen-Orbital-Ebene) gelegene Bezugsebene, die er Patientenhorizontale nannte **(Abb. 6.95)**.

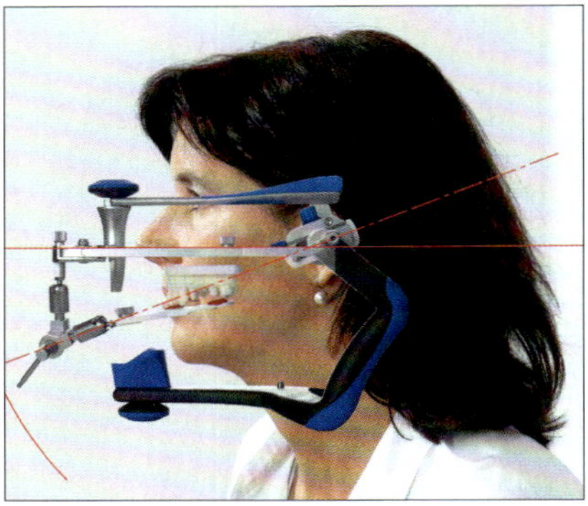

Abb. 6.95 Artex Gesichtsbogen

Der Arcus Servo Gesichtsbogen ist konstruktiv auf die Campersche Ebene ausgerichtet **(Abb. 6.96)**.

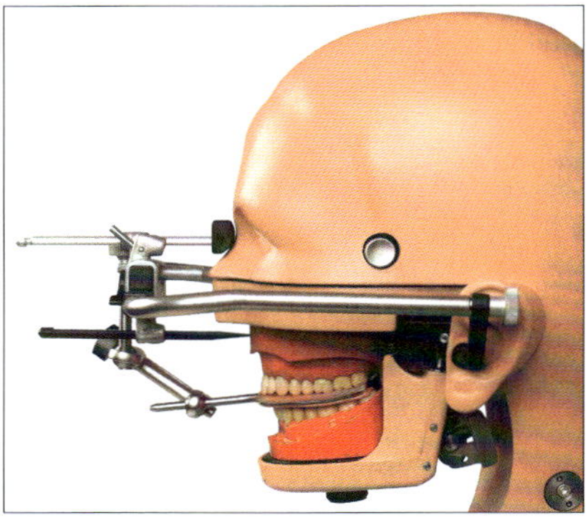

Abb. 6.96 Arcus Servo Gesichtsbogen

Laut Hersteller hat dies den Vorteil, dass die Modelle nahezu parallel zum Ober- und Unterteil im Artikulator stehen. Zwei am Gesichtsbogen angebrachte Bohrungen ermöglichen aber, den Anzeigestift für den anterioren Referenzpunkt sowohl auf den Infraorbitalpunkt auszurichten als auch auf den Subnasalpunkt. Damit kann der Bogen gleichermaßen für eine Übertragung der Modelle im Bezug zur arbiträren Scharnierachse wie auch zur Übertragung im Bezug zur Camperschen Ebene verwendet werden, wobei sich die Modelllage im Artikulator nicht verändert **(Abb. 6.97)**.

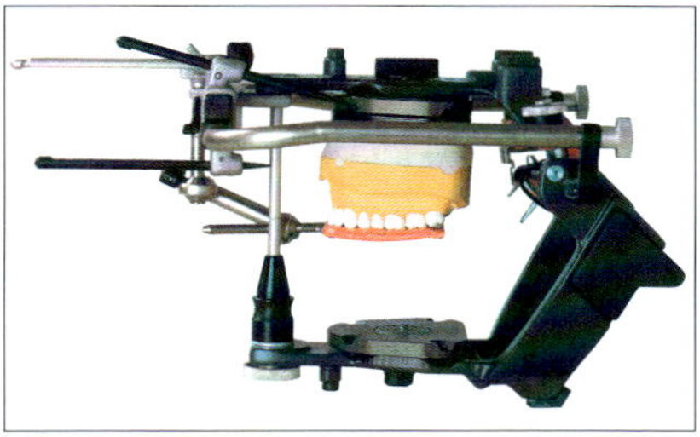

Abb. 6.97 Durch die beiden Aussparungen im Arcus ServoÜbertragungsbogen lassen sich der Subnasalpunkt und der Infraorbitalpunkt als anteriore Referenzpunkte verwenden

### 6.10.2.4 Die Zuordnung des Unterkiefers zum Oberkiefer

Ein Problem soll als letztes angesprochen werden. Viele Zahntechniker haben sich schon gefragt: Warum arbeitet der Zahnarzt mit dem Gesichtsbogen, ordnet dann aber den Unterkiefer in der IKP dem Oberkiefer zu? Was hat er sich dabei überhaupt gedacht?

Die Frage, ob der Unterkiefer in zentrischer Relation oder in habitueller Interkuspidation dem Oberkiefer zugeordnet werden soll, war zu Zeiten der *klassischen Gnathologie* keine Frage. Da die prothetische Versorgung grundsätzlich nach dem Konzept der punktförmigen Zentrik vorgenommen wurde, musste der Oberkiefer schädel- und achsenbezüglich in den Artikulator eingestellt werden, der Unterkiefer wurde dann mithilfe von zentrischen Registraten dem Oberkiefer in terminaler Scharnierachsenposition zugeordnet – also in retraler Kontaktposition.

Damit wird die Scharnierachse des Artikulators zur Scharnierachse des Patienten gemacht und der Patient funktioniert wie der Artikulator. Das Problem, dass etwa 90 % der Menschen aber keine Übereinstimmung zwischen IKP und Gelenkszentrik haben, wurde von den Gnathologen aus Sicht vieler Kritiker schlichtweg ignoriert und in zahlreichen Fällen dadurch gelöst, dass die Patienten vor einer definitiven Versorgung mit Langzeitprovisorien und Schienen vorbehandelt wurden, um in eine retrale Lage zu kommen, in der dann die definitive Versorgung vorgenommen wurde. Kam der Patient mit dieser Position nicht klar, so blieb nur die Möglichkeit, ihn *funktionell* einzuschleifen oder mit einer Schiene zur Entlastung der Gelenke und zur Verhinderung von Parafunktionen zu versorgen.

Weil sich herausgestellt hat, dass dieses Konzept nicht nur nicht auf alle Fälle anwendbar war, der Unterkiefer dabei häufig in eine weiter retral und cranial gelegene Position geführt wurde und auch nicht jeder Versorgte mit der punktförmigen Zentrik klarkam, rückte man von diesem Konzept der orthodoxen Gnathologie bereits in den 80er Jahren des vergangenen Jahrhunderts ab und Okklusionskonzepte wie das Freedom-in-Centric- oder Long-Centric-Konzept traten an dessen Stelle.

Liegen keine Anzeichen für Muskel- oder Gelenkerkrankungen vor, dann wird der Zahnersatz verständlicherweise in der habituellen Interkuspidation des Patienten angefertigt. Es reicht dann vollkommen aus, wenn der Oberkiefer mithilfe des Schnellübertragungsbogens schädelbezüglich einartikuliert wird.

Der Unterkiefer wird dann entweder mithilfe eines mitgelieferten Wachsregistrats dem Oberkiefer zugeordnet, das der Zahnarzt in der habituellen Interkuspidation genommen hat oder, wenn die Restbezahnung eine eindeutige okklusale Verschlüsselung in der IKP zulässt, vom Techniker in dieser Position fixiert und einartikuliert.

Heutzutage geht man davon aus, dass bei all den Patienten, die mit ihrer bisherigen okklusalen Beziehung zurechtkommen, man die Natur nicht verbessern muss und die gewohnte Kiefer- und Kondylenposition auch bei der Neuanfertigung des Zahnersatzes beibehalten wird. Nur für die Fälle, wo der Behandler aufgrund des Ergebnisses der klinischen Funktionsanalyse eine instrumentelle Funktionsanalyse durchführen will, oder als Ergebnis der instrumentellen Funktionsanalyse eine von der bisherigen Unterkiefer- und Kondylenposition abweichende Neupositionierung in einer therapeutischen Position als erforderlich erachtet, müssen das Oberkiefermodell exakt schädel- und achsenbezüglich in den Artikulator eingestellt und das Unterkiefermodell dem Oberkiefermodell in zentrischer Scharnierachsenposition zugeordnet werden – also in retraler Kontaktposition des Unterkiefers, bei der sich die Kondylen in zentrischer Relation befinden.

Die Modellmontage erfolgt dann mithilfe des auf die zentrische Scharnierachse ausgerichteten Übertragungsbogens, die Zuordnung des Unterkiefers wie die Überprüfung der patientengenauen Übertragung der Modelle erfolgt mithilfe von zentrischen Registraten und der oben beschriebenen Kontrollsockelmethode *(Split-Cast)*.

Die Verwendung eines Gesichtsbogens verlangt somit keinesfalls zwangsläufig die Zuordnung des Unterkiefers in terminaler Scharnierachsenposition. Sie ist eine nur wenige Minuten beanspruchende Maßnahme zur räumlichen Übertragung des Oberkiefermodells auf den Artikulator und sollte eine Grundforderung für die Anfertigung von Zahnersatz in der heutigen Zeit sein.

Die Scheu vor der Verwendung eines Gesichtsbogens oder das Argument, die Maßnahme sei zu aufwändig und bringe auch keine entscheidende Verbesserung, sollte endgültig der Vergangenheit angehören.

> Auf das Anlegen eines Schnellübertragungsbogens sollte heutzutage grundsätzlich nicht mehr verzichtet werden.
> Diese Maßnahme dauert nur wenige Minuten, die Fehlermöglichkeiten bei der Simulation der Kieferbewegungen verringern sich deutlich.
> Auf das fragwürdige, mehr oder weniger umfangreiche Einschleifen der eingegliederten Arbeit könnte größtenteils verzichtet werden.

## 6.11 Die neuronale Steuerung der Kaubewegungen

Die Steuerung des Kausystems erfordert sehr komplexe Steuerungsmechanismen. Damit erreicht die Natur, dass die Organe des Kausystems optimale Leistungen bei geringstem Aufwand erzielen.

Die Steuerungsmechanismen des Kauvorgangs werden im nachfolgenden Text kurz erläutert **(Abb. 6.98)**.

Die Informationen (Reize) unterschiedlichster **Rezeptoren** des Kausystems, die in der Wurzelhaut, den Muskelfasern, Kiefergelenksstrukturen, Bändern, Sehnen und der Mundschleimhaut eingelagert sind, werden über die **sensiblen Nervenfasern** der Gehirnnerven in die **sensiblen Kerne** des Hirnstamms geleitet.

Von hier gelangen sie zum **Kauzentrum**, das in der Brücke vermutet wird oder zum **Thalamus** im Zwischenhirn. Dem Kauzentrum wird die Steuerung des Rhythmus der Kaubewegungen zugeschrieben, der Thalamus erhält zudem noch Erregungen durch Empfindungen, die von Sinneszellen des Geruchs-, Geschmacks- und Gehörorgans ausgelöst werden. Im Thalamus erfolgt dann die Umschaltung der Erregungen entweder auf die **Basalganglien** oder auf ein **sensibles Rindenfeld** der Großhirnrinde.

Die motorischen Erregungen der Basalganglien gelangen über sogenannte **Extrapyramidale Bahnen** zu den **motorischen Kernen** und von dort mittels **motorischer Nervenfasern** der Gehirn- und Zervikalnerven zu den **Muskeln** des Kausystems. Erregungen in sensiblen Rindenfeldern der Großhirnrinde werden zu den **motorischen Rindenfeldern** und von dort über sogenannte **Pyramidale Bahnen** zu den motorischen Kernen geleitet.

Bei manchen Reflexen wie den ***Schutzreflexen*** werden die intensiven sensiblen Erregungen direkt von den sensiblen Kernen des Hirnstamms auf die motorischen Kerne des Hirnstamms umgeschaltet. Dies hat den Vorteil, dass eine unmittelbare *Schutz-*

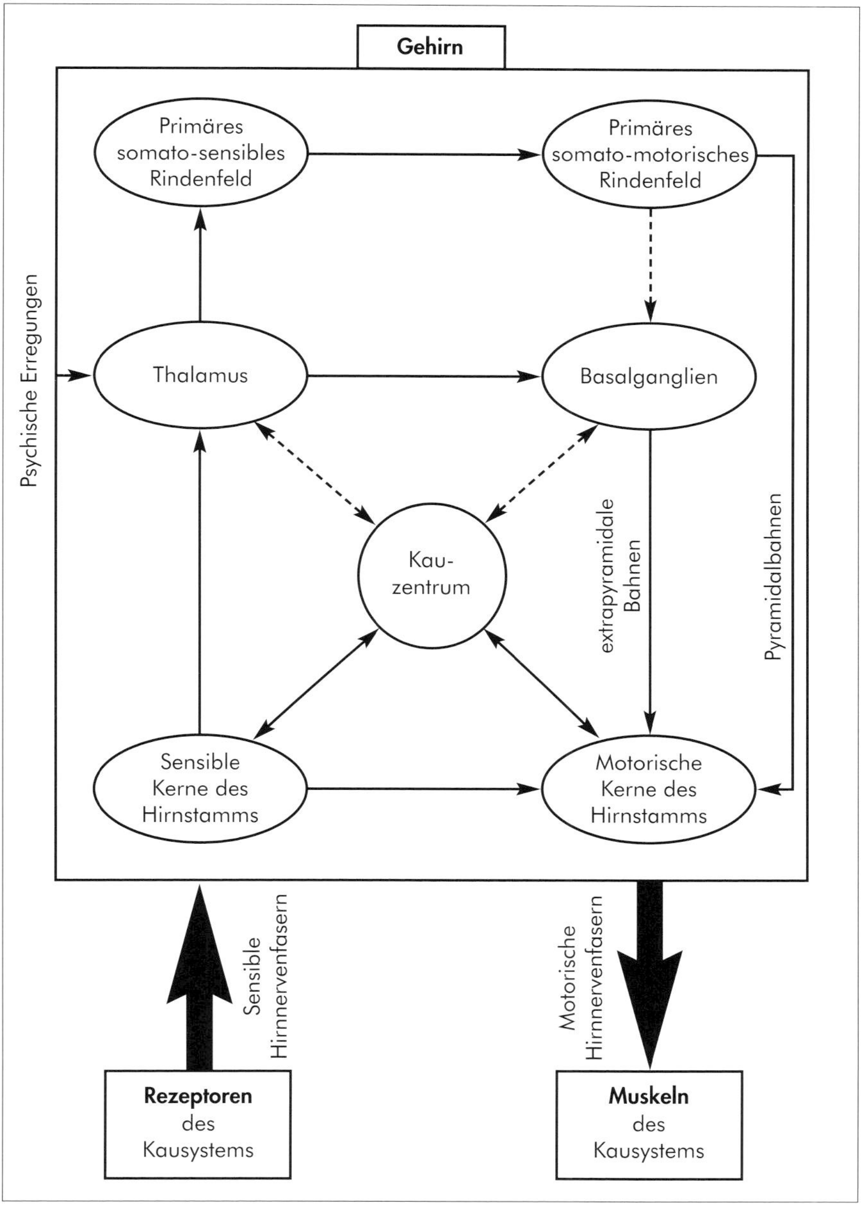


Abb. 6.98 Schema der Steuerung der Kauvorgänge

*reaktion* ohne große zeitliche Verzögerung erfolgen kann.

Alle Bewegungen des Unterkiefers können auf zweierlei Arten ausgeführt werden: Entweder als willkürliche Bewegungen unter direkter und bewusster Kontrolle der Großhirnrinde oder, wie beim Kauen, als unwillkürliche Bewegungen, d. h. von Reflexen gesteuert. Letztere laufen über untergeordnete Gehirnzentren (Kauzentrum, sensible und motorische Kerne des Hirnstamms) ab und können entweder **Unbedingte** oder **Bedingte Reflexe** sein.

Da die Unterkieferbewegungen der **willkürlichen Kontrolle** unterliegen, können alle Informationen auf der Bewusstseinsebene verarbeitet und Muskelaktivitäten über motorische Nervenzellen und motorische Endplatten der Muskeln ausgelöst werden. Willkürliche und reflexbedingte Bewegungen können nacheinander ablaufen: So kann der erste Teil der Bewegung willkürlich gesteuert sein, z. B. das Aufnehmen von Speisen in den Mund und das Abbeißen. Das darauf folgende rhythmische Kauen und Schlucken kann dann von **unterbewusster Reflexkontrolle** übernommen werden. Die willkürliche Kontrolle kann in diese Reflexe wiederum jederzeit eingreifen und die Steuerung übernehmen. Ebenso kann aber auch ein Schutzreflex, der als Folge eines Schmerzes ausgelöst wird, die willkürliche Kontrolle ausschalten und die Steuerung übernehmen (Biss auf ein Steinchen).

Beim **Kauen** spielen die Kieferschluss- und Kieferöffnungsreflexe eine wichtige Rolle. Sie sind angeborene Reflexe, da sie schon der Säugling für seine Saugbewegungen benötigt. Das während des Milchzahndurchbruchs entwickelte rhythmische Kaubewegungsmuster wird vielfach als eine Folge von Kieferöffnungs- und Kieferschlussreflexen verstanden, wobei das Kauen selbst durch einen bewussten Impuls der Großhirnrinde ausgelöst wird.

Der **Kieferöffnungsreflex** ist zudem noch ein Schutzreflex, der beispielsweise beim unvermittelten Aufbeißen auf einen nicht erwarteten, harten Gegenstand wie einem Steinchen oder Kirschkern sofort das weitere Kieferschließen abbricht und eine Kieferöffnung einleitet. Hierdurch werden Zähne und Zahnhalteapparat vor möglichen Schäden geschützt.

Eine wichtige Aufgabe kommt dem Kieferschlussreflex beim Halten des Unterkiefers in der Ruheschwebe zu. Er sorgt dafür, dass der Unterkiefer bei einer nicht vorgesehenen Absenkung sofort wieder seine ursprüngliche Position einnimmt. (Das Funktionieren dieses Reflexes überprüft der Arzt mithilfe des sogenannten **Masseter-Reflexes**: Durch Klopfen auf das Kinn senkt er den Unterkiefer nach unten ab, worauf der Masseter-Muskel sich sofort zusammenziehen und dadurch den UK anheben sollte.)

Zwei Eigenarten der Nervensystemsteuerung sollen noch kurz erwähnt werden:

1. Eine Verzweigung der sensiblen Nervenfaserenden, ausgestattet mit erregenden und hemmenden Endknöpfchen, sorgt dafür, dass die Kontraktion der Mundöffnermuskeln beim Kieferöffnen nicht durch eine gleichzeitige Kontraktion ihrer Antagonisten, den Mundschließermuskeln, behindert wird. Die erregenden Endknöpfe bewirken eine Erregung der zu den Mundöffnermuskeln führenden motorischen Nervenfasern, die hemmenden Endknöpfchen verhindern umgekehrt eine Erregung der motorischen Nervenfaser der Mundschließermuskeln und damit deren Kontraktion; dieses Phänomen wird **Reziproke Innervation** genannt.

2. Bei der Kontraktion eines Muskels wird dieser gedehnt und sein Dehnungsgrad von den Sehnenorganen ermittelt. Wird der Muskel stark gedehnt, so hört die Kontraktion auf und der Muskel erschlafft; dieses Phänomen wird als **Inverser Dehnungsreflex** bezeichnet. Da Muskeln wie die Kaumuskeln sehr große Kräfte entwickeln können, nimmt man an, dass die plötzliche Erschlaffung den Muskel schützt, von seinem Ursprung, seinem Ansatz oder von beiden Befestigungsstellen abgerissen zu werden.

# Kapitel 7
# Veränderungen im Kausystem

**Der Inhalt auf einen Blick**


| | | |
|---|---|---|
| 7.1 | Entwicklungsgestörte Veränderungen | 308 |
| 7.1.1 | Gesichts- und Kieferspalten | 308 |
| 7.1.2 | Gebiss- und Kieferanomalien | 312 |
| 7.1.3 | Anomalien der Zähne | 321 |
| 7.1.4 | Durchbruchsstörungen | 323 |
| 7.2 | Krankhafte Veränderungen | 324 |
| 7.2.1 | Karies | 324 |
| 7.2.2 | Parodontopathien | 330 |
| 7.2.3 | Muskel- und Gelenkserkrankungen (Myoarthropathien) | 336 |
| 7.3 | Kariesprophylaxe und Parodontalhygiene | 338 |

## 7.1 Entwicklungsgestörte Veränderungen

Der häufigste Sitz von Fehlbildungen und Formveränderungen des menschlichen Organismus ist der Gesichts- und Kieferbereich; man rechnet, dass auf etwa 500 bis 1000 Geburten eine der nachstehend aufgeführten Fehlbildungen von mehr oder weniger starkem Ausmaß kommt. Im Wesentlichen unterscheidet man:

- Spaltbildungen im Gesichts- und Kieferbereich
- Zahnstellungs- und Bissanomalien (= Dysgnathien)
- Anomalien der Zähne
- Durchbruchstörungen.

Die Entstehung und typische Lage dieser Missbildungen wird durch das Wissen um die Vorgänge bei der Entwicklung des Gesichts und des Oberkiefers verständlicher.

> Dabei bestimmt der Zeitpunkt des schädigenden Einflusses die Schwere der Missbildung: Je früher die Schädigung einsetzt, desto schwerer wird die Missbildung.

Alle Fehlbildungen lassen sich auf zwei Ursachenkomplexe zurückführen:

- **Erbbedingte Fehlbildungen** werden auf vererbte Genveränderungen zurückgeführt, die eine Störung bestimmter Stoffwechselvorgänge zur Folge haben. Laufen diese nicht mehr zeitgerecht oder intensiv genug ab, so kommt es zu Stoffwechselentgleisungen, die dann ihrerseits die Missbildungen verursachen.
- **Umweltbedingte Fruchtschädigungen** während der Embryonalentwicklung werden unter anderem durch Krankheiten der Mutter, Medikamente oder mit der Nahrung aufgenommene Gifte ausgelöst.

Häufig werden die auslösenden Ursachen in innere (= endogene) und äußere (= exogene) Ursachen eingeteilt. Eine exakte Trennung ist nicht möglich, da beispielsweise von außen kommende Einflüsse wie Strahlungseinwirkungen oder Gifte im Inneren des Körpers zu genetischen Schädigungen führen können. Ferner muss bedacht werden, dass die Möglichkeiten zur Erkennung ursächlicher Faktoren – z. B. durch Versuche an Lebewesen – äußerst problematisch sind.

Somit lässt sich nur feststellen: Es sind zahlreiche Faktoren bekannt, die entweder die Missbildungen ursächlich auslösen oder aber ihr Entstehen entscheidend begünstigen können, jedoch ist anzunehmen, dass in vielen Fällen erst das Zusammentreffen mehrerer Faktoren für eine Missbildung verantwortlich ist.

### *7.1.1 Gesichts- und Kieferspalten*

Gesichtsspalten, vor allem Spalten im Lippen-Kiefer-Gaumenbereich, sind die am häufigsten vorkommenden Fehlbildungen des menschlichen Organismus. Man rechnet heute etwa bei 600 Geburten mit einem Kind, das eine Spaltbildung in mehr oder weniger schwerer Form aufweist. Je nach Lage des Defekts unterscheidet man vordere und hintere Spaltbildungen:

**Vordere Spaltbildungen** liegen im Bereich der Lippen und Kiefer und dehnen sich maximal bis zum Schneidezahnloch aus, betreffen also nur den Zwischenkiefer. **Hintere Spaltbildungen** finden sich im Bereich hinter dem Schneidezahnloch und erstrecken sich von den Gaumenfortsätzen über die Gaumenbeine bis in den weichen Gaumen. Beide Spaltformen können auch kombiniert als **Lippen-Kiefer-Spalten** (LK-Spalten oder kurz LKS), **Lippen-Kiefer-Gaumen-Spalten** (LKG-Spalten, kurz LKGS) und als **Gaumen-Segel-Spalten** vorkommen.

Dabei verteilen sich die Formen der Spaltbildungen wie folgt: Rund 50 % aller Spalten sind durchgehende Lippen-Kiefer-Gaumen-Spalten, 30 % der Spalten erstrecken sich nur auf den harten und weichen Gaumen und werden als Isolierte Gaumenspalten bezeichnet, und etwa 13 % der Spaltbildungen betreffen ausschließlich die Lippen oder Lippen und Kiefer im vorderen Bereich. Im Volksmund werden Spaltbildungen der Lippe oder der Lippe und des Kiefers als **Hasenscharten** bezeichnet; Spaltbildungen, die sich auf Lippe, Kiefer und Gaumen erstrecken, werden **Wolfsrachen** genannt.

Wie bereits dargestellt, verschmelzen in der vierten Schwangerschaftswoche die fünf Gesichtsfortsätze miteinander. Die Ursache der Defekte ist also auf ein unvollständiges Verschmelzen der Gesichtswülste oder, wie in schweren Fällen, auf ein völliges Ausbleiben der Verschmelzung zurückzuführen.

## Spaltformen

### 1. Lippenspalten

Lippenspalten – der Volksmund spricht von **Hasenscharten** – kommen bei Knaben doppelt so häufig vor als bei Mädchen und stellen die schwächsten Missbildungsformen dar. Sie können isoliert auftreten, in den meisten Fällen sind sie aber mit Kieferspalten oder Kiefer-Gaumen-Spalten kombiniert.

Die leichteste Form ist eine nur schwach erkennbare Einkerbung der Lippe; man spricht in diesem Fall von einer **Lippenkerbe** oder einem **Lippenkniff**. Nicht selten ist bei Lippenspalten auch eine Kerbe im Alveolarfortsatz anzutreffen.

Die Spaltbildung verläuft meist seitlich der Mittellinie, selten direkt in der Mitte und ist auf der linken Kieferseite doppelt so häufig anzutreffen wie auf der rechten **(Abb. 7.1)**.

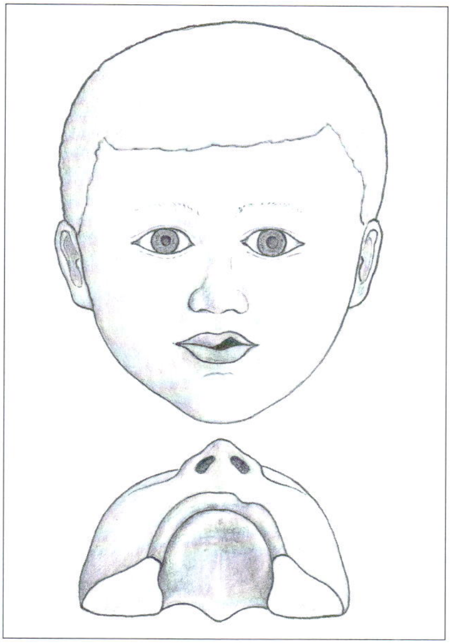

Abb. 7.1 Lippenkerbe

### 2. Lippen-Kiefer-Spalten

Lippen-Kiefer-Spalten verteilen sich nahezu gleichmäßig auf beide Geschlechter, wobei die Spaltbildungen auf der linken Seite viel häufiger sind als auf der rechten.

Der Spalt zieht im Oberkiefer – entsprechend dem Verlauf der Zwischenkiefernaht – von der Lippe über den Kieferkamm zwischen seitlichem Schneidezahn und Eckzahn bis zum Schneidezahnloch, der übrige Teil des Gaumens ist geschlossen **(Abb. 7.2)**.

### 3. Lippen-Kiefer-Gaumen-Spalten

Lippen-Kiefer-Gaumen-Spalten sind die am häufigsten vorkommenden Spaltformen; der Volksmund bezeichnet sie mit dem wenig schönen Namen **Wolfsrachen**. Man findet sie bei Jungen doppelt so häufig als bei Mädchen, wobei der Anteil der doppelseitigen Spalten etwa 40 % ausmacht und die linke Seite ebenfalls wieder viel häufiger davon betroffen ist.

Bei Lippen-Kiefer-Gaumen-Spalten handelt es sich um durchgehende Spalten, die sich von der Lippe, entlang der Zwischenkiefernaht und der mittleren Gaumennaht, bis in den weichen Gaumen erstrecken.

Bei einseitigen Spalten ist das Pflugscharbein mit dem harten Gaumen der gesunden Seite vereinigt, bei doppelseitigen Spalten haben Nasenscheidewand, Zwischen-

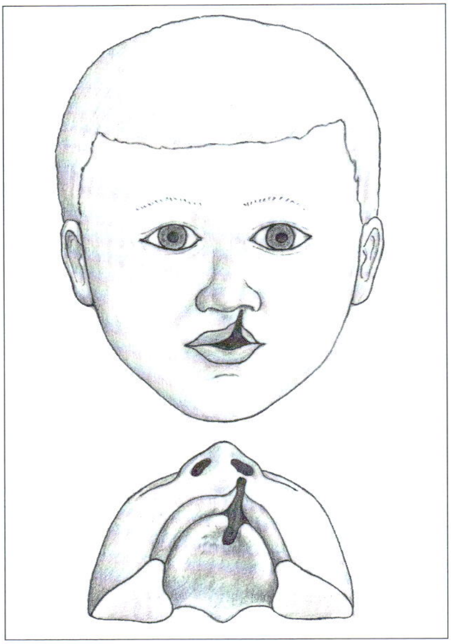

Abb. 7.2 Lippen-Kiefer-Spalte

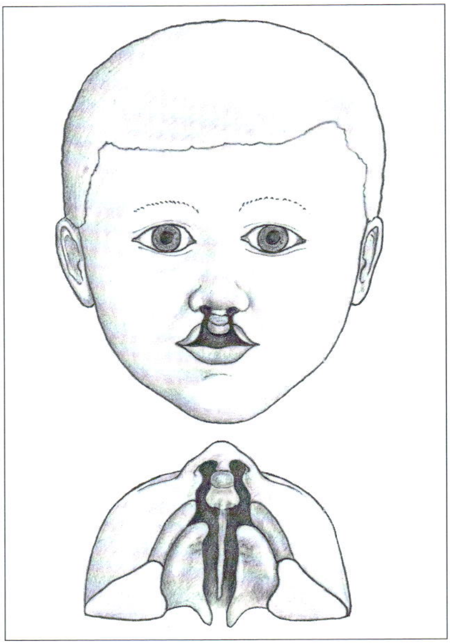

Abb. 7.3 Beidseitige Lippen-Kiefer-Gaumen-Spalte

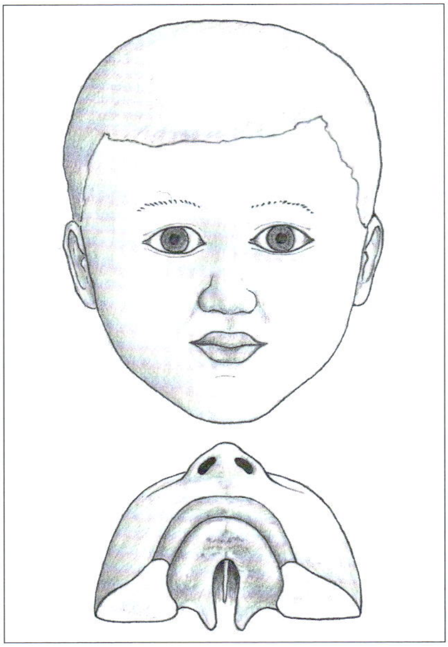

Abb. 7.4 Velumspalte

kiefer und der Mittelteil der Oberlippe (beide als der tiefste Teil des mittleren Nasenwulstes) keine Verbindung mit den Gaumenfortsätzen und der Zwischenkiefer steht dann bürzelartig hervor **(Abb. 7.3)**.

## 4. Isolierte Gaumenspalten

Isolierte Gaumenspalten sind doppelseitige Spaltbildungen, bei denen der Defekt auf den harten und weichen Gaumen beschränkt bleibt: Die Lippen und mehr oder weniger große Teile im vorderen Bereich des harten Gaumens sind geschlossen, nur der dahinter liegende Teil des harten und weichen Gaumens hat keine Verbindung zum Pflugscharbein. Ist nur der weiche Gaumen gespalten, so spricht man von **Gaumen-Segel-Spalten** oder **Velumspalten (Abb. 7.4)**.

## 5. Gesichtsspalten

Seltene Formen von Spaltbildungen im Gesichtsbereich sollen hier nur namentlich erwähnt werden: Senkrecht in der Medianebene verlaufende **Unterkieferspalten** entstehen bei ausbleibender Vereinigung der beiden Unterkieferwülste, **Schräge Gesichtsspalten** sind die Folge nicht vereinigter seitlicher Nasenwülste mit dem Oberkieferwulst und **Quere Gesichtsspalten**, die vom Mundwinkel quer nach hinten in die Wange verlaufen, entstehen bei Nichtvereinigung von Ober- und Unterkieferwulst.

## Entstehungsursachen

### 1. Erbbedingte Fehlbildungen

(= Endogene Faktoren)

> Bei den häufigsten Fehlbildungen des Kiefer-Gesichts-Bereichs, den Lippen-Kiefer-Gaumen-Spalten, wird die Erblichkeit heute im Durchschnitt mit 15 bis 20 % angegeben.

Dabei lassen sich geschlechtsspezifische Unterschiede feststellen: Lippen-Kiefer-Spalten und Lippen-Kiefer-Gaumen-Spalten findet man häufiger beim männlichen Geschlecht, Gaumen- und Gaumensegelspalten mehr beim weiblichen.

Es ist bekannt, dass bei den Spaltbildungen zwei verschiedene Gene eine Rolle spielen. Als weitere innere Faktoren sind die *Überreife des Eis* zum Zeitpunkt der Befruchtung, das zu frühe oder zu hohe *Lebensalter der Mutter* und die damit zusammenhängende Funktion der Eierstöcke zu nennen; auslösende Faktoren vonseiten des Vaters und *des Spermas* werden ebenfalls vermutet.

### 2. Umweltbedingte Fruchtschädigungen

(= Exogene Faktoren)

**Infektionskrankheiten**

In ganz besonderem Maß trifft dies auf die Rötelnerkrankung zu: Erfolgt die Infektion mit dem *Rötelnvirus* im zweiten Schwangerschaftsmonat, so sind Missbildungen dieser Entwicklungsperiode zu erwarten. Weitere missbildungsauslösende Krankheiten sind *Masern, Mumps* und *Windpocken* und die durch Haustiere (vor allem Kaninchen) übertragene *Toxoplasmose*.

**Mangelernährung**

Einseitige Ernährung, vor allem der *Mangel an Vitaminen des Vitamin-B-Komplexes*, haben eine missbildungsauslösende oder -begünstigende Wirkung (dieselbe Wirkung hat aber auch eine *Überdosierung von Vitamin A*).

**Strahlenschäden**

Die ersten Erkenntnisse über Missbildungen durch Strahleneinwirkung ergaben die Auswertungen der durch die Atombombenabwürfe über Hiroshima und Nagasaki Geschädigten. Genauere Untersuchungen in der Umgebung von Atomreaktoren und in Atomtestgebieten lassen den eindeutigen Schluss zu, dass erhöhte Strahlenbelastungen zu Missbildungen führen. Deshalb sollten während und vor allem zu Beginn einer Schwangerschaft keine Röntgenaufnahmen angefertigt werden.

**Metallgifte, Alkohol und Medikamente**

Toxische (= giftige) Substanzen, z. B. auch die in zahntechnischen Laboratorien früher beim Verarbeiten von Modellgusslegierungen freigesetzten *Metallgifte Beryllium und Kobalt* – in Zahnarztpraxen vor allem Quecksilber – und *übermäßiger Alkoholkonsum* zu Beginn einer Schwangerschaft sind weitere Faktoren, die Missbildungen auslösen können. Dieselbe Wirkung haben bestimmte, die Zellteilung hemmende Medikamente; hierzu zählt vor allem *Cortison*, das eine bindegewebshemmende Wirkung hat und deshalb das Verschmelzen der Wülste beeinträchtigt.

## Die Versorgung von Lippen-Kiefer-Gaumen-Spalten

Die Versorgung von Lippen-Kiefer-Gaumen-Spalten unter Mithilfe des Zahntechnikers spielte in den vergangenen Jahrzehnten eine wesentlich größere Rolle als heutzutage. Früher vertraten die Ärzte die Auffassung, dass ein Verschluss des Gaumens erst nach Abschluss der körperlichen Entwicklung erfolgen sollte. Meist aber war der zu überbrückende Defekt dann so groß geworden, dass mehrere Operationen erforderlich waren und die Patienten häufig nach der ersten oder zweiten Operation auf weitere Behandlungen verzichteten.

Eine Abdeckung des Defekts erfolgte durch einen sogenannten **Obturator**, einer den Gaumenspalt bedeckenden Prothese, mit dessen Hilfe der Nasen-Rachen-Raum verschlossen und eine einigermaßen normale Nahrungsaufnahme und Lautbildung erreicht wurde. Dieser musste entsprechend dem Oberkieferwachstum geändert bzw. erneuert und entweder das ganze Leben oder bis zum Zeitpunkt des endgültigen operativen Verschlusses getragen werden.

Gegenwärtig werden Spaltdefekte bereits im ersten Lebensjahr geschlossen, da das Kind durch die heutigen Narkosetechniken schon mit etwa sechs Monaten körperlich in der Lage ist, den komplizierten chirurgischen Eingriff zu ertragen. Denn je früher dieser Eingriff erfolgt, desto normaler wird die Sprachentwicklung und die gesamte psychosoziale Entwicklung des Kindes verlaufen. Voraussetzung für das Erlernen einer normalen Sprache sind nun einmal ein bewegliches Gaumensegel, das bei der Lautbildung die hintere Rachenwand erreicht, eine normale Lippenfunktion bei ausreichend weitem Mundvorhof, eine annähernd normale Zahnstellung und eine gute Luftdurchlässigkeit der Nase.

Obwohl das Anfertigen von Obturatoren noch stets Inhalt des Ausbildungsberufsbildes ist, wird man aus den genannten Gründen im Laboralltag kaum mehr einen Obturator zu sehen bekommen oder gar vor die Aufgabe gestellt, einen solchen anzufertigen.

> Die Versorgung dieser Patienten erschöpft sich aber nicht nur im operativen Verschluss des Defekts, sondern schließt zahnerhaltende, prothetische, kieferorthopädische, Hals-Nasen-Ohren-ärztliche und sprachtherapeutische Maßnahmen mit ein.

- **Zahnerhaltende Maßnahmen** sind deshalb von so großer Bedeutung, weil die Zähne von Spaltpatienten- häufiger Karies aufweisen. Ferner finden sich in viel stärkerem Maß Zahnstellungsanomalien, und diese haben verstärkte Plaquebildung, Karies und Parodontopathien zur Folge.
- Als **prothetische Maßnahme** genügt bei Lippen-Kiefer-Spalten in der Regel eine Versorgung mit mehrgliedrigen Brücken. Bei Lippen-Kiefer-Gaumen-Spalten sind größere Versorgungen erforderlich, mit denen dann auch nicht völlig geschlossene Gaumenbereiche abgedeckt werden können.
- **Kieferorthopädische Maßnahmen** sind häufiger nötig, da vorzeitiger Milchzahnverlust eine Kieferkompression auslöst.
- Der günstigste Zeitpunkt für **sprachtherapeutische Maßnahmen** liegt zwischen dem fünften und siebten Lebensjahr. In der Regel wird die Sprachtherapie kurz vor der Einschulung durchgeführt, indem eine Sprachheilbehandlung durch einen Logopäden erfolgt. Gleichzeitig werden den Eltern Anweisungen gegeben, nach denen sie zu Hause Sprachübungen durchführen können, sodass heute etwa 70 % aller Gaumenspaltenkinder eine normale Sprache erreichen.

### *7.1.2 Gebiss- und Kieferanomalien*

Anstelle des Begriffs *Gebiss- und Kieferanomalien* wird heute meist der Ausdruck **Dysgnathien** verwendet. Er umfasst nicht nur alle Abweichungen der Zähne, sondern schließt alle Abweichungen der Zahnreihen, der Alveolarfortsätze, der Kieferkörper, der Kiefergelenke und der umgebenden Muskulatur mit ein.

Damit ist der Begriff Dysgnathien nicht ausschließlich auf die vom Normalbiss, der Eugnathie abweichende Bisslage reduziert, sondern schließt alle sich aus einer falschen Kiefer- und Gebissentwicklung ergebenden Folgeerscheinungen mit ein.

Bei der Entstehung von Dysgnathien spielen äußere (= exogene) und innere (= endogen oder genetisch bedingte) Ursachen eine entscheidende Rolle.

## Ursachen

**Innere Ursachen** (= endogene Ursachen)
Als erbgebunden werden heutzutage folgende Anomalien angesehen:

- Keimlage und Durchbruchsrichtung der Zähne,
- Kronenform und Kronengröße,
- Form und Größe der Zahnwurzeln,
- Form und Größe der Zahnbögen und der Kiefer,
- Anomalien der Zahnanzahl,
- das *Echte Diastema* (ein sogenanntes *Trema*),
- der Deckbiss oder tiefe Biss,
- die Progenie,
- der skelettal offene Biss,
- und der Drehstand von Zähnen, vor allem der Schneidezähne.

Eine Untersuchung der Universität Frankfurt ergab, dass ausschließlich endogene oder ausschließlich exogene Ursachen sehr selten festzustellen waren. Bei etwa 75 % der Patienten traten beide Faktoren auf, bei etwa 45 % war die Dysgnathie durch exogene Ursachen entstanden, und nur bei etwa 20 % ließen sich erblich bedingte Ursachen nachweisen.

**Äußere Ursachen** (= exogene Ursachen)
Bei den äußeren Ursachen spielen zwei Faktoren eine entscheidende Rolle: die Folgen eines vorzeitigen Milchzahnverlusts durch Zusammenbruch der Stützzone und sogenannte **Habits**, also schädigend wirkende Angewohnheiten wie Lutschen, Zungenpressen, u. Ä., der frühzeitige Verlust der Sechsjahrmolaren wie auch der Verlust von bleibenden Frontzähnen durch Schläge oder Stöße.

Hieraus lässt sich schlussfolgern: Eine wirksame Vorbeugung und eine deutliche Verringerung von Dysgnathien ist vor allem durch konsequente Milchzahnerhaltung und durch Abstellen aller die Gebissentwicklung negativ beeinflussenden Gewohnheiten zu erreichen **(Abb. 7.5)**.

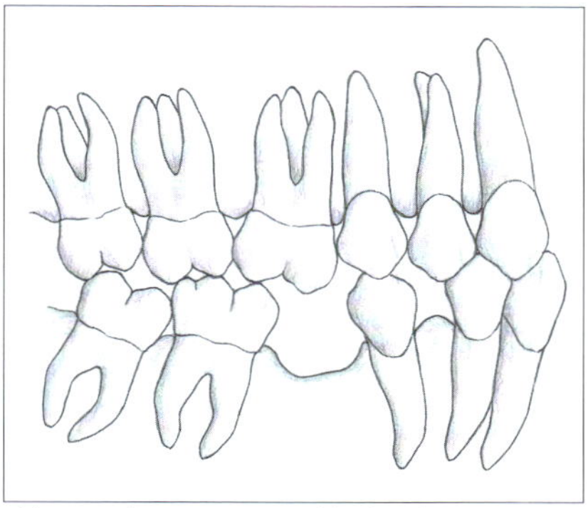

Abb. 7.5 Folgen vorzeitigen Milchzahnverlusts

## Einteilung der Dysgnathien

Es ist beinahe unmöglich, die vielfältigen Formen abweichender Bisslagen in einem knappen, umfassenden und übersichtlichen Klassifizierungssystem unterzubringen; dies zeigen auch die zahlreichen Versuche namhafter Kieferorthopäden in den vergangenen Jahrzehnten. In den **Abbildungen 7.6 bis 7.9** sollen deshalb nur der Fehlstand einzelner Zähne und die von der Eugnathie abweichenden Bisslagen in sagittaler, vertikaler und transversaler Richtung, sogenannte Okklusionsabweichungen, dargestellt werden.

Eine ausführliche Betrachtung der Dysgnathien aus kieferorthopädischer Sicht überschreitet unseres Erachtens den Umfang dieses Buches. Für Interessierte finden sich im Literaturverzeichnis Angaben über geeignete, weiterführende Fachliteratur.

## 1. Fehlstellungen von Zähnen

In diese Gruppe gehören alle örtlichen Abweichungen einzelner Zähne wie Kippungen und Drehungen, der Hoch- bzw. Tiefstand von Zähnen (= Supra- und Infraposi-

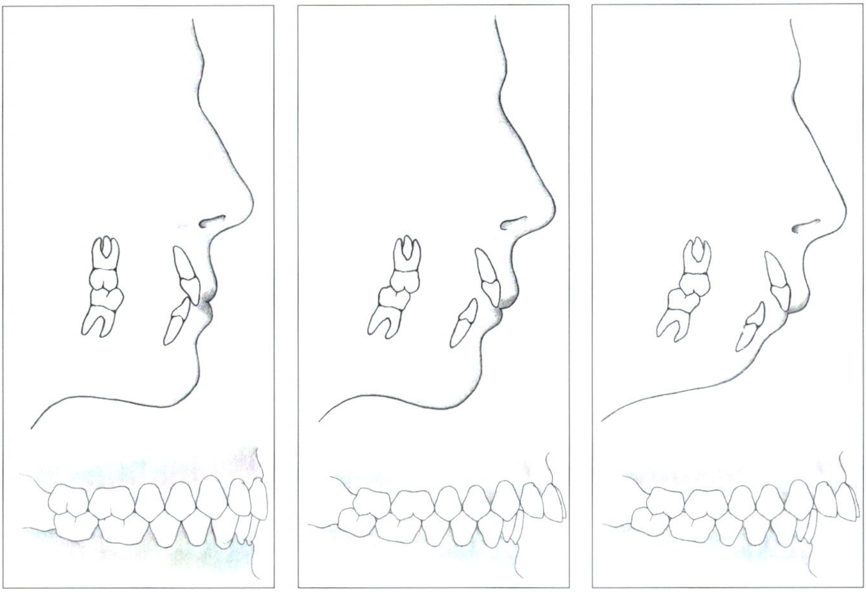

Abb. 7.6 Angle-Klasse I Gebisssituation und Profilbild

Abb. 7.7 Angle-Klasse II, 1 Gebisssituation und Profilbild

Abb. 7.8 Distalbiss mit Mikrogenie, Gebisssituation und Profilbild

tion) und Lückenstände wie das mittlere Diastema (= Trema). Ebenso zählen hierzu die Deckbisse, offenen Bisse und Progene Verzahnungen. In habitueller Interkuspidation liegt in den meisten dieser Fälle eine Regelverzahnung vor **(Abb. 7.6)**.

## 2. In habitueller Interkuspidation von der Eugnathie abweichende Bisslagen

### Abweichungen in sagittaler Richtung

Die erste, noch heute gebräuchliche Klassifizierung stellte **Angle** im Jahre 1899 auf, bei der er die Bisslageabweichungen in sagittaler Richtung in drei Klassen einteilte. Ihr unbestreitbarer Vorteil ist die bestechende Einfachheit, ihr großer Nachteil ist, dass alle vorkommenden Dysgnathien, die meist völlig verschiedene Ursachen haben, ausschließlich nach ihrer sagittalen Abweichung zusammengefasst werden.

Bei seinem Einteilungsprinzip geht Angle von folgenden beiden Grundsätzen aus:

- Der Oberkiefer ist in sagittaler Richtung unbeeinflussbar.
- Die oberen ersten Molaren haben immer eine konstante Stellung innerhalb des Gesichtsschädels, sie stehen also immer an der richtigen Stelle und stellen damit den *Schlüssel der Okklusion* dar.

Jedoch wurde schon 1927 nachgewiesen, dass es keine absolute Konstanz der Stellung der oberen ersten Molaren innerhalb des Gesichtsschädels gibt. Aus diesem Grund haben Wissenschaftler in den vergangenen Jahrzehnten Systeme entwickelt, die andere, für die Ausprägung einer Dysgnathie bedeutsame Faktoren wie Erbfaktoren (wie bei der echten Progenie oder dem Deckbiss) oder ursächliche Gesichtspunkte mitberücksichtigen (sogenannte ätiologische Faktoren, z. B. vorzeitiger Milchzahnverlust, Lutschgewohnheiten, die dann zu offenen Bissen oder Kreuzbissen führen können).

Im deutschen Schrifttum werden häufig anstelle der Angle-Klassen I, II und III die Begriffe **Neutralbiss**, **Distalbiss** und **Mesialbiss** verwendet.

## Klassifizierung von sagittalen Abweichungen in Angle-Klassen

### 1. Anomalien, die mit einer Neutralbisslage verbunden sind (= Angle-Klasse I)

**Zu dieser Gruppe zählen alle Zahnfehlstellungen, Deckbisse und offenen Bisse**, wie sie zuvor unter Punkt 1 *Fehlstellung von Zähnen* dargestellt wurden. In Habitueller Interkuspidation besteht auf beiden Kieferseiten ein Neutralbiss, nur einzelne Zähne oder Zahngruppen (vor allem im Frontzahngebiet) weichen von der Eugnathie ab (vgl. **Abb. 7.6**).

> Anmerkung: Die Angle Klasse I ist für viele gleichbedeutend mit einer Eugnathie, stellt aber eine Einteilung einer Dysgnathie dar.

### 2. Anomalien, die einen Distalbiss aufweisen (Angle-Klasse II, = *Prognathie*)

**Die Angle-Klasse II ist durch die Verlagerung des Unterkiefers im Schlussbiss nach distal charakterisiert.** Eine Verschiebung von einer halben Prämolarenbreite (etwa drei bis vier Millimeter) äußert sich dann in einer Zahn-zu-Zahn-Beziehung, bei einer Distalverschiebung von einer Prämolarenbreite besteht wiederum eine Höcker-Fissuren-Verzahnung, jedoch okkludiert in diesem Fall der mesiobukkale Höcker des oberen ersten Molaren mit dem unteren zweiten Prämolaren und dem ersten unteren Molaren. Man unterteilt die Angle-Klasse II wegen auffälliger Unterschiede in der Frontzahnstellung in die Abteilungen II,1 und II,2.

#### Angle-Klasse II,1

**Die Angle-Klasse II,1 ist durch ein auffälliges Vorstehen der oberen Frontzähne gekennzeichnet,** meist in Form einer spitz zulaufenden Front *(Spitzfront)*. Die Frontzähne des Oberkiefers können zusätzlich noch nach labial, die unteren Frontzähne nach lingual gekippt sein (sogenannte *alveoläre Protrusion* der oberen und *alveoläre Retrusion* der unteren Frontzähne) und den Gesamteindruck noch verstärken. Dies ist der Grund, weshalb für die Distalbisslage häufig der Ausdruck Prognathie verwandt wird **(Abb. 7.7)**.

Bisslagefehler der Angle-Klasse II,1 können aber auch durch andere Ursachen zustande kommen, z. B.

- durch eine erblich bedingte Unterentwicklung des Unterkiefers. Sie wird als **Mikrogenie** bezeichnet,
- durch einen im Vergleich zum normal entwickelten Unterkiefer überentwickelten Oberkiefer, **Makrognathie** genannt,
- durch Rücklage des Unterkiefers in Habitueller Interkuspidation. Sie wird als **Retroposition des Unterkiefers** bezeichnet und hat ihre Ursachen vor allem in der Mundatmung, in intensiven Lutschgewohnheiten über das sechste Lebensjahr hinaus oder ist die Folge einer Rachitis **(Abb. 7.8)**.

#### Angle-Klasse II,2

Die Angle-Klasse II,2 weist eine Retrusion der oberen Frontzähne auf; sie wird in der kieferorthopädischen Literatur auch als **Flachfront** bezeichnet. Das wesentliche Merkmal dieser Klasse ist die Steilstellung der oberen mittleren Schneidezähne, verbunden mit einem Deckbiss **(Abb. 7.9)**.

### 3. Anomalien die einen Mesialbiss aufweisen (Angle-Klasse III, = *Progenie*)

**Das markante Merkmal dieser Dysgnathie ist das mehr oder weniger stark hervorra-**

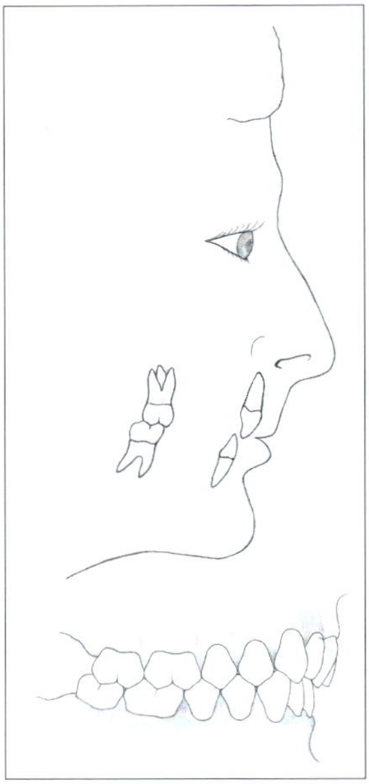

Abb. 7.9 Angle-Klasse II, 2 Gebisssituation und Profilbild

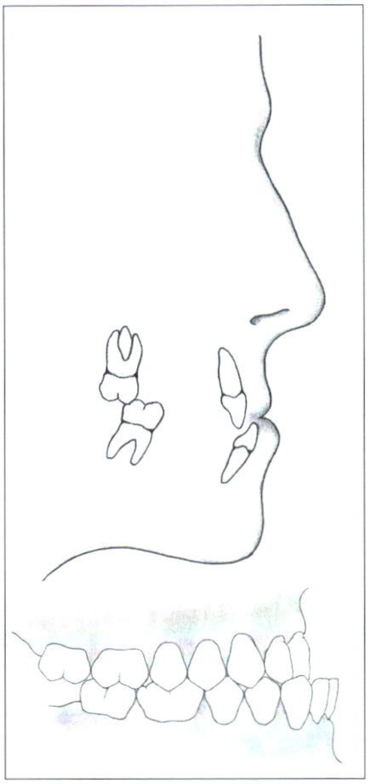

Abb. 7.10 Angle-Klasse III Gebisssituation und Profilbild

**gende Kinn,** von dem sich der Name Progenie ableitet (pro = vor, geneion = Kinn). In ihr werden alle Fälle zusammengefasst, bei denen einzelne Zähne oder das gesamte untere Frontzahngebiet vor den oberen Schneidezähnen okkludieren. Die Mesialverschiebung der unteren Zähne hat ein Überkreuzen der Zahnbögen zur Folge. Im Einzelnen unterscheidet man folgende Formen:

- den progenen Zwangsbiss
- die Unechte Progenie oder Pseudoprogenie
- die Echte Progenie.

**Der Progene Zwangsbiss**
Ein Progener Zwangsbiss entsteht immer dann, wenn der Unterkiefer nach dem ersten Frontzahnkontakt in der letzten Phase des Zahnreihenschlusses durch eine Zwangsführung nach vorne abrutscht; man findet für diese Situation auch den Ausdruck *Umgekehrter Schneidezahnüberbiss*.

Demzufolge kann der Patient nicht ohne Weiteres die untere Zahnreihe von der Ruheschwebelage in die Schlussbissstellung führen, sondern wird durch vorzeitigen Kontakt einzelner Frontzähne oder der gesamten Zahnfront gezwungen, zuerst nach vorn auszuweichen, um in die Habituelle Interkuspidation zu gelangen. Diese sagittale Okklusionsabweichung ist deshalb nicht am Modell, sondern nur am Patienten feststellbar. Wenn beim umgekehrten Schneidezahnüberbiss keine sagittale Stufe vorhanden ist, besteht im Seitenzahngebiet Neutralbisslage, meistens findet sich aber eine leichte Sagittale Stufe mit einer eindeutigen Mesialbisslage.

**Die Unechte Progenie** (Pseudoprogenie)
Unter einer unechten Progenie oder Pseudoprogenie versteht man eine Wachstumshemmung im Oberkiefer (= **Mikrognathie**)

bei normal entwickeltem Unterkiefer. Sie wird durch eine vorzeitige Zahnentfernung oder eine angeborene Unterzahl von Oberkieferzähnen (= Hypodontie) verursacht oder ist, wie bei den Lippen-Kiefer-Gaumen-Spalten, meist die Folge einer operationsbedingten Wachstumsstörung. Wie im Seiten-Fernröntgenbild nachgewiesen werden kann, ist der Oberkiefer in sagittaler Richtung zu kurz und insgesamt nach dorsal verlagert. Der normal entwickelte Unterkiefer liegt schädelbezüglich richtig, ragt in habitueller Interkuspidation über den zu klein geratenen Oberkiefer hinaus und täuscht so eine Progenie vor.

### Die Echte Progenie

Als Echte Progenie wird eine Vergrößerung des Unterkieferkörpers mit Vorbiss der unteren Frontzähne bezeichnet; sie ist in den meisten Fällen erblich bedingt. Die Ursachen liegen zum einen in einem zu starken Wachstum des Unterkieferkörpers (gelegentlich auch der aufsteigenden Äste), zum anderen in einer Überentwicklung der Zunge (= Makroglossie; übersetzt: große Zunge), die dann durch zu starken Druck auf die Zahnfront einen übermäßigen, funktionellen Reiz auf den Unterkieferknochen auslöst.

Die Folge ist in beiden Fällen eine mehr oder weniger starke Mesialverschiebung der unteren Zähne. Das Profil zeigt charakteristische Merkmale: Eine wulstige Unterlippe, die Region unter der Nase liegt zurück, die Nasenlippenfurche ist ausgeprägt, das Kinn ragt deutlich hervor und gibt dem Menschen ein strenges, brutales Aussehen (*Brutales Kinn* **Abb. 7.10**).

Wie Zwillings- und Familienforschungen ergeben haben, kann die Echte Progenie auch durch eine erblich bedingte, steile Keimlage oder einen verspäteten Durchbruch der oberen Milchschneidezähne ausgelöst werden: Die normale Frontzahnbeziehung wird *verpasst*, die Folge ist ebenfalls eine Mesialbisslage. Schlechte Angewohnheiten und falsche Zungenlage können dann zur weiteren Verschlechterung beitragen.

## Abweichungen in transversaler Richtung

Alle transversalen Bisslagefehler werden unter dem Oberbegriff *Kreuzbiss* zusammengefasst und sind in der Regel Begleitsymptome anderer Dysgnathien. So kreuzen sich die Seitenzahnreihen als Folge einer Progenie ebenso wie als Folge eines angeborenen, zu schmalen Oberkiefers *(Schmalkiefer)*. Weitere Gründe für eine Kieferkompression mit der Folge eines Kreuzbisses sind übermäßiges Lutschen oder Mundatmung. In den meisten Fällen kreuzen sich die Zahnreihen im Bereich der Sechsjahresmolaren, sodass kein allseitiger Gleitbiss möglich ist, sondern meist nur eine Art Hackbissbewegung. Treffen in habitueller Interkuspidation die Höcker von Ober- und Unterkiefer aufeinander, so spricht man vom *Kopfbiss im Seitenzahngebiet.*

Man unterscheidet folgende Formen des Kreuzbisses:

- Der **beidseitige Kreuzbiss** ist durch eine symmetrische Kompression des Oberkiefers und seltener durch eine Vergrößerung des Unterkiefers (Progenie) entstanden, die Mitten von Ober- und Unterkiefer stimmen überein.
- Beim **einseitigen Kreuzbiss** wird dagegen die falsche transversale Okklusion jeweils nur auf einer Kieferhälfte angetroffen.
  Als Ursache kommen alveoläre Abweichungen des Ober- oder Unterkiefers, transversale Zahnkippungen in Zahnlücken, eine Verlagerung des Unterkiefers nach einer Seite oder Kombinationen dieser Möglichkeiten infrage **(Abb. 7.11)**.
- Bei starker transversaler Abweichung kommt es zur bukkalen oder lingualen **Nonokklusion**.

## Abweichungen in vertikaler Richtung

Zur Gruppe der vertikalen Bisslageabweichungen zählen alle Formen des offenen Bisses, der Kopfbiss und der tiefe Biss oder Deckbiss. Ein offener Biss besteht immer

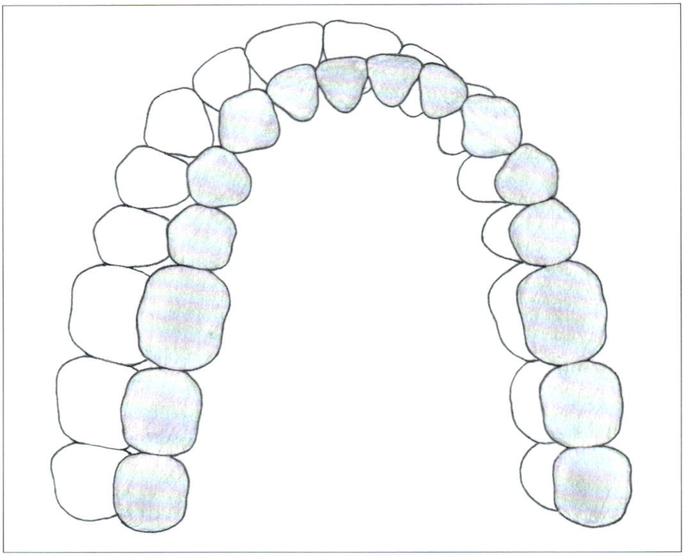

Abb. 7.11
Einseitiger Kreuzbiss

dann, wenn sich die Frontzähne in vertikaler Richtung nicht berühren, also in habitueller Interkuspidation kein Überbiss der Zähne vorhanden ist. Die Ursachen für das Zustandekommen eines offenen Bisses können genetisch bedingt sein oder durch *schlechte Angewohnheiten*, sogenannte *Habits*, entstehen.

## Formen des Offenen Bisses

### 1. Offener Biss durch Gewohnheiten (englisch: Habits)

Für diese Bissanomalie findet man in der kieferorthopädischen Literatur zahlreiche Bezeichnungen: *Dentoalveolär offener Biss, lutschoffener Biss* oder *zungenoffener Biss, Lutschprotrusion* u. a.

Gegenüber dem echten offenen Biss sind beim lutschoffenen Biss nur die Zahnbögen im Bereich der einwirkenden Kräfte aufgebogen, und häufig ist die untere Zahnfront etwas nach lingual gekippt. Das Profilröntgenbild zeigt normale Beziehungen zwischen Ober- und Unterkieferknochen.

Der unechte offene Biss entsteht durch *Habits*, also Gewohnheiten wie dem Lutschen an den Fingern oder an Gegenständen, oder durch Fehllagen und Parafunktionen der Zunge. Er kann nur auf das Frontzahngebiet beschränkt sein, häufig erstreckt er sich aber auch in den Bereich der Seitenzähne.

Besonders häufig findet man diese Anomalie beim Kleinkind; sie überträgt sich auf das Wechselgebiss, wenn die Zunge an der Entstehung der Anomalie beteiligt ist oder die Angewohnheiten über die Zeit des Zahnwechsels beibehalten werden. Umgekehrt gilt: Werden die Angewohnheiten vor Beginn des Schneidezahnwechsels abgestellt, so wird sich das bleibende Gebiss in der Regel normal entwickeln.

### 2. Echter offener Biss

Er wird unterteilt in den **rachitisch offenen Biss** und den **skelettal offenen Biss**, wobei der skelettal offene Biss erblich bedingt ist. Beide Formen des echten offenen Bisses können sich in Verbindung mit Habits zu hochgradigen Kieferanomalien entwickeln.

Rachitis als Folge von Vitamin-D-Mangel führt nicht nur zu Deformierungen des Skeletts, sondern auch zu mangelhafter Entwicklung der Kieferstrukturen. Bedingt durch die nachgeburtlichen Frühuntersuchungen und veränderte Ernährungsgewohnheiten ist der rachitisch offene Biss heutzutage äußerst selten anzutreffen. Das auffälligste Symptom dieser Anomalie ist das Klaffen der Front- und Seitenzähne oft bis weit in den Molarenbereich – manchmal besteht nur Kontakt im Bereich der letzten Molaren – und gleichzeitig findet man als Zeichen einer durchgemachten Rachitis Schmelzhypoplasien und hochgradige Kieferkompression in Ober- und Unterkiefer **(Abb. 7.12)**.

Die Folgen sind starke vertikale Abweichungen im Gesichtsschädel, erkennbar im Profilbild durch ein stark überhöhtes Untergesicht. Die Bisslage kann neutral, distal oder mesial sein, gegebenenfalls kombiniert mit einem Kreuzbiss.

### Tiefer Biss oder Deckbiss

Der Deckbiss ist eine vorwiegend erbgebundene Kieferanomalie. Hervorstechendste Merkmale sind die Steilstellung der oberen Schneidezähne, verbunden mit einem vertikalen Überbiss von mehr als drei Millimeter. In besonders ausgeprägten Fällen treffen die unteren Frontzähne auf das palatinale Zahnfleisch und führen dort zu Schäden am marginalen Parodont **(Abb. 7.13)**.

### Kopfbiss

Treffen in habitueller Interkuspidation die Schneidekanten der Frontzähne aufeinander, so spricht man von Kopfbissstellung der Zähne **(Abb. 7.14)**.

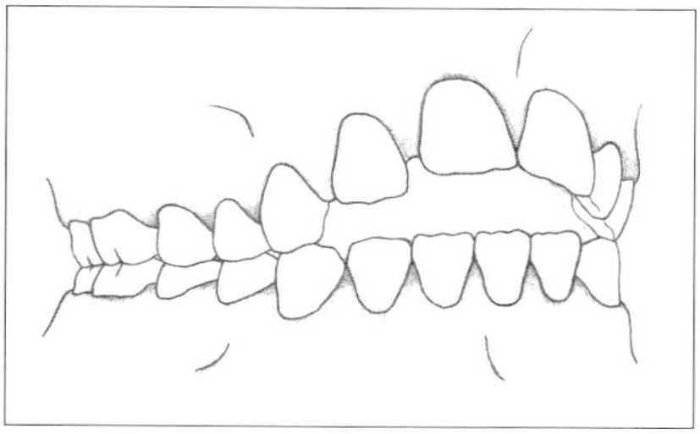

Abb. 7.12 Offener Biss

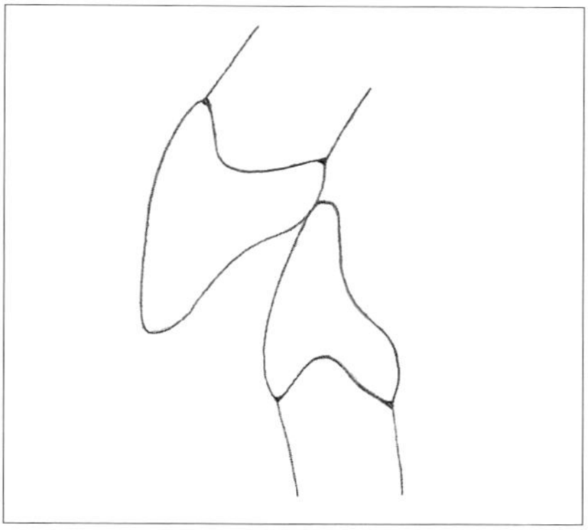

Abb. 7.13 Tiefer Biss der Front: Bei sehr tiefen Bissen treffen die unteren Zähne auf das palatinale Zahnfleisch auf.

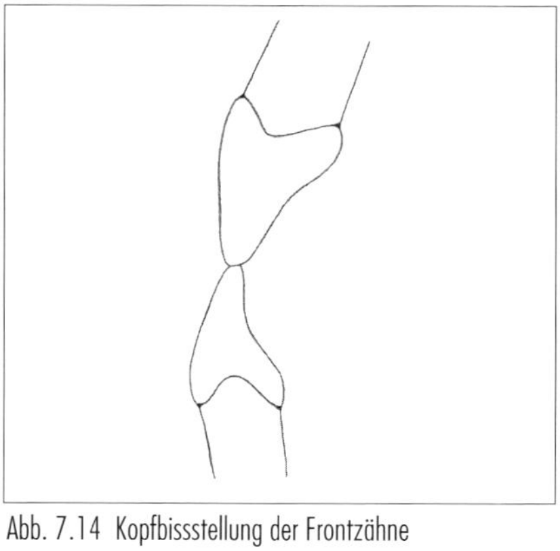

Abb. 7.14 Kopfbissstellung der Frontzähne

## Die Versorgung von Dysgnathien

Die Versorgung erfolgt durch den Kieferorthopäden, der zunächst durch diagnostische Verfahren das Ausmaß der Dysgnathie und mögliche kieferorthopädische Maßnahmen bestimmt. Genauere Einzelheiten sind kieferorthopädischen Fachbüchern zu entnehmen, im Rahmen dieses Buches soll nur eine kurze Übersicht über den Umfang und die Reihenfolge der einzelnen Schritte kieferorthopädischer Diagnose und Therapie gegeben werden.

Eine kieferorthopädische Behandlung gliedert sich in Diagnose und Therapie. In der Regel läuft sie in folgenden Schritten ab:

### 1. Schritt

Zunächst wird versucht, im Rahmen der **Anamnese** (= der Erfassung der Vorgeschichte des Patienten) die möglichen Ursachen festzustellen, die zum Entstehen der Dysgnathie geführt haben:

- ob erblich bedingte Zahnstellungs- oder Kieferanomalien vorliegen,
- ob sie durch mechanische Einwirkungen bei der Geburt verursacht wurden (die Schädigung des Gelenkbereichs, vor allem des Gelenkkopfs, kann eine Ursache für die starke Unterentwicklung des Unterkiefers beim sogenannten *Vogelgesicht* sein),
- ob sie durch vorzeitigen Verlust, Persistenz oder Retention von Zähnen entstanden sind,
- ob sie durch Nasen-, Mundatmung oder schlechte Angewohnheiten – vor allem Lutschgewohnheiten – ausgelöst wurden,
- ob sie im Zusammenhang mit Kiefermissbildungen wie Hasenscharten und Wolfsrachen auftreten.

### 2. Schritt

Als Nächstes folgt ein **funktioneller Befund**, in dessen Rahmen Gebiss und angrenzende Weichteile untersucht werden:

- Abrasionen und verlängerte Zähne, die Zwangsführungen verursachen,
- die Mundöffnung wird gemessen,
- es erfolgt eine Untersuchung der Kiefergelenke,
- die Größen- und Lageverhältnisse von Ober- und Unterkiefer zueinander sowie deren Lage im Gesichtsschädel werden überprüft.

### 3. Schritt

**Röntgenaufnahmen des Gebisses** in Form einer Gesamtaufnahme (= Orthopantomogramm), von Halbseitenaufnahmen (Profilbilder) und eines Seiten-Fernröntgenbilds ergänzen den Befund. Sie geben Auskunft über:

- die sagittale und vertikale Stellung der Zähne in Ober- und Unterkiefer,
- die sagittale und vertikale Lage von Oberkiefer und Unterkiefer zueinander,
- die Lage von Ober- und Unterkiefer zum restlichen Schädelskelett,
- die Beurteilung des zukünftigen Wachstums des Unterkiefers in horizontaler und vertikaler Richtung,
- ob und wie viel Zahnkeime angelegt oder nicht angelegt sind und wie diese möglicherweise verlagert sind.

Häufig wird die röntgenologische Untersuchung durch eine Handröntgenaufnahme unterstützt, mit deren Hilfe sich feststellen lässt, ob und wie stark der Patient voraussichtlich noch wachsen wird.

### 4. Schritt

Ein äußerst wichtiges diagnostisches Hilfsmittel, das die Befunderhebung ergänzt, ist die **Analyse des Kiefermodells**. Es wird nach einem Ober- und Unterkieferabguss mit umfassender Abformung der Zahnbögen, der Tuberbereiche und der Alveolarfortsätze gewonnen und dreidimensional nach der Raphe-Median-Ebene, der Tuberebene und der Okklusionsebene orientiert. (Auf Einzelheiten der Modellanalyse kann im Rahmen dieses Buches nicht näher eingegangen werden; Interessierte müssen auf weiterführende Literatur, wie sie im Literaturverzeichnis aufgelistet ist, zurückgreifen).

### 7.1.3 *Anomalien der Zähne*

Wie bereits im Kapitel zuvor ausgeführt, versteht man unter Anomalien Unregelmäßigkeiten, d. h. mehr oder weniger starke Abweichungen von der Norm. Nicht selten werden in einem Gebiss verschiedene der nachstehend aufgeführten Anomalien gleichzeitig angetroffen.

**Anomalien der Zahnanzahl** treten entweder als Zahnunterzahl oder Zahnüberzahl auf. Beide Formen sind im bleibenden Gebiss häufiger als im Milchgebiss, wobei die Zahnunterzahl häufiger, die Zahnüberzahl seltener anzutreffen ist. Diese seit längerer Zeit zu beobachtende, zunehmende Verringerung der Zahnanzahl oder **Gebissreduktion** wird als Folge mangelnder Beanspruchung des Gebisses beim Kauen gedeutet.

**Zahnunterzahl (Hypodontie)**
Eine Zahnunterzahl liegt dann vor, wenn einzelne Zähne oder Zahngruppen fehlen. Man findet sie bei etwa 9,6 % aller in kieferorthopädischer Behandlung stehenden Patienten. Am häufigsten fehlen die Weisheitszähne (22 bis 28 %), gefolgt von den oberen seitlichen Schneidezähnen und den zweiten Prämolaren; andere Zähne wie die unteren mittleren oder die unteren seitlichen Schneidezähne sind seltener betroffen.

Fehlen mehrere Zähne oder Zahngruppen wie die oben genannten, so spricht man von einem **ausgedehnten Zahnmangel** oder einer **Oligodontie (Abb. 7.15)**. Das sehr selten anzutreffende, völlige Fehlen von Zähnen bezeichnet man als **Anodontie**. (In der zahnärztlichen Literatur weltweit insgesamt nur 17-mal beschrieben!)

**Zahnüberzahl (Hyperodontie)**
Obwohl sich die Zahl der Zähne unseres Gebisses immer mehr reduziert, finden sich bei manchen Menschen überzählige Zähne. Im bleibenden Gebiss ist die Hyperodontie häufiger im Oberkiefer und dort im Frontzahnbereich und im Molarenbereich anzutreffen, während im Unterkiefer vorwiegend Prämolaren überzählig angelegt sind.

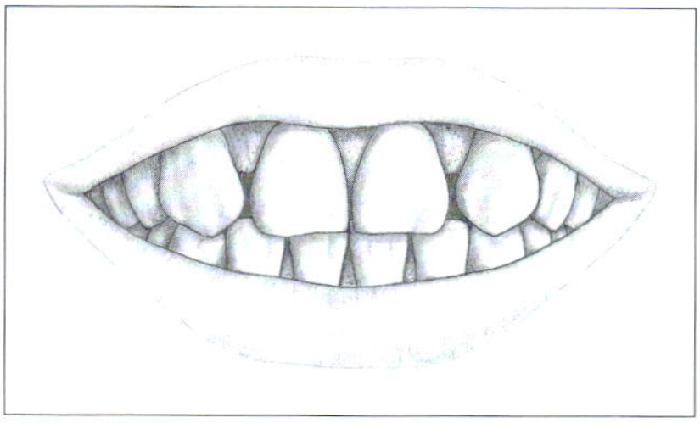
Abb. 7.15 Oligodontie

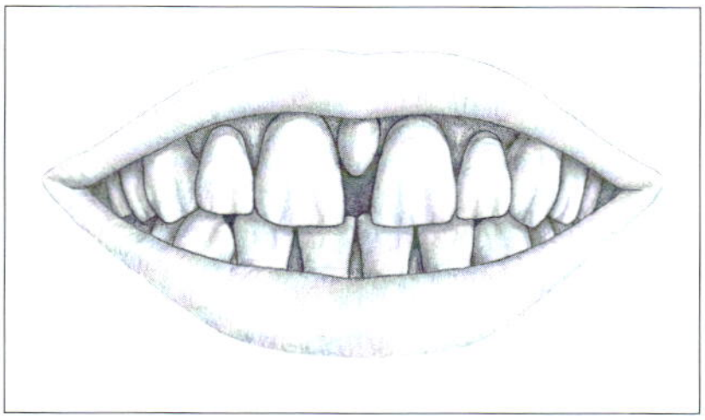
Abb. 7.16 Mesiodens

Die Formenvielfalt überzähliger Zähne ist groß; im Einzelnen findet man:

- zusätzliche, meist verkümmerte Zähne zwischen den oberen mittleren Schneidezähnen (**Mesiodens** genannt; Mehrzahl Mesiodentes) **(Abb. 7.16)**.
- Bukkal gelegene Anhängsel an Molaren; sie werden als **Paramolaren** bezeichnet, **(Abb. 7.17)**.
- Zusätzliche vierte Molaren, sogenannte **Distomolaren**. Ihre Form schwankt zwischen einfachen Zapfenzähnen (siehe nachfolgend), voll ausgebildeten Molarenformen oder Anhängseln an den letzten Molaren.
- Sehr selten findet man die Anlage einer zweiten Reihe von Molaren und einzelne, über den Gaumen verstreute Molaren.

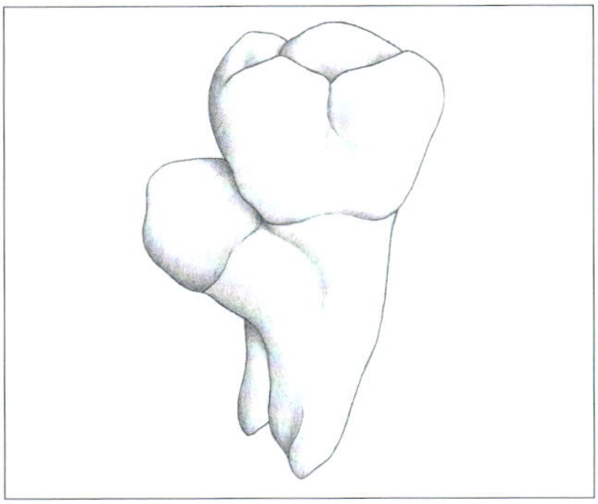

Abb. 7.17 Paramolar

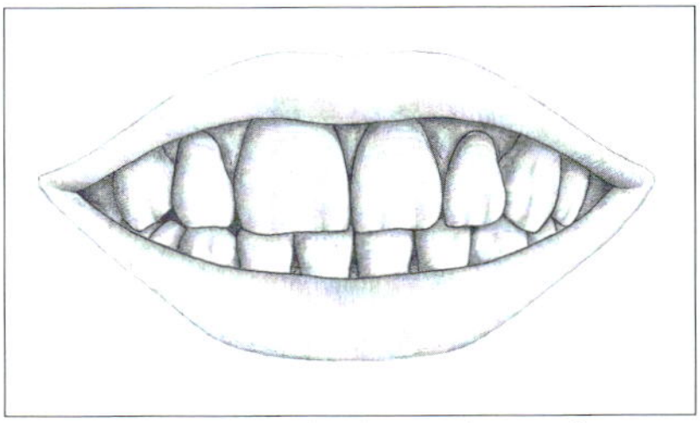

Abb. 7.18 Makrodontie des oberen rechten mittleren Schneidezahns

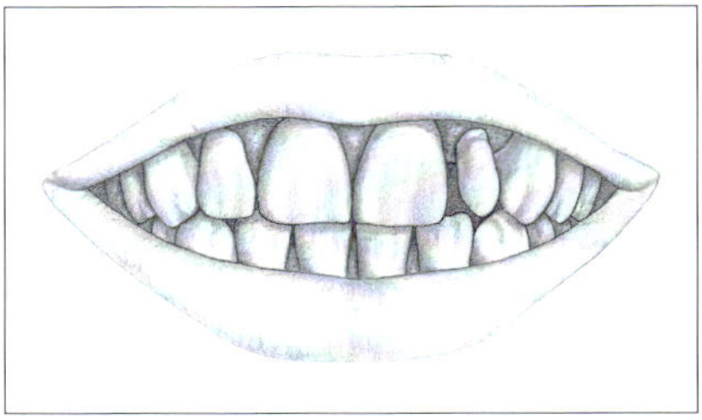

Abb. 7.19 Zapfenzahn

## Anomalien der Zahngröße und Zahnform

Sind Zähne übergroß entwickelt, wie dies gelegentlich bei den oberen mittleren Schneidezähnen zu beobachten ist, so spricht man von Makrodontie **(Abb. 7.18)**.

Zur Ausbildung sehr kleiner Zähne, zur **Mikrodontie**, kommt es vor allem im Bereich der Frontzähne sowie der dritten Molaren.

Wegen ihrer Form werden diese Zähne als **Zapfenzähne** bezeichnet. Betroffen sind vor allem die oberen seitlichen Schneidezähne und der bereits erwähnte Mesiodens **(Abb. 7.19)**.

Weitere Formabweichungen finden sich an den oberen Frontzähnen:

- Sie weisen manchmal einen stark ausgeprägten palatinalen Höcker auf, das sogenannte **Tuberculum**.
- Bei den oberen seitlichen Schneidezähnen finden sich häufig ausgeprägte Randleisten, die an ihrer Vereinigungsstelle eine starke Vertiefung bilden; sie wird als **Blindes Loch** oder **Foramen caecum** (Mehrzahl: Foramina caeca) bezeichnet.
- Die oberen ersten Molaren weisen gelegentlich an der palatinalen Fläche des mesiopalatinalen Höckers einen ausgeprägten, überzähligen Höcker auf. Er ist durch eine bogenförmige Furche vom mesiopalatinalen Höcker abgetrennt und wird als **Carabelli-Höcker** oder **Tuberculum anomale** bezeichnet. (Georg Carabelli (1787 – 1842) war Hofzahnarzt und Anatomieprofessor in Wien. Er verfasste 1831 das erste brauchbare *Systematische Handbuch der Zahnheilkunde* und beschrieb darin als Erster diese morphologische Besonderheit). In schwacher Ausprägung ist er bei den meisten Menschen vorhanden.
- Als Letztes soll hier die Bildung sogenannter **Zwillingszähne** genannt werden. Sie sind das Ergebnis einer Verschmelzung zweier Zahnkeime und treten vor allem bei den oberen mittleren Frontzähnen und den dritten Molaren auf.

## Störungen der Hartsubstanzbildung

kommen im Schmelz- und Dentinbereich vor und sind die Folge von Störungen der Schmelzbildnerzellen bzw. Dentinbildnerzellen während dieser Phase. Eine unvollstän-

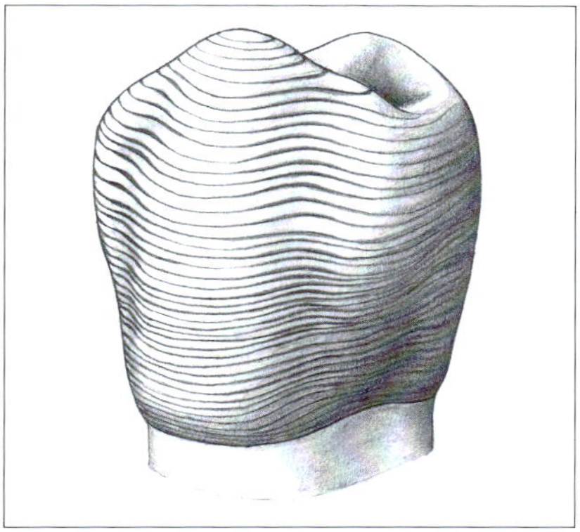

Abb. 7.20 Zahn mit ausgeprägtem wellenförmigen Schmelz

dige Ausbildung des Zahnschmelzes wird als **Schmelzhypoplasie** bezeichnet und äußert sich an der Zahnoberfläche in wellenförmig aufgelagertem Schmelz, Ringen oder Buchten **(Abb. 7.20)**.

Eine weitere Auffälligkeit sind weißliche Verfärbungen des Zahnschmelzes. Sie sind Zonen mangelhafter Schmelzmineralisation, hervorgerufen durch eine zu starke Fluoranreicherung im Zahnschmelz während der Zahnentwicklung (bei einer täglichen Fluoraufnahme von mehr als zwei Milligramm) und werden als Fluorschäden oder **Fluorose der Zähne** bezeichnet.

## Abweichungen in der Zahnfarbe

*Grauverfärbungen* der Zähne findet man vor allem als Folge traumatischer Einwirkungen, d. h. von Stürzen, Stößen, Schlägen oder anderen Formen mechanischer Einwirkungen auf den Zahn. In diesen Fällen kommt es häufig zum Abriss der Pulpa und als Folge davon zu Blutungen im Inneren des Zahns. Das in die Dentinkanälchen eingedrungene Blut zersetzt und verfärbt sich und lässt den Dentinkern grau erscheinen.

*Gelbfärbungen* treten auf, wenn die Mutter während der Schwangerschaft mit Tetrazyklinpräparaten behandelt wurde.

*Schwarzfärbung* der Milchzähne traten früher häufiger auf und waren in der Regel eine Folge von Kupferamalgamfüllungen – früher sehr gerne wegen seiner antibakteriellen Wirkung eingesetzt, heute aber wegen seiner toxischen Wirkung auf Kind und Zahnarzt nicht mehr verwendet.

### *7.1.4 Durchbruchsstörungen*

Vergleicht man prähistorische Schädel mit denen des heutigen Menschen, so lässt sich beim Menschen unserer Zeit ein deutliches Missverhältnis zwischen Zahngröße und Kiefergröße feststellen: Während sich die Zahngröße in den vergangenen 100.000 Jahren offensichtlich kaum geändert hat, sind die Kieferkörper wesentlich kleiner geworden.

Dieses Missverhältnis zwischen Zahngröße und Kiefergröße wird dadurch verstärkt, dass die Erbanlagen für die Zahn- und Kiefergröße getrennt weitervererbt werden. Die Kieferausmaße der heutigen Bevölkerung sind somit wesentlich kleiner als in früherer Zeit und diese Verschiedenheit von Zahn- und Kiefergröße ist die häufigste Ursache folgender Durchbruchsstörungen: **Retention von bleibenden Zähnen** und **Persistenz von Milchzähnen**.

Unter **Zahnretention** versteht man das Verbleiben von Zähnen im Inneren der Kieferknochen, mit **Persistenz** von Milchzähnen wird das Verbleiben von Milchzähnen über die Zeit des normalen Zahnwechsels hinaus bezeichnet.

Von Retention sind im permanenten Gebiss die unteren und oberen Weisheitszähne am häufigsten betroffen, seltener die oberen Eckzähne und die unteren Prämolaren.

Ursachen sind vor allem die verzögerte Entwicklung bleibender Zähne, der Platzmangel in den Alveolarfortsätzen und überzählige Zähne, am häufigsten aber findet man Zahnretentionen im Zusammenhang mit Lippen-Kiefer-Gaumen-Spalten.

Retinierte Weisheitszähne werden in der Regel operativ entfernt. Bei Eckzähnen und Prämolaren kann nach deren Freilegung versucht werden, durch eine kieferorthopädische Behandlung den betroffenen Zahn in die richtige Position zu bringen.

Zahnretentionen bleibender Eckzähne und Prämolaren haben häufig eine Persistenz von Milchzähnen zur Folge. Betroffen sind hier vor allem die Milchmolaren, die weit bis ins Erwachsenenalter oder auch das ganze Leben anstelle der darunterliegenden Prämolaren in den Kiefern verbleiben können.

Vor allem aber ist eine Persistenz von Milchzähnen immer dann zu beobachten, wenn die Zahnkeime der entsprechenden Ersatzzähne nicht angelegt wurden (siehe Kap. 3.3.1); ein Röntgenbild kann in solchen Fällen Aufschluss darüber geben.

## 7.2 Krankhafte Veränderungen

Neben Muskel- und Kiefergelenkserkrankungen (sogenannten *Myoarthropathien*) als Folge okklusaler Störungen oder parafunktioneller Aktivität wird das Kausystem vor allem durch zwei Erkrankungen stark geschädigt und zerstört: durch **Karies** und **Parodontopathien**.

> Unter **Karies** versteht man den schubweise fortschreitenden Zerstörungsprozess der Zahnhartsubstanzen,
> mit **Parodontopathien** bezeichnet man alle Formen krankhafter Veränderungen am Zahnhalteapparat. Beide Krankheiten nehmen ihren Ausgang an der Zahnoberfläche bzw. dem Zahnfleischrand, dringen in die Tiefe vor und führen schließlich zum Verlust der Zähne und deren Verankerungsstrukturen.

Welch ungeheure Verbreitung gerade diese beiden Erkrankungen haben, sollen folgende Zahlen verdeutlichen: In den hoch zivilisierten Ländern Nordamerikas und Europas leiden ungefähr 99 % der Bevölkerung an Karies, und etwa jeder vierte Jugendliche, jeder zweite Erwachsene über 20 Jahren und fast jeder Mensch jenseits des 40. Lebensjahrs leidet an mittleren bis schweren, krankhaften Veränderungen des Zahnhalteapparats.

Eine weitere Form krankhafter Veränderungen im Bereich der Mundhöhle sind Erkrankungen der Mundschleimhaut, die sich vor allem als Schleimhautreizungen, Entzündungen oder geschwürartige Veränderungen der Schleimhaut bemerkbar machen. Da diese in erster Linie von zahnärztlichem Interesse sind, werden sie nur kurz angesprochen. Die Ursache kann im Zahnersatz selbst liegen: Zu Beginn der Tragedauer einer Prothese können Schleimhautreizungen auftreten, die vom Restmonomer herrühren können, zum anderen durch Prothesenbasen, die der Schleimhaut nicht völlig aufliegen. Sie führen in den überlasteten Bezirken zu schmerzhaften Druckgeschwüren. Nach Meinung namhafter Prothetiker sind Prothesenunverträglichkeiten durch Restmonomer aber äußerst selten.

Schleimhautreizungen und -entzündungen sind aber nicht zuletzt die Folge mangelhaften Hygienebewusstseins. Bei mangelhafter Prothesenreinigung und Mundhygiene, die ja die eigentliche Ursache für den Verlust der Zähne war, bilden sich rasch dichte Beläge auf den Zähnen und der Prothesenoberfläche und diese führen zu Entzündungen und geschwürartigen Veränderungen der Schleimhaut.

Jeder Zahntechniker kennt diese mit dicken, schmierigen, zum Teil übelriechenden Belägen überzogenen Prothesen, die zur Bruchreparatur oder zum Einfügen herausgebrochener Zähne ins Labor kommen.

### *7.2.1 Karies*

Die Karies – zu Deutsch Zahnfäule – ist die am weitesten verbreitete Erkrankung der Menschen.

> Aus übereinstimmenden Untersuchungen weiß man, dass die Karies mit dem Zivilisationsgrad eines Volkes proportional zunimmt: Je naturverbunde-

ner und ursprünglicher eine Menschengruppe lebt, umso geringer ist der Kariesbefall. Verfeinerte Lebensweise und Luxuskost haben ein zwangsläufiges Ansteigen der Karies zur Folge.

## Theorie der Kariesentstehung

Seit es die Karies gibt, versuchte der Mensch, sich eine Vorstellung über die Entstehungsursachen der Zerstörung seiner Zähne zu machen. Schon bei den Babyloniern taucht die Vorstellung auf, Zähne würden durch Zahnwürmer zerfressen. Dieser Aberglaube hielt sich hartnäckig bis ins 20. Jahrhundert, zeitweilig abgelöst von der Vorstellung, schädliche Körpersäfte oder scharfer Schleim würden die Zähne angreifen und von innen verfaulen lassen (daher die Bezeichnung *Zahnfäule*).

Trotz zahlreicher, in den vergangenen Jahrzehnten aufgestellten Theorien, gilt im Grundsatz immer noch, was W. B. Miller bereits im Jahr 1884 zum ersten Mal formulierte: Karies ist ein chemisch-parasitärer Zerstörungsprozess der Zahnhartsubstanzen, der in zwei Phasen abläuft: Zunächst entstehen durch bakterielle Zersetzungstätigkeit aus zuckerhaltigen Nahrungsresten organische Säuren. Diese lösen dann im Lauf der Zeit die anorganischen Bestandteile des Zahnschmelzes auf. Ferner gilt: Karies ist die Folge eines *multikausalen Geschehens*, d. h., nicht ein Faktor, sondern eine Vielzahl von Faktoren sind an der Entstehung kariöser Prozesse beteiligt. Welche Grundvoraussetzungen gegeben sein müssen, ist in **Abb. 7.21** anschaulich zusammengefasst.

## Ursächliche Faktoren

### Mineralisationszustand der Zähne

Jeder Zahn bricht kariesfrei in die Mundhöhle durch, weist jedoch von Mensch zu Mensch unterschiedliche Härtewerte auf. Störungen während der Entwicklungsperiode, in der die Zahnkrone gebildet wird,

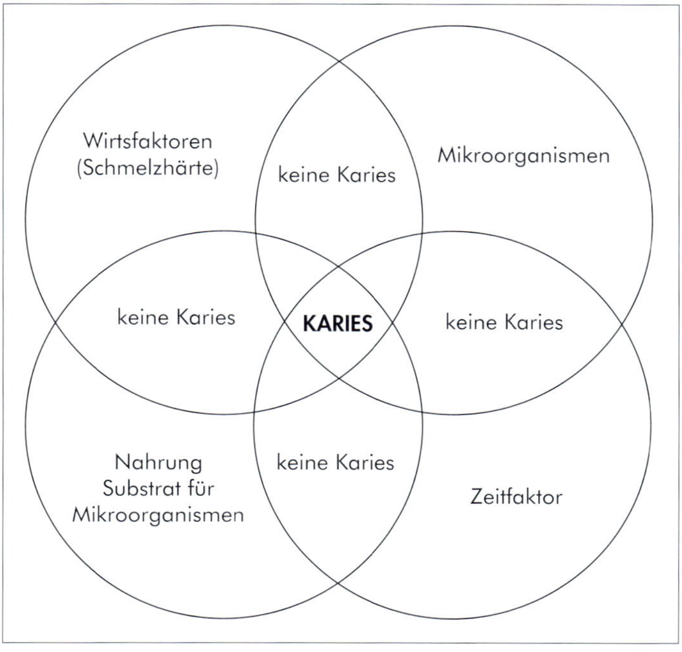


Abb. 7.21
Karies entsteht nur durch Zusammenwirken mehrerer Faktoren (nach König 1971)

vermindern die Härte des Zahnschmelzes und erhöhen die Kariesanfälligkeit. In diesem Zusammenhang kommt den Fluoriden eine besondere Bedeutung zu.

**Mikroorganismen**

Jede Mundhöhle, auch die gesunde, ist dicht mit Kleinstlebewesen oder Mikroorganismen besiedelt. Pro Milliliter Speichel zählt man zwischen zehn und zweihundert Millionen Keime der verschiedensten Arten. In der Regel beziehen sie ihre Nährstoffe aus dem Speichel und den Schleimeiweißen des Speichels, vor allem aber von Nahrungsresten, die in der Mundhöhle zurückbleiben. Im gesunden, kariesfreien Gebiss herrscht zwischen den Bakterienarten untereinander wie zwischen den Mikroorganismen und dem menschlichen Organismus ein ökologisches Gleichgewicht.

Erst durch falsche Ernährungsgewohnheiten, vor allem übermäßige Zuckerzufuhr, kommt es zu einer Verschiebung des Gleichgewichts und übermäßiger Bildung von Zahnbelägen, der Plaque.

Als **Plaque** bezeichnet man die sich auf der Zahnoberfläche anlagernden, weißlich-gelblichen, schmierigen und gut haftenden Beläge, die vorwiegend aus Speichelbestandteilen, klebrigen Vielfachzuckern, abgestoßenen Epithelzellen der Mundschleimhaut und des Zahnfleischs, Abwehrzellen wie Lymphozyten und Fresszellen, Bakterien, Nahrungsresten und bakteriellen Stoffwechselprodukten bestehen.

Die Entwicklung der Plaque lässt sich in **vier Phasen** einteilen:

1. Innerhalb weniger Minuten bildet sich auf der Zahnoberfläche natürlicher Zähne, an Zahnfüllungen, Kronen und Brücken ein farbloses, durchsichtiges, etwa 0,1 bis 1,0 $\mu$m dickes Häutchen. Es wird als **Schmelzoberhäutchen (Cuticula dentis)** bezeichnet, besteht aus Eiweißverbindungen des Speichels und haftet sehr fest auf der betreffenden Oberfläche. Das Schmelzoberhäutchen ist somit ein vom Organismus gebildeter natürlicher Schutzfilm, der die Schmelzoberfläche vor Säureangriffen schützen soll; jedoch nur so lange, wie es in dieser Form bestehen bleibt und nicht, wie nachstehend beschrieben, von Plaque überzogen wird.
2. Auf dieser ersten Schicht, dem Schmelzoberhäutchen, siedeln sich in der Folgezeit verschiedenste Bakterienstämme an. Einige bilden aus Zuckermolekülen klebrige Vielfachzucker, andere bauen diese zu Säuren ab.
3. Die einzelnen Bakterienkolonien verschmelzen zu einem gleichmäßigen, die gesamte Zahnoberfläche überziehenden Bakterienrasen; dieser nimmt rasch an Volumen zu.
4. Nach etwa zwei bis vier Tagen ist die Plaque ausgereift. Sie kann nun als schmieriger, weißlich-gelblicher Bakterienrasen bestehen bleiben, in der Regel beginnt aber in den folgenden Tagen die Zahnsteinbildung: In die Plaque eingedrungene Speichelsalze beginnen etwa ab dem neunten Tag zu mineralisieren, und nach weiteren zehn bis zwanzig Tagen wird aus der ursprünglich weichen, abwischbaren Plaque fest an der Zahnoberfläche haftender Zahnstein.

Die weiche Plaque ist somit immer der Vorläufer der harten Zahnbeläge oder anders ausgedrückt: Zahnstein ist mineralisierte Plaque!

Der mit Plaque überzogene Zahnstein beginnt dann die freie Gingiva immer stärker zu bedecken, er löst Entzündungen des marginalen Parodonts aus, und schließlich dringt er tief in die sich bildenden oder bereits vorhandenen Zahnfleischtaschen vor.

Beim Vordringen des Zahnsteins unter das Zahnfleischniveau verändert er neben der Farbe auch seine Eigenschaften: Der über dem Zahnfleischrand gelegene, aus Salzen des Speichels gebildete, gelblich gefärbte, **supragingivale Zahnstein** haftet der glatten Schmelzoberfläche relativ lose an und kann mit schabenden Instrumenten gut entfernt werden.

Der unterhalb des Zahnfleischrands gelegene, **subgingivale Zahnstein**, auch als **Subgingivale Konkremente** bezeichnet, haftet durch seine innige Verbindung mit dem Wurzelzement besonders fest an der Zahnoberfläche. Seine grünliche oder schwärzlichbraune Farbe stammt von Blutsalzen, die bei Entzündungen in die Tasche ausflossen und im Zahnstein eingelagert wurden.

### Nahrungsbeschaffenheit

Hauptursache für den Kariesbefall ist der in unserer Nahrung enthaltene Zucker, andere Kohlenhydrate wie Stärke spielen nur eine untergeordnete Rolle.

In einer Untersuchung wurde schon 1969 nachgewiesen, dass Mischbrot und Weißbrot keine größere kariesauslösende Wirkung haben als Vollkornbrot. Dieser Sachverhalt wurde durch eine umfangreiche finnische Studie bestätigt. In ihr wurde festgestellt, dass die kariesauslösende Wirkung von Stärke nur etwa ein Zehntel des Zuckers beträgt.

Entscheidender Auslöser kariöser Vorgänge ist vor allem der über den Tag verteilte, regelmäßige Genuss von zuckerhaltigen Speisen und Getränken, vor allem der im Übermaß genossene Rohrzucker (= Saccharose). In Süßigkeiten, stark zuckerhaltigen Getränken, Marmeladen und Brotaufstrichen, Obst- und Gemüsekonserven wird Rohrzucker als billiger Süß- und Konservierungsstoff verwendet. Er dringt rasch in die Zahnbeläge ein und wird dort von den Bakterien ungestört und schnell zu sauren Abbauprodukten gespalten.

Nahrung von fester Beschaffenheit, sogenannte ***kauzwingende Nahrung*** wie Apfel, Mohrrüben und Vollkornbrot, liefert den Mikroorganismen durch ihren hohen Zelluloseanteil wenig energiereiche Nährstoffe. Sie verhindert nicht nur eine rasche Vermehrung der Bakterien, die Bildung von Milchsäure und den Aufbau von Plaque, sondern verbessert durch die gesteigerte Aktivität der Wangen-, Lippen- und Zungenmuskulatur und einen verstärkten Speichelfluss ganz entscheidend die Selbstreinigung der Zahnreihen.

Um jedoch Missverständnissen von vornherein zu begegnen: Die sogenannte *gesunde Ernährung*, vor allem der Genuss von Obst und Fruchtsäften, hat nicht nur positive Wirkungen. Es ist nachgewiesen, dass der tägliche Genuss von drei sauren Äpfeln, das regelmäßige Lutschen auf Zitronenscheiben oder der übermäßige Genuss von Fruchtsäften, z. B. im Rahmen einer Trinkkur, den Zahnschmelz in kurzer Zeit mehr schädigen kann als eine ungenügende Zahnreinigung, da die verdünnende und neutralisierende Wirkung des Speichels in diesen Fällen zum Schutz nicht mehr ausreicht.

### Der Zeitfaktor

Gemeint ist hier die Zeit, die zum Aufbau von Zahnbelägen sowie der Verweildauer der Plaque auf den Zähnen zur Verfügung steht. Sie steht in direktem Zusammenhang mit der Putzhäufigkeit und der mehr oder weniger gründlichen Zahnreinigung jedes einzelnen Menschen. Um die Zahnoberfläche anzugreifen, d. h., die Schmelzkristalle aufzulösen, muss von den Bakterien erst eine *reife Plaqueschicht* gebildet werden. Bei mangelhafter Mundhygiene ist dies, wie gerade beschrieben, bereits nach wenigen Tagen der Fall.

Im Inneren der Plaque entsteht durch Abbau des Zuckers Milchsäure, und diese löst an der Zahnoberfläche die kristallinen Strukturen des Zahnschmelzes auf. Gleichzeitig verhindert die Plaque das Eindringen von Speichel bis zur Zahnoberfläche. Eine Verdünnung der entstandenen Milchsäure oder gar deren Neutralisation an der Zahnoberfläche wird dadurch unmöglich, und der pH-Wert verschiebt sich weiter in den sauren Bereich. In diesem Milieu sind die normalerweise die Mundhöhle besiedelnden Bakterien nicht mehr lebensfähig und sterben deshalb ab. Die Stoffwechseltätigkeit der *kariogenen* (= kariesauslösenden) Mikroorganismen, die im sauer werdenden Milieu noch gut leben können, führt zu einem weiteren Absinken des pH-Werts.

Lange Zeit war man der Auffassung, dass diese organischen Säuren zu schwach seien, um die Kristalle des Zahnschmelzes aufzulösen. Neuere Untersuchungen haben jedoch ergeben, dass bei einem Überschuss von Malzzucker, Fruchtzucker und Traubenzucker im Speichel recht rasch Gärungsprozesse einsetzen, die in wenigen Minuten den pH-Wert an der Zahnoberfläche bis auf 4,5 und 4,0 absinken lassen. Derartig hohe Säurekonzentrationen sind ohne Weiteres in der Lage, den Zahnschmelz zu entmineralisieren.

Je günstiger das Speichelmilieu, je größer die Zuckerzufuhr, je länger die Putzintervalle und je mangelhafter die Mundpflege ist, desto mehr Bakterien siedeln sich auf der Zahnoberfläche an und bilden Plaque.

## Begünstigende Faktoren

Neben den soeben besprochenen *ursächlichen Faktoren* gibt es eine Reihe weiterer Faktoren, die selbst keine kariösen Prozesse auslösen, deren Entstehen aber entscheidend begünstigen. Hierzu zählen *Schmelzhypoplasien*, also mangelhaft mineralisierter Schmelz. Gedrehte, gekippte oder engstehende Zähne sind ebenfalls besonders kariesanfällig, da sich zwischen den Approximalflächen dieser Zähne schlecht zu reinigende *Schmutznischen* bilden.

Besonders bevorzugte Angriffsstellen (sogenannte *Prädilektionsstellen*) sind ferner die Approximalflächen, der Zahnhalsbereich und stark gewölbte Zahnflächen, da die normale Putztechnik zum Sauberhalten stark unter sich gehender Bereiche nicht ausreicht.

Besonders gefährdet sind die Fissuren der Prämolaren und Molaren. Zahnlängsschnitte zeigen, dass Fissuren sehr flach sein können, sich aber auch tief und ampullenartig in den Zahn einsenken. Mit Abstand sind die Fissuren die am häufigsten von Karies befallenen Stellen der Zähne. Schwachstellen sind schließlich auch Grübchen, sogenannte Blinde Löcher (Foramina caeca, Einzahl Foramen caecum). Man findet sie vor allem an den Palatinalflächen oberer, seitlicher Schneidezähne und in den die bukkalen Höcker trennenden, senkrechten Fissuren der Molaren **(Abb. 7.22)**.

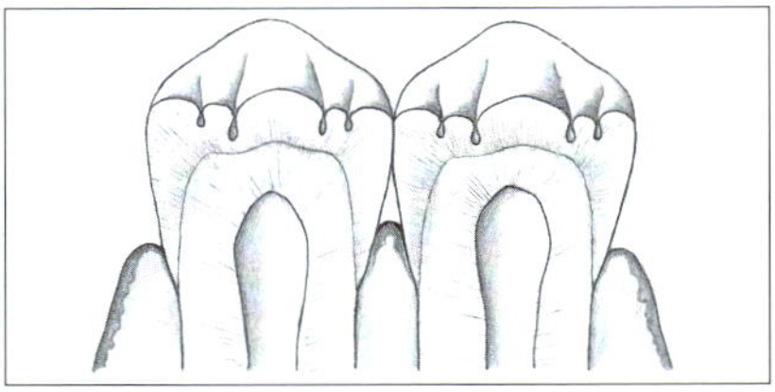

Abb. 7.22 Bevorzugte Angriffsstellen der Karies = Prädilektionsstellen

### Berufliche Tätigkeit

Selbst bei guter Zahnsubstanz und befriedigender Mundhygiene weisen Berufe, bei deren Ausübung vorwiegend Kohlenhydrate oder Zucker verarbeitet werden, überdurchschnittliche Kariesschäden auf. *Zuckerkaries und Mehlkaries* sind bei Müllern, Bäckern und Konditoren als berufstypische Erkrankungen von der Berufsgenossenschaft anerkannt. Einer überdurchschnittlichen Abrasion unterliegen aber auch Gebisse von Gipsern, Maurern oder Steinmetzen, da die mit Speichel vermischten Staubteilchen wie Schleifpaste wirken. Schließlich zeigen Frontzähne von Schneidern, Zimmerleuten oder Schreinern deutliche Spuren verstärkter Abrasion, da deren Zähne häufig zum Festhalten von Nägeln oder zum Abbeißen von Fäden verwendet werden.

### Speichel

Auch am gesunden, plaquefreien Zahnschmelz wechseln sich Phasen der Entmineralisierung nach Nahrungsaufnahme und

Remineralisierung in den dazwischenliegenden Zeiträumen ab. Dennoch überwiegt im Normalfall die Zeit der Remineralisierung bei Weitem, da der Speichel die Zähne ständig umspült, Ionen in den Zahnschmelz eindringen können und das aus den Speicheleiweißen gebildete Schmelzoberhäutchen den Zahnschmelz als dünne Schutzschicht überzieht.

Gelangen konzentrierte Säuren mit der Nahrung in die Mundhöhle, dann antwortet der Organismus zudem mit erhöhter Speichelausschüttung: Jeder kennt aus eigener Erfahrung das zum Teil schmerzhafte Einschießen des Speichels beim Genuss saurer Früchte wie Äpfeln, Zitronen und Grapefruits, Fruchtsäften oder sauren Salaten. Der in größerer Menge abgesonderte Speichel hat zum einen verdünnende Wirkung, zum anderen neutralisierende Wirkung, indem die enthaltenen Karbonate und Phosphate den pH-Wert zurück in den neutralen Bereich verschieben.

Eine chronisch reduzierte Speichelmenge oder das völlige Fehlen von Speichel nach operativer Entfernung der Speicheldrüsen hat ein sprunghaftes Ansteigen kariöser Defekte zur Folge. Ebenso erhöht eine geringe Speichelsekretion dessen Zähflüssigkeit (= Viskosität) und führt zu verstärkter Belagbildung. Durch die geringe Menge ist ferner die physiologische Spülwirkung des Speichels stark eingeschränkt.

### Zahnersatz

Schließlich können auch zahnärztliche Maßnahmen und zahntechnische Arbeiten die Entstehung kariöser Prozesse begünstigen oder sogar ursächlich auslösen. Beispiele hierfür sind:

- einradierte Klammerauflagen,
- angeätzte Zahnflächen bei festsitzenden kieferorthopädischen Bandapparaturen,
- abstehende Kronenränder, bei denen sich der Befestigungszement im Lauf der Zeit auswäscht,
- zu stark aktivierte gebogene Klammern und nichtpolierte Klammern von Modellgussprothesen, die bei Belastung der Prothese einfedern und an der Zahnoberfläche scheuern,
- passungenaue Inlays, bei denen sich ein Spalt zwischen Inlayrand und Kavitätenpräparation ergibt,
- falsche Lage von Bügeln, Verbindern oder Basismaterial, die das marginale Parodont abdecken und Schmutznischen entstehen lassen,
- bei Eingliederung von festsitzendem Zahnersatz sind die benachbarten Zähne kariesgefährdet, da die physiologische Kontaktfläche verändert wird.

## Der weitere Verlauf der Karies

Bei genügend langer Einwirkungsdauer der Plaque auf die Zahnoberfläche kommt es zu nicht mehr umkehrbaren (= irreversiblen) Entkalkungen der Schmelzoberfläche. Erkennbar sind diese Schmelzdefekte zunächst durch weißliche, kreideähnliche Verfärbungen auf der Zahnoberfläche, **Kreideflecken** genannt. Diese verfärben sich mit der Zeit durch Einlagerung von Farbstoffen aus Blut und Nahrung bräunlich bis schwärzlich. Je nach Härte des Zahnschmelzes dringt der kariöse Prozess mehr oder weniger rasch unter Auflösung der Schmelzkristalle in die Tiefe vor und erreicht schließlich das Dentin.

In diesem Stadium treten beim Genuss heißer oder kalter sowie süßer oder saurer Speisen oder Getränke die ersten Schmerzen auf. Grund hierfür ist die Tatsache, dass die Odontoblastenfortsätze (Tomes'sche Fasern), die in den Dentinkanälchen das gesamte Dentin bis zur Schmelz-Dentin-Grenze durchziehen, durch thermische und chemische Reize erregt werden.

Zwar versuchen die gereizten Odontoblastenfortsätze durch Bildung von sogenanntem **Reizdentin** die Dentinkanälchen zu verschließen und den Zerstörungsprozess aufzuhalten, aber nur in seltenen Fällen gelingt es dem Körper, die Karies im Dentin endgültig zu stoppen. In der Regel dringen die Erreger in den Dentinkanälchen recht rasch zur Pulpa vor und lösen dort eine eitrige Entzündung des Pulpagewebes (= **Pulpitis**) aus.

Wie jedes Körpergewebe versucht auch die Pulpa, durch verstärkte Blutzufuhr (Hyperämie) der Entzündung Herr zu werden. Die Folgen sind für den Organismus meist nicht nur sehr schmerzhaft, sondern äußerst folgenreich: Da die Zahnhöhle dem ansteigenden Druck nicht nachgeben kann, entstehen als Folge des anhaltenden Überdrucks plötzlich auftretende und meist länger andauernde, heftige Zahnschmerzen; zum anderen kommt es am Wurzelloch zu einem regelrechten Blutstau. Da weder Blut aus der Pulpa abfließen, noch neues Blut zur Ernährung und Abwehr in die Pulpahöhle gelangen kann, wird die Pulpa regelrecht abgequetscht, stirbt ab (= **Pulpanekrose**) und verfault (= **Gangrän**).

Die weitere Entwicklung hängt von der Wirkung der Krankheitserreger und den Abwehrkräften des Organismus ab. Immer mehr bakterienhaltiger Eiter dringt durch das Wurzelloch in das umliegende Gewebe aus und führt dort zu unterschiedlichen akuten oder chronischen Folgezuständen wie **Abszessen** *(Dicke Backe)*, **Granulomen**, **Fisteln**, **Zysten** oder **Entzündungen des Knochenmarks**, auf die aber hier nicht im Einzelnen eingegangen werden soll.

Besonders schädlich sind Granulome, da sie als unerkannte Herderkrankungen den Körper über lange Zeit durch Abgabe giftiger Stoffwechselprodukte nachhaltig schädigen und die Abwehrkraft des Organismus entscheidend schwächen können.

Werden pulpentote Zähne rechtzeitig wurzelbehandelt, können sie noch lange ihre Funktion erfüllen: Der pulpentote und mit einer dicht abschließenden Wurzelspitzenfüllung versehene Zahn wird mit einem Wurzelstiftaufbau versehen, z. B. als Gusskappenstiftkrone oder als eine mit Wurzelstiftaufbau versehene Verblendkrone gestaltet. In vielen Fällen sind die Zähne aber so stark geschädigt, dass nur noch eine Entfernung infrage kommt.

### *7.2.2 Parodontopathien*

In der Einleitung zu diesem Kapitel wurde bereits erwähnt, dass alle Erkrankungsformen des Zahnhalteapparats unter dem Sammelbegriff **Parodontopathien** zusammengefasst werden.

Als ***Marginale Parodontopathien*** bezeichnet man alle vom Zahnfleischrand oder marginalen Bereich des Parodonts ausgehenden Veränderungen der parodontalen Gewebe. Alle Formen haben im Endstadium die Zerstörung des Halteapparats und den Ausfall der Zähne zur Folge.

Parodontopathien sind durch folgende Eigentümlichkeiten besonders gefährlich:

- Sie verlaufen im Gegensatz zur Karies in den meisten Fällen schmerzlos; akut schmerzhafte Zustände treten selten auf.
- Für den nicht informierten Durchschnittspatienten scheint trotz auffälliger Symptome, wie z. B. Zahnfleischbluten oder starker Lockerung, kein dringliches Behandlungsbedürfnis vorzuliegen.
- Noch immer gilt Zahnverlust für viele Menschen als natürliche Begleiterscheinung des fortschreitenden Lebensalters, gegen die anzukämpfen keinen Sinn hat.

#### Auffällige Krankheitszeichen oder Symptome

- Gerötetes, verdicktes Zahnfleisch, das beim Kauen harter Nahrung oder Zähneputzen mit Zahnfleischbluten reagiert; es ist das erste, auffällige Anzeichen einer krankhaften Veränderung des Zahnhalteapparats.
- Mehr oder weniger starke Ablagerung von Plaque oder Zahnstein.
- Bildung von Zahnfleischtaschen mit eitrigem, meist übelriechendem Ausfluss – und als Folge davon starker Mundgeruch.
- Girlandenförmig verdickte Zahnfleischränder *(McCall-Girlanden)*.

- Keilförmig eingerissenes Zahnfleisch *(Stillman-Spalten)*.
- Breitflächiger Rückgang des Zahnfleischs (= *Gingivarezession*) und scheinbares Längenwerden der Zähne.
- Deutlich erkennbare Schliffflächen an Zähnen (sogenannte *Bruxofacetten*),
- Starke Lockerung der Zähne.
- Ausfall der betroffenen Zähne.

## Auslösende Ursachen

Wie bei der Karies, so sind auch für das Entstehen von Zahnbetterkrankungen eine Reihe auslösender Faktoren verantwortlich. Man fasst diese zu drei Ursachenkomplexen zusammen:

- Durch Plaquebildung ausgelöste Entzündungen.
- Endogene (innere) Störungen.
- Funktionelle Störungen im Kausystem.

### 1. Durch Plaquebildung ausgelöste Entzündungen

Wie bei der Karies ist die Plaque die wichtigste und häufigste Ursache bei der Entstehung von Entzündungen der marginalen Gingiva und der sich aus ihr entwickelnden, in die Tiefe fortschreitenden Entzündung des Zahnhalteapparats.

> Waren an der Zerstörung der Zahnhartsubstanzen die von den Bakterien erzeugten, sauren Stoffwechselprodukte schuldig, so sind für die Auflösung des Zahnhalteapparats die von den Bakterien ausgeschiedenen Giftstoffe und eiweißauflösenden Enzyme verantwortlich.

### 2. Innere (= endogene) Störungen

Auch Allgemeinerkrankungen oder Stoffwechselstörungen können selbst keine Parodontopathien auslösen, sie beeinflussen jedoch sehr stark die Widerstandskraft des Körpers: Zum einen schwächen sie die Abwehrkraft der marginalen Gingiva gegenüber entzündungsauslösenden Ausscheidungen der Bakterien, zum anderen verringern sie die Regenerationsfähigkeit dieses Gewebes.

Von den nachstehend aufgeführten Allgemeinerkrankungen und Stoffwechselstörungen ist bekannt, dass bei ihrem Auftreten verstärkt Entzündungen oder fortschreitende Zerstörungen des Zahnhalteapparats festgestellt werden können:

- Zuckerkrankheit (Diabetes mellitus) und Schilddrüsenüberfunktion,
- Blutkrankheiten (Anämie und Leukämie),
- Vitaminmangelerkrankungen (Mangel an Vitamin C = *Skorbut* und Mangel an Vitamin $B_{12}$),
- Eisen- und Eiweißmangel,
- Hormonelle Veränderungen oder Störungen, wie sie während der Pubertät, *(Pubertätsgingivitis)*, der Schwangerschaft *(Schwangerschaftsgingivitis)* und in den Wechseljahren auftreten, aber auch im Zusammenhang mit der Einnahme der Pille *(Pillengingivitis)*.

### 3. Funktionelle Störungen

Wie die endogenen Störungen können auch funktionelle Störungen selbst keine Erkrankungen des Zahnhalteapparats auslösen, sie begünstigen und beschleunigen jedoch die Auflösung des Halteapparats durch ständige Fehlbelastung und dadurch entstehen Über- bzw. Unterbelastung.

> Unphysiologische Belastungen des Zahns, vor allem horizontale Auslenkungen, führen über erhöhte Zahnlockerung, **Okklusales Trauma** genannt, zum Abbau des Zahnhalteapparats, nicht aber zu dessen Entzündung.

## Hauptursachen funktioneller Störungen

### a) Vorzeitige okklusale Kontakte beim Kieferschluss

Sie entstehen als Folge von Bissanomalien wie dem tiefen Biss, bei dem die Unterkieferzähne auf das palatinale Zahnfleisch aufbeißen und dieses beschädigen, oder sind die Folge von Zahnwanderungen und Zahnkippungen nach Antagonistenverlust **(Abb. 7.23)**.

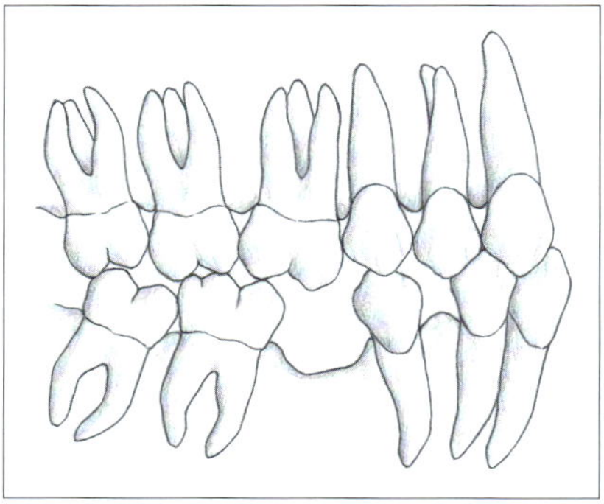

Abb. 7.23 Folgen von Zahnverlust

**b) Unphysiologischer Zahnersatz**

Kantorowicz prägte hierfür vor fast 100 Jahren den treffenden Ausdruck *Maßnahme der Zahnunheilkunde*. Als Beispiel sollen genannt werden:

- Abstehende oder zu dicke Kronenränder,
- fehlende approximale Kontakte, die zu Kippungen der Nachbarzähne und in der Folge zu Störungen der Kieferbewegungen, sogenannten *Dysfunktionen*, führen,
- fehlerhafte Ränder von Kronen, Teilkronen oder Inlays,
- schlechte Anpassung festsitzender oder herausnehmbarer Prothesen,
- überhöhte Füllungen, Aufbauten und Brückenglieder mit Überkonturierung,
- falsch gestaltete Klammern, die das Zahnfleisch berühren.

**c) Gleithindernisse bei funktionellen Bewegungen**

Gleithindernisse treten sowohl auf der Laterotrusionsseite auf und werden dann als *Hyperbalancen* bezeichnet, sie sind aber sehr häufig auf der Mediotrusionsseite in Form von *Balancestörungen* zu finden. Man trifft sie vor allem im Zusammenhang mit abradierten Eckzähnen und dem Verlust der Eckzahnführung an, sie entstehen aber auch sehr leicht, wenn bei der Herstellung von Einzelkronen oder Brücken funktionelle Zusammenhänge wie die Bewegungsbahnen antagonistischer Höcker nicht berücksichtigt werden (siehe Kapitel 6).

**d) Parafunktionen**

In der Zahnheilkunde versteht man hierunter die funktionellen Leistungen des Gebisses (wörtlich übersetzt: Nebenfunktionen eines Organs), die außerhalb der normalen Kaufunktion liegen, sowie ungewöhnliche oder gar widersinnige Bewegungsabläufe des Kausystems, die zu einer Überbelastung parodontaler Gewebestrukturen führen.

Typische Formen parafunktioneller Tätigkeit sind:

- Stressbedingtes Pressen und Knirschen mit den Zähnen,
- Zungenpressen,
- Lippen- oder Wangenbeißen,
- Nägelbeißen,
- Fingerlutschen,
- Bleistift- oder Pfeifekauen.

Diese im deutschen Sprachgebrauch genannten *schlechten Angewohnheiten* bezeichnet man im Englischen als **habits**.

In vielen Fällen ist das Kausystem in der Lage, sich diesen okklusalen Störungen anzupassen. Häufig aber erschweren psychische Spannungszustände die Anpassungsfähigkeit des Kausystems an diese Veränderungen. In solchen Fällen wird dann unbewusst versucht, die zentrischen Vorkontakte durch Pressen zu *versenken* oder die Gleithindernisse durch Knirschen *wegzureiben*.

Bei zentrischen Vorkontakten besteht ferner die Gefahr, dass beim Abgleiten in die Habituelle Interkuspidation andere Zähne mitberührt und im Lauf der Zeit ebenfalls geschädigt werden.

Die Folgen parafunktioneller Tätigkeit wirken sich aber auch auf andere Teile des

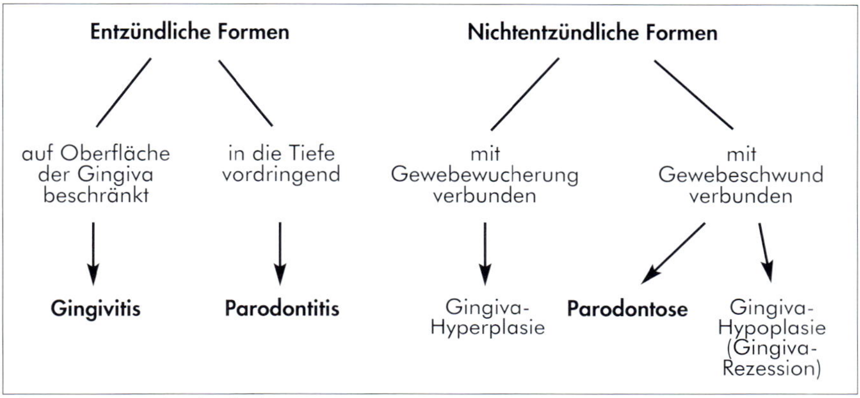


Tab. 7.1 Formen parodontaler Erkrankungen

Kausystems aus: Sie führen zu Muskelschmerzen (Myopathien) in der Kaumuskulatur oder können schmerzhafte Veränderungen im Bereich des Kiefergelenks auslösen (Arthropathien).

Nach der gültigen deutschen Nomenklatur, dargestellt in **Tabelle 7.1**, unterscheidet man folgende Formen parodontaler Erkrankungen:

## Nicht entzündliche Formen

### Mit Gewebeschwund verbundene Formen

Eigentlich sind diese Formen ausschließlich von zahnärztlichem Interesse, dennoch soll kurz auf sie eingegangen werden, da der Zahntechniker sie täglich an den auf seinem Arbeitsplatz stehenden Modellen erkennen kann.

Das auch für den Patienten auffälligste Merkmal der als **Gingivarezession** bezeichneten Schwundform (= Atrophie) ist der fortschreitende Rückgang des Zahnfleischs, verbunden mit einer Freilegung der Zahnwurzeln ohne erkennbare Entzündungssymptome und ohne Ausbildung von Zahnfleischtaschen.

Als **Stillman-Spalten** wird eine besondere Form der Gingivarezession bezeichnet: Sie ist durch schmale Schlitze gekennzeichnet, die vom Zahnfleischrand nach apikal ziehen. Ursachen sind entzündliche Veränderungen in Verbindung mit funktionellen Störungen (traumatische Okklusion, Parafunktionen u. A.) **(Abb. 7.24)**.

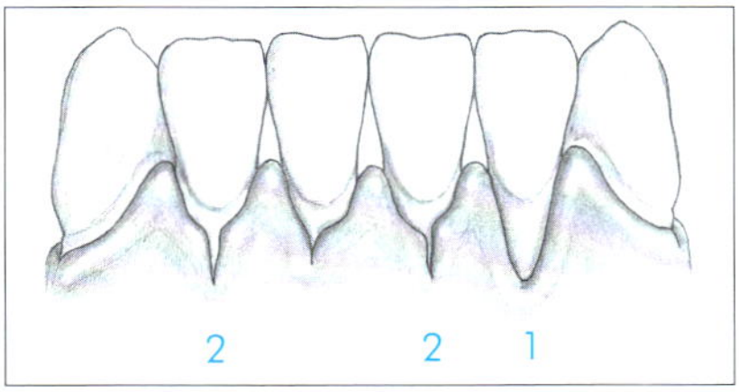


Abb. 7.24 Gingivarezession (1) und Stillman-Spalten (2)

### Mit Gewebewucherungen verbundene Erkrankungen

Die als **Gingivahyperplasien** bezeichneten Gewebewucherungen sind ebenfalls sehr gut an Modellen erkennbar. Als Folge entzündlicher wie nichtentzündlicher Prozesse entstehen im Bereich der Interdentalpapille und des Zahnfleischrands stark vorquellende Zahnfleischwucherungen. Im Zusammenhang mit funktionellen Störungen (im Sinne horizontaler Belastungen der Zähne) findet man girlandenförmige Verdickungen der marginalen Gingiva. Man bezeichnet sie als **McCall-Girlanden (Abb. 7.25)**.

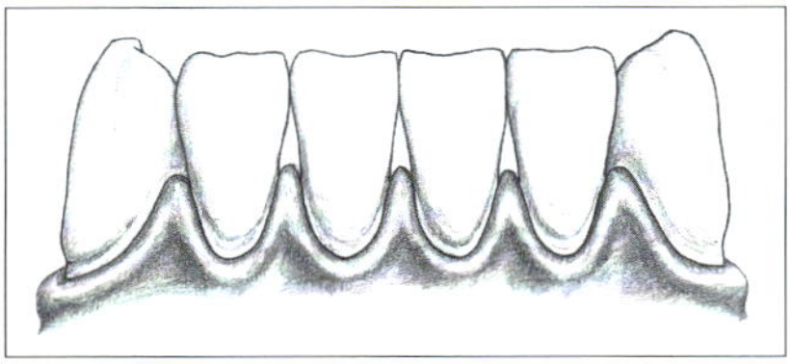

Abb. 7.25 McCall-Girlanden

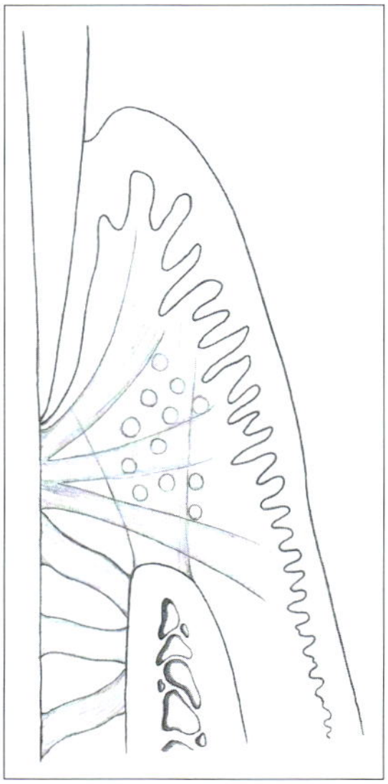

Abb. 7.26 Gesundes Marginales Parodont. Das Saumepithel ist bis zur Schmelz-Zement-Grenze mit der Zahnoberfläche verhaftet. Rings um den Zahn bildet sich eine etwa 0,5 mm tiefe Furche, die Physiologische Zahnfleischfurche.

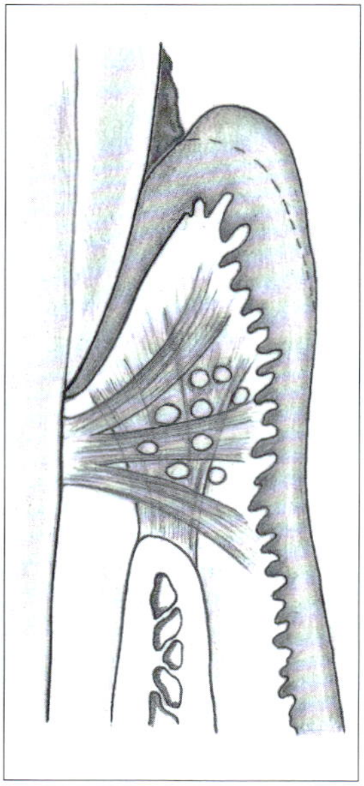

Abb. 7.27 Gingivitis mit Pseudotaschenbildung: Zwar ist das marginale Zahnfleisch entzündet, das Saumepithel aber noch unverändert und durch den Epithelansatz noch fest mit der Zahnoberfläche verhaftet.

## Entzündliche Formen

### Gingivitis

In der Regel beginnt die Gingivitis, d. h. die Entzündung der Gingiva, in der Gegend der Papillenspitze und dehnt sich dann im Lauf der Zeit über die gesamte marginale Gingiva aus.

Sie ist durch Schmerzempfindlichkeit, Rötung, Schwellung und leichte Blutungsneigung gekennzeichnet. Durch die starke Schwellung wölbt sich das Marginale Zahnfleisch häufig stark auf und lässt am Zahnfleischrand eine **Pseudotasche** entstehen, der Epithelansatz ist aber immer noch fest mit der Zahnoberfläche verbunden **(Abb. 7.26 und 7.27)**.

Erst bei anhaltender Entzündung beginnen sich das die Zahnfleischfurche auskleidende Epithel und das Saumepithel zu verändern und von der Zahnoberfläche abzulösen.

> Lange Zeit war man der Meinung, die Erkrankung des Parodonts sei ein stetig fortschreitender Zerstörungsprozess. Heute weiß man, dass eine Gingivitis sehr lange Zeit fortbestehen kann, ohne dass daraus eine Parodontitis entstehen muss. Der Zeitpunkt und die Ursachen, wann und warum aus einer Gingivitis eine Parodontitis entsteht, ist unbekannt.

Dass die eigentliche Ursache für das Entstehen einer Gingivitis in mangelhafter Mundhygiene zu suchen ist und innerhalb einer bestimmten Zeit durch gründliche, regelmäßige Mundhygiene wieder völlig umgekehrt und auf Dauer verhindert werden kann, zeigt der Modellversuch einer *experimentellen Gingivitis* aus dem Jahr 1965:

Das dänische Forscherteam Loe, Theilade und Jensen zeigte in diesem klassischen und für die Zahnheilkunde bahnbrechenden Modellversuch die krankmachende Wirkung der Plaque auf die Gewebestrukturen des Saumepithels nach.

Ihre Versuchsanordnung bestand aus **drei Phasen**:

In der **Vorbereitungsphase** wurde einer Gruppe von Freiwilligen die optimale Mundhygiene beigebracht. Alle Teilnehmer waren danach in der Lage, Zähne und Zahnfleisch optimal zu pflegen und eine perfekte Plaquekontrolle ihres Gebisses durchzuführen. Zu Beginn des Experiments hatten alle Teilnehmer plaquefreie Zähne und eine gesunde Gingiva.

In der **Phase ohne Plaquekontrolle** verzichteten alle Versuchspersonen für 14 Tage völlig auf das Zähneputzen, sodass sich die Zahnbeläge ungestört entwickeln konnten. Während dieser zweiten Versuchsphase wurden sowohl die Plaqueentwicklung wie auch die Veränderungen am Zahnfleischsaum gemessen. Innerhalb dieser 14 Tage entstanden als Folge der ungestörten Plaquebildung entzündliche Veränderungen am Saumepithel des marginalen Parodonts: eine Gingivitis.

Am 15. Tag des Experiments begann die **Phase der wieder einsetzenden Plaquekontrolle**: Die Zähne wurden professionell gereinigt und alle Beläge entfernt. Mit einer Verzögerung von mehreren Tagen klangen die entzündlichen Veränderungen am Zahnfleischsaum völlig ab und das erkrankte Zahnfleisch heilte vollständig aus.

Dieser Versuch wurde in den vergangenen Jahrzehnten regelmäßig wiederholt – zuletzt vom gleichen Forscherteam im Jahr 2006 – und führte stets zu denselben Ergebnissen! **(Abb. 7.28)**.

## Parodontitis

Von einer Parodontitis wird dann gesprochen, wenn die Entzündung der Gingiva fortschreitet, also vom marginalen Parodont auf tiefergelegene Anteile des Zahnhalteapparats übergreift.

Durch den anhaltenden Entzündungsprozess überlagern sich zwei Vorgänge, die schließlich zum Ablösen des Epithels von der Zahnoberfläche und zur Ausbildung einer Zahnfleischtasche führen:

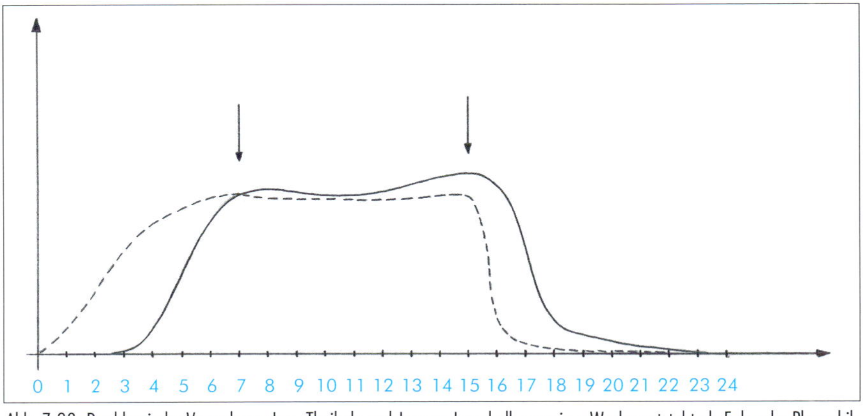


Abb. 7.28 Der klassische Versuch von Loe, Theilade und Jensen: Innerhalb von einer Woche entsteht als Folge der Plaquebildung (gestrichelte Linie) eine auffällige Zahnfleischentzündung (ausgezogene Linie). Nach Wiederaufnahme der gründlichen Zahnpflege heilt die Gingivitis innerhalb weniger Tage völlig aus.

**1. Schädigende Wirkung der Plaquebakterien**

Zwei Stoffwechselprodukte der Plaquebakterien schädigen das marginale Parodont. Zum einen sind es giftige Ausscheidungen, die als allgemeines Stoffwechselprodukt von jedem Organismus gebildet werden. Sie lähmen die Stoffwechseltätigkeit der Zellen der marginalen Gingiva.

Hinzu kommen eiweißauflösende Enzyme, welche die Plaquebakterien gebildet haben, um die aus dem Mundhöhlenmilieu stammenden Eiweiße (Nahrungsreste, Zellreste abgestorbener Zellen oder Speicheleiweiße) verdauen zu können. Diese bakteriellen Ausscheidungen dringen über das Zahnfleisch und vor allem über die Zahnfleischfurche in das gingivale Bindegewebe ein und lösen dort die kollagenen Bindegewebefasern auf.

**2. Immunreaktion der marginalen Gingiva**

Durch diese eben beschriebenen Vorgänge werden im Bindegewebe des marginalen Parodonts Immunreaktionen des Organismus ausgelöst, die zu weiterem Gewebeabbau führen: Als Antwort auf die eingedrungenen Substanzen wandern Lymphozyten, Granulozyten und Makrophagen durch das gingivale Bindegewebe und das Epithel in die Zahnfleischfurche. Dort versuchen sie, die Plaquebakterien und deren schädigende Stoffwechselprodukte zu vernichten. Bei diesem Abwehrkampf werden von den körpereigenen Zellen stammende, eiweißabbauende Enzyme freigesetzt; der Abbau von Kollagenfasern des gingivalen Bindegewebes und damit der Abbau des marginalen Parodonts wird dadurch beschleunigt.

Die in die Tiefe fortschreitende, entzündliche Veränderung des Parodonts, die **Parodontitis**, beginnt in dem Augenblick, wo sich das Innere Saumepithel von der Zahnoberfläche ablöst. Es bildet sich eine **Zahnfleischtasche**, die vom in die Tiefe wachsenden, verhornenden Sulkusepithel ausgekleidet und als **Taschenepithel** bezeichnet wird.

Das typische Merkmal einer Parodontitis sind Taschen von zum Teil beträchtlichem Ausmaß (sechs Millimeter und mehr!). Im weiteren Verlauf entstehen Knochentaschen; sie sind aber nur im Röntgenbild als Verbreiterung des Periodontalspalts erkennbar. Parallel mit der Zerstörung des Parodonts erhöht sich auch die Zahnbeweglichkeit. Die Entwicklung einer Zahnfleischtasche ist in **Abbildung 7.29** dargestellt.

### *7.2.3 Muskel- und Gelenkserkrankungen (Myoarthropathien)*

Die Elemente des Kausystems, Zähne, Halteapparat, Kiefergelenke und die Muskulatur sind über neuronale Regelkreise miteinander verbunden und ermöglichen im gesunden Kausystem ein störungsfreies Zusammenspiel. Es ist durch maximale Wirkung bei geringstem Energieeinsatz und Kraftaufwand unter gleichzeitiger Schonung aller beteiligten Strukturen gekennzeichnet.

Das Kausystem besitzt erstaunliche Fähigkeiten, sich den funktionellen Veränderungen im Lauf eines Lebens anzupassen. Erfolgen diese Veränderungen allmählich, wie dies beim Herauswachsen und in die Lücke kippen nach Zahnverlust der Fall ist, so hat das Kausystem genügend Zeit zur Anpassung. Der Zahnarzt kann dann zwar objektiv eine veränderte Okklusion und möglicherweise auch eine Funktionsstörung feststellen, der Patient hat aber subjektiv keine Beschwerden.

In vielen Fällen wird aber die individuelle Toleranzschwelle überschritten, sodass es zu

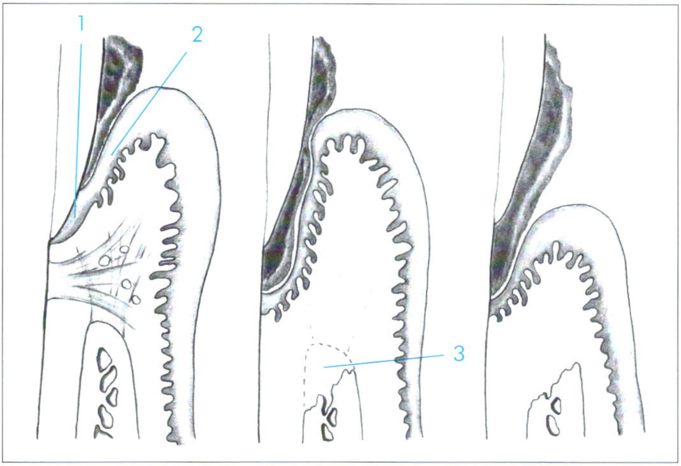


Abb. 7.29
Stadien einer Parodontitis: Am Anfang Ablösung des Epithelansatzes vom Schmelz, das Sulkusepithel (1) wächst in die Tiefe und bildet verhorntes Taschenepithel (2). Plaque und Zahnstein bewirken eine Entzündung, es kommt zum Abbau der Faserstrukturen und des Alveolarknochens (3) und in der Folge zum Rückgang des Zahnfleischs.

massiven Funktionsbeeinträchtigungen und Schmerzen kommt.

Für die umfassende Beschreibung dieser teilweise äußerst schmerzhaften Muskel- und Kiefergelenkserkrankungen benutzt man neben anderen Begriffen im deutschen Sprachgebrauch vor allem die Ausdrücke *Myofaziales Schmerzsyndrom* und *Myoarthropathien*. (Zusammengesetzt aus *Myopathie* = Erkrankung der Muskulatur mit Muskelschmerzen, *Arthropathie* = Erkrankung der Kiefergelenke)

**Typische Symptome** sind:

- Bewegungseinschränkung des Unterkiefers,
- Schmerzen beim Bewegen des Unterkiefers,
- Schmerzen in einem oder mehreren Kaumuskeln,
- gestörte, meist sehr schmerzhafte Funktion der Kiefergelenke.

Die Ursachen der Myoarthropathien sind vielschichtig und im Einzelnen nur schwer zu ermitteln, in der Regel lassen sie sich auf **drei Ursachenkomplexe** zurückführen, die untereinander in engem Zusammenhang stehen:

### 1. Veränderungen und Störungen in der Okklusion

Schon der Verlust eines Zahns kann durch das Kippen der Nachbarzähne und das Herauswachsen des oder der Antagonisten die Okklusion nachhaltig verändern und zu asymmetrischer Muskelfunktion beim Kauen, Schlucken oder Sprechen führen. Dies hat ferner zur Folge, dass bestimmte Muskelgruppen eine andere Aktivität und das Gehirn dafür neue Steuerprogramme entwickeln müssen als im gesunden Zustand, um entweder das störende Hindernis zu umfahren oder den unangenehmen Kontakt zu vermeiden – wie dies dann beim einseitigen Kauen der Fall ist.

### 2. Ungenügende Anpassungsfähigkeit des Kausystems

Die besondere Bedeutung der Okklusionsstörungen durch zu hohe Füllungen, Kronen oder Brücken oder falsch platzierte Höcker und Fissuren liegt vor allem in der Tatsache, dass die Änderung plötzlich erzwungen wird. Das Kausystem hat dann nicht genügend Zeit, sich den veränderten Bedingungen anzupassen.

Es wird dann häufig versuchen, den störenden Zahn durch Pressen gleichsam im Kiefer zu versenken oder durch Reiben mit den Zähnen (Knirschen) die störenden Stellen zu beseitigen.

Diese unphysiologischen Funktionen des Kausystems, **Parafunktionen** genannt, führen bei geschwächten Parodontien durch Abbau des Alveolarknochens zu starken Lockerungen und Stellungsänderungen der betroffenen Zähne; bei gesunden Parodontien werden die Zähne stark abradiert und weisen auffällige Schlifffacetten auf (= **Bruxofacetten**). Die ständige Überbeanspruchung der Muskulatur und der Gelenke hat dann die oben beschriebenen Myoarthropathien zur Folge.

**3. Psychische Veranlagung und psychische Belastung des Patienten**

Welches Ausmaß eine Okklusionsstörung haben muss, um Parafunktionen und sich daraus entwickelnde Myoarthropathien auszulösen, hängt in entscheidendem Maße von der psychischen Situation und der Belastungsfähigkeit des Betroffenen durch Stress ab.

Untersuchungen haben gezeigt, dass ein großer Teil der Patienten mit Dysgnathien oder schweren Okklusionsstörungen nicht über Kopfschmerzen oder Muskel- und Gelenkschmerzen klagen, obwohl die Kaufunktion zum Teil erheblich eingeschränkt ist; diese Patienten waren psychisch sehr ausgeglichen.

Andererseits wiesen manche an starken Kopfschmerzen leidende Patienten nur minimale okklusale Störungen auf. Sie waren aber stark depressiv, fühlten sich beruflich überlastet oder überfordert und litten als Folge davon unter Schlaflosigkeit oder Einschlafstörungen oder sie hatten Konfliktsituationen in Familie und Beruf durchzustehen.

Bei ihnen führte der ständige Spannungszustand zu einem erhöhten Muskeltonus und erhöhter Muskelaktivität durch Pressen oder Knirschen und als Folge davon zu Myoarthropathien. (Jeder von uns hat schon als kleines Kind gelernt, *die Zähne zusammenzubeißen* oder in entsprechenden Situationen *sich durchzubeißen*.)

Ein besonderes Problem stellen Patienten dar, bei denen eine lang anhaltende *Myoarthropathie* selbst zu einer psychischen Belastung wird. Der Schmerzzustand hat sich bei ihnen häufig verselbstständigt und es lässt sich meist nicht mehr feststellen, ob diese Patienten zuerst ihre psychischen Probleme hatten oder erst durch die Okklusionsstörungen und die dadurch verursachten Muskel- und Gelenkschmerzen zum *psychiatrischen Fall* wurden.

## 7.3 Kariesprophylaxe und Parodontalhygiene

In den vergangenen Kapiteln wurden die Ursachen der Entstehung kariöser Prozesse und parodontaler Erkrankungen behandelt. Für beide galt: Sie sind in erster Linie das Ergebnis mangelhafter Mundhygiene.

Es kann deshalb nicht deutlich genug herausgestellt werden: Regelmäßige, gründliche und systematische Mundhygiene verhindert den Aufbau der Plaque und damit das Entstehen von Karies und marginalen Parodontopathien.

Erfolgreiche Mundhygiene setzt folgende Bedingungen voraus:

- regelmäßige, gründliche Reinigung der Zähne,

- richtige, systematische Putztechnik mit geeigneten Putzinstrumenten und Hilfsmitteln,
- regelmäßige Kontrolle durch den Zahnarzt.

### 1. Regelmäßige, gründliche Reinigung der Zähne

Grundsätzlich wäre es am besten, wenn die Zähne sofort nach jeder Nahrungsaufnahme gereinigt würden, vor allem nach Zuckergenuss. Da sich dies nicht immer durchführen lässt, gilt als Grundregel: wenigstens zweimal täglich – morgens und abends – gründlich die Zähne reinigen. Ein ungefährer, zeitlicher Richtwert sind mindestens drei bis fünf Minuten. Dennoch sind Zeitangaben problematisch: Man kann nun mal nicht davon ausgehen, dass längeres Zähneputzen auch grundsätzlich eine größere Sauberkeit der Zähne zur Folge hat.

### 2. Richtige, systematische Putztechnik mit geeigneten Putzinstrumenten und Hilfsmitteln

#### Zahnbürste

Wichtigstes Putzinstrument ist die Zahnbürste. Das Angebot ist so groß und die Bürsten teilweise so unterschiedlich, dass der Durchschnittspatient einfach überfordert ist, wenn er aus der Vielzahl der angebotenen Bürsten die geeignete auswählen soll: Naturborsten oder Kunststoffborsten, viele Borstenbüschel, V-Borsten, gerader, abgewinkelter oder runder Bürstengriff, großer oder kleiner, langer oder kurzer Bürstenkopf, Handzahnbürste oder elektrische Zahnbürste ...?

Die wichtigsten Merkmale, die eine gute Bürste kennzeichnen, sind:

- kleiner Bürstenkopf, damit die Bürste alle Gebissabschnitte gut erreichen kann,
- planes Borstenfeld mit zahlreichen Borstenbüscheln *(multi-tufted)*,
- mittlerer Härtegrad der Borsten, bei Zahnfleischbluten besser eine weiche Bürste,
- keine Naturhaarborsten, sondern hochelastische Kunststoffborsten; diese sollten an ihrem Ende abgerundet sein, um Verletzungen des Zahnfleischs zu vermeiden,
- Zahnbürsten mit V-förmiger Anordnung der Borstenbündel nur verwenden, wenn sie abgerundete Borsten haben, so wie alle anderen, auf dem Markt befindlichen Zahnbürsten mit planem Borstenfeld. Welche man für sich selbst als besser empfindet, muss man ausprobieren. Normalerweise sollte der Härtegrad der Borsten mittelhart sein. Bei V-Bürsten werden aber auch Bürsten mit harten Borsten angeboten. Natürlich ist der Abrieb der Plaque dadurch leichter möglich, aber Untersuchungen haben ergeben, dass durch zu großen Druck beim Zähneputzen und die Benutzung abrasiver Pasten die Gefahr massiver Schädigungen von Zahnhartsubstanz und marginalem Parodont sehr groß ist.
- gerader Griff, der gut in der Hand liegt **(Abb. 7.30)**.

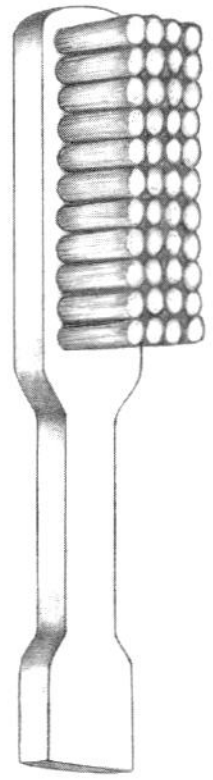

Abb. 7.30
Bürstenkopf einer Bürste, wie sie von Parodontologen empfohlen wird. Der Bürstenkopf sollte aus drei bis vier Reihen zu je acht bis zehn Borstenbüscheln bestehen, das Borstenfeld plan geschnitten und die Borstenspitzen abgerundet sein.

Fast in jedem zweiten deutschen Haushalt befinden sich elektrische Zahnbürsten, und viele sind davon überzeugt, dass damit auch der Putzeffekt von vornherein garantiert sei. Regelmäßige Untersuchungen, in denen die Wirksamkeit elektrischer Zahnbürsten mit der herkömmlicher handgeführter Zahnbürsten verglichen wurden, bestätigen immer wieder aufs Neue: bei entsprechender Gründlichkeit ist der Reinigungseffekt derselbe.

Da aber nicht jeder bereit ist, für die tägliche Mundhygiene mindestens zwei Mal fünf Minuten aufzubringen und für sogenannte Putzmuffel, die nicht oder nur sehr unregelmäßig putzen, empfehlen deshalb heute Zahnärzte für die tägliche Mundhygiene anstelle der Handzahnbürste die bequemer zu bedienende elektrische Zahnbürste zu benutzen. Seit Jahren konkurrieren zwei Systeme:

**Rundkopfbürsten (Oszillierend-rotierende Bürsten)**

Die herkömmlichen Elektrozahnbürsten sind die sogenannten Rundkopfbürsten. Ihr Erkennungsmerkmal sind die runden Borstenköpfe. Sie führen rotierende Bewegungen in einem Winkel von 50 bis 70° aus mit einer Frequenz bis zu 73 Hertz. Das entspricht 4400 Schwingungen pro Minute. Da die Putzwirkung rein rotierender Bürsten nicht besonders zufriedenstellend war, kombinieren Hersteller wie z. B. *Braun Oral B* die rotierende Bewegung noch mit einer pulsierenden bei einer Frequenz von 333 Hertz. Dies entspricht 20.000 Schwingungen pro Minute. Die aktuelle Bürste *Oral B Triumph 5000* putzt sogar mit 8800 Rotationen und 40.000 Pulsationen; damit zählen diese Bürsten eigentlich schon zu den hochfrequenten Schallzahnbürsten.

**Schallzahnbürsten (Schallaktive Bürsten oder Sonic-Bürsten)**

Erkennungszeichen dieses Bürstentyps ist der länglich-ovale Bürstenkopf. Die Köpfe schwingen in einer Frequenz von 250 bis etwa 350 Hertz – das entspricht etwa 15.000 bis 21.000 Schwingungen pro Minute.

Die Begriffe *schallaktiv* oder *Sonic* haben sich für diese Geräte zwar eingebürgert, die Bezeichnungen sind aber nicht ganz korrekt, da die Zähne nicht vom Schalldruck gereinigt werden, sondern von den schnellen Bewegungen der vibrierenden Borsten. Diese Vibrationen liegen im Schwingungsbereich des hörbaren Schalls – daher der Name.

Schallzahnbürsten funktionieren nicht wie herkömmliche oszillierend-rotierende Rundkopfbürsten über einen Elektromotor, sondern werden elektromagnetisch angetrieben. Eine Magnetspule im Inneren der Zahnbürste sorgt für ein ständig wechselndes Magnetfeld. Zwei Magnete an der Unterseite des Bürstenkopfes werden durch diesen Magnetfeldwechsel hin- und herbewegt und erzeugen eine Auf- und Abbewegung des Bürstenkopfes.

Da diese Zahnbürsten mit nur ganz leichtem Druck über die Zahnflächen geführt werden sollen, putzen Schallzahnbürsten auch äußerst zahnschmelz- und zahnfleischschonend. Führende Hersteller dieser Bürsten sind *Braun Oral B* (mit der aktuellen Bürste *Pulsonic*) und *Philips (Flexcare und Healthy White)*, aber auch Hersteller wie *Panasonic (Dentacare)* und *Waterpik (Sensonic)* bieten vergleichbare Schallzahnbürsten an.

**Ultraschall-Zahnbürsten**

Seit kurzer Zeit gibt es auf dem Markt auch echte Ultraschall-Zahnbürsten, deren Schwin-

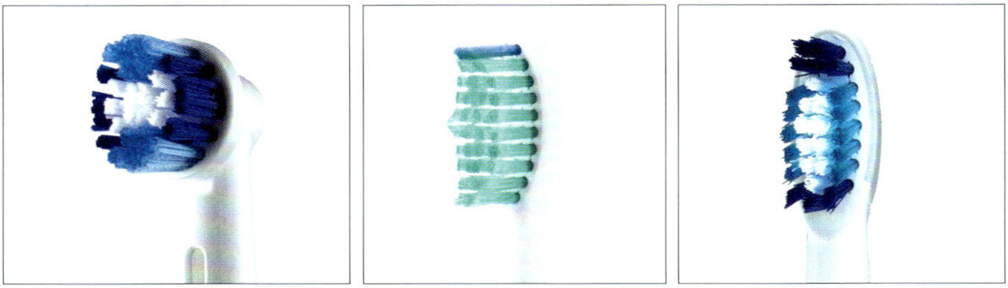

Abb. 6.31 Oral B-Rundkopfbürste (links), Schallzahnbürsten Philips Sonicare (mitte), Oral B (rechts)

gungsfrequenzen weit über 300 Hertz liegen und damit noch wesentlich schneller vibrieren. Ultraschallzahnbürsten wie die *Emmi-dent 6* Zahnbürste der Firma *Emag* werden von einem Chip gesteuert und erreichen 1,4 Mio. Schwingungen pro Minute (1,4 MHz), was beinahe 30.000 mechanischen Schwingungen des Bürstenkopfes entspricht. Hierdurch wird eine leichte Strömung des Zahnpasta-Speichelgemischs um den Zahn und im Sulkus erzeugt; diese wird Mikrozirkulation genannt.

Die Ultraschallzahnbürste *Ultrasonex Phaser (Ultrasonex)* kombiniert Ultraschallwellen mit 1,6 Mio. Schwingungen/Sekunde mit zusätzlichen Niederfrequenzschwingungen im Schallbereich von 18.000 Schwingungen; sie kombiniert damit das Schwingen des Bürstenkopfes der Schallzahnbürste mit hochfrequenten Schwingungen der Ultraschallbürsten und gleicht damit die etwas schwächere schallaktive Reinigungswirkung aus.

Bei echten Ultraschallzahnbürsten wird eine spezielle Ultraschallzahnpasta zunächst in ausgeschaltetem Zustand auf den Innen- und Außenflächen der Zähne verteilt, dann wird die Zahnbürste eingeschaltet, und der Bürstenkopf nach bekannter Putzsystematik für jeweils fünf bis zehn Sekunden an die zu reinigende Zahnfläche eines jeden Zahns angelegt. Der gesamte Putzvorgang sollte wie bei einer Handzahnbürste mindestens drei oder besser fünf Minuten dauern.

Der Bürstenkopf von Ultraschallzahnbürsten erzeugt aus dem Gemisch von Speichel und Ultraschallzahnpaste (sie enthält keine Putzkörper wie die herkömmlichen Zahnpasten, da diese die Bläschenbildung verhindern würden) durch die hochfrequenten Schwingungen kleine Schaumbläschen und bringt diese dann zum Platzen. Die zerplatzenden Bläschen bewirken eine intensive und nachhaltige Entfernung der Plaque, eine Entfernung von Speiseresten und sonstiger Verunreinigungen auf den Zähnen. Zwar arbeiten Ultraschallzahnbürsten nach wie vor mit einer Bürste als Aufsatz, zum Erzeugen der Bläschen könnte z. B. auch ein kleiner Schwamm eingesetzt werden.

Ein weiterer Vorteil der Ultraschallzahnbürste besteht neben der gründlichen Reinigung vor allem darin, dass Zähne und Zahnfleisch nicht mechanisch bearbeitet werden: Eine längere Verweildauer auf einem Zahn schadet somit nicht, und die Ultraschallzahnbürste lässt sich deshalb auch sehr gut bei frisch gesetzten Implantaten verwenden.

Durch die hohe Bewegungsfrequenz der Ultraschallzahnbürste ist außerdem die Reinigungswirkung besser, weil durch die ausgesendeten Schallwellen auch eine Reinigung in den Zahnzwischenräumen möglich wird. Klinische Studien haben gezeigt, dass Ultraschallzahnbürsten eine bis zu 3 mm höhere Reichweite als normale elektrische Zahnbürsten haben und somit ideal für die Reinigung von Implantaten, Kronen, Brücken, festsitzenden kieferorthopädischen Geräten und sehr kleinen Interdentalräumen sind.

Laut Herstellern ergibt sich nicht zuletzt ein weiterer positiver Aspekt aus der Wirkung der Ultraschallzahnbürste auf das Zahnfleisch: Die Zellen des Zahnfleischs werden aktiviert und ihre Durchblutung gefördert. Ferner bewirken die Schwingungen einen Heilungseffekt, der schon nach kurzer Zeit das Zahnfleischbluten sichtbar vermindert bzw. nahezu völlig beseitigt. Gerade bei stärkeren Schädigungen des marginalen Zahnfleischs und Taschenbildung erweist sich die Ultraschallzahnbürste den Handzahnbürsten und den Rundkopfbürsten als überlegen: Diese Stellen können gründlich gereinigt werden, ohne dass die sonst durch das Bürsten verursachten Beschwerden wie Zahnfleischbluten und Schmerzen auftreten.

Bei der Absorption von Ultraschallenergie durch das Gewebe wird ein Teil der Energie lediglich in Wärme umgewandelt. Deshalb gelten Ultraschallbürsten als unschädlich bzw. aus medizinischer Sicht als unbedenklich.

Beim Kauf einer Ultraschallzahnbürste sollte schließlich noch darauf geachtet werden, dass das Gerät bei zu hohem Anpressdruck selbsttätig abschaltet und den Putzvorgang unterbricht. Träger von Herzschrittmachern sollten Ultraschallzahnbürsten jedoch aus Sicherheitsgründen nur nach Rücksprache mit Ihrem Arzt und Zahnarzt verwenden.

Zusammenfassend kann gesagt werden: Schallzahnbürsten eignen sich nicht nur für Putzmuffel, sondern insbesondere für Menschen, die nur unter Schwierigkeiten die Zähne putzen können. Dies sind beispielsweise Senioren, behinderte Menschen oder auch Kinder. Der Umgang mit der Zahnpflege wird stark erleichtert und wirkt motivierend, da die Handhabung einfach ist und die Putzbewegungen nicht besonders genau sein müssen.

Zahnputzstudien haben zu Empfehlungen für den Einsatz elektrischer Bürsten geführt:

- Rundkopfbürsten reinigen besonders erfolgreich bei Menschen, die sehr regelmäßig Mundhygiene betreiben, manuell geschickt sind und sich die Zeit nehmen, jede Zahnfläche mit der erforderlichen Zeitdauer zu reinigen. Hierfür setzen Oralhygieniker mindestens fünf bis zehn Minuten an.
- Der Rundkopfbürsten eignen sich besser für schwer erreichbare Stellen wie die endständigen Zähne oder wenn der Patient einen leicht auslösbaren Würgereiz hat.
- Schallaktive Bürsten sollten alle diejenigen ernsthaft in Erwägung ziehen, die sich nicht zu den supereifrigen und gründlichen Zähneputzern zählen. Die exakte Führung entlang der Zahnflächen ist bei der Schallzahnbürste nicht ganz so entscheidend wie bei der Rundkopfbürste, und der längliche, gegenüber der Rundkopfbürste größere Bürstenkopf, reinigt in der gleichen Zeit eine größere Fläche.

Ob Schall oder Rundkopfbürste – wenn man sich für eine elektrische Zahnbürste entscheidet, sollten folgende Punkte beachtet werden:

- Die Bürste immer vor Ort *ausprobieren*. Liegt einem die Form? Stört das Gewicht? Sind die Geräusche und Vibrationen angenehm? Am besten empfiehlt es sich, einen Kopf zu kaufen und die favorisierte Bürste bei Freunden oder das Gerät mit Rückgabegarantie ausprobieren.
- Nicht der Kaufpreis ist das Entscheidende, sondern auch die Folgekosten für Ersatzbürsten. Alle drei Monate etwa müssen die Bürstenköpfe ausgetauscht werden; die Köpfe unterscheiden sich teilweise deutlich im Preis. Im Durchschnitt ist mit bis zu 10 Euro rechnen.
- Für kleine Kinder eignen sich die Schallzahnbürsten oft noch nicht. Zum Teil sind sie für Kinderhände zu klobig, die Bürstenköpfe zu groß und die von der Bürste erzeugten Geräusche und Vibrationen werden als unangenehm empfunden. Auf der anderen Seite ist für Kinder der Anreiz einer elektrischen Bürste groß und der Putzeffekt ist auch bei kürzerer Putzdauer wesentlich besser. Auch hier gilt deshalb: Ausprobieren! Meist gewöhnt sich das Kind sehr schnell an die Schallzahnbürste.
- Philips hat den Markt für Schallzahnbürsten für Kinder erkannt und bietet mit der Sonicare for Kids eine kindgerechte Bürste mit altersentsprechenden Bürstenköpfen und einem Timerprogramm an.

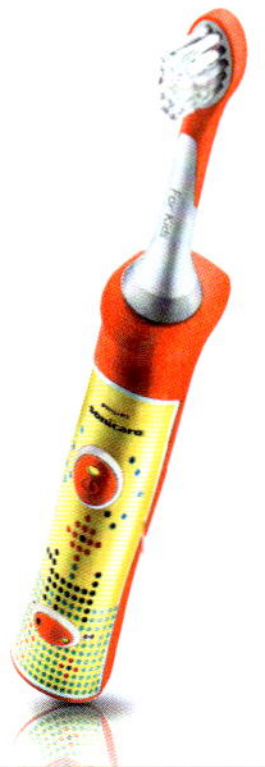

Abb. 6.32 Kinderzahnbürste Sonicare for Kids (Philips)

- Sinnvoll ist ein Putzzeitsignal, welches das Ende der Mindestputzzeit mitteilt. Ein Intervalltimer, der die Mindestputzzeit pro Quadrant oder Kieferhälfte anzeigt, ist heute in fast allen Geräten zu finden. Meist erfolgt alle 30 Sekunden ein Signal; das Ende der Putzzeit wird nach zwei Minuten durch das Abschalten der Bürste signalisiert. So gewöhnt man sich leichter an die zur gründlichen Zahnreinigung notwendige Zeit, diese ist aber nur das absolute Minimum. Studien zufolge liegt die ideale Zahnputzdauer bei etwa fünf Minuten.
- Auch die beste Zahnbürste kann die Interdentalräume nicht ausreichend reinigen. Hier stoßen alle Bürsten an ihre Grenzen. Ohne Zahnseide, elektrisch betriebene Flosser und Interdentalbürstchen ist eine erfolgreiche Reinigung der Interdentalräume nicht möglich.
- Die teureren Geräte sind oft reichhaltig ausgestattet. Sie bieten – wie die *Oral B Triumph 5000* – mit dem *SmartGuide* ein externes Display, das während des Zähneputzens ein Feed-back gibt und dadurch das Putzverhalten zu verbessern hilft, und verschiedene Geschwindigkeitsstufen, die man je nach Empfindlichkeit der Zähne wählen kann. Die Putzdauer verringert sich übrigens nicht durch den Einsatz elektrischer Bürste und sollte mindestens zwei Minuten betragen. Eine Zeitersparnis bringt die Reinigung auf Knopfdruck also nicht!
- Große Unterschiede gibt es auch in der Betriebsdauer der Bürste pro Akkuladung. Manche Bürsten müssen schon nach einer Putzdauer von einer halben Stunde aufgeladen werden, andere Bürsten schaffen mehrere Stunden. Deshalb nur Bürsten mit Lithium-Ionen-Akkus kaufen.
- Die Lebenszeit einer Elektrozahnbürste liegt im Bereich von etwa fünf Jahren.

Aktuellen Studien zufolge beträgt die Putzdauer bei der Mehrzahl der Deutschen im Schnitt nur etwa 90 Sekunden – für ein optimales Ergebnis sind aber mindestens fünf Minuten erforderlich!

> Das Putzen auf Knopfdruck ist zwar bequemer, entscheidend für das Putzergebnis sind aber immer noch der tägliche Zeitaufwand und die gründliche, systematische Zahnreinigung.

**Aufbewahrung und Lebensdauer**

Da Bakterien sich im feuchten Milieu stark vermehren, gilt für die handgeführte Bürste wie auch für elektrische Bürsten: Die Bürsten sollten nach jedem Gebrauch gründlich unter fließendem Wasser ausgespült und von allen Nahrungsresten gereinigt werden. Zum raschen Trocknen stellt man sie mit dem Kopf nach oben in den Putzbecher; dies verhindert die Vermehrung der Bakterien.

Zahnbürsten sind Gebrauchsartikel mit einer begrenzten Lebensdauer. Sie kann von wenigen Wochen bis zu maximal einigen Monaten reichen, als Faustregel sollte jedoch gelten: Entweder im Wechsel mit den Jahreszeiten – also spätestens alle drei Monate – auf jeden Fall aber die Zahnbürste austauschen, wenn sich die Borsten im äußeren Drittel deutlich nach außen aufbiegen.

> Zahnbürsten und Bürstenköpfe nach Gebrauch gründlich und rasch trocknen. Immer mit dem Kopf nach oben in den Zahnputzbecher.
> Zahnbürsten und Bürstenköpfe elektrischer Bürsten halten nicht ewig. Als Faustregel gilt: Im Wechsel mit den Jahreszeiten oder wenn sich die Borsten im äußeren Drittel deutlich nach außen aufbiegen.

### Putzsystematik

> Diese hier dargestellte Putzsystematik gilt sowohl für das Putzen mit der Handzahnbürste wie für die Reinigung mit einer elektrischen Bürste. Nur so kann man sicher sein, wirklich auch alle Flächen geputzt zu haben.

Systematische Zahnpflege kann nur wirkungsvoll sein, wenn sie alle Zahnflächen gleich gut erfasst. Unabhängig von der Putzmethode sollte man sich deshalb beim Zähneputzen einen ganz bestimmten Ablauf angewöhnen, durch den gewährleistet wird, dass auch alle Gebiete gleich gründlich gereinigt werden. Dazu teilt man das Gebiss in kleine Putzabschnitte und reinigt jeden Abschnitt in der nachstehend dargestellten Reihenfolge:

1. Man beginnt bei den bukkalen Flächen der hintersten unteren Molaren und bewegt sich dann zum Molarenbereich der gegenüberliegenden Seite. Hierbei sollte der Rechtshänder rechts hinten beginnen, der Linkshänder entsprechend links unten oder oben. (Untersuchungen haben nämlich gezeigt, dass selbst bei guter Mundhygiene jeweils in diesen Bereichen die größten Schmutzansammlungen und Zahnsteinablagerungen zu finden sind.) Dort angekommen wechselt man in den Oberkiefer, reinigt die bukkalen Flächen und kehrt zur Ausgangsseite zurück.
2. Man wechselt danach auf die lingualen und palatinalen Flächen von Ober- und Unterkiefer und putzt diese nach demselben Schema.
3. Erst zum Schluss werden die Okklusalflächen der Zähne gereinigt, ebenfalls wieder in der oben beschriebenen Abfolge **(Abb. 7.33)**.

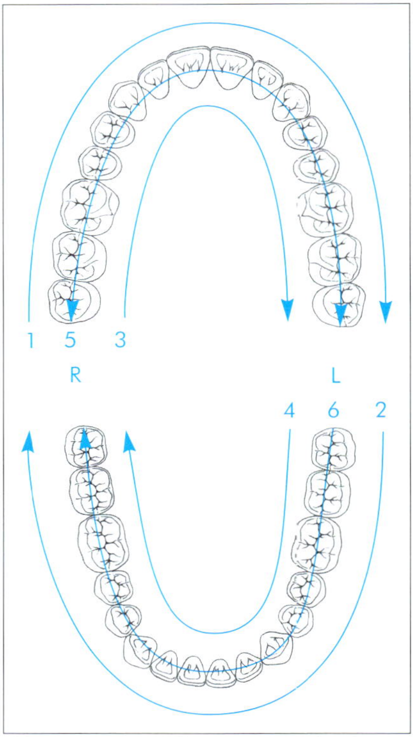


Abb. 7.33 Putzsystematik, wie sie von Parodontologen empfohlen wird

### Putztechnik

Nach wie vor ist die *Schrubbertechnik* die am weitesten verbreitete Putzmethode, obwohl in den vergangenen Jahrzehnten zahlreiche sinnvolle und vor allem systematische Zahnputztechniken veröffentlicht wurden. Manche dieser Methoden wurden speziell für Patienten mit Parodontalerkrankungen entwickelt, die international größte Verbreitung hat die *modifizierte Bass-Technik* gefunden; sie soll im Folgenden vorgestellt werden. Die Zahnputzmethode nach Dr. Bass konzentriert die Zahnpflege auf Schwachstellen der Zähne: den Interdentalraum, den Zahnfleischsaum und die Kauflächen. Sie entfernt gezielt die Zahnbeläge und lässt sich in allen Gebissbereichen anwenden.

Bei der modifizierten **Bass-Technik (Abb. 7.34)** werden zur Reinigung der vestibulären Flächen und der Lingualflächen der

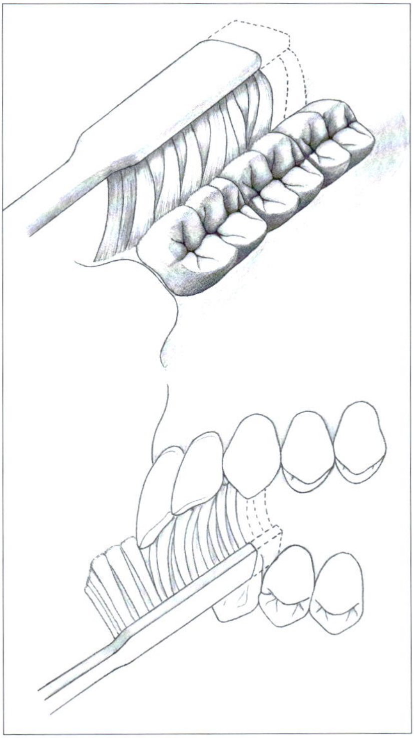

Abb. 7.34 Richtiges Ansetzen der Zahnbürste bei der Bass-Technik am Zahnfleisch der Seitenzähne und Frontzähne

Seitenzähne die Borsten unter einem Winkel von 45° auf Zahn und Zahnfleisch aufgesetzt. Die äußere Borstenreihe ruht dabei fühlbar auf dem Zahnfleischsaum, die mittlere Borstenreihe drückt sich in die Zahnfleischfurche, und die innere Borstenreihe liegt der Zahnoberfläche auf. Nun wird die Bürste mit geringer Kraft auf das Zahnfleisch gedrückt, sodass der Andruck zwar spürbar ist, sich aber nicht unangenehm anfühlt.

Jeder einzelne Putzabschnitt wird nun in der dargestellten Reihenfolge durch kleine horizontale Rüttelbewegungen gereinigt. Hierbei sollte vor allem darauf geachtet werden, dass aus dem Rütteln nicht wieder ein Schrubben wird. Nach Beendigung der vibrierenden Bewegung wird die Bürste mit einer Wischbewegung entlang der Zahnoberfläche nach okklusal weggedreht.

Um die Lingualflächen der Frontzähne zu reinigen, muss die Bürste senkrecht gestellt werden; ein Teil des Borstenfelds erreicht wieder spürbar den Zahnfleischrand. Mit leichtem Andruck und senkrechten Rüttelbewegungen wird Zahn um Zahn gereinigt.

Die Reinigung der Okklusalflächen erfolgt in gleicher Weise. Hierzu wird die Bürste senkrecht auf die Kauflächen gestellt und unter leichtem Andruck werden wieder rüttelnde Bewegungen ausgeführt. Sie sorgen dafür, dass sich die Borsten in die Tiefe der Fissuren hineinarbeiten und Speisereste und Beläge entfernen können.

### Hilfsmittel

Zur Reinigung von Interdentalräumen, zur Pflege von Pfeilern und Zwischengliedern bei festsitzendem Zahnersatz sowie Primärteilen bei abnehmbaren Konstruktionen, besonders aber bei fortgeschrittenen Parodontalerkrankungen oder beim Tragen festsitzender kieferorthopädischer Apparaturen ist die Verwendung von Hilfsmitteln zu empfehlen. Zu nennen sind hier **(Abb. 7.35 a – c)**:

- ungewachste Zahnseide,
- Superfloss,
- Interdentalraumbürstchen,
- Mundduschen,
- Dreieckshölzchen,
- spezielle orthodontische Zahnbürsten.

Nach aktuellen Untersuchungen nutzen nur 25 % der Patienten regelmäßig Zahnseide. Viele kommen damit nicht zurecht oder sie empfinden deren Gebrauch als lästig, mühsam, kompliziert und vor allem zeitraubend. Deshalb bietet die Industrie zur Reinigung der Interdentalräume auch elektrische Flosser an und verspricht mit ihrem Einsatz eine einfache und zeitsparende Reinigung der Interdentalräume.

Ein Flosser ist sozusagen eine elektrische Zahnseide bzw. ein feiner hochfrequenter

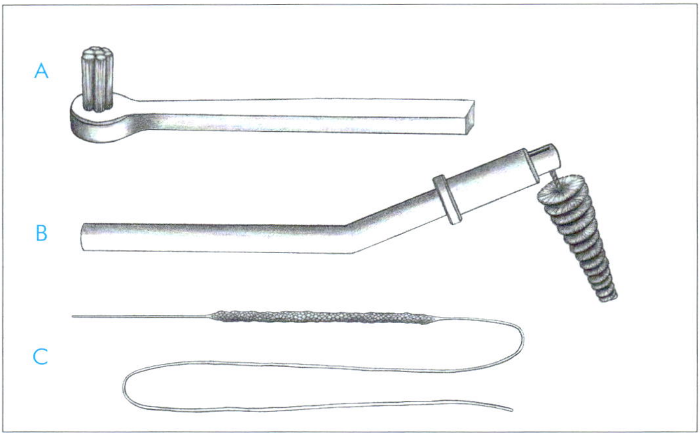


Abb. 7.35 Zusätzliche Hilfsmittel zur individuellen Reinigung:
A Rundkopfbrüste
B Interdentalbürstchen
C Superfloss.

Zahnstocher, der in den Zahnzwischenraum eingeführt wird. An der Spitze des Geräts befindet sich ein Dorn, auf den sogenannte Flosser-Tips aufgesteckt werden. Das sind etwa 2 cm fadenartige, dreikantige Aufsätze aus Nylon.

Sofern die Zahnzwischenräume nicht so eng sind, dass man sie auch kaum mit Zahnseide reinigen kann, wird der weiche Nylon-Reinigungsaufsatz ähnlich wie ein Zahnstocher seitlich in die Zahnzwischenräume eingeführt. Sobald man das Gerät einschaltet, beginnt der Tip mit einer Frequenz von ca. 10.000 Schwingungen/Minute zu vibrieren, wodurch laut Herstellern nicht nur die Plaque vom Zahn geschabt, sondern auch das Zahnfleisch massiert und die Durchblutung angeregt wird.

Zu beachten ist aber, dass sich diese Geräte bei sehr engem, verschachteltem Zahnstand nicht eignen und bei freiliegenden Interdentalräumen zu Interdentalbürstchen gegriffen werden sollte. Zum augenblicklichen Zeitpunkt bieten nur die Firmen *Ultrasonex (SoniPick)* und *Waterpik (Flosser FLW220)* derartige elektromechanische Flosser an.

Die aktuellste Geräteentwicklung auf dem Gebiet der Interdentalraumreinigung präsentierte *Philips* zur IDS 2011 in Köln: die *Sonicare AirFloss.* Sie arbeitet quasi wie eine *elektrische Zahnseide* mit einem Hochdruck-Sprühstrahl aus Luft und winzigen Wassertröpfchen, der tief in die Zahnzwischenräume eindringt und die Plaque entfernt. Erste Akzeptanz-Studien mit Patienten ergaben laut Philips, dass 86 % der Teilnehmer die Anwendung der neuen *Sonicare AirFloss* im Vergleich zur traditionellen Zahnseide als deutlich einfacher empfinden. Für den Schweizer Parodontologieexperten Prof. Saxer von der Universität Zürich ist die Reinigungsleistung von *Sonicare AirFloss* mit Zahnseide vergleichbar, aber viel einfacher zu handhaben. Sie ist deshalb vor allem Putzmuffeln zu empfehlen, aber auch älteren Patienten und Behinderten, die über keine gute Motorik mehr verfügen.

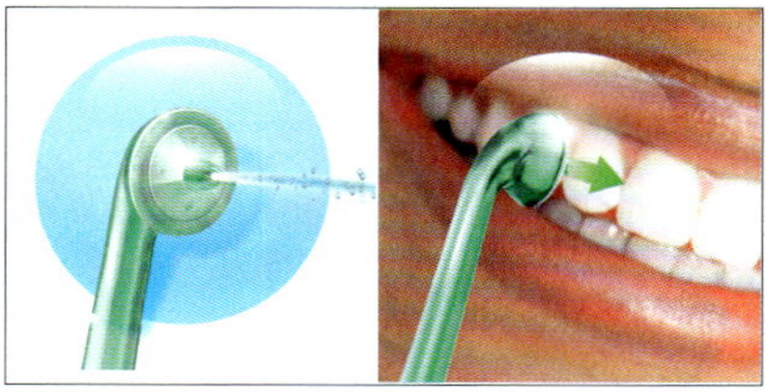

Abb. 7.36 Philips Sonicare Air Flosser

Eine Einweisung durch den Zahnarzt oder eine entsprechend geschulte zahnmedizinische Fachhelferin sind vor allem für die Anwendung von Zahnseide, Superfloss und Flosser dringend anzuraten, da bei falscher Technik die Gewebe des marginalen Parodonts geschädigt werden können.

**Zahnpasten**

Was uns die Werbung als *Cremes* zu verkaufen sucht, sind weiche Pasten auf der Basis von fein ausgeschlämmtem Kalziumkarbonat und -phosphat (die Basis einer Creme sind Fette!). Sie haben die Aufgabe, den Wirkungsgrad der mechanischen Zahnreinigung zu erhöhen. Handelsübliche Zahnpasten enthalten in der Regel Kalziumkarbonat und -phosphat als Putzkörper, Glycerin oder Propylenglykol als Feuchthaltemittel, Alginat und Zellulose als Bindemittel, medizinische Seifen als Netzmittel, Geschmacksstoffe, Fluoride und Konservierungsmittel.

Anmerkung: Netzmittel und Seifenzusätze, die das Ablösen der Plaque erleichtern sollen, sind in zahlreichen Zahnpasten zu finden. Diese Zusätze werden von zahlreichen Parodontologen abgelehnt, weil sie zu Veränderungen des Zellstoffwechsels, zur Zerstörung der Zellmembranen und damit zu Schädigungen des marginalen Zahnfleischs führen.

## Zum Problem der Fluoridierung als kariesprophylaktische Maßnahme

Die weite Verbreitung der Karies ließe sich sofort und erfolgreich eingrenzen, wenn es gelänge, den Zahnschmelz durch Anreicherung mit Fluoriden so widerstandsfähig zu machen, dass seine Oberfläche den Säureangriffen aus der Plaque standhalten könnte. Von allen bekannten Zusatzstoffen ist die Wirkung der Fluoride am besten untersucht und gesichert, jedoch gibt es seit den ersten Forschungen im vorletzten und letzten Jahrhundert bis heute widerstreitende Auffassungen und Erkenntnisse, bei denen es nicht einfach ist, eine letztgültige Wahrheit herauszufinden.

Die Fluoridierung von Trinkwasser wurde 1945 in einigen Städten der USA probeweise eingeführt und fand dort seit 1950 rasche Verbreitung, später auch in einigen anderen Ländern wie Australien, Brasilien, Chile, Irland, Malaysia und Vietnam. 5,7 % der Weltbevölkerung haben Zugang zu fluoridiertem Wasser.

In den meisten europäischen Ländern, darunter Deutschland, Österreich und die Schweiz, wird Trinkwasser nicht fluoridiert. Ausnahmen sind England mit etwa 10 % Abdeckung und Irland, wo etwa 71 % der Bevölkerung fluoridiertes Trinkwasser zur Verfügung stehen.

In vielen unterschiedlichen Studien konnte in vielen Ländern eine Kariessenkung der Bevölkerung von 50 bis 60 % bewiesen werden. Diese Wirkung kann auf den Kontakt mit den Zähnen, aber auch auf den Einbau von Fluor in die Zahnkeime beruhen. Gegner der Trinkwasserfluoridierung befürchten aber eine Zwangsmedikation durch das Trinkwasser und bezweifeln zudem die Möglichkeit, die Konzentration konstant zu halten.

In Deutschland wurde die Trinkwasserfluoridierung nicht eingeführt, weil sich diese Art der Zwangsmedikamentierung gegen die gesetzlich verankerte zentrale Regelung in der Trinkwasserversorgung richtet, die besagt, dass Trinkwasser von Zusätzen freizuhalten und so natürlich wie möglich zu belassen ist (DIN 2000).

In der Schweizer Stadt Basel wurde die 1962 begonnene Fluoridierung des Trinkwassers 2003 eingestellt, da befürchtet wurde, dass die Bevölkerung durch den Konsum von fluoridiertem Speisesalz überversorgt werden könnte. In Deutschland und in der Schweiz ist deshalb nur fluoridiertes Speisesalz für eine individuelle Fluoridierung erhältlich. Mineralwässer mit einem Fluoridgehalt von mehr als 1,5 mg/l müssen in Deutschland als *fluoridhaltig,* solche mit weniger als 0,7 mg/l dürfen als *für Säuglingsnahrung geeignet* gekennzeichnet werden.

## Fluoridierungsmöglichkeiten

Für die Fluoridierung bieten sich unter anderem folgende Möglichkeiten an:

1. Die **Fluoridierung für alle** durch Fluoridierung des Trinkwassers.
2. Die **individuelle Fluoridierung** durch

- Anreicherung von Lebensmitteln mit Fluoriden wie Salz und Mehl.
- Einnahme von fluoridhaltigen Tabletten im Kindesalter.
- Gebrauch fluoridhaltiger Zahnpasten bei der täglichen Mundhygiene.
- Wöchentlicher, zusätzlicher Gebrauch von fluoridhaltigem Zahngel.
- Versiegeln der Zähne mit fluoridhaltigen Lacken.

Bei der Trinkwasserfluoridierung wird der von der Weltgesundheitsorganisation als unbedenklich angegebene Wert von 1 ppm dem Trinkwasser zugesetzt, das heißt, 1 Milligramm Fluorid auf einen Liter Flüssigkeit, was zu einem eindeutigen Rückgang der Karieshäufigkeit führte.

Fluoridhaltige Zahnpasten enthalten normalerweise eine Fluoridkonzentration von 0,1 bis 0,15 % Fluoridionen, das entspricht 1000 bis 1500 ppm (ppm = parts per million, das bedeutet 1:1000000 Teile. Dies entspricht der deutschen Maßangabe 1 Milligramm/Liter). Wichtig dabei ist, dass die Zahnpasten Fluoridverbindungen enthalten, deren Fluoridionen nur schwach an das Kalziumphosphat gebunden sind und deshalb im Speichel rasch in Lösung gehen. Die meistverwendeten Fluoridverbindungen in Zahnpasten sind Natriummonofluorohosphat und Aminfluoride.

## Wirkungsweise der Fluoride

Über die Wirkungsweise von Fluoriden gibt es zahlreiche Theorien, die Frage aber, was tatsächlich den Schutz vor kariöser Zerstörung bewirkt, ist noch nicht letztgültig beantwortet. Diskutiert werden vor allen drei Wirkungsmechanismen:

1. Vermutet man einen Selbstschutz des Zahnschmelzes durch Erhöhung des Fluoridgehalts in den äußeren Schmelzschichten und die sich daraus ergebende, verringerte Säurelöslichkeit des Schmelzes.
2. Nimmt man an, dass in Lösung gehende Fluorionen der Schmelzoberfläche als Zellgifte die Stoffwechseltätigkeit der Bakterien hemmen. Dadurch werden sowohl der Kohlenhydratabbau und die Säurebildung wie auch die Bildung von klebrigen Vielfachzuckern stark eingeschränkt.
3. Verbessern Fluoride die Fähigkeiten des Zahnschmelzes zur Remineralisation, wenn es an dessen Oberfläche zu einer Auflösung von Apatitkristallen gekommen ist.

Als Spurenelement bewirkt Fluor in Zahnschmelz und Knochen die Apatitbildung, und es besteht die begründete Annahme, dass ohne Anwesenheit und Mitwirkung von Fluoriden der Apatit nicht gebildet werden kann. Wo in der unbelebten Natur zur Apatitbildung hohe Temperaturen und große Drücke erforderlich sind, genügt beim Menschen zur Apatitbildung die normale Stoffwechseltätigkeit spezialisierter Zellen.

Fluorid reichert sich dabei auf zwei Arten im Zahnhartgewebe an: Entweder wird es während der Zahnentwicklung in das Kristallgitter der Zahnsubstanz eingelagert oder nach dem Zahndurchbruch durch die Benetzung der Zahnoberfläche mit Speichel.

> Dabei begünstigen Fluoridionen den Aufbau großer Einzelkristalle bei der Kristallisation. Diese setzen den Lösungsvorgängen durch organische Säuren einen größeren Widerstand entgegen als kleine Apatitkristalle.

## Folgen überhöhter Fluoridaufnahme

Bei überhöhter Fluoridaufnahme während des Zahnwachstums, etwa durch Zufuhr aus mehreren Quellen kann **Zahnfluorose** entstehen, die unter anderem zu Zahnverfärbungen und kreideartig geflecktem Zahnschmelz (engl. **mottled teeth**) führt.

Bei höherer Dosierung kommt es nicht nur zu einer Stimulation der die Zahnhartsubstanzen bilden Ameloblasten-, Odontoblasten- und Zementbildnerzellen, sondern auch der knochenbildenden Osteoblasten. Beobachtet wurde dieses Phänomen zuerst an Orten, wo fluoridreicheres Wasser aus vulkanischen Quellen getrunken wird wie in Kenia und Indien und das Trinkwasser 1 mg Fluorid je Liter und mehr enthält. Das Phänomen tritt hier wegen des klimabedingt höheren Wasserkonsums schon bei relativ niedrigen Fluoridkonzentrationen des Wassers auf. Werden mehr als 20 mg pro Tag aufgenommen, reagieren auch die Knochen mit Ausbildungen einer verhärteten und verdichteten äußeren Knochenschicht (Kortikalis); unter Umständen versteifen die Gelenke. Auch die Wirbelsäule kann total versteifen, insbesondere der Brustkorb und die Menschen leiden an Schweratmigkeit.

Beobachtet wurde dieses Krankheitsbild zuerst an Arbeitern in der Kryolithverarbeitung (Kryolith wird in zahlreichen Produkten verwendet, beispielsweise bei der Gewinnung von Aluminium zur Herstellung eines Eutektikums, als schleifaktive Substanz in kunstharzgebundenen Schleifmitteln, es findet in der Hülle von Schweißelektroden als Flussmittel Verwendung und sorgt bei der Milchglasherstellung für eine milchig-weißliche Trübung des Glases), dann auch bei Rindern, die sich von Grünfutter mit Staubablagerungen aus Schornsteinen fluoridverarbeitendender Fabriken ernährten.

Unter bestimmten Voraussetzungen wie dem Verzehr von vielen Fluoridtabletten, fluoridhaltiger Zahnpaste oder fluoridhaltigem Zahngel durch Kinder oder durch technisches Versagen von Anlagen zur Wasserfluoridierung ist auch eine akute **Fluoridvergiftung** möglich.

**Kontroverse um Schaden und Nutzen**

Unter verschiedenen Aspekten wird die Fluoridierung, insbesondere des Leitungswassers kontrovers diskutiert. In Deutschland wird bisher darauf geachtet, dass ein Fluoridzusatz auf Salz und damit zubereitete Speisen beschränkt bleibt. Die Aufnahme ist in Deutschland mit 0,4 bis 0,5 mg pro Tag gering. Aus diesem Grund beschränkt sich die Kontroverse hierzulande auf fluoridiertes Speisesalz und die Gabe von Fluoridtabletten.

Fluoride und ihre Salze sind giftig und werden auch als Ratten- und Insektengifte angewendet. Auch bei Menschen sind oft tödlich verlaufene akute Vergiftungen und chronische Schädigungen von Arbeitern bekannt geworden.

Die Frage der *optimalen Fluorid-Dosis* scheint nicht abschließend geklärt zu sein. Schließlich stellt man durch Fluoridierung eine bestimmte Konzentration z. B. im Leitungswasser ein, wobei letztlich die individuelle *Dosis* von der verbrauchten Wassermenge und unter Umständen zusätzlicher Fluorid-Zufuhr aus anderen Quellen bestimmt wird.

Viele Menschen empfinden die Trinkwasser-Fluoridierung als Zwangsmedikation und lehnen diese daher ab. Nach Meinung des U. S. National Research Council macht die oft überhöhte Fluoridierung von Trinkwasser eine striktere Regulierung der Fluoridzufuhr erforderlich.

Kontroversen gibt es aber nicht nur im klassischen Sinn zwischen Befürwortern und Gegnern der Fluoridierung, sondern auch zwischen diversen Befürwortern (beispielsweise strittige Detailfragen zwischen Kinder- und Zahnärzten) und bei personellen Veränderungen innerhalb derselben Behörde, z. B. beim Positionswechsel des Bundesgesundheitsamts: 1982 war die Behörde noch strikt dagegen, bei Wechsel des Abteilungsleiters wurde ein Kurswechsel in die Gegenrichtung vollzogen und ein *Erratum* zum SozEp Bericht herausgegeben. Die Salzfluoridierung wurde im Oktober 1983 vom damaligen Gesundheitsministerium noch abgelehnt, 1991 wurde sie eingeführt.

Gelegentlich ändert sich auch die persönliche Überzeugung, wenn man sich intensiver mit dem Thema befasst: Der vormals prominenteste kanadische Verfechter der Fluoridierung, der Zahnarzt Dr. H. Limeback, spricht sich inzwischen ausdrücklich gegen die Trinkwasserfluoridierung aus und unterzeichnete zusammen mit über 1700 einschlägigen Experten 2007 ein Statement, in dem der Stopp der Trinkwasserfluoridierung und eine Untersuchung durch den US-Kongress gefordert werden.

Das Hin- und Her in der Fluoridierungsdiskussion und das teilweise sehr eigenartige Zusammenarbeiten gegensätzlicher Interessengemeinschaften machen es schwer, einen eigenen klaren Standpunkt zu beziehen. Die folgenden Fakten sollen dies kommentarlos beleuchten:

Auf Betreiben von Prof. Hornung beginnt 1952 in Kassel der erste deutsche Trinkwasserfluoridierungsversuch, schon nach kurzer Zeit erfordert die Apparatur eine Instandsetzung.

1953 gründen die Zucker-, Getränke- und Fluorindustrie die Arbeitsgemeinschaft für Fluorforschung und Kariesprophylaxe ORCA.

1962 beginnt Basel mit der Trinkwasserfluoridierung.

1967 schließt der Bundesverband Deutscher Zahnärzte mit der Wirtschaftlichen Vereinigung Zucker ein Abkommen auf gegenseitige Unterstützung, es wurde in der Öffentlichkeit bekannt als *Süßes Gespräch*. Dieses Abkommen wird als einer der Belege dafür angeführt, dass mächtige wirtschaftliche Interessengruppen bei den Auseinandersetzungen um die Fluoridierung eine Rolle spielen. Dabei wird behauptet, dass die Fluoridierung ein Vorwand sei, um von den Ursachen der Zahnkaries abzulenken. Es liege insbesondere im Interesse der Zuckerindustrie, die Fluoridierung zu propagieren.

1971 wird die Fluoridierungsanlage in Kassel auf Beschluss des verantwortlichen Ministeriums endgültig abgestellt als Ergebnis *gesetzlicher und gesundheitlicher Erwägungen*.

1976 gründen der Deutsche Bundesverband der Zuckerindustrie, die Centrale Marketinggesellschaft der deutschen Agrarindustrie (CMA) und die Arbeitsgemeinschaft Zucker der Verbände zuckerverarbeitender Betriebe zur Absatzförderung den Informationskreis Mundhygiene und Ernährungsverhalten (IME). Er soll die Mundhygiene fördern und die Fluoridierung in der Kariesvorbeugung fördern.

1984 wird in Berlin versucht, die Trinkwasserfluoridierung einzuführen, der Versuch scheitert aber am Widerstand der Bevölkerung. Der Berliner Senator Fink setzte sich nun für eine Gesetzesänderung über den Bundesrat ein, um die Fluoridierung von Kochsalz zu ermöglichen. Nach einer Gesetzesänderung ist ab 1991 in Deutschland fluoridiertes Kochsalz erhältlich und beginnt den Markt zu erobern.

2003 stellt Basel die Trinkwasserfluoridierung ein.

**Zum Problem des Kaugummikauens**

Zwar enthält der größte Teil des angebotenen Kaugummis immer noch einen hohen Anteil an niedermolekularem Zucker, in zunehmendem Maße findet man aber auch *zuckerfreie*, mit Zuckeraustauschstoffen gesüßte Sorten. Schädlich sind die zuckerhaltigen Kaugummis durch die Tatsache, dass durch das intensive Kauen der vom Speichel gelöste Zucker in die Interdentalräume und Fissuren eingepresst wird, also gerade in die bevorzugten Angriffsstellen der Karies. Die durch das Kauen bewirkte mechanische Entfernung von weichen Zahnbelägen, die erhöhte Massagewirkung des Zahnfleischs sowie die verstärkte Spülwirkung durch vermehrten Speichelfluss überwiegen bei Weitem nicht das durch die Zuckerzufuhr beschleunigte Wachstum der Plaque.

Bei Untersuchungen mit zuckerfreiem, enzymhaltigem Kaugummi konnte jedoch ein Rückgang der Plaque beobachtet werden. Wenn also Kaugummi, dann nur zuckerfreien!

# Kapitel 8
# Gesundheitsgefährdung am Arbeitsplatz

**Der Inhalt auf einen Blick**


| | | |
|---|---|---|
| 8.1 | Infektionskrankheiten | 352 |
| 8.1.1 | Möglichkeiten der Ansteckung | 352 |
| 8.1.2 | Krankheitsbilder von Infektionskrankheiten | 353 |
| 8.1.2.1 | Virus-Hepatitis | 353 |
| 8.1.2.2 | Tuberkulose | 363 |
| 8.1.2.3 | HIV-Infektion und AIDS | 366 |
| 8.1.3 | Krankheitserreger und ihre Lebensweise | 373 |
| 8.2 | Pneumokoniosen | 375 |
| 8.2.1 | Krankheitsbild einer Pneumokoniose | 375 |
| 8.2.2 | Einflussfaktoren von Pneumokoniosen | 376 |
| 8.3 | Allergien | 377 |
| 8.4 | Hygienemaßnahmen für das zahntechnische Labor | 378 |

Der Zahntechniker kommt bei seiner **täglichen Arbeit** nicht nur mit vielen **Krankheitskeimen** in Berührung, er ist vor allem auch der ständigen Einwirkung **verschiedenster Stäube** ausgesetzt, die bei der **Bearbeitung von Werkstoffen** entstehen. Mögliche Folgen sind:

- Infektionskrankheiten,
- Erkrankungen der Atemwege oder
- Allergien durch ständigen Kontakt mit in den Werkstoffen enthaltenen allergenen Stoffen.

Um den Zahntechniker zu mehr Arbeitssicherheit und Hygiene am Arbeitsplatz zu bewegen, sollen in den folgenden Teilkapiteln die medizinisch-biologischen Grundlagen vermittelt werden, die für das Verständnis der Entstehungsursachen und den Folgen dieser Erkrankungen nötig sind.

## 8.1 Infektionskrankheiten

Am meisten ist der Zahntechniker durch Infektionskrankheiten gefährdet. Er kann sich natürlich wie jeder andere Mensch auch bei seinen Mitmenschen anstecken, eine viel größere Gefahr für seine Gesundheit stellen aber aus der Zahnarztpraxis kommende, nicht desinfizierte Abdrücke, Funktionslöffel, Bissschablonen, Übertragungsbögen oder zur Reparatur angelieferter Zahnersatz und Transportbehälter dar. Die auf diese Weise eingeschleppten Keime können im Dentallabor durch Keimstreuung verteilt und auf Mitarbeiter übertragen werden.

### *8.1.1 Möglichkeiten der Ansteckung*

Die Übertragungsmöglichkeiten von Krankheitskeimen auf die Mitarbeiter sind vielfältig. Beim Auspacken der angelieferten Arbeiten oder beim Anfassen blutiger und speichelfeuchter Abdrücke mit den Händen können Krankheitserreger über kleine Hautverletzungen in den Körper eindringen. Werden die Abdrücke nicht desinfiziert, übertragen sich die Keime auf die Gipsmodelle und infizieren möglicherweise Mitarbeiter, die mit den Modellen arbeiten müssen. Zudem sorgen ungereinigte und nicht desinfizierte Hände für eine weitere Verschleppung von Keimen (Keimstreuung) im Labor. Angelieferte Reparaturen, Erweiterungen, Unterfütterungen und andere prothetische Arbeiten sind häufig durch harte, schmierige Beläge, Speichel- und Speisereste verschmutzt, die mit Krankheitserregern besiedelt sein können.

Eine Keimstreuung erfolgt auch beim Trockenpusten von gereinigten Abdrücken oder getragenen Prothesen, und ebenso beim Beschleifen oder Fräsen von infiziertem Zahnersatz, bei dem Krankheitskeime um den Arbeitsplatz verteilt werden oder auf die Augen- oder die Mundschleimhaut gelangen.

Essgeschirr oder Lebensmittel am Arbeitsplatz, aber auch die dort abgelegte Zigarette, sind fast immer mit Keimen besiedelt, sodass eine weitere Infektionsmöglichkeit über die Mundschleimhaut besteht.

Auch die Polierbox und das Ultraschallgerät sind mögliche Herde der Keimstreuung. Über Poliermittel und Polierbürsten, die mit bereits getragenem Zahnersatz in Berührung kamen, können Keime auf neuen Zahnersatz übertragen werden.

Reinigt man neu gefertigten Zahnersatz vor dem Versand im Ultraschallbad, in dem auch die getragenen Prothesen gereinigt wurden, so überträgt man Keime auf den neuen Zahnersatz und infiziert möglicherweise den Patienten. Über nicht desinfizierte Transportbehälter, in denen keimbeladene Arbeiten transportiert werden, ist zudem auch eine Keimübertragung vom Dentallabor in die Zahnarztpraxis möglich, und der Kreis schließt sich.

### *8.1.2 Krankheitsbilder von Infektionskrankheiten*

Eine Gesundheitsgefährdung des Zahntechnikers durch eine Virus-Hepatitis, Lungentuberkulose und AIDS im Rahmen seiner Arbeit sind unstrittig. Die Erkrankung an Hepatitis B ist sogar als Berufskrankheit anerkannt. Eine Infektion mit Röteln-Viren und Kinderlähmungs-Viren ist theoretisch möglich, wobei die Rötelninfektion einer schwangeren Mitarbeiterin schwere Missbildungen des Kindes zur Folge haben kann.

#### 8.1.2.1 Virus-Hepatitis

> Die Hepatitis ist eine Entzündung der Leber, die durch zahlreiche Ursachen ausgelöst wird, in den meisten Fällen durch eine Virusinfektion. Nach ihrem Verlauf unterscheidet man die akute von der chronischen Hepatitis und nach dem Virustyp die Hepatitisformen Hepatitis A – E (HAV – HEV).

Als Hepatitis werden alle entzündlichen Erkrankungen der Leber bezeichnet (griech. *hepar* = Leber). Die Leberentzündung kann akut auftreten, also plötzlich und von relativ kurzer Dauer sein oder chronisch – also schleichend – auftauchen und lang andauernd verlaufen. Die Leberzellen (Hepatozyten) werden durch die Entzündung geschädigt, sterben zum Teil ab und beeinträchtigen die Funktion der Leber. Nach der Genesung können diese Zellen glücklicherweise wieder neu gebildet werden.

**Zahlreiche Ursachen können eine Hepatitis auslösen:** Prellungen oder Quetschungen der Leber und Blutabflussstörungen, als Folge von Entzündungen der Gallenwege, durch Strahlungsschäden nach Strahlungstherapie etc., Giftstoffe (z. B. Medikamentenmissbrauch von Paracetamol, Alkohol, Drogen, Lösungsmittel und Pilzgifte) können direkt die Leberzellen zerstören. Ferner können Erreger eine Hepatitis auslösen, die ansonsten für andere Erkrankungen verantwortlich sind (z. B. Herpes-Virus, Windpocken-Virus oder Epstein-Barr-Viren).

Nicht zuletzt führen Stoffwechselstörungen, falsche Ernährung und Übergewicht zur Schädigung des Lebergewebes *(Fettleber)*.

Die **häufigste Ursache** für eine Hepatitis aber ist die Infektion durch Viren; man spricht deshalb von einer **Virushepatitis**. Diese Viren wurden von den Wissenschaftlern alphabetisch mit den Buchstaben A bis E bezeichnet (HAV, HBV usw.) und geben der jeweiligen Hepatitis-Erkrankung ihren Namen. Diese Erreger sind in Aufbau und Eigenschaften sehr verschieden. Dadurch erklären sich auch die verschiedenen Übertragungswege der einzelnen Virustypen sowie die unterschiedlich große Ansteckungsgefahr.

1994 wurden nach Transfusionen im Stuhl von Menschen Viruspartikel nachgewiesen, die keiner bekannten Virus-Hepatitis zugeordnet werden konnten. Diese Patienten waren weder Hepatitis-A, noch -B, noch -C oder -E-positiv. Die gefundenen Partikel wurden daraufhin versuchsweise Rhesusaffen injiziert, worauf die Affen eine Hepatitis entwickelten. Weiterführende Untersuchungen führten allerdings zu keinen weiteren Ergebnissen. Was irrtümlich für ein Hepatitis-F-Virus gehalten wurde, stellte sich später als eine Variante des Hepatitis-B-Virus heraus und wird in der aktuellen Fachliteratur nicht mehr geführt.

Das Hepatitis-G-Virus wurde Ende der 90er Jahre entdeckt und verursacht nach bisherigem Wissensstand keine Hepatitis, also kein eigenständiges Krankheitsbild. Es handelt es sich um ein Virus, das gehäuft bei Hepatitis-C-Infizierten bzw. bei HIV-positiven Menschen vorkommt. Insgesamt sollen 1 bis 3 % der Bevölkerung das Virus in sich tragen. Da das Hepatitis-G-Virus mit dem Hepatitis-C-Virus verwandt ist, wird es auch als GBV-C-Virus bezeichnet. Schätzungen zufolge sind weltweit etwa 1,5 bis 3 % der Bevölkerung mit Hepatitis G infiziert. In den USA sind 1,6 % der Blutspender und mehr als 3 % der Dialysepatienten Hepatitis-G-positiv, 80 % davon sind gleichzeitig mit Hepatitis C infiziert. Umgekehrt haben 10 % der chronisch an Hepatitis C Erkrankten gleichzeitig eine Infektion mit Hepatitis G. Es scheint somit einen Zusammenhang zwischen diesen beiden Infektionen zu geben, dessen Bedeutung bisher noch nicht geklärt werden konnte. Von den ursprünglich bekannten sieben Virustypen sind also die fünf wichtigen, hier erwähnten Typen verblieben.

### Hepatitis-A-Virus

Das Hepatitis-A-Virus (HAV) kommt weltweit vor. Vor allem in tropischen und subtropischen Ländern mit mangelhaften hygienischen und sanitären Verhältnissen tritt Hepatitis A häufig auf. Insbesondere im Nahen und Mittleren Osten, in Westafrika, Mexiko, Algerien, Indien, Nepal und Südamerika besteht ein hohes Risiko für Hepatitis-A-Infektionen. 44 % aller Hepatitis-A-Infektionen wurden im Jahr 2007 durch Reisen in gefährdete Regionen erworben *(Reisehepatitis)*. Im Jahr 2007 wurden insgesamt 937 Hepatitis-A-Erkrankungen gemeldet.

### Hepatitis-B-Virus

Die Hepatitis B zählt weltweit zu den mit großer Häufigkeit auftretenden Infektionskrankheiten: Mehr als jeder dritte Mensch hat sich bereits einmal mit dem Hepatitis-B-Virus (HBV) infiziert. Schätzungsweise 350 Millionen Menschen (das sind 5 % der Weltbevölkerung) haben eine chronische Hepatitis B. Besonders häufig sind Hepatitis-B-Infektionen in Südostasien. Dort trägt jeder Fünfte das Virus in sich. In den Regionen Zentralafrika, Süd- und Osteuropa und im Pazifik ist die Ansteckungsgefahr um ein Vielfaches höher als in Industriestaaten.

In Europa gibt es ein klares Häufigkeitsgefälle: Während in den skandinavischen Ländern weniger als 0,1 % der Bevölkerung eine chronische Hepatitis B hat, sind es in Ost- und Südeuropa fast 8 %. In Deutschland infizieren sich schätzungsweise 5 bis 8 % der Bevölkerung im Laufe ihres Lebens mit dem Hepatitis-B-Virus, davon sind 0,4 bis 0,7 % chronisch infiziert und somit Virusträger. Die Zahl der Überträger von Hepatitis B wird in Deutschland auf ca. 600.000 geschätzt. Jährlich kommt es zu ca. 50 bis 60.000 Neuerkrankungen, und 2000 Infizierte sterben an der Erkrankung oder deren Folgen.

### Hepatitis-C-Virus

Bis 1988 kannte man nur das Hepatitis-A- und das Hepatitis-B-Virus, die für weit mehr als die Hälfte der virusbedingten Leberentzündungen verantwortlich waren. Allerdings gab es einige Verlaufsformen der Leberentzündung, die sich von der Hepatitis A und B unterschieden. Man nahm an, dass es noch weitere Hepatitisviren geben musste und sprach von non-A-non-B-Hepatitis. Mit der Entwicklung gentechnischer Methoden gelang es schließlich, das Erbmaterial eines weiteren Hepatitis-Virus nachzuweisen und so den wichtigsten Erreger dieser non-A-non-B-Hepatitis zu identifizieren. Er wird als Hepatitis-C-Virus (HCV) bezeichnet.

Die Hepatitis-C-Virusinfektion stellt ein weltweites Problem dar: Nach Angaben der WHO sind etwa 170 Millionen Menschen (3 %) weltweit mit dem Hepatitis-C-Virus infiziert, andere Schätzungen gehen von 300 Millionen aus. Die Zahl der Infizierten ist in Afrika, im östlichen Mittelmeerraum und in der Westpazifik-Region deutlich höher als in Nordamerika und Europa. Man schätzt, dass in Europa über 9 Millionen Menschen mit diesem Virus infiziert sind.

In Deutschland geht man von 400.000 bis 800.000 infizierten Personen (ca. 0,4 %) aus, wobei pro Jahr 6000 bis 8000 Neuinfizierte hinzukommen. Da jedoch viele Infektionen nur einen milden Krankheitsverlauf zeigen und daher unbemerkt verlaufen, liegt die Zahl der Neuinfizierten wahrscheinlich wesentlich höher; viele Menschen wissen vermutlich gar nicht, dass sie das Virus in sich tragen und so andere anstecken bzw. selbst eine chronische Hepatitis mit den entsprechenden Folgeschäden entwickeln können.

### Hepatitis-D-Virus

Das Hepatitis-D-Virus (HDV) kommt überwiegend im Mittelmeerraum, in Rumänien, auf der arabischen Halbinsel und in Nordafrika und Mittel- und Südamerika vor. Nur etwa 5 % der Personen, die Hepatitis-B-Virus-Träger sind, sind zusätzlich von einer Hepatitis-D-Infektion betroffen; vor allem Drogenabhängige haben ein hohes Infektionsrisiko mit HDV. Hepatitis D ist in Deutschland eher selten: Im Jahr 2007 wurden neun Hepatitis-D-Erkrankungen in Deutschland gemeldet.

Das Hepatitis-D-Virus (HDV) ist aufgrund seiner genetischen Struktur und seiner Vermehrung eine Seltenheit der Natur. Es ist ein defektes Virus, das nur aus einem stark verdrillten RNA-Ring besteht. Es hat keine eigene Eiweißhülle und kann sich nur mithilfe des vom Hepatitis-B-Virus stammenden Oberflächenproteins (HBsAg) vermehren. Aufgrund dieses Defekts kann es nur zu einer Infektion kommen, wenn auch das Hepatitis-B-Virus gleichzeitig vorhanden ist. Das heißt, nur Patienten mit einer HBV-Infektion können sich auch mit HDV infizieren.

### Hepatitis-E-Virus

Die Ursache von Hepatitis E ist eine Infektion mit dem gleichnamigen Virus (HEV); es ist wie das Hepatitis-D-Virus ein RNA-Virus ohne Hülle.

In tropischen und subtropischen Ländern ist Hepatitis E sehr häufig. Sie ist die zweithäufigste Hepatitisform in Nordafrika und Vorderasien. In Indien, Nordafrika und Mittel- und Südamerika kommt es regelmäßig zu Hepatitis-E-Epidemien. Im Jahr 2009 wurden für Deutschland 106 Erkrankungen gemeldet; die meisten traten nach Auslandsreisen in die genannten Gebiete auf. Hepatitis E gilt in Europa deshalb als Reisekrankheit. Personen unter 20 Jahren erkranken selten an Hepatitis E.

Die Erkrankung tritt meist ohne typische Hepatitissymptome auf und wurde erstmals 1980 in Indien entdeckt. Es wird vermutet, dass auch das HEV eine **Zoonose** ist, da ähnliche Viren auch bei Schweinen, Affen, Rehen, Mäusen und Schafen nachgewiesen werden konnten. Neuere Untersuchungen zeigten, dass rund 15 % der Wildschweine in Deutschland den Hepatitis-E-Virus tragen; man vermutet deshalb einen Zusammenhang zwischen dem Verzehr von Wildschweinfleisch und -innereien und der Erkrankung an Hepatitis E.

## Übertragung

### Hepatitis A

Dieses Virus infiziert ausschließlich die Leberzellen. Dort vermehrt es sich und wird über den Darm ausgeschieden. So erklärt es sich auch, dass die Übertragung des Virus fäkal-oral erfolgt, d. h., es wird über Nahrung, Trinkwasser oder kontaminierte (= verunreinigte) Gegenstände in den Körper aufgenommen. Eine direkte Übertragung des Virus findet nur statt, wenn die Krankheit gerade ausgebrochen ist – bei bereits überstandener Krankheit geht von der betroffenen Person keine Ansteckungsgefahr mehr aus!

Häufige Infektionsquellen sind rohe oder ungenügend gekochte Muscheln, Austern oder andere Schalentiere, die aus mit Fäkalien verunreinigten Gewässern stammen.

Darüber hinaus werden Hepatitis-A-Viren über Urin, Stuhl und Speichel ausgeschieden und durch engen körperlichen Kontakt an andere weitergegeben.

Eine Übertragung durch Blut und Blutprodukte (auch mehrmalig genutzte Spritzenbestecke bei Drogenabhängigen) ist möglich, kommt jedoch nur sehr selten vor. Das Hepatitis-A-Virus ist sehr resistent und kann bei Kälte unbegrenzt überleben. Im Meerwasser besteht eine Überlebenszeit von drei Monaten, bei Trockenheit von einem Monat.

**Hepatitis B**

Die Übertragung der Hepatitis-B-Viren erfolgt über das Blut und andere Körperflüssigkeiten wie Speichel, Tränenflüssigkeit, Scheidensekret und Samenflüssigkeit oder durch kleine Verletzungen der Haut. Mehr als die Hälfte aller Neuinfektionen mit Hepatitis B in Deutschland und den europäischen Ländern ist auf sexuelle Kontakte zurückzuführen.

Es genügen bereits kleinste Mengen Blut, um sich mit Hepatitis B anzustecken. Daher ist das Risiko einer Ansteckung sehr hoch, wenn mehrere Menschen mit Blut verunreinigte Gegenstände (Kanülen, Ohrstecher oder Tätowier-Instrumente) verwenden. Auch Infektionen durch Haushaltskontakte sind möglich – etwa wenn mehrere Mitglieder eines Haushalts ein Nagelset oder einen Rasierapparat gemeinsam benutzen.

Eine Übertragung von Hepatitis-B-Viren durch medizinische Eingriffe (Operationen, Zahnbehandlungen, Akupunktur usw.) stellt in Ländern mit hohem medizinischem Standard nur noch ein geringes Risiko dar. In Deutschland beträgt die Wahrscheinlichkeit, sich durch die Gabe von Blut oder Blutprodukten mit Hepatitis B zu infizieren, zurzeit schätzungsweise 1:50.000 bis 1:200.000. Besondere Risikofaktoren für eine Ansteckung mit Hepatitis B sind: häufiger Kontakt mit Blut oder Blutprodukten (medizinisches Personal), Verwendung verunreinigter Spritzen (etwa bei Drogenabhängigkeit), häufige Bluttransfusionen und Dialyse.

Bei Reisen in Länder mit geringeren medizinischen Standards besteht ein erhöhtes Ansteckungsrisiko für Hepatitis B durch Blutkonserven. Daher ist es ratsam, Bluttransfusionen nur in unmittelbar lebensbedrohlichen Fällen in Anspruch zu nehmen. Auch die in dortigen Krankenhäusern benutzten Spritzen und Kanülen können verunreinigt sein.

**Hepatitis C**

Die für Hepatitis C als Ursachen verantwortlichen Hepatitis-C-Viren haben vermutlich nur einen einzigen natürlichen Wirt: den Menschen. Ihre Übertragung erfolgt nachweislich von Mensch zu Mensch über Blut oder Blutprodukte. Bei etwa 30 % der Erkrankungen lässt sich im Nachhinein der Infektionsweg nicht mehr nachvollziehen. Eine der häufigsten Übertragungswege ist das gemeinsame Verwenden verunreinigter Injektionsnadeln. Süchtige, die Drogen spritzen, sind bis zu 90 % mit dem Hepatitis-C-Virus infiziert.

Häufige Infektionswege sind die Verletzung mit spitzen und scharfen Instrumenten (Nadelstichverletzung oder NSV) bei gleichzeitiger Übertragung von kontaminiertem Blut. Deshalb bergen Tätowierungen und Piercings bei Verwendung verunreinigter Instrumente ebenfalls ein Risiko.

Beim Geschlechtsverkehr wird Hepatitis C im Gegensatz zu Hepatitis B nur äußerst selten übertragen, es liegt aber bei häufigem Partnerwechsel deutlich höher.

Bis etwa 1990 waren auch Hämophilie-Patienten (Bluter) betroffen, die bei operativen Eingriffen auf Spenderblut/-plasma oder auf aus Menschenblut hergestellte Gerinnungspräparate angewiesen waren. Damals wurde vielfach unbemerkt Hepatitis C und auch B auf diese Patienten übertragen. Mit der Einführung moderner Testverfahren, mit deren Hilfe heute über 99 % Hepatitis-C-positiver Spender identifiziert werden können, besteht nur noch ein minimales Risiko einer Ansteckung durch eine Bluttransfusion.

Das Risiko für eine Übertragung des Virus von der schwangeren Mutter auf das ungeborene Kind bei der Geburt ist äußerst gering: Es liegt für eine normale Entbindung unter 5 %.

**Hepatitis D**

Der Mensch ist für das Hepatitis-D-Virus der einzige natürliche Wirt. Die Übertragung des Krankheitserregers erfolgt wie bei der Hepatitis B hauptsächlich durch Geschlechtsverkehr sowie die Benutzung infizierter Nadeln, Verwendung verunreinigter Blutkonserven, Spritzen, Tätowier- oder Akupunkturnadeln; in seltenen Fällen durch Tränenflüssigkeit, Muttermilch und Speichel, die in Kontakt mit Schleimhäuten oder kleinen Verletzungen der Haut kommen.

**Hepatitis E**

Die Übertragung erfolgt wie bei der Hepatitis A fäkal-oral über kontaminierte Speisen oder verseuchtes Wasser. Auch für das Hepatitis-E-Virus ist der Mensch ein natürlicher Wirt, ebenso wie einige andere Säugetiere (z. B. Schafe, Schweine, Affen, Ratten, Mäuse).

## Krankheitsverlauf

Die **Inkubationszeit**, also die *Zeit von der Ansteckung mit dem Hepatitis-Virus bis zum Auftreten der ersten Symptome* der verschiedenen Formen ist abhängig vom Erreger und liegt zwischen zwei Wochen und einem halben Jahr (bei Hepatitis B). Dabei verlaufen Hepatitis A und E nur akut, die anderen Formen können sich auch chronisch entwickeln (d. h., sie dauern länger als sechs Monate).

**Hepatitis A**

Die Inkubationszeit beträgt im Allgemeinen 25 bis 30 Tage.

Die Hepatitis A verläuft – verglichen mit anderen Hepatitisformen – in der Mehrzahl der Fälle gutartig. Nach wenigen Wochen sind die Beschwerden verschwunden – sofern überhaupt welche auftraten. Besonders bei Kindern verläuft sie in der Regel harmlos. Sie wird niemals chronisch und führt deshalb auch nicht zu einer dauerhaften Schädigung der Leber.

Eine Hepatitis-A-Infektion hinterlässt in der Regel eine lebenslange Immunität gegen den Erreger. Chronische Verläufe sind nicht bekannt. Eine Hepatitis-A-Infektion mit schweren Komplikationen oder tödlichem Ausgang (sogenannte *fulminante Hepatitis*) ist sehr selten, kann jedoch vor allem bei Erwachsenen auftreten. Dabei kann es zu lebensbedrohlichen Entzündungen der Bauchspeicheldrüse, der Herzmuskulatur und der Lunge kommen. Ferner kann eine HAV-Infektion bei Patienten mit vorgeschädigter Leber oder mit einer chronischen HBV- oder HCV-Infektion zu einer lebensbedrohlichen Einschränkung der Leberfunktion führen.

Obwohl die meisten Erkrankten sich wieder gut erholen, muss dennoch jeder Zehnte im Krankenhaus behandelt werden. Die Ausheilung erfolgt in der Regel in vier bis acht Wochen (selten bis zu 18 Monaten).

**Hepatitis B**

Die Inkubationszeit beträgt bei einer Hepatitis-B-Infektion etwa 40 bis 200 Tage, im Durchschnitt sind es 60 bis 90 Tage. Damit ist die Zeitspanne bis zum Ausbruch der Erkrankung ungewöhnlich lang.

Eine Ansteckungsfähigkeit besteht unabhängig von den Symptomen der Krankheit, solange Erreger im Blut des Patienten nachweisbar sind. Von chronisch infizierten Hepatitis-B-Trägern kann jahrelang eine Ansteckungsgefahr ausgehen. **Chronisch bedeutet, dass das Virus länger als sechs Monate nach der Infektion im Blut nachweisbar ist.**

Eine Hepatitis-B-Erkrankung kann – abhängig vom Immunsystem des Patienten – sehr unterschiedlich verlaufen. Etwa ein Drittel der infizierten Erwachsenen und 90 % der Kinder und Säuglinge bleiben ohne äußerliche Beschwerden. 70 % der Infizierten leiden zu Beginn der Erkrankung unter Symptomen wie Erschöpfungszuständen, Kopfschmerzen, Appetitlosigkeit, Übelkeit sowie Schmerzen im Bereich des rechten Rippenbogens. Bei etwa einem Drittel kommt eine Gelbsucht hinzu.

Ohne Komplikationen klingen die Beschwerden nach drei bis fünf Wochen ab. Bei weniger als 1 % der Fälle kommt es zu Veränderungen der Leber (Leberzirrhose und Leberkrebs) und einem akuten Leberversagen. Die meisten akuten Hepatitis-B-Erkrankungen bei Erwachsenen heilen vollständig aus und führen zu einer dauerhaften Immunität.

Begleitend kann bei einer Hepatitis B eine Hepatitis D vorliegen, da Hepatitis-D-Viren sich nur dann vermehren können, wenn eine aktive Hepatitis-B-Infektion vorliegt.

**Hepatitis C**

Nach der Übertragung des Hepatitis-C-Virus verläuft die Infektion überwiegend unauffällig oder zeigt nur wenig kennzeichnende Symptome, die z. B. einer leichten Grippe ähneln. In einigen Fällen entwickelt sich jedoch nach einer Inkubationszeit von zwei bis 24 Wochen eine akute Hepatitis C: Dann treten Symptome wie Durchfall, Abgeschlagenheit, Kopfschmerzen, Gliederschmerzen und Appetitlosigkeit auf, manchmal auch Gelbsucht. Nur etwa 25 % der akuten Hepatitis-C-Infektionen führen überhaupt zu Krankheitszeichen, die meist milder Art sind. Doch auch Infektionen ganz ohne Symptome können einen chronischen Verlauf nehmen.

Bei etwa 30 % der Infizierten verläuft die akute Hepatitis C harmlos und heilt nach der akuten Krankheitsphase ohne bleibende Schäden aus. 70 % der akuten Hepatitis-C-Infektionen gehen in einen chronischen Verlauf über. Die chronische Hepatitis C verläuft oft schleichend, sodass viele Menschen nicht wissen, dass sie infiziert sind.

Da die chronische Hepatitis C zudem in etwa 20 % der Fälle zur dauerhaften Schädigung der Leber mit Leberzirrhose, chronischem Leberversagen und zur Entwicklung eines bösartigen Lebertumors (Leberzellkarzinom) führt, ist es wichtig, die Krankheit frühzeitig zu erkennen: Nur so ist es möglich, durch geeignete Therapiemaßnahmen die fortschreitende Schädigung der Leber zu stoppen. Mit einem einfachen Bluttest lässt sich feststellen, ob eine Hepatitis-C-Infektion vorliegt oder nicht.

Allerdings hat sich durch die Entwicklung neuer Therapieverfahren die Chance auf eine Heilung bei Hepatitis C mit chronischem Verlauf erheblich verbessert: So sind bei rechtzeitigem Behandlungsbeginn 50 bis 80 % der chronisch infizierten Menschen heilbar.

**Hepatitis D**

Die Inkubationszeit beträgt bei einer gleichzeitigen Infektion von Hepatitis D und B (eine sogenannte Ko- oder Simultaninfektion) vier bis acht Wochen; der weitere Erkrankungsverlauf gleicht im Allgemeinen dem einer Hepatitis-B-Infektion. Erfolgt die Infektion mit Hepatitis D, nachdem bereits eine Hepatitis-B-Erkrankung vorlag (eine sogenannte Superinfektion), dann dauert die Inkubationszeit sieben Wochen bis ein halbes Jahr und das Risiko für die Ausbildung einer Leberzirrhose mit schweren chronischen Leberfunktionsstörungen und die Entwicklung von bösartigem Leberkrebs (Leberzellkarzinom) steigt sehr stark an.

**Hepatitis E**

Nach einer Inkubationszeit von 15 bis 60 Tagen verläuft die Krankheit wie bei einer Hepatitis A. Es treten Durchfall, Abgeschlagenheit, Kopf- und Gliederschmerzen, Appetitlosigkeit und Gelbsucht (Ikterus) als typische Krankheitssymptome auf. In den meisten Fällen zeigt die Hepatitis E einen gutartigen Verlauf und heilt ohne Folgeschäden innerhalb von zwei bis drei Wochen aus. Chronische Verläufe der Hepatitis E sind nicht bekannt.

Eine Hepatitis-E-Infektion mit schweren Komplikationen bis hin zum tödlichen Ausgang (fulminante Hepatitis) ist selten, tritt jedoch in 20 % der Fälle bei Schwangeren im letzten Drittel der Schwangerschaft auf.

## Symptome

**Hepatitis A**

In der ersten Phase der Erkrankung zeigen sich Beschwerden wie Übelkeit, Müdigkeit, Abgeschlagenheit, Kopfschmerzen, Appetitlosigkeit, Gewichtsverlust, Muskel- und Gelenkbeschwerden, Druckgefühl im rechten Oberbauch, Erbrechen sowie Fieber.

Im Anschluss daran folgen die typischen Symptome einer Gelbsucht: dunkler Harn, Hellfärbung des Stuhls und Gelbfärbung der Haut bzw. der Augen (= Ikterus). Nach etwa zwei bis vier Wochen klingen die Beschwerden von allein ab.

**Hepatitis B**

Eine Hepatitis B kann sehr unterschiedliche Symptome zeigen: Ein Drittel aller Hepatitis-B-Erkrankungen verläuft ohne Beschwerden und bleibt deshalb häufig unerkannt. Wenn eine Hepatitis B zu Anzeichen einer Erkrankung führt, handelt es sich dabei zunächst um wenig kennzeichnende Allgemeinsymptome wie Müdigkeit, Abgeschlagenheit, Kopfschmerzen, Appetitlosigkeit, Gewichtsverlust, Muskel- und Gelenkbeschwerden, Druckgefühl im rechten Oberbauch und Fieber.

Im Anschluss daran äußert sich die Hepatitis B bei jedem dritten Betroffenen durch typische Symptome einer Gelbsucht wie Dunkelfärbung des Urins, Hellfärbung des Stuhls und Gelbfärbung der Haut bzw. der Augen (Ikterus). Wie eine Hepatitis B verläuft und wie schwer die Symptome im Einzelnen sind, hängt vom Alter und Allgemeinzustand der Betroffenen ab. Vor allem bei Erwachsenen sind schwere Krankheitsverläufe möglich. Dauert die Erkrankung länger als sechs Monate an, spricht man von einer chronischen Hepatitis B.

**Hepatitis C**

Die ersten Anzeichen für eine Hepatitis C werden wegen des harmlosen Verlaufs (in 85 % der Fälle!) oftmals nicht erkannt. Mögliche Beschwerden sind – wie bei der Hepatitis A und B – Müdigkeit, Abgeschlagenheit, Appetitlosigkeit, Gelenkschmerzen, Druck- oder Spannungsgefühl im rechten Oberbauch und möglicherweise auch ein Gewichtsverlust. Die für eine Hepatitis oft typischen Symptome einer Gelbsucht wie Dunkelfärbung des Urins, Hellfärbung des Stuhls und Gelbfärbung der Haut bzw. der Augen (Ikterus) sind bei einer akuten Hepatitis C eher selten.

In etwa 70 % der Fälle geht die akute Hepatitis C in eine chronische Form der Leberentzündung über: Die Viren sind dann länger als sechs Monate im Blut nachweisbar. Meist verläuft eine chronische Hepatitis C über viele Jahre schleichend und zeigt eher leichte Symptome. Müdigkeit, unspezifische Oberbauchbeschwerden und verminderte Leistungsfähigkeit treten bei etwa zwei Drittel der Betroffenen auf. Bleibt die Infektion dann unbehandelt, führt sie bei ca. einem Viertel der Patienten nach etwa 20 Jahren zur Leberzirrhose. Außerdem besteht ein erhöhtes Risiko für ein Leberzellkarzinom.

**Hepatitis D**

Nach der Inkubationszeit treten die typischen Hepatitis-Symptome wie Durchfall, Abgeschlagenheit, Kopf- und Gliederschmerzen, Appetitlosigkeit und Gelbsucht auf.

**Hepatitis E**

Die Symptome der Hepatitis E ähneln dem der Hepatitis A. In einigen Fällen kommt es in der akuten Phase der Hepatitis E zu starkem Juckreiz. Nach etwa sechs Wochen klingen die Beschwerden in der Regel von allein ab.

## Diagnose

**Der Verdacht auf eine Hepatitis besteht immer, wenn eine Gelbsucht (Ikterus) vorliegt und es zu Oberbauchschmerzen und Fieber kommt.** Da sich alle Formen der Virus-Hepatitis in Bezug auf die Beschwerden nicht von anderen Hepatitis-Erkrankungen unterscheiden, erfolgt eine Diagnose über einen speziellen Bluttest: Wenn eine Infektion mit einem Hepatitis-Virus vorliegt, lassen sich im Blut Virusbestandteile feststellen – sogenannte HV-Antigene und Viren-DNA bzw. -RNA – sowie vom Körper der Infizierten gebildete spezifische Antikörper gegen das entsprechende Virus. Bestimmte Antikörper sind auch noch Jahre nach einer Infektion zu finden.

Jede Virushepatitis ist laut Infektionsschutzgesetz eine meldepflichtige Erkrankung. Die namentliche Meldung durch den behandelnden Arzt muss bei Verdacht auf eine Hepatitis sowie bei Vorliegen einer durch den Antikörpernachweis bestätigten Erkrankung und im Todesfall erfolgen. Auch wenn der Erreger von Hepatitis A nachgewiesen wurde, ohne dass der Betroffene Krankheitszeichen zeigt, besteht Meldepflicht bei den regionalen Gesundheitsämtern. Diese leiten die Daten an das Robert Koch-Institut (RKI) in Berlin weiter.

> Nach dem Infektionsschutzgesetz (IfSG) ist in Deutschland bereits der Verdacht auf Hepatitis meldepflichtig.

## Therapie

### Hepatitis A

**Medikamente gegen das Hepatitis-A-Virus gibt es nicht.** Medikamente werden nur verabreicht, wenn Symptome wie Durchfall, Fieber oder Schmerzen es erforderlich machen. Man konzentriert sich deshalb bei der Therapie der Hepatitis A darauf, die auftretenden Begleiterscheinungen zu lindern. Empfohlen werden Bettruhe sowie eine kohlenhydratreiche und fettarme Kost. Eine zusätzliche Belastung der Leber sollte vermieden werden, d. h., man sollte in der akuten Phase der Hepatitis A auf Alkohol verzichten.

### Hepatitis B

**Bei einer Hepatitis B hängt die geeignete Therapie überwiegend davon ab, wie lange die Virusinfektion schon besteht:** Gegen eine akute (also erst kurz zuvor erworbene) Hepatitis B reichen meist Maßnahmen zur Linderung der Symptome aus. Das bedeutet wie bei der Hepatitis A vor allem Bettruhe und Vermeidung aller Medikamente oder Nahrungsmittel, welche die Leber belasten könnten (z. B. Alkohol). Meistens heilt eine Hepatitis B von alleine aus. Nur in Einzelfällen (bei höchstens 0,5 % der Erwachsenen) fällt die Infektion so heftig aus und verläuft so schnell, dass eine rasche Bekämpfung der Viren ratsam ist.

Gegen die chronische Hepatitis B kommen verschiedene Medikamente zum Einsatz – vor allem Interferon Alpha und sogenannte Virostatika. Viele Menschen mit chronischer Hepatitis B sprechen jedoch nicht ausreichend auf diese medikamentöse Behandlung an, vertragen sie nicht oder entwickeln nach einer gewissen Behandlungszeit Resistenzen gegen einzelne Medikamente. Neue Therapiekombinationen sollen in Zukunft auch in diesen Fällen eine erfolgreiche Therapie ermöglichen.

In seltenen Fällen, wenn eine Hepatitis B so schwer verläuft, dass sie zum Versagen der Leber führt, ist als einzige Therapie eine Lebertransplantation notwendig.

### Hepatitis C

**Bei der Hepatitis C ist eine frühzeitige Therapie wichtig:** Beginnt innerhalb der ersten vier Monate nach der Ansteckung mit Hepatitis C eine 24-wöchige Behandlung zur Steigerung der körpereigenen Abwehr (sogenannte Immuntherapie) mit Interferon $\alpha$-2a, ist die akute Leberentzündung fast immer heilbar. Daher ist es ratsam, bei jedem Verdacht auf eine Hepatitis-C-Infektion die Erkrankung so früh wie möglich zu diagnostizieren. Nur dadurch ist es möglich, die notwendigen Maßnahmen einzuleiten und den Übergang in einen chronischen Krankheitsverlauf zu verhindern.

Bei der Behandlung einer chronischen Hepatitis C gilt derzeit als Standardtherapie die Anwendung von sogenanntem Peginterferon $\alpha$-2a in Kombination mit dem gegen Viren wirkenden Virostatikum Ribavirin. Diese Therapie kann ambulant erfolgen; die Chancen auf eine dauerhafte Heilung liegen bei über 60 %. Ein Krankenhausaufenthalt ist nur erforderlich, wenn besondere Komplikationen auftreten.

Die zur Steigerung der Immunabwehr eingesetzte Therapie (Immuntherapie) kann auch Nebenwirkungen haben. Anfangs entwickeln über 50 % der Behandelten grippeähnliche Symptome wie Fieber, Schüttelfrost, Abgeschlagenheit, Kopfschmerzen, Gliederschmerzen und Knochenschmerzen sowie Magen-Darm-Probleme. Die Beschwerden verschwinden meistens innerhalb der ersten vier bis sechs Wochen der Hepatitis-C-Therapie, können aber auch anhalten. Selten ruft die Immuntherapie psychische (Stimmungsschwankungen bis Depressionen) oder neurologische Beeinträchtigungen (Polyneuropathie, Krampfanfälle) hervor. Ebenfalls seltene Nebenwirkungen sind Hautprobleme, Haarausfall und Stoffwechselstörungen.

Es ist in jedem Fall ratsam, die Behandlung von einem therapieerfahrenen Arzt durchführen und überwachen zu lassen. Mit ihm können auch Nutzen und mögliche Risiken der Interferontherapie abgewogen werden. Zu bedenken ist in jedem Fall, dass eine unbehandelte Hepatitis C erhebliche langfristige Folgen nach sich zieht, während die meisten Nebenwirkungen der Therapie zeitlich begrenzt sind.

Weitere wichtige Faktoren für einen Therapieerfolg sind Alter, Geschlecht, Viruslast, Dauer der Erkrankung, Körpergewicht und Schädigungsgrad der Leber. Zusätzliche Erkrankungen wie z. B. eine HIV- oder Hepatitis-B-Infektion erschweren den Therapieerfolg.

Neben neuen Interferonen und Ersatzstoffen für Ribavirin wird auch an Mitteln geforscht, die das Virus direkt in seiner Vermehrung behindern. In Studien werden diese Wirkstoffe bereits geprüft, eine Zulassung ist jedoch frühestens ab 2011 zu erwarten. Eine Wirkstoffkombination aus RG7128 (ein Polymerase-Inhibitor) und Danoprevir (Protease-Inhibitor) wurde mittlerweile erfolgreich getestet.

### Hepatitis D

**Es existiert derzeit kein wirksames Medikament, mit dessen Hilfe Hepatitis D erfolgreich behandelt werden kann.** Es können deshalb nur auftretende Beschwerden gelindert werden (z. B. mit Schmerzmitteln und Bettruhe).

Behandlungen mit Medikamenten – wie das bei der Hepatitis C angewandte Interferon $\alpha$-2a – zeigten keine anhaltende Besserung der Krankheit.

### Hepatitis E

**Auch bei der Therapie der Hepatitis E werden im Wesentlichen die begleitenden Symptome behandelt.** So sollte man Bettruhe halten, gegebenenfalls auf Schmerzmittel zurückgreifen und eine zusätzliche Belastung der Leber vermeiden. Insgesamt kann bei frühzeitiger Therapie diese Hepatitisform gut behandelt werden.

## Vorbeugung

### Hepatitis A und B

**Allen Personen, die aus beruflichen oder privaten Gründen einem erhöhten Infektionsrisiko ausgesetzt sind und vor allem bei Reisen in Länder mit hohem Infektionsrisiko wird eine Schutzimpfung empfohlen.** Zu den Risikogruppen, die berufsbedingt ein höheres Ansteckungsrisiko haben, zählen u. a. Ärzte und medizinisches Personal (auch Zahntechniker/innen, die mit infizierten Abformungen oder Zahnersatz in Kontakt kommen!), Beschäftigte der Lebensmittelindustrie und Gastronomie, Personen in Pflegeberufen, Erzieher an Kindergärten oder -krippen, Beschäftigte in der Kanalisation oder von Klärwerken, homosexuell aktive Männer und Personen mit chronischen Leberleiden.

Entsprechend den Empfehlungen der Ständigen Impfkommission sollten Kinder – auch schon im Säuglingsalter – geimpft werden. Geeignet ist hierzu ein aktiver Kombinationsimpfstoff gegen Hepatitis A und B (Twinrix), der in Deutschland seit einigen Jahren zugelassen ist. Hierbei werden drei Impfungen verabreicht, um eine Grundimmunisierung für mindestens zwölf Jahre zu erlangen; schon ab der ersten Impfung ist man geschützt. Die zweite und dritte Impfung erfolgen einen Monat bzw. ein halbes bis ganzes Jahr nach der ersten Impfung. Die Wirksamkeit der Impfung ist zuverlässig, die Verträglichkeit in der Regel gut. Auch eine zweimalige Impfung mit einem Impfstoff, der ausschließlich gegen Hepatitis A gerichtet ist und eine Kombinationsimpfung gegen Hepatitis A und Typhus sind möglich.

Die passive Immunisierung mit menschlichem Immunglobulin wird heute nur noch bei immungeschwächten Personen, bei chronisch Kranken, während der Schwangerschaft oder bei Vorliegen von Allergien gegen Impfbestandteile des aktiven Hepatitis-A-Impfstoffs angewendet; die Schutzwirkung hält etwa drei Monate an. Da Immunglobulin aus Spenderblut hergestellt wird, kann die Gefahr von Infektion mit HIV, Hepatitis B oder Hepatitis C trotz zahlreicher Vorsichtsmaßnahmen nie völlig ausgeschlossen werden.

**Wenn man Länder mit hohem Hepatitis-A-Infektionsrisiko bereist, empfiehlt es sich, einige Ratschläge zu befolgen:**

- Ausschließlich abgepacktes Mineralwasser trinken (Vorsicht bei Eiswürfeln!), kein Leitungswasser trinken, Leitungswasser abkochen (ab 80 °C werden die Viren abgetötet).
- So oft wie möglich Hände waschen, vor allem vor dem Essen.
- Früchte schälen, Gemüse vor dem Verzehr gründlich mit abgekochtem Wasser abwaschen.
- Vorsicht bei Meeresfrüchten! Die Tiere können über aufgenommene Fäkalienreste das Virus auf den Menschen übertragen.
- Vorsicht bei Imbissständen an der Straße.

### Hepatitis C

Trotz intensiver Bemühungen wurde bis heute kein wirksamer Impfstoff zur aktiven Immunisierung gegen Hepatitis C gefunden. Schutzmaßnahmen bestehen vor allem darin, Blut-zu-Blut-Kontakte mit Infizierten zu vermeiden und bei intravenösem Drogenkonsum immer ein neues Spritzbesteck zu verwenden. Infizierte sollten lernen, *Blut-Vorsicht* zu üben (Aids-Hilfe). Dazu gehört vor allem, auf mögliche Blutkontakte aufmerksam zu werden und die gemeinsame Benutzung von Nagelscheren, Rasiermessern und auch Zahnbürsten mit Nicht-Infizierten zu vermeiden. Zudem sollte man bei unbekannten Sexualpartnern ein Kondom benutzen.

Zu den wirksamen Maßnahmen zum Vorbeugen einer Hepatitis C gehören in erster Linie die sorgfältige Kontrolle von Blutkonserven auf HCV-Antikörper und HCV-Antigene sowie die Verwendung virusinaktivierter oder gentechnologisch hergestellter Blutfaktoren.

Wenn man aus beruflichen Gründen mit Blut oder Blutprodukten in Berührung kommt (etwa medizinisches Personal bei der Behandlung und Pflege von Hepatitis-C-Infizierten), sollte man sich ausreichend vor einem direkten Kontakt schützten, um eine Virusübertragung zu vermeiden. Das bedeutet: Schutzhandschuhe tragen, Gegenstände reinigen, sterilisieren oder entsorgen, die mit Blut oder anderen Körperflüssigkeiten in Berührung gekommen sind, Vermeiden von Verletzungen durch kontaminierte Kanülen (eine solche Nadelstichverletzung führt mit einer Wahrscheinlichkeit von bis zu 3 % zu einer Infektion). Wichtig zur Vorbeugung von Hepatitis C ist es außerdem, beim Drogenkonsum per Spritze Nadeln auf keinen Fall gemeinsam zu benutzen. Infizierte Schwangere sollten zum Vorbeugen einer Übertragung der Infektion auf das ungeborene Kind nach Möglichkeit auf diagnostische Eingriffe wie eine Fruchtwasseruntersuchung verzichten.

### Hepatitis D

Eine Schutzimpfung gegen Hepatitis B verhindert auch die Infektion mit Hepatitis D. Dies ist allerdings nur möglich, bevor eine Infektion mit Hepatitis B erfolgte. Bei Personen, die bereits chronisch an Hepatitis B erkrankt sind, hilft die Impfung nicht mehr.

### Hepatitis E

Wirksame Medikamente gegen Hepatitis-E-Erkrankungen gibt es bis heute noch nicht. Eine Schutzimpfung gibt es ebenfalls noch nicht, jedoch befindet sich ein Impfstoff in klinischer Erprobung. Seine Wirksamkeit konnte im März 2007 in einer Studie in Nepal nachgewiesen werden.

Bei Reisen in Länder, in denen ein hohes Infektionsrisiko herrscht, sollte man daher ausreichende hygienische Vorsorgemaßnahmen treffen, um einer Hepatitis E vorzubeugen. So ist grundsätzlich Vorsicht gegenüber Imbissständen an der Straße geboten. Obst sollte vor dem Verzehr geschält und Gemüse mit abgekochtem Wasser gründlich abgewaschen werden. Darüber hinaus empfiehlt es sich, ausschließlich abgepacktes Mineralwasser oder abgekochtes Wasser zu trinken (Vorsicht bei Eiswürfeln!). Besonders Schwangere sollten nicht in die genannten Länder reisen, da eine Infektion während der Schwangerschaft mit einer Sterblichkeit von rund 25 % bei der werdenden Mutter verbunden ist.

### 8.1.2.2 Tuberkulose

Die Tuberkulose (kurz TBC, früher auch als *Schwindsucht* oder umgangssprachlich als *die Motten* bezeichnet), ist eine weltweit verbreitete Infektionskrankheit, die vor allem durch das Tuberkulosebakterium (Mycobacterium tuberculosis) ausgelöst wird und beim Menschen am häufigsten die Lungen befällt.

**Vorkommen**

Die TBC führt die weltweite Statistik der tödlichen Infektionskrankheiten an. Etwa ein Drittel der Weltbevölkerung ist mit Tuberkuloseerregern infiziert und jede Sekunde kommt ein weiterer Fall hinzu.

Nur ein geringer Teil der Infektionen führt sofort zu einer Erkrankung. Knapp neun Millionen Menschen starben 2008 durch die Infektionskrankheit Tuberkulose. Nach der 2009 herausgegebenen Schätzung der Weltgesundheitsorganisation (WHO) waren es über 1,8 Millionen Menschen, laut Lungenliga Schweiz sind es jedoch drei Millionen Menschen. Sie sterben häufig aufgrund unzureichender Behandlungsmöglichkeiten, da die Therapie teure Antibiotika erfordert und langwierig ist. Sie lässt sich bei den sozialen Lebensumständen der Betroffenen oft nicht durchführen. Auch sind in vielen betroffenen Regionen die zur Diagnose und Behandlung notwendigen Laboratorien nicht vorhanden.

Besonders in Osteuropa ist durch Armut und den Niedergang des Gesundheitswesens eine besorgniserregende Zunahme der Tuberkulose zu verzeichnen. Vor allem durch medikamentenresistente Tuberkulosestämme sind weltweit immer häufiger Ursache der Erkrankung. Nur etwa 5 bis 10 % der mit Mycobacterium tuberculosis Infizierten erkranken im Lauf ihres Lebens an Tuberkulose. Betroffen sind besonders Menschen mit geschwächtem Immunsystem oder einer genetisch bedingten Anfälligkeit.

In ganz Europa ging die WHO für das Jahr 2009 von 430.000 Tuberkuloseerkrankungen aus. In Österreich wurden im Jahr 2009 700 Erkrankungen erfasst, die Schweiz verzeichnete 2009 556 Erkrankungen. In Deutschland wurden dem Robert Koch-Institut (RKI) im Jahr 2009 4444 Tuberkulosekranke gemeldet (2006 waren es zum gleichen Zeitpunkt noch 5372 und 2005 noch insgesamt 6045, darunter etwa 146 Kinder unter 15 Jahren). In Deutschland ist die Krankheit besonders in Hamburg, Bremen und Berlin verbreitet. Zurzeit kommen in Deutschland 5,4 Erkrankungen auf 100.000 Einwohner.

**Übertragung**

Die Übertragung erfolgt in der Regel durch Tröpfcheninfektion von erkrankten Menschen in ihrer Umgebung: Durch Husten entsteht ein infektiöses Aerosol, wobei die Erreger stundenlang in der Raumluft verbleiben können. Für eine Infektion genügt die Inhalation von nur einigen wenigen Mikrotröpfchen (2-5 µm Durchmesser), die jeweils nur 1 bis 3 Erreger enthalten! Die Erreger können aber auch über den Verdauungstrakt und über kleine Verletzungen der Haut, offene Wunden, frische Tätowierungen oder über die Schleimhäute in den Körper gelangen.

Sind Keime im Auswurf (= Sputum) nachweisbar, spricht man von *offener Tuberkulose*. Sind Keime in anderen Körpersekreten nachweisbar, spricht man von *potenziell offener Tuberkulose*.

Überträger können nicht nur infizierte erkrankte Personen sein, sondern auch infizierte gesunde Personen, bei denen keine Krankheitserscheinungen auftreten. Da Rinder ebenfalls an der Tuberkulose erkranken können, war früher nichtpasteurisierte Milch eine verbreitete Infektionsquelle. In Industrieländern, in denen die Rinderbestände weitgehend tuberkulosefrei sind und die Milch pasteurisiert wird, sind solche Infektionen jedoch inzwischen sehr selten geworden.

Die Übertragung der Tuberkulose erfolgt in der Regel durch Tröpfcheninfektion.
Die Tuberkulose zählt zu den **Zoonosen**, da sie von Tieren auf Menschen übertragen werden kann.
In Deutschland sowie in den anderen europäischen Ländern unterliegt die Tuberkulose der namentlichen Meldepflicht.

Besonders problematisch ist eine Tuberkuloseinfektion bei HIV-Infizierten mit manifestem AIDS; die Wahrscheinlichkeit des Ausbruchs einer Tuberkuloseerkrankung erhöht sich dann um ein Vielfaches. Tuberkulose ist in Afrika neben AIDS die häufigste Todesursache. Beide Krankheiten treten dort vor allem bei den Bewohnern von Slums großer Städte in enger Wechselbeziehung zueinander auf.

### Diagnose

Besteht aufgrund von Symptomen und Vorgeschichte der Verdacht auf eine Tuberkulose, so ist die Röntgenuntersuchung oder die Computertomografie (CT) der Lunge ein sinnvolles Untersuchungsverfahren. Sie lassen in der Regel das charakteristische, mottenfraßartige Bild des Lungenbefalls der Tuberkulose erkennen, welches der Erkrankung auch den Beinamen *die Motten* eingebracht hat.

Als weitere Diagnosemöglichkeit steht seit 2005 auch ein immunologisches Testverfahren zur Verfügung. Dabei werden Abwehrzellen aus dem Blut mit einer Mischung aus Antigenen von Mycobacterium tuberculosis stimuliert. Wenn diese aufgrund einer Tuberkuloseinfektion schon mit den Erregern Kontakt hatten, bilden sie vermehrt den Botenstoff *Interferon*. Die Konzentration dieses Botenstoffs kann bestimmt werden und liegt bei Blutproben infizierter Menschen deutlich über der von Nichtinfizierten.

2010 stellte eine britische Forschergruppe einen Test vor, mit dem es möglich sein soll, eine abgelaufene von einer aktiven Infektion zu unterscheiden. Die Marktreife bleibt aber noch abzuwarten.

### Krankheitsverlauf

Beim Verlauf der Erkrankung werden drei Phasen unterschieden, nämlich eine Frühphase, eine Phase der Streuung (Generalisation) und eine Spätphase. Allerdings müssen bei einer Erkrankung nicht immer alle Phasen ablaufen.

Nach der Infektion werden die Erreger in den meisten Fällen schon in den Atemwegen abgewehrt. Von allen Infizierten erkrankt nur etwa ein Zehntel tatsächlich an Tuberkulose. Ob ein Mensch sich ausreichend gegen die Mykobakterien wehren kann, hängt von vielen Faktoren ab. Dabei spielen auch Faktoren wie der Ernährungszustand, eine genetische Disposition, eine medikamentöse, infektbedingte oder toxische Unterdrückung der Immunabwehr, die Größe und Durchlüftung eines Raums und das Fehlen von Tageslicht genauso eine Rolle wie die Menge der aufgenommenen Bakterien und die Häufigkeit der Kontakte mit infizierten Personen.

Nach der Ansteckung über infizierte Tröpfchen bilden sich als Reaktion auf die Bakterien in den folgenden drei bis sechs Wochen in der Lunge der betroffenen Person kleine Entzündungen mit Beteiligung des zugehörigen Lymphknotens. Diese Entzündungsherde werden von Blutabwehrzellen eingeschlossen, und es bilden sich kleine Knötchen *(Tuberkel)*, die der Krankheit ihren Namen gegeben haben. Die so abgekapselten Tuberkuloseherde machen keine Beschwerden und haben in der Regel auch keinen Anschluss an die Atemwege (das Bronchialsystem). Man spricht von einer geschlossenen Tuberkulose; diese ist nicht ansteckend, da keine Krankheitserreger ausgeschieden werden.

### Symptome

In etwa 90 % aller Fälle ist die Lunge der Ort der Erstinfektion, aber auch andere Organe wie Magen-Darm-Trakt, Mundschleimhaut, Lymphknoten, Mandeln u. a. können als erste Organe erkranken. Sechs Wochen nach der Infektion treten die ersten Krankheitserscheinungen auf. Bei der einfachen Form der Lungentuberkulose sind dies mitunter etwas Fieber, Abgeschlagenheit, manchmal leichte Gelenkschmerzen und auch etwas Husten. Bei den komplizierten Formen kommt es zu Lungenentzündungen mit erheblichen zerstörerischen Prozessen im Bereich des Lungengewebes und zu Einschmelzungen von größeren Teilen der Lunge.

Ausgehend vom Ort der Erstinfektion können sich die Erreger über Blut- und Lymphgefäße im ganzen Körper ausbreiten (Streuung, Generalisation), wobei ein Befall zahlreicher weiterer Organe und Organsysteme erfolgen kann. Die Mykobakterien können aber jahrelang im Körper überleben.

Ist die infizierte Person nicht in der Lage, die Erreger abzukapseln, so breiten sich die Erreger immer weiter aus und es kann zu einer Infektion mit meist uncharakteristischen Symptomen kommen. Dazu zählen Müdigkeit und Schwäche, Appetitlosigkeit und Gewichtsabnahme, geschwollene Lymphknoten, leichtes Fieber – besonders in den Nachmittagsstunden – Nachtschweiß und ständiges Hüsteln ohne viel Auswurf. Heiserkeit kann ebenfalls ein Hinweis auf eine Beteiligung des Kehlkopfs an der Erkrankung sein; die Ansteckungsgefahr nimmt in diesem Fall stark zu.

Bei kräftigen Erkrankten können die genannten Symptome trotz Ansteckungsgefahr schwach ausgeprägt sein und mitunter sogar völlig fehlen. Schwere Verläufe mit blutigem Auswurf (Hämoptoe), starker Blutarmut und Untergewicht sind aber auch in Mitteleuropa recht häufig.

Bei mindestens 10 % der Menschen, die sich mit Tuberkulose angesteckt haben, bricht die Krankheit erst zu einem späteren Zeitpunkt aus. Die Patienten klagen dann oft über verschiedene Symptome: Über Wochen anhaltender Husten mit Abhusten von gelblich-grünem, ansteckendem (infektiösem) Schleim, Abgeschlagenheit, Müdigkeit, erhöhte Körpertemperatur zum Abend hin und Nachtschweiß. Beim Husten können Schmerzen in der Brust auftreten, und es kann zu Atemnot kommen. Eine der zahlreichen Formen der Spätphase der Tuberkulose sind fortschreitende Veränderungen der Lunge und starker Husten mit blutigem, ansteckendem Auswurf (sogenannter *Bluthusten*).

### Therapie

Zur Therapie stehen verschiedene speziell gegen die Erreger wirksame Antibiotika zur Verfügung, die unter dem Begriff *Antituberkulotika* zusammengefasst werden. Diese müssen zur Vermeidung von Resistenzentwicklungen und Rückfällen unbedingt in Kombination und mindestens ein halbes Jahr lang eingenommen werden – also weit über das Bestehen der Beschwerden hinaus.

Es gibt eine Impfung, die aber wegen unzureichender Wirksamkeit in Deutschland seit 1998 nicht mehr empfohlen wird und auch nicht mehr verfügbar ist. Eine vorbeugende Behandlung mit einem tuberkulös wirksamen Medikament wird in Deutschland nur bei Kindern oder schwerst immunologisch beeinträchtigten Kontaktpersonen durchgeführt.

### Vorbeugung

Da es derzeit keinen wirksamen Impfschutz gegen Tuberkulose gibt, besteht die wichtigste vorbeugende Maßnahme darin, infizierte Personen möglichst frühzeitig zu entdecken und sowohl rasch als auch effektiv zu behandeln. Wegen der geringen Fallzahl in Deutschland sind Reihenuntersuchungen weder in Form von Tuberkulintests noch von Röntgenuntersuchungen sinnvoll.

Die aktive Suche nach infizierten Personen in Form einer Umgebungsuntersuchung von Kontaktpersonen von Patienten mit infektiöser Tuberkulose ist eine unverzichtbare Voraussetzung zur Verringerung der Erkrankungshäufigkeit. Zur Gruppe der Personen mit erhöhtem Tuberkuloserisiko, bei denen aktiv nach einer Infektion gesucht werden muss, gehören vor allem Personen aus Ländern mit hoher Tuberkuloserate, Obdachlose, Drogenabhängige, Gefängnisinsassen, aber auch HIV-Positive.

### 8.1.2.3 HIV-Infektion und AIDS

1981 wurde von M. Gottlieb erstmals eine Häufung seltener und oft tödlich verlaufender Infektionen bei zuvor gesunden homosexuellen Männern in den USA beschrieben. Die Kranken litten zudem unter schweren und ungewöhnlichen Hautgeschwüren und einem extrem geschwächten Allgemeinbefinden. Einer französischen Forschergruppe um L. Montagnier gelang es im Jahr 1983 ein Virus mit der Bezeichnung Lymphadenopathie-Virus (LAV) zu isolieren. Nur ein Jahr darauf entdeckte man in einem Krebsinstitut der USA ein Virus, welchem man den Namen Virus Human T-cell Lymphotropic Virus-III (HTLV-III) gab. Im März 1985 stellte sich heraus, dass es sich bei dem LAV- und dem HTLV-III-Virus um ein und dasselbe Virus handelte. Für diese Entdeckung erhielten die beiden französischen Entdecker des Aids-Erregers HIV, Luc Montagnier und Francoise Barré-Sinoussi, im Jahr 2008 den Medizin-Nobelpreis.

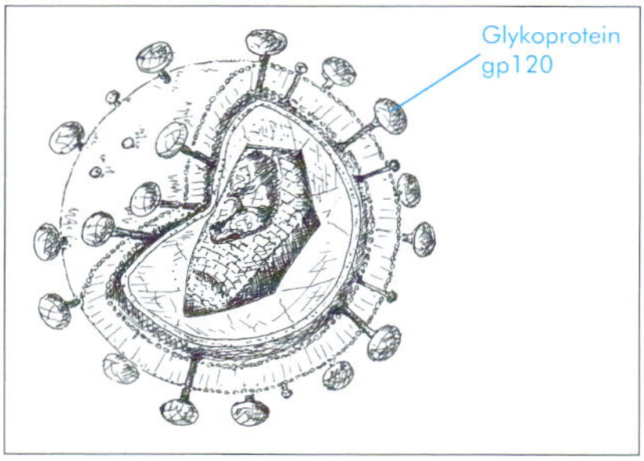


Abb. 8.1 Schematische Darstellung des HI-Virus mit Andockstellen gp120 am Protein CD4 auf der Zelloberfläche

Gleichzeitig fand 1985 die weltweit erste AIDS-Konferenz in Atlanta (USA) statt. Ein Jahr später wurde das Virus dann unter dem Namen Humanes Immunschwächevirus bekannt – abgekürzt: HIV. Im Jahr 1987 kam dann das erste Medikament gegen die Krankheit auf den Markt und ein Jahr später wurde der 1. Dezember von der WHO (Weltgesundheitsorganisation, engl. World Health Organisation) zum Welt-Aids-Tag erklärt.

Bald darauf entdeckten die Forscher in elektronenmikroskopischen Aufnahmen auch das Virus selbst, ein etwa 90 bis 130 Nanometer großes Membrankügelchen mit stacheliger Oberfläche und einem kegelförmigen Kern, der es von anderen Retroviren unterscheidet. Den Nachweis, dass das neu entdeckte Retrovirus auch tatsächlich AIDS auslöst, erbrachten die Forscher innerhalb des folgenden Jahres. Sie zeigten, dass HIV, bzw. LAV/IDAV, wie es damals genannt wurde, in allen AIDS-Kranken vorkommt und vor allem für den drastischen Verlust an Immunzellen verantwortlich war.

- Das HI-Virus gehört zu den sogenannten Retroviren.
- Um sich zu vermehren, integriert dieser Virustyp sein Erbgut in jenes der Wirtszelle.
- Die Wirtszelle wird dadurch so umprogrammiert, dass sie selbst die Bestandteile für neue Viruspartikel herstellt.

Das Virus kann aber nur an Zellen andocken, die auf ihrer Zelloberfläche bestimmte Bindungsstellen aufweisen. Die wichtigste Bindungsstelle ist ein Eiweiß, das CD4 genannt wird. Es befindet sich auf der Oberfläche bestimmter, für das menschliche Immunsystem wichtigen Abwehrzellen (T-Helferzellen); diese werden deshalb auch CD4-Lymphozyten genannt.

HIV besitzt auf seiner eigenen Hülle Andockstellen mit dem Namen gp120 (gp steht für Glycoprotein – ein spezielles Eiweißmolekül). Da CD4 genau zu gp120 passt, kann HIV an alle CD4-Lymphozyten andocken und von dort in die Zelle eindringen. Das Virus zerstört die CD4-Lymphozyten, sodass es langfristig zu einer massiven Schwächung des Immunsystems kommt und in der Folge zum Ausbruch anderer, teilweise tödlicher Krankheiten.

Zwei Arten von HIV sind bekannt: HIV-1, das weltweit vorkommt, und HIV-2, das hauptsächlich in West-Afrika zu finden ist. Die beiden Virus-Typen unterscheiden sich in ihrer Erbsubstanz, der RNA: HIV-1 ähnelt dem Virus, das Schimpansen befällt, die RNA von HIV-2 ist dem sogenannten Affen-AIDS-Virus von Meerkatzen ähnlich. Wahrscheinlich haben sich schon Jahrzehnte vor der Ausbreitung von AIDS Menschen mit diesen Affenviren infiziert.

Nachdem das Virus identifiziert war, konnten Wissenschaftler sehr schnell den Lebenszyklus des Erregers aufklären und effektive antivirale Medikamente entwickeln, die dafür sorgen, dass AIDS heute kein Todesurteil mehr ist, sondern lediglich eine chronische Krankheit.

Laut UNAIDS lebten Ende 2007 weltweit etwa 33 Millionen HIV-positive Menschen. 2007 kam es zu etwa 2,7 Millionen HIV-Neuinfektionen, und etwa zwei Millionen Menschen starben an den Folgen von HIV/AIDS. Der Anteil der HIV-Infizierten liegt weltweit durchschnittlich bei etwa 1 % der 15- bis 49-Jährigen, erreicht aber in afrikanischen Staaten Werte um 20 %.

AIDS und HIV-Infektion bezeichnen unterschiedliche Zustände: HIV steht für den Erreger der HIV-Erkrankung: *Humanes Immundefizienz-Virus.* AIDS ist die Abkürzung für den englischen Begriff *Acquired Immuno Deficiency Syndrome* (Erworbenes Immunschwäche-Syndrom).

**HIV ist der Erreger von AIDS.** Eine Infektion mit dem HI-Virus – die HIV-Infektion – kann nach mehrjährigem Verlauf in die Immunschwäche AIDS übergehen.
**AIDS oder Aids bezeichnet eine spezifische Kombination von Krankheitssymptomen,** die als Folge der durch die Infektion mit dem HI-Virus (HIV) ausgelösten Zerstörung des Immunsystems auftreten.
**Eine Person wird als HIV-positiv bezeichnet, wenn sie das HI-Virus in sich trägt.** Dies bedeutet, dass sich Antikörper im Blut nachweisen lassen, die der Körper als Antwort auf die HI-Viren gebildet hat.

*Positiv* besagt aber in diesem Zusammenhang nicht, dass es sich um etwas *Gutes* handelt.

### Vorkommen

Die Häufigkeit der HIV-Infektionen hat seit dem Auftreten der ersten Fälle rasant zugenommen. Weltweit gibt es rund 33 Millionen HIV-Infizierte – über 5.700 Menschen sterben täglich an AIDS. Da viele Betroffene – vor allem in den armen Regionen der Erde und insbesondere in Afrika – nicht oder nur unzureichend behandelt werden und an AIDS versterben, zählt AIDS weltweit zu den fünf häufigsten Todesursachen (Stand Juni 2010). In den reicheren Industrienationen steigen in jüngster Zeit sowohl bei Risikogruppen wie homosexuellen Männern als auch bei heterosexuellen Personen die Neuinfektionen.

In Deutschland lebten Ende 2009 etwa 67.000 Menschen, die HIV-positiv sind: etwa 55.000 Männer und etwa 12.000 Frauen; von diesen leiden ca. 11.300 an der Immunschwäche AIDS. In den Jahren 2008 und 2009 traten jeweils ca. 3.000 Fälle einer HIV-Neuinfektion auf.

### Übertragung

Es ist nicht korrekt, von einer *AIDS-Übertragung* zu sprechen. Übertragen wird der Erreger (HIV), die Immunschwäche AIDS kann als Folge einer HIV-Infektion auftreten, muss jedoch nicht immer ausbrechen.

Es ist sehr schwer, exakt anzugeben, wie groß das individuelle Risiko ist, sich mit HIV zu infizieren. Hier sind lediglich statistische Aussagen möglich. Es gibt Beispiele, bei denen ein einziger Risikokontakt zu einer Infektion führt, ebenso kann es sein, dass wiederholter Kontakt zu einer HIV-infizierten Person (z. B. jahrelang ungeschützt praktizierter Sexualkontakt) folgenlos bleibt. Statistisch gesehen infizieren sich von 1.000 Risikokontakten eine bis zehn Personen.

Ob eine HIV-Übertragung stattfindet, hängt von verschiedenen Faktoren ab. Den größten Einfluss hat die Anzahl der übertragenen Erreger (man bezeichnet dies als *Viruslast*): Je mehr Erreger in den Körper gelangen, desto wahrscheinlicher ist es, sich mit HIV anzustecken. HIV-positive Menschen haben die höchsten Viruskonzentrationen in der Regel im Blut, in der Samenflüssigkeit, im Vaginalsekret und auf der Oberfläche ihrer Darmschleimhaut. In anderen Körperflüssigkeiten findet sich das HI-Virus in deutlich geringeren Konzentrationen – Übertragungen durch diese sind zwar theoretisch denkbar, sind aber bis heute nicht bekannt. Außerdem spielt der Gesundheitszustand der Person, auf die die Viren übertragen werden, eine wesentliche Rolle.

Die HIV-Konzentration in Tränen, Schweiß, Speichel und Urin reicht nach heutigem Erkenntnisstand für eine Ansteckung nicht aus. Zudem konnten Infektionen über Insekten oder Tröpfcheninfektion nicht nachgewiesen werden und gelten deshalb als sehr unwahrscheinlich.

### Übertragung durch Geschlechtsverkehr

90 % der HIV-Infektionen werden durch ungeschützten Geschlechtsverkehr übertragen: Etwa zwei Drittel aller Infektionen in Deutschland ergaben sich 2009 bei homosexuellen Männern, an zweiter Stelle folgte die Gruppe der Heterosexuellen mit etwa 20 %.

Das individuelle Risiko einer Infektion mit HIV hängt von vielen Faktoren ab: Bestimmte Sexualpraktiken, andere Geschlechtserkrankungen eines Partners, ungeschützter Geschlechtsverkehr oder Verkehr mit einem Frischinfizierten (dessen Körper in diesem Stadium noch über keine oder erst wenige Antikörper verfügt und daher über sehr viele Erreger im Blut) sowie eine niedrige Anzahl von T-Helferzellen im Blut des Infizierten erhöhen das Infektionsrisiko auf das zehn- bis dreißigfache. Geschlechtsverkehr während der Regelblutung der Frau ist mit einem erhöhten Infektionsrisiko für beide Partner verbunden, beschnittene Männer haben ein geringeres Infektionsrisiko.

Homosexuelle Männer gelten als besondere Risikogruppe, da häufige Partnerwechsel und ungeschützter Verkehr in der Szene weit verbreitet sind. Wie hoch das Risiko beim Geschlechtsverkehr ist, hängt vor allem von der Viruslast in der Samenflüssigkeit, im Scheidensekret und im Blut ab. Diese ist unmittelbar nach der Infektion, bevor sich Antikörper gebildet haben, besonders hoch, nimmt dann ab und steigt in späten Stadien der Erkrankung wieder an.

### Übertragung durch Bluttransfusionen

In den 1980er Jahren erkrankten weltweit Tausende Menschen durch Bluttransfusionen. 1984 waren 50 % aller Bluter infiziert; diese Häufung von Infektionen wurde als *Blut-Skandal* bekannt. Die Routineüberwachung der Blutspender – wie sie in Deutschland seit 1985 durchgeführt wird – reduzierte dieses Risiko jedoch stark. Es wird in Deutschland auf etwa 0,0001 % geschätzt (2005).

### Übertragung durch Nadeln, Kanülen und Nadelstiche

Circa 8 % der neu mit HIV Infizierten sind Drogenabhängige, die sich Drogen in eine Vene spritzen. Das Risiko, sich bei gemeinsamer Benutzung einer Kanüle (meist beim Spritzen von Heroin) zu infizieren, liegt um 0,7 %, da die in der Kanüle eingeschlossene Viren noch tagelang infektiös bleiben können. Vor allem in der Anfangszeit der Sucht infizierten sich viele Intravenös-Drogenabhängige durch die gemeinsame Nutzung von Injektionsnadeln. Auch Ärzte und pflegerisches Personal haben ein gewisses Risiko der Ansteckung bei Operationen, Punktionen oder beim Spritzen von infizierten Patienten. Das Risiko, sich an Abformungen oder an Zahnersatz, der zur Erweiterung oder Reparatur ins Labor geschickt wird, zu infizieren, ist zwar äußerst gering, dennoch sollten immer Vorsichtsmaßnahmen ergriffen werden wie Desinfektion und Tragen von Handschuhen und Mundschutz.

**Übertragung Mutter/Kind**

Das Infektionsrisiko eines Kindes durch eine HIV-infizierte Mutter während der Schwangerschaft oder während der Geburt wird auf 10 bis 30 % geschätzt. Bei bekannter HIV-Infektion der Mutter kann das Risiko einer Übertragung auf das Kind durch die Gabe antiretroviraler Medikamente und die Geburt durch Kaiserschnitt auf weniger als 1 % gesenkt werden.

**Transplantation**

Auch die Transplantation von Organen eines HIV-infizierten Spenders birgt die Gefahr einer Ansteckung. Das Infektionsrisiko für Menschen, die Blutkonserven oder Blutprodukte benötigen, ist dank strenger Kontrollmaßnahmen mittlerweile jedoch sehr gering.

**Diagnose**

Ob eine HIV-Infektion vorliegt, lässt sich durch einen sogenannten HIV-Test feststellen.

> Der HIV-Test ist ein Antikörper-Test: Sind Antikörper gegen das HI-Virus im Blut vorhanden, geht man davon aus, dass auch HI-Viren im Körper sind – der HIV-Test gilt dann als positiv. Hieraus leitet sich die Formulierung ab, jemand sei *HIV-positiv.*

Für ein sicheres Test-Ergebnis sollten nach einer möglichen Ansteckung mindestens drei Monate bis zum HIV-Test vergehen. Diese Zeit braucht der Körper etwa, um nachweisbare Antikörper zu bilden.

Umgangssprachlich ist oft vom *AIDS-Test* die Rede. Das ist nicht ganz korrekt, da der Test lediglich die Infektion mit dem HI-Virus nachweist, nicht die Immunschwäche AIDS. Ein negatives Testergebnis schließt eine HIV-Infektion mit sehr hoher Wahrscheinlichkeit aus, ein positiver Test kann in seltenen Fällen auch bei Personen vorliegen, die gar nicht mit HIV infiziert sind. Deshalb wird bei positivem HIV-Test immer ein zweiter, noch genauerer Test gemacht.

Für den weiteren Verlauf einer HIV-Erkrankung und von AIDS ist eine frühzeitige Diagnose sehr wichtig: Da der Erfolg einer HIV- bzw. AIDS-Therapie auch vom Zeitpunkt ihres Beginns abhängt, sollte beim Verdacht auf eine Ansteckung ein HIV-Test erfolgen. Diesen Test auf Antikörper gegen HIV bieten die regionalen Gesundheitsämter kostenfrei und anonym an.

Ein HIV-Test darf nur mit ausdrücklicher Zustimmung des Betroffenen durchgeführt werden, ein Test ohne Wissen des Patienten ist rechtlich unzulässig. In Deutschland muss ein positiver HIV-Test gemäß Infektionsschutzgesetz in anonymisierter Form an das Robert Koch-Institut in Berlin gemeldet werden. In Österreich ist nur die AIDS-Erkrankung, nicht aber die bloße HIV-Infektion meldepflichtig.

Personen, die sich mit HIV angesteckt haben, sollten sich direkt in eine fachgerechte ärztliche Betreuung begeben. In jeder deutschen Großstadt gibt es sogenannte HIV-Schwerpunktpraxen, die sich auf die Behandlung von HIV und AIDS spezialisiert haben.

**Krankheitsverlauf**

Die Inkubationszeit, also die Zeit von der Ansteckung mit HIV bis zum Ausbruch von AIDS, ist bei einer HIV-Infektion sehr unterschiedlich und kann zwischen einigen Monaten und mehr als 15 Jahren betragen. Mehrere Faktoren wie Medikamente, Lebensstil, psychische Verfassung und Begleiterkrankungen beeinflussen die Dauer dieser Phase.

Bei einer HIV-Infektion kann der Verlauf sehr unterschiedlich sein. Das Gleiche gilt für den AIDS-Verlauf. Tage bis Monate nach der Ansteckung mit dem HI-Virus kommt es zur akuten HIV-Erkrankung. Die Symptome ähneln teilweise denen eines grippalen Infekts, also einer normalen Erkältung. Es folgt ein krankheitsfreier Abschnitt von mehreren Jahren bis Jahrzehnten. Im späteren Verlauf der HIV-Infektion kommt es zunehmend zu typischen Symptomen und unter Umständen zum Ausbruch von AIDS. Die Betroffenen verlieren meist deutlich an Gewicht, Infektionskrankheiten treten häufiger auf als bei Gesunden und es können sich bestimmte Krebsarten entwickeln, die für AIDS typisch und kennzeichnend sind (sogenannte AIDS-Indikatorkrankheiten wie Kaposi-Syndrom).

Die Fortschritte der Forschung haben besonders für Patienten in Industrieländern mit guter gesundheitlicher Versorgung zu einer erheblichen Lebenszeitverlängerung geführt: Neue Medikamente verhindern, dass sich das Virus im Körper vermehrt und zögern das Auftreten von AIDS hinaus. Die HIV-Infektion ist in diesen Ländern weniger eine akute Lebensbedrohung, sondern eher eine chronische Erkrankung, die bei entsprechender Therapie auch über Jahre hinweg nur wenige Einschränkungen mit sich bringt – auch wenn AIDS bis heute nicht heilbar ist. In vielen armen Ländern aber ist die Versorgung von HIV-Infizierten und AIDS-Kranken deutlich schlechter und die Sterblichkeitsrate sehr hoch.

## Die vier Phasen einer HIV-Infektion

### Akute Phase

Zwei bis sechs Wochen nach einer Infektion können grippeähnliche Symptome wie Fieber, Nachtschweiß, geschwollene Lymphknoten, Übelkeit usw. auftreten. Die häufigsten Symptome einer akuten HIV-Infektion sind: Fieber, Abgeschlagenheit, Müdigkeit, Unwohlsein, Krankheitsgefühl, Kopfschmerzen, Appetitverlust, Gelenkschmerzen, Hautausschlag, Nachtschweiß, Muskelschmerzen, Übelkeit, Durchfall, Fieber und Ausschlag (als Kombination), Kehlkopfentzündung oder Schluckschmerzen, Geschwüre im Mund, steifer Nacken (vermutlich aufgrund angeschwollener Lymphknoten), Gewichtsverlust größer als 2,5 kg und Lichtempfindlichkeit. Manche Patienten bemerken obige Symptome jedoch nicht oder sie haben keine.

Zur Diagnose einer akuten HIV-Infektion dienen ein positiver HIV-RNA-Test und ein negativer oder *grenzwertiger* Bestätigungstest.

### Latenzphase

In dieser Zeit vermehrt sich das Virus im Körper. Betroffene, sofern sie von ihrer Infektion wissen, leiden allenfalls psychisch darunter, körperliche Symptome treten hingegen keine auf. Die Latenzzeit dauert im Durchschnitt neun bis elf Jahre. Es gibt sowohl Patienten, die innerhalb von Monaten nach der Ansteckung AIDS entwickeln, als auch solche, bei denen trotz Ansteckung in den 80er Jahren und ohne HAART bis heute keine Progression zu AIDS festzustellen ist.

### Aids Related Complex (ARC)

Es treten die gleichen Beschwerden wie in der akuten Phase auf, sie gehen jedoch nicht mehr zurück.

### Krankheitsphase

Dieses letzte Stadium stellt die eigentliche Krankheit dar, für die die Abkürzung AIDS steht. Die immungeschwächten Patienten leiden an verschiedenen, oft schwerwiegenden Infektionen mit Parasiten, Viren, Bakterien, Pilzen oder Einzellern. Diese Infektionen führen zu Erkrankungen wie Tuberkulose, Toxoplasmose, wiederholten Salmonellen-Infektionen und bakteriellen Lungenentzündungen. Ebenfalls möglich sind ein Pilzbefall von Speiseröhre, Luftröhre, Bronchien oder Lunge sowie Herpes-Infektionen/Geschwüre in Lunge, Speiseröhre oder Magen. Seltene Erkrankungen wie Virusinfektionen verschiedener Organe (Zytomegalie), Kaposi-Sarkom oder bösartige Lymphome (Non-Hodgkin-Lymphome) sind dabei besonders typisch für AIDS.

Für das intakte Immunsystem eines gesunden Menschen sind sie oft harmlos, durch das geschwächte Immunsystem eines HIV-Positiven kann sich der Organismus jedoch nicht ausreichend wehren und es treten die genannten Infektionskrankheiten auf. Die Anzahl von Lymphozyten im Blut, speziell die der T-Lymphozyten, ist drastisch vermindert.

**Therapie**

Liegt eine HIV-Infektion vor, zielt die Therapie vorrangig darauf, den Übergang in eine AIDS-Erkrankung so lange wie möglich hinauszuzögern. Die Behandlung richtet sich dann in erster Linie gegen das HI-Virus selbst.

Ist es zu einem Ausbruch von AIDS und den typischen Begleiterkrankungen wie Lungenentzündung oder Darminfektionen gekommen, muss die Therapie auch die Behandlung dieser Erkrankungen einschließen. Eine gesunde Lebensführung trägt dazu bei, dass das Immunsystem nicht zusätzlich geschwächt wird. Viele HIV-Infizierte profitieren außerdem von einer psychosozialen Betreuung und dem Austausch mit anderen Betroffenen.

AIDS ist zwar nach wie vor unheilbar, die Erkrankung lässt sich mit HIV-unterdrückenden Medikamenten aber gut behandeln.
Da das Virus schnell Resistenzen gegenüber einzelnen Medikamenten entwickelt, hat sich als Therapie die gleichzeitige Einnahme mehrerer Medikamente durchgesetzt, die sogenannte **Hoch Aktive AntiRetrovirale Therapie** (HAART).

Im Einzelnen umfasst diese Therapie vier Medikamentgruppen:

**Entry-Inhibitoren** hemmen das Eindringen des HI-Virus in die menschliche Zelle. Sie verhindern dabei das Andocken (Anheften) von HIV an die Immunzellen und/ oder die Verschmelzung von Virushülle und Zellmembran.

**Reverse-Transkriptase-Hemmer** blockieren ein spezielles Virusenzym, das die Erbinformation des Virus (RNA) in DNA *übersetzen* kann: die Reverse Transkriptase.

Ein anderes Virusenzym, die Integrase, baut die *übersetzte* HIV-DNA in die Erbinformation der Immunzellen ein. Hemmstoffe dieses Virusenzyms, die sogenannten **Integrase-Hemmer**, verhindern den Einbau der Virus-DNA.

Ist eine Zelle mit einem HI-Virus infiziert, bildet sie Bausteine aus Eiweiß (Proteine), aus der neue HI-Viren zusammengesetzt werden können. Die HIV-Protease spielt beim Zusammenbau dieser Eiweiße eine wichtige Rolle. Hemmstoffe dieses Enzyms, sogenannte **Protease-Hemmer**, sorgen dafür, dass weniger funktionsfähige Viren in den befallenen Zellen entstehen.

**Vorbeugung**

Eine Schwierigkeit bei der Entwicklung eines wirksamen Impfstoffs ist die extreme Wandlungsfähigkeit von HIV. An der hohen Mutationsfähigkeit des HI-Virus scheiterten bisher alle Forschungen um Impfstoffe, die die Bildung von schützenden Antikörpern gegen das Oberflächenprotein gp120 fördern sollten. Als ein Impfstoff gegen das sehr ähnliche SI-Virus von Menschenaffen (Simian Immunodeficiency Virus) erfolgreich getestet worden war, hatte das HI-Virus in freier Wildbahn bereits wieder die Struktur seines gp120 Oberflächenproteins verändert. Aktuelle positive Ergebnisse von Impfstudien in Asien gelten aber als erster Erfolg in der Entwicklung eines geeigneten Impfstoffes gegen HIV und damit gegen AIDS. Prävention ist deshalb die effektivste Maßnahme gegen HIV.

Besteht eine hohe Wahrscheinlichkeit, dass es zu einer Infektion gekommen ist – etwa nach ungeschütztem Geschlechtsverkehr mit einem HIV-positiven Sexualpartner oder wenn sich eine Pflegekraft an einem kontaminierten Instrument verletzt hat –

kann eine Postexpositionsprophylaxe (PEP) sinnvoll sein. Nach einem Ansteckungsverdacht sollte deshalb immer sofort ein Arzt aufgesucht werden, der über mögliche Maßnahmen informiert und diese auch einleiten kann. Mit dieser HIV-PEP sollte im Idealfall zwei, längstens aber 24 Stunden nach der möglichen Ansteckung begonnen werden. Dabei handelt es sich um eine meist vierwöchige Therapie mit HIV-Medikamenten, die verhindern soll, dass das Virus sich im Körper einnistet und es zu einer chronischen Infektion kommt. Studien haben belegt, dass die Postexpositionsprophylaxe bei Verletzungen mit kontaminierten Instrumenten das Infektionsrisiko deutlich senkt.

### Umgang mit erwachsenen HIV-Infizierten

> HIV wird nur über Blut, Sperma und Scheidensekret übertragen.
> Eine sogenannte Tröpfcheninfektion wie bei Erkältungskrankheiten findet nicht statt.
> Daher ist das Ansteckungsrisiko im alltäglichen Umgang mit AIDS-Erkrankten oder HIV-Infizierten sehr gering!

Jeder soziale Kontakt in Beruf und Privatleben mit Händereichen, Umarmen und Ähnlichem ist völlig unbedenklich. Auch das gemeinsame Benutzen von Besteck, Geschirr, Gläsern, Toiletten oder Handtüchern ist unbedenklich. Es gibt keinerlei Hinweise auf ein erhöhtes Infektionsrisiko für Menschen, die mit einer infizierten Person im selben Haushalt leben. Dabei sollte man natürlich gewisse Vorsichtsmaßnahmen einhalten und z. B. Zahnbürste oder Rasierer nicht gemeinsam benutzen, da über kleinere Verletzungen beim Zähneputzen und Rasieren ein niedriges Infektionsrisiko besteht.

> Ein Ansteckungsrisiko bergen intime Beziehungen – gleichgültig ob hetero- oder homosexueller Art.
> Grundlage eines effektiven Schutzes vor einer HIV-Infektion und AIDS ist die konsequente Anwendung von Safer Sex.

Die Grundregeln für Safer Sex sind ganz einfach: Blut, Sperma oder Vaginalsekret dürfen nicht auf verletzte, offene Hautstellen oder auf die Schleimhäute des Sexualpartners gelangen. Beim Verkehr müssen deshalb Kondome verwendet werden. Ohne Kondom besteht ein erhöhtes Infektionsrisiko, da beim Geschlechtsverkehr auch immer kleine Verletzungen entstehen können. Werden diese Vorsichtsmaßnahmen beachtet, ist der Geschlechtsverkehr unbedenklich. Küssen ist ungefährlich.

Kondome gehören bei jungen Leuten mittlerweile zu den selbstverständlichen Verhütungsmitteln. Unter 16- bis 44-jährigen Alleinlebenden äußerte im Jahr 2009 nur noch etwa jeder Zehnte einen *körperlichen Widerwillen* gegen Kondome – im Jahr 1989 war es etwa jeder Fünfte. Diese höhere Akzeptanz von Kondomen bringt einen weiteren Vorteil mit sich: Immer mehr Menschen schützen sich mit ihnen vor HIV und anderen sexuell übertragbaren Krankheiten. Im Jahr 2009 gaben sieben von zehn Personen aus der Gruppe der 16- bis 20-Jährigen an, Kondome zu besitzen; unter den sexuell Aktiven waren es sogar acht von zehn. Noch wichtiger als die reine Absicht, Safer Sex zu praktizieren, ist, Kondome auch tatsächlich zu verwenden. Auch in neuen Beziehungen spielt Safer Sex eine große Rolle: 2009 nutzten 85 % der Männer und 86 % der Frauen am Beginn einer neuen Beziehung Kondome.

Um einer HIV-Infektion und der Immunschwäche AIDS vorbeugen zu können, muss eine gute Aufklärung gewährleistet sein. Daher kommt der AIDS-Beratung und AIDS-Aufklärung eine wichtige Rolle zu. Obwohl AIDS bereits seit fast 30 Jahren bekannt ist, zeigen sich in der Bevölkerung weiterhin große Lücken, was das Wissen über Risiken und eine HIV-Übertragung betrifft. Die UNESCO hat 2004 mit EDU-

CAIDS ein weltweites Programm zur Aufklärung der Bevölkerung gestartet.

**Neueste Entwicklungen**

Am 20. Juli 2010 berichtete die Tagesschau von einer Untersuchung, die an diesem Tag auf der Welt-Aids-Konferenz in Wien vorgestellt wurde. Südafrikanischen Forschern war es gelungen, ein Vaginal-Gel mit hoher Wirksamkeit gegen Aids herzustellen. Dem Gel sei ein Anti-Aids-Mittel beigemischt; es wirke wie eine Art chemisches Kondom, sagten die beteiligten Wissenschaftler.

Das Gel muss zwölf Stunden vor dem Verkehr aufgetragen werden, eine zweite Dosis zwölf Stunden danach. Das Arzneimittel wirkt direkt auf die Zellen ein, die vom HI-Virus angegriffen werden. Der große Vorteil sei, dass die Frauen das Gel nicht mehr unmittelbar vor dem Verkehr auftragen müssten.

In einer südafrikanischen Studie mit rund 900 Frauen sank das Ansteckungsrisiko deutlich. Obwohl die Frauen das chemische Kondom nicht immer benutzten, wenn sie Sex hatten, sondern durchschnittlich nur in sechs von zehn Fällen, reduzierte es die Ansteckung nach einem Jahr um 49 % und um 39 % nach zweieinhalb Jahren. Bis auf einen geringfügigen Anstieg von Durchfallerkrankungen zeigte es keine weiteren Nebenwirkungen. Drei Jahre soll es noch dauern, bis das Gel auf den Markt kommt. Zu welchem Preis ist eine ganz andere Frage, denn der beigemischte Wirkstoff *Tenofovir* wird exklusiv von einem US-Hersteller vermarktet. Für die Pilotstudie war der Wirkstoff noch kostenlos.

Im Juni 2011 berichtete die US-Wissenschaftszeitschrift *Science* in ihrer neuesten Ausgabe, US-Forschern sei möglicherweise ein Durchbruch im Kampf gegen die Immunschwächekrankheit Aids gelungen: Man habe zwei Antikörper entdeckt, die 90 % aller bekannten HI-Viren-Stämme ausschalten können. Die als VRC01 und VRC02 bezeichneten Antikörper blockierten in den Laborversuchen eine Andockstelle des Virus und hielten demzufolge die meisten HIV-Stämme davon ab, menschliche Zellen zu infizieren.

Der Direktor des US-Instituts für Allergien und ansteckende Krankheiten (NIAID) sagte, dies könnte nicht nur die Entwicklung eines Impfstoffes gegen Aids beschleunigen, sondern auch die Entwicklung und Anwendung einer Impfung gegen viele andere ansteckende Krankheiten beinflussen, da das Forscherteam die Antikörper mit einer völlig neuen Herangehensweise entdeckt habe.

Es bleibt zu hoffen, dass es bald weitere Erfolgsmeldungen im Kampf gegen Aids zu vermelden gibt.

### 8.1.3 *Krankheitserreger und ihre Lebensweise*

Bei den Krankheitserregern, welche die bereits genannten Infektionskrankheiten auslösen, handelt es sich entweder um Bakterien oder um Viren. In einigen Fällen, wie z. B. in unserem Verdauungssystem, ist der Körper auf ihre Mitarbeit angewiesen, in den meisten Fällen aber ist unser Immunsystem mit der permanenten Abwehr dieser Kleinstlebewesen beschäftigt – ihre Existenz wird uns meist nur über auftretende Krankheiten bewusst. Kennt man ihre Lebensweise, so kann man durch gezielte Vorbeugemaßnahmen eine Infektion der krankmachenden (pathogenen) Keime weitgehend vermeiden.

**Bakterien**

Bakterien sind einzellige Lebewesen von etwa 3 bis 10 $\mu m$ Größe. Ihr Erbgut liegt, ähnlich einer menschlichen Zelle, konzentriert in der Mitte des Zellplasmas, ist jedoch nicht durch eine Kernmembran umhüllt. Außerhalb der Zellmembran umgibt eine Zellwand die Zelle und schützt auf diese Weise das Bakterium vor Austrocknung. Der Form nach unterscheidet man kugelförmige, stäbchenförmige und schraubenförmige Bakterien **(Abb. 8.2)**.

Als *Bazillen* bezeichnet man Bakterien, die sich durch die Fähigkeit zur Sporenbil-

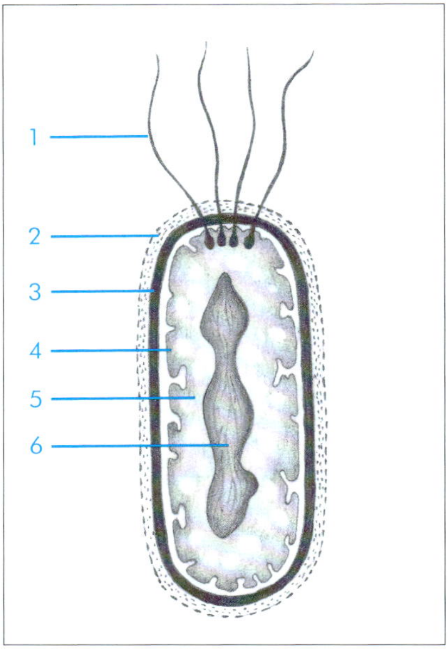


Abb. 8.2 Bau eines Bakteriums: 1 Geißel, 2 Schleimkapsel, 3 Zellwand, 4 Zellmembran, 5 Cytoplasma, 6 Chromatinfaden (DNA).

dung auszeichnen. Sporen sind sogenannte Dauerformen (Überlebensformen) von Bakterien. Sie werden immer dann gebildet, wenn die Umweltbedingungen für die Bakterien ungünstig werden, beispielsweise bei Nahrungsmangel oder Trockenheit. Werden die Umweltbedingungen wieder günstig, so platzt die Sporenkapsel auf und die Bakterie nimmt ihre volle Lebenstätigkeit wieder auf. Bakterien vermehren sich auf ungeschlechtliche Weise durch Zellteilung (Vegetative Vermehrung).

Die Geschwindigkeit der Vermehrung ist abhängig von den Lebensbedingungen. Bei ausreichender Feuchtigkeit und ausreichendem Nahrungsangebot erfolgt im Temperaturbereich von 15 °C bis 40° C alle 15 bis 20 Minuten eine Teilung. Aus einem Bakterium werden so nach sechs Stunden und 20 Minuten 524.288 Bakterien; eine solche Bakterienkolonie ist dann schon mit dem bloßen Auge erkennbar.

Die Anhäufung giftiger Stoffwechselabfallprodukte (Toxine) der Bakterien schädigen nicht nur das Körpergewebe, sondern auch die Bakterien selbst und hemmen zusammen mit dem knapper werdenden Nahrungsangebot das Bakterienwachstum. Die Wirksamkeit der von den Bakterien erzeugten Stoffwechselgifte kann außerordentlich hoch sein. Weniger als 1 millionstel Gramm des Botulismusgifts reicht aus, um einen Menschen zu töten.

Knappes Nahrungsangebot, geringe Feuchtigkeit und Temperaturen unter 4 °C verlangsamen nur die Vermehrung, und selbst bei sehr tiefen Temperaturen (minus 60 °C und tiefer) sterben viele Bakterien nicht ab. Besonders die sporenbildenden Bakterien überleben häufig extrem tiefe und auch extrem hohe Temperaturen (weit über 100 °C).

## Viren

Viren (Einzahl das Virus) sind sehr kleine, organische Partikel. In der Größe liegen sie zwischen den größten Eiweißmolekülen (0,02 $\mu$m) und den kleinsten Bakterien (0,3 $\mu$m). Sie bestehen stets aus einem oder mehreren Nukleinsäurefäden, die von einer Eiweißhülle umgeben sind. Manche Viren, wie die Bakteriophagen, haben zusätzlich noch kompliziert gebaute Hilfseinrichtun-

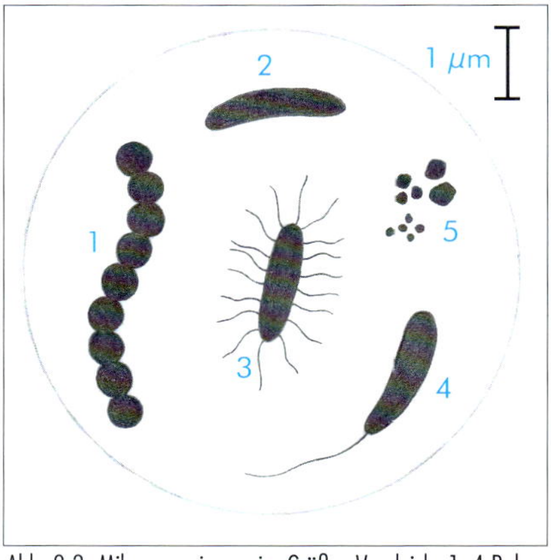


Abb. 8.3 Mikroorganismen im Größen-Vergleich: 1- 4 Bakterien, 5 Viren. Dargestellt sind die Erreger von: 1 Eiter, 2 Tuberkulose, 3 Typhus, 4 Cholera.

gen wie Schwanzstücke, die wie eine Injektionsspritze funktionieren **(Abb. 8.3)**.

Viren sind keine Lebewesen, denn sie zeigen nicht alle Kennzeichen des Lebens. Ihnen fehlt ein eigener Stoffwechsel, und daher können sie sich nicht selber vermehren. Zu diesem Zweck dringen sie in Zellen ein (Wirtszellen genannt) und veranlassen diese, neue Virusnukleinsäure und Viruseiweiß zu bilden, also für sie neue Viren zu bilden. Anschließend werden diese neu gebildeten Viren aus der Wirtszelle ausgeschleust, was in der Regel deren Tod zur Folge hat.

Viren können aber nur in ganz bestimmte Zelltypen bestimmter Tierarten eindringen, weil sie nur für diese den dafür notwendigen *Schlüssel* haben. Daher sind nicht alle Viren für den Menschen gefährlich. Zu den bekanntesten Erkrankungen, die auf eine Virusinfektion zurückzuführen sind, gehören Schnupfen, Grippe, Masern, Pocken, Kinderlähmung, Hepatitis und AIDS **(Abb. 8.4)**.

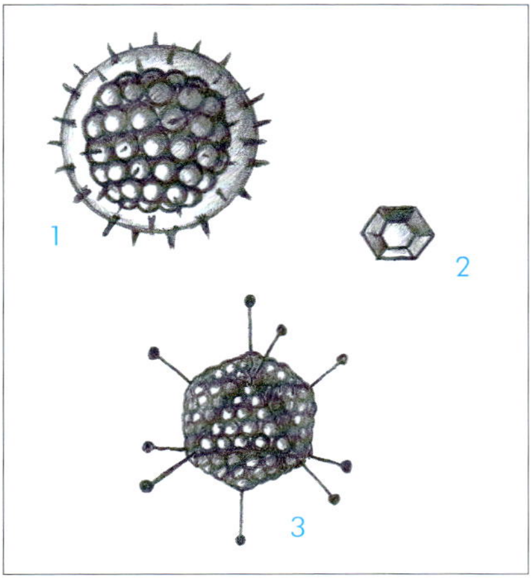


Abb. 8.4 Schematische Darstellung verschiedener Viren: 1 Grippevirus, 2 Poliomyelitis-Virus (Erreger der Kinderkrankheit), 3 Adeno-Virus.

**Schutz vor Infektionskrankheiten**

Im zahntechnischen Labor kann eine Infektion von möglicherweise infiziertem Material durch chemische Desinfektion verhindert werden. Unter Desinfektion versteht man die Abtötung oder weitgehende Reduzierung der Zahl von Erregern übertragbarer Krankheiten, sodass eine Infektion nicht zu befürchten ist. Keimbeladene Abdrücke und Prothesen werden in eine Desinfektionslösung eingetaucht oder mit einer Desinfektionslösung besprüht.

> Wichtig ist, dass die Desinfektionslösung lang genug einwirken kann (es dauert eine gewisse Zeit, bis die Lösung schmierige Beläge oder die widerstandsfähige Sporenwand von Bazillen durchdringt).

Ultraschallbäder desinfizieren nur, wenn sie ein Desinfektionsmittel enthalten, ansonsten sind sie wegen ihrer konstanten Temperatur eine geradezu ideale Brutstätte für Keime und ein Ort der Keimstreuung.

Bei der täglichen Arbeit lassen sich kleine Hautverletzungen und die Bildung feiner Hautrisse kaum vermeiden. Da über sie Krankheitserreger leicht in die Blutbahn gelangen können, muss der direkte Kontakt mit keimbeladenem Material möglichst vermieden werden. So sollten aus der Zahnarztpraxis angelieferte Abdrücke und Prothesen grundsätzlich mit Schutzhandschuhen und möglichst nur von ein und demselben Mitarbeiter ausgepackt und desinfiziert werden.

# 8.2 Pneumokoniosen

## 8.2.1 *Krankheitsbild einer Pneumokoniose*

**Pneumokoniose** ist ein Sammelbegriff für verschiedene Formen von Staublungenerkrankungen.

Bei den bei Zahntechnikern festgestellten Pneumokoniosen handelt es sich in der Regel um sogenannte Silikosen, die durch Ablagerung eingeatmeter, kieselsäurehaltiger Stäube in der Lunge ausgelöst werden.

Als Krankheitszeichen treten Reizhusten, Schmerzen im Brustkorb, Atemnot und Herzschmerzen auf. Im Verlauf der Erkrankung kommt es zu deutlichen Veränderungen des Lungengewebes, indem sich *silikotische Knötchen* entwickeln und durch zunehmende Verschmelzung der Knötchen Schwielen bilden. Als Folgeerscheinung einer Silikose kommt es oft zu Tuberkulose.

### 8.2.2 *Einflussfaktoren der Pneumokoniosen*

Jeder Mensch ist täglich Stäuben verschiedenster Art ausgesetzt, die über die Atemwege in die Lunge vordringen, sich dort ablagern und Erkrankungen auslösen können. Mithilfe verschiedener Selbstreinigungsmechanismen versucht der Körper, die eingeatmeten Staubteilchen wieder aus dem Körper zu entfernen oder unschädlich zu machen: Feuchter Staub wird zum großen Teil bereits von der Nasenschleimhaut zurückgehalten, während trockener Staub in die tieferen Luftwege gelangt und dort eine vermehrte Schleimsekretion auslöst. Der abgesonderte, zähflüssige Schleim bindet die Staubpartikel. Er wird dann durch die Flimmerbewegung des die Bronchien auskleidenden Flimmerepithels nach außen befördert, zum Teil aber auch über die Lymphwege entfernt.

Entscheidend für die Tiefe des Eindringens der Staubpartikel in die unteren Luftwege ist die Größe der Staubteilchen: Nur Feinststäube, also Staubteilchen von einer Größe von ein bis 6 $\mu$m, können in die kleinsten Verzweigungen der unteren Luftwege vordringen, die **Bronchiolen** und die **Lungenbläschen**. Deren Wände sind nicht mehr mit Flimmerepithel ausgekleidet, sondern bestehen nur aus einer dünnen Lage Epithel.

Deshalb lassen sich Feinststäube leider nicht mehr auf die oben geschilderte Weise aus den Lungenbläschen entfernen, sondern werden von den Epithelien der Lungenbläschen aufgenommen. Nur ein Teil wird auf dem Weg über die Lymphbahnen beseitigt, der Rest verbleibt in der Wand der Lungenbläschen, mit der Folge, dass sich um die Staubpartikel eine kleine Kapsel aus Narbengewebe bildet. Diese Gewebeknötchen beeinträchtigen dann stark die Funktion des Lungengewebes an dieser Stelle. Gesundheitsgefährdend sind also in erster Linie die Feinststäube.

Bei der Beurteilung der Schädlichkeit von Stäuben ist außerdem zu beachten, dass Stäube auch dann gefährlich sein können, wenn sie nur gelegentlich, dafür aber in hoher Konzentration anfallen. Von den in zahntechnischen Labors auftretenden Stäuben können folgende Feinststäube Pneumokoniosen hervorrufen: Quarz (Silikose), Asbest (Asbestose), Beryllium (Berylliose) und Kobalt. Von Asbest, Beryllium, Kobalt und Nickel ist außerdem bekannt, dass sie krebsauslösende Wirkung haben.

**Schutzmaßnahmen**

Die wirksamste Schutzmaßnahme ist verständlicherweise die Vermeidung von Staubentwicklung, wie dies beim Nassschleifen der Fall ist. Wo sich die Staubentwicklung nicht völlig vermeiden lässt, sollte zum Schutz gegen größere Staubpartikel ein Mundschutz getragen werden; gegen Feinststäube bietet er leider keinen Schutz, weil er nur größere Staubpartikel zurückhält. Aus diesem Grund lässt sich das Einatmen von gesundheitsschädlichen Feinststäuben nur durch konsequente Benutzung von Absauganlagen vermeiden. Sofern die Absauganlagen die Abluft wieder in den Laborraum zurückführen, ist darauf zu achten, dass die Filter auch in der Lage sind, Feinststäube zurückzuhalten.

## 8.3 Allergien

Nicht zuletzt zwingen immer wieder Kunststoffallergien Zahntechnikerinnen und Zahntechniker zur Aufgabe ihres Berufs. Daher soll diese Krankheit zum Abschluss kurz dargestellt werden.

Bei Allergien reagiert das Immunsystem mancher Menschen nach wiederholtem Kontakt mit harmlosen Antigenen, sogenannten **Allergenen**, überempfindlich.

Diese Überempfindlichkeitsreaktionen gehen mit Krankheitssymptomen einher, im Fall der Kunststoffallergie mit starken Hautausschlägen.

Die Überempfindlichkeitsreaktion soll auf folgendem Mechanismus beruhen: Normalerweise können spezielle weiße Blutkörperchen des Immunsystems, die sogenannten T-Lymphozyten, eine Gefahr richtig einschätzen und zwischen harmlosen und schädlichen Fremdstoffen unterscheiden. Wenn, wie bei den Allergikern, dieser *Erkennungsdienst* versagt, dann kann eine harmlose Substanz fälschlicherweise für eine gefährliche gehalten werden, sie wirkt dann wie ein Antigen und ruft die Immunzellen auf den Plan. Genau das geschieht, wenn die Haut beispielsweise mit bestimmten Kunststoffen in Berührung kommt und sich daraufhin eine Kontaktdermatitis, also ein Ausschlag der Haut entwickelt. Da sich diese Art der allergischen Reaktion erst nach ungefähr 48 Stunden bemerkbar macht, spricht man von einer *Reaktion vom verzögerten Typ*.

Bei Kontaktallergien vermögen offenbar Chemikalien, wie sie im Prothesenkunststoff enthalten sind, die Haut zu durchdringen und sich an Körperzellen zu heften. Treffen nun T-Lymphozyten auf Körperzellen, die seit einem ersten Kontakt mit diesem Stoff sensibilisiert sind, dann schütten die T-Lymphozyten Botenstoffe aus. Diese locken Makrophagen (Fresszellen) an, die die mit dem Allergen behafteten Körperzellen auffressen *(phagozytieren)* und abbauen. Die eigentliche Gewebsschädigung, die sich in einer heftig juckenden Hautentzündung äußert, wird vermutlich von Substanzen hervorgerufen, die von den an der Abwehrreaktion beteiligten Lymphozyten und Makrophagen freigesetzt werden.

**Schutzmaßnahmen**

Von entscheidender Bedeutung sind Beschädigungen der Hautoberfläche, wie feine Risse oder Verletzungen, aber auch das Entlaugen der Haut und die sich daran anschließende Versprödung mit feiner Rissbildung. Deshalb sollte sich jeder nach dem Händewaschen oder Hantieren mit Gips anschließend gut die Hände eincremen, da die Haut ohne eine Rückfettung spröde und rissig wird.

Kontaktallergien lassen sich am leichtesten durch Vermeidung des Kontakts mit allergenen Stoffen verhindern. Bei der Verarbeitung von Kunststoffen sind eine absolut saubere Arbeitsweise und das Tragen von Latex-Handschuhen Möglichkeiten, einen Kontakt mit dem Allergen auszuschließen. Die Arbeitshandschuhe dürfen allerdings nicht beschädigt sein, weil sonst Monomer eindringen kann und ein sehr intensiver, längerer Hautkontakt mit dem Kunststoff zustande kommt.

Bei der Arbeit mit Handschuhen sollte zudem noch beachtet werden, dass die Hautoberfläche besiedelnde Bakterien unter den luftdicht abschließenden Handschuhen ideale Lebensbedingungen vorfinden, denn unter den Handschuhen ist es schön warm und feucht, eine verschmutzte Haut bietet genügend Nährstoffe, und die Bakterien können sich sehr schnell vermehren. Deshalb sollte man Handschuhe nicht unnötig lang tragen und die Haut vor dem Überziehen der Handschuhe reinigen und desinfizieren.

# 8.4 Hygienemaßnahmen für das zahntechnische Labor

Hygienemaßnahmen zum Schutz von Patienten und Mitarbeitern in Praxis und Labor sind unerlässlich.

Auf Broschüren oder in Aufsätzen, die sich mit dieser Thematik sehr ausführlich und sachkundig befassen, soll am Schluss dieses Kapitels hingewiesen werden:

- Umfang und Durchführung der Hygienemaßnahmen legen die Unfallverhütungsvorschriften (UW) der zuständigen Berufsgenossenschaften fest, insbesondere die UW VBG 103.
- Allgemeine und spezielle Hygienemaßnahmen werden im Beitrag *Hygienemaßnahmen für das zahntechnische Labor* von Dr. Ingrid Peroz aus der Fachzeitschrift dental-labor, Heft 12/1988 ausführlich dargestellt. Der Beitrag zeigt außerdem noch mögliche Gefahrenquellen und Infektionswege auf.
- Aus der Reihe *Grundwissen für Zahntechniker*, der auch das vorliegende Buch entstammt, informiert der Band II *Nichtmetalle* im Kapitel 1 über Arbeitsschutz, Unfallschutz, Gesundheitsschutz und Hygiene.
- Abschließend soll nochmals auf die Möglichkeit der Aktiven Immunisierung gegen Hepatitis B für Zahntechniker hingewiesen werden (siehe § 4 der Unfallverhütungsvorschrift VBG 103 der Berufsgenossenschaft der Feinmechanik und Elektrotechnik. Weitere Informationen können dem Merkblatt M 613 *Aktive Immunisierung gegen Hepatitis B* der Berufsgenossenschaft für Gesundheitsdienst und Wohlfahrtspflege entnommen werden).

# Anhang
# Einführung in die Fachterminologie

## Der Inhalt auf einen Blick


| | | |
|---|---|---|
| A.1 | Herkunft der Fachbegriffe | 380 |
| A.2 | Schreibweise, Aussprache und Betonung | 381 |
| A.3 | Zusammensetzung der Fachbegriffe | 382 |
| A.4 | Die Deklination von Substantiven | 384 |
| A.4.1 | Deklination von Wörtern, die auf -a enden | 384 |
| A.4.2 | Deklination von Wörtern, die auf -us enden | 384 |
| A.4.3 | Deklination von Wörtern, die auf -um enden | 384 |
| A.4.4 | Deklination von Worten mit verschiedenen Endungen und Geschlechtern | 386 |
| A.5 | Die Deklination von Eigenschaftswörtern (Adjektiven) und Verhältniswörtern (Präpositionen) | 386 |
| A.5.1 | Adjektive, die auf -us, -a, -um enden | 386 |
| A.5.2 | Adjektive, die auf -i, -is, -e enden | 387 |
| A.6 | Die Deklination von gesteigerten Adjektiven und Präpositionen (Komparativen) | 388 |
| A.7 | Zahlwörter (Numeralia) | 388 |

# A.1 Herkunft der Fachbegriffe

Fast alle anatomisch-histologisch-embryologischen Fachausdrücke, die sogenannten Fachtermini oder Nomina anatomica, entstammen der griechischen oder lateinischen Sprache.

Grund hierfür ist zunächst die Tatsache, dass die Naturwissenschaften im Allgemeinen und die Medizin im Besonderen in diesen Kulturen als rational betriebene Fachwissenschaften gegründet wurden. Ein weiterer Vorteil beider Sprachen ist die Fähigkeit, beliebig viele Wörter zu neuen Sinnzusammenhängen zusammenzufügen. Dadurch ergibt sich eine unerreichte Kürze im Ausdrücken bestimmter Sachverhalte, wo es in jeder anderen Sprache eines zeilenlangen Textes bedarf.

Im klassischen Altertum war Latein die Verkehrssprache des Römischen Reichs, Philosophen und Dichter schrieben in Griechisch und wer etwas gelten wollte, ließ sich in der griechischen Sprache unterrichten. Nicht ohne Grund nannte man die griechische Beredsamkeit über Jahrhunderte die *edelste Form des Sprechens* und noch heute beeindruckt das sprachliche Einfühlungsvermögen, die sprachliche Schönheit und Klarheit der griechischen Denker wie Aristoteles, Platon oder Sokrates. (Dasselbe galt in Europa im Zeitalter des Barock und Rokoko für die französische Sprache: An den Höfen Europas wurde Französisch gesprochen, in Französisch gedacht und geschrieben.)

Die lateinische Sprache ist die Sprache des alten Rom, ihren Namen entlehnt sie der Landschaft Latium, in der Rom liegt. Das Lateinische ist ein italischer Dialekt, der wiederum zur großen indogermanischen Sprachenfamilie gehört. Mit Ausdehnung der römischen Macht wurde die lateinische Sprache nicht nur in den beherrschten Provinzen zur Amts- und Verkehrssprache, gleichzeitig wurde das Lateinische von den dort gesprochenen Sprachen, vor allem dem Griechischen, stark beeinflusst.

Als die Römer im östlichen Mittelmeerraum die Herrschaft angetreten hatten, wurden von deren Ärzten nicht nur zahlreiche griechische Begriffe der hippokratischen Ärzte übernommen, sondern auch sehr viele von ihnen in lateinische Form gebracht. Im Lauf der Jahrhunderte entwickelten sich in den römischen Provinzen aus dem gesprochenen Latein, dem sogenannten Vulgärlatein, die romanischen Sprachen wie das Italienische, Französische, Spanische und Rumänische. Das geschriebene Latein, die Sprache der klassischen römischen Literatur, blieb über Jahrhunderte nahezu unverändert. Sie überdauerte die Völkerwanderung und den Zerfall des römischen Weltreichs.

Dessen Erbe trat für die folgenden Jahrhunderte die inzwischen zur Staatsreligion gewordene katholische Kirche an. Sie übernahm nicht nur die lateinische Sprache als Amts- und Verkehrssprache *(Kirchenlatein)*, sondern war für lange Zeit die einzige Institution, die – von ihr selbst auf das Strengste kontrolliert – Wissenschaft betrieb. Dabei beschränkte man sich in erster Linie auf das Kopieren, Studieren und Interpretieren von Werken antiker Autoren sowie des hebräischen Schrifttums. Auf diese Weise gelangten bis ins späte Mittelalter weitere zahlreiche Begriffe in die anatomisch-medizinische Fachterminologie hinein.

Eine Weiterentwicklung des Wissensstands der Antike und der mittelalterlichen Medizin erfolgte erst mit Beginn der Renaissance. Nicht nur entstanden in den verschiedenen Ländern Europas zahlreiche Universitäten, auch die klassischen Sprachen Griechisch und Latein erlebten eine neue Blütezeit. Durch die Übersetzung medizinischer Schriften namhafter arabischer und jüdischer Ärzte, deren Werke bis dahin in den Klosterbibliotheken unter Verschluss gehalten worden waren, gelangten weitere Fachausdrücke in die anatomische Fachterminologie.

Dabei zeigte sich, dass der lateinischen Sprache in der Folgezeit der Vorzug gegeben wurde und sie sich zur Verkehrssprache der Universitäten entwickelte. Schon in der Renaissance, vor allem aber in den nachfolgenden Epochen, stieg durch die zahlreichen Übersetzungen die Zahl der sogenannten Synonyme stark an. Unter Synonymen versteht man Ausdrücke, die zwar denselben Sachverhalt bezeichnen, in ihrer Schreibweise aber völlig unterschiedlich sind.

Es war das Verdienst der *Anatomischen Gesellschaft*, auf ihrer ersten Versammlung in Leipzig im Jahr 1887, eine international besetzte Kommission mit der Bereinigung einer Liste allgemein anerkannter Fachbegriffe zu beauftragen. Beinahe 6000 Fachbezeichnungen wurden 1895 als sogenannte *Basler Nomina Anatomica* (BNA) angenommen und setzte sich verhältnismäßig rasch in allen Ländern durch. Sie bereitete der Willkür in der Namensgebung ein Ende und vereinheitlichte die Fachausdrücke für solche anatomischen Gebilde, die bis dahin unter verschiedenen Namen bekannt waren.

1950 wurde das *Internationale Nomenklaturkomitee* (IANC) ins Leben gerufen, ein Zusammenschluss der bedeutendsten Fachwissenschaftler der Welt. In Fachkommissionen aufgeteilt entscheiden diese Gremien, welche Fachbegriffe neu aufgenommen, geändert oder entfernt werden sollen. Ihr erster Vorschlag wurde 1955 in Paris angenommen und bildet als *Pariser Nomina Anatomica* (PNA) die heute gültige Nomenklatur der makroskopischen Anatomie.

Folgende **Grundsätze** wurden dabei aufgestellt:

- Jedes Organ soll nur durch einen Ausdruck bezeichnet werden.
- Die Bezeichnungen sollen möglichst dem Lateinischen entnommen sein.
- Jeder Ausdruck soll kurz sein.
- Die Ausdrücke sollen einprägsam, belehrend und beschreibend sein.
- Organe mit topografisch enger Beziehung sollen ähnliche Namen haben.
  **Beispiele:**
  Processus palatinus und Foramen palatinum oder Os incisivum, Foramen incisivum, Sutura incisiva.
- Unterscheidende Beifügungen sollen sich gegensätzlich verhalten.
  **Beispiele:**
  groß und klein = major und minor
  höher und tiefer = superior und inferior.
- Sämtliche Autorennamen werden endgültig aus der Anatomie gestrichen.
  **Beispiele:**
  Für den Zwischenkiefer nicht mehr Os Goethei, sondern Os incisivum, für den Nervenknoten des Nervus trigeminus nicht mehr Ganglion Gasseri, sondern Ganglion trigeminale.

Hierbei zeigt sich ein neuer Trend: Internationale Verkehrssprache ist in zunehmendem Maß Englisch. Zahlreiche wissenschaftliche Abhandlungen werden heutzutage nicht mehr nur in der Landessprache, sondern zunehmend in Englisch verfasst. Zahlreiche Wortneuschöpfungen, auch in der Zahnheilkunde, sind der englischen Sprache entnommen.

Dennoch wird man auch in Zukunft an der griechisch-lateinischen Terminologie festhalten, denn beide Sprachen bieten als *tote Sprachen* einen unschätzbaren Vorteil: Der Sinn der einzelnen Wörter kann sich nicht mehr ändern. Der Wissenschaft stehen damit Wörter von konstanter Bedeutung zur Verfügung, deren Aussage immer gleich verstanden wird und immer unverfälscht weitergegeben werden kann.

## A.2 Schreibweise, Aussprache und Betonung

Die lateinischen Buchstaben gleichen den deutschen Buchstaben. Das Lateinische besitzt aber nicht die Buchstaben J und K, ebenso kein Z und Y. Beide Buchstaben kommen jedoch in Fremdwörtern vor, die dem Griechischen entnommen sind (z. B. zygomaticus = zum Jochbogen gehörend).

In der medizinischen Fachterminologie werden Fachausdrücke im Allgemeinen in lateinischer Schreibweise wiedergegeben.

In deutscher Schreibweise werden sie angeführt, wenn sie als Fremdwörter mit dem deutschen Artikel oder deutschen Wortendungen versehen sind. Dies betrifft in der Schreibweise vor allem das Verhältnis der Buchstaben I und C, wobei I zu J und C zu K oder Z wird.

**Beispiel:** Der Kondylus.

Ferner gilt: Verwenden wir bei einem lateinischen Fachausdruck den deutschen Artikel, so gilt der Artikel, der dem Geschlecht des lateinischen Wortes entspricht.

**Beispiele:**
das Foramen = die Öffnung,
die Mandibula = der Unterkiefer,
das Vestibulum = der Mundvorhof.

Im Lateinischen werden alle Wörter kleingeschrieben, Ausnahmen bilden nur Eigennamen und deren Ableitungen.

In der Anatomie wird das erste Hauptwort eines zusammengesetzten Fachbegriffs mit großen Anfangsbuchstaben geschrieben, weitere Hauptwörter in der Verwendung als Beifügungen und Adjektive werden kleingeschrieben.

Die Aussprache der Wörter folgt den deutschen Sprachregeln. Doppellaute wie eu, ei und ie kennt die lateinische Sprache nicht, die aufeinanderfolgenden Vokale werden als E und U, bzw. E und I ausgesprochen.

**Beispiele:** Karies, pterygoideus.

Der Konsonant C wurde im klassischen Latein stets als K ausgesprochen, das neuere Latein spricht C teilweise als Z und K aus.

**Als Regel gilt:**
vor U, O, A sprich C wie K,
vor I und E sprich C wie Z.

Bei mehrsilbigen Wörtern wird normalerweise die vorletzte Silbe betont. Ist die vorletzte Silbe kurz, so liegt die Betonung auf der drittletzten Silbe.
**Beispiele:** Corona, Mandibula.

Ob ein Vokal kurz oder lang ausgesprochen wird, ist Sache der Übung – im Lateinischen wie im Deutschen.

**Beispiele:**
doch – hoch,
Dach – Gemach,
Schach – Schmach.

## A.3 Zusammensetzung der Fachbegriffe

Fachbegriffe setzen sich in der Regel aus zwei, teilweise aus drei und seltener aus mehr als drei Wörtern zusammen. Für die Schreibweise gilt: Das 1. Wort wird stets groß geschrieben, alle anderen Wörter klein.

Die Fachbegriffe setzen sich aus folgenden Wortarten zusammen:

1. Hauptwörter (Substantive)
**Beispiele:**
Corona = die Krone
Dens = der Zahn
Musculus = der Muskel

2. Eigenschaftswörter (Adjektive)
**Beispiele:**
rotundus = rund
magnus = groß
parvus = klein

3. Gesteigerte Eigenschaftswörter (Komparative)

**Beispiele:**
major = der größere
minor = der kleinere
anterior = der vordere

4. Verhältniswörter (Präpositionen)
**Beispiele:**
sub = unter
ante = vor
circum = ringsum

5. Gesteigerte Verhältniswörter
**Beispiele:**
superior = der obere
anterior = der vordere

6. Zahlwörter (Numeralia)
**Beispiele:**
unus = eins
primus = der erste

Anmerkung: Wollte man grammatikalisch korrekt sein, so müsste man zwischen Eigenschaftswörtern (Adjektiven) und Verhältniswörtern (Präpositionen) genau unterscheiden. Da die verwendeten Präpositionen sowohl in der Grundform wie auch in der Steigerungsform (Komparativ) wie Eigenschaftswörter aussehen, werden sie in den Abschnitten *Beugung von Adjektiven* bzw. *Steigerung von Adjektiven* gemeinsam behandelt.
**Beispiel:**
major = größer, Komparativ des Adjektivs magnus
anterior = der vordere, Komparativ der Präposition ante

Die häufigsten Zusammensetzungen sind:

1. Substantiv + Substantiv
**Beispiele:**
Corona dentis = die Zahnkrone
Foramen mandibulae = das Unterkieferloch
Apex dentis = die Wurzelspitze

2. Substantiv + Adjektiv bzw. Substantiv + Präposition
**Beispiele:**
Foramen rotundus = Rundes Loch
Processus styloideus = Griffelfortsatz
Lamina lateralis = Seitliche Lamelle

3. Substantiv + Adjektiv + Komparativ
**Beispiele:**
Foramen palatinum majus = Großes Gaumenloch
Frenulum labii superioris = Oberes Lippenbändchen

4. Substantiv + Adjektiv + Zahlwort
**Beispiel:**
Dens molaris primus = erster großer Backenzahn

> Die lateinische Sprache kennt keine zusammengesetzten Hauptwörter wie die deutsche Sprache, sie kann also Worte wie Zahnkrone, Wurzelspitze oder Augenhöhle nicht bilden. Die lateinische Sprache gibt den Sinn eines Wortes in zwei Wörtern wieder, wobei das Grundwort an erster Stelle, das Bestimmungswort an zweiter Stelle steht.

Dabei müssen die Wörter gebeugt oder dekliniert werden. (Anmerkung: Unter Deklination versteht man die Beugung eines Substantivs bzw. eines Adjektivs, die Beugung eines Zeitworts (Verbs) bezeichnet man als Konjugation).
**Beispiele:**
Corona dentis = die Krone des Zahns = die Zahnkrone
Radix dentis = die Wurzel des Zahns = die Zahnwurzel

Beim Deklinieren sind zu beachten:

- das Geschlecht des Wortes: männlich, weiblich oder sächlich
- die Anzahl: Einzahl (Singular) oder Mehrzahl (Plural)
- Der Fall:

Für die Wortbildung von lateinischen Fachbegriffen werden nur der 1. und 2. Fall (Nominativ und Genitiv) benötigt.

# A.4 Die Deklination von Substantiven

Im Folgenden sollen die wichtigsten lateinischen Deklinationsformen dargestellt werden. Diese werden allerdings nicht entsprechend der lateinischen Grammatik als A-, O-, Gemischte, U- und E-Deklination abgehandelt, sondern aus didaktischen Gründen vereinfacht dargestellt.

Im Gegensatz zur deutschen oder anderen Sprachen kennt die lateinische Sprache kein Geschlechtswort oder Artikel (der, die, das). Geschlecht, Anzahl und Fall sind nur aus der Endung eines Worts erkennbar. Bei der Deklination wird nur die Endung eines Worts verändert, der Wortstamm bleibt unverändert.

## *A.4.1 Deklination von Wörtern, die auf -a enden*

**Geschlechtsregel:**
Wörter, die auf -a enden, sind immer weiblich (feminin) **(Tabelle 1.1)**.

## *A.4.2 Deklination von Wörtern, die auf -us enden*

**Geschlechtsregel:**
Wörter, die auf -us enden, sind immer männlich (maskulin) **(Tabelle 1.2)**.

## *A.4.3 Deklination von Wörtern, die auf -um enden*

**Geschlechtsregel:**
Wörter, die auf -um enden, sind immer sächlich (Neutrum) **(Tabelle 1.3)**.

## *A.4.4 Deklination von Worten mit verschiedenen Endungen und Geschlechtern*

| **Fall** | **Einzahl** | **Mehrzahl** |
|---|---|---|
| **Nominativ (Wer-Fall)** | Coron a = die Krone<br>Mandibul a = der Unterkiefer<br>Sutur a = die Naht | Coron ae = die Kronen<br>Mandibul ae = die Unterkiefer<br>Sutur ae = die Nähte |
| **Genitiv (Wessen-Fall)** | Coron ae = der Krone<br>Mandibul ae = des Unterkiefers<br>Sutur ae = die Nähte | Coron arum = der Kronen<br>Mandibul arum = der Unterkiefer<br>Sutur arum = der Nähte |

Tabelle Anhang 1.1 Deklination von Worten, die auf -a enden

| **Fall** | **Einzahl** | **Mehrzahl** |
|---|---|---|
| **Nominativ** | Ram us = der Ast<br>Angul us = der Winkel<br>Hamul us = der Haken | Ram i = die Äste<br>Angul i = die Winkel<br>Hamul i = die Haken |
| **Genitiv** | Ram i = des Astes<br>Angul i = des Winkels<br>Hamul i = des Hakens | Ram orum = der Äste<br>Angul orum = der Winkel<br>Hamul orum = der Haken |

Tabelle Anhang 1.2 Deklination von Worten, die auf -us enden

| Fall | Einzahl | Mehrzahl |
|---|---|---|
| **Nominativ** | Cav um = die Höhle<br>Coll um = der Hals<br>Crani um = der Schädel<br>Trigon um = das Dreieck | Cav a = die Höhlen<br>Coll a = die Hälse<br>Crani a = die Schädel<br>Trigon a = die Dreiecke |
| **Genitiv** | Cav i = der Höhle<br>Coll i = des Halses<br>Crani i = des Schädels<br>Trigon i = des Dreiecks | Cav orum = der Höhlen<br>Coll orum = der Hälse<br>Crani orum = der Schädel<br>Trigon orum = der Dreiecke |

Tabelle Anhang 1.3 Deklination von Worten, die auf -um enden

| Nom. Singul. | Gen. Singul. | Nom. Plural | Gen. Plural | Dt. Begriff | Geschl. |
|---|---|---|---|---|---|
| Animal | Animalis | Animalia | Animalium | Lebewesen, Tier | N |
| Apes | Apicis | Apices | Apicum | Spitze | M |
| Buccinator | Buccinatoris | Buccinatores | Buccinatorum | Trompeter | M |
| Canalis | Canalis | Canales | Canalium | Kanal | M |
| Caput | Capitis | Capitia | Capitium | Haupt, Kopf | N |
| Cornu | Cornūs | Cornua | Cornuum | Horn | N |
| Corpus | Corporis | Corpora | Corporum | Körper | N |
| Cuspis | Cuspidis | Cuspides | Cuspidum | Höcker | F |
| Dens | Dentis | Dentes | Dentium | Zahn | M |
| Ductus | Ductūs | Ductūs | Ductuum | Gang | M |
| Foramen | Foraminis | Foramina | Foraminum | Loch, Öffnung | N |
| Facies | Faciei | Facies | Facierum | Fläche, Gesicht | M |
| Fornix | Fornicis | Fornices | Fornicum | Wölbung | M |
| Labor | Laboris | Labores | Laborum | Arbeit | M |
| Margo | Marginis | Margines | Marginum | Rand | M |
| Nomen | Nominis | Nomina | Nominum | Namen | N |
| Origo | Originis | Origines | Originum | Ursprung | F |
| Os | Oris | Ora | Orum | Mund | N |
| Os | Ossis | Ossa | Ossium | Knochen | N |
| Pars | Partis | Partes | Partium | Teil | F |
| Plexus | Plexūs | Plexūs | Plexuum | Geflecht | M |
| Processus | Processūs | Processūs | Processuum | Fortsatz | M |
| Radix | Radicis | Radices | Radicum | Wurzel | F |
| Sinus | Sinūs | Sinūs | Sinuum | Bucht, Hohlraum | M |
| Tuber | Tuberis | Tubera | Tuberum | Höcker, Beule | N |
| Venter | Ventris | Ventres | Ventrium | Bauch | M |
| Vomer | Vomeris | Vomeres | Vomerum | Pflugschar | M |

Tabelle Anhang 1.4 Deklination von Worten mit verschiedenen Endungen und Geschlechtern.
M = maskulin, männlich; F = feminin, weiblich; N = neutrum, sächlich.

Grammatikalisch gesehen gehören die in **Tabelle A 1.4** aufgeführten Wörter verschiedenen Deklinationen an. Eine genauere Unterteilung in Wörter der Konsonantischen und I-Deklination, der U-Deklination und der E-Deklination unterbleibt, da für das Deklinieren von Wörtern dieser Deklinationen tiefergehendes Wissen nicht erforderlich ist. Ferner entstammen die meisten Begriffe den ersten beiden Deklinationen.

# A.5 Die Deklination von Eigenschaftswörtern (Adjektiven) und Verhältniswörtern (Präpositionen)

Allgemein gilt die Regel, dass sich die Adjektive in Geschlecht, Fall und Anzahl nach dem zugehörigen Substantiv richten. Dies bedeutet:
Ist das Substantiv männlichen Geschlechts, ist auch die Endung des Adjektivs männlich, ist das Substantiv weiblichen Geschlechts, so ist auch die Adjektivendung weiblich, dasselbe gilt für sächliche Wörter.

Nach ihren Endungen lassen sich die Adjektive in zwei Gruppen einteilen:

1. Adjektive, die auf -us, -a, -um enden,
2. Adjektive, die auf -is, -is, -e enden.

## *A.5.1 Adjektive, die auf -us, -a, -um enden*

**Beispiele:**
rotundus = der runde ...
rotunda = die runde ...
rotundum = das runde ...
magnus = der große ...
magna = die große ...
magnum = das große ...

Es soll hier nicht näher auf grammatikalische Feinheiten wie Adjektivpräfixen (Vorsilben von Adjektiven) oder Adjektivsuffixen (Endungen von Adjektiven) eingegangen werden.

Wichtig ist in diesem Zusammenhang nur, dass die Endungen dieser Adjektive ganz bestimmte Sachverhalte ausdrücken:

| Adjektivendung | Bedeutung |
|---|---|
| 1. -oideus<br>-oidea<br>-oideum | ein Aussehen<br>oder<br>eine Ähnlichkeit |
| 2. -inus<br>-ina<br>-inum | eine Zugehörigkeit<br>oder<br>eine Ähnlichkeit |
| 3. -icus<br>-ica<br>-icum | eine Zugehörigkeit<br>oder<br>eine Form |

**Beispiele zu:**
1. coronoideus = kronenförmig
pterygoideus = flügelförmig

2. palatinus = zum Gaumen gehörig
caninus = dem Hunde ähnlich

3. opticus = das Sehen betreffend
digastricus = zweibäuchig

Die gebräuchlichsten Adjektive sind nachstehend aufgelistet:

acusticus = auf das Gehör bezogen
durus = hart
condylaris = den Gelenkfortsatz betreffend
coronoideus = kronenartig
digastricus = zweibäuchig
gastricus = zum Magen (Bauch) gehörig
hyoideus = zum Zungenbein gehörig
incisivus = einschneidend
massetericus = zum Masseter gehörig
nasopalatinus = im Nasen-Gaumen-Bereich liegend
mastoideus = warzenförmig, zum Warzenfortsatz gehörig
obliquus = schräg, schief verlaufend

osseus = knöchern
palatinus= zum Gaumen gehörig
parotideus = zur Ohrspeicheldrüse gehörig
parvus = klein
profundus = tief, tiefliegend
proprius = eigen, eigentlich
pterygoideus = flügelförmig
rotundus = rund
squamosus = schuppig, schuppenartig
styloideus = griffelförmig, zum Griffelfortsatz gehörig
transversus = querlaufend
trigeminus = dreimal, dreifach
zygomaticus = zum Jochbogen gehörig

**Anmerkung zur Betonung von Adjektiven, die auf *-oideus* enden**
Die Betonung dieser Endungen ist bis zum heutigen Tag von der Nomenklaturkommission nicht festgelegt. Es steht daher jedem frei, die Betonung auf die drittletzte Silbe zu legen (-oideus) oder die vorletzte Silbe zu betonen (-oideus).

**Beispiele:**
Processus pterygoideus = der Flügelfortsatz
Palatum durum = der Harte Gaumen
Os zygomaticum = das Jochbein
Sutura palatina = die Gaumennaht

## A.5.2 *Adjektive, die auf -is, -is, -e enden*

Sie kommen in Fachbegriffen nur in den Endungen *-alis* und *-aris* vor und drücken eine Zugehörigkeit, Form oder Lage aus.

**Beispiele:**
ovalis = der eiförmige ...
ovalis = die eiförmige ...
ovale = das eiförmige ...
lateralis = der seitliche ...
lateralis = die seitliche ...
laterale = das seitliche ...

Die gebräuchlichsten Adjektive sind nachstehend aufgelistet:

alveolaris = mit Hohlräumen versehen
apicalis = die Spitze betreffend
articularis = zu einem Gelenk gehörig
buccalis = zur Backe, zur Wange gehörig
condylaris = den Gelenkfortsatz betreffend
corticalis = zur Rinde gehörig
dentalis = die Zähne betreffend
facialis = zum Gesicht gehörig
frontalis = stirnwärts
horizontalis = waagerecht
infraorbitalis = unter der Augenhöhle gelegen
infratemporalis = unterhalb der Schläfe gelegen
lacrimalis = auf die Tränen bezogen
lateralis = seitlich, seitwärts gelegen
lingualis = die Zunge betreffend
mandibularis = zum Unterkiefer gehörig
maxillaris = zum Oberkiefer gehörig
mentalis = zum Kinn gehörig
mollis = weich
nasalis = zur Nase gehörig
orbitalis = zur Augenhöhle gehörig
ovalis = eiförmig
occipitalis = zum Hinterhaupt gehörig
retromolaris = hinter den Molaren gelegen
sagittalis = pfeilartig, in der Pfeilrichtung gelegen
salivatorius = zum Speichel gehörig
sublingualis = unter der Zunge gelegen
superficialis = oberflächlich
synovialis = die Gelenkflüssigkeit betreffend
temporalis = zu den Schläfen gehörig
vestibularis = zum Vorhof gehörend

**Beispiele:**
Canalis infraorbitalis = Unteraugenhöhlenkanal
Os frontale = Stirnbein
Capsula articularis = Gelenkkapsel

# A.6 Die Deklination von gesteigerten Adjektiven und Präpositionen (Komparativen)

Der Komparativ wird gebildet, indem man an den Wortstamm des Adjektivs bei männlichen und weiblichen Wörtern die Endung *-ior* und bei sächlichen Wörtern die Endung *-ius* anhängt.

Von Bedeutung sind nur die folgenden Steigerungsformen **(Tabelle 1.5)**:

**Beispiele:**
Foramen palatinum majus
= Großes Gaumenloch
Ala minor = Kleiner Flügel
Spina nasalis anterior
= Vorderer Nasendorn
Musculus pterygoideus lateralis
= Seitlicher Flügelmuskel

# A.7 Zahlwörter (Numeralia)

Sie werden in der Regel selten gebraucht. Man unterscheidet Grundzahlen (Cardinalia) und Ordnungszahlen (Ordinalia).

**Grundzahlen**
kommen nur in Vorsilben und dazu noch in veränderter Form vor. Die drei gebräuchlichsten sind:
unus = eins,
duo = zwei,
tres = drei

**Beispiele:**
Unilateral = einseitig
Bifurkation = Gabelungsstelle zweiwurzeliger Zähne
Trigeminus = Drilling, dreigeteilt
Trifurkation = Gabelungsstelle dreiwurzeliger Zähne

**Ordnungszahlen**
werden wie Adjektive gebeugt, die gebräuchlichen sind:
primus, prima, primum
= der, die, das erste,
secundus, secunda, secundum
= der, die, das zweite,
tertius, tertia, tertium
= der, die, das dritte.

**Beispiele:**
Dens molaris primus = der erste große Backenzahn
Dens praemolaris secundus = der zweite kleine Backenzahn.

| Grundform | Komparativ | |
|---|---|---|
| magus = groß | major, major, majus | = größer |
| parvus = klein | minor, minor, minus | = kleiner |
| ante = vorn | anterior, anterior, anterius | = der vordere |
| extra = außerhalb | exterior, exterior, exterius | = der äußere |
| infra = unterhalb | inferior, inferior, inferius | = der untere |
| intra = innerhalb | interior, interior, interius | = der innere |
| post = hinter | posterior, posterior, posterius | = der hintere |
| supra = oberhalb | superior, superior, superius | = der höhere |

Tabelle Anhang 1.5 Steigerungsformen, die von Bedeutung sind

# Literaturverzeichnis

**Abjean, J./J. M. Korbendeau**: Okklusion. Quintessenz Verlag, Berlin 1979

**Ahlers, M. Oliver**: Restaurative Zahnheilkunde mit dem Artex-System. DentaConcept, Hamburg 1990

**Ash, M. M./S. P. Ramfjord**: Okklusion und Funktion. Quintessenz Verlag, Berlin 1988

**Bartsch, J. K.**: Zahn-, Mund- und Kiefererkrankungen. Enke Verlag, Stuttgart 1981

**Bauer, A./A. Gutowski**: Gnathologie. Quintessenz Verlag, Berlin 1978

**Bauer, E. W.**: CVK Biologiekolleg. Cornelsen-Velhagen & Klasing, Berlin 1981

**Bauer, E. W.**: Humanbiologie. 2. Aufl., Cornelsen-Velhagen & Klasing, Berlin 1979

**Benninghoff, A.**: Makroskopische und mikroskopische Anatomie des Menschen. Bd. 1 u. 2, 14. Aufl., Urban & Schwarzenberg, München 1985

**Berkovitz/Holland/Moxham**: Farbatlas und Lehrbuch der oralen Anatomie. Hanser Verlag, München 1980

**Borneff, J.**: Hygiene. 3. Aufl., Thieme Verlag, Stuttgart 1977

**Böttger (Hrsg.)**: Funktionelle Okklusion. Quintessenz Verlag, Berlin 1982

**Breustedt/Lenz/Musil/Staegemann/Taege/ Weiskopf**: Prothetische Stomatologie. 2. Aufl., J. A. Barth Verlag, Leipzig 1987

**Bucher, O./H. Wartenberg**: Cytologie, Histologie und mikroskopische Anatomie des Menschen. 11. Aufl., Verlag H. Huber, Bern 1989

**Caesar, H. H.**: Die Ausbildung zum Zahntechniker. Bd. 1 – 4, Verlag Neuer Merkur, München 1984

**Caesar, H. H.**: Inlay- und Onlay-Techniken. Verlag Neuer Merkur, München 1987

**Caesar, H. H./S. Ernst**: Die Nichtmetalle in der Zahntechnik. Bd. II, Verlag Neuer Merkur, München 1987

**Carlsen, O.**: Morphologie der Zähne. Deutscher Ärzte Verlag, Köln 1990

**Celenza, F. V.**: Okklusale Morphologie. Quintessenz Verlag, Berlin 1981

**Czihak/Langer/Ziegler**: Biologie. Springer Verlag, Heidelberg 1976

**dos Santos jr., J.**: Gnathologie. Deutscher Ärzte-Verlag, Köln 1988

**Drücke/Klemt (Hrsg.)**: Kiefergelenk und Okklusion. Quintessenz Verlag, Berlin 1980

**du Brul, M.**: Die Physiologie der oralen Rekonstruktion. Quintessenz Verlag, Berlin 1985

**Eder, M./F Gedigk**: Lehrbuch der Allgemeinen Pathologie und der Pathologischen Anatomie. 30. Aufl., Springer Verlag, Heidelberg 1977

**Evers/Haegerstam**: Lokalanästhesie in der Zahnheilkunde. Springer-Verlag, Berlin 1983

**Faller, A.**: Der Körper des Menschen. 6. Aufl., Thieme Verlag, Stuttgart 1974

**Fels, G.**: Der Organismus. 2. Aufl., Ernst Klett, Stuttgart 1980

**Feneis, H.**: Anatomisches Bildwörterbuch. 5. Aufl., Thieme Verlag, Stuttgart 1982

**Fiedler, K./J. Lieder**: Taschenatlas der Histologie. 5. Aufl., Frankh'sche Verlagshandlung, Stuttgart 1979

**Fleischer, G.**: Spezielle Anatomie des Beines für den medizinischen Fußpfleger. Bd. 1, Verlag Neuer Merkur, München 1987

**Frass, Kuno**: Die Kieferorthopädie. 2. Aufl., Verlag Neuer Merkur, München 2008

**Frick/Leonhardt/Starck**: Spezielle Anatomie. Bd.1 u. 2, 2. Aufl., Thieme Verlag, Stuttgart 1980

**Geering, A. H.**: Total- und Hybridprothetik. Bd. 2 ,Thieme Verlag, Stuttgart 1986

**Gehrke, H.**: Anatomie, Histologie und Physiologie für Zahntechniker. Bd. III, 17. Aufl., Verlag Neuer Merkur, München 1984

**Gross, M. D.**: Okklusion in der restaurativen Zahnheilkunde. Hanser Verlag, München 1987

**Gründler, H.**: Methodisches Vorgehen im Erlernen der Zahnformen. Quintessenz Verlag, Berlin 1975

**Grundmann, E.**: Einführung in die Allgemeine Pathologie. 6. Aufl., Fischer Verlag, Stuttgart 1988

**Hansson/Honee/Hesse**: Funktionsstörungen im Kausystem. 2. Aufl., Hüthig Verlag, Heidelberg 1990

**Hees, H./F. Sinowatz**: Histologie. Deutscher Ärzte-Verlag, Köln 1986

**Hein, W.**: Mundhygiene. Quintessenz Verlag, Berlin 1980

**Hellwege, K.**: Die Praxis der zahnmedizinischen Prophylaxe. Hüthig Verlag, Heidelberg 1984

**Hilger/Jung/Spranger (Hrsg.)**: Die zahnärztliche Versorgung. Hüthig Verlag, Heidelberg 1984

**Hoffmann-Axthelm, W.**: Lexikon der Zahnmedizin. 2. Aufl., Quintessenz Verlag, Berlin 1978

**Hofmann, M.**: Totale Prothesen nach dem All-Oral-Verfahren. 3. Aufl., Hanser Verlag, München 1981

**Hohmann, A./W. Hielscher**: Lehrbuch der Zahntechnik. Bd. 1 u. 2, 2. Aufl., Quintessenz Verlag, Berlin 1985

**Horn, R./J. Stuck**: Zahnaufstellung in der Totalprothetik. Quintessenz Verlag, Berlin 1980

**Hupfauf, L.**: Totalprothesen. Bd. 7, 2. Aufl., Urban & Schwarzenberg, München 1987

**International Anatomical Nomenclature Committee**: Nomina anatomica. 6th ed. Churchill & Livingstone, Edinburgh 1989

**Jahreiß/Lange/Peters/Schijatschky/Simon/ Tiemann**: Lehrbuch für die Zahnarzthelferin. Bd. 1 u. 2, Quintessenz Verlag, Berlin 1983

**Kahle/Leonhardt/Platzer**: Taschenatlas der Anatomie. Bd. 1 – 3, 5. Aufl., Thieme Verlag, Stuttgart 1986

**Katz, B.**: Nerv, Muskel und Synapse. 2. Aufl., Thieme Verlag, Stuttgart 1974

**Keidel, W.**: Kurzgefaßtes Lehrbuch der Physiologie. 6. Aufl., Thieme Verlag, Stuttgart 1985

**Klima, M.**: Anatomie des Menschen. Bd. 1. Frankh'sche Verlagshandlung, Stuttgart 1975

**Knodel, H./H. Bayrhuber**: Linder Biologie. 19. Aufl., J. B. Metzlersche Verlagsbuchhandlung, Stuttgart 1983

**Köhler, G.**: Immunsystem. 2. Aufl., Spektrum der Wissenschaft, Heidelberg 1988

**Köhnlein, H. E.**: Erste Hilfe. 5. Aufl., Thieme Verlag, Stuttgart 1978

**Körber, E.**: Die prothetische Versorgung des Lückengebisses. 3. Aufl., Hanser Verlag, München

**Körber, K.**: Zahnärztliche Prothetik. 3. Aufl., Thieme Verlag, Stuttgart 1985

**Körber/Schiebel**: Lexikon der dentalen Technologie. Quintessenz Verlag, Berlin 1986

**Kraus/Jordan/Abrams**: Dental Anatomy and Okklusion. Williams & Wilkins, Baltimore 1979

**Krstic, R. V.**: Die Gewebe des Menschen und der Säugetiere. 2. Aufl., Springer Verlag, Heidelberg 1988

**Krüger, E.**: Lehrbuch der chirurgischen Zahn-, Mund- u. Kieferheilkunde. Bd. 1 u. 2, Quintessenz Verlag, Berlin 1979

**Kubein-Meesenburg, D.**: Die kraniale Grenzfunktion des stomatognathen Systems des Menschen. Hanser Verlag, München 1985

**Langman, J.**: Medizinische Embryologie. 6. Aufl., Thieme Verlag, Stuttgart 1980

**Lechner, H.**: Kurzlehrbuch der inneren Medizin. Medica Verlag, Stuttgart 1984

**Lee, L. Robert**: Frontzahnführung. Hanser Verlag, München 1985

**Lehmann, K. M.**: Einführung in die Zahnersatzkunde. 6. Aufl., Urban & Schwarzenberg, München 1988

**Lenneberg, E. H.**: Biologische Grundlagen der Sprache. 2.Aufl., Suhrkamp, Frankfurt/M. 1986

**Leonhardt, H.**: Histologie, Zytologie und Mikroanatomie des Menschen. 6. Aufl., Thieme Verlag, Stuttgart 1981

**Lerch, R.**: Die totale Prothetik. Quintessenz Verlag, Berlin

**Lewitzka-Reitner, H.**: Das große Gesundheits-Lexikon. Buch und Zeit Verlagsgesellschaft, Köln 1980

**Lotzmann, U.**: Die Prinzipien der Okklusion. 2. Aufl., Verlag Neuer Merkur, München 1985

**Lotzmann, U.**: Okklusionsschienen und andere Aufbißbehelfe. Verlag Neuer Merkur, München 1983

**Lundeen, H. C.**: Einführung in die okklusale Anatomie. Verlag, Ort und Erscheinungsjahr nicht bekannt

**Marxkors, R.**: Funktioneller Zahnersatz. Hanser Verlag, München 1988

**Marxkors, R.**: Propädeutik der zahnärztlichen Prothetik. 3. Aufl., Hüthig Verlag, Heidelberg 1981

**McHorris, W. H.**: Einführung in die Okklusionslehre. Quintessenz Verlag, Berlin 1983

**Meisterkönnen für Zahntechniker**: 3. Aufl., Verlag Neuer Merkur, München 2005

**Meisterschule Stuttgart**: Meisterwissen für Zahntechniker. Verlag Neuer Merkur, München 1982

**Mergenthaler, W.**: Schmeil Tierkunde. Quelle & Meyer, Heidelberg 1976

**Mohl/Zarb/Carlsson/Rugh**: Lehrbuch der Okklusion. Quintessenz Verlag, Berlin 1990

**Mongini, F.**: Das stomatognathe System. Quintessenz Verlag, Berlin 1987

**Moore, K. L.**: Embryologie. 2. Aufl., Schattauer Verlag, Stuttgart 1985

**Morgan/House/HallNamvas**: Das Kiefergelenk und seine Erkrankungen. Quintessenz Verlag, Berlin 1985

**Motsch, A.**: Funktionsorientierte Einschleiftechnik für das natürliche Gebiß. Hanser Verlag, München 1977

**Mörike/Betz/Mergenthaler**: Biologie des Menschen. 11. Aufl., Quelle & Meyer, Heidelberg. 1981

**Nagle, R. J./V. H. Sears**: Die totale Prothese in der Zahnheilkunde. 2. Aufl., Medica Verlag, Stuttgart 1969

**Neff, P. A.**: Okklusion und Funktion. Verlag, Ort und Erscheinungsjahr nicht bekannt

**Nilsson, L.**: Unser Körper – neu gesehen. 5. Aufl., Herder Verlag, Freiburg 1974

**Nilsson, L.**: Ein Kind entsteht. Mosaik Verlag, München 1978

**Pawlag/Hoag u. a.**: Systematik der Parodontologie. 3. Aufl., Medica Verlag, Stuttgart 1985

**Peyer, B.**: Die Zähne. Springer Verlag, Heidelberg 1963

**Pschyrembel, W.**: Klinisches Wörterbuch. 255. Aufl., Walter de Gruyter, Berlin 1986

**Rateitschak/Renggli/Mühlemann**: Parodontologie 2. Aufl., Thieme Verlag, Stuttgart 1978

**Rehberg, H. J.**: Taschenwörterbuch der Zahntechnik. Hanser Verlag, München 1980

**Renner, R. P.**: Anatomie und Ästhetik des mastikatorischen Systems. Quintessenz Verlag, Berlin 1989

**Rohen, J.**: Funktionelle Anatomie des Nervensystems. Schattauer Verlag, Stuttgart 1975

**Rohen, J.**: Anatomie für Zahnmediziner. Schattauer Verlag, Stuttgart 1977

**Romer, A. S.**: Vergleichende Anatomie der Wirbeltiere. Verlag P. Parey, Hamburg 1976

**Ronacher, B./H. Hemminger**: Einführung in die Nerven- und Sinnesphysiologie. Quelle & Meyer, Heidelberg 1976

**Sauerwein, E.**: Zahnerhaltungskunde. 5. Aufl., Thieme Verlag, Stuttgart 1985

**Sauerwein, E.**: Kariologie. 2. Aufl., Thieme Verlag, Stuttgart 1981

**Schaefer, G.**: Biologie des Menschen. 12. Aufl., J. B. Metzlersche Verlagsbuchhandlung, Stuttgart 1981

**Schiebler/Peiper/Schneider**: Histologie. 2. Aufl., Springer Verlag, Heidelberg 1986

**Schmidseder/Motsch**: Registrierung der Unterkieferbewegung. Quintessenz Verlag, Berlin 1982

**Schmidt, R. F.**: Grundriß der Neurophysiologie. 4. Aufl., Springer Verlag, Heidelberg 1977

**Schmidt, R. F./G. Thews**: Einführung in die Physiologie des Menschen. 21. Aufl., Springer Verlag, Heidelberg 1983

**Schmuth, G.**: Kieferorthopädie. 2. Aufl., Thieme Verlag, Stuttgart 1983

**Schoen, M./M. Huber**: Zahnheilkunde. Thieme Verlag, Stuttgart 1980

**Schön/Singer**: Prothetische Auslese. 2. Aufl., Hüthig Verlag, Heidelberg 1968

**Schön/Singer**: Europäische Prothetik heute. Quintessenz Verlag, Berlin 1978

**Schreinemakers, J.**: Die Logik in der Totalprothetik. Quintessenz Verlag, Berlin 1979
**Schroeder, H. E.**: Orale Strukturbiologie. 2. Aufl., Thieme Verlag, Stuttgart 1982
**Schulte, W.**: Die exzentrische Okklusion. Quintessenz Verlag, Berlin 1983
**Schulz, H. H.**: Aufwachstechnik. 2. Aufl., Verlag Neuer Merkur, München 1978
**Schulz, H. H.**: Atlas der Anatomie und Physiologie für Zahntechniker. Verlag Neuer Merkur, München 1977
**Schulz, H. H.**: Die totale Prothese. Bd. IV, 5. Aufl., Verlag Neuer Merkur, München 1982
**Schulz, H. H.**: Kieferorthopädie für Zahntechniker. 6. Aufl., Verlag Neuer Merkur, München 1984
**Schulze, C.**: Lehrbuch der Kieferorthopädie. Bd. 1 u. 2, 2. Aufl., Quintessenz Verlag, Berlin 1980
**Schumacher, G. H.**: Kompendium und Atlas der Allgemeinen Anatomie. Fischer Verlag, Stuttgart 1984
**Schumacher, G. H.**: Funktionelle Anatomie des orofazialen Systems. Hüthig Verlag, Heidelberg 1985
**Schumacher, G. H.**: Anatomie für Stomatologen. J. A. Barth Verlag, Leipzig 1984
**Schumacher, G. H.**: Odontographie. 4. Aufl., Hüthig Verlag, Heidelberg 1983
**Schumacher, G. H./H. Schmidt**: Anatomie und Biochemie der Zähne. 4. Aufl., Fischer Verlag, Stuttgart 1990
**Schwenzner, N. (Hrsg.) u. a.**: Zahn-Mund-Kieferheilkunde. Bd. 5, Thieme Verlag, Stuttgart 1987
**Shillingburg/Wilson/Morrison**: Handbuch der Aufwachstechnik. Quintessenz Verlag, Berlin 1979
**Silbernagl, S./A. Despopoulos**: Taschenatlas der Physiologie. 2. Aufl., Thieme Verlag, Stuttgart 1983
**Solberg/Clark**: Das Kiefergelenk. Quintessenz Verlag, Berlin 1983
**Solnit/Curnutte**: Korrektur der Okklusion. Quintessenz Verlag, Berlin 1989
**Spranger, H.**: Klinik der marginalen Parodontopathien. Hüthig Verlag, Heidelberg 1980
**Stachniss, V.**: Diagnostik und Therapie okklusionsbedingter Störungen der Kiefergelenksfunktion. Hanser Verlag, München 1984
**Staines/Brostoff/James**: Immunologisches Grundwissen. Fischer Verlag, Stuttgart 1987
**Stuart, C.**: Die gnathologische Aufwachstechnik. Quintessenz Verlag, Berlin 1984
**Suckert, R.**: Funktionelle Frontzahnästhetik. 2. Aufl., Verlag Neuer Merkur, München 1990
**Tanzer, G.**: Gero-Totalprothetik. Verlag Neuer Merkur, München 1979
**Thomas/Tateno**: Die gnathologische Okklusion. Quintessenz Verlag, Berlin 1982
**Uebe, H. D.**: Fremdwortkunde für Zahntechniker-Fachklassen. Bd. XI, 3. Aufl., Verlag Neuer Merkur, München 1988
**Van Beek, G.**: Dental Morphology. 2nd ed., Wright, Bristol 1983
**Vester, F.**: Denken, Lernen, Vergessen. Deutscher Taschenbuch Verlag, München 1978
**Wetzel, G.**: Lehrbuch der Anatomie für Zahnärzte. 6. Aufl., Fischer Verlag, Jena 1914
**Zimmer, K.**: Das Leben vor dem Leben. Kösel Verlag, München 1984
**Ziswiler, V.**: Wirbeltiere. Bd. II, Thieme Verlag, Stuttgart 1976
**Zuhrt/Kleber**: Periodontologie. 2. Aufl., J. A. Barth Verlag, Leipzig 1988

# Stichwortverzeichnis

## A

α-Amylase 105f
Abbau 64, 133, 136, 327, 331, 336ff
Abszess 330
Adhäsionskräfte 137
Äquator, anatomischer 178ff
prothetischer 178, 180
AIDS 353, 364, 366ff, 375
A-Kontakte 210
akut 330, 349, 535, 357ff, 370
Ala major 89
minor 89, 388
A-Linie 19, 89, 126, 130, 135, 137, 139f, 141
Allergene 377
Allergien 352, 362, 373, 77
Almore-Bogen 235, 240, 254
Alveolarfortsatz 53, 65, 73, 85ff, 102, 128, 133f, 136, 139, 142, 162, 169, 206, 309, 312, 320, 323
zahnloser 135
Alveolarknochen 61, 63f, 133, 150f, 161, 164, 168f, 204, 337f
Alveolarrand 82, 85, 133, 139, 166, 206
Alveolarteil 54, 81, 84f, 101, 135f, 169
Alveole 64, 85, 88, 150f, 155, 161, 167ff, 180, 204, 206, 210f
Alveolenhügel 82, 84, 86f, 101
Ameloblasten 58, 61f, 64
Anamnese 245, 272, 320
Anatomie 18f, 71, 73, 76, 93, 104, 108, 113, 116, 118, 125, 142, 150, 228, 291, 381f
Angle-Klassen 314ff
Angulus mandibulae 85
oris 125
Anheben des Unterkiefers 98, 234
Anodontie 321
Ansatzrohr 222
Antagonisten 67, 95, 155, 175, 194, 212f, 266, 306, 337
anterior 21, 250, 388
Antigen 364, 377
Antikörper 106, 359, 367f, 371, 373
Apatitkristallite 156f
Apex linguae 132
radicis dentis 150
apikal 22f, 162, 333
Apparat, maxillomandibulärer 30
approximal 21f
Approximalfläche 173f, 179, 183ff, 197f, 200, 202, 207, 328
Approximalkontakte 163, 179, 206, 208
sphärische 207f
Arbeitskondylus 255f
Arbeitsseite 230f, 255f, 265
Arcon-Artikulatoren 274f, 280ff, 284
Arcus palatoglossus 131
palatopharyngeus 131
Arteria carotis externa 117
interna 117
Arterien 61, 73, 116, 161
Arthropathien 205, 241, 245, 337
Articulatio temporomandibularis 108
Artikulation 208, 223
Artikulationsbewegungen 230
Artikulationszonen 223
Artikulatoren, teiljustierbare 254, 274, 276f, 279f, 282f, 288, 290
volljustierbare 229, 250, 254, 268, 274, 277, 284f, 288f
Asbestose 376
Assoziationszentren 119
Atmung 220f
Atmungsfunktion 30, 217
Atmungssystem 33, 217, 220
Atrophie 134ff, 139, 333
Aufzeichnungsverfahren, extraorales 249
intraorales 247
Augenhöhleneinschnitt, oberer 91
Augenhöhlenfläche 85ff
Ausführgang der Speicheldrüse 52
Ausgleichskontakte 211ff
Auslösung der Speichelproduktion 218f
Ausschnupfen 222
Außenlamelle 90, 97

Axiografie 243, 251, 281, 284
Axon 46

## B

Backe, dicke 330
Bahnen, extrapyramidale 304f
pyramidale 304
Bakterien 106, 155, 167, 236ff, 331, 343, 348, 364, 370, 373f, 377
Bakteriophagen 374
Balancekontakte 245, 264, 269, 272
Balanceseite 255f
Balkwill-Winkel 149, 278, 289
Basalganglien 304f
Basis cranii 78
mandibulae 81
Bass-Technik 344f
Bauchspeicheldrüse 217ff, 357
Bazillen 373, 375
Becherzellen 38, 40, 221
Befeuchtung der Atemluft 221
Bennett-Bewegung 257f, 263ff, 281, 284
initiale 258ff, 262ff, 266ff, 276, 281, 284
normale 259, 265f
Bennett-Winkel 256, 258f, 263, 275, 278, 281ff, 288
Bereich, sublingualer 138
Berufskrankheit 353
Berylliose 376
Bewegungen, freie 230, 285
Bewegungsfelder 119
Bezugsebenen am Gesichtsschädel 23
Bezugslinien am Geschichtsschädel 23
Bezugspunkte am Geschichtsschädel 23
Bifurkation 57, 160, 181, 203
Bikuspidaten 191
Bindegewebe 38ff, 44f, 52, 57, 73, 93f, 104, 108, 115f, 123, 132, 158, 161, 164f, 167, 336
embryonales 41, 49f, 52, 54f, 161
gingivales 164ff, 336
kollagenfaseriges 41, 58, 78
lockeres 41f, 61f, 161
retikuläres 41
straffes 41f
Biostatik der Okklusion 204
Bipupillarlinie 23f, 148, 299
Biss, echter offener 318
lutschoffener 318
offener 144, 314f, 317ff
rachitisch offener 318f
skelettal offener 313, 318
tiefer 144, 271, 313, 317, 319, 331
zungenoffener 318
Bisshebung, dritte physiologische 68
erste physiologische 65f
vierte physiologische 68
zweite phsiologische 67
B-Kontakte 210, 213f
Blasenkeim 37, 48
Blastozyste 37, 48
Blut 8, 39, 41f, 105, 114, 116ff, 220, 222f, 329f, 356f, 359, 362, 364, 367ff, 371f
Blutadern 116
Blutflüssigkeit 41
Blutgefäße 43ff, 57, 64, 73, 76f, 84, 87ff, 93f, 108, 110, 116ff, 129f, 140, 142, 150f, 161, 163, 165, 168f, 206, 365
Bluthusten 365
Blutplasma 41
Blutzellen 39, 41, 43
Bogen, gotischer 240, 246f, 262
Bonwill-Dreieck 148f, 278, 289
Botulismusgift 374
Bronchien 221f, 370, 376
Bronchiolen 221f, 376
Brustkorb 221f, 349, 376
Bruxofacetten 331, 338
Bucca 127
bukkal 21f, 68, 134, 143, 177, 182, 191, 193ff, 197ff, 210f, 268, 321
Bukkalfläche 22, 27, 106, 128, 138, 174, 191ff, 200, 202
Bukkinatortasche 138

## C

Calvaria 78
Campersche Ebene 24, 88, 92, 148, 253f, 280, 283, 289, 296, 302
Canalis infraorbitalis 87, 387
mandibulae 84
radicis dentis 150
Capsula articularis 110, 387
Caput mandibulae 85
Carabelli-Höcker 196f, 322
Cartilago articularis 108
Caruncula sublingualis 132

Cavum dentis 150
Cementum 160
Centriolen 34f
Checkbiss 294f
Christensensches Phänomen 253, 263, 269f
Chromatinfäden 34f, 374
Chromosomen 34
chronisch 329, 353f, 357f, 362
C-Kontakte 210
Closure Stoppers 211, 214
Col, interdentaler 163
Collum dentis 150
Concha nasalis inferior 81
Corium 113, 123
Cornu major 92
  minor 92
Corona dentis 150, 383
Corpus 79, 385
  linguae 132
  mandibulae 81
  maxillae 85
  ossis hyoidei 92
  ossis sphenoidalis 89
cranial 21, 240f, 303
Cranium 78
Crista infratemporalis 90
  infrazygomatica 88
  transversa 197f
Cytoplasma 32, 34ff, 41f, 44, 374
Cytosomen 34ff

# D

Dauergebiss 25
Deckbiss 144, 271, 313ff, 317, 319
Dehnungsreflex, inverser 306
Dehnungsrezeptoren 122
Delta, apikales 150
Dendriten 46
Dentin 58, 61f, 151, 157ff, 181, 329
  zirkumpulpales 158
Dentinbildnerzellen 58, 322
Dentinbildung 58, 61f, 161
Dentinkanälchen 61, 158f, 161, 181, 323, 329
Dentinmatrix 58, 61
Dentitionen 57, 65f
Depression 98, 228
Desinfektion 369, 375
Desmodontium 167
Dickdarm 217ff
Diffusion 34, 60, 116
Discus articularis 212
distal 21f, 25f, 28, 57, 67f, 84f, 130, 137f, 145f, 173, 177, 183ff, 197ff, 206, 211f, 214, 266, 268f, 279, 315, 319
Distalbiss 314f
Distomolaren 321
dorsal 21, 57, 88f, 137ff, 241, 250, 270, 317
Dorsum linguae 132
Drehbewegung 112f, 227, 239f
Dreieckswülste 177f, 192ff, 196, 198, 201ff, 210
Drift, okklusale 206
Drillingsnerv 120
Druckstellen 140
Drüsen 40, 104, 107f, 142, 221
  exokrine 104
Drüsenendstücke 104f
Drüsenepithelien 38, 40
Drüsenzone 130
Dünndarm 217ff
Durchbruchstörung 308
Dysgnathien 23, 144, 308, 312ff, 317, 320, 338

# E

Eckzähne 25ff, 57, 64, 68, 146, 152, 172, 176, 180f, 188, 190f, 194, 219, 323f, 332
Eigenreflexe 227
Eingeweidemuskulatur 44f
Eingeweidenervensystem 225
Einzeller 32f, 370
Eizelle 32, 36f, 48
Ektoderm 37
Elevation 98, 228
Elongation 205
Embryo 37, 48f, 52, 54
Embryologie 18
Embryonalentwicklung 32, 36, 41, 48f, 308
Embryonalperiode 49
Eminentia articularis 92, 108
Enamelum dentis 150, 155
Enddarm 217ff
Endhirn 51

Endknöpfchen 46
hemmende 306
Endknöpfe, erregende 306
Endozytose 34
Endplatte, motorische 46, 93, 306
Endringe 123
Endstücke 52, 105
Entoderm 37
Epidermis 113, 123
Epithel, hochprismatisches 38
isoprismatisches 38
kubisches 38
oberflächenbildendes 38, 40
Epithelansatz 165, 167, 334, 337
Epithelgewebe 33, 37f
Epithelscheide, Hertwigsche 56, 61
Epithelstrang 52
Epithelum mucosae 115
Erfolgsorgane 225f
Ergänzungswülste 177f
Erinnerungsfelder 118
Ersatzzahnleiste 57
Ersatzzähne 26, 57, 64, 203, 324
Erwachsenengebiss 25
Eugnathie 23, 142, 312ff
Exkursionsbewegungen 228
Exozytose 34
Explosionslaute 223
Extension 137f

## F

F. D. I.-Schema 28f
Facies anterior 85
articulares 108
inferior linguae 132
infratemporalis 85
nasalis 85
orbitalis 85
Faserapparat, supraalveolärer 165
Faserknorpel 41, 43
Faserschicht, äußere 110, 112
Faszie 93
Fehlbildungen 308, 311
Fehlstellungen von Zähnen 313
Felsenbein 91f
Fetalperiode 49, 51
Fettgewebe 40ff, 114f, 119
Fettgewebszone 130
Fetus 49
Fibroblasten 61, 63f, 161, 167f
Fischer-Winkel 254f
Fissura orbitalis superior 91
Fissuren 154, 178, 196, 198, 201, 203, 263, 266, 328, 337, 345, 350
Fistel 330
Flächenbezeichnungen 19
Flügelfortsatz 89ff, 97, 128, 387
Flügelhaken 90, 128, 137
Flügelmuskel, mittlerer 54, 84, 90, 95, 97f, 100
Flügelmuskel, seitlicher 84, 90, 96, 100, 108
Flügelmuskelrauigkeit 82, 84, 97
Flügelunterkiefernaht 90, 101, 128, 137f, 140
Fluorapatit 60, 156
Fluoride 156, 326, 347ff
Fluoridierung 347ff
Fluoridverteilung im Zahnschmelz 60
Fluorose des Zahnschmelzes 181
Foramen apicis dentis 150
caecum 156, 200, 322, 328
incisivum 86, 88, 381
infraorbitale 87
mandibulae 84, 383
mentale 84
ovale 91
palatinum majus 88, 383, 388
rotundum 91
Foramina alveolaria 86f
palatina minora 89
Form-Funktions-Prinzip 18
Fornix vestibuli 127
Fossa digastricae 84
mandibularis 92, 108
pterygoidea 90
tonsillaris 131
Foveolae palatinae 130
Frankfurter Horizontale 23f, 92, 148f, 254, 256, 280, 283, 291, 302
free way space 237
Fremdreflexe 227
Frenulum buccae 127
labii inferioris 127
labii superioris 127, 383
linguae 132
Fresszellen 43, 64, 161, 326, 377
Frontalebene 20, 145f, 230, 255, 263f, 270

Frontzahnstellungen 144, 315
Fundus 165
Funktion, ästhetisch-physiognomische 30, 217
mastikatorische 217
phonetische 217
respiratorische 217
sensitiv-sensorische 217
Funktionen des Kausystems 30, 102, 125, 154, 217
Funktionsanalyse, instrumentelle 272f, 292, 303
klinische 245, 260, 272, 303
Furche, gingivale 162ff
marginale 128

## G

Galle 217f
Gangrän 330
Gasaustausch 116, 220, 222
Gaumen 21, 51f, 53f, 105, 123, 128, 130f, 134f, 137, 139, 163, 177, 220, 223, 231, 309, 311, 321, 386f
harter 53, 74, 89, 107, 115, 125f, 128f, 133, 139f, 223, 309f, 387
knöcherner 73, 88f, 130, 180
sekundärer 51
weicher 53, 74, 89, 102, 107, 125f, 128ff, 139, 223, 308ff
Gaumenbein 81, 86, 88f, 129, 308
Gaumenbögen 125, 128, 130
Gaumenfalten 129f, 135, 220
Gaumenfortsatz 51ff, 86ff, 129, 308, 310
Gaumengrube 130f
Gaumengrübchen 107, 129f, 135, 141
Gaumenlaute 223
Gaumenloch, großes 88f, 130, 383, 388
Gaumenlöcher, kleine 89, 130, 140
Gaumenmandel 74, 125f, 129, 131
Gaumenmuskeln 39, 45, 100, 102f, 120, 130, 139
Gaumennaht 129ff, 135, 309, 387
mittlere 86, 88, 129, 133
quere 86
Gaumenschlundbogen 129, 131, 135
Gaumensegel 102, 125, 130, 139, 220, 223, 312
Gaumen-Segel-Spalten 308, 310
Gaumenspalten, isolierte 309f
Gaumenspeicheldrüsen 107
Gaumenwulst 19, 88f, 129f, 133, 135, 139, 141
Gaumenzungenbogen 129, 131
Gebiss, bleibendes 24ff, 57, 64, 172, 191, 201, 318, 321
permanentes 24f, 64, 323
temporäres 24, 64
Gebissanomalien 67, 312
Gebisskreuz 28
Gebissreduktion 321
Gebissschema 28
Gebrauchsperiode 65
Geflechtschicht 40, 114
Gehirn 46, 48, 50f, 73, 77f, 117ff, 219, 223ff, 237, 305, 337
Gehöreingangspunkte 23f
Gehörgang, äußerer 91f, 109
Gehörknöchelchen 53
Gelbsucht 357ff
Gelenkbänder 110, 112, 228, 267
Gelenkbahnneigungswinkel 253
Gelenkflächen 43, 108, 110ff, 136, 145, 227, 233
Gelenkflüssigkeit 110, 112, 387
Gelenkfortsatz 54, 81, 84, 97, 108, 386f
Gelenkgrube 91f, 100, 109ff, 212, 227f, 232ff, 237ff, 255, 261, 264
Gelenkhöckerchen 91f, 108ff, 145, 212, 227, 233f, 237f, 241
Gelenkkapsel 41, 97, 108ff, 122, 227f, 259f, 387
Gelenkknorpel 108f, 111, 136
Gelenkkopf 82, 84f, 100, 108ff, 145, 212, 274, 320
Gelenkspalt, oberer 108f
unterer 108f
Generalisation 364f
Gerber-Registrierung 247
Geschmacksempfindung 124, 132
Geschmacksknospe 120, 124, 133
Geschmacksqualitäten 124, 133
Gesichtsbogen 148, 236, 244, 277, 279f, 288, 290ff, 296ff
Gesichtsfläche 85ff
Gesichtsfortsätze 50, 309
Gesichtslinien 23
Gesichtsmuskeln 100
Gesichtsnerv 120

Gesichtsschädel 23, 52f, 64, 73, 75, 78, 81, 117, 147, 203, 314, 319f
Gesichtsspalten 308, 310f
Gesundheitsgefährdung 8, 353, 376
Gewebe 18, 32f, 36ff, 41, 44, 50, 52, 61f, 64, 77, 93, 108, 112, 116f, 136, 139f, 150f, 158ff, 162, 165f, 206, 241, 260, 282, 330f, 341, 347
Gewebskoppelung, sagittale 155, 205
Gingiva 150, 162f, 333ff
  alveoläre 128, 163
  befestigte 162ff
  freie 162ff, 326
  interdentale 162, 166
  marginale 59, 128, 151, 162, 164, 168, 179, 331, 333f, 336
Gingivaepithel 164
  orales 151, 164f
Gingivarezession 331, 333
Gingivasulkus 164
Gingivitis 333ff
Glabellastütze 297f
Glandula parotis 106
  sublingualis 106
  submandibularis 106
Glandulae buccales 107
  labiales 107
  linguales 107
  palatinae 107, 130
Gleitbewegung 110, 112f, 227, 232, 261
Gleitspeichel 105
Gliazelle 46, 118, 224
Gliazellgewebe 39, 46
Glockenstadium 55ff, 61
  frühes 55
Golgi-Apparat 34ff
Granulom 330
Granulozyten 43, 106, 336
Grenzbewegungen 228, 230, 246f, 249f, 260ff, 284f
Grenzlinie, mukogingivale 128, 162ff
Grenzpositionen 260ff
Griffelfortsatz 50, 91f, 98, 110, 383
Griffelunterkieferband 92, 110ff
Griffelzungenbeinmuskel 92, 98ff, 120
Großhirn 74, 118f
Großhirnlappen 118
Grube, distale 178, 192, 196, 198, 201, 203, 212f
  mesiale 178, 196, 198, 201f
  zentrale 178, 196, 198, 201ff, 212f
Grübchen, blindes 186
Grundgewebe 38f


# H


Haare 115, 221
Habits 313, 318
Halsnerven 120
Halsschlagader 117
Halssympathicus 119f
Halsvene 117
Halswendemuskel 104
Hamulus pterygoideus 90
Hasenscharte 222f, 309, 320
Hauptantagonist 209
Haut 23, 38ff, 73ff, 101, 106, 113ff, 123, 127, 232, 234f, 246, 290, 296, 298, 356f, 359, 363, 377
HCN (= HKN = HCI) 254, 280
Hemisphären 75, 118
Hepatitis A 353ff
Hepatitis B 353f, 356ff
Hepatitis C 354, 356, 358ff
Herabziehen des Unterkiefers 97f
Hertwigsche Epithelscheide 56, 61
Herzanlage 49
Herzmuskulatur 44f, 357
Hiatus maxillaris 88
Hinterhauptbein 79, 81, 91
Hinterkopfregion 51
Hirnnerven 50, 73, 119f
Hirnschädel 53, 73, 78f, 81
Histologie 18, 31
HIV 362, 366ff, 371f
HIV-Infektion 361, 366ff
Höcker, tragende 175
  zentrische 175, 178, 210, 213, 266
Höckerspitze 24, 142, 145, 147, 154f, 173f, 176f, 181, 188f, 191ff, 197, 201, 211, 214, 265
Hörner, große 92
  kleine 92
Hohlvene 117
Horizontalebene 20, 24, 108, 142, 246f, 250, 256, 262
Hydroxylapatit 60, 156
Hygienemaßnahmen 378
Hyperbalancen 210, 264
Hyperodontie 321
Hypodontie 317, 321

## I


IKP 238, 260ff, 294, 303
IKP = RKP 242, 343
IKP in Zentrik 242
Immediate Side Shift (ISS) 243f, 251, 258f, 264, 266, 281f
Incisura mastoidea 92
Individuen, vielzellige 32
Infektionskrankheiten 311, 352ff, 363, 370f, 373, 375
Infektionsmöglichkeiten 353
inferior 21, 84, 381, 388
Infraorbitalpunkt 23f, 235f, 250, 254, 279, 291, 293, 296f, 299f, 302f
Infrawölbung 179
Inkongruenz 112f
Innenlamelle 90f
Innervation, reziproke 306
Interdentalpapille 163, 179, 204, 333
Interkondylarabstand 244, 251, 263, 268, 277, 282f, 289
Interkuspidation, habituelle 100, 109, 144, 146, 208, 212, 228, 230f, 233, 238ff, 245ff, 260ff, 269, 271, 273, 294, 303, 314ff, 332
  maximale 230, 238, 241f
Interkuspidationsposition 238
Interokklusalabstand 237
Interzellularsubstanz 39f, 161
inzisal 21ff, 145, 172, 184ff, 285
Inzisalführung 278ff
Inzisalkante 144, 174, 179
Inzisalpunkt 23f, 147ff, 229, 243, 246, 250, 260, 262f, 265, 269, 278, 289
Ionen 106
ISS 258f, 264, 266, 281
Isthmus faucium 125


## J


Jochbein 79ff, 85f, 387
Jochbein-Alveolar-Leiste 88, 139, 141
Jochbeinfortsatz 88, 91f, 135
Jochfortsatz 85f
Juga alveolaria 84, 87


## K


Kalziumhydroxylapatit 60
Kalziumhydroxylfluorapatit 60
Kammhaut 131, 136
Kapillaren 116f
Kapillarkräfte 137
Kappenstadium 54f, 57
Karies 133, 159, 186, 197, 200, 312, 324f, 328ff, 338, 347, 350, 382
Kariesprophylaxe 338, 350
Kauapparat 30
kaudal 21, 88, 138, 230, 252, 254
Kaudruck 95, 210
Kauebene 147, 149
Kauen 30, 73, 96, 103, 105f, 124, 127, 145, 154, 164, 168f, 205ff, 217f, 227, 230, 252, 271, 289, 306, 321, 330, 337, 350
Kaufläche, anatomische 174f, 177
  physiologische 147f
Kauflächenelemente 176
Kaufunktion 30, 66, 153f, 174, 217, 332, 338
Kaugummi 350
Kaukraft 95, 136
Kaumuskel, großer 54, 75, 84, 91, 95ff, 100, 106, 138, 219
Kaumuskeln 39, 45, 50, 95f, 97f, 100, 120, 224, 306, 337
Kauorgan 30, 260
Kausystem 7, 18, 30, 45f, 48ff, 73, 76, 78, 94ff, 102, 113, 116f, 119ff, 125, 142, 154, 172, 174, 204, 217, 221, 223f, 228ff, 234, 237, 245, 250, 255, 274, 282, 285, 289, 304, 324, 331ff, 336ff
Kauzentrum 304, 306
Kauzyklus 219, 230f
Kehlkopf 74, 98ff, 104, 120, 220ff, 231, 365
Keilbein 77, 79ff, 89ff, 97, 110, 128
Keilbeindorn 90, 110
Keilbeinflügel, großer 90
  kleiner 90
Keilbeinkörper 89ff
Keilbeinunterkieferband 85, 91, 110ff
Keimblatt 37
Keimscheibe 37, 48f
Keimstreuung 352f, 375
Kerne, motorische 304ff
Kieferanomalien 312, 318ff

Kieferbewegungen 7f, 96, 98, 108, 110, 123, 153f, 172, 178, 188, 192, 208, 214, 219, 224, 229ff, 234, 243, 245f, 249, 254f, 265f, 271ff, 277, 279, 282ff, 290f, 304, 332
Kiefergelenk 39, 41, 43, 54, 79, 85, 91f, 108ff, 123, 136, 142, 152f, 204f, 210, 212, 224, 227f, 231, 233, 245, 247, 250, 252, 261f, 271ff, 312, 320, 333, 336f
Kieferhöhle 53, 75, 85, 87f, 134
Kieferkamm 28, 30, 64, 67, 133ff, 140, 309
Kieferöffnungsreflex 226, 306
Kieferrelation 240, 247
Kieferschließer 96
Kieferschlussreflex 306
Kieferspalten 86, 308f
Kieferzungenbeinlinie 82, 84f, 98, 135, 140
Kieferzungenbeinmuskel 50, 75, 84, 98ff, 103, 106, 120, 131, 135, 140
Kiemenbögen 49ff
Kiemenbogenarterie 50
Kiemenfurchen 49
Kinndorne 82ff, 98, 104, 135, 140
Kinndreieck 82, 85
Kinngrübchen 126
Kinnlippenfurche 126
Kinnloch 82, 84, 117, 120, 135, 140f
Kinnmuskel 84, 100f, 126, 139, 141
Kinnvorsprung 54, 82, 85, 125f
Kinnzungenbeinmuskel 75, 84, 98ff, 103, 120, 131
Kinnzungenbeinnaht 98f
Kinnzungenmuskel 75, 84, 103, 135, 138, 140f
Kittsubstanz 156
Kleinhirn 74, 118f
Knirschen 169, 206, 260, 332, 338
Knochen, geflechtartiger 43
kurze 76
Knochenbälkchen 76f
Knochenbildungszentren 52f
Knochenfortsatz 79, 85, 89, 92
Knochengewebe 40f, 43, 52, 62, 78, 133, 136, 158
Knochenhaut 39, 76f, 93, 129f, 164
Knochenkörper 79
Knochenmark 41, 76f, 330
Knochennaht 53, 78, 86, 88f
Knochenpunkte 23
Knochensäulchen 44, 76ff
Knochenzellen 43, 77
Knorpel, elastischer 43
hyaliner 43
Meckelscher 52f
Knorpelgewebe 40ff, 53, 79
Knorpelspange 49f, 53, 74
Kollumwinkel 173
Kondylenbahn 210, 243, 252f, 256, 263f, 268ff, 279ff, 284, 298
Kondylenbahnneigung 251ff, 269, 275, 278ff, 283f, 288, 298, 302
horizontale 254
Kondylenbahnwinkel 23, 252ff, 256, 263, 268, 298
Kondylenknorpel 53
Kondylus 82, 85, 108, 110, 112, 212, 227f, 233f, 239ff, 252, 255ff, 260, 264f, 382
ruhender 255
schwingender 255
Konkremente, subgingivale 327
Konsonanten 102, 223, 382
stimmhafte 223
stimmlose 223
Kontaktbeziehungen 204f, 208, 210f, 213
Kontaktdermatitis 377
Kontakte, okklusale 174, 204, 208, 211, 231, 331
Kontaktflächen 123, 174, 206ff, 329
Kontaktposition, retrale 241f, 261f, 294, 303f
Kontaktpunkt 175, 182, 197, 204ff, 211f, 214
Kontraktion, isometrische 94
isotonische 94
Kontrolle, willkürliche 306
Kontrollsockelmethode 294, 304
Kopfbiss 144, 271, 317, 319
Kopfregion 48f
Kopfschlagader, äußere 117
innere 117
Kopfwenden 104
koronal 163, 168
Krankheitsbilder 214, 349, 353f, 375
Krankheitserreger 42, 106, 114f, 330, 352, 357, 365, 373, 375

Kreideflecken 329
Kreuzbiss 315, 317ff
Kronenflucht 146, 172f, 199, 201
Kronenpulpa 161
Krümmungsmerkmal 172f, 183, 185, 189, 191, 198, 201
umgekehrtes 172, 192
Kunststoffallergien 377
Kurvaturlinie 179

**L**

labial 21f, 64, 143, 184, 186ff, 223, 315
Labialfläche 22, 27, 135, 138, 143, 174, 183ff, 190f, 196, 202
Längsfissur 178
Lamellenknochen 43
Lamellenkörperchen 40, 114, 122f
Lamina horizontalis 88
lateralis 90, 383
medialis 91
perpendicularis 88
propria mucosae 115
Latenzphase 370
lateral 21, 257, 263
Latero-Detrusion 257f
Latero-Protusion 257
Latero-Retrusion 257
Latero-Surtrusion 257f
Laterotrusion 100, 210, 249, 257, 263, 266
Laterotrusionskondylus 243, 255ff, 265
Laterotrusionsseite 210, 255f, 264, 267, 332
Laterotrusionsstörungen 264
Lautbildungsfunktion 30, 154, 217
Laute, gutturale 223
labiale 223
nasale 223
Leber 217ff, 353, 357f, 360f
Leberzirrhose 358f
Lederhaut 40f, 93, 113ff, 123
Leerlaufseite 255f
Leitungsbahnen 224
Leitungsbogen 224f
Ligamentum laterale 110
sphenomandibulare 110
stylomandibulare 110
Limbus alveolaris 85
Linea mylohyoidea 84
obliqua 84
Lingua 132
lingual 21f, 57, 64, 146, 173, 182, 187f, 190, 194f, 198, 200ff, 205, 210f, 268, 315, 318
Lingualfläche 106, 138, 174, 183, 187, 190, 194ff, 200ff, 344f
Lingula mandibulae 85
Linie, schräge 82, 84
Linien am Schädel 23
Linkslateralbewegung 228, 231, 255f
Lippe 21, 74, 101f, 105, 125, 127f, 136, 138f, 154f, 223, 308ff
Lippenbändchen, oberes 127, 129, 141383
unteres 127, 129, 141, 162
Lippendruck 127, 204
Lippenkerbe 309
Lippen-Kiefer-Gaumen-Spalten 308ff, 317, 323
Lippen-Kiefer-Spalten 308ff
Lippenkniff 309
Lippenlaute 223
Lippenrot 115, 123, 125ff, 136
Lippenschlusslinie 23f, 125f, 148f
Lippenspalten 147, 309
Lippenspeicheldrüsen 107
Loch, blindes 186, 322
ovales 90f
rundes 90f, 383
Luftröhre 74, 220ff, 370
Luftweg, oberer 217, 220
unterer 221, 376
Lungenalveolen 221f
Lungenbläschen 221, 376
Lutschprotrusion 318
Lymphe 116f
Lymphgefäße 93, 112, 116f, 142, 161, 165, 168f, 365
Lymphkapillaren 113f, 117
Lymphknoten 41, 117, 364f, 370
Lymphozyten 106, 161, 326, 336, 371, 377
Lysozym 106

**M**

Magen 106, 217ff, 370, 386
Makrodontie 322
Makrognathie 315
Makrophagen 161, 336, 377
Malassezsche Epithelreste 255f

Mamelons 183, 185, 187
Mandibula 81, 382
Manteldentin 158f
Margo linguae 132
Masseterrauigkeit 82, 84, 97
Maulbeerkeim 36f, 48
Maxilla 81
McCall-Girlanden 330, 333f
McGrane-Platten 247
Meckelscher Knorpel 53
medial 21, 51, 82, 87, 92, 231
Medianebene 20, 23, 85f, 98, 127, 129f, 140, 230f, 247, 255f, 258, 263, 311
Medianzone, fibröse 130f
Mediotrusionskondylus 255f, 258, 275
Mediotrusionsseite 210, 255, 264, 267, 332
Mehlkaries 328
Meissnersche Tastkörperchen 40, 114, 123
Membrana fibrosa 110
synovialis 110
Merkelsche Tastzellen 114, 123
mesial 21f, 25f, 28, 67, 84, 138, 172, 177, 183ff, 206, 211f, 214, 266, 268, 319
Mesialbiss 315
Mesialwanderung 206
Mesiodens 321f
Mesoderm 37
Mikrodontie 322
Mikrogenie 314f
Mikrognathie 317
Mikrotubuli 34f
Milchgebiss 24ff, 28ff, 64f, 321
lückenloses 66
lückiges 66
Milchgebissperiode 65
Milchzähne 25, 54, 57, 64ff, 70, 156, 203f, 323f
persistierende 25
Mitochondrien 34
Mittelhirn 74, 118f
Mittelwertartikulatoren 146, 149, 253, 258, 269, 274, 276ff, 288ff
Modellmontage 235, 274, 289f, 296f, 304
achsenbezügliche 296
schädelbezügliche 290
Modiolus 101
Molaren 24ff, 57, 66ff, 85, 88, 95, 101, 106, 127f, 130, 138, 145ff, 154, 159, 172ff, 176f, 180, 182, 185, 191f, 196ff, 207, 209, 212f, 220, 266, 289, 314f, 319, 321f, 328, 344, 387
Molarendreieck 83, 85, 128, 135, 137
Molarenfelder 66, 68
Monson-Kalotte 146
Morphologie 8, 18, 172, 1748, 181, 203, 287
Morula 36, 48
Mottled Teeth 181, 349
Mucosa, alveoläre 128
Mukosa 163
Mund 93, 98, 100, 102, 104, 115, 125, 133, 138, 155, 211, 217ff, 227ff, 243, 246f, 268, 270ff, 281, 284, 290, 306, 370, 385
äußerer 100ff, 125f, 136
Mundboden 74, 96, 98, 100, 103, 120, 125f, 131f, 220
Mundbodenmuskel 98, 131
Mundhöhle 21, 51f, 54f, 57, 60, 64, 73ff, 77f, 102ff, 115, 120, 125f, 129, 133, 136, 140, 155, 157, 164, 166, 174, 219ff, 229, 245, 324ff, 328f
eigentliche 125f, 128, 141
primäre 49ff
Mundöffnen 98f, 112, 140
Mundringmuskel 84, 87, 101f, 127f, 138f, 141
Mundschließen 95, 98
Mundspalte 102, 125
Mundverdauung 105, 218
Mundvorhof 21, 74f, 102, 105ff, 115, 125ff, 129, 131, 136, 138, 141, 174, 220, 312, 382
Mundwinkel 101f, 125f, 311
Musculi faciales 100
infrahyoidei 98
masticatores 96
suprahyoidei 96
Musculus buccinator 101
digastricus 98
geniohyoideus 98
masseter 97, 244

mentalis 101
mylohyoideus 98
nasalis 101
orbicularis oris 101
pterygoideus lateralis 97, 388
pterygoideus medialis 97
stylohyoideus 98
temporalis 97, 241, 244
Muskelanlage 49ff
Muskelansatz 94
Muskelbauch 93f, 122
Muskelfaserbündel 93f
Muskelfasern 45, 93, 95, 122, 127, 131, 304
Muskelfibrillen 44, 93f
Muskelfortsatz 54, 81, 84, 96f
muskelgerecht 138
Muskelgewebe 44, 93, 103
Muskelhaut 39, 93f
Muskelkopf 93f
Muskeln 39, 50, 73, 93ff, 98, 100f, 116, 119, 122, 132, 138, 140, 142, 204, 219, 227ff, 240, 244f, 304ff
mimische 39, 45, 50, 93, 100f, 120
zungeneigene 103
Muskelruhespannung 94
Muskelschlinge 95, 102, 127
Muskelspindeln 93, 122
Muskelursprung 94
Muskulatur, glatte 45
quergestreifte 45
Muzine 105
Mycobacterium tuberculosis 363f
Myoarthropathien 324, 336ff
Myopathien 205, 241, 245, 333, 337


## N


Nachhirn 74, 118f
Nackenmuskeln 104
Nahrungsaufnahme 18, 30, 102, 217ff, 312, 328, 339
Nahrungskontrolle 218f
Nahrungstransport 30, 217
Nahrungszerkleinerung 30, 173 ,217, 230
Nase 23, 40, 43, 51, 120, 126, 139, 220, 222, 312, 317, 387
Nasenbein 79ff, 85
Nasenblaseffekt 139
Nasenblaslinie 130, 139f
Nasendorn, hinterer 21, 89, 140
vorderer 21, 23f, 86, 88, 135, 253, 388
Nasenfläche 53, 85, 87f
Nasenhöhle, primäre 50f
Nasenhöhlen 78, 124, 220
Nasenlippenfurche 126, 317
Nasenmuschel, untere 88f, 222
Nasenmuskel 74, 87, 100f, 139, 141
Nasennebenhöhlen 78, 220, 222
Nasenscheidewand 51, 124, 222, 310
Nasenstütze 297f
Nasenwulst, lateraler 50f
medialer 50f
Nebenantagonist 208f
Nebenfissur 178, 192, 194, 196
Nerv 33, 50, 63, 73, 77, 84, 87f, 91, 108, 110, 118f, 129f, 140, 142, 150f, 161, 165, 167ff, 212, 224f, 228
Nervenendigungen, freie 40, 113ff, 123, 161
spindelartige 123
Nervenfaser 44ff, 61, 77, 84, 87, 94, 96, 116, 119f, 122ff, 159, 161, 225f
Nervenfasern, motorische 119f, 225f, 304, 306
sensible 119f, 122, 159, 225f, 304
Nervengewebe 37ff, 46
Nervensystem 33, 217, 223ff
animalisches 224
peripheres 224
vegetatives 45, 120, 161, 225
zentrales 45, 93, 119, 224
Nervenzelle, markhaltige 46
Nervenzellen 41, 46, 118, 224f, 306
Nervenzellgewebe 39, 46
Nervus accessorius 50, 120
facialis 50, 120f
glossopharyngeus 50, 120
hypoglossus 120
olfactorius 120
trigeminus 50, 84, 87ff, 91, 120f, 161, 381
vagus 50, 120
Neuralrohr 48f
Neurit 46, 119
Neurocranium 78
Neuronen 224
Neuronenketten 224

Neuronenkreise 224
Neutralbiss 315
Neutralbisslage 67, 315f
Nichtarbeitsseite 230, 255
Non-Arcon-Artikulatoren 274ff, 280ff
Nonokklusion 317
Normalzahner 65

**O**

Oberhaut 40, 113ff
Oberkieferbein 52, 79, 81
Oberkieferfortsätze 50
Oberkieferhöcker 86, 88, 134f, 137, 139
Oberkieferkörper 53, 85f
Oberkieferloch 87f
Oberlippe 23, 50, 52, 125ff, 310
Oberlippengrübchen 126
Oberlippenhöckerchen 125f
Obturator 312
Odontoblasten 58, 61f, 161
Odontoblastenfortsätze 61, 158f, 329
Ohroliven 235f, 290, 297ff, 301
Ohrspeicheldrüse 75, 106f, 120, 127, 387
Ohrstöpsel 235, 298
Okkludatoren 277, 288
okklusal 21ff, 175, 191ff, 197, 199f, 202f, 345
Okklusalfläche 174, 202, 344
Okklusion 8, 64f, 145f, 204, 208, 211, 214, 228ff, 235, 237f, 240f, 244, 246, 254f, 263, 268f, 277, 314, 317, 333, 336f
  dynamische 208, 230, 282
  habituelle 208, 233f, 238
  zentrale 240, 242
  zentrische 208, 238, 242
Okklusionsebene 24, 63f, 67, 147ff, 235, 237, 263, 269, 278f, 289, 320
Okklusionskurve, sagittale 145
  transversale 146
Oligodontie 321
oral 21f, 163, 179, 340, 343
Oralfläche 125, 128, 174
Orbitalanzeiger 291ff, 296
Orbitale 23f, 235f, 291, 293
Organe 18, 21, 30, 32, 37, 39, 49f, 73, 77, 94f, 113, 116, 120, 217, 219ff, 224ff, 304, 365, 369f, 381
Organisationsstufen 32f
Organismus 32f, 60, 78, 218, 224ff, 308, 326, 329f, 336, 371
Organsystem 30, 32f, 49, 217, 365
Orientierungsbegriffe 19
Os ethmoidale 81
  frontale 81, 387
  Goethei 86, 381
  hyoideum 81
  incisivum 52, 86, 381
  intermaxillare 86
  lacrimale 81
  nasale 81
  occipitale 81
  palatinum 81
  parietale 81
  sphenoidale 81
  temporale 81
  zygomaticum 81, 387
Ossa cranii 78
Osteoblasten 77f, 167f, 349
Osteoklasten 64, 78, 167f
Overbite 143

**P**

palatinal 21f, 57, 68, 134, 146, 184, 186, 189, 191ff, 197, 199f
Palatinalfläche 100, 143, 153, 174, 183ff, 189, 192f, 197, 199, 263f, 328
Palatum 128
  durum 128, 387
  molle 128
Pantograf 229, 240, 249ff, 262, 284
Pantografie 249ff
Papilla filiformes 132
  foliatae 133
  fungiformes 132
  incisiva 129
  parotidea 127
  vallatae 133
Papillarschicht 40, 113ff
Papillen 113, 115, 124, 132f, 163ff
  blätterförmige 132f
  fadenförmige 132
  pilzförmige 132
  umwallte 133
Parafunktionen 167, 174, 196, 231, 241, 245, 260, 263, 267, 271, 273, 282, 284, 289, 292, 318, 332f, 338

Paramedianebene 20
Paramolaren 321
Parodont, alveoläres 151f, 155
apikales 151f, 155
marginales 150ff, 155, 162, 164, 166f, 179, 204ff, 319, 326, 329, 334ff, 339, 347
Parodontalhygiene 338
Parodontitis 333ff
Parodontium 150f, 169, 188
Parodontopathien 312, 324, 330f
marginale 330, 338
Parotispapille 106f, 127
Pars alveolaris 81, 169
petrosa 91
squamosa 91
tympanica 91
Pathologie 18
Paukenteil 91
Perikymatien 59, 157
Periodontalspalt 63, 151, 155, 167f, 336
Periodontium 150f
peripher 21
Pfeilwinkel 246, 262, 265
Pfeilwinkelregistrierung 247f
Pflugscharbein 80f, 309f
Phagozytose 34
Philtrum 126
Phonation 222
Physiologie 18, 215
Pinozytose 34
Planum alveolare 135
Plaque 326ff, 335, 337ff, 341, 346f, 350
Platte, horizontale 86, 88f, 129
vertikale 88
Plattenepithel 38, 113, 164
Plattenknochen 76
Plicae palatinae transversae 130
sublinguales 132
Pneumokoniosen 375f
PNS 224
Porus acusticus externus 92
Posselt-Diagramm 260f, 263
Posseltsche Banane 229, 260, 263
posterior 21, 89, 388
Prädentin 58, 61, 158f, 161
Prämolaren 25ff, 57, 59, 64, 67f, 95, 127, 140, 146, 154, 162, 172ff, 176, 178, 180ff, 188, 191ff, 203, 207, 212f, 219f, 315, 321, 323f, 328
Präzement 62
Primärdentin 158
Processus 79, 385
alveolaris 85, 169
condylaris 81
coronoideus 81, 84
frontalis 85
mastoideus 92
palatinus 86, 381
pterygoideus 90, 387
pyramidalis 88f
styloideus 92, 383
zygomaticus 85, 91
Progenie 145, 271, 313, 315ff
echte 315ff
unechte 316
Prognathie 145, 315
progressive side shift 258
Protrusion 100, 228, 249, 260ff, 266, 315
Protuberantia mentalis 85
proximal 21
Pseudoprogenie 316
Ptyalin 105
Pulpa 61, 161f, 323, 329f
Pulpahöhle 158f, 330
Pulpakammer 161
Pulpanekrose 330
Pulpenkavum 161
Pulpitis 329
Putzsystematik 341, 344
Putztechnik 328, 339, 344


## Q


Quadranten 25f, 28, 127, 152f, 196, 343
Querfissur 67, 178, 201, 203, 266
Querschnitt, physiologischer 94f
Quickmount 296


## R


Rachen 74, 125f, 217, 220ff
Rachenenge 125, 129ff, 220
Radieren 140
Radix dentis 150, 383
linguae 132
Randhöckerchen 183f, 186, 189, 198, 201, 203
Randleisten 154, 174, 177f, 183ff, 189f, 192, 194, 196ff, 201ff, 211ff, 322
Randtuberkel 183

Randzone, fibröse 130f
Raphe palati 129
pterygomandibularis 128
Raum, retromolarer 137f
Rechtslateralbewegungen 228
Reflexbögen 226
Reflexe 119, 226f, 304, 306
bedingte 227, 306
unbedingte 227, 306
Reflexkontrolle, unbewusste 306
Regelkreis 226f, 336
Regelverzahnung 67, 314
Registrat, zentrisches 242, 272, 294ff, 303f
Reibelaute 223
Reinigung der Nase 222
Reizaufnahme 225
Reizbeantwortung 226f
Reizdentin 329
Reize 39, 120, 123, 159, 162, 225f, 329
Reiz-Reaktions-Schema 225
Reizspeicherung 226
Reizverarbeitung 226
Relation, zentrale 239, 242
zentrische 239, 241f, 296, 303f
Remineralisierung 106
Reparaturdentin 158
Resilienz 130, 284
Resilienzzonen der Gaumenschleimhaut 130
Resonanzboden 223
Resonanzfunktion 77
Resonanzkörper 222
Resorption 60, 133
Resorptionsrate 133, 135
Retikulum, endoplasmatisches 34f
Retroposition des Unterkiefers 315
Retrusion 100, 228, 240, 251, 262, 315
Retziusstreifen 157
Rezeptoren 112, 120f, 154, 168, 188, 225ff, 305
Rhodanid-Ionen 106
Ribosomen 34f
Richtungsbezeichnungen 21ff
Riechnerv 120
Riechplatte 49ff
Rima oris 125
Rindenfelder, motorische 304f
Rindenschicht 76f, 93
RKP 241ff, 262
Röhrenknochen 76
Rötelninfektion 353
Rotation 110, 113, 168, 227, 240, 271, 340
Rotationsachsen 231f
Rückenmark, verlängertes 119
Rückwärtsziehen des Unterkiefers 97f, 100
Ruhelage 231, 237f, 261f
Ruheschwebelage 237, 316
Ruhetonus 94, 102

## S

Säureschutzmantel 115
Sagittalebene 20, 143, 250, 252, 256, 260, 270
Saliva 104
Saugeffekt 137, 139
Saugkammern 140
Saugreflex 227
Saumepithel 151, 164ff, 334f
äußeres 151, 164
inneres 40, 59, 64, 151, 165, 336
Schädel 21, 23, 55, 73f, 78ff, 120, 147, 244, 251, 268, 272ff, 279, 290f, 293, 295ff, 323, 385
Schädelbasis 51f, 78, 91, 120
knorpelige 51
Schädeldach 76, 78
Schädelknochen 39, 43, 73f, 76, 78f
Scharnierachse 8, 112, 144, 232, 235f, 240, 244, 250, 252, 254, 258, 261, 266, 288, 290, 291ff,
terminale 232, 234f, 240, 261
Scharnierachsenbestimmung, arbiträre 235
Scharnierachsenlokalisation 233ff
exakte 233f
Scharnierachsenlokalisator 232, 234, 240, 250, 292
Scharnierachsenposition, terminale 232, 240, 261, 283, 290f, 293, 303f
Scharnierachsen-Orbital-Ebene 254, 280, 285, 296, 298f, 301f
arbiträre 254, 280, 296f, 302
Scharnierbewegung 110, 227, 234, 242, 261, 288
Scheitel-Steiß-Länge 49, 54
Scheitelbein 79ff
Schema nach Haderup 28
Zsigmondy 28
Scherenbiss 143f

Scherhöcker 143, 154, 175, 177, 201f
Schildzungenbeinmuskel 98ff
Schläfenbein 73, 79ff, 91f, 98, 108, 110
Schläfenbeinschuppe 91f
Schläfenmuskel 54, 75, 84, 95ff, 100, 111
Schläfenunterkieferband 109ff
Schlagadern 116
Schleimhaut 77, 79, 85, 88f, 115f, 123, 125, 127ff, 132f, 135, 137, 140, 223, 324
Schleimhautbindegewebe 41, 115
Schleimhautepithel 115
Schleimstoffe 105
Schließstopper 211ff
Schlotterkamm 136, 139
Schluckbewegungen 96
Schlucken 30, 93, 99, 102f, 139, 142, 169, 205f, 217f, 220, 222, 227, 230f, 306, 337
Schluckreflex 227
Schlund 102, 104, 120, 125
Schlundbogenmuskeln 100, 102f, 120, 131
Schlundheber 103f
Schlundmuskeln 50, 100, 104
Schlundschnürer 104, 128, 220
Schlussbiss 100, 144, 153, 172, 208, 230, 238, 315
Schlussokklusion 208, 238
Schmelz, gefleckter 181
prismenfreier 59, 156
Schmelzbildnerzellen 56ff, 322
Schmelzbildung 58ff, 64, 157
Schmelz-Dentin-Grenze 58f, 156, 158f, 329
Schmelzepithel, äußeres 55f, 58, 61
inneres 55ff, 61
Schmelzfalten 153, 184
Schmelzflecken 181
Schmelzhypoplasie 319, 323, 328
Schmelzmatrix 58, 60, 64
Schmelzoberhäutchen 326, 329
Schmelzorgan 55ff
Schmelzprismen 58f, 156f
Schmelzpulpa 55ff, 60
Schmelzreifung 60
Schmelzretikulum 55ff
Schmelz-Zement-Grenze 58, 61, 151, 160, 162, 165f, 181, 183, 189, 334
Schmetterlingsbein 89
Schneidezähne 23, 25ff, 57, 65, 67, 84, 86, 88, 95, 100f, 106, 129, 135, 143ff, 152ff, 173, 180f, 183ff, 209, 219, 260, 262, 313, 315f, 319, 321f, 328
Schneidezahnloch 86ff, 129, 308f
Schneidezahnpapille 117, 120, 129, 135, 140f
Schnellübertragungsbogen 148, 235f, 277, 296f, 303f
Schutzreflexe 154, 226, 304, 306
Schwammmasse 76f
Schwannsche Zelle 46
Schweißdrüsen 40, 114f
Schwund 133ff, 139
Sechsjahrmolar 66ff, 313, 317
Sehnenfaserbündel 42, 93
Sehnen-Muskel-Platte 130
Sehnenorgane 93, 122, 306
Seitwärtsbewegung, gleichmäßige 258
Seitwärtsziehen des Unterkiefers 100
Sekrete 34, 36, 104f, 115
Sekundärdentin 158
Selbstreinigungsmechanismen 376
Septa interalveolaria 85, 88
interradicularia 85, 88
Sharpeysche Fasern 64, 73, 155, 160, 168f, 206
Sicherung der Atemwege 220
Siebbein 75, 77, 79ff, 146
Signalfunktion 154
Silikosen 376
Simonsche Orbitale 23f
Sinnesepithelien 40
Sinnesorgane 39, 46, 73, 93, 114, 118ff, 123, 217, 223ff
Sinneszellen 40, 73, 120f, 124, 225f, 304
Sinus maxillaris 85
Skelett 77, 318
Skelettmuskeln 93f, 103, 122
Spatium articualre inferius 108
articulare superius 108
Spätzahner 65
Spee-Kurve 145, 263, 269f
Speichel 36, 60, 104ff, 137, 154, 219f, 326ff, 341, 348, 350, 356f, 368, 387
gemischter 106f
muköser 105, 107f

seromuköser 105, 137
seröser 105f, 108, 133
Speichelarten 105
Speicheldrüse 33, 39f, 51f, 73, 85, 104f, 115, 120, 127, 217, 219, 329
Ausführgang der 38, 45, 52
große 73, 105ff, 219
kleine 105, 107, 115, 127, 130
Speichelproduktion, Auslösung der 219
Speichelsekretion 218f, 329
Speiseimpaktion 179, 205
Speiseröhre 74, 104, 217ff, 231, 370
Spina nasalis anterior 21, 88, 388
nasalis posterior 89
ossis sphenoidalis 90
Spinae mentales 84
Split-Cast 294ff, 301, 304
Sporen 374
Sprachlaute 139, 222f
Sprechen 30, 127, 139, 154, 169, 206, 217, 221ff, 227, 230, 252, 289, 337, 380
Spritzschluck 220
Stampfhöcker 154, 173, 175ff, 197, 201
Staublungenerkrankung 375
Steuerung, neuromuskuläre 224
neuronale 304
Stippel 162, 164
Stirnbein 77, 79ff, 85, 387
Stirnfortsatz 49, 51, 85f
Stirnnasenfortsatz 50
Stoffwechsel 34, 375
Stoffwechselschlacken 35, 114
Stuart-Furche 197f
Stützgewebe 39ff
Stützseite 255f
Stützstiftregistrierung 247
Stützzone 67, 313
Subcutis 113
Subnasalpunkt 23f, 298, 302f
Substantia compacta 77
spongiosa 77
Substanz, interprismatische 156
Sulcus alveolo-lingualis 138
gingivae 164
infraorbitalis 87
labii inferioris 126
mentolabialis 126
nasolabialis 126
Sulkusboden 164
Sulkusepithel, orales 164f
Superfloss 345ff
superior 21, 381, 383, 388
Suprawölbung 179
Sutura 78
incisiva 86, 381
palatina mediana 86, 129
palatina transversa 86
Symphyse 84f
Synergisten 95
Synovia 110
Synovialhaut 110, 112
System, craniomandibuläres 30
mastikatorisches 30
maxillofaziales 30
orofaziales 30
stomatognathes 30, 244, 272, 287
zirkuläres 127


## T


Talgdrüsen 40, 114f
Taschenepithel 336f
Tela submucosa 115
Tertiärdentin 158f
Thalamus 118, 304f
T-Helferzellen 367f
Tomessche Fortsätze 58, 61, 159
Tonerzeugung 222
Tonsilla palatina 131
Torus mandibualris 140
palatinus 88, 130, 133
Toxine 374
Tränenbein 79, 81, 85
Tragus 23f, 235f
Transferbogen 298f
anatomischer 291, 296ff
Translation 110, 227, 240
Transport, Aktiver 34
Transversalebene 20
Trauma, okklusales 331
Trifurkation 57, 160, 181, 203
Trigonum retromolare 85
Trikuspidat 191
Trompetermuskel 75, 84, 87, 101f, 106, 127f, 138f, 141
TSIOS 242
Tuber maxillae 88
Tuberculum
alveolare mandibulae 136ff, 140f
anomale 322

articulare 92, 108, 233
Carabelli 197f
dentale 183f, 186
labii superioris 126
Tuberkulose 363ff, 370, 374, 376
Tuber-Masseter-Spalt 138
Tuberositas masseterica 84
pterygoidea 84
Tüpfel 162, 164
Tunica mucosa 115
Typenharmonie 184

## U

Überempfindlichkeitsreaktionen 377
Übertragungsbogen 272, 277, 279f, 288, 291f, 294ff, 300, 302, 304
Umschlagsfalte 102, 125, 127, 135f, 139ff
Umweltnervensystem 224
Unfallverhütungsvorschriften 378
Unteraugenhöhlenfurche 87
Unteraugenhöhlenkanal 87
Unteraugenhöhlenloch 87
Unterhaut 40f, 114ff, 123
Unterkiefer 22, 24f, 29, 51, 52ff, 66ff, 73f, 79ff, 94, 97f, 100f, 104, 108, 110, 112f, 125, 127f, 133ff, 138, 141ff, 145f, 148f, 152f, 169, 172, 180, 208f, 211ff, 227ff, 237ff, 246f, 249f, 252f, 255ff, 260ff, 267, 271f, 282, 284ff, 290f, 294ff, 299, 303f, 306, 315ff, 319ff, 337, 344, 382ff, 387
Unterkieferast 53f, 81, 84f, 91, 110, 121
Unterkieferbasis 81, 84
Unterkieferbewegungen, funktionelle 230
Unterkieferfortsätze 49ff, 53
Unterkiefergrube 82, 85, 106
Unterkieferkanal 82, 84, 135
Unterkieferkörper 53, 81, 84f, 106f, 137, 140, 317
Unterkieferloch 82ff
Unterkieferspeicheldrüse 75, 85, 106f, 132
Unterkieferwinkel 54, 82, 84f, 260
Unterlippe 50, 125ff, 317
Unterlippenfurche 126
Unterschläfenfläche 85ff
Unterschläfenleiste 90, 97
Unterschleimhautbindegewebe 41, 115
Unterzungenfalte 107, 131f
Unterzungengrube 82, 85, 107, 138
Unterzungennerv 120
Unterzungenspeicheldrüse 75, 85, 103, 106f, 132, 138
Unterzungenspeichelpapille 106f, 131f
Uvula 130

## V

Vater-Pacinische Lamellenkörperchen 40, 114, 122f
Velum palatinum 130
Velumspalten 310
Venen 73, 116f, 161
Ventilrand 137
ventral 21, 233
Verbindung, dentogingivale 64
Verbindungsepithel 64, 165
Verdauungsdrüsen 217
Verdauungsenzyme 36, 105, 217
Verdauungsprozesse 217
Verdauungssystem 217, 373
Verdauungstrakt 73, 125, 217, 363
Verdünnungsspeichel 105
Vermehrung, vegetative 374
Verwindungskurve 146
Vesikel 34ff, 46
vestibulär 21f, 136, 145f, 153, 163, 179, 205
Vestibulum oris 125
Vier-Phasen-Rundbiss 219, 230
Viren 353, 355, 359f, 362, 368ff, 373ff
Virus-Hepatitis 353, 359
Viscerocranium 78
Vokale 223, 382
Vomer 81, 385
Vorwärtsziehen des Unterkiefers 100

## W

Wahrnehmungsfelder 118, 124
Wahrnehmungsfunktion 30, 217, 224
Wahrnehmungsgebiete 133
Wange 21, 41, 101f, 125, 127f, 139, 154, 175ff, 220, 311
Wangenbändchen 127, 129, 135f, 138, 141
Wangendruck 127, 204
Wangenfettpfropf 41, 115, 127
Wangenmuskelknoten 101f
Wangenspeicheldrüsen 107
Warzeneinschnitt 92
Warzenfortsatz 91f, 98

Wechselgebissperiode 67
Weichteilpunkte 23
Weisheitszahn 26, 137, 199, 203
Wiederherstellung der Sprechfunktion 222
Wilson-Kurve 146, 263, 269
Winkel, interinzisaler 143f
Winkelmerkmal 172f, 185, 187, 191f, 195
Wirtszellen 366, 375
Wolfsrachen 222, 309, 320
Wurzelanzahl 180
Wurzelbildung 56, 61ff, 161, 169
Wurzelform 180
Wurzelhaut 39, 62ff, 73, 123, 150f, 154, 161, 167ff, 304
Wurzelhautbildung 64
Wurzelkanal 151, 161f
Wurzelloch 61, 150f, 330
Wurzelmerkmal 172f
Wurzelpulpa 161
Wurzelscheide 56, 61f, 115
Wurzelscheidewände 38, 85, 88
Wurzelspitze 23, 57, 84, 150f, 160f, 168, 173, 180, 206, 383
Wurzelzement 62f, 150f, 160, 166, 168f, 206, 327

## Z

Zäpfchen 57, 129ff, 135
Zahn 18, 28ff, 59ff, 64f, 68f, 150f, 155f, 161f, 165f, 168f, 172f, 175, 179ff, 184f, 192, 195f, 198, 201, 203, 205f, 209ff, 214, 323, 325, 328, 330, 334, 338, 341, 345f, 382, 385
  retinierter 199
Zahnbein 150, 157
Zahnbelag 179, 326f, 335, 344, 350
Zahnbett 150
Zahnbewegungen 160, 205f, 284
Zahnbürste 339ff, 343, 345, 362, 372
Zahndurchbruch 64f, 67, 142, 160, 348
Zahnentwicklung 54, 57, 323, 348
Zahnfach 83, 85, 88, 150f, 160, 169, 206f
Zahnflächen 21f, 27, 106, 163, 174, 179, 181, 340ff, 344
Zahnfleisch 40, 45, 65, 73, 128f, 135, 150f, 162, 165, 167, 179, 319, 326, 330ff, 339, 341, 345ff, 350
  befestigtes 128
  bewegliches 128
  freies 128
Zahnfleischfurche 164f, 179, 334, 336, 345
Zahnfleischpapille 163, 166
Zahnfleischtasche 272, 326, 330, 333, 335f
Zahnhals 23, 150f, 155, 160, 162, 180, 182ff, 188ff, 194, 197, 200ff
Zahnhalteapparat 64, 95, 133, 150ff, 154f, 160, 162, 169, 204ff, 210, 306, 324, 330f, 335
Zahnhöcker 25, 183
Zahnhöhle 150, 330
Zahnkeime 53, 56f, 61f, 64, 68, 320, 322, 324, 347
Zahnknospe 54f, 57
Zahnkrone 23, 25, 56, 58, 60, 146, 150f, 153, 172f, 178ff, 204, 325, 383
Zahnlaute 223
Zahnleiste 54f, 57
Zahnmark 39, 151, 158, 161, 227
Zahnpapille 55ff, 61f, 161
Zahnpasten 341, 347ff
Zahnretention 323f
Zahnsäckchen 56f, 60, 62f
Zahnscheidewände 38, 85, 88
Zahnschemata 26
Zahnschmelz 58ff, 106, 150f, 155ff, 164f, 181, 322f, 325ff, 347ff
Zahnstein 106, 326f, 330, 337
Zahnüberzahl 321
Zahnunterzahl 321
Zahnwanderungen 204ff, 332
  physiologische 206
Zahnwurzel 25, 64, 73, 84f, 88, 150f, 154f, 161, 168, 173, 180, 206, 313, 383
Zahnzementbildung 62
Zahn-zu-Zahn-Beziehung 214, 240, 315
Zahn-zu-zwei-Zahn-Beziehung 208f, 212, 214
Zapfenzähne 321f
Zelldifferenzierung 36f, 54ff
Zelle 32ff, 45f, 367, 371, 373

Zellen der Immunabwehr 114
Zellkern 32, 34f, 42, 44ff
Zellkolonien 32f
Zellmembran 32, 34f, 42, 347, 371, 373f
Zellteilung 36f, 48, 54, 57, 311, 374
Zement, azelluläres 62, 160
zellfreies 62, 160
zellhaltiges 62, 160
zelluläres 62, 160
Zementoblasten 62, 167
Zementozyten 62
Zenitstellung der Kondylen 239
zentral 21, 150, 203
Zentralfissur178, 192, 194, 196, 201, 203
Zentren des Gehirns 226
Zentrik 230, 239, 241f, 245, 272, 276, 282, 303
Aktive 212ff
Passive 212ff
zervikal 22f, 179, 187, 190
ZNS 154, 224ff, 229
Zone, bilaminäre 108f, 111, 212, 241
neutrale 142f
Zuckerkaries 328
Züngelchen 82, 85, 110
Zunge 21, 51f, 54, 73f, 100, 102f, 107f, 124ff, 130ff, 137ff, 142, 153f, 175ff, 219f, 222f, 231, 317f, 387
Zungenbändchen 106f, 131f, 136, 141
Zungenbein 74, 81, 92f, 96, 98ff, 104, 386
Zungenbeinkörper 50, 92f, 98
Zungenbeinmuskel, oberer 96, 98ff, 103, 219
Zungendruck 127, 142
Zungengrund 108, 132f, 220
Zungenkörper 103, 132
Zungenmuskel, äußere 103
innerer 103
Zungenmuskeln 103
Zungenrand 132
Zungenrücken 115, 123, 132f
Zungenschlundnerv 120
Zungenspeicheldrüsen 107
Zungenspitze 123, 132
Zungenunterfläche 132
Zungenwurzel 132, 138
Zusatznerv 120
Zuwachszähne 26, 57
Zwangsbiss, progener 316
Zweibauchmuskel 50, 75, 84, 92, 99ff, 103, 120, 131
Zweibauchmuskelgrube 83f, 98
Zweikammergelenk 113
Zwerchfell 221f
Zwillingszähne 322
Zwischengelenkscheibe 108, 111, 113
Zwischenhirn 74, 118f, 304
Zwischenkiefer 50ff, 86, 88f, 129, 308, 310, 381
Zwischenkieferknochen 52, 86
Zwischenkiefernaht 86, 89, 309
Zwischenzellsubstanz 35, 39ff, 57
Zyste 62, 330

# Kontakte Zahn-zu-zwei-Zahn-Beziehung

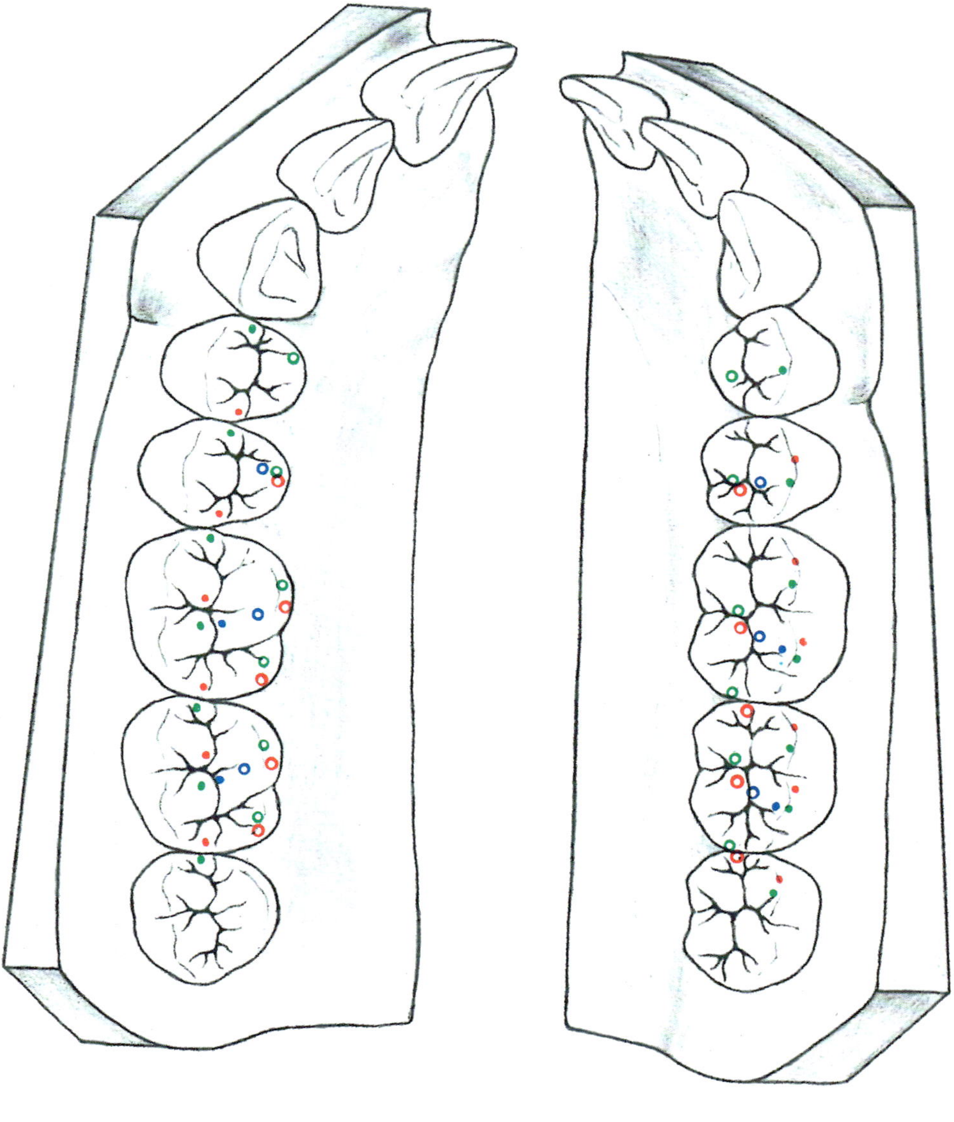

Schließstopper
Ausgleicher
B-Kontakte